Greiner / v. d. Schulenburg / Vauth (Hrsg.)
Gesundheitsbetriebslehre

Verlag Hans Huber
Programmbereich Gesundheit

HUBER

Bücher aus verwandten Sachgebieten

Wolfgang Greiner
J.-Matthias Graf v. d. Schulenburg
Christoph Vauth

Herausgeber

Gesundheits-betriebslehre

Management von Gesundheitsunternehmen

Verlag Hans Huber

Lektorat: Dr. Klaus Reinhardt
Herstellung: Daniel Berger
Umschlagillustration: zündende Ideen, www.zuendende-ideen.de
Umschlaggestaltung: Atelier Mühlberg, Basel
Druck und buchbinderische Verarbeitung: AZ Druck und Datentechnik GmbH, Kempten
Printed in Germany

Bibliographische Information der Deutschen Bibliothek
Die Deutsche Bibliothek verzeichnet diese Publikation in der Deutschen Nationalbibliographie; detaillierte bibliographische Daten sind im Internet über http:// dnb.d-nb.de abrufbar.

Anregungen und Zuschriften bitte an:
Verlag Hans Huber
Lektorat Medizin/Gesundheit
Länggass-Strasse 76
CH-3000 Bern 9
Tel: 0041 (0)31 300 4500
Fax: 0041 (0)31 300 4593
verlag@hanshuber.com
www.verlag-hanshuber.com

1. Auflage 2008

ISBN 978-3-456-84596-8

Inhalt

Vorwort

Liebe Leserinnen und Leser,

ein neues Buch der Betriebswirtschaft im Gesundheitswesen bedarf der Begründung, denn mittlerweile ist das Gebiet der Gesundheitsökonomie zumindest für volkswirtschaftliche Fragestellungen und die Krankenhausbetriebslehre auch in der Literatur recht gut etabliert. Es liegen zudem in deutscher Sprache gute gesundheitsökonomische Sammelwerke und Bücher zu Teilaspekten wie der Pharma-Ökonomie vor, die in Forschung und Lehre regelmäßig eingesetzt werden. Allerdings wurde bislang der Standard vieler englischsprachiger Werke aus dem Bereich der Business Administration im Gesundheitswesen (kurz: Gesundheits-Betriebslehre) in deutschsprachigen Lehrbüchern nur in Teilaspekten erreicht. Der vorliegende Band soll helfen, diese Lücke zu schließen.

Das Buch folgt der klassischen Einteilung der Betriebswirtschaftslehre in Produktion, Personal, Investition und Finanzierung, Controlling, Bilanzierung und Besteuerung, Marketing, Unternehmensführung und Organisation, um deutlich zu machen, dass sich auch Unternehmen im Gesundheitswesen betriebswirtschaftlichen Notwendigkeiten gegenüber sehen, die sich nur in bestimmten Aspekten (wie z. B. den speziellen Buchführungsvorschriften für Krankenhäuser oder der speziellen Preisregulierung bei Arzneimitteln) unterscheiden. Flankiert werden diese streng betriebswirtschaftlichen Themen zu Beginn durch ein einordnendes Kapitel, in dem die Gesundheitsbetriebslehre als Teil der Wirtschaftswissenschaften dargestellt wird, und am Ende durch einen internationalen Ausblick im Hinblick auf die Professionalisierung und zukünftiger Aspekte der EU-Harmonisierung.

Für dieses umfangreiche Themenspektrum konnten Autoren aus Wissenschaft und Praxis gewonnen werden, die für das jeweilige Fachgebiet seit Jahren als Experten anerkannt sind. Der Vorteil eines solchen Vorgehens ist, dass die Kenntnisse der für das jeweilige Fachgebiet ausgewiesenen Wissenschaftler in einem Lehrbuch zusammengeführt werden können. Die Schwierigkeit ist andererseits, unterschiedliche Schreibstile und Detaillierungsgrade der einzelnen Autoren zu integrieren. Die Herausgeber bedanken sich daher sehr herzlich bei allen Beteiligten, von denen sehr häufig erwartet wurde, die eigene analytische Vorgehensweise an das gemeinsame Projekt anzupassen. Alle haben den Herausgebern diese unangenehme Aufgabe sehr leicht gemacht.

Das Buch versteht sich als Einstieg in die Managementlehre im Gesundheitswesen, so dass an verschiedenen Stellen auch auf vertiefende Literatur hingewiesen wird, die die vielen relevanten Themen im Gesundheitswesen noch detaillierter beschreiben. Unser Anliegen war es dabei, betriebswirtschaftlich Interessierten einen Überblick über den derzeitigen Stand der BWL im Gesundheitswesen zu geben. Das Buch richtet sich somit an Studierende der Gesundheitsökonomie, der Medizin, der Gesundheitswissenschaften (Public Health) und anderer verwandter Disziplinen, die sich mit Managementfragen im Gesundheitswesen auseinandersetzen möchten. Die einzelnen Autoren haben sich aber neben dem wissenschaftlichen Anspruch der Ausführungen auch um einen ausreichenden Praxisbezug bemüht, so dass die Lektüre auch für Praktiker von Nutzen sein sollte. So wird das Buch beispielsweise auch in der internen Fortbildung größerer Institutionen des Gesundheitswesens, wie z. B. Krankenhäusern, zukünftig eingesetzt werden.

Schließlich würden wir uns freuen, wenn es im Bereich der Gesundheitsbetriebslehre auch zu einem stärker fachlichen Austausch auf wissenschaftlicher Ebene käme, für das ein Lehrbuch ebenfalls eine gute Grundlage bildet. Denn da ein Bereich wie das Gesundheitswesen ständigen Veränderungen unterliegt, ist es absehbar, dass auch dieses Lehrbuch nach einiger Zeit der Aktualisierung bedürfen wird. Wir würden es daher begrüßen, wenn wie bei dem eher volkswirtschaftlich orientierten Lehrbuch „Gesundheitsökonomik" (Schulenburg/Greiner) in späteren Auflagen die Anregungen der Leserinnen und Leser einbezogen werden können. Wir haben daher die herzliche Bitte an alle Nutzer dieses Buches mitzuteilen, an welchen Stellen bei den nächsten Auflagen nachgebessert werden könnte.

Das Buch ist so aufgebaut, dass alle Hauptthemen in einem Semesterzyklus bearbeitet werden können. Es folgt dabei dem didaktischen Konzept einzelner Module, die sich in den einzelnen Hauptkapiteln wiederfinden. Abgesehen vom ersten und letzten Kapitel (Einführung und internationaler Ausblick) können alle anderen in beliebiger Reihenfolge diskutiert werden, da sie thematisch in sich abgeschlossen sind. Dies soll auch das Selbststudium erleichtern, denn ein großer Teil der Hochschulausbildung im Bereich der Gesundheitsbetrieblehre findet heute als Präsenz- oder Fernstudium statt, welche insbesondere durch Studientexte begleitet wird, die wie dieses Lehrbuch modular aufgebaut sind.

Gesundheitsbetriebslehre ist ein sehr facettenreiches Feld, das viel Freude macht zu lehren und (wie wir hoffen) zu studieren. Wenn dieses Buch dazu einen kleinen Beitrag leisten kann, wäre eines der Hauptziele der Autoren und Herausgeber bereits erreicht.

Zu guter letzt möchten wir uns noch einmal bei den vielen fleißigen Helfern im Hintergrund der beiden beteiligten Institute in Bielefeld und Hannover bedanken. Ohne ein funktionierendes Team, welches in vielen Fällen die technische Umsetzung sowie das Lektorat unterstützt, ist ein solches Projekt nur sehr schwer umzusetzen. Hervorheben möchten wir an dieser Stelle die Arbeit von Regina Thon, die die vielen Manuskripte und Überarbeitungen immer wieder in eine einheitliche Form bringen musste, sodass dieses Lehrbuch entstehen konnte.

Bielefeld und Hannover, im April 2008

Wolfgang Greiner
J.-Matthias Graf von der Schulenburg
Christoph Vauth

Autoren

Prof. Dr.
Dagmar Ackermann
Lehrstuhl für Ökonomie und spezielle Betriebswirtschaftslehre im Gesundheitswesen
Hochschule Niederrhein

Rechtsassessor
Matthias Begemann
Kompetenzzentrum Versicherungswissenschaften
Hannover

Prof. Dr.
Helma M. Bleses
Lehrstuhl für Pflegewissenschaft und Klinische Pflege
Hochschule Fulda

Dipl.-Ökonomin
Christa Claes
Forschungsstelle für Gesundheitsökonomie und Gesundheitssystemforschung
Leibniz Universität Hannover

Dr.
Timm Eichenberg
Institut für Unternehmensführung und Organisation
Leibniz Universität Hannover

Dipl.-Ökonomin,
Steuerberaterin
Daniela Eidt
Forschungsstelle für Gesundheitsökonomie und Gesundheitssystemforschung
Leibniz Universität Hannover

Dipl.-Ökonom
Meik Friedrich
Forschungsstelle für Gesundheitsökonomie und Gesundheitssystemforschung
Leibniz Universität Hannover

Prof. Dr.
Wolfgang Greiner
Lehrstuhl für Gesundheitsökonomie und Gesundheitsmanagement
Universität Bielefeld

Prof. Dr.
Bernhard J. Güntert
Institut für Management und Ökonomie im Gesundheitswesen
Private Universität für Gesundheitswissenschaften, Medizinische Informatik und Technik, Hall i. T.

Diplom-Betriebswirt (FH)
Kai Heib
Bereichsleiter Organisationsentwicklung und Qualitätsmanagement
Andreas Klinik Cham Zug, Schweiz

Diplom-Kaufmann
Carsten Honsel
Geschäftsführer
Klinikum Region Hannover

Prof. Dr.
Norbert Klusen
Vorstandsvorsitzender
Techniker Krankenkasse
Hamburg

Dipl.-Ökonomin
Simone Krummaker
Institut für
Versicherungsbetriebslehre
Leibniz Universität Hannover

Dr.
Ute Lohse
Institut für
Versicherungsbetriebslehre
Leibniz Universität Hannover

Dr.
Remi Maier-Rigaud
Seminar für Sozialpolitik
Universität zu Köln

Dr.
Thomas Mittendorf
Forschungsstelle für Gesundheitsökonomie und Gesundheitssystemforschung
Leibniz Universität Hannover

Prof. Dr.
Johannes Möller
Fachbereichsleitung Gesundheit und Pflege
Hamburger Fern-Hochschule

Prof. Dr. Dr.
Konrad Obermann
Lehrstuhl für Ökonomie und Ethik im Gesundheitswesen
Fachhochschule im Deutschen Roten Kreuz, Göttingen

Ass.-Prof. Dr.
Guido Offermanns
Abteilung für Öffentliche Betriebswirtschaftslehre
Alpen-Adria-Universität
Klagenfurt, Österreich

Prof. Dr.
Wilma Pohl
Fachbereich Gesundheitswesen
Fachhochschule Braunschweig/Wolfenbüttel

Dipl.-Ökonomin
Anne Prenzler
Forschungsstelle für Gesundheitsökonomie und Gesundheitssystemforschung
Leibniz Universität Hannover

Dipl.-Ökonom
Andrej Rasch
Lehrstuhl für Gesundheitsökonomie und Gesundheitsmanagement
Universität Bielefeld

Dr.
Georg Rüter
Geschäftsführer
Franziskus Hospital Bielefeld

Dipl.-Ökonom
Dirk Sandmann
Stellv. Kaufmännischer Direktor Robert Koch Krankenhaus Gehrden
Klinikum Region Hannover

Prof. Dr.
J.-Matthias Graf von der Schulenburg
Institut für Versicherungsbetrieblehre
Leibniz Universität Hannover

Prof. Dr.
Frank Schulz-Nieswandt
Seminar für Sozialpolitik
Universität zu Köln

Dipl.-Ökonom
Helge Knut Schumacher
Lehrstuhl für Gesundheitsökonomie und Gesundheitsmanagement
Universität Bielefeld

Prof. Dr.
Claus Steinle
Institut für Unternehmensführung und Organisation
Leibniz Universität Hannover

Dipl.-Ökonom
Christoph Vauth
Forschungsstelle für Gesundheitsökonomie und Gesundheitssystemforschung
Leibniz Universität Hannover

Prof. Dr.
Klaus Vollert
Lehrgebiet Marketing im Gesundheitswesen
Hochschule Mittweida

Prof. Dr.
Winfried Zapp
Lehrgebiet Rechnungswesen, insbesondere Controlling im Gesundheitswesen
Fachhochschule Osnabrück

1 Gesundheitsbetriebslehre als Teil der Wirtschaftswissenschaften

J.-Matthias Graf von der Schulenburg, Hannover

Die Wirtschaftswissenschaften teilen sich traditionell in die Volkswirtschaftlehre (Nationalökonomie, Economics) und Betriebswirtschaftslehre (Management, Business Administration) ein, obwohl sich beide Zweige der gleichen methodischen Konzepte und analytischen Methoden bedienen. Jedoch ist der Focus beider Zweige verschieden.

Zunächst interessiert uns die Einordnung der Gesundheitsbetriebslehre in das Gebäude der Wirtschaftswissenschaften (1.1.). Dabei wird deutlich, dass die Gesundheitsbetriebslehre natürlich alle Elemente der generellen Betriebswirtschaftslehre umfasst, aber eine Reihe von Besonderheiten zu berücksichtigen hat: den starken regulativen Rahmen, die Heterogenität der im Gesundheitswesen agierenden Unternehmen – wie z. B. Arztpraxen, Krankenversicherer und Krankenhäuser – die dominante Bedeutung der Krankenversicherung und damit verbundene andere Nachfragestrukturen. Aber auch die von Betrieben produzierten und bereitgestellten Gesundheitsleistungen und -güter weisen eine Reihe von Besonderheiten auf, die für die Leistungs- und Entscheidungsprozesse der Betriebe wichtig sind. Zu diesen Besonderheiten gehört – wie im zweiten Abschnitt (1.2.) erläutert wird – vor allem die externen Effekte von Gesundheitsleistungen, die Informationsasymmetrien zwischen Anbietern und Nachfragern und die fehlende Konsumentensouveränität.

Zwei Systeme von Normen sind von Betrieben im Gesundheitswesen zu beachten: Ethische Normen und spezifische gesetzliche Normen, die das Gesundheitswesen regulieren. Im dritten (1.3.) und vierten Abschnitt (1.4.) werden diese Normen im Überblick dargestellt. Als ethische Normen können beispielsweise die ärztliche Ethik und das Solidaritätsprinzip, das für die Krankenversicherung einen konstitutiven Charakter hat, angeführt werden. Wichtige gesetzliche Normen sind z. B. in den Sozialgesetzen festgehalten. Solche Normen stellen für Betriebe einerseits Handlungsbeschränkungen dar, anderseits schützen sie die Betriebe vor Wettbewerb.

1.1 Wirtschaften und Wirtschaftswissenschaften im Gesundheitswesen

J.-M. Graf von der Schulenburg, Hannover

1.1.1 Die Positionierung der Gesundheitsbetriebslehre im Gebiet der Wirtschaftswissenschaften

Zur generellen Einordnung des Gegenstandes dieses Lehrbuches zur Betriebswirtschaftlehre (BWL) der Betriebe im Gesundheitswesen sollen folgende Erläuterungen dienen:

Die Wirtschaftswissenschaften werden in der Lehre und in der Forschung traditionell in die Behandlung von nationalökonomischen Fragen (Volkswirtschaftslehre, Economics) und ökonomischen Fragen der einzelnen Betriebe (Betriebswirtschaftslehre, Business Administration) eingeteilt.

Teildisziplinen der VWL

Die Volkswirtschaftslehre (VWL) gliedert sich in die folgenden drei Teildisziplinen:

- die Wirtschaftstheorie,
- die Wirtschaftspolitik und
- die Finanzwissenschaft.

Die Wirtschaftstheorie hat zur Aufgabe, mit Hilfe von Modellen (=abstrakten Abbildern der realen ökonomischen Zusammenhänge) Hypothesen über das Verhalten von Wirtschaftssubjekten oder wirtschaftliche Interdependenzen abzuleiten und so die Grundlage für empirische Untersuchungen zu legen. Bei der Wirtschaftspolitik geht es um die Frage, mit welchen Instrumenten der Staat Ziele zur Verbesserung der Allokation der knappen Ressourcen, der Verteilung von Einkommen, Vermögen und Chancen und der Stabilisierung des Wirtschaftsgeschehens verwirklichen kann. Die Finanzwissenschaft als Teil der Volkswirtschaftslehre beschäftigt sich schließlich mit der Frage, wie staatliche Aufgaben finanziert werden können und sollten.

Makro- und Mikroökonomie

Sowohl die Einteilung in VWL und BWL als auch die weitere Untergliederung dieser Fächer erfolgt vor allem aus didaktischen Gründen und historischen Überkommenheiten. Die meisten ökonomischen Probleme haben sowohl eine makro- als auch eine mikroökonomische Perspektive und umfassen einerseits eine gesamt- bzw.

nationalökonomische, andererseits aber auch eine einzelwirtschaftliche Dimension. Denkt eine Krankenkasse über die Etablierung eines Patientenführungsprogramms in Zusammenarbeit mit niedergelassenen Ärzten und Krankenhäusern nach, so ergeben sich daraus viele Management- und Marketingfragen (wie bekommt man die Patienten, wie überzeugt man Leistungserbringer), die der Betriebswirtschaftslehre zuzuordnen sind. Gleichzeitig gilt es über Kosten und Nutzen verschiedener alternativer Organisationsformen (als Disease Management Programm nach § 139a SGB V, Modellvorhaben nach § 63 SGB V, Strukturvertrag nach § 73a SGB V sowie als integriertes Versorgungsprogramm nach § 140q SGB V) nachzudenken und ist damit bereits bei der ökonomischen Entscheidungstheorie derer sich beide Disziplinen bedienen.

Paradigmen der BWL

Betriebswirtschaftslehre und Nationalökonomie bedienen sich zu einem großen Teil der gleichen ökonomischen Methoden und folgen bestimmten Paradigmen. Hier sind in erster Linie zu nennen:

- Jeder handelt rational, d. h. jeder hat Ziele, die er angesichts bestimmter Beschränkungen möglichst gut erreichen will (Rationalitätspostulat).
- Jeder sieht die Alternativkosten seines Handelns: Bestehen (mindestens) zwei alternative und sich gegenseitig ausschließende Handlungsmöglichkeiten, so ist der Nettonutzen einer ausgeschlagenen Handlung den Kosten der gewählten Handlung zuzurechnen (Opportunitätskostenprinzip).
- Jeder unterliegt in seinem Handeln Informationsdefiziten und institutionellen Bindungen, die zu Informations- und Transaktionskosten führen. Sie führen zu einer scheinbar eingeschränkten Rationalität der Wirtschaftssubjekte (Bounded Rationality).

Grundfragen des Unternehmens

In der BWL wird häufig eine Untergliederung in Grundfragen des Unternehmens, betriebliche Funktionen und die verschiedenen Branchen vorgenommen.

Als Grundfragen der Betriebswirtschaftslehre werden z. B. die

- betrieblichen Produktionsfaktoren,
- die Wahl der Rechtsform,
- Unternehmenszusammenschlüsse und
- die Wahl des Standortes

behandelt. Für Betriebe im Gesundheitswesen sind häufig die Wahlmöglichkeiten bezüglich der genannten Fragen recht eingeschränkt. So kann ein Privater Krankenversicherer nur als Aktiengesellschaft (AG) und Versicherungsverein auf Gegenseitigkeit (VVaG) betrieben werden. Für eine Allgemeine Ortskrankenkasse ist das Geschäftsgebiet gesetzlich gegeben.

Kooperation und Zusammenschluss

Angesichts der Vernetzung und der Verschmelzung von Krankenversicherungsbeständen spielen Fragen im Zusammenhang mit Unternehmenszusammenschlüssen und -kooperationen eine gewichtige Rolle im Gesundheitswesen. Sie können erfolgen durch:

- Kooperationsverträge ohne formellen Zusammenschluss,
- Zusammenschluss zweier Gesellschaften (Merger),
- Kauf einer Gesellschaft durch eine andere (Akquisition),
- Gründung einer Gesellschaft, z. B. eines privaten Krankenversicherers (Bildung einer Holding),
- Beteiligung an einer Gesellschaft und/oder
- personelle Identität der Persönlichkeiten an der Spitze von Unternehmen (z. B. im Vorstand).

Funktionsbetriebslehre

Die betrieblichen Funktionen beschäftigen sich u. a. mit

- Produktion,
- Absatz,
- Investition und Finanzierung,
- Steuern und externem betrieblichen Rechnungswesen und
- internem betrieblichen Rechnungswesen und Controlling.

Zu den letzten beiden Funktionen gehören auch der Jahresabschluss, die Kostenrechnung sowie die betriebswirtschaftliche Statistik und Vergleichsrechnung. Diese Teildisziplinen sind ebenfalls interdependente Felder. Betriebsexterne Einflüsse – wie branchentarifliche Vereinbarungen, die allgemeine Wirtschaftslage oder das Verhalten von Konkurrenten auf den betreffenden Märkten – spielen eine wesentliche Rolle für interne betriebliche Strukturen.

Branchenbetriebslehre

Neben dieser funktionsbezogenen Betriebswirtschaftslehre haben sich diverse branchenbezogene wirtschaftswissenschaftliche Fächer gebildet, z. B.:

- Bankbetriebslehre,
- Versicherungsbetriebslehre,
- Industriebetriebslehre und
- Handelsbetriebslehre.

Diese branchenspezifischen wirtschaftswissenschaftlichen Disziplinen fügen wir mit diesem Buch die Gesundheitsbetriebslehre zu.

1.1.2 Warum besondere BWL im Gesundheitswesen

Die Frage ist, ob überhaupt eine BWL im Gesundheitswesen erforderlich ist, da doch viele Unternehmen im Gesundheitswesen einem starken Regulierungsrahmen unterliegen und deshalb kaum Entscheidungsspielräume haben. So hat der niedergelassene Arzt ebenso wenig Freiheit bei der Preisgestaltung aufgrund der ihm vorgegebenen Honorarregelungen wie dies auch für Krankenhäuser gilt. Apotheker müssen bei der Führung ihres Unternehmens Apotheke Vorschriften zum Geschäftsbetrieb, zur Preisbildung, zur Abgabe von Medikamenten und zur Außendarstellung (Werbung) beachten. Zusätzlich dürfen Apotheken nicht von Nichtapothekern betrieben werden (Fremdbesitzverbot) und ein Apotheker darf nicht mehr als vier Apotheken gleichzeitig besitzen (Mehrbesitzverbot). Gesetzliche Krankenkassen unterliegen dem Risikostrukturausgleich, ab 2009 dem Diktat einer Einheitsprämie und – soweit sie geöffnet sind – dem Kontrahierungszwang.

BWL wichtig in stark regulierten Märkten

Allerdings ist es ein Irrtum, dass man in stark regulierten Märkten keine unternehmerischen Gestaltungsspielräume hat. Vielleicht ist es gerade in solchen Märkten besonders wichtig, die Erkenntnisse der Betriebswirtschaftslehre als Erfahrungs- (empirische BWL) und Erkenntniswissenschaft (theoriegeleitete BWL) anzuwenden, um die betrieblichen Ziele bestmöglich zu erfüllen (vgl. Neuss, 2005).

Was heißt es nun, nach den Erkenntnissen der Betriebswirtschaft zu handeln? Es geht um den Betrieb oder das Unternehmen als Entscheidungsinstanz. Dabei werden hier die Begriffe Unternehmen und Betrieb synonym verwendet, obwohl in manchen Lehrbüchern die Unterscheidung getroffen wird, dass das Unternehmen die rechtliche, wirtschaftlich und finanziell selbstständige Wirtschaftseinheit ist, während der Betrieb „eine planvoll organisierte Wirtschaftseinheit (ist) …, in der Sachgüter und Dienstleistungen erstellt und abgesetzt werden“ (Wöhe, 2002, S. 2).

Nach dieser Unterscheidung kann ein Unternehmen – aber auch der Staat und andere Institutionen in unserer Gesellschaft – viele Betriebe haben. Wirtschaften heißt die planvolle menschliche Tätigkeit, die unter Beachtung des ökonomischen Prinzips (Rationalitätsprinzip, Optimierungsprinzip) mit dem Zweck erfolgt, die Ziele des Wirtschaftssubjektes (Unternehmen, Konsument) unter Beachtung der Handlungsbegrenzungen bestmöglich zu erreichen (Optimierungsprinzip).

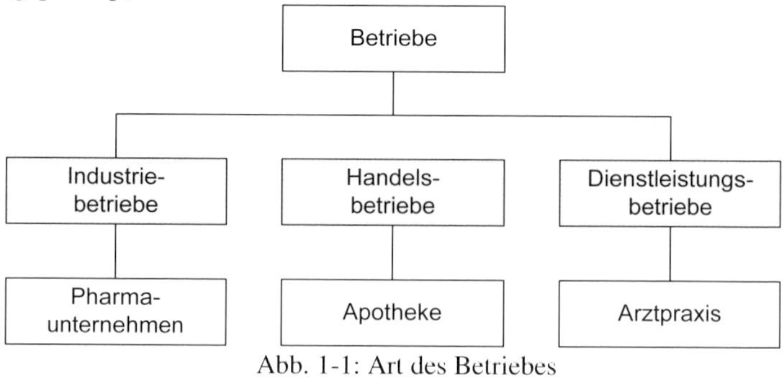

Abb. 1-1: Art des Betriebes

Wirtschaften im Betrieb

Wirtschaftssubjekte sind sowohl Konsumenten, als auch staatliche Institutionen, öffentliche Betriebe und privatwirtschaftliche Unternehmen. In der BWL geht es um das Wirtschaften des Betriebes. Dabei hängt die Zielsetzung von der Art des Betriebes (siehe Abb. 1-1), der Unternehmensform (siehe Abb. 1-2) und der Unternehmensverfassung (siehe Abb. 1-3) ab. Dabei sind in den jeweils unteren Beispiele von Betrieben im Gesundheitswesen angegeben.

Heterogenität der Betriebe im Gesundheitsesen

Es gibt kaum eine Branche in unserem Wirtschaftsleben, die so vielfältige Unternehmensstrukturen hat wie das Gesundheitswesen. Im Gesundheitswesen ist die Streuung zwischen großen und kleinen, die Vielfalt der Unternehmensformen und Unternehmensverfassungen sowie die Gestaltung der betrieblichen Prozesse enorm hoch. Generell kann das Gesundheitssystem als ein Netzwerk von Institutionen dargestellt werden, wobei die einzelnen Elemente dieses Netzwerkes durch monetäre Ströme, Leistungs- und Güterströme, Machtabhängigkeiten, Vertragsbeziehungen, regulativen Vorschriften und Sachbezügen verbunden sind. Während die Marktwirtschaft durch horizontale Beziehungen gekennzeichnet ist, ist für das Gesundheitswesen charakteristisch, dass die Betriebe durch eine Vielzahl von horizontalen als auch vertikale Beziehungen verbunden sind. Horizontale Beziehung heißt, dass die Vertragspartner auf einer Ebene stehen und auch die Freiheit haben, auf den Vertrag zu verzichten. Vertikale Beziehungen sind dann vorhanden, wenn eine Wirtschaftseinheit von einer anderen stark abhängt. So kann eine Kassenarztpraxis nur im Rahmen der von der Kassenärztlichen Ver-

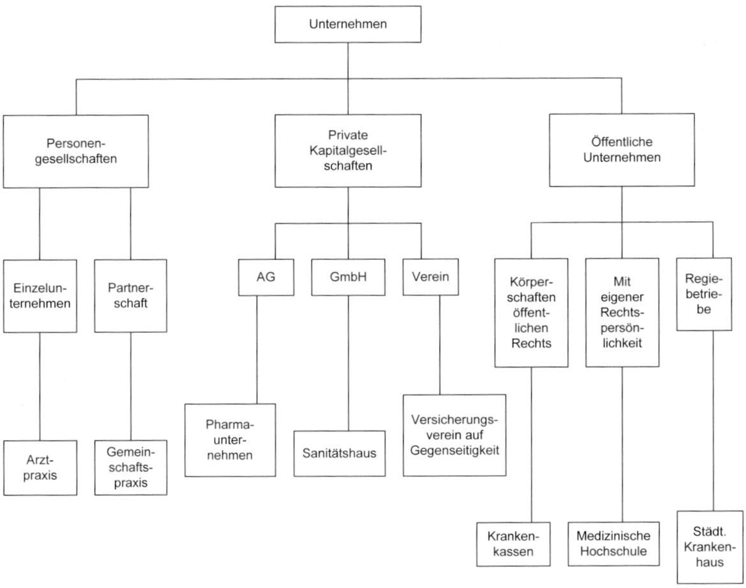

Abb. 1-2: Unternehmensformen von Betrieben

einigung (KV) gesetzten Rahmenbedingungen agieren. Insbesondere hängt das Arzthonorar vom Honorarverteilungsmaßstab der KV ab. Gesetzliche Krankenkassen haben zum Teil monopolartige Stellungen, wie auch örtliche Krankenhäuser.

Einordnung der Institutionen

Will man diese Institutionen ordnen, so fallen folgende Gruppen auf:

- staatliche Bürokratien, d. h.. staatliche Aufsichtsbehörden, Kammern und Bürokratien der Gebietskörperschaften
- Finanzintermediäre, d. h.. Krankenkassen und Krankenversicherer
- Dienstleistungsunternehmen der Gesundheitsleistungsproduktion
- Sachgüterunternehmen der Gesundheitsleistungsproduktion
- Vertriebs-, d. h. Distributionsunternehmen
- Nachgeordnete „Zulieferer" von Diensten und Leistungen.

Diese Institutionen haben gemeinsam, dass sie gemanagt, bei Bürokratien sagt man verwaltet, werden müssen. Dabei hat das Management die jeweiligen Ziele zu beachten und unter Berücksichtigung von Nebenbedingungen zu verfolgen. Als Ziele sind denkbar:

- Gewinnerzielung
- Unternehmenswachstum
- Bedarfsdeckung
- Erfüllung eines öffentlichen Auftrages
- Erfüllung von Mitarbeiterinteressen
- Erfüllung von Mitgliederinteressen

Nebenbedingungen

Nebenbedingungen können durch staatlich gesetzte Rahmenbedingungen (wie z. B. Gebührenordnungen), unabdingbaren Vertragsbe-

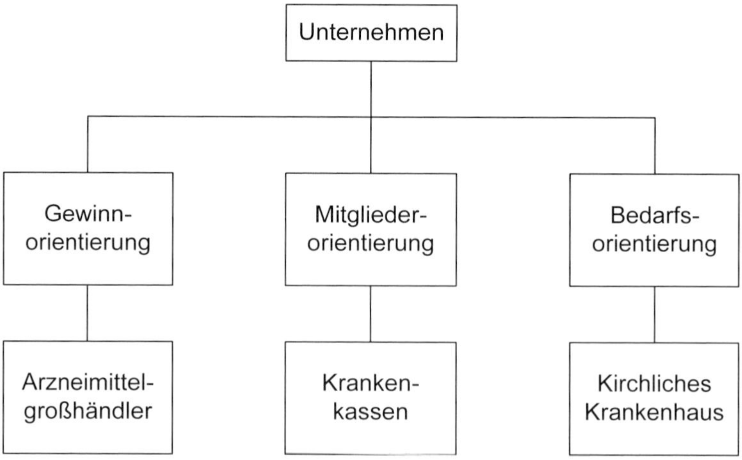

Abb. 1-3: Unternehmensverfassung

ziehungen (wie z. B. Kollektivverträge zwischen Leistungserbringern und Krankenkassen), marktmäßige Bedingungen (wie z. B. Marktmachtkonstellationen) und Eigentümerfestlegungen bedingt sein. Insofern ist gerade die BWL im Gesundheitswesen von besonderem Interesse, hoher Komplexität und hoher Erkenntnisvielfalt.

> Die BWL wird traditionell in die Allgemeine BWL und die spezielle BWL eingeteilt (siehe Abb. 1-4). Alle Bereiche spielen in der Regel eine Rolle zur Lösung der entscheidungsorientierten betriebswirtschaftlichen Überlegungen in den Betrieben des Gesundheitswesens.

Ökonomisches Prinzip

Je nach Zielsetzung (Outputs) und den in den Betrieben eingesetzten Ressourcen (Inputs) kann das ökonomische Prinzip verschiedene Ausprägungen erfahren (siehe Abb. 1-5). Um dies in der betrieblichen Praxis umzusetzen sind ein Controlling-System und ein Risikomanagementsystem zu implementieren. Controlling umfasst die Tätigkeiten der Planerfassung, Steuerung und Kontrolle. Das Risikomanagementsystem hat zur Aufgabe, die betrieblichen Risiken, die zu Planabweichungen führen können, zu erkennen, zu quantifizieren und in dem Sinne zu managen, dass Maßnahmen ergriffen werden, die Risiken zu verringern. Zum Risikomanagementsystem gehören auch das Risikofrüherkennungssystem und das Risikoreportingsystem.

Kennzahlen

Das Controlling bedient sich eines für die Betriebe zu entwickelnden Kennziffernsystems. Einige wichtige Kennzahlen sollen im Folgenden kurz vorgestellt werden. Jeder Betrieb hat Einnahmen, die wir allgemein als Umsatz bezeichnen wollen, obwohl man z. B. bei

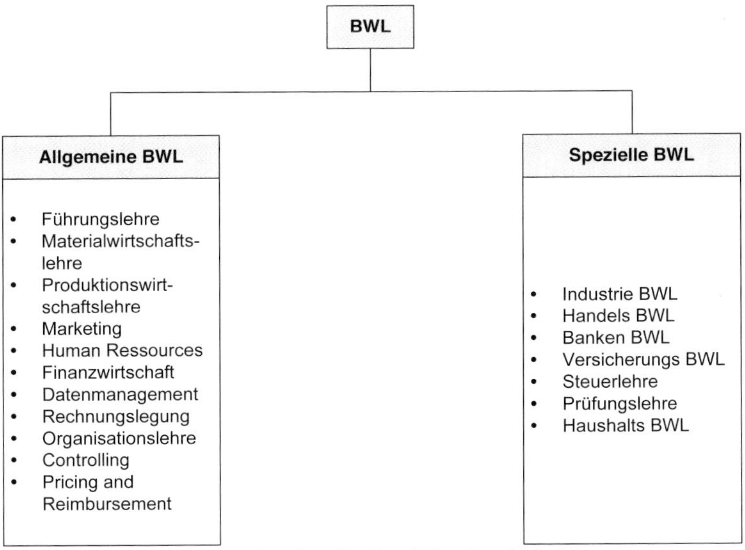

Abb. 1-4: Zweige der Betriebswirtschaftslehre

Krankenkassen von Beiträgen, bei Krankenversicherern von Prämieneinnahmen und bei Krankenhäusern von Honoraren spricht. Demgegenüber stehen Kosten (bewerteter Ressourcenverzehr) und Aufwand.

Betriebliche Erfolgsgrößen

Gewinn als Differenz zwischen bewertetem Ertrag und bewertetem Aufwand führt zu einer Reihe von betrieblichen Erfolgsgrößen:

- Kapitalverzinsung = Gewinn / (Eigenkapital + Fremdkapital)
- Eigenkapitalverzinsung = Gewinn / Eigenkapital
- Einkommen aus selbstständiger Arbeit bei Personengesellschaften
- pagatorischem Gewinn (Gewinn im Jahresabschluß)und kalkulatorischem Gewinn (Gewinn in der internen Kalkulation)
- Deckungsbeitrag pro Stück, Fall oder Prozess
- EBIT (Earnings before Interest and Tax) = Gewinn vor Kapitalzinsen und Steuern
- Technisches Ergebnis (z. B. Ergebnis aus dem Versicherungsgeschäft eines Versicherers) und nichttechnischem Ergebnis (z. B. Zinsgewinnen eines Versicherers)

Wirtschaftlichkeit

Die Wirtschaftlichkeit betrieblicher Tätigkeit wird verschieden gemessen. Generell ist Wirtschaftlichkeit der Quotient aus Input und Output. Dies führt zu folgenden Kennzahlen:

- Ertragswirtschaftlichkeit = Ertrag / Aufwand
- Kostenwirtschaftlichkeit = Leistung / Kosten
- Planerfüllungsgrad = Istkosten / Sollkosten

Hiermit verbunden sind Produktivitätskennziffern, die den mengenmäßigen Input zum mengenmäßigen Output ins Verhältnis setzten. Hieraus folgen:

- Arbeitsproduktivität = erzeugte Menge / Vollarbeitsjahre

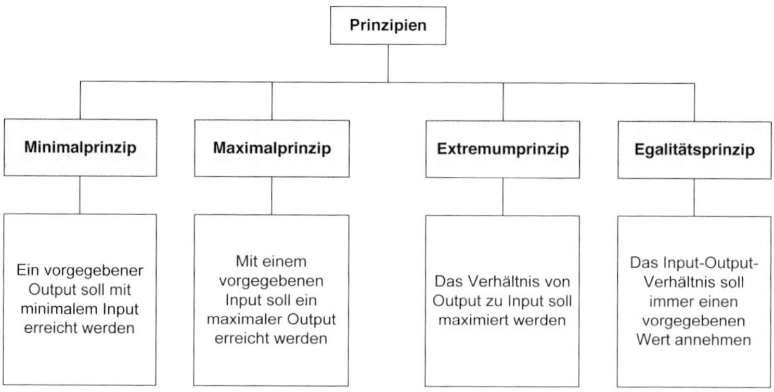

Abb. 1-5: Das ökonomische Prinzip

- Materialproduktivität = erzeugte Menge / Materialeinsatz
- Kapitalproduktivität = Wertschöpfung / eingesetztes Kapital
- Betriebsmittelproduktivität = erzeugte Menge / Maschinenstunden

Letztere Größe könnte z. B. in einem Krankenhaus der Quotient aus Operationen und Operationssaalbetriebsstunden sein.

Rentabilität

Schließlich ist der Begriff der Rentabilität einzuführen, wobei Rentabilität allgemein den mit 100 multiplizierten Quotienten aus Periodenerfolg (=Aufwand-Ertrag) und dem eingesetzten Kapital bezeichnet. Hieraus leiten sich folgende Begriffe ab:

- Gesamtkapitalrentabilität = 100 x (Gewinn + Fremdkapitalzinsen) / Gesamtkapital
- Eigenkapitalrentabilität = 100 x Gewinn / Eigenkapital
- Umsatzrentabilität = Gewinn / Umsatz

Liquidität

Schließlich sind für das Controlling die Liquiditätskennziffern von Bedeutung:

- Liquidität 1. Grades = 100 x Zahlungsmittel / kurzfristige Verbindlichkeiten
- Liquidität 2. Grades = 100 x (Zahlungsmittel + kurzfristige Forderungen)/ kurzfristige Verbindlichkeiten
- Liquidität 3. Grades = 100 x (Zahlungsmittel + kurzfristige Forderungen + Vorräte)/ kurzfristige Verbindlichkeiten

Solvabilität

Bei Krankenversicherungsunternehmen kommen die Solvabilitätskennziffern dazu, die eine Aussage darüber treffen, ob diese ihren Zahlungsverpflichtungen gegenüber ihren Kunden jederzeit nachkommen können. Die Versicherungsunternehmen müssen ein Mindestkapital an Sicherheitsmitteln halten, den Mindestgarantiefonds. Darüber hinaus müssen sie abhängig von ihrem Geschäftsvolumen Sicherheitsmittel in einer bestimmten Höhe halten, unter der sie als insolvent gelten. Diese Mindestgröße nennt man Soll-Solvabilität. Die tatsächlichen Sicherheitsmittel sind die Ist-Solvabilität. Daraus ergibt sich die Kennziffer

Solvabilitätsspanne = Ist-Solvabiliät / Soll-Sollvabilität.

Bei privaten Krankenversicherern wird die Solvabilität von der Bundesanstalt für Finanzdienstleistungsaufsicht (BaFin) und bei gesetzlichen Krankenversicherern je nach Kassenart (Orts-, Betriebs-, Ersatz-, Innungs-, See- und landwirtschaftliche Krankenkasse sowie Knappschaft) von der Landesregierung und dem Bundesversicherungsamt überwacht.

Hauptaufgaben der BWL

Zum Abschluss dieses sollen die Hauptaufgaben der BWL in Betrieben im Allgemeinen als auch im Gesundheitswesen bezeichnet werden. Zu managen (planen, entscheiden, organisieren, steuern und kontrollieren) sind

- Forschung und Entwicklung,
- Beschaffung,
- Produktion,
- Marketing und Vertrieb,
- Finanzierung,
- Investition,
- Personal.

Führungsfunktionen

Dabei sind vor allem folgende Führungsfunktionen zu gestalten:

- Planung
- Entscheidung
- Organisation
- Überwachung

Jeder Betrieb braucht ein Informationssystem sowie ein Datenermittlungs-, Datenverarbeitungs- und Datenauswertungssystem. Hierzu gehören folgende Bereiche:

- Externes Rechnungswesen
- Kosten- und Leistungsrechnung
- Betriebsinformatik
- Kommunikation
- Besteuerung
- Prüfung

Die in den allgemeinen BWL Lehrbüchern zu diesen Stichworten enthaltenen Ausführungen können in der Regel sehr einfach auch auf Betriebe im Gesundheitswesen angewendet werden.

1.1.3 Das Gesundheitssystem und seine Betriebe

Es soll nun näher beleuchtet werden, welche Arten von Betrieben im Gesundheitswesen tätig sind, die Gegenstand der Gesundheitsbetriebslehre sind.

Freiberufler und Personengesellschaften

Weil dies für das Gesundheitswesen typisch ist werden zunächst die Betriebe der Freiberufler und Personengesellschaften genannt:

- Niedergelassene Ärzte und Zahnärzte
- Niedergelassene Psychologen
- Niedergelassene Heilpraktiker
- Selbstständige Krankengymnasten
- Selbstständige Apotheker

Diese Berufsgruppen zeichnen sich dadurch aus, dass sie selber der wichtigste Produktionsfaktor in ihrem Betrieb sind als auch diesen leiten. Zudem sind sie in zahllosen Interessen-, Berufs- und Fachverbänden sowie Körperschaften öffentlichen Rechts (Kammern und Kassen(zahn)ärztlichen Vereinigungen) organisiert. In der Preisbildung bestehen z.T. erhebliche Einschränkungen durch Preisregulierungen und Gebührenordnungen. Das Bilden größerer Einheiten scheitert häufig an betriebswirtschaftlichen Managementfragen und der Überzeugung, als „selbstständiger Einzelkämpfer" besser dazustehen.

Stationäre Einrichtungen, Sanitätshäuser, Ambulatorien

Als zweite Gruppe an Betrieben wollen die Einrichtungen der übrigen Leistungserbringer genannt werden (Krankenhäuser, Sanitätshäuser, Ambulatorien, Reha-Einrichtungen, Pflegeheime usw.), die sehr unterschiedliche Rechtsformen haben können und sich in unterschiedlicher Trägerschaft, d. h. Eigentümerschaft befinden. Es ist ein Wandel von öffentlich-rechtlichen Unternehmensformen zu Kapitalgesellschaft (GmbH, gGmbH, AG) zu beobachten, da diese eine transparentere Management- und Organstruktur (Vorstand, Aufsichtsrat, Gesellschafter- oder Hauptversammlung) aufweisen.

Krankenkassen und Krankenversicherungen

Als dritte Betriebsform wird auf die Krankenkassen und Krankenversicherungen verwiesen. Dabei muss zwischen gesetzlichen Krankenkassen (GKV) und privaten Krankenkassen bzw. Krankenversicherern unterschieden werden. Die GKV-Unternehmen sind durch die Bestimmungen des Sozialgesetzbuch V (SGB V) reguliert, haben nicht das Ziel der Gewinnerzielung und bedienen sich des Umlageverfahrens bei der Finanzierung. Obwohl die GKV-Unternehmen in einem so engen Korsett der Regulierung stecken, ergeben sich viele betriebswirtschaftliche Herausforderungen. Diese rühren nicht zuletzt aus der Größe ihrer Organisationen, sondern auch aus den erweiterten Vertragsmöglichkeiten mit den Leistungserbringern und dem Wettbewerb zwischen den GKV-Unternehmen.

Die PKV-Unternehmen sind entweder als Aktiengesellschaft mit Gewinnerzielungsabsicht oder als Versicherungsverein auf Gegenseitigkeit (VVaG) organisiert. Ein VVaG schüttet seine Gewinne nicht aus, sondern führt sie dem Eigenkapital zu, da ihm der Weg zur Börse mit dem Ziel der Kapitalbeschaffung verwehrt ist. Auch die PKV-Unternehmen unterliegen einer weitgehenden Regulierung durch das Versicherungsvertragsgesetz, das Versicherungsaufsichtsgesetz, das Sozial Gesetzbuch V, das Arzneimittelgesetz und die Arzneimittelpreisverordnung. Da PKV-Unternehmen mit Altersreserven arbeiten, die nur zum Teil von einem Versicherer zum anderen transferierbar sind, ist vor allem der Wettbewerb um die Neukunden oder die noch nicht so lange Versicherten besonders intensiv.

Industrieunternehmen

Als weitere Betriebe im Gesundheitswesen sind die Hersteller von Arznei-, Heil- und Hilfsmitteln bzw. Medizinprodukten zu nennen. Bei den Arzneimittelherstellern unterscheidet man zwischen Originalpräparateherstellern, Branded Generika Herstellern und Generika-Herstellern. Generika sind „Nachbauten" eines Arzneimittels, für das der Patentschutz ausgelaufen ist. Branded Generika sind ebenfalls „Nachbauten", für die aber entweder eine Lizenz von einem Originalhersteller erworben wurde, oder die sich einen eigenen Namen auf dem Arzneimittelmarkt gemacht haben.

Vom Grundsatz her unterscheiden sich weder die Arzneiunternehmen noch die Hersteller von Heil- und Hilfsmitteln bzw. Medizinprodukten nicht von anderen Betrieben im industriellen Umfeld. Aus diesem Grund sei hier auf die weiterführende Literatur der Industrieökonomie verwiesen.

Vertriebsfirmen

Als letztes sollen reine Vertriebsfirmen erwähnt werden:

- Finanzdienstleistungsvertrieb
- Vertriebsunternehmen der Pharmaindustrie

Finanzdienstleistungsvertriebe sind selbstständige Unternehmen, die für andere Finanzdienstleistungen (Versicherungen, Fonds, Bank- und Bausparprodukte) verkaufen. Ähnlich gibt es selbstständige Vertriebsunternehmen, die Pharmareferenten beschäftigen, die im Auftrage von Arzneimittelherstellern die Verschreiber über Arzneimittel informieren.

Literatur

Fleßa S. (2007):
Gesundheitsökonomik, zweite Auflage, Berlin. Springer Verlag.

Neuss W. (2005):
Einführung in die Betriebswirtschaftslehre, vierte, neu bearbeitete Auflage, Tübingen. Mohr Siebeck.

Schulenburg J.-M. Graf von der / Greiner W. (2007):
Gesundheitsökonomik, zweite Auflage, Tübingen. Mohr Siebeck.

Wöhe G. / Döring U. (2005):
Einführung in die Betriebswirtschaftslehre, 22. Auflage, München. Verlag Vahlen.

1.2 Gesundheitsgüter und deren Besonderheiten

Thomas Mittendorf, Hannover

1.2.1 Einleitung

Der Titel der Überschrift impliziert dem geübten Leser bereits, dass es sich beim Markt für Gesundheitsgüter wohl um einen Bereich der Volkswirtschaft handeln muss, in dem spezielle marktbezogene Gesetze gelten, die ihn vom Markt für z. B. Altmetalle in seinen Grundzügen differenzieren.

Gesundheit als höchstes Gut

So wird alles, was mit der Gesundheit im allgemeinen Sprachgebrauch in Verbindung gebracht wird als Teil des ‚höchsten Gutes' bezeichnet, dessen Erhaltung zu den Grundrechten eines jeden Bürgers zählt. Somit muss die Erstellung und die Bereitstellung von Gesundheitsgütern zum Schutze dieses Anspruchs staatlich reguliert werden, damit Missbrauch und Fehlallokation eingedämmt werden können.

Im Verlauf der folgenden Ausführungen wird sich den dahinter stehenden Annahmen systematisch genähert, um in der Tat existierende Spezifika aufzulisten und in ihrer Bedeutung einzustufen. Die sich daraus ergebenden Besonderheiten sind maßgeblich für die Betriebe im Gesundheitswesen, begründen sie doch u. a. den regulativen Rahmen bzw. die staatliche Aktivität in diesem wichtigen Markt und führen automatisch zu betriebswirtschaftlichen Implikationen in den einzelnen Unternehmen.

1.2.2 Vielfalt an Gesundheitsgütern

Im Vergleich zu anderen Industriebereichen handelt es sich bei Gesundheitsgütern um einen umfassenden Füllbegriff, unter den eine Vielfalt an unterschiedlichen Produkten subsumiert werden kann. Einzelne Kapitel dieses Buches werden spezifische Bereiche wie z. B. Non-Profit-Unternehmen, freiberufliche Ärzte oder auch produzierende Unternehmen wie die pharmazeutische Industrie behandeln. Insofern wird deutlich werden, dass es teils um komplexe Güter geht, wie z. B. eine komplizierte Operation an der Niere, aber ebenso um eine Tablette gegen Kopfschmerzen, die ihrerseits auch nur ein Teil einer ganzen Kette von vorgelagerten Dienstleistungen sein kann.

Einteilung von Gesundheitsgütern

In einer groben Einteilung können Gesundheitsgüter die folgende Gestalt annehmen:

a) Infrastruktur (z. B. ein Krankenhaus, das durch die vorgehaltenen Überkapazitäten einen Nutzen als Optionsgut stiftet)
b) Mit Realgütern vergleichbare Einzelprodukte (z. B. Kopfschmerztabletten, die ohne Konsultation eines Arztes konsumiert werden)
c) Dienstleistungen, die unmittelbar mit einer Behandlung in Verbindung stehen (z. B. eine Operation mit anschließendem Krankenhausaufenthalt)
d) Dienstleistungen, die nur mittelbar mit einer Behandlung in Verbindung stehen (z. B. Transportfahrt zum Krankenhaus)

Komplexität und Kombination

Die einzelnen Ausprägungen können sich zudem in verschiedenen Situationen innerhalb der Gesundheitswirtschaft in ihrer Komplexität erheblich unterscheiden. So wäre eine Routineuntersuchung beim Arzt, bei der ein kurzes Beratungsgespräch zu einem speziellen Thema geführt wird, ebenso dem Bereich c) zuzuordnen, wie eine Herz-Lungen-Operation, die in einem Krankenhaus durchgeführt wird.

Die einzelnen Ausprägungen sind also auch oft miteinander zu einer längeren Dienstleistungskette kombinierbar. Dies macht eine eindeutige Einordnung einzelner Gesundheitsgüter nicht einfach. Gerade dem Bereich der Dienstleistungen kommt innerhalb des Gesundheitsmarktes dabei eine zentrale Bedeutung zu, da viele der direkt mit der ‚Produktion von Gesundheit' assoziierten Gesundheitsgüter gerade keine Realgüter sind, sondern eine Kombination einzelner Dienstleistungen in so genannte Dienstleistungskomplexe, die näher diskutiert werden müssen.

1.2.3 Grundüberlegungen für Dienstleistungen im Gesundheitsbereich

Güterarten

Aus theoretischer Sicht gibt es verschiedene Güterarten, die in Bezug auf die Möglichkeit einer Einschätzung ihrer Qualität durch die Konsumenten gruppiert werden können. Die Einteilung ist dabei bedingt durch unterschiedliche Grade der Informationsasymmetrie, d. h. im welchem Verhältnis besitzen Konsumenten die gleichen Informationen wie die Produzenten von Gütern oder könnten sich diese unter idealen Bedingungen beschaffen.

Zunächst sind die neoklassischen Güter zu nennen. Hier sind beide Marktseiten über die Eigenschaften des betreffenden Gutes vollständig informiert (z. B. börsenmäßig gehandelte Güter standardisierter Qualität wie Öl, Gas oder Gold). Die beim Kauf solcher Güter vorherrschenden Entscheidungsprobleme können leicht gelöst werden. In aller Regel geschieht dies über den Preis, da die Güte und Beschaffenheit ja fixiert ist. Das spezifische Vertrauen in einen Anbieter spielt beim Kauf dieser Güter kaum eine Rolle.

Hierarchisch nachgelagert im Grad der Informationsasymmetrie sind die Such- oder auch Inspektionsgüter. Hierbei lässt sich die Qualität vor Vertragsabschluss ebenfalls vollständig und unkompliziert erfassen. Die einzige nicht kostenlos beobachtbare Determinante bei diesen Gütern ist der Preis. Suchgüter sind demnach Produkte, deren Qualitätseigenschaften dem Konsumenten schon vor dem Kauf ohne nennenswerte Informationskosten ersichtlich sind. (Bsp. Mehl, Zucker, Salz). Auch bei dieser Gruppe von Gütern spielt Vertrauen daher beim Kauf keine wichtige Rolle.

Diese Beziehung zum Vertrauen in den Produzenten ändert sich bei Erfahrungsgütern. Diese sind dadurch gekennzeichnet, dass ein Urteil über ihre qualitativen Eigenschaften erst nach dem Kauf möglich ist. Das Risiko eines Fehlkaufs ist für den Konsumenten daher recht hoch. Die Verbraucher laufen hier Gefahr, gegen ihren Willen eine relativ schlechte Qualität zu erhalten. Das Essen in einem Restaurant ist ein typisches Beispiel für ein Erfahrungsgut. In der Realität findet man zahlreiche Güter, die diesem Typ zugerechnet werden können. Eine Informationsbeschaffung vor dem Erwerb dieses Gutes oder dieser Dienstleistung verursacht dabei regelmäßig Opportunitätskosten. Auf das Gesundheitswesen bezogen, wird in diesem Güterbereich die definitorische Grenze überschritten, die für die weitere Betrachtung relevant ist.

Glaubens- und Vertrauensgüter

Noch eindeutiger wird der Bezug zu Gesundheitsprodukten in der Folge bei den Glaubens- und Vertrauensgütern: Die Qualität dieser Güter wird nicht nur durch den Verkäufer, sondern auch durch die Qualität anderer, vom Verkäufer nicht kontrollierbarer Größen (z. B. stochastische Einflussgrößen) oder anderer externer Faktoren (z. B. die Einbeziehung des Kunden bei einer Dienstleistung) bestimmt. Somit kann der Nachfrager die schlechte Qualität des Gutes erst dann erkennen, wenn eine gewisse Menge eines solchen Gutes konsumiert wurde oder ein (teils) erheblicher Zeithorizont vergangen ist. Ein Beispiel ist die Einnahme eines Medikamentes oder die Wirksamkeit einer Impfung, auf dessen Wirkung in erster Linie vertraut wird. Vertrauensgüter finden sich insbesondere bei Gütern, die einen besonders hohen Dienstleistungsanteil aufweisen wie z. B. bei der Versorgung in Krankenhäusern oder aber der Beratung durch einen Arzt.

Ketten einzelner Dienstleistungen

Die überwiegende Anzahl der Gesundheitsgüter, die in einem Gesundheitswesen produziert werden, setzt sich also aus Dienstleistungen und daraus gebildeten Dienstleistungsketten zusammen, bei denen die Qualität der erkauften Leistung nicht vollständig durch den Konsumenten beurteilt werden kann. Wenn Dienstleistungen den überwiegenden Anteil der Produkte im Gesundheitswesen ausmachen, stellt sich die Frage nach wesentlichen Unterscheidungsmerkmalen gegenüber anderen Gütern in diesem Wirtschaftsbereich, die im Folgenden aufgelistet sind.

Merkmale von Dienstleistungen

Dienstleistungen im Gesundheitswesen lassen sich durch folgende Grundmerkmale von anderen Produkten unterscheiden:

- Immaterialität
- Integrationserfordernis des externen Faktors und
- das Uno-actu-Prinzip.

Immaterialität

Lange galt die Immaterialität der Dienstleistung als das konstituierende Unterscheidungsmerkmal. So ist bei der Behandlung durch einen Krankengymnasten die eigentliche Dienstleistung nicht greifbar. Vielmehr ist das positive Ergebnis der Anwendung sichtbar, nämlich dass der Patient (hoffentlich) keine Rückenschmerzen mehr verspürt. Das Verfahren, die Behandlung, ist also vor der Realisierung der Wirkung unkörperlich und sinnlich nicht wahrnehmbar. Diese Tatsache gilt allerdings auch für andere Bereiche, wie z. B. Rechte oder Informationen, womit dieses Merkmal nicht alleinig als konstituierend interpretiert werden kann.

Externer Faktor

Als Ergänzung kann das Erfordernis zur Integration einer dritten Partei oder Entität an der Leistungserstellung zur Definition herangezogen werden. Dies kann nicht nur die Person selbst sein, an der eine Dienstleistung vollzogen werden soll (also z. B. der Patient), sondern vielmehr auch ein Objekt, das der Kunde zur Erstellung der Leistung zur Verfügung stellen muss.

Weitergehend müssen vom Käufer der Leistung teils vielschichtige Informationen bereitgestellt werden, damit der Auftrag korrekt umgesetzt werden kann. Ein Beispiel: Ein Automobil besteht aus vielen verschiedenen Einzelteilen, bevor es montiert wird. Einige der Metallteile des Rahmens, der Schaltung oder auch des Motors können nur verarbeitet werden, wenn die physikalischen Eigenschaften der Bauteile modifiziert werden, da die Grundhärte der Legierung ansonsten u. U. nicht den Belastungen in Extremsituationen gewachsen wäre. Die chemischen Prozesse, die einzelne Bauteile bei dieser Dienstleistung dabei durchlaufen, sind nur durchführbar, wenn detaillierte Informationen vom Autohersteller gegeben werden, um welche Legierung es sich im einzelnen handelt, da dies die chemischen Eigenschaften entscheidend beeinflussen kann. Somit ist neben der physischen Teilnahme der Person oder des Objektes u. U. auch die intellektuelle Teilnahme von Nöten.

Uno-actu-Prinzip

Hieraus ergibt sich direkt das dritte definierende Kriterium von Dienstleistungen, das so genannte Uno-actu-Prinzip. Hierunter wird verstanden, dass die Produktion und der Konsum der Dienstleistung zeitlich zusammen fallen. Der Leistungsgegenstand der Dienstleistung ist dabei in erster Linie der Prozess selber, der an einer Person oder einem Objekt vollzogen wird und nicht das Ergebnis dieses

Prozesses. Die Behandlung eines Patienten durch einen Arzt wird dann umgesetzt, wenn der Patient sich im Behandlungszimmer befindet. Das meistzitierte Beispiel ist der Besuch beim Friseur, der den Haarschnitt nicht ohne den dazugehörigen Kopf vollziehen kann.

Aus dieser zeitlichen Synchronisation ergeben sich drei weitere interessante Aspekte: Eine Dienstleistung ist nicht lagerfähig, d. h. sie wird nicht produziert, um dann später verbraucht zu werden. Sie ist weiterhin nicht transportfähig, um an andere Orte gebracht zu werden. Dies wäre u. U. vielleicht interessant, um mit dem Weiterverkauf einen Gewinn zu machen. Diese Möglichkeit zur Erwirtschaftung einer Arbitrage, also eines marginalen Gewinns, ist aus den gegebenen Überlegungen aber natürlich auch nicht realisierbar.

Ein Beispiel: Von der Knappheit an Spenderorganen oder ethischen Überlegungen einmal abgesehen, ist es zum Glück folglich nicht möglich, eine entsprechende Operation a) auf Vorrat zu kaufen, sie b) für schlechtere Zeiten bei Seite zu legen oder sie c) an einen weniger Glücklichen auf der Warteliste zu einem höheren Preis zu verkaufen.

Unterscheidet sich das Gesundheitswesen?

Nach dieser ersten Definition und Erkenntnis, dass Dienstleistungen sich a) von Realgütern in ihrer Struktur stark unterscheiden und sie b) durch Informationsasymmetrien geprägt sind, stellt sich dennoch die Frage, warum der informierte Patient im Gesundheitswesen ein anderer Nachfrager sein sollte bzw. sich die Nachfrage hier so immens von anderen Teilmärkten mit immer bestehenden Informationsdefiziten der Nachfrager unterscheidet.

1.2.4 Theoretische Überlegungen zum Markt für gesundheitliche Leistungen

Regulierung

Moderne Gesundheitssysteme werden durch umfangreiche Eingriffe geregelt und in ihrer freien Preis- und auch Qualitätsfindung beschränkt. So finden sich umfangreiche Zugangsbeschränkungen auf diesen Märkten, z. B. in der Form, dass Ärzte oder Apotheker (sicherlich auch zu Recht) vor einer Betätigung eine umfangreiche Ausbildung durchlaufen müssen oder dass zumindest in Deutschland nicht jedes neu gegründete Krankenhaus seine erbrachten Leistungen mit der gesetzlichen Krankenversicherung abrechnen darf (was in der Sinnhaftigkeit zumindest diskutiert werden kann).

Weiter ist in vielen Gesundheitssystemen, wie auch in Deutschland, z. B. der Preismechanismus weitgehend außer Kraft gesetzt, wird eine Mitgliedschaft für Bürger per Gesetz vorgeschrieben und der Leistungskatalog durch Regelungen in großen Teilen für alle miteinander eigentlich im Wettbewerb stehenden Krankenkassen einheitlich festgesetzt.

Marktversagen im Gesundheitswesen

Als Begründung für solche starken Eingriffe in einen freien Markt, der durch die Zusammenführung von Angebot und Nachfrage zu einem optimalen Verteilungsergebnis gelangen sollte, kann von regulierender Seite nur die hohe Wahrscheinlichkeit des Auftretens eines Marktversagens angeführt werden.

Fehlendes Marktgleichgewicht

Für das Gesundheitswesen wird dabei folglich aufgrund der Besonderheiten von Gesundheitsgütern, die in der Folge noch ausgeführt werden, davon ausgegangen, dass sich ohne Regulierung Marktgleichgewichte bilden würden, die durch die Regulierungsmaßnahmen noch verbessert werden können.

Für den Ökonomen stellt sich diese Frage immer, wenn sich durch das freie Spiel der Marktkräfte kein parato-optimales Gleichgewicht einstellen kann. Ein Pareto-Optimum (nach dem gleichnamigen italienischen Ökonomen aus dem 19. Jahrhundert) beschreibt eine Situation in einem Markt, in dem die Verteilung so gelungen ist, dass sich kein Individuum mehr durch eine weitere Umverteilung besser stellen kann ohne dass ein anderes Individuum dabei schlechter gestellt wird. So haben in dieser Situation sowohl alle Anbieter als auch Nachfrager ihren Nutzen optimiert, womit keine Regulierung nötig wäre. Durch tief greifende Regulierungen im Gesundheitswesen versucht man nun, diesem Status näher zu kommen, als dies durch die freie Marktgestaltung ermöglicht werden würde.

Marktversagen kann in einer allgemeinen Definition aber noch durch weitere Gründe hervorgerufen werden. So gibt es Situationen, in denen sich für bestimmte Teilmärkte erst gar kein Markt bildet und daher, durch Eingriffe unterstützt, gebildet werden muss. So können sich in Bereichen keine Märkte bilden, die in der jeweiligen Marktsituation so genannte öffentliche Güter zum Inhalt haben. Für öffentliche Güter bildet sich in diesem Kontext keine Zahlungsbereitschaft am Markt, daher kann die Leistung nicht von Produzenten bereitgestellt werden, die an einer positiven Gewinnmarge interessiert sind. So würde in der Wüste wahrscheinlich kein funktionierender Markt für Sand entstehen, weil keiner freiwillig in jener Situation ein Entgelt bezahlen würde. Dieses Beispiel ist sicherlich extrem, doch finden sich im Gesundheitswesen viele kleinere Teilmärkte, die Schwierigkeiten in der Preisbildung aus genau diesem Grunde hätten, wie z. B. bei der Informationsbereitstellung über Gesundheitsschädigungen beim Rauchen.

Eine weitere theoretische Begründung für Marktversagen liegt vor, wenn von einigen Marktteilnehmern externe Effekte ausgehen und diese ohne spezifische Regeln nicht in den Markt zu internalisieren sind. Hier ist das klassische Beispiel der Flusslauf, an deren oberen Ende eine Chemiefabrik ihren Sitz hat und Klärwasser in den Fluss leitet. Weiter unten am Fluss liegt eine Brauerei, deren Überleben davon abhängt, dass sauberes Wasser für die Produktion vorhanden ist.

Transparenz und Souveränität der Konsumenten

Als finaler theoretischer Grund für ein allgemeines Marktversagen kann schließlich genannt werden, dass dieses vorliegt, wenn durch die Beschaffenheit des Marktes kein vollkommener Markt entstehen kann. Dies gilt hierbei vor allem in Bezug auf die volle Markttransparenz und die Souveränität der einzelnen Konsumenten, freie und informierte Entscheidungen treffen zu können. Vor allem dieser letzte Themenkomplex ist im Bereich des Gesundheitswesens von zentraler Bedeutung.

So haben sich u. a. die Autoren Breyer, Zweifel und Kifmann speziell für die Erstellung von Gesundheitsgütern in ihrem Standardwerk ‚Gesundheitsökonomik' umfassend und abschließend zu dieser theoretischen Frage geäußert. An dieser Stelle sollen daher einzelne Themenfelder, die dort speziell zur Begründung von Marktproblemen im Gesundheitswesen herangezogen werden, nur kurz kursorisch angerissen werden.

1.2.5 Theoretische Besonderheiten bei Gesundheitsgütern im Speziellen

Zur Gruppierung wird im Allgemeinen eine Aufteilung in die Folgenden Themengebiete vorgenommen:

- Externe Effekte und öffentliche Güter
- Optionsgutcharakter bei Gesundheitsleistungen
- Fehlende Konsumentensouveränität
- Informationsasymmetrien und
- Ethische bzw. Gerechtigkeitsüberlegungen.

Der erste Themenkomplex, der für ein partielles Versagen des Marktes für Gesundheitsgüter angeführt wird, wurde bereits bei der Skizzierung allgemein für Marktversagen sprechender Marktkonstellationen aufgenommen.

Externe Effekte

Ergänzend kann spezifisch für das Gesundheitswesen gesagt werden, dass hier vor allem positive externe Effekte eine Rolle spielen und hierbei genauer die Problematik, dass Bürger einer Gesellschaft nicht von einzelnen Individuen von deren individuellem Konsum ausgeschlossen werden können. Ein Beispiel: Wenn ein Individuum eine Impfung gegen eine ansteckende Krankheit in Anspruch nimmt oder einen Arzt aufsucht, um eine Infektionskrankheit heilen zu lassen, entsteht daraus zunächst ein Nutzen für das Individuum selber. Ein positiver physischer externer Effekt entsteht nun aber dadurch, dass dieses Individuum nicht mehr als Überträger der jeweiligen Krankheit in Frage kommt, wodurch andere Individuen einen Nutzen haben. Somit bekommt dieser positive Effekt den Charakter eines öffentlichen Gutes, da das Individuum (a) die anderen Menschen nicht von diesem Nutzen ausschließen kann (Ausschlussprinzip nicht gegeben) und (b) diesen keine Rechnung stellen kann, um sie an dem gespendetem Nutzen finanziell teilhaben zu lassen.

Es sind aber auch psychische Vorteile für die Gesellschaft denkbar, die sich aus der Organisation eines regulierten Gesundheitssystems ergeben können. Wir leben in Deutschland in einer freiheitlichen, solidarisch geprägten Gesellschaft, in der es akzeptierte Norm ist, sich um Schwächere zu kümmern, so sie selber nicht in der Lage sind, für die eigene Gesundheitsversorgung zu sorgen. Der Begriff des Altruismus wird hierbei vor allem Medizinern zugeschrieben, die Menschen helfen, egal welchen finanziellen Nutzen sie selber aus ihrer Handlung ziehen würden. Auch die Gesellschaft an sich kann jedoch aus diesem Effekt einen Nutzen ziehen, wenn wir uns in Sicherheit wiegen können, dass für solche Fälle durch die Struktur des Gesundheitssystems vorgesorgt ist. Nun stellt sich allerdings die Frage, wie diese Fürsorge ausgestaltet sein muss, ob Geld- oder Sachtransfers geleistet werden, wobei diese Problematik hier aber nur angerissen sei.

Optionsgut-Charakter

Der zweite Themenkomplex betrifft die Natur von medizinischen Problemen an sich. Medizinische Leistungen sind in der genauen Höhe ihres voraussichtlichen Bedarfs von einzelnen Individuen nicht vorhersagbar. Wenn ein Bedarf entsteht, ist dieser auch meist sehr dringend. Beispiel: Die wenigsten Menschen wissen im Vorfeld, ob sie in der kommenden Woche einen schweren Autounfall haben werden aber wenn dies geschieht, kann nicht darauf gewartet werden, dass der Krankenwagen geliefert oder das Krankenhaus erst gebaut wird. Dies impliziert, dass in vielen medizinischen Einrichtungen, die Gesundheitsdienstleistungen erstellen, Reservekapazitäten vorgehalten werden müssen (z. B. freie Betten im Krankenhaus), um auf Spitzen in der Nachfrage reagieren zu können.

Wenn die Planung des Bedarfs aus Sicht eines Einzelnen für weite Teile unmöglich erscheint, ist eine gewisse Planung aufgrund von Vergangenheitswerten für Städte oder Landkreise schon eher möglich und wird auch praktiziert. Aber auch hierbei müssen Reservekapazitäten vorgehalten werden, die Kapital binden und daher bei völlig freien Märkten zu einer Unterversorgung führen könnten, wenn diese Reserve aufgrund betriebswirtschaftlicher Überlegungen zu niedrig angesetzt wird.

Medizinische Leistungen haben also einen Optionsgutcharakter, denn aus der reinen Existenz von Krankenhäusern ziehen wir alle einen Nutzen, da wir hohes Vertrauen in unsere eigene Versorgungssicherheit im Notfall haben. Auch hier stellt sich aber sicher die Frage, ob über eine komplette Regulierung ein Optimum erreicht werden kann, oder ob hier nicht auch ein Mix an verschiedenen Strukturen Effizienz erhöhend wirken kann.

Rationalität

Ein neuer Aspekt, der bisher noch nicht angesprochen wurde, betrifft die Fähigkeit zu rationalen Entscheidungen bei den beteiligten

Akteuren. So liegt für den Ökonomen eine entscheidende Größe für einen funktionierenden Markt in rational handelnden Akteuren, die informierte Entscheidungen über die Verteilung der ihnen zur Verfügung stehenden Ressourcen treffen können. Im Fall einer Erkrankung kann diese Fähigkeit allerdings eingeschränkt oder sogar vollkommen abhanden sein. Von einer vollkommenen Unfähigkeit rationale Entscheidungen zu treffen, kann ausgegangen werden, wenn jemand nach einem Unfall z. B. bewusstlos ist und Ärzte Entscheidungen treffen, ohne dass der Betroffene daran aktiv Teil haben kann. Dies gilt auch z. B. bei Erkrankungen, die Auswirkungen auf den Geisteszustand haben, wie z. B. schwerwiegende psychische Erkrankungen oder auch bei Patienten mit Alzheimer. An dieser Stelle müssen Regelungen geschaffen werden, die festlegen, welche Entscheidungen von wem und unter welchen Bedingungen getroffen werden dürfen, damit Rechtssicherheit herrscht. Auch muss unterbunden werden, dass diese Situation dazu führt, dass zu viele Leistungen ohne Beteiligung des Betroffenen zu dessen Lasten erbracht werden.

Etwas abgemildert wird in Fällen, in denen ein Individuum zwar geistig nicht eingeschränkt ist, die Entscheidung zu treffen, die Kräfte aber dennoch stark zu Ungunsten des Betroffenen verschoben sind, von einer eingeschränkten Fähigkeit Entscheidungen zu treffen gesprochen. Schwere chronische Erkrankungen oder schnell zum Tod führende Diagnosen können als Beispiel oft nicht alleine in ihren Auswirkungen von Betroffenen erfasst werden und erfordern die Hilfe Dritter. Durch den vorherigen Abschluss einer Krankenversicherung kann die zu erwartende finanzielle Last zwar eingedämmt werden, nicht aber die emotionale Last, die von Dritten auch ausgenutzt werden könnte.

Bei der überwiegenden Zahl der Dienstleistungen, die im Gesundheitswesen in Anspruch genommen werden, kann der Betroffene weitgehend in die Entscheidung einbezogen werden und behält somit die weitgehende Fähigkeit, getroffene Entscheidungen mit zu tragen.

Zu dem Themenbereich fehlender Konsumentensouveränität zählt auch das Argument, dass Individuen im Gesundheitssektor ihre zukünftigen Bedürfnisse tendenziell eher minder schätzen und der Staat motiviert über seine paternalistische Fürsorgepflicht tätig werden sollte. Der kurzfristige Konsum ist für Akteure, die eine Zeitpräferenz für heute haben, sicherlich attraktiver, als für zukünftige Erkrankungen vorzusorgen. In der Zukunft, sollten doch Leistungen anfallen, können diese dann u. U. nicht finanziert werden, was zu einer Belastung der Gesellschaft insgesamt führen kann.

Risikoaversität

Individuen sind allerdings eher risikoavers und sollten damit zum Teil doch vorausschauend handeln und für solche Fälle vorsorgen. Schwer ist auch die empirische Überprüfung der Präferenzen der

Bürger vor allem in Deutschland, da es nur noch wenige Bürger gibt, die ein anderes als unser existierendes solidarisches Gesundheitssystem erfahren haben. Zu welchem Grad der Staat die Regulierung aufgrund dieses sicher nicht von der Hand zu weisenden Arguments anheben kann, muss allerdings offen bleiben.

Markttransparenz

Ein generelles Kriterium zur Überprüfung, ob Märkte zu einer optimalen Allokation führen können, ist die bereits früher angesprochene Markttransparenz.

Potenzielle Nachfrager müssen in der Lage sein, Leistungen in Bezug auf die Qualität und den Preis mit anderen Angeboten vergleichen zu können. Weil im Gesundheitswesen überwiegend Dienstleistungen erbracht werden, ist diese vollkommene Transparenzanforderung, folgend aus dem Uno-actu-Prinzip, nicht zu erfüllen. Dies gilt jedoch für andere Märkte gleichermaßen, wie auch beim schon zitierten Friseurbesuch.

Im Unterschied dazu, gibt es speziell bei der Nachfrage nach Gesundheitsleistungen aber nicht die Möglichkeit, eine Stichprobe zu ziehen, um wie bei anderen Dienstleistungen aus Fehlern lernen zu können. Dies mag bei einfachen Behandlungen zwar möglich sein, bei schweren Behandlungen (die entscheidend sind) ist dies jedoch aus nahe liegenden Gründen nur eingeschränkt möglich. Um von anderen zu lernen, ist es möglich, sich z. B. über den Ruf eines behandelnden Mediziners zu erkundigen. Doch diese Qualitätsbeurteilung ist dadurch getrübt, dass bei Gesundheitsleistungen durch biologische Prozesse im Heilungsprozess nicht eindeutig ist, welcher Effekt eine spezielle Dienstleistung (z. B. die Operation) am Gesamtresultat der Behandlung ausmacht. Viel zitiert ist nicht zu Unrecht, dass doch jeder Patient sehr spezifisch sei. Nicht zuletzt hat der Erbringer der Dienstleistung zudem einen erheblichen Informationsvorsprung.

So kann hier festgehalten werden, dass durch diesen Problemkomplex sicher vertretbar ist, dass sich der Staat regulierend im Markt betätigt, um bestimmte Qualitätsniveaus zu setzen, auf die sich Nachfrager zumindest verlassen können. Wo dieses Mindestmaß an Qualität anzusiedeln ist, wenn die Regulierung einzig darin besteht, Ärzten eine spezifische Ausbildung abzuverlangen, bleibt diskussionswürdig. Die Frage, welche Regulierung an dieser Stelle noch aufgesetzt werden darf, um den Markt in seiner Entwicklung nicht zu beschränken, ist dabei sicher vom jeweiligen Versorgungskontext abhängig.

Als abschließender Themenkomplex wird an dieser Stelle auf ethische Probleme bzw. Gerechtigkeitsaspekte verwiesen, die eine Begründung für staatliche Regulierung liefern könnten.

Ethik und Gesundheit

Zum ethischen Argument gehört die wohl in modernen Industriestaaten vorherrschende Überzeugung, dass niemand aufgrund einer angeborenen höheren Anfälligkeit für Krankheiten benachteiligt werden sollte. Dies geht über in Gerechtigkeitsfragen, ob alleinig die individuelle Leistungsfähigkeit für den Grad an erschwinglichen Gesundheitsleistungen entscheidend sein soll.

So kann es durchaus sein, dass sich ein Individuum nicht genügend angestrengt hat, um die Ausgangslage zu optimieren. Es kann aber andererseits auch sein, dass unterschiedliche Startchancen und auch die persönliche Ausstattung mit Glück im Leben zu unterschiedlichem Erfolg beiträgt. Sollte ausschließlich das erste in unserer Gesellschaft auftreten, gibt es sicherlich keinen Grund zum Eingreifen und zum Ausgleich. Bei den beiden weiteren Gründen ist dies in unserer Gesellschaft wohl anders entschieden. Auch hier ist jedoch die entscheidende Frage nach dem Grad der Regulierung zu stellen.

1.2.6 Entwicklungen und Fazit zu den Besonderheiten bei Gesundheitsprodukten

Auf den vorangegangenen Seiten wurden viele theoretische Gründe genannt und diskutiert, warum es Anzeichen gibt, dass es im Bereich der Erstellung von Gesundheitsgütern einige Spezifitäten gibt, die dazu führen, dass der Markt zumindest (oder besser: höchstens) teilweise einer Regulierung unterworfen werden sollte, die den Marktteilnehmern Regeln auferlegt.

Es soll an dieser Stelle nicht darüber spekuliert werden, ob der Grad der Besonderheit von Gesundheitsgütern und deren Erstellung den Grad der Regulierung rechtfertigt, der aktuell besteht.

Nur soviel: Auch in regulierten Märkten gibt es natürlich Ineffizienzen, die eine optimale Allokation der vorhandenen Mittel behindern. Speziell in Deutschland gibt es viele Probleme, die teils exogen bedingt sind, wie z. B. der demographische Wandel oder der medizin-technische Fortschritt, teils jedoch von der Struktur des Systems erst bedingt oder noch verstärkt werden.

Während den exogenen Problemen durch die Organisation und Optimierung des Finanzierungs- und auch des Leistungssystems begegnet werden muss, könnten interne Strukturprobleme durch eine Optimierung von Prozessen aufgelöst oder zumindest gemildert werden. Ein Beispiel hierfür ist die starke Zersplitterung der Leistungserbringung in unterschiedlichen, nicht miteinander kommunizierenden Sektoren. Die ‚Produktion von Gesundheit' mag mit einigen Besonderheiten durch das Gut Gesundheit belegt sein, dies spricht jedoch nicht gegen eine effiziente Art der Erstellung, soweit dies, den Besonderheiten geschuldet, möglich ist.

In weniger regulierten Märkten führt eine zunehmende Marktsättigung (steigende Arztdichte in einigen Regionen) und eine fortschreitende Deregulierung (integrierte Versorgung, Aufweichung von Kollektivverträgen) zumeist automatisch zu Problemen der Kundenbindung, denen über Qualität und optimierte Prozesse begegnet werden muss.

Für die Erstellung von Gesundheitsgütern führt diese Überlegung zu breiteren Netzwerken von unterschiedlichen Berufsgruppen, die den Behandlungsprozess in den Mittelpunkt ihres Handelns stellen und nicht das zu Grunde liegende Abrechnungssystem.

Diese Netzwerke können sehr wohl aus rechtlich selbständigen Einzelgliedern bestehen, die jedoch daran interessiert sind, neben der rein marktlichen Beziehung auch den Austausch von Informationen und Know-how zu pflegen. Dies bedeutet natürlich auch, dass sich die jeweiligen Partner auf ihre jeweilige Kernkompetenz zurückziehen, hierbei aber Zeit gewinnen für die Fokussierung auf die Qualität der Leistungserstellung.

Literatur

Breyer F./Zweifel P./Kifmann M. (2004):
Gesundheitsökonomik, fünfte Auflage, Berlin. Springer Verlag.
Schulenburg J.-M. Graf von der/Greiner W. (2007):
Gesundheitsökonomik, zweite Auflage, Tübingen. Mohr Siebeck.

1.3 Entscheidungsträger im Gesundheitswesen

Norbert Klusen, Hamburg

1.3.1 Einführung

> Das Grundgesetz (GG) überträgt dem Staat die Aufgabe, die Gesundheit und die körperliche Unversehrtheit der Bürger zu gewährleisten. Dies ergibt sich aus dem so genannten Sozialstaatsprinzip (Art. 20 Abs.1 GG).

Daseinsfürsorge des Staates

Die Bedeutung dieses Prinzips und der sich daraus ableitenden Daseinsfürsorge des Staates für die soziale Sicherung und Versorgung im Krankheitsfall kann darin gesehen werden, dass laut Grundgesetz der Staat die Letztverantwortung für die Ausgestaltung und Weiterentwicklung der Krankenversorgung trägt und diese nicht allein den freien Kräften des Marktes überlassen darf (Simon, 2005).

Top-Down-Steuerung

Aus dieser Vorgabe ergibt sich die klassische Top-Down-Steuerung der traditionellen Gesundheitsversorgung. Gesundheitspolitische Entscheidungen spielen sich in Deutschland auf unterschiedlichen Ebenen und unter Beteiligung einer Vielzahl von Akteuren ab. Mit Blick auf die wesentlichen Entscheidungsträger und ihre Gestaltungskompetenzen lassen sich eine Makro-, eine Meso- und eine Mikroebene unterscheiden:

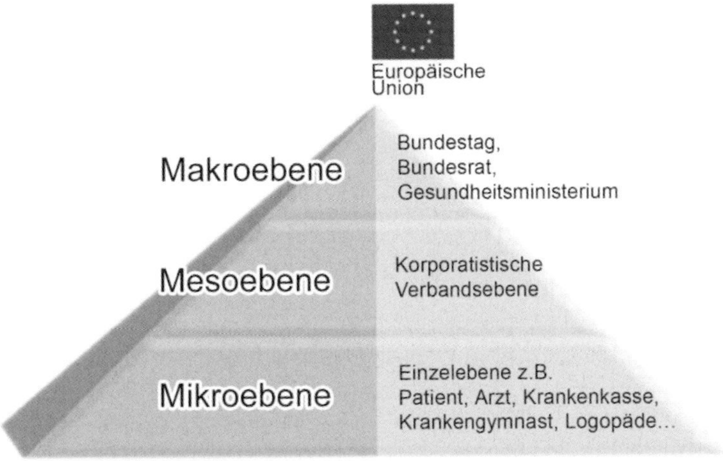

Abb. 1-6: Entscheidungsebenen des Gesundheitswesens

Makro-, Meso- und Mikroebene

Der Staat ist das „institutionelle Zentrum der Steuerung des Gesundheitswesens" (Rosenbrock/Gerlinger, 2006). Er gibt den gesetzlichen Rahmen für die medizinische Versorgung auf Makroebene vor. Auf Mesoebene agiert die korporatistische Verbandsebene, der die Konkretisierung und Organisation der gesetzlichen Rahmenvorgaben überlassen wird. Auf der untersten Ebene, der Mikroebene, befinden sich die eigentlichen Adressaten des Versorgungssystems, die Patienten, die Leistungen in Anspruch nehmen. Weitere Akteure dieser Ebene sind die einzelnen Leistungserbringer und Produktlieferanten, die die Patienten versorgen, und die einzelnen Krankenkassen, die die Leistungen unter anderem finanzieren.

1.3.2 Makroebene

Der Staat gibt auf Makroebene den Rahmen für die Gesundheitsversorgung vor. Die auf dieser Ebene getroffenen Regelungen betreffen z. B. die Struktur der gesundheitlichen Versorgung, ihre Qualität und Finanzierung und den Zugang der Bürger zu den Versorgungseinrichtungen.

Ziel der Vorgaben ist es, eine wirtschaftliche, zweckmäßige und qualitativ hochwertige Versorgung zu sichern, die den medizinischen Fortschritt berücksichtigt und in der die zur Verfügung stehenden Mittel effizient eingesetzt werden.

In praxi gehen diese Regelungen über einen Ordnungsrahmen weit hinaus. Der Staat reguliert zunehmend Detailfragen, was sich unter anderem auch in der Zahl der Reformen und Einzelverordnungen manifestiert.

Legislative und Exekutive

Die Entscheidungsträger auf der Makroebene sind der Bundestag und der Bundesrat als legislative Organe sowie das Bundesministerium für Gesundheit (BMG) als Teil der Exekutive. Die Gesetzgebung ist grundsätzlich Aufgabe des Parlamentes (Legislative). Vorschläge für die Gesetzgebung kommen vom Bundestag, Bundesrat und der Bundesregierung. Beim Beschluss von Gesetzen wirken neben dem Bundestag auch die Länder über den Bundesrat mit. Eine wesentliche Aufgabe des BMG auf Bundesebene ist die Aufsicht über die Bundesverbände der Krankenkassen, über den Spitzenverband Bund der Krankenkassen, die Kassen(zahn)ärztliche Bundesvereinigung (KBV/KZBV) und über den Gemeinsamen Bundesausschuss als zentrales Organ der gemeinsamen Selbstverwaltung (§ 91 Abs. 10 SGB V). Erstreckt sich der Zuständigkeitsbereich einer Krankenkasse über das Gebiet eines Landes hinaus, führt das BVA die Aufsicht (§ 90 Abs. 1 Satz 1 SGB IV). Ist der Zuständigkeitsbereich einer Krankenkasse auf das Gebiet eines Landes begrenzt, führt die zuständige oberste Verwaltungsbehörde des Landes (Gesundheits- bzw. Sozialministerium) oder die von der Landesregierung durch Rechtsverordnung bestimmte Behörde die Aufsicht (§ 90 Abs. 2 SGB IV).

Europäische Einflüsse

Der Einfluss der Europäischen Union ist (noch) gering und beschränkt sich auf präventionspolitische Felder wie beispielsweise die Umweltpolitik, die Lebensmittelsicherheit oder den gesundheitsbezogenen Verbraucherschutz.

Im Rahmen der Arzneimittelüberwachung wurde 1995 die Europäische Arzneimittel-Agentur (EMEA) gegründet. Dabei handelt es sich um eine dezentrale Einrichtung der Europäischen Union mit Sitz in London. Ihre Hauptaufgabe besteht im Schutz und in der Förderung der Gesundheit von Mensch und Tier durch die Beurteilung und Überwachung von Human- und Tierarzneimitteln. Die EMEA ist für die wissenschaftliche Beurteilung von Anträgen auf Erteilung der europäischen Genehmigung für das Inverkehrbringen von Arzneimitteln zuständig. Außerdem stellt sie verschiedene zentrale Arzneimittel-Datenbanken zu Verfügung wie z. B. die *Eudra Vigilance,* ein europäisches Register für Meldungen der nationalen Behörden zu Arzneimittel-Nebenwirkungen.

Für die Zukunft sind weitreichendere Vorgaben für das Apothekenwesen (Abschaffung des Fremd- und Mehrbesitzverbotes) sowie das Rettungswesen (Forderung europaweiter Ausschreibungen) aufgrund noch ausstehender Entscheidungen des Europäischen Gerichtshofes (EuGH) zu erwarten.

Steuerungsinstrumente

Der Staat bedient sich bei der Verfolgung seiner Ziele unterschiedlicher Steuerungsinstrumente (Rosenbrock, Gerlinger, 2006, S.16):

Er bedient sich des Mediums Recht, erteilt also Ge- und Verbote und droht für den Fall der Zuwiderhandlung mit Sanktionen (z. B. Ersatzvornahmen). Er versucht über finanzielle Anreize die Interessen der Akteure so zu steuern, dass deren Handeln auf die Erfüllung staatlicher Steuerungsziele gelenkt wird. Außerdem überträgt er in einer Reihe von Politikfeldern die konkretisierende Regelsetzung oder die exekutiven Funktionen an nachgeordnete Institutionen.

1.3.3 Mesoebene

Die Mesoebene bezeichnet die verbandliche (korporatistische) Ebene der Gesundheitspolitik (Rosenbrock/Gerlinger, 2006). Das korporatistische Prinzip beinhaltet – vereinfacht betrachtet - die Beteiligung von relevanten Interessengruppen an Entscheidungen des Staates. Korporatismus bedeutet im Bereich der medizinischen Versorgung, dass der Staat einen Teil seiner Steuerungskompetenz an die Vertreter der Leistungserbringer und Kostenträger überträgt.

Das korporatistische Prinzip hat Entlastungsfunktion für den Staat, da es den Gremien der Selbstverwaltung überlassen wird, staatliche Rahmenvorgaben unter staatlicher Aufsicht, aber ohne direkte staatliche Beteiligung umzusetzen und mitzugestalten. So sichert sich der Staat den Zugang zu den Handlungsressourcen der Verbände, vor allem zum dort vorhandenen Expertenwissen.

Akteure der Selbstverwaltung

Auf Basis der gesetzlichen Vorgaben agieren die Vertreter der Verbände der Krankenkassen und der Leistungserbringer, die in Selbstverwaltung für ihre Mitglieder tätig werden. Hierzu gehören der Spitzenverband Bund der Krankenkassen und die Verbände der Krankenkassen, die Kassenärztlichen und Kassenzahnärztlichen Vereinigungen, die Krankenhausgesellschaften und die Gremien der gemeinsamen Selbstverwaltung, die im Folgenden vorgestellt werden. Darüber hinaus gibt es Verbände der Produktlieferanten, Patientenverbände und andere Interessenverbände im Gesundheitssystem. Diese Vielzahl von Verbänden, die die Interessen der Einzelakteure im Gesundheitswesen vertreten, hat – wenn auch in unterschiedlicher Stärke – politische Relevanz über ihre Lobbyarbeit. Die Vielzahl und die politische Relevanz erkennt man daran, dass das BMG rund 100 Verbände zur Fachanhörung des Gesetzes zur Stärkung des Wettbewerbes in der Gesetzlichen Krankenversicherung (GKV-WSG) 2007 eingeladen hat. Die Verbände und die Gremien der gemeinsamen Selbstverwaltung von Ärzten und Krankenkassen sind sowohl auf der Bundes- als auch auf der Landesebene organisiert.

1.3.3.1 Selbstverwaltungsakteure

Spitzenverband Bund der Krankenkassen

Spitzenverband Bund der GKV

Im Rahmen des GKV-WSG 2007 hat zum 01. Juli 2008 ein einheitlicher Dachverband für die gesetzliche Krankenversicherung (GKV), der „Spitzenverband Bund der Krankenkassen" (SpiK), die nichtwettbewerblichen gesetzlichen Aufgaben der bestehenden sieben Bundesverbände der gesetzlichen Krankenkassen übernommen. Der Spitzenverband Bund der Krankenkassen wird von den Krankenkassen (nicht von den Verbänden) gebildet. Er soll die Belange der GKV auf Bundesebene gemeinsam und einheitlich vertreten und die Rahmenbedingungen für einen „intensiveren Wettbewerb" um Qualität und Wirtschaftlichkeit der Versorgung regeln. An die Entscheidungen und Vereinbarungen des Spitzenverbandes Bund der Krankenkassen sind alle gesetzlichen Krankenkassen gebunden.

Aufgaben des SpiK

Der Spitzenverband Bund der Krankenkassen übernimmt unter anderem folgende Aufgaben:

- die Organisation des Qualitäts- und Wirtschaftlichkeitswettbewerbs der Krankenkassen,

- die Unterstützung der Krankenkassen und ihrer Landesverbände bei der Erfüllung ihrer Aufgaben und der Wahrnehmung ihrer Interessen,
- die Entscheidung über grundsätzliche Fach- und Rechtsfragen zum Beitrags- und Meldeverfahren in der Sozialversicherung,
- die Festsetzung von Festbeträgen für Arznei- und Hilfsmittel sowie der Höchstbeträge für Arzneimittel,
- Vorgaben für Vergütungsverhandlungen und Arzneimittelvereinbarungen auf Landesebene mit der KBV,
- die Bildung des Medizinischen Dienstes des Spitzenverbandes Bund der Krankenkassen,
- die Vertretung der Krankenkassen in der gemeinsamen Selbstverwaltung mit den Leistungserbringern, hier insbesondere
    - die Weiterentwicklung des Vergütungssystems für die stationäre Versorgung,
    - die Gestaltung und Weiterentwicklung beim Vergütungssystem in der ambulanten Versorgung,
    - die Ausgestaltung der Telematik (elektronische Gesundheitskarte) im Gesundheitswesen,
    - die Besetzung und Mitträgerschaft bei der Bildung des Gemeinsamen Bundesausschusses.

Der Spitzenverband Bund der Krankenkassen ist eine Körperschaft des öffentlichen Rechts und untersteht der Aufsicht des Bundesministeriums für Gesundheit (BMG) und im Rahmen der Aufgaben zum Beitrags- und Meldeverfahren der Aufsicht des Bundesministeriums für Arbeit und Soziales (BMAS). Der Spitzenverband Bund der Krankenkassen wird nach § 217 b SGB V von drei Organen getragen, und zwar der Mitgliederversammlung, dem Verwaltungsrat und dem Vorstand (siehe Abb. 1-7). Organe des SpiK

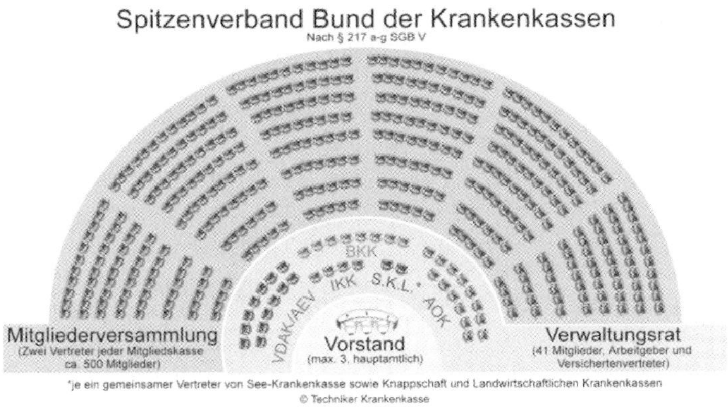
Spitzenverband Bund der Krankenkassen
Nach § 217 a-g SGB V
BKK
IKK
S.K.L.*
VDAK/AEV
AOK
Mitgliederversammlung
(Zwei Vertreter jeder Mitgliedskasse ca. 500 Mitglieder)
Vorstand
(max. 3, hauptamtlich)
Verwaltungsrat
(41 Mitglieder, Arbeitgeber und Versichertenvertreter)
*je ein gemeinsamer Vertreter von See-Krankenkasse sowie Knappschaft und Landwirtschaftlichen Krankenkassen
© Techniker Krankenkasse

Abb. 1-7: Spitzenverband Bund der Krankenkassen

Innerhalb des neuen Dachverbandes müssen die Größenanteile der sieben Kassenarten (Allgemeine Ortskrankenkassen, Ersatzkassen, Betriebskrankenkassen, Innungskrankenkassen, See-Krankenkasse, Knappschaft (Deutsche Rentenversicherung Knappschaft-Bahn-See) und Landwirtschaftliche Krankenkassen) abgebildet werden. Zudem soll die Parität (Gleichgewichtung) zwischen Arbeitnehmer- und Arbeitgebervertretern hergestellt werden. Weil jedoch eine Kassenart, die Ersatzkassen, keine Arbeitgebervertreter stellt, wurde ein aufwendiges Konstrukt der Stimmverteilung entwickelt.

Stimmverteilung im SpiK

Die 41 Verwaltungsratsmitglieder, die sich aus 27 Versichertenvertretern und 14 Arbeitgebervertretern zusammensetzen, bekommen insgesamt 60 Stimmen - 30 Stimmen sind den Versichertenvertretern zugeordnet und 30 Stimmen den Arbeitgebervertretern: Jede Stimme eines Arbeitgebervertreters der AOK zählt bei Abstimmungen mit sechzehn Siebteln, die der Versichertenvertreter der AOK aber nur mit fünf Siebteln. Die Stimmen der Ersatzkassenvertreter werden mit je zwanzig Dreizehnteln gewichtet. Die Stimmen der Versichertenvertreter der Betriebskrankenkassen zählen mit jeweils drei Vierteln, die der Arbeitgeber dieser Kassenart mit neun Vierteln. Die Stimmen der Versichertenvertreter der Innungskrankenkassen zählen zur Hälfte, die der Arbeitgebervertreter mit dem Eineinhalbfachen. Der gemeinsame Versichertenvertreter der See-, knappschaftlichen und landwirtschaftlichen Krankenkassen verfügt über eine volle, ungeteilte Stimme, während der Arbeitgebervertreter eine doppelte Stimme hat.

Der Vorstand des Spitzenverbandes Bund der Krankenkassen besteht aus höchstens drei hauptamtlichen Personen.

Sitzverteilung im Verwaltungsrat

Am 21. Mai 2007 hat sich der Spitzenverband Bund der Krankenkassen erfolgreich konstituiert. Die rund 500 Versicherten- und Arbeitgebervertreter aller 241 gesetzlichen Krankenkassen haben ihre jeweiligen Vertreter in den Verwaltungsrat gewählt. Gewählt wurden sie nach Vorschlägen der Kassen entsprechend der folgenden Sitzverteilung:

- jeweils sieben Versicherten- und Arbeitgebervertreter der Allgemeinen Ortskrankenkassen,
- 13 Versichertenvertreter der Ersatzkassen (hier gibt es keine Arbeitgebervertreter),
- je vier Versicherten- und Arbeitgebervertreter der Betriebskrankenkassen,
- je zwei Versicherten- und Arbeitgebervertreter der Innungskrankenkassen,
- je ein gemeinsamer Versicherten- und Arbeitgebervertreter von See-Krankenkasse, Knappschaft und Landwirtschaftlichen Krankenkassen zusammen.

Die Sitzverteilung orientiert sich an den Marktanteilen (Anzahl der Versicherten) der verschiedenen Kassenarten. Der Verwaltungsrat trifft insbesondere die strategischen Entscheidungen für den Spitzenverband Bund der Krankenkassen. Er beschließt unter anderem die Satzung, trifft gesundheits- und sozialpolitische Grundsatzentscheidungen und definiert die Ziele für Vertragsverhandlungen, legt Rahmenvorgaben für den Qualitäts- und Wirtschaftlichkeitswettbewerb der Krankenkassen sowie für die Ausgestaltung der Telematik im Gesundheitswesen fest. Der Verwaltungsrat stellt den Haushalt auf und wählt und entlastet den Vorstand.

Offen bleibt, wie die einzelnen Krankenkassen ihre Meinung im Spitzenverband Bund der Krankenkassen repräsentieren können. Das GKV-WSG sieht keine direkte Einbindung der einzelnen Krankenkassen in den Prozess der Entscheidungsfindung und -kontrolle im neuen Dachverband vor. Im 41-köpfigen Verwaltungsrat können nur wenige Krankenkassen durch ihre Selbstverwalter unmittelbar vertreten sein.

Verbände der Krankenkassen

Verbände der Krankenkassen

Die einzelnen Krankenkassen sind – je nach Organisationsprinzip – zu Verbänden auf Landes- und/oder Bundesebene zusammengeschlossen. Auf Bundesebene vertreten die Verbände der gesetzlichen Krankenkassen (AOK-Bundesverband, BKK Bundesverband, Bundesverband der Innungskrankenkassen, Bundesknappschaft, Bundesverband der landwirtschaftlichen Krankenkassen, See-Krankenkasse, Arbeiter-Ersatzkassen-Verband e. V. und der Verband der Angestellten-Krankenkassen e.V. (VdAK/AEV)) ihre Mitgliedskassen und deren Versicherte.

Ab 01. Juli 2008 wird der neue Spitzenverband Bund der Krankenkassen alle nichtwettbewerblichen gesetzlichen Aufgaben der alten Bundesverbände übernehmen. Die sieben Bundesverbände verlieren damit ihre Funktion als Spitzenverbände der Krankenkassen. Zum 1. Januar 2009 werden die Körperschaften des öffentlichen Rechts in privatrechtliche Gesellschaften umgewandelt. Auf Landesebene bestehen die Landesverbände der Krankenkassen weiter. Der VdAK und der AEV waren bereits privatrechtliche Organisationen. Sie haben keine Landesverbände. Die Ersatzkassen müssen deshalb für die Vertragsverhandlungen auf Landesebene einen Bevollmächtigten mit Abschlussbefugnis benennen.

Medizinischer Dienst der Krankenversicherung (MDK/MDS)

Sozialmedizinischer Beratungs- und Begutachtungsdienst

Als Nachfolgeinstitution des Vertrauensärztlichen Dienstes wurde der Medizinische Dienst der Krankenversicherung (MDK) in der gesetzlichen Krankenversicherung im Rahmen des Gesundheitsreform-Gesetzes (GRG) 1989 neu gebildet. Er ist der sozialmedizinische Beratungs- und Begutachtungsdienst der gesetzlichen Krankenversicherung und der Pflegeversicherung. In jedem Land haben die Krankenkassen eine gemeinsam getragene Arbeitsgemeinschaft „MDK" gegründet. Bis Juli 2008 hat der Medizinische Dienst der Spitzenverbände (MDS e.V.) auf Bundesebene die Aufgabe, die Zusammenarbeit dieser MDK zu unterstützen und eine einheitliche Durchführung der Aufgaben zu fördern.

Aufgaben des MDK

Der Spitzenverband Bund der Krankenkassen bildet zum 1. Juli 2008 einen medizinischen Dienst des Spitzenverbandes Bund der Krankenkassen auf Bundesebene in der Rechtsform der Körperschaft öffentlichen Rechts. Er berät den Spitzenverband Bund der Krankenkassen in medizinischen Fragen und koordiniert die Aufgaben der medizinischen Dienste. Die Aufgabenschwerpunkte des MDK sind:

- die patientenorientierte Einzelfallbegutachtung z. B. bei Arbeitsunfähigkeit oder bei Fragen zur Notwendigkeit und Dauer einer Krankenhausbehandlung,
- die Beratung in grundsätzlichen Fragen z. B. bei der Krankenhausplanung, Qualitätssicherung in der ambulanten und stationären Versorgung und bei der Wirksamkeit neuer Untersuchungs- und Behandlungsmethoden,
- die Begutachtung von Pflegebedürftigkeit im Auftrag der Pflegekassen.

Durch das GKV-Wettbewerbsstärkungsgesetz haben die Krankenkassen die Möglichkeit erhalten, bei allgemeinen übergreifenden Fragen, also auch in wettbewerbsorientierten Bereichen, andere Gutachterdienste zu beauftragen. Der MDK wird nur im Auftrag der Krankenkassen tätig; die Krankenkassen sind hierzu allerdings auch in gesetzlich bestimmten Fällen je nach Art, Schwere, Dauer oder Häufigkeit der Erkrankung oder nach dem Krankheitsverlauf verpflichtet. Der MDK wird durch eine Umlage aller Krankenkassen finanziert.

Vertragsärztliche und -zahnärztliche Versorgung

Kassen(zahn)ärztliche Vereinigungen

Eigenständige Organisation der ambulanten Versorgung

Die Kassenärztlichen Vereinigungen (KV) organisieren die ambulante ärztliche Versorgung als Körperschaften öffentlichen Rechts, die einerseits hoheitliche Aufgaben erfüllen und andererseits die Interessen der niedergelassenen Ärzteschaft vertreten (die Ausführungen gelten grundsätzlich ebenso für die Kassenzahnärztlichen Vereinigungen (KZV) auf Landes- und Bundesebene). Alle Ärzte (Haus- und Fachärzte) und Psychotherapeuten, die für die ambulante ärztliche Versorgung im GKV-System zugelassen sind, werden als „Vertragsärzte" bezeichnet. Für alle Vertragsärzte gilt die Pflichtmitgliedschaft in der regional zuständigen KV. Obwohl Vertragsärzte grundsätzlich freiberuflich tätig sind, erfüllen sie als „Vertragsärzte der GKV" eine öffentliche Aufgabe. Insofern ist das Verhältnis zwischen Vertragsarzt und GKV-Patient öffentlich-rechtlicher und nicht privatrechtlicher Natur.

Die Kassenärztlichen Vereinigungen sind auf Landesebene organisiert.

Aufgaben der Kassenärztlichen Vereinigung

Die Vertreterversammlung wird von den einzelnen Vertragsärzten und Vertragspsychotherapeuten direkt gewählt. Alle sechs Jahre wählt die Vertreterversammlung den hauptamtlichen Vorstand. Die Aufsichtsbehörden der KV sind die zuständigen Landesbehörden. Die Aufgaben der KV sind:

- die Sicherstellung der vertragsärztlichen Versorgung auf der Landesebene sowie die Sicherstellung des vertragsärztlichen Notdienstes,
- die Kontrolle der ordnungsgemäßen Durchführung der Versorgung und gegebenenfalls die Einleitung von Verfahren bei Pflichtverstößen gegen einzelne Vertragsärzte,
- die Umsetzung des Bundesmantelvertrages in den Gesamtverträgen einschließlich der Vergütungsvereinbarungen mit den Landesverbänden der Krankenkassen und den Verbänden der Ersatzkassen,
- die Verteilung des Honorars an die Vertragsärzte und die Prüfung der ärztlichen Abrechnung.

Kassen(zahn)ärztliche Bundesvereinigung(KBV / KZBV)

Auf der Bundesebene agiert die kassenärztliche Bundesvereinigung (KBV). In der KBV bilden nicht die einzelnen Vertragsärzte die Mitglieder, sondern die insgesamt 17 KVen auf Landesebene (Nordrhein-Westfalen hat je Landesteil eine KV). Sie ist also eine *„Körperschaft der Körperschaften"*. Die Selbstverwaltungsorgane der KBV sind die Vertreterversammlung (ehrenamtlich) und der hauptamtliche Vorstand, der die Vertretung nach außen wahrnimmt und die Geschäfte führt. Die Aufsichtsbehörde der KBV ist das BMG.

Aufgaben der Kassenärztlichen Bundesvereinigung

Die wichtigsten Aufgaben der KBV/KZBV sind:

- die Vertretung der Belange der Mitglieder gegenüber den Krankenkassen auf Bundesebene und die Vertretung im Gemeinsamen Bundesausschuss (G-BA) sowie die Mitwirkung im Bundesschiedsamt,
- der Abschluss des Bundesmantelvertrages einschließlich des Einheitlichen Bewertungsmaßstabes mit den Spitzenverbänden der GKV (ab 1. Juli 2008 mit dem Spitzenverband Bund der Krankenkassen),
- die Führung des Bundesarztregisters und die Beteiligung an der Qualitätssicherung,

- die Vertretung der Belange der Mitglieder in den Bewertungsausschüssen Ärzte im Bereich der Kollektivverträge,
- die politische Vertretung der Belange ihrer Mitglieder, der Vertragsärzte und der Vertragspsychotherapeuten, gegenüber der Bundesregierung in Gesetzgebungsverfahren.

(Zahn)Ärztekammern und Psychotherapeutenkammer

Aufgaben der Ärztekammer

Die (Zahn)Ärztekammern sind nach den jeweiligen Kammer- oder Heilberufsgesetzen der Bundesländer für die berufsständischen (zahn)ärztlichen Angelegenheiten zuständig. Neben der Fort- und Weiterbildung sowie der Förderung der Qualitätssicherung gehören zu den Kammeraufgaben insbesondere die Regelung und Überwachung der (zahn)ärztlichen Berufspflichten (Berufsordnung) und die Formulierung ethischer Anforderungen an das ärztliche Verhalten. Die Kammer sorgt für Sanktionen, wenn diese Berufspflichten verletzt werden.

Pflichtmitgliedschaft

Alle approbierten (Zahn)Ärzte (ob Vertragsarzt, privatärztlich tätiger Arzt oder im Krankenhaus oder anderweitig tätiger Arzt) sind Pflichtmitglieder. Ärztekammern sind Körperschaften öffentlichen Rechts und unterstehen der Aufsicht der zuständigen Landesbehörde. Letzteres gilt nicht für die Bundesärztekammer.

Die Bundes(zahn)ärztekammer (BÄK) ist keine Körperschaft öffentlichen Rechts. Sie ist eine Arbeitsgemeinschaft der 17 Landesärztekammern (zwei in Nordrhein-Westfalen). Die Bundes(zahn)-ärztekammer vertritt die gesundheits- und standespolitischen Interessen des (zahn)ärztlichen Berufsstandes. Organe der Bundes(zahn)-ärztekammer sind der Ärztetag - die Hauptversammlung mit 250 Delegierten, die anteilig nach der Zahl der Mitglieder der Landes(zahn)ärztekammern entsandt werden - und der Vorstand. Die Organe der Landes(zahn)ärztekammern sind die Delegiertenversammlung, die von den Kammermitgliedern gewählt wird, und der Vorstand. Dieser wird von der Delegiertenversammlung gewählt und an seiner Spitze stehen der Präsident und der Vizepräsident.

Die Landeskammern der Psychologischen Psychotherapeuten und der Kinder- und Jugendlichenpsychotherapeuten bilden als Arbeitsgemeinschaft die Bundespsychotherapeutenkammer. Ihr gehören zurzeit elf Landespsychotherapeutenkammern an.

Stationärer Versorgungsbereich

Interessenvertretung der Krankenhäuser

Das Selbstverwaltungsprinzip ist im stationären Bereich formal weniger stark ausgeprägt. Die Krankenhausgesellschaften sind keine Körperschaften. Sie haben die Rechtsform des eingetragenen Vereins, sind also privatrechtlich organisiert und verfolgen gemeinnützige Zwecke. Für die Träger der rund 2.100 Krankenhäuser in Deutschland (vgl. www.dkgev.de, 2007) besteht keine Pflicht zur Mitgliedschaft und die Mitgliedschaft ist kündbar. Faktisch sind die Krankenhausgesellschaften genauso Teil des Systems der Selbstverwaltung wie die Krankenkassenverbände auf Landesebene und die Kassenärztlichen Vereinigungen, die von der Politik zur Erfüllung gesetzlicher Aufgaben verpflichtet werden. Daher haben die Krankenhausgesellschaften - trotz der Freiwilligkeit der Mitgliedschaft - einen hohen Organisationsgrad. Pro Bundesland agiert eine Landeskrankenhausgesellschaft (LKG) und auf Bundesebene die Deutsche Krankenhausgesellschaft (DKG) als Interessenvertretung der Krankenhäuser, die sich jeweils über die Beiträge ihrer Mitglieder finanzieren.

Deutsche Krankenhausgesellschaft

Teil der Selbstverwaltung

Die DKG setzt sich aus den 16 LKG und aus den 12 Spitzenverbänden der Krankenhausträger zusammen. Die Landes- und Spitzenverbände der Krankenhausträger spiegeln die traditionelle Dreiteilung – öffentliche, frei-gemeinnützige und private Unternehmen – in der Trägerschaft wider. Zu den 12 Spitzenverbänden der Krankenhausträger zählen z. B. der Deutsche Städte- und Gemeindebund, der Verband der Universitätsklinika, der Deutsche Paritätische Wohlfahrtsverband Gesamtverband e.V., das Deutsche Rote Kreuz e.V. und der Bundesverband Deutscher Privatkliniken e.V..

Die Organe der 1949 gegründeten DKG setzen sich aus der Mitgliederversammlung, dem Vorstand, dem Präsidium und der Hauptgeschäftsführung zusammen.

Die DKG ist Teil der Selbstverwaltung im Gesundheitswesen und gestaltet wesentlich das Vergütungssystem und die Qualität der Leistungen im stationären Bereich mit. Sie ist Mitglied des G-BA. Neben ihren politischen Aufgaben hat sich die Deutsche Krankenhausgesellschaft als Repräsentantin der Krankenhäuser den öffentlichen Dialog, den Erfahrungsaustausch und die Unterstützung der wissenschaftlichen Forschung zum Ziel gesetzt.

Landeskrankenhausgesellschaften (LKG)

Vertragspartner der GKV

Die LKG sind der Zusammenschluss der Träger zugelassener Krankenhäuser und ihrer Verbände auf der Landesebene. Der Aufbau der Organe ist dem der DKG bis auf kleine Unterschiede ähnlich.

Die Landeskrankenhausgesellschaft schließt mit verbindlicher Wirkung für alle Krankenhäuser eines Bundeslandes mit den Landesverbänden der Krankenkassen Verträge über die allgemeinen Bedingungen der Krankenhausbehandlung (§ 112 SGB V) sowie unter Einbindung der Kassenärztlichen Vereinigungen Verträge zum Belegarztwesen, zum Notdienst und über die Durchführung der vor-/nachstationären und ambulanten Behandlung im Krankenhaus (§ 115 SGB V).

1.3.3.2 Gremien der gemeinsamen Selbstverwaltung

Der Gemeinsame Bundesausschuss (G-BA)

Konkretisierung des Leistungskataloges der GKV

Als Gemeinsamer Bundesausschuss (G-BA) wird ein Gremium bezeichnet, das durch das Anfang des Jahres 2004 in Kraft getretene Gesetz zur Modernisierung der gesetzlichen Krankenversicherung (GMG) eingesetzt wurde. Rechtsgrundlage bildet § 91 SGB V. Der Gemeinsame Bundesausschuss ersetzt die bisher fünf nebeneinander tätigen Ausschüsse: den Koordinierungsausschuss, den Bundesausschuss der Ärzte und Krankenkassen, den Bundesausschuss für Fragen der Psychotherapie, den Bundesausschuss der Zahnärzte und Krankenkassen sowie den Ausschuss Krankenhaus. Er trifft vielfältige Entscheidungen zu Fragen der gesundheitlichen Versorgung. Unter anderem konkretisiert er den Leistungskatalog der gesetzlichen Krankenversicherung. Er legt die Leistungen fest, die von Krankenkassen bewilligt und von Leistungserbringern bewirkt werden dürfen. Daneben ist er mit Qualitätssicherung und Qualitätsmanagementaufgaben betraut. Hierzu wird er fachlich vom Institut für Qualität und Wirtschaftlichkeit im Gesundheitswesen (IQWiG) beraten.

Zusammensetzung des G-BA

Entgegen den ursprünglichen Plänen des BMG, die Mitglieder des G-BA als Hauptamtliche einzusetzen, blieb der G-BA auch nach der Verabschiedung des GKV-WSG Teil der Selbstverwaltung. Im Ausschuss wirken ab September 2008 fünf Krankenkassenvertreter des neu gebildeten Spitzenverbandes Bund der Krankenkassen, fünf Vertreter der Leistungserbringer (zwei KBV-Vertreter, zwei DKG-Vertreter, ein KZBV-Vertreter) und drei unparteiische Mitglieder zusammen. Auch Patientenvertreter nehmen im Ausschuss mit beratender Stimme teil (vgl. Abb.1-8).

Die Patientenbeteiligungsverordnung regelt, welche Organisationen für die Wahrnehmung der Interessen der Patientinnen und Patienten und der Selbsthilfe chronisch kranker und behinderter Menschen auf Bundesebene maßgeblich sind. Derzeit sind das der Deutsche Behindertenrat, die Bundesarbeitsgemeinschaft der PatientInnenstellen, die Deutsche Arbeitsgemeinschaft Selbsthilfegruppen e.V. und der Verbraucherzentrale Bundesverband e.V..

Sektorübergreifende Aufgaben

Durch die Neustrukturierung des G-BA durch das GKV-WSG wird es nur noch ein einziges, sektorübergreifendes Beschlussgremium für alle Entscheidungen mit sektorübergreifenden Unterausschüssen geben, deren Vorsitzende die unparteiischen Mitglieder des G-BA sind. Die Sitzverteilung illustriert Abbildung 1-8. Die Sitzungen des Beschlussgremiums sind in der Regel öffentlich. Erfolgt ein Beschluss zu einer neuen Untersuchungs- und Behandlungsmethode nicht fristgerecht nach Vorliegen der wissenschaftlichen Erkenntnisse, darf die Methode in der ambulanten Versorgung zu Lasten der Krankenkassen erbracht werden (§ 135 Abs. 1 Satz 4 und 5 SGB V).

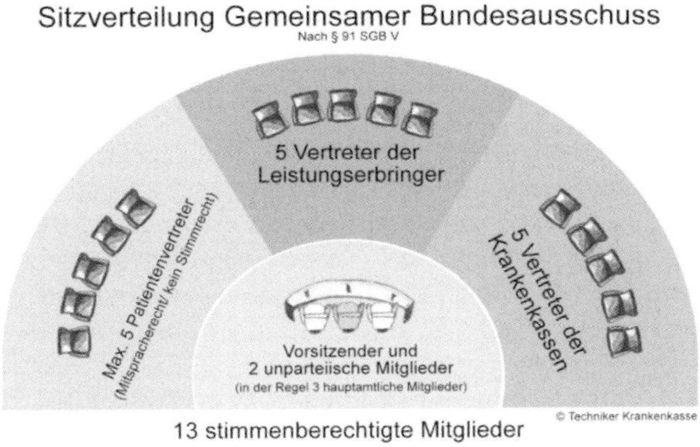
Sitzverteilung Gemeinsamer Bundesausschuss
Nach § 91 SGB V
5 Vertreter der
Leistungserbringer
Max. 5 Patientenvertreter
(Mitspracherecht/ kein Stimmrecht)
5 Vertreter der
Krankenkassen
Vorsitzender und
2 unparteiische Mitglieder
(in der Regel 3 hauptamtliche Mitglieder)
© Techniker Krankenkasse
13 stimmenberechtigte Mitglieder

Abb. 1-8: Neue Sitzverteilung im Gemeinsamen Bundesausschuss ab September 2008 nach der Gesundheitsreform (GKV-WSG) 2007

Ein zentrales Beschlussgremium

Die starre Vorgabe der Besetzung eines einzigen sektorübergreifenden Beschlussgremiums anstelle der bisherigen sechs fachbezogenen Beschlussgremien für alle anfallenden Entscheidungen wird vom G-BA selber kritisch beurteilt. Dieselben Vertreter der Krankenkassen, der KBV, der DKG sowie der KZBV treffen sämtliche Entscheidungen unabhängig davon, um welche Leistungen der vertragsärztlichen, der vertragszahnärztlichen, psychotherapeutischen oder stationären Versorgung es sich handelt. Nur der Spitzenverband Bund der Krankenkassen hat zukünftig auf Seiten der Kassen ein Antragsrecht zur Bewertung neuer Untersuchungs- und Behandlungsmethoden, was die Handlungsmöglichkeiten der einzelnen Kassenarten reduziert.

Richtlinienkompetenz des G-BA

Der Gemeinsame Bundesausschuss kann nach wie vor als das wichtigste Gremium der gemeinsamen Selbstverwaltung im Gesundheitswesen angesehen werden. Als oberstes Beschlussgremium der gemeinsamen Selbstverwaltung erfüllt er öffentliche Aufgaben und er hat Richtlinienkompetenz (§ 92 SGB V). Die Richtlinien des G-BA haben den Charakter von Rechtsnormen, die für die Selbstverwaltung der Leistungserbringer und Krankenkassen und für die Akteure der Mikroebene (Versicherte, einzelne Krankenkassen und Leistungserbringer) verbindlich sind. Richtlinien des G-BA sind z. B. die Arznei-, die Heil- und Hilfsmittelrichtlinien, die Richtlinien zur Verordnungsweise, die zur Krankenhausbehandlung, zur Psychotherapie, zu den Früherkennungsuntersuchungen, zur Arbeitsunfähigkeit und zur Rehabilitationsbehandlung. Diese Richtlinienkompetenz des G-BA wurde durch das GKV-WSG erweitert um Richtlinien zur Verordnung besonderer Arzneimittel, Richtlinien zur spezialisierten ambulanten Palliativversorgung und zu Schutzimpfungen. Der G-BA ist dann auch für die Kosten-Nutzen-Bewertung von Arzneimitteln zuständig.

Erlaubnis- und Verbotsvorbehalt des G-BA

Ohne den Beschluss des G-BA wird keine neue diagnostische und/oder therapeutische Maßnahme in den ambulanten Leistungskatalog der GKV aufgenommen. Gleichzeitig kann er bestehende Leistungen einschränken oder ausschließen. Im Gegensatz dazu gilt im stationären Bereich der Verbotsvorbehalt. Neue diagnostische und/oder therapeutische Maßnahmen können solange veranlasst werden, bis der G-BA diese einschränkt oder ausschließt. Die Entscheidungen werden evidenzbasiert auf der Grundlage des aktuellen wissenschaftlichen Kenntnisstandes gefällt.

Weitere Gremien der gemeinsamen Selbstverwaltung

Bewertungsausschüsse

Einheitlicher Bewertungsmaßstab (EBM)

Den Bewertungsausschüssen kommt im Rahmen der Bundesmantelverträge die Aufgabe zu, den Einheitlichen Bewertungsmaßstab (EBM) als Honorarordnung der (Zahn)Ärzte festzusetzen (Bewertungsmaßstab-Ärzte/Bewertungsmaßstab-Zahnärzte). Auf Bundesebene ist der Ausschuss paritätisch mit jeweils sieben von der K(Z)BV bestellten Vertretern der Ärzte und sieben Vertretern der Spitzenverbände der Krankenkassen mit alternierendem Vorsitz besetzt (ab 01. Juli 2008 drei Vertreter der KBV und drei Vertreter des Spitzenverbandes Bund der Krankenkassen).

Steuerung auf Ebene der Vertragsärzte

Mit dem GKV-WSG wird ab dem 1. Januar 2009 ein neues System der vertragsärztlichen Vergütung eingeführt. Kernpunkte sind die regionale Euro-Gebührenordnung mit festen Euro-Preisen, morbiditätsorientierte Gesamtvergütungen sowie arzt- und praxisbezogene Regelleistungsvolumina. Hierdurch wird das bisherige durch Budgets und floatende Punktwerte geprägte Honorarsystem abgelöst und das Morbiditätsrisiko geht auf die Krankenkassen über. Im Bewertungsausschuss auf Bundesebene müssen alle zentralen Vorgaben für das neue Vergütungssystem getroffen werden.

Berichtspflicht an das BMG

Ergänzend hat der Bewertungsausschuss den Auftrag, Indikatoren zur Messung regionaler Besonderheiten bei der Kosten- und Versorgungsstruktur und die Veränderung des morbiditätsbedingten Behandlungsbedarfs der Versicherten zu bestimmen. Der Bewertungsausschuss muss jährlich einen Bericht zur Entwicklung der Vergütungs- und Leistungsstruktur im Vorjahr fertigen und dem Bundesministerium für Gesundheit vorlegen. Zur Unterstützung des Bewertungsausschusses haben die KBV und Spitzenverbände der Krankenkassen das Institut des Bewertungsausschusses gegründet.

Schiedsämter

Kommt es aufgrund von Interessengegensätzen nicht zu Vertragseinigungen, kann auf Antrag einer Vertragspartei ein Schiedsverfahren eingeleitet werden, um einen vertragslosen Zustand zu vermeiden.

Stellt keine Vertragspartei beim Schiedsamt einen Antrag, kann die Aufsicht die entsprechenden Schritte einleiten. Sinn dieser außergerichtlichen Verfahren ist ein zeitsparender und flexibler Interessenausgleich.

Die Verfahren werden vor Schiedsämtern geführt, die paritätisch mit Vertretern der Ärzte und Krankenkassen sowie drei unparteiischen Mitgliedern (ein Vorstand) besetzt sind. Schiedsämter werden auf Landesebene und auf Bundesebene als Bundesschiedsämter gebildet. Die Schiedsämter können die gesamten Vertragsinhalte festsetzen, insofern haben sie die Befugnisse der Vertragsparteien. Sie unterstehen der Aufsicht der Länder, die Bundesschiedsämter der Aufsicht des BMG.

Aufgaben im ambulanten sowie stationären Sektor

Mit dem GKV-WSG können die Schiedsämter künftig zur Bereinigung der Gesamtvergütung angerufen werden. Auch in der stationären Versorgung gilt ähnliches: Kommen Budget oder Pflegesatzvereinbarungen innerhalb einer bestimmten Frist nicht zustande, entscheidet die jeweilige Schiedsstelle.

Neu eingeführt wird mit dem GKV-WSG je eine gemeinsame Schiedsstelle der Kassenärztlichen Bundesvereinigung und des Verbandes der privaten Krankenversicherung. Die Aufsicht über die Geschäftsführung der Schiedsstelle führt das Bundesministerium der Finanzen. Die Schiedsstelle kann angerufen werden, wenn keine Einigung über die Vergütung der ärztlichen Versorgung in den bestimmten brancheneinheitlichen Standardtarifen erzielt werden kann.

Weitere Ausschüsse mit Schiedsamt-Charakter

Neben den Bewertungsausschüssen und Schiedsämtern existieren die Zulassungsausschüsse (Zulassung von (Zahn)Ärzten und psychologischen Psychotherapeuten zur Versorgung der Versicherten im GKV-System und über die Ermächtigung von Krankenhausärzten zur vertragsärztlichen Versorgung) und die Prüfungs- und Beschwerdeausschüsse im Rahmen der Wirtschaftlichkeitsprüfungen. Alle Gremien sind paritätisch mit Vertretern der Krankenkassen und Leistungserbringer, zum Teil auch mit unparteiischen Mitgliedern besetzt.

1.3.3.3 Berufspolitische Akteure

Ärzteverbände

Aufgaben der Ärzteverbände

Über das System der Kassen(zahn)ärztlichen Vereinigungen und (Zahn)Ärztekammern hinaus gibt es noch etliche Verbände, in denen Vertrags- und Krankenhausärzte ihre Interessen organisieren. Diese Verbände haben überwiegend die Rechtsform des eingetragenen Vereins. Neben dem Hartmannbund, der die Interessen aller Ärzte vertritt, vertreten die Ärzteverbände in der Regel Partialinteressen und üben über ihre Lobbyarbeit politischen Einfluss aus. Beispiele dafür sind der Deutsche Hausärzteverband, die vertragsärztlichen Vereinigungen und der NAV-Virchowbund (Vertretung niedergelassener, ambulant tätiger Ärzte). Ebenso der Marburger Bund, die gewerkschaftliche Vertretung der angestellten und beamteten Ärzte, dessen politische Relevanz und Durchsetzungsfähigkeit sich beispielsweise in den beiden Tarifauseinandersetzungen des Jahres 2006 sowohl für Ärzte in öffentlichen Krankenhäusern als auch für Ärzte an Universitätskliniken zeigte. Von Bedeutung für die Integration des medizinischen Fortschritts und die Qualität der Versorgung sind die wissenschaftlich-medizinischen Fachgesellschaften.

Patientenverbände

Mitberatungsrechte

Die Patientenbeteiligung an Entscheidungen der gemeinsamen Selbstverwaltung erfolgt über Zusammenschlüsse von Patienten- und Selbsthilfegruppen in Verbänden auf Bundes- und Landesebene. Obwohl diese Vielzahl an Verbänden in der jüngeren Vergangenheit deutlich an Bedeutung gewonnen hat, ist ihr politischer Einfluss nach wie vor begrenzt. Ein Beispiel für die Beteiligung der Patienten an Entscheidungen der Selbstverwaltung ist die Einführung von Anhörungs- und Antragsrechten von Patientenvertretern im Gemeinsamen Bundesausschuss (§ 140 f SGB V) seit dem GMG 2004. Die Patientenverbände, denen im G-BA ein Mitberatungsrecht zugestanden wird, sind der Deutsche Behindertenrat, die Bundesarbeitsgemeinschaft der PatientInnenstellen, die Deutsche Arbeitsgemeinschaft Selbsthilfegruppen e.V. und der Verbraucherzentrale Bundesverband e.V..

Verbände anderer Leistungserbringer

Zahlreiche Verbände mit dem Ziel der Einflussnahme / Lobbyarbeit

Die Verbände der Heil- und Hilfsmittelerbringer, der Apotheker, der Arzneimittelindustrie und der Pflege sind wichtige Vertragspartner der Krankenkassen im Bereich der sonstigen Leistungserbringer (z. B. Verträge mit dem Zentralverband der Krankengymnasten, der Bundesinnung der Hörgeräteakustiker (KdöR), der Bundesinnung für Orthopädietechnik oder dem Zentralverband der Augenoptiker). An der gemeinsamen Selbstverwaltung sind sie über ihre Lobbyarbeit beteiligt.

Die Apotheker sind in der Bundesvereinigung Deutscher Apothekerverbände (ABDA) organisiert und die Physiotherapeuten im Deutschen Verband für Physiotherapie.

Die Verbände der Arzneimittelhersteller sind im Wesentlichen der Verband forschender Arzneimittelhersteller VFA, (Interessenverband von 45 führenden forschenden Unternehmen), der Bundesverband der pharmazeutischen Industrie e. V. BPI, (Interessenverband von 260 Pharma- und Biotechunternehmen) und der Bundesverband der Arzneimittelhersteller e.V. (Interessenverband der OTC- und Phytopharmakahersteller). Darüber hinaus gibt es den Deutschen Generikaverband e.V., den Verband Pro Generika e.V. und den Bundesverband der Arzneimittelimporteure. Rund 200 Medizinprodukte-

bzw. Medizintechnologiehersteller lassen ihre Interessen vom Bundesverband Medizintechnologie e.V. vertreten.

1.3.4 Mikroebene

Die individuellen Akteure auf der Mikroebene sind Versicherte und Patienten, einzelne Krankenkassen, niedergelassene Ärzte und Zahnärzte, Heil- und Hilfsmittelerbringer wie z. B. Physiotherapeuten und Hörgeräteakustiker, Rettungsdienste, ambulante Pflegedienste, Apotheken, Krankenhäuser sowie ambulante und stationäre Rehabilitationseinrichtungen.

Die einzelnen Akteure der Gesundheitsprodukteindustrie wie Arzneimittelhersteller und Medizinprodukte- und Medizintechnologiehersteller beliefern die Akteure der Mikroebene.

Aufgaben der Gesundheitsämter

Die Gesundheitsämter nehmen Aufgaben des öffentlichen Gesundheitsschutzes auf kommunaler Ebene wahr. Dies umfasst Maßnahmen in den Bereichen Infektionsschutz, Umwelthygiene und Gesundheitsförderung. Hierzu überwachen die Gesundheitsämter z. B. die Hygiene in Krankenhäusern, Altenheimen und Großküchen oder klären die Bevölkerung über geeignete Schutzmaßnahmen bei drohenden Epedemien auf.

Folgen der Aufgabenteilung

Alle Entscheidungsträger auf der Mikroebene unterliegen den Vorgaben und Regelungen, die auf Makro- und Mesoebene getroffen werden. Dies ist das Gestaltungskorsett, innerhalb dessen sich die Akteure bewegen und das den Handlungsspielraum des Einzelnen bestimmt. Im traditionellen Versorgungssystem führt dies zu folgender Konstellation auf der Mikroebene:

- Der Patient, der die Leistung in Anspruch nimmt, bezahlt sie grundsätzlich nicht (Ausnahmen sind z. B. Zuzahlungen oder Kostenbeteiligungen im Bereich der Zahnbehandlung).
- Die Krankenkasse, die die Leistung bezahlt, kann sich die Leistungserbringer, die sie bezahlt, nicht (oder nur sehr begrenzt) auswählen .
- Der Arzt, der die Leistung erbringt, bekommt sein Honorar nicht von der einzelnen Krankenkasse, sondern von der KV; er hat kein direktes Vertragsverhältnis zur Krankenkasse.
- Der Leistungserbringer, der die Leistung erbringt, hat keinen Einfluss auf den Preis und darf für GKV-Versicherte nur die Leistungen und Produkte abgeben, die im einheitlichen Leistungskatalog GKV oder in den Heil- und Hilfsmittelkatalogen festgelegt sind.
- Die gemeinsamen Gremien der Selbstverwaltung, die die Leistungskataloge, die Leistungsqualität, Preise und Richtli-

nien festlegen, haben wenig Bezug zu den Patienten und Leistungserbringern der Mikroebene.

Wettbewerbliche Elemente ermöglichen Differenzierung

Obwohl es nur wenige Ausnahmen gibt (Wahltarife nach § 53 SGB V, Regelungen zu den Modellvorhaben nach § 63 SGB V, zu der hausarztzentrierten Versorgung (§73b SGB V), Regelungen zur besonderen ambulanten ärztlichen Versorgung (§ 73c SGB V) und der integrierten Versorgung nach § 140a ff. SGB V), werden die wettbewerblichen Vertragsmöglichkeiten von den Akteuren der Mikroebene intensiv genutzt, um sich im Gesundheitssystem zu differenzieren (vgl. Klusen, 2003).

1.3.5 Fazit und europäischer Kontext

Horizontale Fragmentierung

Die Entscheidungsebenen des Gesundheitswesens sind horizontal stark differenziert (Rosenbrock, Gerlinger, 2006, S.15). Auf jeder der drei Ebenen sind zahlreiche Akteure tätig, die Einfluss auf politische Entscheidungen nehmen. So ist die Makroebene beispielsweise durch die Gliederung des Parteiensystems, die Beteiligung mehrerer Parteien an der politischen Steuerungskompetenz durch Koalitionsregierungen, die Fragmentierung der Gesetzgebungskompetenz durch die Beteiligung der Länder an gesundheitspolitischen Entscheidungen durch den Bundesrat und die Segmentierung der Rechtsaufsicht des Staates über die korporatistischen Institutionen auf Bundes- und Landesebene gekennzeichnet.

Vertikale Vernetzung

Zweitens existieren vielfältige vertikale Verknüpfungen zwischen den drei Entscheidungsebenen und den jeweils handelnden Entscheidungsträgern (Scharpf, 2000). So vollzieht sich Gesundheitspolitik nicht nur als klassische Top-Down-Steuerung, sondern ist auch als Bottom-up-Prozess möglich (Rosenbrock, Gerlinger, 2006, S. 15). Organisationen auf der Mesoebene wie die Verbände der Krankenkassen, die Kassenärztlichen Vereinigungen, die Krankenhausgesellschaften oder Wohlfahrtsverbände wirken z. B. auf Regierungsentscheidungen ein (Makroebene) und werden dabei ihrerseits maßgeblich von den Interessen ihrer Mitglieder geleitet, also von einzelnen Krankenkassen, Arztgruppen, Krankenhäusern oder Pflegeeinrichtungen (Mikroebene).

Horizontal sind es vorwiegend die korporatistischen Strukturen und berufspolitischen Netzwerke auf Mesoebene, die erhebliche Widerstände gegen direkte staatliche Steuerungsversuche errichten. Vertikal trägt auch der föderalistische Staatsaufbau dazu bei, dass schnelle und flexible Reaktionen auf neue Herausforderungen erschwert werden.

System komplexer Vielfachsteuerung

Das deutsche Gesundheitswesen lässt sich als ein „System komplexer Vielfachsteuerung" charakterisieren (Alber, 1992: 157), dessen

Entscheidungssysteme durch ein spezifisches Mischungsverhältnis aus staatlichen, verbandlichen (korporatistischen) und marktlichen Elementen gekennzeichnet sind (Rosenbrock/Gerlinger, 2006). Dem deutschen Sozialversicherungssystem (sog. Bismarck-Modell) stehen die staatlichen Gesundheitsdienste (sog. Beveridge-Modelle) z. B. Großbritanniens, Schwedens, Griechenlands, Portugals oder Norwegens gegenüber. Während in Deutschland im Entscheidungsgefüge des Gesundheitswesens eine Dominanz der Mesoebene vorherrscht, ist für die Länder mit einem staatlichen Gesundheitsdienst die Dominanz der Makroebene (staatliche Organe und Behörden) kennzeichnend. Die Steuerung und Prioritätensetzung erfolgt in diesen Ländern nicht über kollektive Gruppenverhandlungen zwischen Verbänden, sondern durch das Parlament und über die Administration staatlicher Budgets (Neubauer, 2003: 79 f.).

Bislang keine europäische Harmonisierung

Doch auch die einzelnen europäischen Sozialversicherungssysteme unterscheiden sich deutlich (Danner, 2003: 41 f.). Während in Deutschland zwischen den Krankenkassen auf der Mikroebene Wettbewerb herrscht (freie Wahl der Krankenkasse), stellt sich die Situation etwa in Frankreich oder in Österreich völlig anders dar. So zeichnet sich das französische Kassenmodell durch eine primäre Staatsverwaltung aus; die Zuständigkeiten der österreichischen Gebietskassen sind regional abgegrenzt ohne eine freie Kassenwahl. Insgesamt lässt sich festhalten, dass die Organisations- und Entscheidungsstrukturen des deutschen Gesundheitssystems im europäischen Kontext eine einzigartige Stellung einnehmen (vgl. Klusen, 2006).

Die nächsten Jahre werden zeigen, in welcher Form es den deutschen Entscheidungsträgern der Mikroebene gelingt, die wettbewerblichen Elemente des SGB V zu nutzen und gegebenenfalls zu erweitern, bzw. in wie weit der Staat wesentliche Steuerungsfunktionen auf die Makroebene zurückführt und damit zu einer stärkeren Zentralisierung und Verstaatlichung des gesamten Entscheidungsgefüges im Gesundheitssystem Deutschland beiträgt.

Literatur

Alber, Jens (1992):
Das Gesundheitswesen der Bundesrepublik Deutschland. Entwicklung, Struktur und Funktionsweise. Frankfurt a.M./New York: Campus

Busse, R./Riesberg, A. (2005):
Gesundheitssysteme im Wandel. Deutschland, Kopenhagen, Regionalbüro für Europa im Auftrag des europäischen Observatoriums für Gesundheitssysteme und Gesundheitspolitik

Danner, Günter (2003):
Sozialpolitische Herausforderungen des EU-Binnenmarktes unter Berücksichtigung von Währungsunion und Osterweiterung, in: Klusen, Norbert (Hrsg.), Europäischer Binnenmarkt und Wettbewerb - Zukunftsszenarien für die GKV, S. 28-51, Nomos-Verlag.

Klusen, Norbert (2006):
Europa braucht Mut - Agenda für Wettbewerb und Solidarität im europäischen Gesundheitsmarkt, in: Klusen, Norbert/Meusch, Andreas (Hrsg.): Wettbewerb und Solidarität im europäischen Gesundheitsmarkt, S. 11-23, Baden-Baden: Nomos-Verlag

Klusen, Norbert (2006):
Jobmotor Gesundheit - Vom Kostenfaktor zum Zukunftsmarkt. Hamburg: Techniker Krankenkasse

Klusen, Norbert (2003):
Verantwortung braucht Mut - Leitlinien für eine wirkliche Gesundheitsreform, Nachtrag in: Klusen, Norbert/Meusch, Andreas (Hrsg.): Bausteine für ein neues Gesundheitswesen - Technik, Ethik, Ökonomie. Baden-Baden: Nomos-Verlag

Neubauer, Günter (2003):
Wettbewerb der europäischen Gesundheitssysteme aus ökonomischer Sicht, in: Klusen, Norbert (Hrsg.), Europäischer Binnenmarkt und Wettbewerb - Zukunftsszenarien für die GKV, S. 73 - 92, Nomos-Verlag.

Rosenbrock, Rolf/Gerlinger, Thomas (2006):
Gesundheitspolitik. Eine systematische Einführung. 2. Auflage Bern: Verlag Hans Huber

Scharpf, Fritz W. (2000):
Interaktionsformen. Akteurzentrierter Institutionalismus in der Politikforschung, Opladen: Leske + Budrich

Simon, Michael (2005):
Das Gesundheitssystem in Deutschland. Eine Einführung in Struktur und Funktionsweise. Bern: Verlag Hans Huber

www.kbv.de,
Informationen, Daten, Zahlen, Fakten über die Kassenärztliche Bundesvereinigung.

www.dkgev.de,
Informationen, Daten über die Deutsche Krankenhausgesellschaft e.V.

www.die-gesundheitsreform.de,
Einzelheiten über die Gesundheitsreform 2007 aus Sicht des BMG

www.g-k-v.com,
Informationen über die GKV, Pflegeversicherung, Positionen der Spitzenverbände der Krankenkassen

1.4 Ethik in der Gesundheitswirtschaft

*Konrad Obermann, Göttingen**

Besondere Ethik in der Gesundheitswirtschaft?

Ein Kapitel über Ethik in einem betriebswirtschaftlich orientierten Lehrbuch mag von vielen Lesern als eher zweitrangig eingestuft werden. Einerseits verweisen Ökonomen oft darauf, dass effizientes Handeln *per se* moralisch gut sei (und dies, wie später zu sehen ist, durchaus zu recht), womit sich dann weitere Diskussionen erübrigten. Andererseits besteht bei Ökonomen große Skepsis gegenüber tiefschürfenden und brillanten, jedoch im praktischen, von Konkurrenz und Gewinn geprägten Wirtschaftsleben nahezu folgenlosen Analysen. Birger Pridatt hat hier einmal von „ökonomischer Knappheit und moralischem Überschuss" gesprochen. Im Zweifel, so viele Ökonomen, zähle trotz allem immer noch die „bottom line" (amerikanisch *Geld*) oder, um drastisch mit Brecht zu sprechen: „Erst kommt das Fressen, dann kommt die Moral". Hinzu komme noch die Frage: gibt es eine besondere „Ethik in der Gesundheitswirtschaft", die sich von der allgemeinen Ethik im Wirtschaftsleben unterscheidet?

Warum sich also mit Ethik und Moral speziell in der Gesundheitswirtschaft auseinandersetzen? Es gibt drei sehr gute Gründe:

(1) Das Verhalten des Einzelnen oder einer Organisation wirkt sich, zumal in länger bestehenden Beziehungen, wie sie für das Gesundheitswesen charakteristisch sind, in hohem Maße auf die ökonomische Leistung und das Betriebsergebnis aus.

(2) Ärztliche und pflegerische Leistungen, die Kern-Produktionsprozesse in der Gesundheitswirtschaft, sind geprägt durch Tradition, professionelle Kodizes und Gesetze mit ethischen Prinzipien – diese zu kennen und zu (be)achten ist für den Manager und Betriebswirt von großer Bedeutung. Man denke hier aber auch an den Fall des Herzchirurgen an einer großen Klinik, der erklärt, keine Patienten zu operieren, die vorher nicht das Rauchen aufgegeben hätten – wie wäre Ihre Reaktion als Geschäftsführer der Klinik darauf?

(3) Moralische Argumente spielen zudem in der internationalen Diskussion um Gesundheit und Menschenrechte eine bedeutende Rolle, so beispielsweise bei Patenten und Preispo-

* Der Autor dankt Gina Röttiger, Elisabeth Schuster und Ralf Reichenbach für hilfreiche Kommentare und Anmerkungen zu einer früheren Version des Kapitels.

litik für Pharmaka zur Behandlung der HIV-Infektion, bei der Abwanderung von hoch qualifizierten Ärzten und Pflegern von Entwicklungsländern in Industrieländer (der so genannte „brain drain") oder bei den Standards klinischer Forschung mit neuen Therapiemethoden. Ein besseres Verständnis für diese Diskussionen ist für jeden in der internationalen Gesundheitswirtschaft Tätigen von Interesse, nicht nur in der Pharma-Branche, sondern auch in der Versicherungswirtschaft, der Medizintechnik und bei grenzüberschreitender Leistungserbringung.

Ausgehend von diesen drei Gründen ist das Kapitel wie folgt aufgebaut: zunächst werden unter 1.4.1 einige Begrifflichkeiten und grundsätzliche Prinzipien erläutert. In Abschnitt 1.4.2 folgt eine Darstellung der ökonomischen Konsequenzen (nicht) ethischen Verhaltens, während die Abschnitte 1.4.3 und 1.4.4 die Aspekte „Ethik in der Medizin und Pflege" sowie „Ethik in der internationalen Gesundheitswirtschaft" behandeln. Schließlich gibt Abschnitt 1.4.5 einen Ausblick und einige wichtige weiterführende Literatur wird kommentiert. Die ebenfalls bedeutsame ethische Diskussion um Verteilungsgerechtigkeit und solidarische Finanzierung von Gesundheitsleistungen, sowie die Frage des Interessenausgleichs zwischen Kollektiv und Individuum werden hier nicht behandelt, da sie primär volkswirtschaftlich und politisch zu sehen ist, mithin nicht in den Fokus dieses Lehrbuchs fallen.

1.4.1 Begriffe und Prinzipien

Moral, Ethik, Sitte und Tugend

Zunächst einmal sollen die zentralen Begriffe „Moral", „Ethik", „Sitte" und „Tugend" definiert werden. Im täglichen Sprachgebrauch werden „Ethik" und „Moral" vielfach synonym verwendet, obwohl es eine klare inhaltliche Abgrenzung gibt.

> *Moral* kommt von lateinisch *moralis*, die Sitten (s.u.) betreffend. Es ist ein Begriff für Gesamtheit der Normen, Werte und Grundsätze, die das zwischenmenschliche Verhalten in einer Gesellschaft regulieren und von dem überwiegenden Teil dieser Gesellschaft als verbindlich akzeptiert oder zumindest hingenommen werden (so beispielsweise herrschende Moral, bürgerliche Moral).

Moral beschreibt auch das sittliche Empfinden oder Verhalten eines Einzelnen oder einer Gruppe. Interessant ist zu beobachten, wie praktisch jedes menschliche Verhalten in verschiedenen Kulturen zu verschiedenen Zeiten als strafenswürdig, bzw. als nicht strafenswürdig (mit den Ausnahmen Inzest und Verrat) deklariert wurde: Die Tötung eines Menschen muss(te) nicht unbedingt Strafe nach sich ziehen und uns heute eher als Ordnungswidrigkeiten vorkommende Handlungen wie Pferde stehlen oder Eichen fällen wurden in der Geschichte durchaus auch mit dem Tod bestraft.

Ethik leitet sich ab von griechisch *Ethos*, Gewohnheit, Sitte, Brauch oder Charakter. Ethik als Teilgebiet der Philosophie ist die Reflexionswissenschaft der Moral und gleichbedeutend mit Moralphilosophie, sie kann auch als das Nachdenken über Moral verstanden werden.

Moralische Empfindung und ethische Reflexion

Eine konkrete Handlung wird durch das Zusammenspiel von moralischer Empfindung und ethischer Reflexion als *moralisch* oder auch als *unmoralisch* bestimmt. Reines Rekurrieren auf gesellschaftliche Moralvorstellungen birgt die Gefahr des ideologischen Gleichschaltens („gesundes Volksempfinden"), reine ethische Reflexion kann dazu führen, den Kontakt zum realen Leben zu verlieren und Konzepte zu entwerfen, die dort nicht verankert werden können.

Sitte bezeichnet einen Kanon von Werten in einer bestimmten sozialen Gruppe, der auf Tradition und Gewohnheit beruht, durch Regeln bedingt ist und somit für den Einzelnen in dieser Gruppe als verbindlich gilt.

Einheilt von Gefühl und Vernunft

Die richtige Abwägung ethischer Güter und ihre Durchsetzung setzt *Tugend* voraus. Die Tugend soll im Menschen eine Einheit von sinnlichem Strebevermögen und sittlicher Erkenntnis bewirken. Das Ziel der Einheit von Gefühl und Vernunft führt über eine bloße Ethik der richtigen Entscheidung hinaus. Es kommt nicht nur darauf an, was wir tun, sondern auch wer wir sind. Seit Platon sind vier Kardinaltugenden im europäischen Denken verankert: Klugheit (Weisheit), Gerechtigkeit, Tapferkeit und Mäßigung. Die wichtigste Rolle kommt dabei der Tugend der Klugheit zu. Sie versucht, die rechte Balance zwischen den Extremen zu finden und sich für die beste Lösung in einer konkreten Situation zu entscheiden. Dies führt zu einer *neutralen* Sicht auf den Menschen, denn, in Anlehnung an Kurt Bayertz, wären die Menschen gut, brauchten wir diese Diskussion und diesen Balanceakt nicht, wären die Menschen schlecht, blieben sie wirkungslos.

Generell kann zwischen vier ethischen Disziplinen unterschieden werden – diese werden am Beispiel der Verteilungsgerechtigkeit in der Nierenersatztherapie kurz erläutert:

- **deskriptive Ethik** – beobachtet und beschreibt Verhalten, Sitten, Werte und Moral in verschiedenen sozialen Gruppen oder Kulturen; es besteht enge Verbindung zur Ethnologie, Psychologie und Soziologie. Hier kann als Beispiel eine historische Darstellung des bekannten „God Committee" in Seattle genannt werden, in dem die wenigen lebensrettenden

Dialysemaschinen nach „sozialer Wertigkeit“ des Individuums verteilt wurden, somit erhielten vor allem weiße Männer, die im Berufsleben standen, die Therapie während Frauen, alte Menschen und ethnische Minderheiten weniger berücksichtigt wurden.

- **normative Ethik** – prüft und bewertet die geltende Sitte und Moral und versucht aufgrund apriorischer Überlegungen und / oder empirischer Befunde, allgemein gültige Handlungsanweisungen zu geben. Hier sei der Vorschlag genannt, ein so genanntes „Club Modell“ zur Verteilung von transplantablen Organen einzuführen: nur diejenigen, die bereit sind, prinzipiell ein Organ zu spenden würden „Mitglieder“ eines solchen „Clubs“ und erhielten damit ein Anrecht auf ein Organ, sofern sie dies benötigten. Damit wird versucht, gleichzeitig die Werte der individuellen Freiheit, der Reziprozität und auch der Subsidiarität in einem Denkmodell zu vereinen und/oder empirischer Befunde, allgemein gültige Handlungsanweisungen zu geben
- **Meta-Ethik** – analysiert moralische Aussagen rein sprachlich-logisch und erkenntnistheoretisch und formuliert Hypothesen, gibt dabei keine inhaltliche Wertung, ob Handlungen gut oder schlecht sind (Neutralitätsthese). Die Diskussion um den „Hirntod“ als Ende des Menschseins und damit einhergehend der Möglichkeit der Organentnahme kann hier genannt werden. Diese komplexe Diskussion beruht in hohem Maße auf der Definition und dem Verständnis zentraler Begriffe wie „menschliche Existenz“, „Leiblichkeit“ oder „Sterbeprozess“. Hier sind saubere Definitionen und klare Abgrenzungen notwendig, um eine fruchtbare Auseinandersetzung überhaupt erst zu ermöglichen und zu verhindern, dass aneinander vorbei geredet wird.
- **angewandte Ethik** – betrachtet gültige Normen und Werte eines bestimmten Lebensbereiches (Bioethik, Friedensethik, Wirtschaftsethik, etc.) und versucht praktische Handlungsanweisungen zu geben, die aus allgemeinen ethischen Prinzipien und moralischen Vorstellungen abgeleitet werden können. Beispielhaft können hier Versuche genannt werden, auf Basis medizinischer oder Kosten-Nutzen-Überlegungen konkret anwendbare Allokationsmechanismen bei knappen Organen zur Transplantation zu definieren.

Von Bedeutung sind zudem zwei Begriffspaare: positiv und normativ (als Aussagentypen), sowie implizit und explizit.

Positive vs. normative Aussagen

Positive Aussagen sind objektive Aussagen, die unabhängig vom Wertesystem des Beobachters sind und wahr oder falsch sein können (Beispiel: „Die Behandlung mit diesem Medikament kostet 100,- Euro pro Tag.“). Normative Aussagen hingegen können nicht als wahr oder falsch deklariert werden, da sie vom Wertesystem des Beobachters abhängig sind. (Beispiel: „Die Behandlung mit diesem Medikament sollte jedem Patienten ermöglicht werden.") Die Unterscheidung zwischen diesen Aussage-Typen ist deswegen von Bedeutung, da sie wissenschaftlich überprüfbare Aussagen von Meinungsäußerungen trennt.

Implizite vs. explizite Erklärungen

Implizit bedeutet „mit enthalten sein" ohne ausdrücklich gesagt zu werden; unausgesprochen, aber aus dem Zusammenhang (logisch) zu erschließen. Der Gegensatz ist explizit: die ausdrückliche erläuternde Erklärung oder Darstellung. Dieses Begriffspaar ist von Bedeutung in Diskussionen, wenn Positionen durch bestimmte Grundannahmen bestimmt werden, die der Diskutant aber vielleicht nie erwähnt, sondern nur implizit mitteilt oder impliziert. Häufig kann es hilfreich sein, eine explizite Darlegung zu fordern: „Können Sie sagen, warum Sie diese oder jene Position vertreten?"

Dilemma

Schließlich sei hier noch der Begriff des Dilemmas erwähnt. Ein Dilemma (*griechisch,* zweigliedrige Annahme), auch Zwickmühle genannt, bezeichnet eine Situation, die zwei Wahlmöglichkeiten bietet, welche jedoch beide nicht zu einem eindeutig präferierbaren Resultat führen (kann sowohl negative wie auch positive Möglichkeiten betreffen). Bei mehr als zwei Möglichkeiten spricht man auch von einem Polylemma. Ethische Diskussionen drehen sich oft um Dilemmata.

Generell lassen sich deontologische und teleologische Ethikansätze unterscheiden.

Deontologische Ethik

Deontologische Ethik (Pflichten- oder Gesinnungsethik): Immanuel Kants Annahme besteht darin, dass alleine die Maxime –also der Leitsatz oder Grundsatz– einer Handlung nur moralisch „gut" sein muss, um verallgemeinert die Grundlage für sämtliches gutes Handeln zu sein. Nun ist so ein Leitsatz oder Grundsatz nach dem sich ein Individuum richtet im moralischen Zusammenhang aber die Gesinnung, womit Kant die so genannte Gesinnungsethik begründet.

Der ethisch handelnde Mensch hat seine Gesinnung zu prüfen, und muss sich fragen, ob sie auf eine gegebene Frage eine zufrieden stellende Antwort liefert. Die Entscheidung ist dann eine Frage der Gesinnung und es zählt nur die *Absicht*, das *Resultat* der Handlung wird nicht berücksichtigt. Die Gesinnung ist individuell - es gibt also keine universell gültige Gesinnungsethik. Da diese aber von Faktoren wie dem eigenen Wissen abhängig ist, kann sich die beste Absicht in ihr Gegenteil verkehren, wenn es eine Diskrepanz zwischen dem wirklich Guten und der eigenen Auffassung gibt.

Teleologische Ethik

Teleologische Ethik (Folgen- oder Verantwortungsethik): Im Mittelpunkt teleologischer Ethiken steht die Frage, was das Individuum mit seiner Handlung letztlich bezwecke, welches Ziel es mit ihr verfolge. Der Begriff „Ziel" (griechisch *telos*) ist hier insbesondere als „letztes Ziel" oder „Endziel" zu verstehen, von dem all mein

Handeln bestimmt wird. Somit lautet die Frage: „Ist der Nutzen einer Handlung für die Gesellschaft gut oder schlecht?“ Zielkriterium ist dabei der größtmögliche Nutzen für alle. Doch auch dies kann zu negativen Effekten führen: So argumentierten schon Manager, die Bestechungsgelder gezahlt hatten, dass sie damit Arbeitsplätze gerettet hätten, und dass dieser Nutzen die unmoralische Tat rechtfertigen würde. Unmoralisches Verhalten wird also durch die Folgenethik eher begünstigt.

Diese grundsätzliche ethische Unterscheidung kann in vielen Situationen deutlich nachvollzogen werden, so in den Diskussionen um Folterung von Strafverdächtigen, um den Aufenthaltsort eines entführten Kindes zu nennen; den präventiven Abschuss von entführten Passagierflugzeugen, die wahrscheinlich zu terroristischen Anschlägen genutzten werden sollen; oder auch in der Frage um den „gerechten Krieg“, das Eingreifen der internationalen Staatengemeinschaft bei Bürgerkriegen.

Ethische Theorien

Einige wichtige ethische Theorien sollen nur aufgezählt werden. Die einzelnen Theorien sind teilweise sehr komplex und es braucht Zeit, sich in Diktion und Denkstrukturen der Autoren einzulesen. Zudem gibt es vielfach fließende Übergänge zwischen verschiedenen Theorieschulen. Jedoch ist es in einer Diskussion oftmals sehr hilfreich, die Grundpositionen der Diskutanten heraus zu arbeiten, um Gemeinsamkeiten und Konflikte deutlich zu machen.

- Utilitarismus (John Stuart Mill, Kenneth Arrow)
- Kantianische Ethik / Kategorischer Imperativ
- Theologische Ethiken
- Rechtspositivismus
- Auf Rechten basierende Theorien (insbesondere in der internationalen Diskussion um Menschenrechte und daraus ableitbaren Forderungen)
- Vertragstheoretische Positionen (Jean-Jacques Rousseau, James Buchanan, John Rawls)
- Konsenstheorie / Diskursethik (Jürgen Habermas)
- (Anarcho)liberalismus (Robert Nozick)
- Kommunitarismus (Amitai Etzioni)

Moralische Abwägungen und Werteentscheidungen

Ethische Analysen in der Ökonomie bedeuten die Darstellung von moralischen Abwägungen und das Aufdecken von Werteentscheidungen, die im Wirtschaftsleben auftreten, zumeist aber nicht reflektiert und somit implizit entschieden werden. Auch rationale Entscheidungsmodelle, wie sie in der Ökonomie üblich sind, versuchen Antworten zu finden auf die Frage: „Wie soll ich handeln?“. Ethische Fragen unterscheiden sich jedoch dadurch, dass Theorien rationalen Handelns nicht in jedem Falle auch Theorien des moralisch Guten sind. Von ethischen Theorien mit einem allgemeinverbindlichen Anspruch unterscheiden sich Theorien rationaler Entscheidung dadurch, dass nur die Ziele und Interessen eines bestimmten Individuums oder eines kollektiven Subjekts (z. B. eines Unternehmens oder eines Staates) berücksichtigt werden.

1.4.2 Ökonomische Konsequenzen von (nicht) ethischem Verhalten

1.4.2.1 Effizienzmaximierung und Erkenntnisgewinn

Pareto-Optimalität und Präferenzen

Zunächst einmal gilt das Diktum der Ökonomen: „Effizienz ist moralisch!" - klassisch für die Gesundheitsökonomie sind hier die Arbeiten von Kenneth Arrow und Alan Williams. In der Tat, Pareto-Optimalität (im weitesten Sinn, d. h. unter Einbeziehung von Personal und Patienten) zu erreichen, sollte unbestrittenes Ziel jedes Managers sein, auch in der Gesundheitswirtschaft. Allerdings stößt die Orientierung an der Pareto-Optimalität und der wertfreien Effizienz-Maximierung rasch an ihre Grenzen, da Konflikte auftreten, die sich nicht in einer „win-win"-Situation auflösen lassen. Eine neoklassisch-mikroökonomische Analyse der verschiedenen Positionen und Präferenzstrukturen ist zwar analytisch sauber, aber es zeigt sich rasch das Problem des fehlenden Erkenntnisgewinns und der Letztbegründung von Präferenzen. Dies führt zu einem Zirkelschluss in der Art von „der Patient präferiert Methode x vor y, weil er sie gewählt hat – die Methode x wurde von dem Patienten gewählt, da er eine Präferenz dafür hatte."

Altruismus

Der Altruismus in Medizin und Pflege ist ein gutes Beispiel hierfür. Die ökonomische Begründung für Altruismus, dieser bringe dem Helfenden Nutzen und sei damit letztlich nur eine Form von Präferenz und Egoismus, bleibt unbefriedigend: Altruismus wird damit auf eine Stufe von gewöhnlichen Konsumgütern gestellt. Wird z. B. in einer Pflegeeinrichtung die Arbeitstaktung erhöht, so wird dies einen kurzfristigen positiven Effekt auf die Effizienz der Leistungserbringung haben. Die Gefahr besteht allerdings, dass bei zu einseitiger Fokussierung auf Rationalisierungspotentiale die altruistischen Motive der Pflegenden so stark beeinflusst werden, dass „innere Kündigung" und hohe Personalfluktuation die Folge sind – mit dann erheblichen Kosten. Eine einfache Lohnerhöhung wird zumeist nicht ausreichend sein, Altruismus zu erhalten oder zu fördern, andere Initiativen können wesentlich effektiver sein, so beispielsweise Weiterbildung, Supervision oder Delegation von Aufgaben. Ähnlich verhält es sich mit dem Einsatz von ehrenamtlichen Kräften, die ja definitionsgemäß nicht mit monetären Anreizen gesteuert werden können und in vielen Bereichen der Gesundheitswirtschaft eine wichtige Rolle spielen.

Abwägung von Interessen

Effizienzorientierung ist wichtig und sollte in gewissem Umfang sogar eine *conditio sine qua non* sein, bevor über Wertvorstellungen gesprochen wird. Allerdings bietet die reine ökonomische Analyse keinen Erkenntnisgewinn, der es erlauben würde, eine fundierte Abwägung von Interessen vorzunehmen. Hier setzt die ethische Analyse und Diskussion ein, um die unterschiedlichen Positionen in einer konkreten Situation darzustellen und einen diskursiven Abwägungsprozess zu beginnen, der zu einer möglichst gerechten Lösung führen soll.

1.4.2.2 Verhandlungen und Governance

Moralisches Verhalten als ökonomische Rationalität

Das korporatistisch geprägte deutsche Gesundheitswesen wird in hohem Maß durch Verhandlungen zwischen Interessengruppen wie beispielsweise Krankenkassen, niedergelassenen Ärzten, Krankenhäusern und Berufsverbänden geprägt. Ergebnisse der empirischen Spielforschung, d. h. einer mathematischen Formulierung von Konflikt und Kooperation, zeigen, dass es unter bestimmten Bedingungen dominierende Strategien gibt, die einen „moralischen Kern" haben. Theoretisch kann es daher ökonomische Klugheit sein, in wiederholten Spielen – in Analogie zu wiederkehrenden Verhandlungen – ein moralisches Verhalten zu zeigen, so beispielsweise die akzeptable Teilung von Gewinn oder seine Versprechen einhalten.

Corporate Governance

Corporate Governance bedeutet eigentlich nur „Unternehmensführung", wird aber zumeist normativ in einem umfassenderen Sinne verwendet: als Art und Weise, wie Unternehmen gut, verantwortungsvoll und ethisch einwandfrei geführt werden sollen. Corporate Governance verlangt moralisches Verhalten: Firmen entscheiden sich (aus welchen Motiven auch immer) bestimmte moralische Kodizes einzuführen. Dies verbessert die öffentliche Wahrnehmung von Firmen: mehr Kunden, bessere Finanzierungskonditionen, erhöhte Attraktivität als Arbeitgeber – letzteres beispielsweise von Bedeutung in Krankenhäusern, wo Studien gezeigt haben, dass Arbeitsbedingungen und nicht die Entlohnung wesentlicher Grund für den vorzeitigen Austritt aus dem Pflegeberuf sind. In der pharmazeutischen Industrie gibt es eine Vielzahl von Initiativen, um moralische Normen und Standards in die Unternehmensabläufe zu integrieren. Neben der positiven externen Kommunikation mit einer Öffentlichkeit, die oftmals sehr kritisch der Industrie gegenüber steht, kommen noch interne Kalkulationen hinzu, da moralisches Verhalten sich vielfach mittel- und langfristig auszahlen kann: ökologische Regularien gehören hier ebenso dazu wie akzeptable Arbeitsbedingungen auch in Entwicklungsländern und offene Kommunikation bei Produktproblemen.

Ein anderes Verständnis von Corporate Governance haben Institutionen, bei denen eine übergeordnete Weltanschauung den ethischen

Rahmen ihres Handelns definiert, so natürlich religiöse Einrichtungen oder auch viele Nichtregierungs-Organisationen wie beispielsweise das Rote Kreuz oder Médecins Sans Frontières. Hier werden gewisse moralische Normen für das Handeln statuiert *ohne* primär ökonomische Konsequenzen zu berücksichtigen. Im allgegenwärtigen Zug zur Effizienzsteigerung werden in solchen Organisationen dann vermehrt ökonomische Mechanismen und Management-Techniken eingeführt, wobei versucht wird, die ethischen Grundwerte intakt zu halten.

1.4.3 Ethik in der Medizin und Pflege

Zentraler Bezugspunkt ärztlichen und pflegerischen Handelns ist der individuelle Patient. Die unbedingte Ausrichtung auf die Bedürfnisse dieses Individuums, das in diesem Augenblick um Hilfe sucht, stellt den Kern klassischer medizinischer Ethik dar.

Durch diese nicht kompromittierbare Haltung in Verbindung mit wissenschaftlich und technisch fundierter Weiterentwicklung haben sich beide Professionen eine hohe Anerkennung in der abendländischen Kultur erworben.

Hippokratischer Eid und Professionalisierung

Es haben sich geschriebene oder auch nicht-geschriebene sublegale Kodizes entwickelt, die für eine hohe innere Bindung und Identifikation in den Professionen gesorgt haben. Der Hippokratische Eid ist der bekannteste dieser Kodizes. Gleichzeitig findet eine Professionalisierungsdebatte in der Medizin und auch in der Pflege statt, die versucht, den neuen Anforderungen an den Beruf gerecht zu werden und eine Abgrenzung von Kompetenzen vorzunehmen.

Knappheit, Effizienz, Gerechtigkeit

Eine wichtige aktuelle Diskussion ist die Medizin und Pflege unter den Bedingungen knapper Ressourcen. Wie kann das Primat einer am Patienten orientierten optimalen Versorgung mit den Anforderungen an eine wirtschaftliche Versorgung in Einklang gebracht werden? Hinzu kommt die Frage des Ausgleichs zwischen Effizienz und Equity (ausgleichende Gerechtigkeit). Die Debatte in der Transplantationsmedizin um die Verteilung knapper Organe hat dies exemplarisch vorgeführt: nur die Zusammenarbeit von Medizinern, Pflegenden, Ökonomen, Juristen und anderen Disziplinen hat zu einem anregenden Austausch von Positionen führen können, aus dem heraus neue, innovative Formen der Zuteilung von knappen Gütern, den transplantierbaren Organen, möglich wurden.

Dilemma Situation in der Medizin

Durch die enormen Entwicklungen in der Pharmazie und Medizintechnik können sich in Forschung und klinischem Alltag viele Dilemma-Situationen ergeben. Hier ist keine rasche, unkomplizierte Lösung möglich und es ist die Aufgabe einer Subspezialität der angewandten Ethik, nämlich der klinischen Ethik, einen Rahmen für die Analyse, Bewertung und Entscheidungsfindung bereit zu stellen. Beispielhaft seien hier ganz knapp folgende Situationen dargestellt:

- Maximalmedizin am Lebensende/auf der Intensivstation:
  Moderne Medizin kann in erstaunlichem Maße die Körperfunktionen auch von hoch betagten oder schwerst verletzten Patienten über längere Zeit aufrecht erhalten. Auf der einen Seite kennt jeder auf der Intensiv-Station Tätige Fälle, in denen Patienten mit angeblich infauster Prognose einige Zeit später selbständig die Station verlassen haben. Auf der anderen Seite sind erhebliche Mittel notwendig, um diese Patienten zu betreuen und es entsteht Leid für Patient und Angehörige bei einem hinausgezögerten Sterben.
- Forschung an/Nutzung von Embryonen:
  Bei einem Schwangerschaftsabbruch wird ein Embryonen aus dem Mutterleib entfernt. Die Zellen eines solchen Embryos sind noch in hohem Grade differenzierbar, was diese sehr begehrt für Forschung und innovative Therapien macht. Nun kann man auf der einen Seite argumentieren, dass diese Embryonen von Schwangerschaftsabbrüchen genutzt werden können, da sie ein Potential enthalten, welches es sonst nicht gibt und somit Leben verlängert oder verbessert werden kann. Auf der anderen Seite kann man auch schon diese Embryonen als Menschen betrachten und damit jegliche „Nutzung" strikt ablehnen. Weiterhin ist zu bedenken, dass die erfolgreiche Nutzung von Embryonen einen moralischen Druck auf Schwangere ausüben und die Schwangere damit in ihrer Entscheidung über einen Abbruch der Schwangerschaft beeinflussen könnte.
- Forschung an nicht einwilligungsfähigen Patienten:
  Es gibt Patientengruppen, so beispielsweise Patienten mit schwerer Hirnschädigung, psychisch Kranke oder Kinder, die keine gültige Einwilligung zu einer diagnostischen oder therapeutischen Forschung mit ihnen geben können. Auf der einen Seite ist eine zentrale Forderung jeder Forschung am Lebenden, dass eine Zustimmung nach umfassender Information gegeben werden muss: es kann zwar die Zustimmung von Eltern, Verwandten oder Vormund eingeholt werden, aber es bleibt die Problematik eine potentiell riskante Forschung an einem Subjekt durchzuführen, das nicht selbst zustimmen kann. Andererseits besteht ein hoher Bedarf an Forschung bei solchen Patienten, um effektive Betreuungsformen zu entwickeln, die dann später anderen Patienten in derselben Situation helfen können.

Weitere Dilemmata können sich unter anderem aus vorgeburtlicher Diagnostik und Schwangerschaftsabbruch oder der Frage nach assistierter Selbsttötung ergeben. Es sollte deutlich werden, dass ein vertieftes Verständnis für das Handeln von ärztlich und pflegerisch Tätigen notwendig ist, um in ethisch-moralisch schwierigen Situationen angemessen reagieren zu können. Die Handlungsnormen der in diesem Bereich Tätigen sind oftmals neben der individuellen Nutzenmaximierung auch in hohem Maß von genuin altruistischen Motiven geprägt. Ethikkommissionen und die „klinische Ethik", die unter anderem auch Vordrucke für die medizinethische Praxis entwickelt hat, können helfen, in komplexen Situationen eine kluge und gerechte Entscheidung zu fällen.

Ethik in komplexen Situationen

1.4.4 Medizin und Ethik im internationalen Zusammenhang

Die Gesundheit der Menschen in Entwicklungsländern ist im Vergleich zu Westeuropa oder den USA dramatisch schlechter. Während in Deutschland etwa 4 von 1.000 neugeborenen Kindern innerhalb des 1. Lebensjahres sterben, sind dies in Ländern wie Angola, Sierra Leone oder Afghanistan über 150. Einer Lebenserwartung der Männer in Deutschland von ca. 75 Jahren stehen Lebenserwartungen von unter 40 Jahren in Ländern wie Sambia, Mosambik oder Botsuana gegenüber. Armut, hohes Bevölkerungswachstum (in Niger werden pro Jahr 50 Kinder pro 1.000 Einwohner geboren, in Deutschland sind es etwa 8), Infektionskrankheiten wie HIV, Malaria und Tuberkulose und ein oft desolates Gesundheitssystem sind wichtige Ursachen dafür.

Auf internationaler Ebene sind es zwei Entwicklungen, die wichtig für die gesundheitliche Versorgung in Entwicklungsländern sind: die Millennium Entwicklungsziele und die Etablierung von Gesundheit als ein Menschenrecht.

Millennium Development Goals

Im September 2000 verabschiedeten Vertreter von 189 Ländern bei einem Gipfeltreffen der Vereinten Nationen in New York die Millenniumserklärung, die die globalen Herausforderungen und die Agenda für die internationale Politik zu Beginn des 21. Jahrhunderts beschreibt. Es wurden acht international vereinbarte Ziele formuliert und mit konkreten Zielvorgaben und Indikatoren belegt, die "Millennium Development Goals" (MDGs), die bis zum Jahr 2015 erreicht werden sollen.

Die Diskussion über Gesundheit als ein Menschenrecht beruht vor allem auf den Abkommen und Deklarationen der UNO und ihrer Unter-Organisationen. Die Verfassung der WHO von 1946, die Allgemeine Erklärung der Menschenrechte (1948), sowie die beiden ergänzenden Pakte über die bürgerlichen und politischen Rechte und über die wirtschaftlichen, sozialen und kulturellen Rechte (WSK-Pakt von 1966, trat 1976 in Kraft) sind hierbei grundlegend. Das dort vertretene Menschenrechtskonzept betont neben der universalen Gültigkeit der Menschenrechte auch ihre Unteilbarkeit und wechselseitige Abhängigkeit, um somit den Menschen in seiner Ganzheit zu erfassen, als gleichermaßen biologisches, politisches, kulturelles und ökonomisches Wesen. Das Recht auf Gesundheit (was nicht ein Recht auf „Gesundsein“ bedeutet) ist eines der Menschenrechte.

Gesundheit als ‚inclusive right‘

Im Jahr 2000 wurde der 'General Comment No. 14' zum WSK-Pakt von der UN verabschiedet: In diesem Zusatz wurde Gesundheit als ein so genanntes 'inclusive right' interpretiert, was bedeutet:

> not only access to timely and appropriate health care but also to the underlying determinants of health, such as access to safe and potable water and adequate sanitation, an adequate supply of safe food, nutrition and housing, healthy occupational and environmental conditions, and access to health-related education and information, including on sexual and reproductive health (...) participation of the population in all health-related decision-making at the community, national and international levels (General Comment No. 14, United Nations).

Diese sehr umfassende Definition ist zwar hilfreich für ein holistisches Verständnis von Gesundheit, birgt aber die Gefahr, dass die Begriffe „Gesundheit“ und „Gesundheitsversorgung“ zu breit angelegt sind, um noch praktikabel zu sein.

Gesundheit und wirtschaftliche Entwicklung

Sehr einflussreich war zudem der Bericht der Kommission für Volkswirtschaft und Gesundheit an die damalige WHO-Generaldirektorin Gro Harlem Brundtland (2001). In diesem Bericht wurde überzeugend dargelegt, dass Gesundheitsvorsorge und -betreuung als eine sehr sinnvolle Investition in die nationale Volkswirtschaft zu sehen ist. Gesundheit und wirtschaftliche Entwicklung bedingen sich gegenseitig: ein höheres Volkseinkommen erlaubt mehr Geld für Gesundheit bereit zu stellen und bessere Gesundheit ist eine zentrale Voraussetzung für wirtschaftliche Entwicklung.

Vor diesem Hintergrund sollen drei Felder skizziert werden, in denen unterschiedliche Positionen eine ethische Reflexion und Diskussion erfordern.

1.4.4.1 Klinische Forschung in Entwicklungsländern.

Forschungsstandards

Klinische Forschung am Patienten ist teuer. Es liegt daher nahe, einen Teil der Forschung in Entwicklungsländer zu verlegen, um günstiger an neue Erkenntnisse zu kommen. Problematisch kann es dann werden, wenn entweder die Standards für klinische Forschung, insbesondere Aufklärung, Zustimmung und Behandlung von Nebenwirkungen nicht eingehalten werden, oder wenn riskante Therapien sozusagen „ausprobiert“ werden, in der Annahme, eventuelle Todesfälle würden in Entwicklungsländern nicht so genau verfolgt.

(John le Carrés Buch „The constant gardener", dt., Der ewige Gärtner, dramatisiert diese Thematik.)

Zentrale Ethik-Prüfung

Hier sind bereits wichtige Fortschritte erzielt worden: klinische Studien müssen in vielen Fällen zentral angemeldet werden, um später publiziert werden zu können und viele Universitätskliniken in Industrieländern verlangen die Stellungnahme einer Ethikkommission, wenn ein Fakultätsmitglied Forschung am Menschen in einem anderen Land betreibt.

Public-Private-Partnerships

Eine ganz andere Schwierigkeit ergibt sich aus der viel zu geringen klinischen Forschung über Krankheiten, die praktisch nur in Entwicklungsländern vorkommen. So wird im Spätstadium der Schlafkrankheit immer noch ein Mittel (Melarsoprol) verwendet, das bereits vor über 50 Jahren entwickelt wurde und Arsen enthält, somit hoch toxisch ist. Ein seit 1990 erhältliches alternatives Präparat, Eflornithin, das besser verträglich ist, wurde 1995 von Markt genommen, da sich Produktion und Vertrieb für den Hersteller nicht rentierte – die Schlafkrankheit kommt praktisch nur in sehr armen Ländern Afrikas vor. Mittlerweile haben sich, wie im Fall der Tuberkulose, so genannte Public-Private-Partnerships gebildet, bei denen mit öffentlichen Geldern und Garantien die technische Kompetenz von privaten Forschungs- und Entwicklungseinrichtungen gekauft wird, um neue Medikamente zu entwickeln.

1.4.4.2 Medikamenten-Preise und Pharma-Politik.

Preispolitik und Entwicklungsländer

Um ihre Erträge zu optimieren und aufgrund gesetzlicher Vorgaben haben die Hersteller von Medikamenten eine hoch differenzierte Preispolitik entwickelt. Während diese in Westeuropa zumeist nur geringe gesundheitspolitische Auseinandersetzungen nach sich ziehen (zwischen den USA und Kanada gibt es über nationale Preispolitiken allerdings erheblichen Streit), kann die reine Profitorientierung für sehr arme Länder desaströs sein. Entweder werden Medikamente gar nicht in Länder geliefert, da der administrative Aufwand zu hoch ist, oder aber die Preise sind so hoch, dass sich die Mehrzahl der Bewohner dieses Medikament nicht leisten kann.

Patentaussetzung

Sehr bekannt geworden ist der Fall der Anti-HIV-Medikamente, wo es massive und hoch politische Auseinandersetzungen gab bis hin zu der Frage, ob einzelne Länder das international geltende Patentrecht außer Kraft setzen können, um selbst mit der Produktion von bestimmten Wirkstoffen zu beginnen, ohne Lizenzgebühren zu bezahlen. Das zentrale Argument gegen ein solches Aussetzen von Patenten ist die Befürchtung, dass damit individueller Forschergeist und hoch aufwändige Entwicklungsarbeit gebremst würden, da nicht mehr sicher gestellt sei, einen Gewinn auf die Investition zu erzielen.

1.4.4.3 Welthandel mit Gesundheits-Dienstleistungen

Chancen und Risiken

Dieser findet vor allem in zwei Formen statt: Behandlung von Patienten aus reichen Ländern in spezialisierten Kliniken in Entwicklungsländern und Abwerbung qualifizierter Ärzte und Krankenschwestern aus Entwicklungsländern in besser bezahlte Positionen in Industrieländern. Beide Handelsformen bieten Chancen und Risiken. Im Fall der Behandlung von Patienten können spezialisierte Kliniken dringend benötigtes Geld verdienen und so Spezialisten bezahlen, die dann auch Patienten des eigenen Landes behandeln. Jedoch kann bezweifelt werden, das ärmere Patienten diese Dienste je nutzen können, da zumeist direkte Zahlungen erwartet werden und die nationalen Versicherungssysteme die relativ hohen Kosten dann nicht übernehmen.

Brain-Drain

Im Fall der Abwerbung von Fachkräften ergeben sich natürlich individuelle Chancen für qualifizierte Menschen, deren Recht auf Freiheit nicht ohne weiteres eingeschränkt werden kann. Zumal sie Kenntnisse erwerben können, die bei einer eventuellen Rückkehr in ihr Heimatland gut einsetzbar sind. Andererseits kommt es zu einem massiven so genannten „Brain-drain": in einigen Kliniken auf den Philippinen machen bis zu einem Drittel der Ärzte eine Ausbildung zur/m Krankenschwester/pfleger, um nach Abschluss in den USA oder Kanada zu arbeiten. In England, wo traditionell eine hohe Zahl von Ärzten und Pflegenden aus ehemaligen Kolonien angeworben werden, wird dieses Thema sehr intensiv diskutiert und nach Lösungsmöglichkeiten gesucht.

Diese Beispiele sollen verdeutlichen, das auch Gesundheitsthemen in Entwicklungsländern von unmittelbarem Belang für deutsche Einrichtungen sein können: Forschungsabteilungen der pharmazeutischen Industrie, Marketing- und Vertriebsabteilungen von Pharma- und Medizingeräte-Produkten oder Personalverantwortliche in Kliniken und Pflegeeinrichtungen können mit diesen Themen konfrontiert werden. Zumal die Frage Gesundheit als Menschenrecht jenseits einer technischen Ebene jeden politischen Menschen beschäftigen sollte.

1.4.5 Ausblick und kommentierte weiterführende Literatur

Differenziertes Denken für komplexe Situationen

Viele Themen konnten in diesem Kapitel nur skizziert werden – es fehlen der Raum und auch die Kompetenz eines einzelnen Autors alle Aspekte im Detail und auch nur annähernd erschöpfend zu bearbeiten. Das Kapitel sollte primär dazu dienen, deutlich zu machen, dass klassisches ökonomisches Denken in Kategorien der Effizienz und der Nutzentheorie bei weitem nicht ausreicht, um die angesprochenen ethischen Probleme in der Gesundheitswirtschaft umfassend zu analysieren und eine adäquate Entscheidung zu treffen.

Problembewusstsein schaffen

Was kann der Leserin und dem Leser zum Schluss geraten werden? Zunächst einmal sind unten einige wichtige Bücher und Artikel genannt, die eine Vertiefung und weitere Reflektion des Stoffes ermöglichen. Ebenso wichtig wie individuelle Weiterbildung sind institutionelle Arrangements, um konkrete Hilfe zu leisten, aber auch um Problembewusstsein zu schaffen und eine Atmosphäre zu fördern, in der die Prinzipien und Werte einer Einrichtung oder eines Trägers umgesetzt werden können. Hier bieten sich z. B. klinisch-ethische Fallkonferenzen oder die Einrichtung einer klinischen Ethik-Kommission im Krankenhaus an. Auch wäre analog vorstellbar, dass Programme zur Förderung der Ausbildung von Spezialisten für Entwicklungsländer geschaffen werden oder ein Beitrag geleistet wird zur Entwicklung von „Orphan Drugs“ (Medikamente, die für kommerziell arbeitende Forschungseinrichtungen aufgrund eines fehlenden Marktes nicht interessant sind) für tropische Krankheiten.

Ethik und ökonomische Rationalität

Ethik in der Gesundheitswirtschaft verzichtet in den meisten Fällen auf Moralisierung bzw. moralische Appelle an Personen und Institutionen, da diese in der Regel mit ökonomischen Zwängen in Konflikt stehen. Stattdessen bietet es sich an, eine Ethik zu entwickeln, die auf ökonomischer Rationalität beruht und / oder die im (institutionell etablierten) Diskurs zu einer normativen Selbstreflexion anleitet oder sie im Konfliktfall auch korrigiert. Richtschnur für moralisches Handeln kann hier die Aussage von Gregory Bateson (Ökologie des Geistes, 1992, S. 603) sein: „Wer anderen Gutes tun will, muss es in winzigen Kleinigkeiten machen. Das allgemein Gute ist die Ausrede des Gauners, Heuchlers und Schmeichlers.“

Literatur

Bayertz, K. (2004):
Warum überhaupt moralisch sein? München: C. H. Beck. Eine gut zu lesende philosophisch-historische Untersuchung über die Funktion und den Sinn von Moral.

Beauchamp, T.L., Childress J.F. (2001, 5. Aufl.):
Principles of Biomedical Ethics. Oxford: Oxford University Press. Das klassische englischsprachige Lehrbuch zum Thema Ethik im medizinischen Alltag.

Birnbacher, D., Hoerster, N. (Hg.) (1976):
Texte zur Ethik. München: Deutscher Taschenbuch Verlag. (9. Aufl.). Eine exzellente Einführung in die allgemeine Ethik anhand ausgewählter Originaltexte, insbesondere das Vorwort und die Zwischeneinführungen sind sehr empfehlenswert.

Henke, K.-D., Hesse, M. (1999):
Gesundheitswesen. In: Korff, W. (Hg.). Handbuch der Wirtschaftsethik, Bd. 4, S. 249-89. Gütersloh: Gütersloher Verlagshaus. Eine klassisch ökonomisch orientierte, gute Übersicht über das deutsche Gesundheitswesen mit Verweisen auf Konflikte zwischen verschiedenen Zielebenen.

Kirsch, G. (2004, 5. Aufl.):
Neue politische Ökonomie. Stuttgart: UTB. Eine sehr schöne Einführung in die ökonomische Theorie der Politik, die viele Aspekte der ökonomischen Konsequenzen von Verhalten anspricht.

Koslowski, P. (1991, 2. Aufl.):
Prinzipien der Ethischen Ökonomie. Grundlegung der Wirtschaftsethik und der auf die Ökonomie bezogenen Ethik. Tübingen: Mohr Siebeck. Mittlerweile klassischer, viel gelobter Text zum Thema allgemeine Wirtschaftsethik.

Lohmann, K.R., Priddat, B.P. (Hg.) (1997):
Ökonomie und Moral. Beiträge zur Theorie ökonomischer Rationalität. München: Oldenbourg. Eine weitere sehr empfehlenswerte Einführung in die allgemeine Wirtschaftsethik.

Sass, H.-M. (Hg.) (1989):
Medizin und Ethik. Stuttgart: Reclam. Eine immer noch anregende philosophische Diskussion wichtiger Probleme der Ethik in ärztlichem und pflegerischem Alltag.

Singer, P. (Hg.) (1993):
A Companion to Ethics. Oxford: Blackwell Publishing. Sehr breit und international angelegte Darstellung der Ethik, ein großartiges Buch für jeden, der sich vertieft mit Ethik befassen möchte.

1.5 Normative Beschränkungen für unternehmerisches Handeln im Gesundheitswesen

Matthias Begemann, Hannover

> Unternehmen, die ihre Geschäftstätigkeit im Gesundheitswesen ausüben, sind in ihren unternehmerischen Entscheidungen nicht völlig frei, sondern unterliegen – wie alle im deutschen Wirtschaftsraum tätigen Unternehmen – einer ganzen Reihe von Handlungsbeschränkungen, die ihren Ursprung in der staatlichen Sicherstellung des Systems der sozialen Marktwirtschaft haben.

eingeschränkte Unternehmensfreiheit

Um dieses System abzusichern, existieren eine Reihe allgemeiner Wirtschaftsgesetze wie das Handelsgesetzbuch (HBG), das Gesetz gegen Wettbewerbsbeschränkungen (GWB) und das Gesetz gegen den unlauteren Wettbewerb (UWG), die für alle Wirtschaftsunternehmen gelten. Zusätzlich unterliegen im Gesundheitswesen tätige Unternehmen aber noch einer ganzen Reihe von besonderen normativen Einschränkungen, die ihren Grund in den spezifischen Bedingungen des Gesundheitswesens haben. Diese gesundheitsrechtsspezifischen Vorschriften sollen im Folgenden näher dargestellt werden, wobei die Abhandlung nur einen systematischen Überblick bieten soll und sich daher nur den besonders wichtigen Einschränkungen annimmt, wodurch im Detail kein Anspruch auf Vollständigkeit besteht. Zudem gehen die Ausführungen nur auf die schriftlich kodifizierten Regelungen, das sog. „positive Recht", ein. Weitere, hier nicht ausgeführte Einschränkungen erfährt das unternehmerische Handeln aber auch durch mehr oder weniger ungeschriebene Regeln, wie beispielsweise die ärztliche Berufsethik, die jedoch stark vom Empfinden des einzelnen Unternehmers abhängig sein kann.

1.5.1 Handlungsbeschränkungen aus unternehmerischer Sicht

Beschränkungen des unternehmerischen Handelns sind vielfältig und lassen sich nicht generell aufzeigen. Vielmehr existieren für jede im Gesundheitswesen tätige Unternehmensform eigene Beschränkungen, die mit der jeweiligen Unternehmenseigenart begründet sind. Allerdings stellen sie aus Sicht des Unternehmers in allen Gesundheitsbereichen die Fragen, welche Produkte er innerhalb des gesetzlichen Rahmens überhaupt anbieten kann, in welcher Weise er diese Produkte anschließend herstellen und finanzieren kann und wie er schließlich in zulässiger Weise auf seine Produkte hinweisen kann. Diese Fragen sollen später an Hand von ausgewählten Einzelbeispielen untersucht werden. Zunächst einmal ist es allerdings erforderlich, den generellen normativen Rahmen aufzuzeigen, in dem sich ein Unternehmer im Gesundheitsbereich bewegt.

1.5.2 Systematische Darstellung der Normen, die unternehmerisches Handeln einschränken können

Normenhierarchie

Ein Unternehmer, der im Gesundheitswesen tätig ist, unterliegt einer ganzen Anzahl von Normen, die seine Handlungsweise bestimmen und beschränken können. Diese lassen sich in verschiedener Weise systematisch einteilen.

Zunächst einmal lassen sich Vorschriften grundsätzlich in eine Art Normenhierarchie einordnen, bei der es höher- und niederrangige Gesetze gibt, wobei ein höherrangiges Gesetz einem niederrangigem in der Anwendung vorgeht. Als höchstrangiges Gesetz kann dabei das europäische Gemeinschaftsrecht angesehen werde. Ihm folgt das deutsche Bundesrecht. Innerhalb des deutschen Bundesrechts existiert ebenfalls eine hierarchische Reihenfolge, nämlich zuvorderst das Bundesverfassungsrecht, also das Grundgesetz, dann die förmlichen, vom Parlament beschlossenen Bundesgesetze, anschließend die Rechtsverordnungen der Bundesregierung und abschließend die Satzungen von Anstalten oder Körperschaften des Bundesrechts.

Dem Bundesrecht wiederum nachrangig ist das Landesrecht, also das Landesverfassungsrecht, die förmlichen, parlamentarischen Lan-

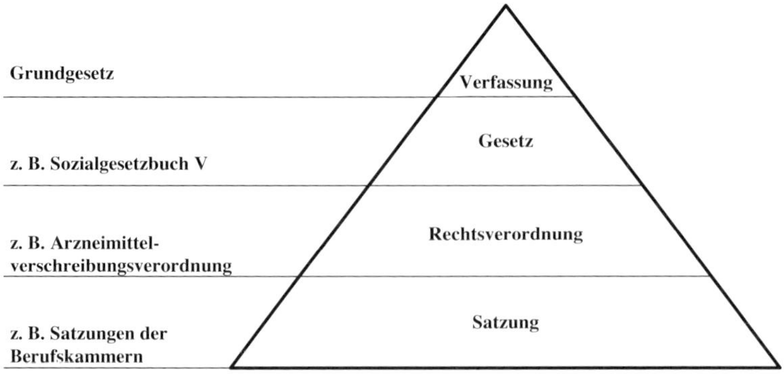

Abb. 1-9: Normenhirarchie

desgesetze, die Rechtsverordnungen der Landesregierung und schließlich die Satzungen von Anstalten oder Körperschaften des Landesrechts einschließlich der kommunalen Satzungen. Unterhalb dieser Vorschriften existieren zudem noch Verwaltungsvorschriften.

Diese Normenhierarchie bedeutet in der Rechtsanwendung, dass ein niederrangiges Gesetz nicht gegen ein höherrangiges Gesetz verstoßen darf, so dass beispielsweise die Satzung eines öffentlich-rechtlichen Berufsverbandes nicht einem förmlichen Gesetz, beispielsweise dem Sozialgesetzbuch, widersprechen darf. Im Zweifelsfalle geht der - oft allgemein gehaltene - Inhalt des vorrangigen Gesetztes den Spezialregelungen des nachrangigen Gesetzes vor.

verschiedene Rechtsgebiete

Neben der Einteilung der Rechtsnormen in eine Normenhierarchie ist es auch möglich, die Vorschriften zur systematischen Unterteilung einzelnen Rechtsgebieten zuzuordnen. In der Rechtswissenschaft ist es üblich, die drei großen Rechtsgebiete Öffentliches Recht, Zivilrecht und Strafrecht voneinander abzugrenzen. Innerhalb der einzelnen Rechtgebiete gilt dann allerdings wieder die zuvor beschrieben Hierarchie der Normen.

Zu dem großen Rechtsgebiet des Öffentlichen Rechtes zählen alle Rechtsnormen, die die Ausübung der staatlichen Ordnung, das sog. „hoheitliche Handeln“ durch die Staatsorgane regeln. Weil aber Staatsorgane auch „fiskalisch“ also privatrechtlich handeln können, wie beispielsweise beim schlichten Kauf von Arbeitsgerät durch eine Behörde, findet die Abgrenzung zwischen hoheitlichem und fiskalischem Handeln mit Hilfe der sog. „modifizierten Subjektstheorie“ statt. Diese besagt, dass öffentliches Recht immer dann gegeben ist, wenn die betroffene Gesetzesnorm ausschließlich einen Träger hoheitlicher Gewalt berechtigt oder verpflichtet. Rechtsnormen des öffentlichen Rechts sind insbesondere das Europarecht, das Verfassungsrecht und das Verwaltungsrecht. Für den Gesundheitsbereich besonders bedeutsam ist zudem das Sozialrecht, welches im Sozialgesetzbuch niedergelegt ist, das wiederum aus 12 Büchern besteht, von denen das fünfte („SGB V“) die Regelungen zur gesetzlichen Krankenversicherung enthält.

Das bedeutsame Rechtsgebiet des Zivilrechts regelt die rechtlichen Beziehungen einzelner gleichgestellter Rechtssubjekte untereinander. Handelnde Rechtssubjekte können sowohl natürliche Personen, also einzelne Menschen, als auch juristische Personen, wie beispielsweise (rechtsfähige) Wirtschaftsunternehmen, sein. Das Zivilrecht wird auch Privatrecht genannt. Gegenstand des Zivilrechtes ist in erster Linie das bürgerliche Recht, also alle Rechtsnormen die im Bürgerlichen Gesetzbuch (BGB) ihren Ursprung haben (Sachenrecht, Schuldrecht/Vertragsrecht, Familienrecht, Erbrecht). Hinzukommen eine Vielzahl weiterer Gesetze aus den unterschiedlichsten Bereichen, wobei das Wirtschaftsrecht, welches insbesondere im Handelsgesetzbuch (HGB) kodifiziert ist, eine herausgehobene Stellung für unternehmerisches Handeln einnimmt.

Als letztes Rechtsgebiet kommt noch das Strafrecht hinzu. Das Strafrecht stellt dogmatisch einen Unterbereich des öffentlichen Rechts dar, wird aber wegen seiner Besonderheiten üblicherweise getrennt von diesem behandelt. Das Strafrecht sieht für schuldhaft begangenes Unrecht staatliche Sanktionen vor, die durch die Strafgerichte in Form von Freiheits- oder Geldstrafen auszusprechen sind. Daneben gibt es noch eine Reihe von Nebenfolgen einer Verurteilung, wie beispielsweise die Einziehung eines zu Unrecht erlangten Gewinns. Diese Strafgesetzte sind im Wesentlichen im Strafgesetzbuch (StGB) kodifiziert, daneben gibt es aber in zahlreichen Gesetzen noch besondere Strafvorschriften, wobei für den unternehmerischen Bereich noch das Wirtschaftsstrafgesetz (WiStrG) und die Strafregelungen im Handelsgesetzbuch zu nennen sind.

1.5.3 Beschränkungen für ausgewählte Unternehmensformen im Einzelnen

Gesundheitsunternehmen

Nach der Darstellung des allgemeinen rechtlichen Rahmens, in dem sich alle Wirtschaftsunternehmen befinden, soll nun auf die speziellen rechtlichen Beschränkungen für im Gesundheitswesen tätige Unternehmen eingegangen werden. Dabei soll das Augenmerk beispielhaft auf den folgenden Unternehmensarten liegen:

- Krankenkassen
- Krankenhäuser
- Niedergelassene Ärzte
- Apotheken
- Pharmaunternehmen

Diese lassen sich in Träger (Krankenkassen) und Erbringer (Ärzte, Krankenhäuser, Apotheken, Pharmaunternehmen) von Gesundheitsleistungen einteilen.

1.5.3.1 Krankenkassen

intensive Regulierung

Der Bereich der Krankenkassen ist im Gebiet der Gesundheitsunternehmen der am stärksten regulierte Bereich. Dies ist damit begründet, dass sie im System des Sozialstaates als die zentralen Leistungsträger im Gesundheitssystem anerkannt sind, woraus zahlreiche Pflichten herrühren. Grundsätzlich lassen sich die Krankenkassen in Deutschland in gesetzliche Krankenkassen und in private Krankenkassen unterteilen. Da die gesetzlichen Rahmenbedingungen für beide sehr verschieden sind, sind sie im Folgenden auch getrennt voneinander zu betrachten.

Gesetzliche Krankenkassen

Teil des staatlichen Sozialsystems

Gesetzlichen Krankenkassen sind gem. § 4 Abs. 3 SGB V als Körperschaften des öffentlichen Rechtes Teil der mittelbaren Staatsverwaltung. Ihnen obliegt im staatlichen Gefüge der Vollzug der das Gesundheitswesen betreffenden Sozialgesetzgebung. Diese Einbindung in das staatliche Sozialsystem hat zur Folge, dass der rechtliche Rahmen der Tätigkeiten der gesetzlichen Krankenkassen aufs engste mit der jeweiligen Sozialgesetzgebung verbunden ist. Diese unterliegt aber einem stetigen Wandel, der teils politisch gewollt ist, teils der ökonomischen Situation im Gesundheitswesen geschuldet ist. Grundlegende Gesetzesänderungen im Bereich der gesetzlichen Krankenkassen gab es in den letzten 30 Jahren daher besonders häufig. Als Beispiele seien hier genannt:

- 1977 KVKG Krankenversicherungs-Kostendämpfungsgesetz
- 1982 KVEG Krankenversicherungs-Ergänzungsgesetz
- 1989 GRG Gesundheitsreformgesetz
- 1993 GSG Gesundheitsstrukturgesetz
- 1996 BeitrEntlG Beitragsentlastungsgesetz
- 1997 NOG 1. und. 2. GKV-Neuordnungsgesetz
- 1998 GKV-SolG GKV-Solidaritätsstärkungsgesetz
- 2000 GKV-GRG GKV-Gesundheitsreformgesetz
- 2002 FPG Fallpauschalengesetz
- 2003 GMG Gesundheitssystem-Modernisierungsgesetz
- 2007 GKV-WSG Gesetz zur Stärkung des Wettbewerbs in der gesetzlichen Krankenversicherung

Die Krankenkassen eines Bundeslandes unterhalten als weitere Körperschaft des öffentlichen Rechts nach §§ 275 ff. SGB V eine gemeinsam getragene Arbeitsgemeinschaft namens „Medizinischer Dienst der Krankenversicherung" (MDK), die die Aufgabe besitzt, die Krankenkassen bei bestimmten Leistungsverläufen zu beraten und bestimmte Leistungsfälle zu begutachten.

Sachleistungsprinzip

Die Zuordnung der gesetzlichen Krankenkassen in den Staatsaufbau führt dazu, dass sie bei Ihrem Produktangebot auch staatlichen Vorgaben folgen müssen. Bei der Auswahl der von ihr angebotenen Produkte hat eine gesetzliche Krankenkasse also keine Wahlmöglichkeit, vielmehr verlangt § 2 Abs. 2 SGB V, dass die gesetzlichen Krankenkasse bis auf wenige Ausnahmen nur Sach- und Dienstleistungen anbietet (Sachleistungsprinzip). Diese Naturalleistung in Form von Heilbehandlungen und Arzneimitteln unterscheidet die gesetzliche Krankenkasse von den privaten Krankenkassen, die lediglich die Kosten für Gesundheitsbehandlungen (nachträglich) übernehmen.

Auch innerhalb des Sachleistungsprinzips ist die Krankenkasse nicht frei, welche Leistungen sie anbietet. Vielmehr sind Art und Umfang der Leistungen in den §§ 11 ff. SGB V genau detailliert, wobei stets um das richtige Verhältnis zwischen medizinischer Notwendigkeit und wirtschaftlicher Angemessenheit der Leistungen gerungen wird. Die §§ 22 ff. SGB V bilden im Anschluss daran einen regelrechten Leitungskatalog.

Bestimmung der Kassenleistungen

Die Bestimmung einzelner Leistungen obliegt nach §§ 91 ff. SGB V dem Gemeinsamen Bundesausschuss (G-BA), der das oberste Beschlussgremium der gemeinsamen Selbstverwaltung der Ärzte, Zahnärzte, Psychotherapeuten, Krankenhäuser und Krankenkassen ist (vgl. auch die Ausführungen von Klusen in Kap. 1.3).

Der Gemeinsame Bundesausschuss erarbeitet Richtlinien, die vom Bundesgesundheitsministerium mit Hilfe von Verordnungen umgesetzt werden. Nach § 34 Abs. 3 SGB V dürfen unwirtschaftliche Arzneimittel nicht durch die gesetzlichen Krankenkassen erstattet werden. Daher erstellt der Gemeinsame Bundesausschuss nach § 93 SGB V eine sog. „Negativliste" über die durch die zur Erstattung ausgeschlossenen Arzneimittel, die dann ebenfalls im Wege einer Verordnung des Bundesgesundheitsministeriums gemeinsam mit dem Bundeswirtschaftsministerium umgesetzt wird.

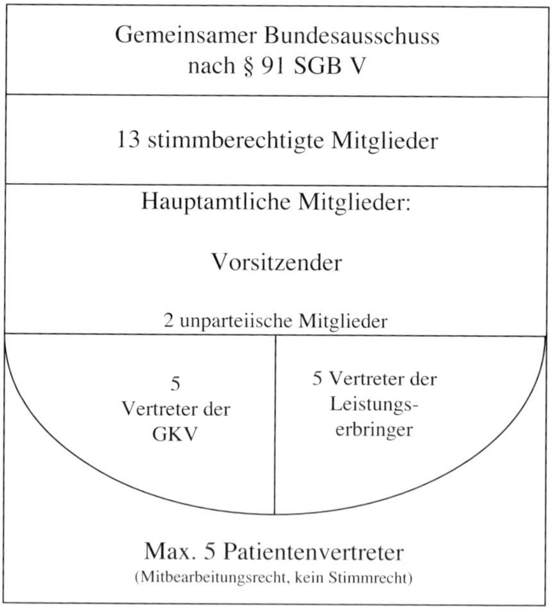

Abb. 1-10: Aufbau des Gemeinsamen Bundesausschusses

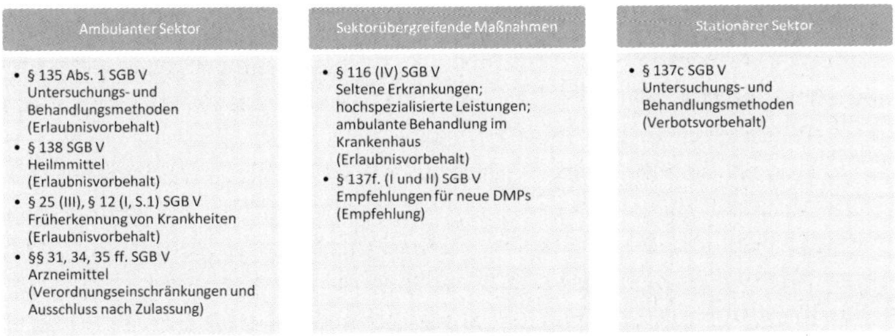

Abb. 1-11: Zuständigkeiten des G-BA

Um diese – streng reglementierten – Leistungen überhaupt anbieten zu können, bedarf eine gesetzliche Krankenkasse Einnahmen. Diese erhält sie gem. § 220 Abs.1 SGB V im Form von Beiträgen ihrer Mitglieder, für die in der Regel gem. § 5 SGB V eine Pflicht zur Mitgliedschaft besteht. Die Höhe der Beiträge kann eine gesetzliche Krankenkasse dabei nicht mit den Mitgliedern aushandeln, sondern sie sind kraft Gesetzes gem. § 220 Abs. 1 SGB V so zu bemessen, dass sie die zu erwartenden Ausgaben decken. Übersteigen die Einnahmen die Ausgaben, so sind die Beiträge gem. § 220 Abs. 4 SGB V wieder zu senken. Die Höhe der Beiträge der einzelnen Mitglieder hat sich dabei an deren Einkommen gem. § 223 SGB V zu orientieren. Zudem haben die gesetzlichen Krankenkassen gem. § 71 Abs. 1 SBG V den Grundsatz der Beitragsstabilität für die Versicherten zu wahren.

Risikostrukturausgleich

Die einzelnen Krankenkassen stehen in finanzieller Hinsicht nur bedingt zueinander im Wettbewerb: Da allen Krankenkassen gemeinsam der Vollzug der Gesundheitsleistungen des Sozialstaates übertragen worden ist, sind sie nach § 4 Abs. 3 SGB V zur engen Zusammenarbeit verpflichtet. Um diese Gemeinschaftsaufgabe zu gewährleisten, gibt es gem. § 266 SGB V einen bundesweiten Risikostrukturausgleich zwischen den Krankenkassen, der vom Bundesversicherungsamt im Wege eines Finanztransfers zwischen den Krankenkassen durchgeführt wird. Dies ist notwendig, weil die Krankenkassen aufgrund ihrer unterschiedlichen Mitgliederstruktur auch unterschiedlich finanziell leistungsfähig sind.

Aus dem sehr starren Wettbewerbsrahmen folgt, dass Werbemaßnahmen für gesetzliche Krankenkassen nur sehr bedingt sinnvoll und möglich sind. Zumindest aus dem Gebot der Zusammenarbeit der Krankenkassen aus § 4 Abs. 3 SGB V lässt sich ein Verbot unsachlicher Werbemaßnahmen herleiten.

Private Krankenkassen

Privatrechtliche Unternehmen

Auch die privaten Krankenversicherungen dienen der Absicherung von Krankheitsrisiken. Sie richten sich aber an die Bevölkerungsgruppen, die nicht verpflichtend Mitglied in der gesetzlichen Krankenkasse sind. Im Unterschied zu den gesetzlichen Krankenkassen sind private Krankenkassen privatrechtliche Unternehmensformen, die ihre Mitglieder nicht per Gesetz, sondern durch einzelne Vertragsschlüsse erwerben. Dies bedeutet, dass hinsichtlich der Ausgestaltung des Versicherungsverhältnisses nicht die Regelungen des SGB V einschlägig sind, sondern sich der Inhalt des Versicherungsverhältnisses allein nach dem Versicherungsvertrag richtet, der nach dem Äquivalenzprinzip erstellt wird, also die Prämienhöhe direkt vom Leistungsumfang und dem persönlichen Risiko des Versicherten abhängig macht.

nur bedingt freie Vertragsgestaltung

Die Ausgestaltung des Vertrages ist nicht völlig frei, sondern unterliegt den Regeln des Versicherungsvertragsgesetzes (VVG), das zahlreiche Regelungen zum Schutze der Versicherungsnehmer enthält, die sich in den §§ 178 a ff. VVG auch im Speziellen auf die private Krankenversicherung beziehen. Zudem werden meist genormte allgemeine Versicherungsbedingungen verwendet, die aus den einheitlichen Musterbedingungen des Verbandes der privaten Krankenversicherung bestehen welche um die unternehmenseigenen Tarifbedingungen ergänzt werden. Nicht nur das zu Stande kommen eines Vertrages, auch dessen Beendigung unterliegt besonderen, vom allgemeinen Vertragsrecht abweichenden Regelungen insofern, als dass eine private Krankenkasse gem. § 178 i VVG nicht berechtigt ist, einen privaten Vollversicherungsvertrag ordentlich zu kündigen.

Anders als die gesetzlichen Krankenversicherungen, die als öffentlich rechtliche Körperschaften ja bereits teil des Staatsaufbaus sind, stehen die privaten Krankenversicherungen unter einer gesonderten Staatsaufsicht, die der Staat durch die Bundesanstalt für Finanzdienstleistungsaufsicht (BaFin) ausübt, die die privaten Versicherungen mit Hilfe des Versicherungsaufsichtsgesetzes (VAG) in rechtlicher und finanzieller Hinsicht kontrolliert.

Bei des Auswahl der angebotenen Produkte unterliegen die privaten Krankenversicherungen einer größeren Freiheit als die gesetzlichen Krankenkassen: Nach § 178 b VVG haftet ein Versicherer für die Aufwendungen für medizinisch notwendige Heilbehandlungen seines Versicherungsnehmers, allerdings nur im vereinbarten Umfang. Die Leistungen der privaten Krankenversicherung folgen also anders als die Leistungen der gesetzlichen Krankenversicherungen nicht dem Sachleistungsprinzip, sondern erfolgen in Form von Kostenerstattungen für vom Versicherungsnehmer geleistete krankheitsbedingte Ausgaben. Als Versicherungsumfang wird hauptsächlich die Krankenvollversicherung angeboten, die allerdings nur von Personen abgeschlossen werden darf, die nicht der Pflicht zur gesetzlichen Krankenversicherung unterliegen. Dies sind im Wesentlichen Selbständige, Beamte und Personen, deren Einkommen oberhalb der Versicherungspflichtgrenze für die gesetzliche Krankenversicherung liegt. Zudem können Zusatzversicherungen angeboten werden, die

Geld- statt Sachleistung

neben den Leistungen der gesetzlichen Krankenkassen eingreifen und auch für die Versicherten der gesetzlichen Krankenkassen offen stehen.

Vorschriften zur Kalkulation

Größere Freiheit besteht für private Krankenversicherer auch hinsichtlich der Finanzierung ihrer Produkte. Allerdings unterliegen sie bezüglich der Kalkulation der Versicherungsprämien sowie hinsichtlich der Höhe der Altersrückstellungen den versicherungsmathematischen Methoden der Kalkulationsverordnung (KalV) und der Überschussverordnung (ÜbschV). Die Versicherungsprämien der privaten Krankenkassen sind damit im Gegensatz zu denen der gesetzlichen Krankenkassen einkommensunabhängig.

1.5.3.2 Krankenhäuser

zentrale medizinische Einrichtungen

Die Krankenhäuser stellen im deutschen Gesundheitssystem die zentralen Einrichtungen dar, in denen die medizinische Versorgung mit stationären Gesundheitsdiensten geleistet wird. Diese wichtige Bedeutung schlägt sich auch auf die von einem Krankenhaus angebotenen Produkte dar. Zwar unterliegt die Behandlung eines Patienten in einem Krankenhaus grundsätzlich der zivilrechtlichen Vertragsgestaltung, jedoch ist bereits der Vertragsinhalt nicht frei aushandelbar, sondern es existieren von der deutschen Krankenhausgesellschaft (DKG) Allgemeine Vertragsbedingungen (AVB), die als Musterverträge zu Grunde gelegt werden und von einem „totalen Krankenhausvertrag" ausgehen, bei dem der Krankenhausträger für den Patienten alle erforderlichen Leistungen im Rahmen des Krankenhausaufenthalts erbringt.

Die Finanzierung der von einem Krankenhaus angebotenen Produkte ist besonders für den Bereich der gesetzlich Versicherten Patienten stark reglementiert, was durch das Hineinspielen des Sozialversicherungsrechtes in das private Vertragsverhältnis von Patient und Krankenhaus begründet ist. Grundlegende Bestimmungen finden sich dazu in den §§ 107 ff. SGB V, wo auch der Begriff „Krankenhaus" gesetzlich definiert ist.

Neben dem privatrechtlichen Dienstvertrag zwischen Patienten und Krankenhaus gem. § 611 BGB besteht ein öffentlich-rechtliches Versicherungsverhältnis zwischen Patienten und gesetzlichen Krankenkassen, wonach die Krankenkasse ihrem Versicherten medizinische Sachleistungen schuldet. Die Krankenkassen schließen wiederum nach §§ 108, 109 SGB V Versorgungsverträge mit den Krankenhäusern ab, so dass insgesamt ein Dreiecksverhältnis zwischen Krankenhaus, Krankenkasse und Patienten besteht. Innerhalb dieses Dreiecksverhältnisses besteht für die Krankenhäuser ein genereller sozialrechtlicher Versorgungsauftrag nach § 39 Abs. 1 SGB V, aus

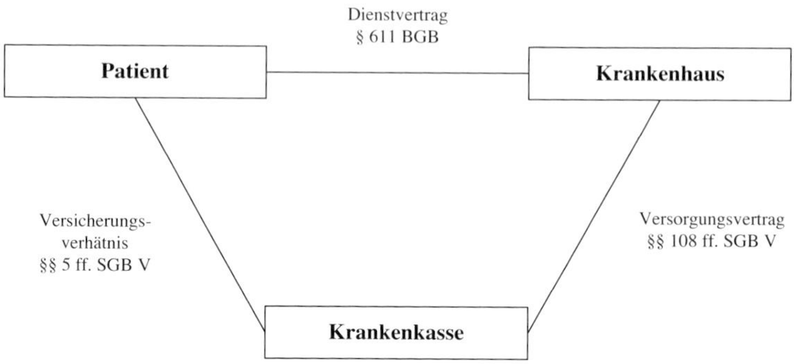

Abb. 1-12: Dreiecksverhältnis zwischen Patient, Kasse und Krankenhaus

dem sich auch eine Leistungspflicht der Krankenhäuser im Rahmen der Sozialversicherung ableiten lässt.

komplexe Finanzierung

Begründet durch den staatlichen Versorgungsauftrag erfolgt die Finanzierung eines Krankenhauses auf Grundlage eines dualen Systems: Ein Teil der Kosten, im Wesentlichen in Form der Investitionskosten, übernimmt direkt der Staat, der den Krankenhäusern bestimmte Zuschüsse zuteilt. Den anderen Teil in Form der laufenden Betriebskosten erhalten die Krankenhäuser für die konkreten Behandlungen der Patienten von den gesetzlichen Krankenkassen. Innerhalb dieses komplexen Rechtsverhältnisses sind die Einnahmen, die ein Krankenhaus erzielen kann noch weiter durch das grundlegende Krankenhausfinanzierungsgesetz (KHG), das darauf aufbauende Krankenhausentgeltgesetz (KHEntG) und für einige Sondereinrichtungen, wie psychiatrische Krankenhäuser, die Bundespflegesatzverordnung (BPflV) eingeschränkt. Grundlegend dabei ist, dass ein Krankenhaus seine Leistungen nicht frei bestimmen kann, sondern einen öffentlichen-rechtlichen Versorgungsauftrag mittels Bescheid gem. § 8 Abs. 1 KHG erhält, sofern es im Rahmen des KHG vom Staat finanziell gefördert werden will.

Fallpauschalen-system

Die Vergütung der Krankenhäuser für die laufenden Betriebskosten, also für die konkreten medizinischen Behandlungsmaßnahmen erfolgt durch die Patienten, bzw. deren Krankenkassen nach einem Pflegesatzsystem, wobei Pflegesätze gem. § 2 Nr. 4 KHG die Entgelte der Benutzer oder ihrer Kostenträger für stationäre und teilstationäre Leistungen des Krankenhauses sind. Auch die Preise für die einzelnen Leistungen kann ein Krankenhaus nicht selber bestimmen, vielmehr werden die einzelnen Krankenhausleistungen auf Grund von diagnosebezogenen Fallpauschalen (Diagnosis Related Groups, DRGs), vergütet. Diese bezeichnen ein ökonomisch-medizinisches Klassifikationssystem, bei dem Patienten anhand der Diagnose und der durchgeführten Behandlung in Fallgruppen eingeteilt werden, die nach dem für die Behandlung erforderlichen ökonomischen Aufwand unterteilt und bewertet sind.

Das in Deutschland 2003 eingeführte DRG-System wird bis 2009 zu einem mehr oder minder flächendeckenden Fallpauschalensystem gem. § 17 b KHG weiterentwickelt und wird seither zur Vergütung der einzelnen Krankenhausfälle verwendet. In der bis 2009 andauernden Übergangsphase wird die krankenhausspezifische Vergütungshöhe über den noch bestehenden krankenhausindividuellen Basisfallwert schrittweise an einen landesweites bestehenden Landesbasisfallwert angeglichen. Allerdings ist die Erlöseinnahme eines Krankenhauses nach oben nicht alleine durch seine wirtschaftliche Leistungsfähigkeit, sondern auch durch eine Budgetierung nach § 11 KHEntgG zusätzlich begrenzt, die zum Ziel hat, die Beiträge in der gesetzlichen Krankenversicherung möglichst stabil zu halten. Jedes Krankenhaus bekommt daher höchstens soviel an Erlös ausgezahlt, wie für einen bestimmten Zeitraum zwischen Krankenhausträger und Sozialleistungsträger vereinbart wurde. Die Vereinbarung dieses Erlösbudgets beruht auf der Summe der DRG-Erlöse, den krankenhausindividuellen Basisfallwerten und Individuellen Entgelten für Mehr- und Mindererlösausgleiches dass das Budget letztendlich flexibel vereinbart werden kann.

Erlösbudget

1.5.3.3 Niedergelassene Ärzte

Der Beruf des Arztes unterliegt bekanntermaßen vielen rechtlichen Vorgaben, die im Wesentlichen dem besonders sensiblen Arbeitsgebiet des Arztes geschuldet sind: Er behandelt Kranke und schützt damit unmittelbar das menschliche Leben, welches nach Art. 2 Abs. 2 Grundgesetz ein zentrales Gut der Verfassung ist. Als grundlegendes Gesetzeswerk dient dazu die Bundesärzteordnung (BÄO), die in § 1 Abs. 1 als Maßstab für den Arztberuf festlegt, dass der Arzt der Gesundheit des einzelnen Menschen und des gesamtes Volkes dient und dass der Arztberuf kein Gewerbe, sondern ein freier Beruf ist.

herausgehobene Stellung des Arztes

Um ärztliche Leistungen anbieten zu können, muss zunächst einmal eine Berufsausübungserlaubnis, die Approbation, erlangt werden. Dazu muss ein Kandidat ein Studium der Medizin nachweisen, eine einjährige praktische Ausbildung ableisten, sowie die zweiteilige „ärztliche Prüfung“ erfolgreich bestehen. Detaillierte Einzelheiten finden sich dazu in der Approbationsordnung für Ärzte (ÄAppO), die vom Bundesministerium für Gesundheit erlassen wird.

Aber nicht nur der Zugang zum Arztberuf, sondern auch dessen Ausübung ist stark reglementiert, was großen Einfluss auf die wirtschaftliche Betätigungsfreiheit des Arztes hat. Die Regelungen, die allgemein für die Ausübung des Arztberufes gelten, beschreibt das Berufsrecht des Arztes, welches grundsätzlich für alle Ärzte gilt.

Berufskammern

Die Ausgestaltung des Arztberufs als freier Beruf hat zur Folge, dass der Staat nur die grundsätzlichen Angelegenheiten des Berufes zu regeln befugt ist. Die übrigen Vorschriften gibt sich die Ärzteschaft selber durch ihre Selbstverwaltungsorgane, die ärztlichen Berufskammern, die in den einzelnen Bundesländern bestehen und befugt sind, gesetzesgleiche Verordnungen (Satzungen) für ihre Mitglieder zu erlassen, wobei für jeden praktizierenden Arzt eine Pflicht zur Mitgliedschaft in der Landesärztekammer besteht (sog. Kammerzwang). Die Kammern unterliegen der staatlichen Rechtsaufsicht. Um einen bundeseinheitlichen Standart zu erreichen, hat der deutsche Ärztetag jedoch für zahlreiche Gebiete einheitliche Musterordnungen beschlossen, von denen die bekannteste die Musterberufsordnung für die deutschen Ärztinnen und Ärzte ist (MBO). Rechtswirkung entfalteten diese Musterordnungen allerdings nur, wenn sie durch die Kammerversammlungen der jeweiligen Landesärztekammern als Satzung beschlossen werden.

eigenes Berufsrecht

Im Einzelnen beinhaltet das ärztliche Berufsrecht unter anderem eine Pflicht zur ständigen Weiterbildung, die generell in § 4 MBO und im Detail in den Weiterbildungsordnungen (WBO) der Landesärztekammern geregelt ist. Zudem besteht gem. § 5 MBO die Pflicht, an den Maßnahmen der Ärztekammer zur Qualitätssicherung teilzunehmen. Ein Arzt darf gem. § 17 MBO maximal drei Niederlassungen (Praxissitze) betreiben, wobei selbst die Hinweisbeschilderung für die Praxisräume genauen Regelungen unterliegt. Zudem ist ein Arzt nach § 21 MBO verpflichtet, eine Haftpflichtversicherung abzuschließen. Die ärztliche Haftung für verursachte Schadensfälle unterliegt den allgemeinen zivilrechtlichen Regelungen und kann als vertragliche Haftung für Vertragspflichtverletzungen nach § 280 BGB oder wegen einer unerlaubten Handlung nach §§ 823 ff. BGB begründet sein. Auch die Höhe der Vergütung der einzelnen ärztlichen Leistung kann ein Arzt nicht selber festlegen, vielmehr bestimmt sie sich nach der Gebührenordnung für Ärzte (GOÄ), die gem. § 1 GOÄ für ärztliche Behandlungen anzuwenden ist und von der Ausnahmen nur in engen Grenzen zulässig sind. Als Vergütungen stehen dem Arzt Gebühren, Entschädigungen und Ersatz von Auslagen zu, wobei die Gebühren für einzelne Leistungen detailliert in der GOÄ aufgeführt sind.

Zudem ist der Arzt nicht frei, die von ihm angebotenen Leistungen willkürlich zu bewerben. Vielmehr unterliegt die Anpreisung von ärztlichen Leistungen § 27 MBO, der berufswidrige Werbung den Ärzten untersagt, wobei berufswidrig insbesondere eine anpreisende, irreführende oder vergleichende Werbung ist. Die Grenzen der Berufswidrigkeit müssen dabei jeweils im Zusammenhang des Einzelfalles beurteilt werden, zusammenfassend lässt sich aber hinsichtlich der Werbung ein Gebot zur Sachlichkeit feststellen.

Neben den allgemeinen Regelungen des ärztlichen Berufsrechtes, die für alle Ärzte gelten, gibt es spezielle Regelungen, die nur für sog. „Vertragsärzte" gelten, also solche Ärzte, die Patienten gesetzlicher Krankenkassen behandeln wollen. Die Regelungen des Sozialstaates zielen darauf ab, jedem Bürger angemessenen Zugang zu medizinischer Versorgung zu gewähren, was mit Hilfe von öffentlich-rechtlichen Krankenkassen im Rahmen der Sozialversicherungen geschieht.

Vertragsärzte

Für den Bereich der Ärzte, die an diesem System teilhaben wollen, hat sich das Vertragsarztwesen entwickelt, ein Bereich, der stark reglementiert ist, was durch die Sozialgesetzgebung in SGB V begründet ist. Sie zwingt den Arzt, der als sog. „Vertragsarzt" Patienten von gesetzlichen Krankenkassen behandeln will, gem. § 95 SGB V Mitglied der „Kassenärztlichen Vereinigung", einer Körperschaft des öffentlichen Rechts, zu werden. Dazu muss er die Bedingungen der Zulassungsverordnung für Vertragsärzte (Ärzte-ZV) erfüllen, die unter anderem bestimmte Präsenz- und Residenzpflichten für niedergelassene Ärzte vorsehen.

Kassenärztliche Vereinigung

Grundlage für die wirtschaftliche Betätigung ist der Abschluss eines Behandlungsvertrages zwischen Arzt und Patienten, der sich als privatrechtlicher Dienstvertrag gem. § 611 BGB qualifizieren lässt, welcher den Arzt zur Leistung eines Dienstes und den Patienten zur Zahlung eines Entgeltes verpflichtet. Bei einem gesetzlich versicherten Patienten wandelt sich das Zweierverhältnis zwischen Arzt und Patienten allerdings zu einem Vierecksverhältnis: Zwar besteht zwischen Arzt und Patienten weiterhin ein privatrechtlicher Dienstvertrag, allerdings ist dieser durch öffentlich-rechtliche Verträge nach dem SGB V modifiziert. Die gesetzlichen Krankenkassen, in denen eine sozialversicherungspflichtige Person verpflichtend Mitglied ist, schuldet dieser die ärztliche Versorgung durch Sachleistung, d. h. durch konkrete medizinische Hilfe und nicht durch eine spätere

Vierecksverhältnis

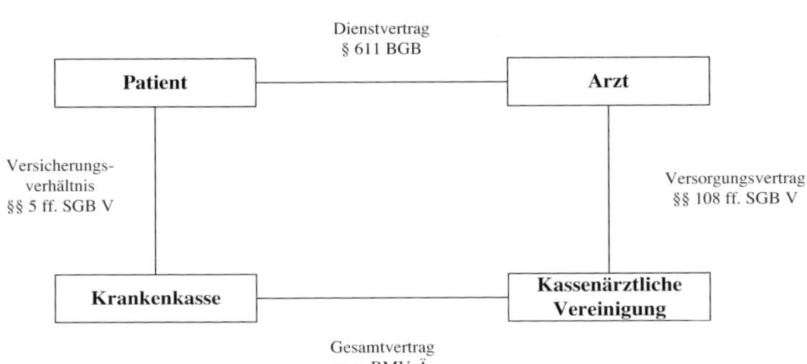

Abb. 1-13: Vierecksverhältnis im Gesundheitswesen

finanzielle Rückabwicklung. Die kassenärztliche Vereinigung schließt wiederum mit den Krankenkassen öffentlich-rechtliche Gesamtverträge nach § 85 SGB V, die auch die Gesamtvergütung für die in der Vereinigung organisierten Ärzte enthalten. Der bedeutsamste dieser Gesamtverträge ist der Bundesmantelvertrag-Ärzte (BMV-Ä).

Weitere Auswirkung der Teilnahme eines Arztes am Vertragsarztsystem ist, dass er die von ihm angebotenen Leistungen nicht frei auswählen kann, sondern nur solche Leistungen anbieten darf, die im vertragsärztlichen Leistungskatalog nach § 72 Abs. 2 SGB V aufgeführt sind.

Die Vergütung des Vertragsarztes ist auch stärker eingeschränkt, als die des Arztes, der nur den allgemeinen Regelungen des Berufsrechtes unterliegt. Grundlegenden Ausgestaltung erfährt die vertragsärztliche Vergütung in §§ 42 ff. BMV-Ä und den einheitlichen Bewertungsmaßstab für ärztliche Leistungen (EBM), der einen besonderen Bestandteil des BMV-Ä darstellt und in dem die abrechnungsfähigen Leistungen bestimmten Bewertungspunkten zugeordnet sind. Mit Hilfe dieser beiden Bewertungsgrundlagen wird nach § 85 Abs. 1 SGB V eine Gesamtvergütung ermittelt, die von den Krankenkassen an die jeweiligen kassenärztlichen Vereinigungen zu entrichten ist. Diese verteilen die Gelder gem. § 85 Abs. 1 u. 3 SGB V mit Hilfe des Honorarvermittlungsmaßstabes (HVM) an die einzelnen Vertragsärzte. Diese geben ihre Abrechnungen an die kassenärztlichen Vereinigungen weiter und erhalten ihrer Vergütung auf Grundlage eines Honorarbescheides. Das Gesamthonorar eines Arztes ist jedoch gem. § 87 b SGB V durch das arztbezogene Regelleistungsvolumen begrenzt, von dem nur in besonders begründeten Ausnahmefällen abgewichen werden darf.

1.5.3.4 *Apotheken*

Doppelstellung des Apothekers

Der Beruf des Apothekers beinhaltet eine gewisse Zwitterstellung, woraus sich auch besondere Probleme ergeben: Er ist Freiberufler und Gewerbetreibender zu gleich. Die Grundlegenden berufbezogenen Vorschriften finden sich im Apothekengesetz (ApoG). Ausführungen über die Einzelheiten eines Apothekenbetriebes finden sich in der Apothekenbetriebsordnung (ApoBetrO). Zudem sind die Apotheker als Freiberufler in öffentlich-rechtlichen Kammern organisiert, die als Satzungen eigene Berufsordnungen für Apotheker erlassen.

Der Zugang zum Beruf des Apothekers ist in der Bundesapothekerordnung (BApO) geregelt, die in § 2 Abs. 1 eine besondere Berufserlaubnis, die Approbation, vorsieht. Diese wird gem. § 4 Abs. 1 BApO nach einer fünfjährigen Ausbildungszeit und dem bestehen der pharmazeutischen Prüfung vergeben. Detaillierte Regeln über das Ausbildungsverfahren enthält die Approbationsordnung für Apotheker (AAppO) vergeben.

Auch der Betrieb einer Apotheke unterliegt strengen gesetzlichen Vorgaben: Zum Betrieb einer Apotheke ist gem. § 1 Abs. 2 ApoG eine behördliche Erlaubnis erforderlich. Zudem darf ein Apotheker maximal drei Filialapotheken betreiben. Der lange Zeit geltende Grundsatz, dass ein Apotheker seine Apotheke persönlich zu leiten hatte, ist damit stark eingeschränkt, denn in Filialapotheken kann der Betreiber einen anderen Apotheker zum verantwortlichen Filialleiter ernennen. Der Sitz der Filialapotheke muss allerdings gem. § 2 Abs. 4 ApoG innerhalb desselben Kreises oder derselben kreisfreien Stadt oder in einander benachbarten Kreisen oder kreisfreien Städten liegen, so dass der Apotheker bei der Ortswahl stark eingeschränkt ist. Zulässig ist es, eine Apotheke mit mehreren Apothekern gemeinsam zu führen. Allerdings sind sie dabei gem. § 8 ApoG auf die Rechtsformen der GbR und OHG beschränkt, was dazu führt, dass weiterhin alle Beteiligten persönlich mit ihrem Vermögen haften.

Monopol bei der Arzneimittelversorgung

Hinsichtlich der Versorgung der Bevölkerung mit Arzneimitteln besitzen die Apotheker ein gesetzlich festgeschriebenes Monopol und konkurrieren daher nur mit anderen Apothekern. Stark eingeschränkt wird die wirtschaftliche Handlungsfreiheit aber durch die strengen Regelungen der ApoBetrO beispielsweise zur Vorratshaltung und Medikamentenbeschaffung. Zudem ist die Preisgestaltung nicht dem Apotheker überlassen, sondern unterliegt den Vorschriften der Arzneimittelpreisverordnung (AMPreisV). Zudem sind Apotheker gem. § 130 SGB V verpflichtet, den gesetzlichen Krankenkassen bestimmte Rabatte auf verschreibungspflichtige Fertigarzneimittel einzuräumen.

eingeschränkter Arzneimittelvertrieb

Der Vertrieb der vom Apotheker angebotenen Produkte hat grundsätzlich in seiner Apotheke zu erfolgen. Auf Antrag und unter bestimmten Voraussetzungen kann ein Apotheker aber gem. § 11 a ApoG die Erlaubnis erhalten, apothekenpflichtige Mittel zu versenden. Bei der Auswahl der an den Patienten zu verkaufenden verschreibungspflichtigen Produkte ist der Apotheker ebenfalls stark eingeschränkt: Im Rahmen der Abrechnung mit den gesetzlichen Krankenkassen ist er gem. § 129 SGB V verpflichtet, von bestimmten Ausnahmen abgesehen, stets das preisgünstigste Medikament an den Kunden abzugeben.

Hinsichtlich der Werbung unterliegt der Apotheker den besonderen Werbebeschränkungen des Heilmittelwerbegesetztes (HWG), das die Werbung nur unter bestimmten Auflagen (u. a. Nennung der möglichen Nebenwirkungen) zulässt. Für verschreibungspflichtige Arzneimittel darf außerhalb von Fachkreisen überhaupt nicht geworben werden. Zusätzlich bestehen Beschränkungen nach den jeweiligen Landesberufsordnungen für Apotheker, die im Wesentlichen darauf abzielen, zu verhindern, dass die Werbung unsachlich ist und einen Medikamentenmissbrauch fördert.

1.5.3.5 Pharmaunternehmen

Die Tätigkeit eines Pharmaunternehmens, also eines Unternehmens, das Arzneimittel herstellt und vermarktet, unterliegt den grundlegenden Vorschriften des Arzneimittelgesetzes (AMG), das strenge Anforderungen an die Herstellung von Arzneimitteln richtet. Detaillierte Regeln zur Organisation eines pharmazeutischen Betriebs enthält überdies die Betriebsverordnung für pharmazeutische Unternehmen (PharmBetrV).

Unternehmer und sozialrechtlicher Leistungserbringer

Eine Besonderheit ist die Stellung des Pharmaunternehmers im System des gesetzlichen Gesundheitswesens: Zum einen ist er freier Unternehmer, zum anderen ist er aber auch Leitungserbringer im Sozialversicherungssystem nach § 130 a SGB V. Dies hat zur Folge, dass er sich den Regeln der Arzneimittelversorgung der gesetzlichen Krankenkassen unterwerfen muss, wenn er seine Produkte an gesetzlich krankenversicherte Personen vertreiben will. Dies bedeutet insbesondere, dass einzelne Produkte gar nicht im System der gesetzlichen Krankenkassen vertrieben werden können und dass für andere Produkte bestimmte Festbeträge gelten.

Im Vertrieb ihrer Produkte, soweit es sich um apothekenpflichtige Produkte handelt, sind die pharmazeutischen Unternehmen nicht frei, sondern die Abgabe ist gem. § 47 AMG im Wesentlichen nur an Apotheken und andere pharmazeutische Unternehmen zulässig. Hinsichtlich der Werbung unterliegen Pharmaunternehmen wie die Apotheken den Werbebeschränkungen des Heilmittelwerbegesetztes (HWG), so dass Werbung nur unter strengen Auflagen möglich ist.

Literatur

Deutsch, E. / Spickhoff, A. (2003).
Medizinrecht. Arztrecht, Arzneimittelrecht, Medizinprodukterecht und Transfusionsrecht. 4. Auflage. Berlin u. a.: Verlag Springer

Eichhorn, P. / Seelos, H.-J. / Schulenburg, J.-M. Graf v. d. (2000).
Krankenhausmanagement. München, Jena: Verlag Urban u. Fischer

Heberer, J. (2001).
Das ärztliche Berufs- und Standesrecht. Landsberg. Verlag Ecomed

Kruse, J. / Hänlein, A. (2007).
Gesetzliche Krankenversicherung, Lehr- und Praxiskommentar. 2. Auflage. Baden-Baden. Verlag Nomos

Laufs, A. / Uhlenbrock, W. / Genzel, H. (2002).
Handbuch des Arztrechts. 3. Auflage. München. Verlag C.H. Beck

Quaas, M. / Zuck, R. (2005).
Medizinrecht. München. Verlag C.H. Beck

Schnapp, F. / Wigge, P. (2006).
Handbuch des Vertragsarztrechts. 2. Auflage. München. Verlag C.H. Beck

Zuck, R. / Lenz, C. (2001).
Der Apotheker in seiner Apotheke. Stuttgart. Deutscher Apotheker Verlag

2 Unternehmen im Gesundheitswesen und ihr Lebenszyklus

J.-Matthias Graf von der Schulenburg, Hannover

Nachdem im ersten Kapitel die Grundlagen einer Betriebswirtschaftslehre des Gesundheitswesens gelegt wurden, konzentrieren wir uns nun auf die Unternehmen im Gesundheitswesen, ihre Gründung, ihre Ziele und ihre Entwicklung. Am Anfang eines Unternehmens stehen eine Idee, eine Fiktion, sowie die Gründung selbst. Der erste Abschnitt beschäftigt sich deshalb zunächst mit der Motivation, ein Unternehmen im Gesundheitssektor zu gründen. Diese sieht für Krankenkassen anders aus als für eine Arztpraxis, Apotheke, Krankenhaus oder ein Pharmaunternehmen. Auch hier zeigt sich die Vielfalt im Gesundheitswesen, welche einen Einfluss auf die bei der Gründung zu treffenden Entscheidungen hat.

Ohne Ziele ist ein zielgerichtetes Handeln nicht möglich, d. h. Management ohne Ziele ist undenkbar. Auch ist ein betriebswirtschaftliches Controlling (= Planung, Steuerung und Kontrolle) ohne Ziele nicht denkbar; ebenso wenig wie ein Unternehmensvergleich, d. h. ein Benchmarking. Da sich die Ziele von Unternehmen im Gesundheitswesen – nicht immer, aber häufig – stark von den Unternehmenszielen in anderen Branchen unterscheiden, wird dieser Aspekt im zweiten Abschnitt besonders untersucht und systematisiert.

Nach ihrer Gründung und der Zielbestimmung durchlaufen Unternehmen einen Lebenszyklus. Dabei gibt es bestimmte Muster, wie im menschlichen Leben. Aber jedes Unternehmen hat auch seine eigene Geschichte. Diese wird häufig bestimmt durch externe Schocks, Krisen, der Fähigkeit, Krisen zu bewältigen und einem Wandel des Umfeldes, in dem das Unternehmen tätig ist. Der dritte Abschnitt zeigt typische Muster auf und beleuchtet insbesondere die Unternehmensentwicklung im Lichte der Bewältigung von Unternehmenskrisen.

Es gibt keine Branche in unserer Volkswirtschaft, in der so viele Non-Profit-Unternehmen tätig sind, wie im Gesundheitswesen. Aber wie sehen die Planung, Steuerung und das Management von Unternehmen aus, wenn ihr Ziel nicht die Gewinnerzielung ist? Angesichts der Dominanz von Non-Profit-Unternehmen im Gesundheitswesen soll diesen ein eigener Abschnitt gewidmet werden. Dabei wird deutlich, dass die Anwendung herkömmliche Managementkonzepte auch für diese Unternehmen erfolgssichernd ist.

2.1 Unternehmensgründung

Anne Prenzler / Meik Friedrich, Hannover

Mehr Wettbewerb durch Liberalisierung der Unternehmensgründung

Seit einigen Jahren gibt es in Deutschland politische Anstrengungen, die Strukturen im Gesundheitswesen wettbewerbsfähiger zu gestalten. Dies drückt sich in einer Reihe von Gesetzesänderungen aus, die wiederum Auswirkungen auf die Anzahl und Art der Gründungen im Gesundheitswesen haben. So erleichtern u. a. das GKV-Modernisierungsgesetz und das Vertragsarztrechtsänderungsgesetzes (VÄndG) die Errichtung von Berufsausübungsgemeinschaften und Medizinischen Versorgungszentren (MVZ), wodurch der ökonomische Handlungsspielraum der Akteure erweitert wird. Kooperations- und Konzentrationstendenzen im Gesundheitswesen werden damit sowohl rechtlich als auch ökonomisch forciert.

In diesem Abschnitt sollen daher allgemeine Motive und Voraussetzungen für eine Unternehmensgründung aufgezeigt sowie auf einige Rechtsformen im Gesundheitswesen eingegangen werden. Schließlich werden am Beispiel der Einzelpraxen und Berufsausübungsgemeinschaften sowie MVZ und Krankenhäuser einige Besonderheiten in Bezug auf die Gründung dargestellt.

2.1.1 Beweggründe und Voraussetzungen zur Unternehmensgründung

> Unter einer Gründung versteht man einen Prozess, der zur Existenz einer Unternehmung führt und alle Maßnahmen einbezieht, die relevant sind, um einen Geschäftsbetrieb aufzunehmen. Von einer Existenzgründung wird gesprochen, sobald eine Person aus einer abhängigen Beschäftigung in die Selbstständigkeit wechselt, unabhängig davon, ob Unternehmensstrukturen neu geschaffen werden müssen oder eine bestehende Unternehmung dazu gekauft wird.

Langfristige Planung sichert nachhaltigen Erfolg

Je besser sich Ärzte, Pharmazeuten oder andere Gruppen, die planen, sich im Gesundheitswesen einzeln oder im Verbund selbstständig zu machen, im vorhinein über das Gründungsumfeld sowie über verschiedene Gründungsmöglichkeiten in Bezug auf z. B. Standort und Rechtsform informieren, desto wahrscheinlicher ist deren langfristiger Erfolg. Für z. B. große Klinikgruppen, die die Übernahme eines staatlichen Krankenhauses in Betracht ziehen, ist vor allem die Lage des Krankenhauses und dem damit zusammenhängenden Patienten- und Spezialisierungspotential entscheidend.

Am Anfang stehen jedoch neben diesen schon sehr spezifischen Fragen zum Unternehmensgegenstand Motive und Voraussetzungen, welche die Person und Persönlichkeit des Unternehmensgründers betreffen. Dabei beziehen sich die folgenden Ausführungen vor allem auf Existenzgründer.

2.1.1.1 Motivation

Vielschichtige Beweggründe münden im Ziel der Unternehmensgründung

Hauptvoraussetzung für die Gründung einer Unternehmung ist die *Motivation* des Betreffenden, sich im Gesundheitswesen selbstständig zu machen. Ohne konkrete Motive gibt es keinen Anlass über die Gründung einer Praxis oder eines MVZ nachzudenken. Diese Beweggründe können jedoch vielfältiger Natur sein. Man unterscheidet beispielsweise zwischen so genannten Pull- und Pushfaktoren. Zu den Pullfaktoren gehören der Wunsch nach Unabhängigkeit und Selbstverwirklichung sowie das Anliegen, eigene Ideen umzusetzen und Marktchancen auszunutzen. Die Vorstellung „sein eigener Chef zu sein“ gilt als eines der bedeutendsten Faktoren.

Beweggründe zur Gründung einer Unternehmung können auch finanzieller Natur sein. Unter Umständen besteht die Möglichkeit, öffentliche Förderungen zu nutzen oder sich steuerlicher Vorteile zu bedienen. Auch die Aussicht auf ein besseres Gehalt oder ein höheres Ansehen im sozialen Umfeld kann motivationsfördernd wirken. Im Vergleich zu z. B. angestellten Ärzten im Krankenhaus können sich Ärzte in einer eigenen Praxis ihre Zeit besser einteilen und ggf. Nachtschichten vermeiden. Womöglich kann ein niedergelassener Arzt bzw. Ärztin Familie und Beruf besser vereinbaren, dadurch dass der Tagesablauf in einer Praxis geregelter ist und kein Wechsel zwischen Früh- und Spät- bzw. Wochen- und Wochenenddienst stattfindet.

Die Motivation, eine Praxis oder eine Apotheke zu gründen oder zu übernehmen, kann auch in der Familientradition liegen. Wenn bereits Eltern oder Großeltern jahrzehntelang eine Praxis oder Apotheke geführt haben, liegt es nahe, dass die Unternehmung an die nachfolgende Generation weitergegeben wird. Generell kann durch positive Beispiele aus der Verwandtschaft oder aus dem engeren sozialen Umfeld die Motivation zur Selbstständigkeit gesteigert werden.

Eine Gründung kann u. U. auch „unfreiwillig“ geschehen, indem man die Selbstständigkeit als einzigen Weg aus der Arbeitslosigkeit oder der Unzufriedenheit in Bezug auf den jetzigen Job sieht. Dann spricht man von so genannten Push-Faktoren der Selbstständigkeit.

2.1.1.2 *Persönliche, ökonomische und rechtliche Gründungsvoraussetzungen*

Neben der grundsätzlichen Motivation, eine Unternehmung im Gesundheitswesen zu gründen, existieren weitere Gründungsvoraussetzungen. In Abb. 2-1 werden einige Aspekte im Überblick dargestellt. Einige der dargestellten Voraussetzungen werden kurz erläutert:

Persönliche, ökonomische und rechtliche Voraussetzungen

Zu den *persönlichen Voraussetzungen* gehören z. B. neben den nötigen fachlichen Kenntnissen in Bezug auf das Beschäftigungsfeld und dem benötigten betriebswirtschaftlichen Knowhow auch Einstellungen im Hinblick auf die Risikobereitschaft. Im Vergleich zum Angestellten trägt der Selbstständige ein ständiges Einkommens- und Kapitalrisiko. Dieser muss häufig auch eine höhere Belastungsfähigkeit ausweisen. Umfragen zufolge arbeiten Selbstständige bis zu 50 % mehr als Angestellte und verzichten häufiger auf Urlaub. Auch sei es entscheidend, Gelegenheiten zu einer Gründung zum richtigen Zeit zu erkennen und wahrzunehmen.

Ökonomische Aspekte rücken durch eine Verschärfung des Wettbewerbs sowie steigenden Kostendruck im Gesundheitswesen zunehmend in den Mittelpunkt. Die Frage nach der Geschäftsidee ist dementsprechend nicht mehr so trivial wie sie noch vor einigen Jahren schien. Ein Arzt oder ein Apotheker, der plant sich niederzulassen, kann nicht mehr davon ausgehen, dass seine Praxis oder Apotheke ein „Selbstläufer" wird. Mit speziellen Individuellen Gesundheitsleistungen (IGeL) oder bestimmten Bonus- bzw. Kundenkarten werden Patienten bzw. Kunden angelockt.

Bei der Gründungsform kann es sich entweder um eine Neuerrichtung oder eine Unternehmensnachfolge (z. B. übernommene Praxis) handeln. Ein Unternehmen kann auch als ein Franchise-Unternehmen gegründet werden, wie dies z. B. bei Apotheken mög-

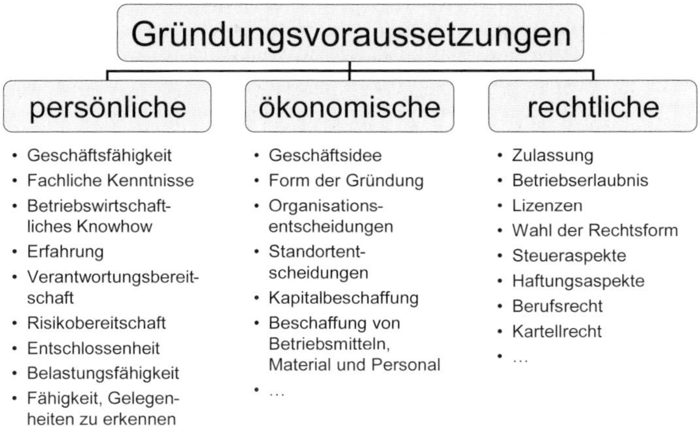

Abb. 2-1: Persönliche, ökonomische und rechtliche Gründungsvoraussetzungen

lich ist. Die Standortwahl stellt ebenfalls eine zentrale Entscheidung dar. Diese ist u. a. abhängig vom Kundenpotenzial, der Konkurrenzsituation, Beschaffungsmöglichkeiten und der Mietkosten und -dauer. Erweiterungsmöglichkeiten könnten u. U. für ein Krankenhaus oder ein MVZ von Interesse sein. Besonders für Klinikketten, welche Merger & Akquisition betreiben, stellen die genannten Standortfaktoren entscheidende Parameter für mögliche Übernahmen von Krankenhäusern dar. Apothekern oder Ärzten, die die Möglichkeit haben, eine Apotheke oder Praxis von einem z. B. wegen Ruhestand aus dem Beruf scheidenden Arzt oder Apotheker zu übernehmen, wird die Standortwahl und damit der Weg in die Selbstständigkeit erleichtert, da häufig bereits ein Kundenstamm existiert und aufgrund von ggf. vorhandenen Geräten bereits Anlagevermögen vorhanden ist. Öffentliche Förderungen seitens der Kassenärztlichen Vereinigung (KV), z. B. in unterversorgten ländlichen Gebieten der Bundesrepublik, müssen ebenso in die Standortentscheidung einbezogen werden. Für einen freiberuflichen Arzt spielen jedoch in Bezug auf die Standortwahl nicht nur finanzielle Aspekte eine Rolle, sondern auch die Attraktivität des Wohnumfeldes z. B. in Bezug auf kulturelle Angebote.

Komplexer Rechtsrahmen für Gründer

Zu den *rechtlichen Voraussetzungen* für die Gründung von Praxen, MVZ und Krankenhäuser gehören u. a. die Zulassung und die Betriebserlaubnis. Bei großen Klinikgruppen spielt zunehmend auch das Kartellrecht eine große Rolle. Beispielsweise wurde das Vorhaben der Rhön-Klinikum AG, die Kreiskrankenhäuser des Landkreises Rhön-Grabfeld, Kreiskrankenhaus Bad Neustadt/Saale sowie Kreiskrankenhaus Mellrichstadt sowie sämtliche Geschäftsteile der Städtischen Krankenhaus Eisenhüttenstadt GmbH zu erwerben, aufgrund einer möglichen Verstärkung der marktbeherrschenden Stellung vom Bundeskartellamt untersagt. Generell sind die zu beachtenden Gesetzesvorschriften im Gesundheitswesen vielfältig, da es neben dem allgemeinen Paragraphen im SGB V für jede Berufsgruppe noch eigene Berufsrechte und (Muster-)Berufsordnungen gibt, welche für die Zulassung und Betriebserlaubnis entscheidend sind. In diesen speziellen Gesetzestexten sind neben den persönlichen Voraussetzungen zur Gründung z. B. einer Praxis (Approbation) auch Hinweise zu den möglichen Rechtsformen aufgeführt. Von der Rechtsform sind viele Aspekte (z. B. Haftung) abhängig. Da die Wahl der Rechtsform ein wichtiger Bestandteil der Gründungsentscheidung ist, soll im folgenden Abschnitt ein Überblick über relevante Rechtsformen und wichtige Entscheidungsparameter gegeben werden.

Grundsätzlich sollte vor Beginn der Gründung ein ausführlicher Gründungsplan erstellt werden, welcher von der Gründungsidee bis hin zu einem konkreten Finanzierungsplan alle Aspekte der Gründung detailliert beinhalten sollte. Für weitere Ausführungen sei jedoch auf die umfangreiche Literatur zu diesem Thema hingewiesen.

2.1.2 Wahl der Rechtsform

Zusammenhang zwischen der Art des Geschäftsvorhabens und der Rechtsform

Abb. 2-2 gibt einen Überblick über einige gängige Rechtsformen in Deutschland. Die Rechtsformen werden auch häufig nach so genannten natürlichen Personen (z. B. Personengesellschaften) und juristischen Personen des öffentlichen (z. B. Körperschaften, Anstalten und Stiftungen des öffentlichen Rechts) und privaten Rechts (z. B. Kapitalgesellschaften) unterschieden.

Die Wahl der Rechtsform vollzieht sich vor dem Hintergrund einer Reihe von Entscheidungsparametern. Die Rechtsform eines Unternehmens bedingt u. a. die Haftungsverhältnisse der Gesellschafter, die Gewinnverteilung, die Geschäftsführung, die Kapitalbeschaffung (Fremd- und Eigenkapital), die Entwicklungsmöglichkeiten, die Komplexität des Gründungsverfahrens und Besteuerungsaspekte (vgl. dazu den Beitrag von Eidt in Kap. 1.1 ab S. 361). In diesem Abschnitt liegt der Schwerpunkt der Betrachtung auf der Geschäftsführung, den Haftungsverhältnissen und der Kapitalbeschaffung, welche anhand von einigen Rechtsformen verdeutlicht werden soll.

2.1.2.1 Öffentliche Rechtsformen

Der Staat bzw. Gebietskörperschaften als Spieler im Gesundheitswesen

Im Gesundheitswesen finden sich öffentlich-rechtliche Unternehmensformen heutzutage noch bei z. B. kommunalen Krankenhäusern oder gesetzlichen Krankenkassen, die beispielsweise in Form eines Eigen- oder Regiebetriebs bzw. als Anstalt des öffentlichen Rechts geführt werden können.

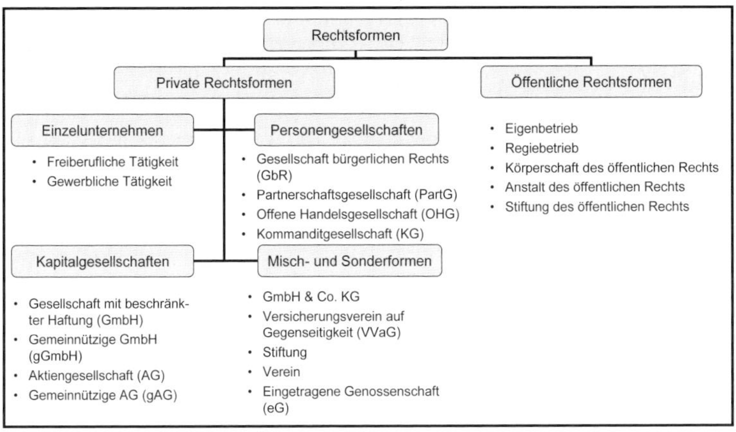

Abb. 2-2: Überblick über einige Rechtsformen

Geschäftsführung

Ein Eigenbetrieb ist als Teil der kommunalen Verwaltung zu verstehen und wird in den jeweiligen Kommunalgesetzen geregelt. Er sollte nur dann entstehen, wenn der angestrebte öffentliche Zweck nicht durch private Organisationen erfüllt werden kann. Eine eigene Rechtspersönlichkeit liegt nicht vor. Der Eigenbetrieb stellt vielmehr ein organisatorisch und finanzpolitisch ausgegliedertes Sondervermögen dar. Für das Tagesgeschäft wird der Eigenbetrieb durch die Betriebsleitung vertreten und geführt. Strategische und grundlegende Entscheidungen sind jedoch den Gemeindeorganen, z. B. den kommunalen Spitzenbeamten wie Bürgermeister oder Landrat bzw. den kommunalen Beschlussgremien wie Stadtrat oder Kreistag vorbehalten.

Ein Regiebetrieb beschreibt eine organisatorisch und finanzpolitisch in den öffentlichen Haushalt eingegliederte Organisationseinheit. Regiebetriebe sind Hilfsbetriebe der Gemeinde und unterliegen hinsichtlich der Geschäftsführung keinerlei Sonderregelungen.

Körperschaften- und Anstalten des öffentlichen Rechts werden durch einen bestellten Vorstand geleitet und vertreten. Hierbei kann es sich um eine Person oder ein Gremium handeln. Im Gegensatz zum Verwaltungsrat der Anstalt hat die Mitgliederversammlung der Körperschaft des öffentlichen Rechts die Möglichkeit, Einfluss auf die personelle Zusammensetzung des Vorstandes zu üben.

Haftung

Regie- und Eigenbetriebe besitzen keine eigene Rechtspersönlichkeit. Die Haftung bleibt damit nicht auf die Betriebe beschränkt, sondern erstreckt sich auf den Verwaltungsträger. Die Geschäftsführung kann nicht zur Haftung herangezogen werden.

Im Gegensatz zu den Regie- und Eigenbetrieben besitzen Körperschaften des öffentlichen Rechts immer und Anstalten des öffentlichen Rechts grundsätzlich eigene Rechtspersönlichkeiten. Sie werden daher als juristische Personen öffentlichen Rechts bezeichnet. Die Haftung beschränkt sich auf das Kapital der Anstalt. Subsidiär, also nachrangig, haftet aber auch immer noch der dahinter stehende Verwaltungsträger in dessen Namen die Anstalt hoheitliche Aufgaben wahrnimmt. Die Geschäftsleitung kann hingegen nicht zur Haftung herangezogen werden.

Kapitalbeschaffung

Die Möglichkeit der Kapitalbeschaffung richtet sich bei Regie- und Eigenbetrieben sowie Anstalten und Körperschaften des öffentlichen Rechts nach der Maßgabe der dahinter stehenden Verwaltungsträger. Die Träger sind die einzige Quelle von Eigenmitteln, die Ausgabe von Geschäftsanteilen an Personen außerhalb des öffentlichen Rechts ist ausgeschlossen. Die Trennung der Haushalte von Träger und Betrieb erfolgt unterschiedlich stark. Während im Regiebetrieb keine Trennung der beiden Haushalte zu erkennen ist, stellen sich Anstalten und Körperschaften des öffentlichen Rechts als separate, vom Träger getrennte, Haushalte dar. Bei der Beschaffung von Fremdkapital ist zu beachten, dass juristische Personen öffentlichen Rechts im Gegensatz zu Regie- und Eigenbetrieben die Möglichkeit haben, dieses aufzunehmen. Die subsidiäre Haftung des Staates kann jedoch dazuführen, dass Investoren auch dann noch bereit sind, Fremdkapital zur Verfügung zu stellen, wenn es durch die ökonomische Situation des Betriebes allein nicht mehr gerechtfertigt wäre.

2.1.2.2 Privatrechtlich

Privatrechtliche Unternehmensformen als Wettbewerbstreiber

Privatrechtliche Unternehmensformen spielen im Gesundheitswesen eine wichtige Rolle. Neben den Einzelunternehmen und Personengesellschaften, welche besonders relevant für Arztpraxen - einzeln oder im Verbund betrieben - sind, haben die Kapitalgesellschaften in der Vergangenheit an Bedeutung gewonnen. GmbHs stellen beispielsweise für Krankenhäuser eine Alternative zu öffentlichen Rechtsformen dar. Dabei zeichnen sich privatrechtliche Unternehmensformen im Gegensatz zu öffentlichen Rechtsformen grundsätzlich durch einen größeren Handlungsspielraum der agierenden Personen aus.

Geschäftsführung

Bei Einzelunternehmungen obliegt dem Unternehmer die alleinige Geschäftsführung. Bei allen Personengesellschaften gelten grundsätzlich die Ausführungen, die im Gesellschafter- bzw. Partnerschaftsvertrag vermerkt sind. Wenn es keine Bestimmungen dazu in den Verträgen gibt, dann gilt bei der GbR (auch BGB-Gesellschaft genannt), OHG und KG nach §§ 709 und 710 BGB bzw. § 144 HGB, dass alle Gesellschafter gleichberechtigt und verpflichtet sind. Bei einer GmbH müssen nach § 6 GmbHG ein oder mehrere natürliche Personen als Geschäftsführer ernannt werden, welche jedoch nicht zwingend Gesellschafter sein müssen. Hauptaufgabe der Geschäftsleitung ist es vor allem, die Gesellschaft nach außen zu vertreten. Eine AG wird von einem Vorstand geführt, welcher vom Aufsichtsrat bestimmt wird. Dieser überwacht auch Aktivitäten des Vorstandes. Der Aufsichtsrat wird wiederum von der Hauptversammlung gewählt.

Haftung

Grundsätzlich kann die aus dem Geschäftsbetrieb resultierende Haftung danach unterschieden werden, ob sie beschränkt oder unbeschränkt erfolgt. Im Falle einer beschränkten Haftung, wird die Haftungsmasse ex-ante bestimmt. Die Gesellschafter beteiligen sich mit einer definierten Summe am Unternehmen, d. h. sie zeichnen Geschäftsanteile. Bei Aufnahme des Geschäftsbetriebes wird der maximale Haftungsbetrag durch die Summe der Werte der gezeichneten Geschäftsanteile, also durch das anfängliche Eigenkapital des Unternehmens, beschrieben. Steigt das Eigenkapital im Laufe des Geschäftsbetriebes durch thesaurierte Gewinne, so erhöht sich automatisch die Haftungsmasse. Maßgeblich für die Haftung ist also jeweils das vorhandene Eigenkapital und nicht das ursprünglich gezeichnete Kapital.

Eine unbeschränkte Haftung ist dann vorhanden, wenn Gläubiger über das Gesellschaftsvermögen hinaus auch das Privatvermögen der Gesellschafter heranziehen können. Einzelunternehmen und Personengesellschaften zeichnen sich durch die unbeschränkte Haftung der agierenden Personen aus. Bei der PartG kann jedoch die Haftung aus der Tätigkeit beschränkt werden. Bei einer KG gibt es sowohl Vollhafter (Komplementäre) als auch Teilhafter (Kommanditisten). Komplementäre haften dementsprechend mit ihrem Privatvermögen und Einlagen, Kommanditisten lediglich mit ihrer Einlage.

Bei Kapitalgesellschaften beschränkt sich die Haftung hingegen auf das Firmenvermögen. Diese Gesellschaften bieten sich dementsprechend immer dann an, wenn die unternehmerische Aktivität von den handelnden Personen getrennt werden soll und der Geschäftsbetrieb eine kritische Größe überschreitet.

Kapitalbeschaffung

Ein weiterer entscheidender Aspekt bei der Wahl der Rechtsform ist die Möglichkeit der Kapitalbeschaffung. Dort sollte zwischen Fremd- und Eigenkapital unterschieden werden. Kapitalgesellschaften verfügen anfänglich durch die Ausgabe von Gesellschaftsanteilen über definiertes Eigenkapital. Bei einer GmbH beträgt das Stammkapital mindestens 25.000 Euro. Eine AG muss zu Beginn ein Grundkapital von mindestens 50.000 Euro aufweisen. Dieses kann sich im Zeitablauf durch die Berücksichtigung von Gewinnen, Verlusten, Nachschüssen der Gesellschafter oder den Verkauf neuer Geschäftsanteile verändern. Die AG bietet im Vergleich zur GmbH Vorteile bei der Eigenkapitalbeschaffung. Die Anteile einer AG (Aktien) sind liquider. Während die Übertragung von GmbH-Anteilen eine Änderung im Handelsregister und damit einen größeren Verwaltungsaufwand bedeutet, lassen sich Aktien leichter übertragen, u. U. sogar an der Börse handeln. Dieser Umstand wird von Anlegern geschätzt und ermöglicht einem größeren Interessentenkreis den Zugang zu den Geschäftsanteilen. In jedem Fall ist das Eigenkapital zu jedem Zeitpunkt bestimmbar und vom Privatvermögen der Gesellschafter getrennt. Anders ist dies bei Personengesellschaften: dort ist die Beschaffung von Eigenkapital an das Vermögen der Gesellschafter gebunden.

Die Beschaffung von Fremdkapital muss vor dem Hintergrund der Haftungsregelung betrachtet werden. Es ist davon auszugehen, dass Investoren dann bereit sind, Fremdkapital zur Verfügung zu stellen, wenn sie es dem Unternehmen zutrauen, in der Zukunft über genügend Eigenkapital zu verfügen, um eine Rückzahlung des gewährten Fremdkapitals zu gewährleisten. Die Kreditwürdigkeit einer Kapitalgesellschaft richtet sich also nach der Haftungsmasse. Diese ist per Definition auf das Eigenkapital beschränkt. Kapitalgesellschaften mit einer großen Eigenkapitalbasis haben demnach die Möglichkeit, mehr Fremdkapital zu beschaffen als solche mit einer geringen Eigenkapitalausstattung. Bei Personengesellschaften beschränkt sich die Haftung nicht auf das Gesellschaftsvermögen, deswegen ist die Maßgabe der Kreditwürdigkeit hier das Privatvermögen der Gesellschafter. Auch kleine Personengesellschaften können demnach relativ viel Fremdkapital erhalten, wenn die Gesellschafter über ein hohes Privatvermögen verfügen (vgl. zur Investitionstätigkeit den Artikel von Claes in Kap. 4.2 ab S. 303)

2.1.3 Ausgewählte Beispiele

Exemplarisch sollen anhand einiger Gründungsmöglichkeiten im Gesundheitswesen einzelne Besonderheiten dargestellt werden. Dabei soll im Folgenden kein Anspruch auf Vollständigkeit erhoben, sondern lediglich ein Einblick gegeben werden.

2.1.3.1 Einzelpraxis

Die Einzelpraxis als (noch) häufigste aber kleinste Organisationsform

Im Rahmen einer anonymen Umfrage unter Ärzten wurde u. a. nach deren Beweggründen gefragt, sich niederzulassen. Die Befragung unter Ärzten, die sich kürzlich niedergelassen haben oder dies in naher Zukunft planen, ergab, dass 90 % der Befragten als Grund für die Niederlassung die Möglichkeit, selbstständig bei freier Einteilung der Arbeitszeit arbeiten zu können, angaben. Drei Viertel der Ärzte erhofften sich eine Erweiterung des Handlungsspielraums sowie eine Arbeit ohne hierarchische Struktur. Als weitere positive Aspekte wurden die Möglichkeit einer verbesserten Arbeit mit Patienten sowie Realisierung familienverträglicher Arbeitszeiten genannt. Außerdem wurden der Wegfall von Schicht- und Bereitschaftsdiensten und eine leistungsgerechtere Entlohnung als Gründe angegeben. Mehrere rechtliche Bestimmungen müssen von den Ärzten, die planen sich niederzulassen, beachtet werden:

Alle approbierten Ärzte in Deutschland sind Pflichtmitglieder der Ärztekammern (siehe z. B. § 2 Abs. 1 Niedersächsisches Kammergesetz für die Heilberufe).

Die Approbation ist nach § 95a Abs. 1 SGB V auch die wichtigste Voraussetzung zur Aufnahme in das Arztregister, welches laut Gesetz von den KVen, die nach § 105 SGB V die Sicherstellung der vertragsärztlichen Versorgung zu gewährleisten haben, und Ärztekammern geführt wird. Die Eintragung in das Arztregister ist wiederum Voraussetzung für die Zulassung als Vertragsarzt (§ 95 Abs. 2 SGB V). Entscheidet sich der Arzt dazu, nur Privatpatienten zu behandeln, sind die Richtlinien der KV für ihn nicht relevant. Wenn er jedoch auch gesetzlich Versicherte behandeln möchte, ist er zur „Teilnahme an der vertragsärztlichen Versorgung im Umfang seines aus der Zulassung folgenden zeitlich vollen oder hälftigen Versorgungsauftrages berechtigt und verpflichtet" (Abs. 3). Beispielsweise ist der Arzt dann zur Teilnahme am allgemeinen oder fachärztlichen Notdienst verpflichtet.

Die Zulassung als Vertragsarzt ist außerdem abhängig von dem Vorhandensein von freien Kassenarztsitzen. Der Standort ist dementsprechend nicht frei wählbar. Abb. 2-3 zeigt die Niederlassungsmöglichkeiten nach Arztgruppen Anfang 2006.

Neben Gebieten mit Überversorgung gibt es vor allem in Ostdeutschland Regionen, wo ein erheblicher Mangel an z. B. Hausärzten besteht. Die KV hat sich nach § 105 SGB V dazu verpflichtet, die Zahlung von Sicherstellungszuschlägen an Vertragsärzte vorzunehmen, die sich in unterversorgten Gebieten niederlassen. Neuniederlassungen in überversorgten Gebieten sind nicht möglich. Jedoch ist eine Wiederbesetzung bestehender Arztpraxen möglich, indem ein ausscheidender Arzt in solchen gesperrten Gebieten seine Praxis direkt an einen Nachfolger übergibt.

Seit Anfang 2007 gilt das VÄndG, welches einige Regelungen zur

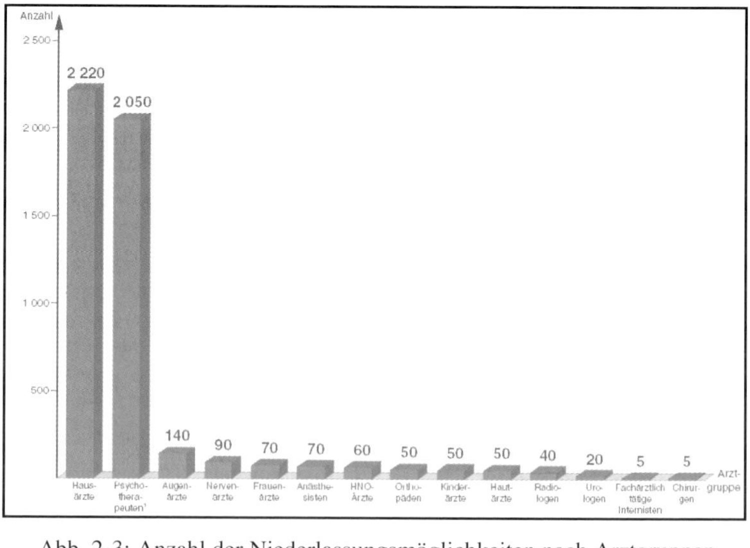

Abb. 2-3: Anzahl der Niederlassungsmöglichkeiten nach Arztgruppen Anfang 2006 in Deutschland (Quelle: KBV)

Liberalisierung der vertragsärztlichen Tätigkeit beinhaltet. Unter bestimmten Voraussetzungen haben Vertragsärzte demnach die Möglichkeit Ärzte, die in das Arztregister eingetragen sind, anzustellen oder Zweigpraxen (Filialen), die bei der zuständigen KV und ggf. bei der zuständigen Ärztekammer beantragt werden können, zu gründen. Einem Vertragsarzt ist neuerdings zudem gestattet, sowohl in seiner Vertragspraxis als auch im Krankenhaus tätig zu sein.

Ärzte sind grundsätzlich Freiberufler

Übt ein Arzt seinen Beruf im Rahmen einer Einzelpraxis aus, so wird dies als freiberufliche Tätigkeit bezeichnet, welches zugleich die Rechtsform der Praxis darstellt. Freie Berufe bezeichnen solche, bei denen eine besondere berufliche Qualifikation oder schöpferische Begabung zugrunde liegt und eine höhere Dienstleistung erbracht wird. Nach § 18 Abs. 1 EStG gehören zu der freiberuflichen Tätigkeit die selbständig ausgeübte wissenschaftliche, künstlerische, schriftstellerische, unterrichtende oder erzieherische Tätigkeit, die selbständige Berufstätigkeit der Ärzte, Zahnärzte, Tierärzte, Rechtsanwälte, Notare, Patentanwälte, Vermessungsingenieure, Ingenieure, Architekten, Handelschemiker, Wirtschaftsprüfer, Steuerberater, beratenden Volks- und Betriebswirte, vereidigten Buchprüfer, Steuerbevollmächtigten, Heilpraktiker, Dentisten, Krankengymnasten, Journalisten, Bildberichterstatter, Dolmetscher, Übersetzer, Lotsen und ähnlicher Berufe. Nicht zu dieser Kategorie gehören Land- und Forstwirte oder Vermögensverwalter. Freiberufler können ihren Status verlieren, in dem sie überwiegend gewerbliche Tätigkeiten erbringen. Beispielsweise sind Apotheker, die eine Apotheke betreiben, Unternehmer, die überwiegend gewerbliche Tätigkeiten ausführen. Von daher müssen sie sich in das Handelsregister eintragen und eine Gewerbeanmeldung vornehmen. Der Name der Apotheke erhält dadurch den Zusatz e. K. (Eingetragener Kaufmann bzw. Kauffrau).

Die Entwicklung der Einzelpraxen gegenüber den Berufsausübungsgemeinschaften hat in den letzten Jahren abgenommen. Während die Anzahl der Gemeinschaftspraxen 1997 bis 2006 von 14.208 Praxen um 38 % auf knapp 20.000 zugenommen hat, hat sich die Zahl der Einzelpraxen in den letzten zehn Jahren um knapp 7 % verringert (1997: 79.159; 2006: 73.962). Dies signalisiert den Trend hin zu Kooperationen im Gesundheitswesen. Einige betriebswirtschaftliche und rechtliche Gründe werden in der Folge erläutert.

2.1.3.2 Berufsausübungsgemeinschaften

Die Entstehung von Kooperationen im Gesundheitswesen wurden u. a. aufgrund des GKV-Modernisierungsgesetzes im Jahr 2004 sowie durch das VÄndG 2007 erleichtert. Demnach können sich Ärzte auch in Form von z. B. MVZ und Berufsausübungsgemeinschaften zusammenschließen.

Fachübergreifende Zusammenschlüsse

Grundsätzlich wird zwischen Betriebsgemeinschaften (z. B. Praxisgemeinschaft) und Berufsausübungsgemeinschaften (z. B. Gemeinschaftspraxis) unterschieden. Während Betriebsgemeinschaften lediglich zum Zwecke einer gemeinsamen Nutzung von Räumen, Mitarbeitern und Geräten gegründet werden, umfasst eine Berufsausübungsgemeinschaft – wie der Name verlautet – auch die eigentliche ärztliche Berufsausübung. Im Folgenden stehen die Berufsausübungsgemeinschaften im Fokus der Diskussion. Eine detaillierte Darstellung zu den Unterschieden zwischen Betriebs- und Berufsausübungsgemeinschaften sowie einiger Beispiele sind in Kapitel 5.2 (ab S. 415) zu finden.

Berufsausübungsgemeinschaften – ein Begriff, der im Rahmen des VÄndG eingeführt wurde – bieten Ärzten Möglichkeit, sich (über)örtlich und/oder fachgebietsübergreifend zusammenzuschließen. Diese können dabei zwischen Vertragsärzten, Vertragspsychotherapeuten und MVZ entstehen. Eine Gründung ist dabei sowohl mit einem Vertragsarztsitz zulässig (Örtliche Berufsausübungsgemeinschaft; entspricht dem bis Ende 2006 im Gesetz verwendeten Wort „Gemeinschaftspraxis"), die Kooperation kann sich jedoch auch auf mehrere Vertragssitze (Überörtliche Berufsausübungsgemeinschaft) erstrecken. Berufsausübungsgemeinschafen über die Grenzen einer KV hinaus (KV-übergreifend) sind ebenfalls zulässig. Zugelassene Leistungserbringer haben ebenso die Möglichkeit unter Beibehaltung ihrer unabhängigen Vertragssitze, sich zu einer Teil-Berufsausübungsgemeinschaft zusammenzuschließen und dies auf spezifische Behandlungsaufträge mit Erbringung bestimmter Leistungen zu beschränken. Generell müssen Berufsausübungsgemeinschaften vom Zulassungsausschuss genehmigt werden (§ 33 Abs. 3 Ärzte-ZV).

Die Bildung von Berufsausübungsgemeinschaften kann Vor- und Nachteile, die generell bei einer Teambildung auftreten, mit sich bringen. Wenn ein Arzt zusammen mit einem anderen Kollegen eine Praxis gründet, wird die Gestaltungs- und Entscheidungsfreiheit des Einzelnen eingeschränkt. Durch die Tatsache, dass die Ärzte in Berufsausübungsgemeinschaften wirtschaftlich von einander abhängen, können Konflikte entstehen. Dafür teilen sich die Akteure aber zugleich Belastung und Verantwortung. Zudem kann eine sinnvolle Arbeitsteilung mit der Möglichkeit der Spezialisierung (z. B. Allgemeinmediziner und Naturheilpraktiker) stattfinden. Außerdem wird als Vorteil genannt, dass in einer Berufsausübungsgemeinschaft mehr Freizeit für jeden Partner realisierbar sei als in einer Einzelpraxis. Auch die Vorteile des so genannten „Job-Sharing", wonach sich zwei Ärzte einen Arztsitz teilen können, sind bedeutsam. Konkrete betriebswirtschaftliche „Pushfaktoren" sind u. a. die Änderung der Einkommenssituation durch die Einführung von Praxisbudgets 1997, steigende Kosten des Praxisbetriebes, zunehmender Wettbewerb zwischen niedergelassenen Ärzten, wachsende Serviceorientierung und Steigerung der Organisationseffizienz.

Nach §§ 23 und 23a der Musterberufsordnung für Ärzte können Berufsausübungsgemeinschaften als juristische Personen, als GbR nach §§ 705 ff. BGB oder als PartG nach dem Gesetz über Partnerschaftsgesellschaften Angehöriger Freier Berufe (PartGG) gegründet werden. Voraussetzung für die Gründung einer PartG ist nach § 1 Abs. 1 PartGG die Ausübung einer freiberuflichen Tätigkeit nach § 18 Abs. 1 EStG; nur natürliche Personen sind als Gesellschafter zugelassen. Diese Rechtsform wurde eigens für diese Berufskategorie ins Leben gerufen, um Zusammenschlüsse mehrerer handelnder Personen z. B. zu ärztlichen Berufsausübungsgemeinschaften zu ermöglichen. Ihrem Wesen nach ist die PartG eine Sonderform des GbR, weist jedoch Ähnlichkeiten mit der OHG auf. PartG müssen in das beim zuständigen Amtsgericht geführten Partnerschaftsregister eingetragen werden. Ein Mindestkapital ist nicht erforderlich, die Partner haften unbeschränkt. Die Haftung erfolgt zunächst gesamtschuldnerisch (§ 8 Abs. 1 PartGG). Sie findet jedoch keine Anwendung, wenn einzelne Partner mit der Bearbeitung eines Auftrags befasst waren. In diesem Fall haften nur die beteiligten Partner (§ 8 Abs. 2 PartGG).

Die Haftung in der Partnerschaftsgesellschaft ist damit ideal für Berufsausübungsgemeinschaften zugeschnitten. Für Verpflichtungen, die aus dem gemeinsamen Betrieb der Praxis entstehen, z. B. Kredite für die Anschaffung der Praxisausstattung haften die Partner gesamtschuldnerisch. Für solche Ansprüche, die sich aus der Behandlung von Patienten ergeben, haftet dann jeder Partner individuell.

2.1.3.3 Medizinisches Versorgungszentrum (MVZ)

Eine weitere Form der Kooperation im Gesundheitswesen sind die Medizinischen Versorgungszentren (MVZ), welche im Zuge der GKV-Modernisierungsgesetzes im Jahr 2004 eingeführt worden sind. Nach § 95 Abs. 1 SGB V handelt es sich dabei um fachübergreifende ärztlich geleitete Einrichtungen, in denen Ärzte, die in das Arztregister eingetragen sind, als Angestellte oder Vertragsärzte tätig sind. In der Literatur werden MVZ auch häufig als eine Form der Berufsausübungsgemeinschaft dargestellt.

Das MVZ intensiviert den Wettbewerb

Als Gründer von MVZ kommen Leistungserbringer in Betracht, die auf Grund von Zulassung, Ermächtigung oder Vertrag an der medizinischen (also nicht nur der vertragsärztlichen) Versorgung der Versicherten teilnehmen. Dementsprechend können dies neben Vertragsärzten auch Krankenhausträger, Heil- und Hilfsmittelerbringer sowie Apotheken sein. Wohlfahrtsverbände und Krankenkassen sind generell nicht gründungsberechtigt, es sei denn, sie verfügen selbst über Eigeneinrichtungen (bei Krankenkassen z. B. gemäß § 140 SGB V). Ausgeschlossen sind jedoch Pharmaunternehmen, Großhändler und Rendite orientierte Anleger sowie rein privatärztlich tätige Ärzte und Heilpraktiker.

MVZ haben die Möglichkeit, sich an überörtlichen Berufsausübungsgemeinschaften zu beteiligen. Ärzte und Psychotherapeuten können nach den VÄndG gleichzeitig in einem MVZ und in Krankenhäusern angestellt sein. Zudem kann ein Arzt nach § 95 Abs. 1 SGB V auch als Vertragsarzt in einem medizinischen Versorgungszentrum tätig sein, ohne seine eigene Zulassung aufzugeben. Dadurch, dass die Zulassung des MVZ deckungsgleich ist mit derjenigen der dort tätigen Vertragsärzte, können sich medizinische Versorgungszentren auch in aufgrund von Überversorgung gesperrten Bezirken vertragsärztliche Zulassungen sichern und ihre Tätigkeit auch nach dem Ausscheiden einzelner Ärzte über entsprechende Nachbesetzungen fortführen.

Nach § 95 Abs. 1 SGB V können sich MVZ aller zulässigen Organisationsformen bedienen und als Personen- oder Kapitalgesellschaften gegründet werden. Ob jedoch die OHG und KG nach dem HGB als Rechtsform zulässig sind, ist umstritten, da diese Formen explizit für Gewerbetreibende vorgesehen sind und der Arztberuf nach § 1 Abs. 2 Bundesärzteordnung kein Gewerbe darstellt. In der Praxis werden MVZ am häufigsten in Form einer GbR, PartG oder GmbH gegründet. Eine GbR kann von mindestens zwei, auch juristischen, Personen gegründet werden. Eine notarielle Beurkundung oder einen Eintrag ins Handelsregister ist dabei nicht notwendig. Bei der Gründung einer GmbH nach dem GmbH-Gesetz sind höhere formale Ansprüche zu erfüllen. Ein Notar ist zu konsultieren, die neue Gesellschaft muss ins Handelsregister eingetragen werden und, wie bereits erwähnt, ein Stammkapital von 25.000 Euro aufgebracht werden. Die Haftung beschränkt sich bei dieser Rechtsform eigentlich auf das Betriebsvermögen. Für die Zulassung eines MVZ in der Rechtsform einer juristischen Person (z. B. einer GmbH) sieht das VÄndG seit Anfang 2007 jedoch zusätzlich vor, dass die Gesellschafter selbstschuldnerische Bürgschaftserklärungen für Forderungen der KV oder Krankenkassen gegen das MVZ aus seiner vertragsärztlichen Tätigkeit abgegeben müssen (§ 95 Abs. 2 SGB V).

Die MVZ, welche an die in der DDR existierenden Polikliniken erinnern, sind recht beliebte Gründungsformen; zum 30.06.2007 existierten in Deutschland bereits 809 MVZ mit insgesamt 3.263 tätigen Ärzten, davon arbeiten die meisten als Hausärzte und Internisten. 62,4 % der Träger sind Vertragsärzte. Krankenhäuser sind die zweithäufigsten Träger; diese gründen vor allem in den neuen Bundesländern MVZ. Die Vorteile der MVZ für die Leistungserbringer ähneln den Vorteilen der Berufsausübungsgemeinschaften: es besteht die Möglichkeit, Synergieeffekte auszunutzen und Leistungen kosteneffektiver anzubieten, z. B. durch die gemeinsame Anschaffung von medizinischen Geräten. Ärzte können sich gegenseitig vertreten und ihre Arbeitszeit flexibler gestalten. Für den Gesetzgeber war vor allem die Überwindung der sektoralen Grenzen ein Beweggrund für die Einführung von MVZ. Für Krankenhäuser ist die Motivation, ein MVZ zu errichten, dementsprechend auch durch die Tatsache begründet, dass sich die Kliniken einen Zugang zu der ambulanten Versorgung verschaffen und daher einen für sie neuen Markt erschließen können.

Im Rahmen des Krankenhaus-Barometers wurden im Jahr 2006 Krankenhäuser, die bereits ein MVZ gegründet haben oder dieses zukünftig planen, u. a. nach Gründungsschwierigkeiten befragt. 46 % der Häuser gaben an, dass die Zulassungssperren für bestimmte Fachgebiete in der Versorgungsregion des Krankenhauses, die der Gemeinsame Bundesausschuss in Richtlinien zur Bedarfsplanung im vertragsärztlichen Bereich beschließen kann, ein Problem darstellen. Die starken Widerstände der niedergelassenen Ärzte wurden am zweithäufigsten von den Krankenhäusern genannt, jedoch vor allem von Krankenhäusern, die ein MVZ in der Zukunft planen. Vermutlich befürchteten die niedergelassenen Ärzte in einen Wettbewerb mit den MVZ zu treten. Ein Viertel der Krankenhäuser gaben juristische Probleme als eine wesentliche Schwierigkeit an. Grund dafür kann die komplizierte Rechtsmaterie sein, die vom Arztrecht über das Gesellschafts- und Arbeitsrecht bis hin zum Steuerrecht reicht.

2.1.3.4 Krankenhaus

Nach § 108 Nr. 2 und 3 SGB V müssen Krankenhäuser, um zu Lasten der gesetzlichen und privaten Krankenversicherung stationäre Behandlungen vornehmen zu dürfen, in dem jeweiligen Krankenhausplan eines Landes aufgenommen sein oder einen Versorgungsvertrag mit den Landesverbänden der Krankenkassen haben.

Die Anzahl öffentlicher Krankenhäuser geht zurück

Die Aufnahme in den Krankenhausplan ist nach § 8 KHG außerdem Voraussetzung dafür, als Krankenhaus Investitionsförderungen durch das jeweilige Bundesland zu erhalten. Dabei gilt im deutschen Krankenhausrecht nach § 1 Abs. 2 KHG der Grundsatz der Trägervielfalt, wonach die wirtschaftliche Sicherung freigemeinnütziger und privater Krankenhäuser zu gewährleisten ist und demnach staatlichen oder kommunalen Krankenhäusern keinen Vorrang vor gemeinnützigen und privaten Krankenhäusern eingeräumt werden z. B. bzgl. der Aufnahme in den Krankenhausplan. Nach Angaben der Deutschen Krankenhausgesellschaft haben Krankenhäuser in privater Trägerschaft in den letzten Jahren stark zugenommen (Abb. 2-4), da die angespannte finanzielle Lage einiger kommunaler Krankenhäuser die Kommunen zwang, ihre Häuser an private Klinikketten zu

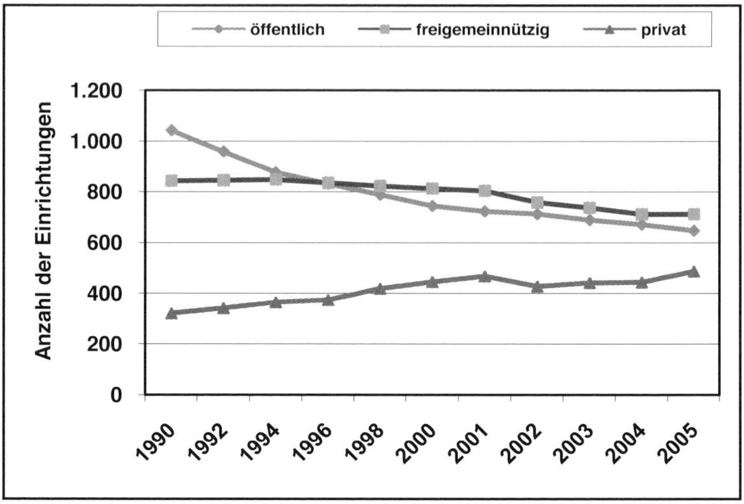

Abb. 2-4: Anzahl der öffentlichen, freigemeinnützigen und privaten Krankenhäuser in Deutschland

verkaufen oder ihre Klinik zumindest durch eine Wandlung der Rechtsform wirtschaftlicher zu gestalten.

Die Wahl der Rechtsform ist sehr entscheidend, da sie unmittelbare betriebswirtschaftliche Konsequenzen für das Krankenhaus hat. Im Rahmen des Krankenhausbarometers, welches im Frühjahr 2007 durchgeführt wurde, wurden 304 Krankenhäuser ab einer Größe von 50 Betten gebeten, ihre derzeitige Rechtsform anzugeben. Die Ergebnisse sind in Abb. 2-5 wiedergegeben:

An der Abbildung wird deutlich, dass zwischen 55 % und 70 % der Häuser einer jeweiligen Trägerschaft in Form einer GmbH bzw. gGmbH organisiert sind. Der Hauptunterschied zwischen einer GmbH und einer gGmbH liegt in der steuerlichen Vergünstigung, sobald das Unternehmen den Anforderungen des Gemeinnützigkeitsrechts entspricht. (Nach einem Beschluss des Oberlandesgerichts München im Jahr 2006 stellt die gGmbH jedoch keine zulässige Angabe der Gesellschaftsform dar.)

Ein Viertel der öffentlich organisierten Krankenhäuser sind Regie- bzw. Eigenbetriebe. Die AG bzw. gAG spielt im Krankenhauswesen noch eine vergleichsweise unterordnete Rolle. 17 % der Häuser gaben zudem an, dass sie seit dem 1.1.2004 bis zum Jahr 2009 mindestens einen Rechtsformwechsel durchgeführt haben oder planen, eine Änderung durchzuführen. Die gilt besonders für Eigen- und Regiebetriebe. Ein Rechtsformwechsel kann zwar nicht die alleinige Problemlösung darstellen, jedoch kann er in vielen Fällen die nötigen Voraussetzungen für die organisatorische Trennung der Trägerschaft und der Geschäftsführung schaffen und damit zu mehr Handlungsfähigkeit des Unternehmens beitragen.

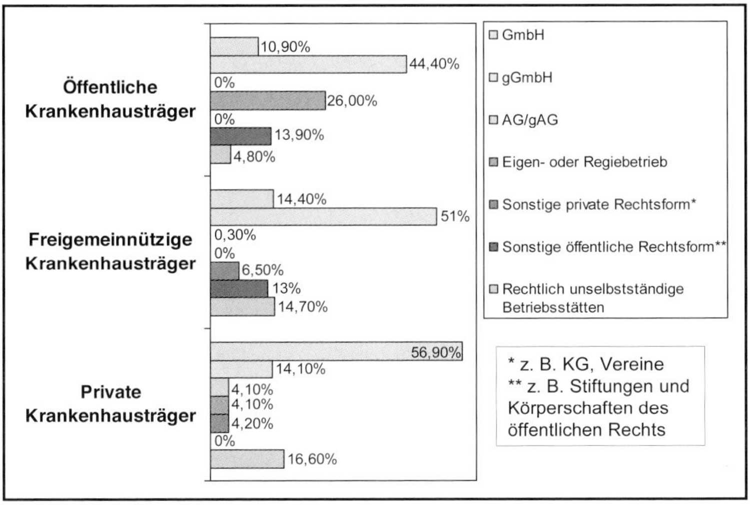

Abb. 2-5: Rechtsform nach Krankenhausträgern (2007)

Eine besondere Betrachtung der Rechtsformwahl benötigt die hochkomplexe Organisationsstruktur einer Universitätsklinik. Grundsätzlich sind sehr viele Rechtsformen für eine solche Einrichtung zulässig. Die Entwicklungen der letzten Jahre führten dazu, dass zahlreiche Universitätskliniken momentan in der Rechtsform einer selbstständigen Anstalt des öffentlichen Rechts geführt werden. Es handelt sich dabei um eine Einrichtung der öffentlichen Verwaltung, mit einem Bestand von sachlichen und persönlichen Mitteln, die nicht der staatlichen Fachaufsicht untersteht. Ausnahmen bilden z. B. die Universitätskliniken Hamburg-Eppendorf und die Berliner Charite Universitätsmedizin, die als Körperschaften des öffentlichen Rechts organisiert sind. Durch die körperschaftliche Organisation sind dabei das Klinikum und die Medizinische Fakultät (mitgliedschaftliche Organisation) als rechtliche Einheit zusammengefasst.

2.1.4 Fazit

Das Thema Gründungen im Gesundheitswesen nimmt im Hinblick auf die sich verändernden Rahmenbedingungen einen besonderen Stellenwert ein. Neben den wachsenden ökonomischen Anforderungen sind rechtliche Bestimmungen ausschlaggebend für den Erfolg der Gründung. An den Ausführungen wurde deutlich, dass der Gesetzgeber in den vergangenen Jahren neue Kooperationsmöglichkeiten für die Akteure im Gesundheitswesen geschaffen hat, mit dem Ziel, den Markt effizienter zu gestalten. Es bleibt abzuwarten, ob sich die Kooperations- und Konzentrationstendenzen im Gesundheitswesen in den nächsten Jahren fortsetzen und diese den erhofften Wettbewerb im Markt forcieren.

Literatur

Ackermann, D. (2006):
Erfolgsfaktoren für Existenzgründung und Existenzsicherung freiberuflich tätiger Ärzte. Baden-Baden: Nomos.

Dahm, F.-J./Möller, K.-H./Ratzel, R. (Hrsg) (2005):
Rechtshandbuch. Medizinische Versorgungszentren. Gründung, Gestaltung, Arbeitsteilung und Kooperation. Heidelberg, Berlin: Springer.

De, D.A. (2005):
Entrepreneurship. Gründung und Wachstum von kleinen und mittleren Unternehmen. München: Pearson Studium.

Gensch, K. (2007):
Veränderte Berufsentscheidungen junger Ärzte und mögliche Konsequenzen für das zukünftige ärztliche Versorgungsangebot. Ergebnisse einer anonymen Befragung. Gesundheitswesen, 69, 359-370.

Klandt, H. (1984):
Aktivität und Erfolg des Unternehmungsgründers. Eine empirische Analyse unter Einbeziehung des mikrosozialen Umfeldes. Bergisch-Galdbach: Verlag Josef Eul.

Klose, J./Rehbein, I./Uhlemann, T. (2007):
Ärzteatlas. Daten zur Versorgungsdichte von Vertragsärzten. Bonn: Wissenschaftliches Institut der AOK.

Malek, M./Ibach, P. K. (2004):
Entrepreneurship. Prinzipien, Ideen und Geschäftsmodelle zur Unternehmensgründung im Informationszeitalter. Heidelberg: dpunkt.verlag

Meyer-Lutterloh, K. (1999):
Praxiskooperationen und Praxisnetze - mit Kooperationen zum Erfolg. 2. Auflage. München: MD Verlag GmbH.

o.V. (2004):
Universitätsklinikum im Wandel. Reform der Universitätsklinika im bundesweiten Vergleich. Breitenbach, B. and Steudel, UKH-Report.

von Collrepp, F. (2004):
Handbuch Existenzgründung. 4. Auflage. Stuttgart: Schäffer-Poeschel Verlag.

Zwingel, B./Preißler, R. (2005):
Das medizinische Versorgungszentrum: rechtliche Rahmenbedingungen für Gründung und Betrieb. Köln: Deutscher Ärzte-Verl.

2.2 Unternehmensziele

Dagmar Ackermann, Krefeld

Historische Einordnung

Seit jeher sind Leistungserbringer in der Gesundheitswirtschaft Zielen verpflichtet, die die Bedürfnisse von Kranken und Pflegebedürftigen, aber auch gesamtgesellschaftliche Bedürfnisse widerspiegeln. Schon in den Ursprüngen der Krankenversorgung im Altertum und noch mehr im Mittelalter lassen sich in den Namen die Ziele verschiedener Einrichtungen erkennen: Infirmarium zur Pflege kranker Ordensangehöriger, Hospital als Pflegeeinrichtung, Leproserium und Pesthäuser mit dem Ziel der Absonderung und Quarantäne infektiöser Kranker. Daneben existierte bereits die Absonderung psychiatrisch Kranker, wobei hier die Isolation und der Schutz der Bevölkerung vor „Narren und Tollen" Motiv und Ziel zugleich waren (Meyer-Steineg/Sudhoff, 2006, S. 5 ff.).

WHO und Vereinte Nationen

Den Rahmen der Zielfindung bildet heute das allgemeine Verständnis von Gesundheit als Menschenrecht nach der Definition der WHO gemäß ihrer Verfassung von 1946:

> "Jeder hat das Recht auf einen Lebensstandard, der seine und seiner Familie Gesundheit und Wohl gewährleistet, einschließlich Nahrung, Kleidung, Wohnung, ärztliche Versorgung und notwendige soziale Leistungen (...)"

und die die Allgemeine Erklärung der Menschenrechte der Vereinten Nationen von 1948, in der im Artikel 25 definiert worden ist:

> „Gesundheit ist der Zustand des vollständigen körperlichen, geistigen und sozialen Wohlbefindens und nicht nur des Freiseins von Krankheit und Gebrechen."

1986 hat die WHO in der Charta der 1. Internationalen Konferenz zur Gesundheitsförderung in Ottawa diese Definition noch um folgende Voraussetzungen erweitert:

> „Grundlegende Bedingungen und konstituierende Momente von Gesundheit sind Frieden, angemessene Wohnbedingungen, Bildung, Ernährung, ein stabiles Öko-System, eine sorgfältige Verwendung vorhandener Naturressourcen, soziale Gerechtigkeit und Chancengleichheit. Jede Verbesserung des Gesundheitszustandes ist zwangsläufig fest an diese Grundvoraussetzungen gebunden." (World Health Organization, 2006, vgl. dazu auch WHO, Regionalbüro für Europa, 2007)

Nächstenliebe, Solidarprinzip, Sicherstellung

Unter Berücksichtigung des gesellschaftlichen Wandels und des medizinischen Fortschritts haben sich die einzelwirtschaftlichen Ziele geändert und weiter differenziert. Neben Caritas als Ziel der Realisierung christlicher Nächstenliebe im Hinblick auf Kranke und Pflegebedürftige sind auf der Grundlage des Solidaritätsprinzips in der Krankenversicherung gerade in den letzten Jahren verstärkt die Sicherstellung einer qualitativ hochwertigen Versorgung unter Berücksichtigung gegebener ökonomischer Rahmenbedingungen bei finanziellem Gleichgewicht in das Zentrum der Betrachtungen getreten.

An diesen gesamtgesellschaftlichen Maßstäben müssen sich alle weiteren Zielüberlegungen für die einzelwirtschaftlichen Akteure in der Gesundheitswirtschaft messen lassen.

2.2.1 Ziele als Grundlage des Managementprozesses

Ziele, Strategien, Instrumente

Auch wenn verschiedene Anbieter gemäß den Strukturen des Gesundheitssystems mit unterschiedlichen Aufgaben und Zuständigkeiten betraut sind, so üben Ziele für alle doch eine gemeinsame Funktion aus.

> Ziele sollen dazu dienen, das Handeln des Anbieters auf die Bedürfnisse des Nachfragers einerseits und auf die Erfordernisse des Unternehmens andererseits zu fokussieren, um ein optimales Verhältnis von Nutzen und Aufwand zu erreichen.

Dazu müssen Leistungserbringer planvoll handeln: es ist notwendig, angestrebte Handlungsergebnisse (Ziele) zu definieren, um geeignete Wege (Strategien) und Mittel (Instrumente) auszuwählen. Andersherum betrachtet sind die Ziele aber auch das Ergebnis aus einer Kom-

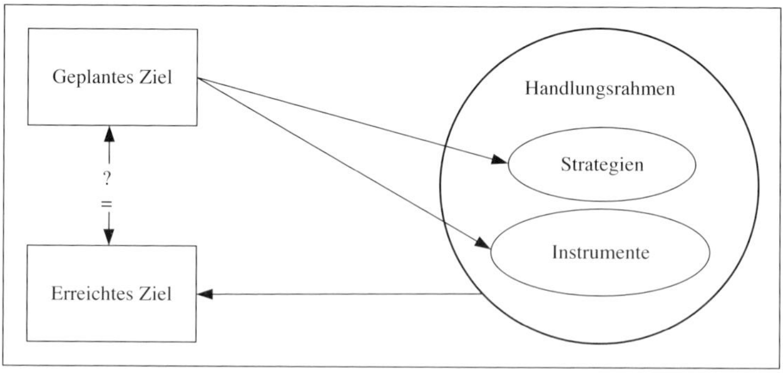

Abb. 2-6: Ziele als Handlungsgrundlage (Eigene Darstellung)

bination von gewählten Strategien und angewandten Instrumenten. Ziele sind unabdingbare Grundlage wirtschaftlichen Handelns. Anzustreben ist die Deckungsgleichheit zwischen geplanten und erreichten Zielen.

Die angestrebten Handlungsergebnisse leiten sich ab aus den Bedürfnissen der Nachfrager auf der einen Seite und aus den Erwartungen an den Unternehmenserfolg auf der anderen Seite.

Hierarchie der Bedürfnisse

Die Bedürfnisse der Nachfrager lassen sich in Anlehnung an die Bedürfnispyramide nach Maslow wie in Abb. 2-7 darstellen. Ausgehend von einer Akutversorgung bei Krankheit und Unfall, die als Grundbedürfnis an jeden Ort gewährleistet sein soll, differenzieren sich die Bedürfnisse über eine Zeit unabhängige Versorgung (z. B. Versorgung auch in der Nacht sowie an Sonn- und Feiertagen), eine Einkommens unabhängige Versorgung (z. B. Solidaritätsprinzip der gesetzlichen Krankenversicherungen) hin zu Information und Anerkennung (z. B. Patientenrechte und Informationspflichten des Arztes), Vorsorge (z. B. Früherkennung und Vermeidung von Erkrankungen) bis zur Selbstbestimmung (z. B. Patientenverfügung).

Bedürfnisbefriedigung als Basis

Diese Bedürfnisse und ihre Befriedung durch die Angebote der Leistungserbringer im Gesundheitswesen sind die Basis der Zielentwicklung für die anbietenden Organisationen. Nur wenn es ihnen gelingt, erfolgreich zur Bedürfnisbefriedigung der Nachfrager beizutragen, können ihrerseits auch organisations- und personenspezifische Bedürfnisse der Anbieter befriedigt werden. Dann wird das Leistungsangebot insgesamt als erfolgreich angesehen.

Die Erwartungen des Anbieters an den Erfolg seines Handelns ergeben sich aus dem Verständnis von Erfolg, das vom Anbieter als Maxime seines Handelns in den Vordergrund gestellt wird. Allge-

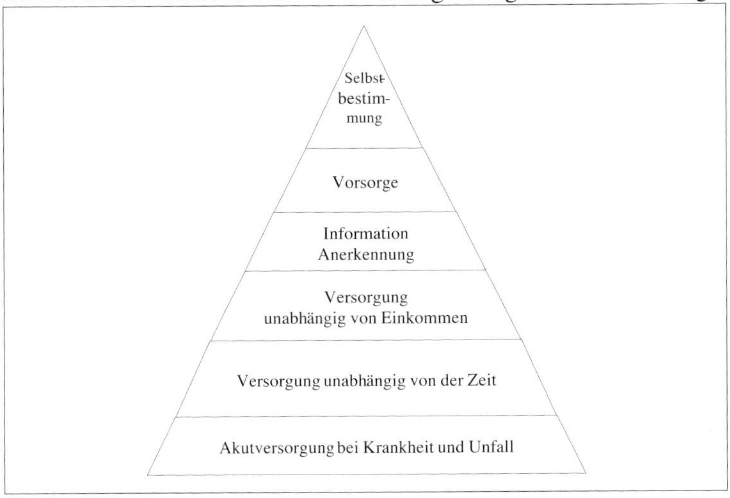

Abb. 2-7: Gesundheitsbedürfnisse (Eigene Darstellung)

mein versteht man unter Erfolg das positive Ergebnis einer Bemühung, das Eintreten einer erstrebten Wirkung. „Das Erfolgserlebnis hängt weniger von der absoluten Höhe der Leistung als von ihrer Übereinstimmung mit den gesetzten Erwartungen und von einer Bestätigung durch die Umwelt ab" (Brockhaus, 1988, S. 514; vgl. dazu auch Gruber, 2000, S. 30ff.). Damit sind die Wesensmerkmale des Erfolgsbegriffes umschrieben:

- Erfolg setzt ein aktives Handeln voraus.
- Erfolg bemisst sich an durch das Handeln angestrebten Zielen.
- Erfolg wird in Bezug auf Individuen und deren sozialen Kontext bewertet (Ackermann, 2006, S. 168).

Erfolgshierarchie

Ähnlich der Bedürfnispyramide kann der Erfolg dargestellt werden. Ausgehend von dem mit dem Handeln zu erwirtschaftenden Einkommen zur Existenzsicherung wird im Hinblick auf den Zeithorizont eines Geschäftsjahres ein Gewinn angestrebt, der über einen längeren Zeitraum zur Rücklagen- und Vermögensbildung führt. Eine gesicherte Unternehmensexistenz ermöglicht die Weiterentwicklung des Images und die Fortbildung hinsichtlich der Leistungsqualität. Sind auch diese Bedürfnisse im angestrebten Umfang befriedigt, treten Ziele der Zeitverwendung und der Zufriedenheit in den Vordergrund der Zielorientierung.

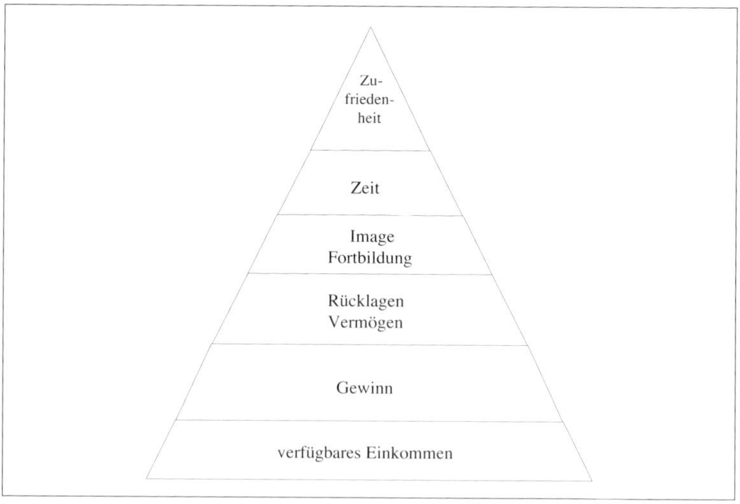

Abb. 2-8: Erfolgspyramide (Ackermann 2006, S. 169)

2.2.2 Zielarten und Zielinhalte

Die Vielschichtigkeit der Ziele in Organisationen der Gesundheitswirtschaft bedingt eine differenzierte Betrachtung von Zielarten und ihrer Inhalte. Sie lassen sich unterscheiden nach

Zielarten und Zielinhalte

- den zielgebenden Prinzipien in
  - ethische und humanitäre Ziele
  - medizinische Ziele
  - ökonomische Ziele
  - Macht- und Prestigeziele
- dem Versorgungsanlass
  - Ziele der Prävention
  - Ziele der Akutversorgung
  - Ziele der Rehabilitationsversorgung
  - Ziele der Pflegeversorgung
- den Sektoren ihrer Anwendung in
  - Ziele der stationären Versorgung
  - Ziele der ambulanten Versorgung
  - Ziele der Integrierten Versorgung
  - Ziele der Arznei- und Heilmittelversorgung
  - Ziele der Kranken- und Pflegeversicherungen
- den zielsetzenden Wirtschaftssubjekten in
  - Unternehmensziele
  - Individualziele
  - gesellschafts- und gesundheitspolitisch determinierte Ziele

Das *zielgebende Grundprinzip* der Gesundheitswirtschaft ist die Verpflichtung, bestimmten ethischen und humanitären, von der Allgemeinheit anerkannten Grundsätzen zu dienen. Am deutlichsten kommt dies im hippokratischen Eid zum Ausdruck, der heute in der Form des Arztgelöbnisses bei der Approbation abgelegt wird:

Hippokratischer Eid

> „Bei meiner Aufnahme in den ärztlichen Stand gelobe ich feierlich, mein Leben in den Dienst der Menschlichkeit zu stellen. Ich werde meinen Beruf mit Gewissenhaftigkeit und Würde ausüben. Die Erhaltung und Wiederherstellung der Gesundheit meiner Patienten soll oberstes Gebot meines Handelns sein. Ich werde alle mir anvertrauten Geheimnisse wahren. Ich werde mit allen meinen Kräften die Ehre und die edle Überlieferung des ärztlichen Berufes aufrechterhalten und bei der Ausübung meiner ärztlichen Pflichten keinen Unterschied machen, weder nach Religion, Rasse noch nach Parteizugehörigkeit oder sozialer Stellung..." (Ärztekammer Nordrhein, vgl. Steinmann 1996, S. 39 f.)

Grundhaltung und deren Folgen

Dieses Gelöbnis ist nicht nur Ausdruck der Grundhaltung im medizinischen Verhalten und Handeln der Ärzte und ihres Idealbildes in der Öffentlichkeit, sondern es hat auch die Einstellung zu den wirtschaftlichen Rahmenbedingungen ärztlichen Handelns geprägt. Im Extrem bedeutet dies:

- Ärztliche Leistungen sind für jedermann zu erbringen, unabhängig von seiner Zahlungsfähigkeit und ohne Ansehen der Kosten, die dadurch verursacht werden (vgl. dazu Ruebsam-Simon, 2000, S. A-1208).
- Ärztliche Leistungen sind sofort zu erbringen, ohne im Einzelnen über den Preis zu verhandeln.
- Ärztliche Leistungen haben einen hohen ideellen und individuellen Wert für den einzelnen Leistungsempfänger. Nichts ist zu teuer, um die Gesundheit zu erhalten bzw. wiederherzustellen.
- Ärztliches Handeln orientiert sich an Maßgrößen wie Menschlichkeit, Gewissenhaftigkeit, Würde und Ehre und am Leistungsergebnis für den Patienten. Maßgrößen des Wirtschaftens im weitesten Sinne sollten keine Rolle spielen (vgl. Ackermann, 2006, S. 28).

Medizinische Ziele

Medizinische Ziele orientieren sich weitgehend am Stand von Forschung und Wissenschaft. Dabei spielen Behandlungsleitlinien auf der Basis der Evidenz basierten Medizin die zentrale Rolle für die zu erreichenden Behandlungsziele. Maßnahmen und Vorgehensweisen, die sich nicht an die Vorgaben der wissenschaftlichen Fachgesellschaften orientieren, werden als fehlerhaft bewertet. Allerdings gibt es auch medizinische Ziele, die bewusst nicht auf die herrschende Meinung der Schulmedizin zurückgreifen. Deutlich wird dies immer dann, wenn einerseits neue Behandlungsmethoden entwickelt worden sind und ihre Wirksamkeit noch nicht sicher nachgewiesen ist oder wenn andererseits alternative und/oder naturheilkundliche Behandlungskonzepte Grundlage der Zieldefinition sind. Im Besonderen ist bei den medizinischen Zielen zu beachten, dass das Niveau der Zielerreichung mit wachsendem medizinischen Fortschritt immer weiter angehoben wird. Als Beispiel dafür sei die Diskussion um die Durchführung von Operationen in Abhängigkeit vom Lebensalter des Patienten genannt.

Ökonomische Ziele

Ökonomische Ziele unterscheiden sich auch in Organisationen der Gesundheitswirtschaft nicht von den ökonomischen Zielen anderer Branchen.

- Existenzsicherung bei finanziellem Gleichgewicht ist das Minimalziel für alle Organisationen, unabhängig davon, ob sie als Unternehmen oder als Non-Profit-Organisation agieren. Vermeiden von Überschuldung und Sicherung einer ausreichenden Liquidität sind die Ziele, die das Unternehmen vor der Insolvenz schützen.

- Aber auch bei letzteren werden Gewinnziele verfolgt. Dienen Gewinnziele bei Unternehmen dem erwerbswirtschaftlichen Prinzip, also dem Zweck der Erwirtschaftung eines auch unternehmensextern zu verwendenden Einkommens, so erlangen sie unter der Rahmenbedingung der dualen Finanzierung bei gleichzeitiger Finanzmittelknappheit der öffentlichen Haushalte in der stationären Krankenhausversorgung Bedeutung für die Bildung von Rücklagen zur Finanzierung von Investitionen.
- Im Zuge der Gesundheitsreformen haben Finanzziele eine stärkere Bedeutung erlangt. Nicht nur durch die Notwendigkeit zur Stärkung des Eigenkapitals durch Rücklagen, sondern auch durch das Abkommen Basel II der Geschäftsbanken zur Sicherung der von ihnen vergebenen Kredite werden Organisationen der Gesundheitswirtschaft zunehmend hinsichtlich ihrer Bonität und zukünftigen Ertragskraft beurteilt. In der Konsequenz werden zur Finanzstruktur genau so Ziele formuliert wie zur Sicherung der Liquidität.
- Ebenso haben Marktstellungsziele wie Patientenzahl und Marktanteil als Folge der Gesundheitsreformen der letzten Jahre verstärkt Beachtung gefunden. Die wachsende Konkurrenz der Anbieter um die knappen Budgets zur Finanzierung ihrer Betriebs- und Investitionskosten und die Differenzierung und Spezialisierung des Leistungsangebots haben dazu geführt, dass auch in der Gesundheitswirtschaft die Entwicklung eines Patient-Relationship-Management mit entsprechenden Zielen der Leistungsqualität, der Kommunikation und der Kundenbindung wesentlicher Bestandteil der Managementaufgabe ist.
- Hinzu kommt die wachsende Sorge um eine ausreichende Zahl qualifizierter Mitarbeiter in der Gesundheitswirtschaft bei gleichzeitig steigender Fallzahl und einer Leistungsverdichtung pro Mitarbeiter, zunehmender Unzufriedenheit mit Arbeitsbelastung und Vergütung und trotzdem steigenden Personalausgaben. (siehe auch Kühne, 2005, S. 72 f) Arbeitssicherheits- und Arbeitszufriedenheitsziele sind in einem zukunftsorientierten Management beim Angebot von Dienstleistungen in Organisationen der Gesundheitswirtschaft unverzichtbar.

Macht- und Prestigeziele

Es soll auch nicht vergessen werden, dass in Zeiten eines Strukturwandels des Gesundheitswesens Organisationen der Gesundheitswirtschaft Macht- und Prestigeziele formuliert werden. Einerseits geht es um die Gestaltung zukünftiger Angebotsstrukturen und damit implizit um die Beeinflussung der Verteilung knapper Finanzmittel. Andererseits müssen sich die Anbieter kollektiv und einzelwirtschaftlich mit einem Imagewandel auseinandersetzen. Glaubwürdigkeit und Vertrauenswürdigkeit sind Grundvoraussetzung für die Erstellung der ausgesprochen vertrauensempfindlichen Leistungen, wie sie gerade in der Gesundheitswirtschaft erstellt werden, die in den zurückliegenden Jahren jedoch durch zahlreiche weniger spektakuläre und einige herausragende Negativfälle nachhaltig beschädigt worden sind.

Differenzierte Angebotsmuster

Die Befriedigung der Gesundheitsbedürfnisse erfolgt in einem Prozess, der sich über den gesamten Lebenszyklus eines Menschen erstreckt, obgleich konkrete Anlässe der Versorgung nicht zwingend aufeinander folgen. Dementsprechend unterscheiden sich auch die Ziele der Organisationen, die ihr Leistungsangebot auf einen Versorgungsanlass ausrichten.

Prävention

Präventionsangebote richten sich an Menschen, die noch nicht erkrankt sind, die jedoch mit einer gewissen Wahrscheinlichkeit von einer negativen Gesundheitsentwicklung bedroht sind und diese vermeiden sollen. Dementsprechend verfolgen Anbieter Ziele wie Vertrauensbildung, Stärkung der Glaubwürdigkeit, Erhöhung des Bekanntheitsgrades und nicht zuletzt die medizinische Evaluation der angebotenen Leistungen.

Akutversorgung

Angebote der Akutversorgung kommen dann zum Tragen, wenn eine Erkrankung eingetreten ist und der Patient im Extrem in kürzester Zeit einer medizinischen Versorgung bedarf. Dementsprechend rücken Ziele der Versorgungsschnelligkeit und Versorgungssicherheit in den Vordergrund des Unternehmensgeschehens.

Reha

Die Rehabilitationsversorgung steht an der zunehmend problematischen Schnittstelle zwischen Akut- und Pflegeversorgung. Das Leitziel ist die Gestaltung des Übergangs zwischen einer akuten Erkrankung und der Zeit danach: entweder als Wiederherstellung des Gesundheitszustands vor der Erkrankung oder als Eingliederung in ein Leben mit der Erkrankung.

Allen diesen Versorgungsangeboten ist gemeinsam, dass ein Ende der Beziehung zwischen Anbieter und Nachfrager nach einem durch die Dauer der Behandlung definierten Zeitraum abzusehen ist. Die Kundenbeziehung ist für jeden einzelnen Behandlungsprozess auf eine begrenzte Zeit angelegt. Das Ziel der Kundenzufriedenheit kann dann bewirken, dass einerseits der Patient auch bei anderen Erkrankungen und/oder weiteren Gesundheitsfragen sich an diesen Anbieter wendet, dass er aber auch andererseits diesen Anbieter an andere weiterempfiehlt. Das Bewirken positiver Referenzen und die Entwicklung eines Images sind Ziele, die implizit mit jeder einzelnen Behandlung verbunden sind.

Pflege

Die Pflegeversorgung beinhaltet ein langfristig angelegtes Leistungsangebot, das insbesondere in der Altenpflege erst mit dem Tod des Pflegebedürftigen endet. Menschenwürde und Caritas (lat. Nächstenliebe) sind Ziele, die in den Vordergrund rücken.

Jedes der beschriebenen Versorgungsangebote muss den Rahmenbedingungen des Sektors genügen, in dem es angeboten wird. Aus diesen ergeben sich eigene Zielvorgaben, die den Handlungsrahmen bestimmen.

Stationäre Versorgung

Die stationäre Versorgung ist weitestgehend durch die Vergabe staatlich definierter Versorgungsaufträge bestimmt. Die Bundesländer planen den Umfang des vorzuhaltenden Versorgungsangebotes, um eine ausreichende und zweckmäßige Versorgung für die Bevölkerung unter Berücksichtigung der Morbiditäten sicherzustellen. Krankenhäuser, die in den Bedarfsplan aufgenommen sind, erhalten nach Gesetzeslage Investitionsmittel zur Aufrechterhaltung der benötigten Kapazitäten. Eine Untergrenze wird formuliert, die auf jeden Fall einzuhalten ist. Daraus ergibt sich das Ziel der Erfüllung des Versorgungsauftrages für den einzelnen Anbieter.

Ambulante Versorgung

In der ambulanten Versorgung gibt es zwar auch den Sicherstellungsauftrag für eine ausreichende ambulante Versorgung. Durch die große Zahl der Anbieter und die Rechtsform ihres Leistungsangebotes bedingt entsteht hier jedoch das Problem, dass die Richtwerte für den Umfang des Versorgungsangebotes nicht überschritten werden dürfen, wenn die Leistungen des Angebots zu Lasten der Gesetzlichen Krankenversicherungen erbracht werden sollen. Bei der Unternehmensgründung tritt somit neben das Ziel eines ausreichend großen Marktes noch das Ziel der Erlangung des Marktzugangs durch eine Zulassung. Ist dieses Ziel einmal erreicht, muss es im weiteren Verlauf der Existenzsicherung zwar nicht mehr beachtet werden. An seine Stelle treten jedoch Ziele des Marktzugangs für einzelne Leistungen. Bedingt durch die Modalitäten der Qualitätskontrolle und Abrechnung der ambulanten Versorgungsleistungen garantiert die Zulassung noch nicht, dass alle Leistungen zu Lasten der Gesetzlichen Krankenversicherung abgerechnet werden dürfen. So müssen Ziele der Qualitätsentwicklung und -sicherung genau so beachtet werden wie Mengenziele, die nicht überschritten werden dürfen, soll eine Vergütung erfolgen, ja sogar eine Regresszahlung vermieden werden.

Versorgung mit Arznei- und Hilfsmitteln

Die Arznei- und Heilmittelversorgung befriedigt zunächst einmal einen abgeleiteten Bedarf. Leistungen dieses Bereichs werden nur dann nachgefragt, wenn sie von anderen Leistungsanbietern verordnet worden sind. Daneben treten zunehmend Angebote, die sich direkt an die Patienten wenden. Auf dem Arzneimittelsektor spricht man von OTC-Medikamenten (Over The Counter). Patienten werden veranlasst, bei den Verordnenden diese Leistungen nachzufragen und eine entsprechende Verordnung zu bewirken, oder, soweit medizinisch zulässig, in eigener Verantwortung zu beschaffen. Bekanntmachung und Beratung, Qualitätsnachweis und Überzeugung der Verordnenden sowie des Patienten sind notwendige Ziele, um den Unternehmenserfolg zu sichern.

Ziele der Kostenträger

Erfüllen die bis jetzt beschriebenen Versorgungsbereiche Aufgaben der Patientenversorgung, muss das Ziel des Sektors der Kranken- und Pflegeversicherung die Bereitstellung der finanziellen Mittel zur Finanzierung des Leistungsangebots insgesamt sein. Gerade unter den Rahmenbedingungen des Gesundheitsfonds sind die Gewinnung von Mitgliedern, das Erkennen und Gestalten von Morbiditätsrisiken und damit die Entwicklung von marktfähigen Versicherungsleistungen wichtige Ziele, um das finanzielle Gleichgewicht zu erhalten und den gesundheitspolitischen Vorgaben Rechnung zu tragen.

Differenzierte Betrachtungen notwendig

Letztendlich ist zu beachten, dass auch die zielsetzenden Wirtschaftssubjekte einen wesentlichen Einfluss auf die Zielinhalte haben. Während bei privatwirtschaftlichen Unternehmen erwerbswirtschaftliche Ziele im Vordergrund stehen, dominiert bei öffentlich-rechtlichen Unternehmen und Not-Profit-Organisationen das Ziel der Kostendeckung. Wie Studien gezeigt haben, treten bei Individuen neben die Unternehmensziele auch persönliche Ziele wie Zufriedenheit und Selbstverwirklichung, die maßgeblich das Handeln beeinflussen. Sind alle die Ziele noch aus der Sicht einzelwirtschaftlicher Entscheidungen geprägt, so sind in der Gesundheitswirtschaft zusätzlich gesamtgesellschaftliche Ziele zu beachten. Versorgungssicherheit bei angemessener Qualität der Versorgung und gleichzeitiger Finanzierbarkeit sind damit die Ziele, die es zu erfüllen gilt.

2.2.3 Zielsysteme

Aus der Schilderung möglicher Ziele in der Gesundheitswirtschaft und ihrer Inhalte ist ersichtlich, dass eine Organisation nicht nur ein Ziel verfolgt.

> Jedes Handeln wird durch ein komplexes Zielsystem gesteuert, das organisationsindividuell geprägt ist und sich hierarchisch in Ober- und Unterziele gliedert. Dabei haben die unterordneten Ziele Mittelcharakter für übergeordnete Ziele: man spricht von der Zielpyramide.

Über allem steht das Leitbild der Unternehmung. Es beschreibt die Grundüberzeugungen und Werte (Basic Beliefs), die nicht in Frage zu stellen sind. Diese beinhalten Aussagen über das Grundverständnis und die angestrebte Unternehmenskultur und sind die Richtschnur, an der alles Handeln zu messen ist. Sie erfüllen die Funktion, aus einer Gruppe von Mitarbeitern eine Einheit zu bilden, die sich an gleichen Werten orientiert, im Zeitverlauf gemessen an den Werten

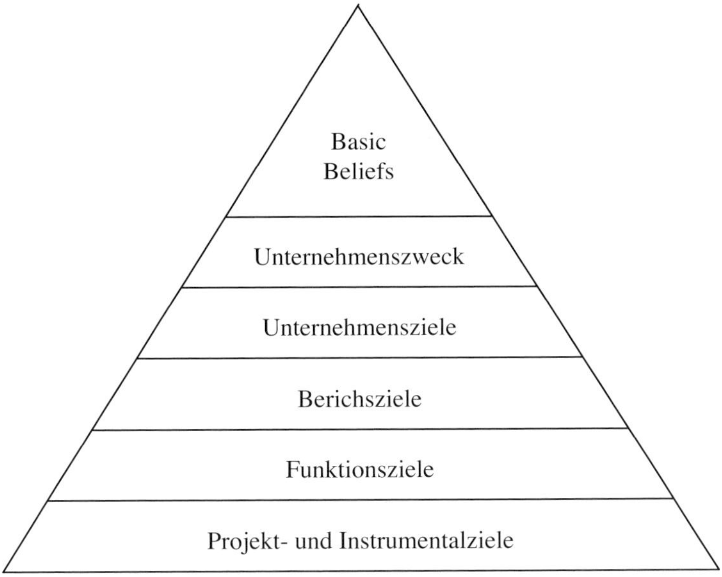

Abb. 2-9: Zielpyramide

stabil und motiviert zu agieren sowie Image als auch Identität gebend für die Organisation zu wirken. (vgl. Thommen/Achleitner, 2003, S. 834 ff)

Im Unternehmenszweck werden die Leistungen festgelegt, die die Unternehmung als Teil der Gesamtwirtschaft erfüllen soll. Dieser wird konkretisiert in den Unternehmenszielen, die für alle Teile der Unternehmung über Bereiche, Funktionen bis hin zu verschiedenen Projekten und Maßnahmen zunehmend differenziert werden. Sie dienen den Mitarbeitern dazu, konkrete Handlungsanweisungen mit einem anzustrebenden Ergebnis auszuführen. Der Konkretisierungsgrad des Zielinhaltes richtet sich dabei nach dem Umfang der Aufgaben und der damit verbundenen Kompetenz und Verantwortung der einzelnen Mitarbeiter.

Unternehmenszweck

Im Folgenden sollen nun ausgewählte Zielsysteme exemplarisch näher betrachtet werden.

2.2.3.1 Zielsystem im Krankenhaus

Zielsystem abhängig vom Träger

Die Basic Beliefs eines Krankenhauses sind im Wesentlichen abhängig vom Krankenhausträger. Während kommunale Krankenhäuser die Nähe zum Patienten und die Verantwortung für die Versorgung in einer Region in ihren Leitbildern betonen, rücken konfessionell getragene Krankenhäuser christliche Werte in den Mittelpunkt der Basic Beliefs. Menschlichkeit im Handeln und Würde des Menschen im Umgang mit Patienten und Angehörigen sind prägende Merkmale.

Aufgaben von Krankenhäusern

Der Unternehmenszweck wird bestimmt durch die Aufgaben, die dem Krankenhaus im Versorgungsauftrag zugewiesen worden sind. Der Zweck ergibt sich implizit aus der Zulassung als Krankenhaus nach § 108 SGB V, wonach es sich um

- eine Hochschulklinik im Sinne des Hochschulbauförderungsgesetzes (Universitätsklinik)
- ein in den Krankenhausplan eines Bundeslandes aufgenommen (Plankrankenhaus) Krankenhaus oder um
- ein Krankenhaus handelt, das einen Versorgungsvertrag mit den Landesverbänden der Krankenkassen und den Verbänden der Ersatzkassen abgeschlossen hat.
- Liegt keine derartige Zulassung vor, kann ein Krankenhaus auch als Privatklinik geführt werden, seine Leistungen dann aber nicht zu Lasten der Gesetzlichen Krankenversicherungen abrechnen.

Art der Zulassung

Aus der Art der Zulassung lässt sich der Krankenhauszweck bezogen auf die Breite und Tiefe des Versorgungsangebots ableiten:

- Der Zweck der Grundversorgung umfasst ortsnah angebotene Leistungen, die von der Bevölkerung häufig benötigt werden, i. d. R. sind dies internistische und chirurgische Leistungen.
- Der Zweck der Regelversorgung beinhaltet neben der Grundversorgung weitere fachspezifische Angebote, die der Bevölkerung eines größeren Einzugsgebietes zur Verfügung gestellt werden (z. B. Geburtshilfe und Gynäkologie).
- Zum Zweck der Schwerpunktversorgung werden breit gefächerte Fachdisziplinen bereitgestellt und ein umfassendes medizinisches Leistungsangebot in allen Teilbereichen der vertretenen Fachrichtung vorgesehen.
- Der Zweck der Maximalversorgung sieht ein weit über alle anderen Versorgungsstufen hinausgehendes Leistungsangebot mit einer entsprechend hoch differenzierten medizinisch-technischen Einrichtung vor.
- Der Zweck der Spezialversorgung umfasst ein hoch spezialisiertes Leistungsangebot i. d. R. bezogen auf ein Krankheitsbild, Behandlungsangebot und/oder eine Patientenzielgruppe.
- Zum Zweck der Akutversorgung werden die Patienten direkt und ohne Wartezeiten, insbesondere auch in Notfällen, aufgenommen.
- Zum Zweck der Rehabilitationsversorgung, in Sanatorien und Kureinrichtungen, aber auch in der stationären Akutversorgung werden Patienten elektiv, d. h. nach Voranmeldung und damit planbar, terminiert nur bei bestimmten Er-

krankungen meist außerhalb einer Notfallsituation aufgenommen.

Kostendeckung

Vorrangiges Unternehmensziel eines Krankenhauses ist die Deckung der Betriebskosten durch die erwirtschafteten Fallerlöse, wobei unter Betriebskosten alle Kosten verstanden werden, die im Zusammenhang mit der Behandlung eines Patienten direkt oder indirekt entstehen und von den Krankenversicherungen bzw. Patienten zu tragen sind. Explizit nicht enthalten sind die Investitionskosten, die im System der „Dualen Krankenhausfinanzierung" von den Ländern zu decken sind.

Gewinnerzielung

Zunehmend werden auch Gewinnziele verfolgt, einerseits weil Investitionen wegen fehlender öffentlicher Mittel selbst finanziert werden müssen und andererseits weil die Zahl der privatwirtschaftlich getragenen Häuser zunimmt und private Anteilseigner an einer Rendite des investierten Kapitals interessiert sind.

Risikomanagement

Ergänzt werden diese Ziele um Ziele eines systematischen Risikomanagements, um medizinische als auch ökonomische Risiken zu vermeiden. Zu nennen sind hier beispielweise die Senkung der Mortalitätsrate, wie z. B. die Helios-Kliniken als Ziel formulieren (vgl. Helios Kliniken GmbH, 2005, S. 192) oder das Erreichen eines anzustrebenden Auslastungsgrades der Bettenkapazitäten und die Annäherung der Patientenverweildauer an die durchschnittliche Verweildauer aller Kalkulationshäuser, die der Berechnung der Fallvergütung zu Grunde gelegt wird. Das bedingt, dass diese Ziele nicht nur im Krankenhaus insgesamt erreicht werden, sondern es müssen für alle Fachabteilungen spezifische Bereichsziele festgelegt werden, die die jeweiligen Besonderheiten der einzelnen Fachdisziplinen berücksichtigen. Hinzu kommen Ziele der strategischen Entwicklung des Krankenhauses wie die Errichtung fachübergreifender Zentren und die Kooperation mit Anbietern anderer Sektoren in Medizinischen Versorgungszentren.

Projektziele

Zu den Projekt – und Instrumentalzielen im Krankenhaus gehören die Implementierung von Klinischen Behandlungspfaden, die Durchführung einer Zertifizierung und die Einrichtung einer Kostenträgerrechnung genau so wie die Senkung der Prozess- und Beschaffungskosten, eine Kontrolle der Personalkosten, Fortbildung und Motivation der Mitarbeiter und die Verbesserung der Kommunikation mit Patienten und ihren Angehörigen, um einige wichtige Beispiele zu nennen (vgl. dazu auch Debatin/Goyen/Schmitz, 2006).

2.2.3.2 *Zielsysteme niedergelassener Ärzte*

Arztgelöbnis

Basic Belief niedergelassener Ärzte ist das Arztgelöbnis, auf dessen Grundlage die Approbation erteilt wird. Es ist Leitbild und unabdingbare Voraussetzung einer unternehmerischen Tätigkeit in der ambulanten Versorgung überhaupt. Der Unternehmenszweck besteht im Versorgungsauftrag, der in den §§ 72 und 75 SGB V definiert und in den Vorschriften des Kassenarztrechtes für den Versorgungsbereich der Gesetzlichen Krankenversicherung näher umrissen wird.

Niedergelassene Ärzte arbeiten in der weit überwiegenden Zahl als Einzelunternehmer oder als Partner in Gesellschaften des bürgerlichen Rechts. Sie tragen in dieser Rolle alle Rechte und Pflichten sowie Chancen und Risiken eines Unternehmers bzw. Gesellschafters, was maßgeblich die Unternehmensziele determiniert. Existenzsicherung durch Vermeidung von Illiquidität und das Erreichen eines definierten persönlichen Mindesteinkommens sind die ökonomischen Unternehmensziele, die die Planungen niedergelassener Ärzte bestimmen. Auf Grund der geringen Unternehmensgröße sind wenige, dafür aber sehr spezielle Bereichsziele vorzufinden. Dazu gehören eine Erhöhung der Einnahmen aus privatärztlich abzurechnenden Leistungen und die Mitwirkung bei Angeboten in Kontext von Disease Management Programmen (Strukturierte Behandlungsprogramme für chronisch erkrankte Patienten). Seit den jüngsten Reformen ist auch eine Ausweitung der Tätigkeit für Krankenhäuser in abhängiger Beschäftigung möglich.

Funktions-, Projekt- und Instrumentalziele

Funktions-, Projekt- und Instrumentalziele prägen die Zielpyramide niedergelassener Ärzte, auch wenn diese nicht immer als solche bewusst wahrgenommen werden. Nach den Vorgaben des Sozialgesetzbuches zur Qualitätssicherung sind niedergelassene Ärzte zu einer regelmäßigen Fortbildung verpflichtet, so dass das Erreichen eines definierten Mindestvolumens an Fortbildung Ziel eines jeden Geschäftsjahres sein muss. Ergänzt wird dieses Ziel durch die Verpflichtung zu einem systematischen Qualitätsmanagement nach den Richtlinien des Gemeinsamen Bundesausschusses, so dass vermehrt Zertifizierungen angestrebt werden, zumindest jedoch die Entwicklung eines Qualitätshandbuches in Angriff genommen wird. Hinzu kommt die Implementierung unterstützender Praxissoftware mit allen notwendigen Anpassungen an notwendigen Datenvernetzungen, wie sie durch moderne Abrechnungssysteme und die Einführung der elektronischen Gesundheitskarte erforderlich werden. Nicht zuletzt werden durch den Wandel im Verhalten der Patienten und geänderte gesellschaftliche Rahmenbedingungen moderne Kommunikationskonzepte sowohl in der persönlichen als auch in der formalen Kommunikation angestrebt. (vgl. dazu Ackermann 2006, S. 218 ff.)

2.2.3.3 *Krankenkassen*

Zielsystem abhängig vom Selbstverständnis

Als Leitbild von Krankenkassen kommt einerseits die Solidarität der Versicherten, andererseits aber auch die Zukunftsfähigkeit des Leistungsangebots sowohl inhaltlich als auch finanziell in Betracht. Auf welchen Basic Belief der Schwerpunkt gelegt wird, hängt nicht zuletzt vom Selbstverständnis der Krankenversicherung ab, insbesondere ob der gesetzliche oder private Charakter der Krankenversicherung in der Vordergrund gerückt wird.

Der allgemeine Zweck der Krankenversicherungen wird in § 1 SGB V beschrieben:

> „Die Krankenversicherung als Solidargemeinschaft hat die Aufgabe, die Gesundheit der Versicherten zu erhalten, wiederherzustellen oder ihren Gesundheitszustand zu bessern. Die Versicherten sind für ihre Gesundheit mitverantwortlich; sie sollen durch eine gesundheitsbewusste Lebensführung, durch frühzeitige Beteiligung an gesundheitlichen Vorsorgemaßnahmen sowie durch aktive Mitwirkung an Krankenbehandlung und Rehabilitation dazu beitragen, den Eintritt von Krankheit und Behinderung zu vermeiden oder ihre Folgen zu überwinden. Die Krankenkassen haben den Versicherten dabei durch Aufklärung, Beratung und Leistungen zu helfen und auf gesunde Lebensverhältnisse hinzuwirken."

Dieser Zweck wird unabhängig von der Zugehörigkeit der Versicherten zu bestimmten Personengruppen verfolgt, auch wenn historisch bedingt die Namen zahlreicher Krankenversicherungen eine solche Zweckbegrenzung vermuten lassen (Beispiele: DAK - Deutsche Angestellten-Krankenkasse, TKK - Techniker-Krankenkasse. Die Begrenzung der Zuständigkeit einer Krankenkasse für bestimmt Berufsgruppen wurde mit dem Gesundheitsstrukturgesetz von 1993 ab dem Jahr 1996 aufgehoben und die Wahlfreiheit des Versicherten eingeführt).

Gesetzliche und wettbewerbliche Ziele

Die Unternehmensziele der Krankenversicherungen bestehen aus der Sicherstellung der für Unternehmen der Versicherungswirtschaft im allgemeinen erforderlichen Kapitalstruktur und einer ausreichenden Liquidität, der Erwirtschaftung eines Jahresüberschusses sowie die Berücksichtigung der Vorgaben für die Organisation der Gesetzlichen Krankenkassen, wie sie im sechsten Kapitel des SGB V beschrieben sind. Bereichsziele ergeben sich aus der Bearbeitung verschiedener, Kundengruppen bezogener Geschäftsfelder. Funktions- und Instrumentalziele gestalten diese Bereichsziele aus, indem spezielle Wahltarife entwickelt und Serviceangebote gestaltet werden. Hier kommen beispielsweise Ziele wie die Erreichbarkeit des Kundenbetreuers, die Festlegung des Zeitbedarfs für die Bearbeitung eines Antrages oder auch die anzustrebende Anzahl der bei Krankenhäusern zu prüfenden Fallabrechnungen infrage.

2.2.3.4 Weitere Zielsysteme

Zuverlässigkeit, Vertrauen, Corporate Governance

Neben den oben vorgestellten können weitere Zielsysteme in der Gesundheitswirtschaft betrachtet werden, z. B. die von Apotheken und pharmazeutischen oder medizintechnischen Unternehmen. Allen ist gemeinsam, dass als Basic Belief die Zuverlässigkeit und Vertrauenswürdigkeit im Vordergrund steht, da ihre Leistungen ein ausgeprägtes Spezialwissen verlangen und die Anwendung der Güter direkt auf das körperliche Befinden der Patienten einwirkt. In unterschiedlichem Ausmaß wird Wert auf die Einhaltung von Regeln der Corporate Governance gelegt, die gerade bei größeren Unternehmen explizit formuliert werden (Price Waterhouse Coopers, 2007).

Der Unternehmenszweck ergibt sich aus dem jeweils zu erstellenden Leistungsangebot: Zubereitung und Vertrieb von Arzneimitteln oder Entwicklung und Herstellung medizin-technischer Güter. Bereichs- und Funktionsziele orientieren sich an den zu bearbeitenden Geschäftsfeldern sowie an den Unternehmensaufgaben Forschung- und Entwicklung, Beschaffung, Produktion, Marketing und Vertrieb sowie Organisation und Personalwesen, Finanzierung, Rechnungswesen und Controlling.

2.2.4 Operationalität von Zielen

SMART

Ziele müssen, um als Arbeitsgrundlage dienen zu können, bestimmten Bedingungen der Zielformulierung genügen, welche unter dem Kürzel *SMART* zusammengefasst werden können. Dabei steht *SMART* für:

- *S* wie spezifisch
  Das angegebene Ziel muss überhaupt geeignet sein, den angestrebten Erfolg zu fördern. Es sollte sehr konkret beschrieben und inhaltlich ausgeführt werden. Das erfordert eine intensive Auseinandersetzung mit den Bedürfnissen und dem Erfolgsverständnis der Beteiligten. So setzt z. B. das Ziel der Verbesserung der Lebensqualität des Patienten in einer Rehabilitations-Einrichtung voraus, dass Konsens über den Begriff Lebensqualität herrscht.
- *M* wie messbar
  Es müssen geeignete Indikatoren festgelegt werden, mit deren Hilfe der Zielerreichungsgrad überwacht werden kann. Für diese Indikatoren ist ein konkreter Zielwert für das Ausmaß des anzustrebenden Ergebnisses festzulegen. Die Mortalitätsrate als Beispiel eines medizinischen Ziels und die Rendite als Beispiel eines ökonomischen Ziels sind relativ problemlos als konkrete Promille- bzw. Prozentwerte zu

definieren. Die Mortalität oder Sterblichkeitsrate gibt an, wie hoch der Anteil der Individuen einer definierten Gruppe von Erkrankten bezogen auf ein Krankheitsbild ist, die in einem bestimmten Zeitraum (meist 1 Jahr) sterben. Die Rendite ergibt sich aus dem Verhältnis von erwirtschaftetem Gewinn zum eingesetzten Kapital (Kapitalrendite). Diese Größen lassen sich auf Grund statistischer Erhebungen objektiv berechnen. Für andere Ziele müssen geeignete Indikatoren konstruiert werden, beispielsweise für die Zielinhalte Lebensqualität oder Patientenzufriedenheit. Beide Ziele sind durch einen hohen Anteil subjektiver Komponenten charakterisiert. Bei der Anwendung solcher Ziele ist darauf zu achten, dass die konkreten Zielinhalte gleich sind, sollen Zielwerte im Zeitverlauf oder zwischen Unternehmen miteinander verglichen werden.

- *A* wie aktuell, angemessen und attraktiv
  Ziele sollten einen Bezug zur aktuellen Ausgangssituation haben. Gerade in der Gesundheitswirtschaft ist ein kontinuierlicher Wandel der Rahmenbedingungen zu beobachten. Dazu sind zu zählen
  - der demographische Wandel mit einem wachsenden Anteil der älteren Bevölkerung
  - der Wandel sozialer Netzwerke durch kleinere Haushalte und wachsende Mobilität in der Gesellschaft
  - Veränderungen von Morbiditäten (Krankheitshäufigkeiten bezogen auf eine bestimmte Bevölkerungsgruppe) nicht zuletzt durch den medizinischen und technischen Fortschritt sowie durch Wohlstand
  - der Wandel im Selbstverständnis der Patienten, die vermehrt über ihre Krankheit informiert sein und über Behandlungsmaßnahmen mitbestimmen wollen
  - eine Veränderung im Umgang mit Erkrankungen, was auch dem sich entwickelnden medizinischem Wissen zuzuschreiben ist.

  Diese zahlreichen Gründe machen es erforderlich, Ziele im Zeitverlauf regelmäßig zu überprüfen und gegebenenfalls anzupassen.
- *R* wie realistisch
  Das Zielausmaß sollte einen Umfang annehmen, der auch als erreichbar angesehen wird. Ein zu niedrig angesetztes Zielniveau verschwendet Ressourcen und macht den Diskussionsaufwand für die Zielformulierung unglaubwürdig, zu hoch angesiedelte Ziele wirken demotivierend für die

Beteiligten und können im Extrem sogar zu einer Verschlechterung der Ausgangssituation führen.

- *T* wie terminiert
  Es muss ein Zeitraum oder Zeitpunkt angegeben werden, innerhalb dessen oder bis zu dem das vorgegebene Ziel erreicht werden soll. Ziele können auf kurze Sicht, in der Regel ein Jahr, formuliert und überwacht werden. Man bezeichnet sie als operative Ziele, deren Erreichungsgrad den Beteiligten als Feedback ihres Handelns auch regelmäßig in angemessenen Zeitabständen kommuniziert werden sollte. Dazu gehören beispielsweise das Erreichen einer bestimmten Kapazitätsauslastung, die Senkung der Verweildauer oder die Steigerung des Anteils der Privatpatienten an der Gesamtpatientenzahl. Als strategische Ziele bezeichnet man dagegen jene Ziele, die auf einen längerfristigen Zeithorizont abstellen und dementsprechend auch in größeren Zeitabständen überprüft werden. Hier können Ziele wie der Erwerb einer Zusatzbezeichnung für einen niedergelassenen Arzt, die Entwicklung von Kooperationen und Netzwerken und die Erschließung neuer Geschäftsfelder durch eine Ausweitung des Leistungsangebotes genannt werden. Naturgemäß umfassen die erlaubten Zielwerte auf Grund der zunehmenden Unsicherheit in fernerer Zukunft größere Spannen. Taktische Ziele, die zeitlich zwischen operativen und strategischen Zielen angesiedelt werden können, greifen dieselben Inhalte auf, richten den Planungshorizont jedoch auf einen Zeitraum von einem bis drei Jahren aus.

2.2.5 Zielbeziehungen

Wechselwirkungen

Jede Organisation verfolgt mit ihrem Handeln verschiedene Ziele. Dabei ist darauf zu achten, dass viele Ziele durchaus in Wechselbeziehungen zueinander stehen können und es Ziele gibt, die sich neutral zueinander verhalten. (vgl. Meffert, 2000, S. 76 ff.)

Wechselwirkungen können einerseits harmonisch sein. So ist zunächst zu erwarten, dass das Ziel der Verkürzung der Verweildauer der Patienten im Krankenhaus das Ziel der Kostensenkung positiv unterstützt. Bei kürzeren Aufenthaltszeiten sinken die sogenannten Hotelkosten, also die Kosten für Verpflegung, für Bedienungspersonal, Wäsche und ähnliches.

Zielkonflikte

Andererseits gibt es auch Zielkonflikte. So kann sich die Verkürzung der Verweildauer durchaus negativ auf das Ziel der Patientenzufriedenheit auswirken, wenn der Patient zu einem Zeitpunkt entlassen wird, zu dem für den Patienten die weitere Pflegeversorgung und Nachbehandlung noch nicht befriedigend geklärt ist und nach-

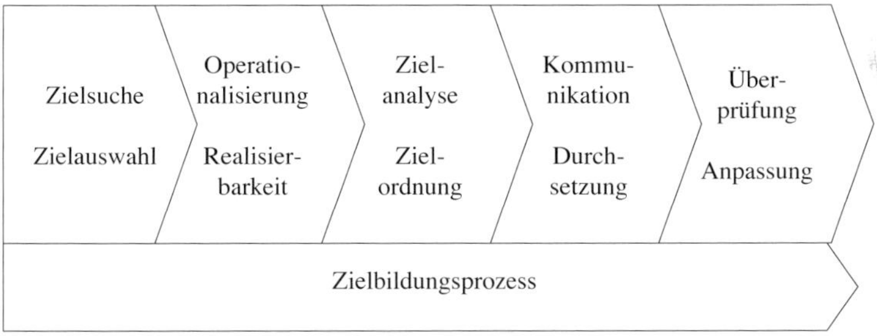

Abb. 2-10: Zielbildungsprozess (Eigene Darstellung)

folgende Institutionen der Behandlungskette u. U. mit völlig neuen Situationen konfrontiert. Dagegen verhält sich das Ziel der Verkürzung der Laufzeiten der Arztbriefe zur Patientenentlassung neutral zu den Kosten- und Patientenzufriedenheitszielen.

Für die Unternehmensleitung ist es wichtig zu erkennen, wo sich Zielkonflikte und -harmonien ergeben. Im Fall der Zielharmonien können Synergieeffekte genutzt werden und damit die Effizienz der Zielerreichung gesteigert werden. Dahingegen ist im Fall der Zielkonflikte darauf zu achten, dass Prioritäten hinsichtlich der Reihenfolge der Zielrealisation festgelegt werden müssen.

Diese Abstimmung der Ziele bedingt einen Zielbildungsprozess, der von der Zielsuche und -auswahl über die Operationalisierung und Überprüfung der Realisierbarkeit, Zielanalyse und Ordnung, Entscheidung über ein Zielsystem, Kommunikation und Durchsetzung der Ziele gegenüber den Mitarbeitern zur Zielüberprüfung und gegebenenfalls Zielanpassung führt. (Vgl. Meffert, 2000, S. 70 ff.) Ein solcher Prozess sollte Grundlage des Handelns in allen Organisationen der Gesundheitswirtschaft sein.

Analyse und Zielfestlegung

Welche Rolle Gesundheit in unserem Leben spielt, wird besonders deutlich in einem Wort Schopenhauers: „Gesundheit ist nicht alles, aber ohne Gesundheit ist alles nichts.“ (vgl. Specke, 2005, S. 182) Die Ausführungen haben gezeigt, dass sich Organisationen der Gesundheitswirtschaft mit den verschiedensten Anforderungen an ihr Handeln auseinandersetzen müssen. Eine umfassende Analyse und sorgfältige Festlegung der Ziele ist Grundvoraussetzung für eine erfolgsreiche Erfüllung der in die Organisationen gesetzten Erwartungen.

Literatur

Ackermann D. (2006):
Erfolgsfaktoren für Existenzgründung und existenzsicherung freiberuflich tätiger Ärzte. Baden-Baden: Nomos.
Brockhaus (1988):
Enzyklopädie. Sechster Band DS-EW, 19., neu bearbeitete Auflage, Mannheim: Brockhaus, S. 514 f.

Debatin J. F./Goyen M./Schmitz Ch. (2006):
Zukunft Krankenhaus. Überleben durch Innovation. Berlin: ABW Wissenschaftsverlag.
Gruber M. (2000):
Der Wandel von Erfolgsfaktoren mittelständischer Unternehmen, Dissertation, St. Gallen.
Helios Klinken GmbH. Hrsg. (2005):
Medizinischer Jahresbericht 2005, http://www.helios-klinikfuehrer.de/fileadmin/user_upload/KF_HELIOS_MJB.pdf, 23.07.2007
Kühne H.-A. (2005):
Der Arbeitsplatz im Krankenhaus ist noch unattraktiver geworden. In: Brandenburgisches Ärzteblatt. Heft 3. 15. Jg.
Meffert H (2000):
Marketing. Grundlagen marktorientierter Unternehmensführung. Wiesbaden, Gabler Verlag.
Meyer-Steineg Th. / Sudhoff K. (2006):
Illustrierte Geschichte der Medizin. Paderborn: Voltmedia
Price Waterhouse Coopers (2007):
Compliance in der Chemie- und Pharmaindustrie: Herausforderungen bewältigen, Chancen nutzen. http://www.pwc.de
Ruebsam-Simon, E. (2002):
Ausgenutzt, doch stets loyal – warum Ärzte sich nicht wehren, in: Ärzte-Zeitung. Doktor- quo vadis?, Die große Ärztebefragung anlässlich 20 Jahre Ärzte-Zeitung, Sonderausgabe der Ärztezeitung 31. Oktober, Nr. 197, Jg. 21, S. 4-16
Specke H. K. (2005):
Der Gesundheitsmarkt in Deutschland, Daten-Fakten-Akteure. 3. vollständig überarbeitete Auflage. Bern/Göttingen/Toronto/Seattle: Huber.
Steinmann, K. (1996):
Hippokrates, Der Eid des Arztes, Frankfurt/Main/Leipzig: Insel.
Thommen. J.-P. / Achleitner. A.-K. (2003):
Allgemeine Betriebswirtschaftslehre, Umfassende Einführung aus managementorientierter Sicht, 4. Auflage, Wiesbaden: Gabler.
Weltgesundheitsorganisation. Regionalbüro für Europa (2007):
Grundsatzerklärungen.
http://www.euro.who.int/AboutWHO/Policy/20010825_2?language=German. 23.07.2007.
World Health Organization (2006):
Constutution of the World Health Organization.
http://www.who.int/governance/eb/who_constitution_en.pdf. 23.07.2007.

2.3 Unternehmensentwicklung und Krisenhandhabung

Timm Eichenberg, Hannover
Claus Steinle, Hannover

2.3.1 Veränderte Managementanforderungen als krisenverstärkende Faktoren in Unternehmungen

Unternehmensentwicklung ist Schwankungen unterworfen

Die Entwicklung von Unternehmungen – sowohl allgemein als auch im Gesundheitswesen – ist keineswegs als „geradlinig" zu beschreiben. Auch wenn sich – aufbauend auf Produktlebenszyklen – ein Unternehmungslebenszyklus abbilden lässt, ist dessen „typischer" Verlauf nicht als Gesetzmäßigkeit zu interpretieren. Vielmehr ist die Entwicklung von Unternehmungen in der Regel gewissen „Schwankungen" unterworfen – bei größeren Schwankungen wird oftmals auch von einer Krise gesprochen. Dabei steigt das Interesse am Umgang mit Unternehmungskrisen sowohl in der öffentlichen Wahrnehmung durch die Medienberichterstattung als auch in der Literatur (vgl. Krystek/Moldenhauer, 2007, S. 23).

Kurzfristige Orientierung

In der jüngeren Vergangenheit lassen sich diverse Veränderungen identifizieren, welche die Situation von Unternehmungen maßgeblich prägen. So führt beispielsweise bei Aktiengesellschaften der wertorientierte Druck durch die notwendige kapitalmarktorientierte Berichterstattung (vgl. Steinle/Krummaker/Lehmann, 2007, S. 204) zu einer deutlich ausgeprägten Kurzfristorientierung von unternehmerischen Entscheidungen. Dies betrifft im Gesundheitswesen vor allem pharmazeutische (Groß-) Unternehmungen. Aber auch Krankenhäuser (z. B. durch steigende Kosten medizinischer Dienstleistungen bei gleichzeitig stagnierenden Budgets) oder Apotheken (z. B. durch zunehmenden Wettbewerb) unterliegen wert- bzw. kostenorientierten Herausforderungen. Auch ist beobachtbar, dass sich Lebenszyklen von Produkten stetig verkürzen (z. B. auch von Medikamenten oder technisch immer komplexer werdenden medizinischen Geräten), dass die Lebenszyklen vieler Start-Up-Unternehmungen – beispielsweise im Biotechnologiebereich – gar nicht mehr über die Gründungsphase hinausgehen oder dass spektakulär angekündigte internationale Großfusionen letztendlich scheitern (vgl. Steinle/Eichenberg/Weber-Rymkovska, 2004, S. 456).

Externe Faktoren

Ebenfalls können branchenspezifische Krisen identifiziert werden: Die Baubranche beispielsweise ist durch kostengünstige und flexible Konkurrenz aus den osteuropäischen Ländern zunehmend unter

Druck geraten (vgl. Steinle/Eichenberg/Hartwig, 2006, S. 50). Im Bereich des Gesundheitswesens kann etwa beobachtet werden, dass aktuelle Reformbemühungen lediglich kurzfristige Wirkungen zeigen und derzeit keine langfristigen Lösungen zur Handhabung des Kostenanstiegs bestehen (vgl. Schälicke/Steinle/Krummaker, 2007, S. 19).

Benötigte Handlungszeit vs. verfügbare Reaktionszeit

In Folge derartiger Veränderungen ist im Umfeld von Unternehmungen im Sinne zunehmender Diskontinuitäten ein „Beschleunigungsphänomen" feststellbar: Durch die steigende Komplexität der Managementsituation steigt die *benötigte Handlungszeit* deutlich an, gleichzeitig aber sinkt die *verfügbare Reaktionszeit* aufgrund externer Handlungsanforderungen maßgeblich. Diese zunehmende Diskrepanz erschwert bereits das Management des „normalen" Entwicklungsverlaufs von Unternehmungen: Als betriebswirtschaftliche Resultate dieses Phänomens ergeben sich u. a. eine zunehmende Intransparenz der Geschäftsprozesse, ein Größenwachstum ohne Anpassung der Managementsysteme oder eine Unternehmungsstruktur ohne Fit zur Unternehmungsstrategie und zum Umfeld. Erst recht beeinträchtigt die geschilderte Problematik den Wunsch vieler Unternehmungen, Krisen möglichst „vorherzusehen", also zu antizipieren und sie erschwert das Vorhaben, eine manifeste Krise zu bewältigen.

Aufbauend auf einer grundlegenden Darstellung des „typischen" Entwicklungsverlaufs von Unternehmungen werden in diesem Beitrag zum vorbeugenden wie auch reagierenden Umgang mit Krisen geeignete Methoden vorgestellt. Gleichzeitig wird aufzeigt, wie eine Berücksichtigung von Manager-Rollen je nach Entwicklungsphase einer Unternehmung eine nachhaltige Existenzsicherung ermöglichen kann. Letztlich erscheint eine stetige Prüfung des Entwicklungsverlaufs der Unternehmung, insbesondere im Bereich der Strategie, unumgänglich, um eine nachhaltige Existenz und Entwicklung der Unternehmung zu gewährleisten. Die Ausführungen sind weitestgehend allgemein gehalten, gelten aber in gleichem Maße auch für Unternehmungen im Gesundheitswesen.

2.3.2 Grundlagen zum Lebenszyklus von Unternehmungen sowie zu Unternehmungskrisen

2.3.2.1 Der Lebenszyklus von Unternehmungen als typischer Entwicklungsverlauf

Bei der Beschreibung von Unternehmungen werden häufig die Begriffe „Geburts- und Sterberate" herangezogen, da die typische Entwicklung von Unternehmungen im Zeitablauf einem Lebenszyklus

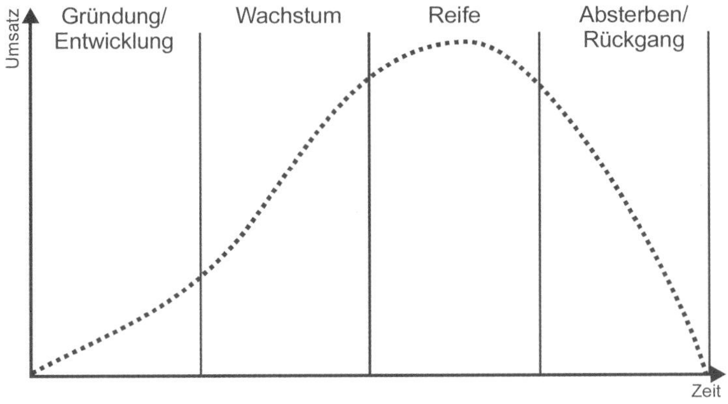

Abb. 2-11: Der idealtypische Lebenszyklus von Unternehmen (in Anlehnung an Grant/Nippa (2006), S. 382)

unterliegt, welcher mit der Gründung beginnt und dem Ausscheiden aus dem Markt abschließt (vgl. De, 2005, S. 146). Dazwischen liegen weitere idealtypische Phasen der Entwicklung, was zunächst in Abb. 2-11 verdeutlicht wird.

Als vier wesentliche Phasen einer Unternehmung sind somit zu unterscheiden (vgl. Müller-Stewens/Lechner, 2005, S. 255 f.; Grant/Nippa, 2006, S. 382):

1. **Gründungs- oder Entwicklungsphase**: Die Aufmerksamkeit des Unternehmers gilt der Schaffung der neuen Unternehmung und der Erprobung neuer Produkte. In dieser Phase sind oft Investitionen mit längerfristiger Bindungswirkung notwendig; es kommt zu ersten Umsätzen, die jedoch aufgrund der Unbekanntheit der Produkte/Dienstleistungen zunächst noch recht gering ausfallen.
2. **Wachstumsphase**: Bei nachhaltigem Kundennutzen („Gesundheit") erfolgen Wiederholungskäufe (bzw. „Dienstleistungsabrufe") im Sinne bedarfsgerechter und preislich adäquater Gesundheitsversorgung und der Umsatz steigt deutlich an. Aufgrund von Skaleneffekten ist es der Unternehmung möglich, die Preise zu senken bzw. die Ertragsmarge zu erhöhen. Der Unternehmer bemüht sich, Marktpotenziale zu erschließen und zu expandieren. Die Dauer dieser Phase hängt davon ab, welche Ziele sich der Unternehmer gesetzt hat und welche Mittel ihm dabei zur Verfügung stehen. Ebenfalls spielen die Größe des Marktes und die Art des Produktes bzw. der Dienstleistung sowie die Wirksamkeit staatlicher Regulierung eine wesentliche Rolle.
3. **Reifephase**: Die Intensivierung des Konkurrenzkampfs führt zum Stillstand des Umsatzwachstums. Nach der vorgenommenen Expansion ist es erforderlich, dass der Unternehmer Ordnung in die neu aufgebauten Geschäftstätigkeiten bringt (so

kann beispielsweise das Bemühen um neue Kunden dazu führen, dass unterschiedliche Lieferbedingungen erfüllt werden müssen). Hieraus resultiert ein „Aufräumen", der Unternehmer sortiert seine Tätigkeiten neu und ordnet diese. Im Anschluss an die Klärung der wesentlichen Unternehmungstätigkeiten wird die Unternehmung „erwachsen", sie etabliert sich am Markt. Auch hier stellen die verfügbaren Ressourcen und Leitmaximen des Sozialversicherungssystems ein zentrales Bedingungsfeld dar (vgl. Schälicke/Steinle/Krummaker, 2006, S. 32 ff.).

4. **Absterbe- oder Rückgangsphase**: Gelingt es der Unternehmung nicht, ihre Leistungen zu modifizieren, sinken Umsätze und Gewinne bis es notwendig wird, die angebotenen Leistungen vom Markt zu nehmen. Wenn die Unternehmung zu diesem Zeitpunkt keine neuen Produkte oder Dienstleistungen an den Markt bringt, droht das Ausscheiden bzw. „Absterben" der Unternehmung.

Lebenszyklen von Leistungen und Unternehmen sind eng verbunden

Im Anschluss an die beschriebenen Phasen kann der Zyklus von neuem beginnen, wenn die Unternehmung z. B. ein verbessertes oder neues Produkt bzw. Dienstleistung anbietet. Alternativ kann die Entwicklung mit dem alten Produkt/der alten Dienstleistung stagnieren oder zurückgehen. Hieraus wird ersichtlich, dass der Lebenszyklus einer Unternehmung eng mit den Lebenszyklen ihrer Produkte und Dienstleistungen in Verbindung steht.

Der idealtypische Charakter der Ausführungen aber auch die Unterschiedlichkeit der Akteure im Gesundheitswesen implizieren, dass über die „typische" Länge der beschriebenen Phasen keine exakten Angaben möglich sind. Es besteht die Möglichkeit, dass die Unternehmung den Markt in jeder der beschriebenen Phasen verlässt. Jedoch kann es Unternehmungen auch gelingen, dies durch zielführende Maßnahmen (z. B. im Bereich des Marketings) oder durch eine „gute" Krisenbewältigung zu vermeiden (vgl. Müller-Stewens/Lechner, 2005, S. 256).

2.3.2.2 *Merkmale von Unternehmungskrisen sowie Identifikation von Krisenursachen*

Der Begriff der Krise wird für die vielfältigsten Phänomene verwendet und findet seinen Ursprung im Griechischen („Krisis"), was zunächst eine entscheidende Zuspitzung einer Handlungssituation charakterisiert (vgl. Witte, 1981, S. 9; Brühl, 1988, S. 1).

Bezogen auf Unternehmungen lassen sich Krisen als „... ungeplante, aussergewöhnliche und zeitlich begrenzte Prozesse mit ambivalentem Ausgang, die in der Lage sind, die Existenz der gesamten Unternehmung durch die Beeinträchtigung bestimmter dominanter Ziele zu gefährden" beschreiben (Hertig, 1996, S. 22). Somit stellen Unternehmungskrisen eine maßgebliche Bedrohung dar, welche den Fortbestand im Sinne eines „Überlebens" der Unternehmung gefährden oder unmöglich werden lassen (vgl. Hauschildt, 2004, Sp. 706 f.).

Als wesentliche charakteristische Merkmale von Unternehmungskrisen sind anzuführen (vgl. Krystek/Moldenhauer, 2007, S. 26 ff.):

Merkmale von Unternehmenskrisen

1. **Existenzgefährdung**: Aufgrund einer Unternehmungskrise besteht eine Gefährdung der Existenz der gesamten Unternehmung im Sinne einer ungeplanten und ungewollten Auflösung.
2. **Ambivalenz des Ausgangs**: Zu Beginn einer Unternehmungskrise ist deren Ausgang nicht eindeutig prognostizierbar, da die Krise sowohl erfolgreich bewältigt werden als auch in eine Beendigung der Unternehmungsaktivitäten münden kann.
3. **Gefährdung dominanter Ziele**: Unter dominanten Zielen der Unternehmung sind die Gewährleistung der Zahlungsfähigkeit (Liquiditätsziele), die (langfristige) Realisierung von Mindestgewinn bzw. -rendite (Erfolgsziele) sowie der Aufbau und Erhalt von Erfolgspotenzialen (Strategische Ziele) zu verstehen. Diese Ziele können sowohl einzeln als auch im Verbund durch eine Unternehmungskrise negativ beeinflusst werden.
4. **Subjektiv beeinflusster Prozesscharakter**: Unternehmungskrisen lassen sich als zeitlich begrenzte Prozesse auffassen. Hierbei gilt es jedoch zu berücksichtigen, dass sich die Dauer sowie insbesondere die Anfangs- und Endpunkte des Krisenprozesses nicht immer objektiv bestimmen lassen, sondern maßgeblich von subjektiven Wahrnehmungen abhängig sind.
5. **Steuerungsproblematik:** In gewissen Grenzen vermag das Management einen Krisenprozess mit dem Ziel der Bewältigung zu steuern. Das Steuerungshandeln alleine ist jedoch kein Garant für die erfolgreiche Bewältigung der Krise.
6. **Kraft zur Metamorphose**: Krisen bergen ebenfalls ein Potenzial zur Erneuerung in sich, da die Unternehmung „gestärkt" und verändert aus einem erfolgreich bewältigten Krisenprozess herausgehen kann.

Krise als Prozess

Zur näheren Beschreibung von Unternehmungskrisen lassen sich deren Prozesscharakter und die dominanten Unternehmungsziele heranziehen und eine Unterteilung in unterschiedliche Krisenphasen vornehmen, was Abb. 2-12 aufzeigt:

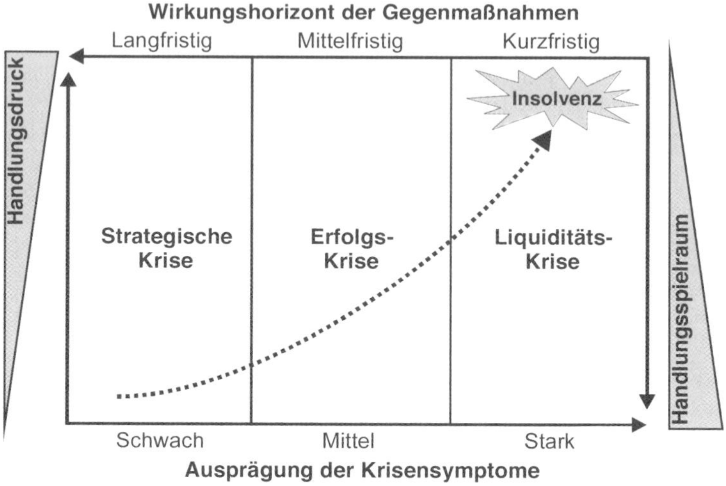

Abb. 2-12: Phasen eines Krisenprozesses
Eigene Abbildung in Anlehnung an Krystek (2007) sowie Müller (1986)

Phasen der Krise

Die Abbildung verdeutlicht, dass in den einzelnen Krisenphasen unterschiedliche Zieldimensionen sequentiell beeinflusst werden. So vermag aus einer Strategischen Krise (schwache Ausprägung der Krisensymptome, geringer Handlungsdruck, hoher Handlungsspielraum) eine Erfolgskrise (mittlere Ausprägung der Krisensymptome, gestiegener Handlungsdruck, reduzierter Handlungsspielraum) und schließlich eine Liquiditätskrise (starke Ausprägung der Krisensymptome, evidenter Handlungsdruck, unzureichender Handlungsspielraum) mit abschließender Insolvenz der Unternehmung resultieren. Hervorzuheben ist, dass die meisten Krisen jedoch oftmals nicht frühzeitig erkannt werden und somit erst zu einem Zeitpunkt, in welchem der Handlungsdruck deutlich größer und der Handlungsspielraum wesentlich geringer ist, mit der Bewältigung der Krise begonnen wird.

Ursachen von Unternehmenskrisen

Als maßgebliche Ursachenbereiche von Unternehmungskrisen unterscheiden Krystek/Moldenhauer (2007, S. 51 f.):

- *Endogene* Ursachen: Die am häufigsten beobachtbaren Krisenursachen lassen sich dem unternehmungsinternen Bereich zuordnen. Hier sind insbesondere Managementfehler dominierend, was sich auf Fehlentscheidungen in den Handlungsfeldern der Grundstrategie (sie kennzeichnet das fundamentale „Was ist zu tun und wie ist es zu tun?") sowie der Managementprozesse Planung, Kontrolle, Organisation, Führung und Change (vgl. Steinle, 2005, S. 7 ff.) zurückführen lässt.
- *Exogene* Ursachen: Weiterhin können auch Ursachen im Umfeld der Unternehmung zur Erklärung von Krisen he-

rangezogen werden. Diesem Bereich sind vor allem konjunkturelle, gesellschaftliche (z. B. demographische Entwicklungen) und technologische Entwicklungen, veränderte Kundenanforderungen, neue Gesetzgebungen (z. B. Gesundheitsreform), strukturelle Entwicklungen (z. B. Finanzierung von Gesundheitsdienstleistungen und Kontrolle staatlicher Auflagen (vgl. Schälicke/Steinle/Krummaker, 2006, S. 34 ff.) im nationalen und ggf. auch im internationalen Umfeld der Unternehmung sowie allgemein eine Diskontinuität („Reformitis" im staatlich beeinflussten Sektor) in allen Bereichen der Umfeldentwicklung zuzuordnen.

Multikausalität von Krisenauslösern

Endogene und exogene Krisenauslöser agieren dabei selten separat; zumeist ist ein Zusammenwirken von Faktoren aus beiden Bereichen auslösend für eine krisenbehaftete Unternehmungsentwicklung (Multikausalität). Weiterhin kann beobachtet werden, dass Krisenursachen mehrstufige Ursache-Wirkungs-Konstellationen aufweisen (Mehrstufigkeit) und selten auf einen Entstehungsort festlegbar sind (Multilokalität). Darüber hinaus vermag der Entwicklungsverlauf in den einzelnen Phasen von unterschiedlichen Geschwindigkeiten geprägt sein (Multitemporalität) (vgl. Krystek/Moldenhauer, 2007, S. 50 f.). Aus diesen Erkenntnissen sind somit hohe Anforderungen an die Bewältigung von Unternehmungskrisen ableitbar, da von einer vollständig determinierbaren Steuerungsmöglichkeit der vielfältigen Strukturprobleme, die sich letztlich in steigenden Kosten für die Gesundheitsversorgung zeigen, nicht ausgegangen werden kann.

2.3.2.3 Möglichkeiten zur Handhabung von Unternehmungskrisen

Bezogen auf Unternehmungskrisen ergeben sich grundlegend zwei Bereiche: So vermag bereits frühzeitig eine *Krisenvermeidung* im Sinne vorsorgender Antizipation einer potenziellen Krise einzusetzen. Bei manifesten Krisen hingegen bedarf es einer reaktiven *Krisenbewältigung* (vgl. Krystek/Moldenhauer, 2007, S. 138).

Krisenvermeidung

Hinsichtlich der Krisenvermeidung können zwei Aufgabenbereiche abgegrenzt werden. So ist im Rahmen einer Krisenvorsorge die Unternehmung auf mögliche Krisen vorzubereiten, um bei Eintreten einer Krise eine zielgerichtete Steuerung zu ermöglichen. Die Krisenfrüherkennung hingegen konzentriert sich auf die frühzeitige Wahrnehmung drohender Unternehmungskrisen, um so den verfügbaren Handlungsspielraum bei geringerem Handlungsdruck ausnutzen zu können.

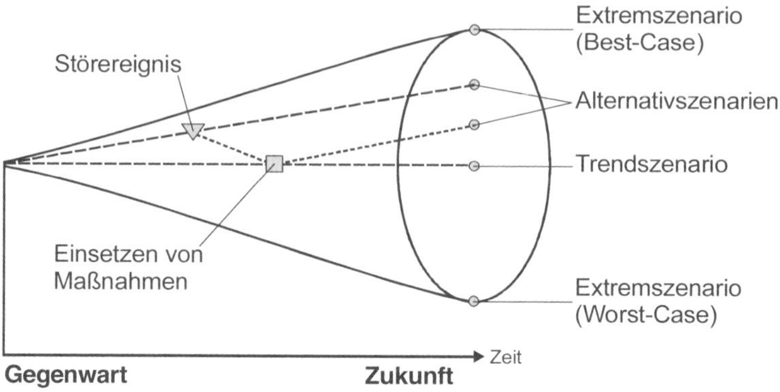

Abb. 2-13: Trichtermodell der Szenario-Technik (in Anlehnung an Hahn/Hungenberg, 2001, S. 330)

Als geeignetes Instrument zur Krisenvorsorge kann die Szenario-Technik eingesetzt werden. Die Szenario-Technik versucht, für die Unternehmung systematisch auf Basis unterschiedlicher gesellschaftlicher, technologischer und ökonomischer Entwicklungstrends alternative Zukünfte zu entwerfen (Szenarien), um so mögliche Konsequenzen für das Handeln in der Unternehmung abzuleiten (vgl. Grant/Nippa, 2006, S. 403 f.). Dabei werden nicht nur Trendszenarien berücksichtigt, sondern ebenfalls Extremszenarien (Worst-Case- und Best-Case-Szenarien) entworfen sowie Störereignisse zur Unterbrechung einer Trendkontinuität eingeführt (im Gesundheitswesen könnte beispielsweise das Auftreten einer Pandemie als Störereignis herangezogen werden). Die Zusammenhänge verdeutlicht das Trichtermodell in Abb. 2-13.

Früherkennungssysteme

Eine Vermeidung latenter Krisen durch Früherkennung wird durch die Implementierung von Früherkennungssystemen in der Unternehmung möglich. Hierbei handelt es sich um offene und komplexe Informationssysteme, welche die Unternehmung auf Risiken und Gefahrenpotenziale aufmerksam machen sollen, die zwar real vorhanden sind, jedoch noch nicht als solche erkannt werden, so dass noch Maßnahmen zum Abwenden des Ereignisses möglich sind.

Dazu scheint es zweckmäßig, ein „Unternehmungsradar" aufzubauen, welches schwache Signale als frühe Boten strategischer „Überraschungen" von einem unspezifischen Informationsrauschen trennt, diese evaluiert und dem Informationsgehalt eine adäquate Reaktionsintensität zuordnet. Derartige Diskontinuitäten sind zwar schwer vorhersagbar, sie kündigen sich aber durch so genannte „schwache Signale" an (vgl. Ansoff, 1975, S. 21 f.). Diese schwachen Signale sind meist qualitativer Natur und äußern sich z. B. in Meinungen und Stellungnahmen von Schlüsselpersonen, durch plötzliche Häufungen gleichartiger Ereignisse oder in neuartigen Tendenzen in der Rechtsprechung. Ihre Erkennung und Verarbeitung erfolgt durch zwei Aktivitäten (vgl. Krystek/Müller-Stewens, 2006, S. 179 ff.):

1. **Scanning**: Ungerichtetes Abtasten des Umfeldes der Unternehmung, um strategisch relevante Informationen herauszufiltern.
2. **Monitoring**: Verarbeitung der Informationen, indem die Relevanz der Informationen geprüft und ihre Auswirkungen auf die Unternehmungen analysiert werden.

Systematischer Einsatz der Instrumente

Das Scanning und Monitoring sollte dabei möglichst systematisch und strukturiert erfolgen sowie gewährleisten, dass die Ergebnisse der Auswertungen rechtzeitig den verantwortlichen Führungskräften zur Verfügung gestellt werden, um so „drohende" Entwicklungstrends frühzeitig in entwicklungsbezogene Entscheidungen in der Unternehmung einzubeziehen. Derartige Vorgehensweisen sind im Gesundheitswesen vor allem durch größere Unternehmungen realisierbar, welche entsprechende Informationen dann an kleinere Unternehmungen, wie beispielsweise Arztpraxen, weitergeben könnten.

Krisenbewältigung

Entwicklung von Lösungswegen

Sofern eine Krise im latenten Stadium unentdeckt geblieben ist und sich manifestiert hat, ist die Entwicklung von Lösungswegen aus der Krise die maßgebliche Managementaufgabe. Eine inhaltliche Krisenbewältigung sollte dabei die zuvor skizzierten Krisenbereiche aufgreifen und demnach auf der strategischen, der ertragswirtschaftlichen und der finanzwirtschaftlichen Ebene mit geeigneten Maßnahmen ansetzen (vgl. Krystek/Moldenhauer, 2007, S. 149 ff.). Vor diesem Hintergrund kann ein Krisenmanagement gedanklich in vier zentrale Schritte zerlegt werden:

1. **Beschreibung der Unternehmungskrise**: Ausgangspunkt des Krisenmanagements bildet die Analyse der wesentlichen internen und externen situativen Einflussfaktoren der Unternehmung sowie eine Prognose der maßgeblichen Entwicklungstrends dieser Faktoren. Auf dieser Basis kann eine Bestimmung der Grundprämissen und Handlungsziele erfolgen. Im Gesundheitswesen dürfte hierbei für viele Akteure die Orientierung an den Zielen Bedarfsgerechtigkeit sowie Wirtschaftlichkeit hohe Bedeutung haben.
2. **Strategische Krisenbewältigung**: Auf Grundlage der zuvor erfolgten generellen Zielplanung vermag die Unternehmungsleitung nun eine strategische Krisenplanung für die Gesamtunternehmung durchzuführen, die über die Teilphasen der Alternativensuche, Alternativenbewertung und Alternativenauswahl schließlich in einen Krisenbewältigungsplan mündet. Dieser Krisenplan stellt das Fundament des weiter zu detaillierenden Krisenbewältigungsprogramms dar.

3. **Operative Krisenbewältigung**: Hieran schließt sich die operative Krisenplanung an, welche für einzelne Unternehmungsbereiche konkrete und umsetzbare Ziele und Maßnahmenbündel in den krisenrelevanten Handlungsfeldern der Unternehmungsstrategie sowie der Leistungs-, Finanz- und Sozialbereiche definiert.
4. **Umsetzung von Krisenbewältigungsprojekten**: Aus den Ergebnissen der operativen Krisenplanung lassen sich nunmehr spezifische Krisenprojekte aufsetzen und durchführen, die mit Hilfe von Projektmanagementmethoden zu steuern sind.

Dabei sollte in allen Phasen eine Führungsunterstützung durch das Controlling sichergestellt sein. Den Aufbau eines derartig ausgestalteten Krisenmanagementkonzepts zeigt Abb. 2-14.

Akteure der Krisenbewältigung

Eine besondere Bedeutung erlangen im Kontext der Krisenbewältigung deren Akteure, zu denen neben externen Institutionen und Personen (in Form von Kreditinstituten, Unternehmungsberatern, Wirtschaftsprüfern, Steuerberatern u. a.) vor allem interne Personen zählen, wie etwa das Top-Management, die Gesamtheit der Führungskräfte in der Unternehmung sowie einzelne Spezialisten und weitere Gremien (z. B. Betriebsrat) (vgl. Krystek/Moldenhauer, 2007, S. 162 f.). Insbesondere das Top-Management in Form von Vorstand oder Geschäftsführung ist aufgrund seiner Entscheidungsverantwortung und entsprechenden Kompetenzen als wesentliche Akteurs-

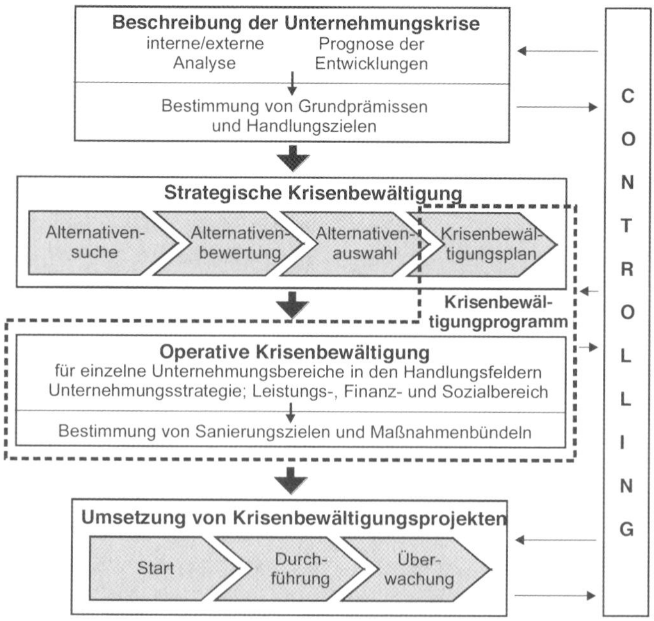

Abb. 2-14: Konzeption zum Krisenmanagement

gruppe einer Krisenbewältigung hervorzuheben (vgl. Mölleney, 2006, S. 40 f.).

2.3.3 Vermeidung und Bewältigung von Krisen durch Berücksichtigung von unterschiedlichen Manager-Rollen im Lebenszyklus

2.3.3.1 Konzeption zu Lebenszyklus-orientierten Manager-Rollen

Verantwortung beim Top-Management

Die bisherigen Ausführungen verdeutlichen, welches Gefahrenpotenzial unternehmerische Krisen in sich bergen und welche Aktivitäten und Methoden zur Handhabung von Unternehmungskrisen geeignet sind. Dabei liegt die zentrale Verantwortung für die Entwicklung der Unternehmung bei der Akteursgruppe des Top-Managements (vgl. Hinterhuber/Raich, 2006, S. 50 ff.).

Das Top-Management ist einerseits dafür verantwortlich, die Unternehmung so zu führen, dass Krisen möglichst gar nicht erst ein kritisches Stadium erreichen, andererseits besteht die Führungsaufgabe darin, im Fall einer manifesten Krise eine Bewältigung dieser herbeizuführen.

Zuvor wurde ebenfalls der „typische" Entwicklungsverlauf von Unternehmungen in Form eines Lebenszyklus näher charakterisiert. Auf diesen konzeptionellen Grundlagen aufbauend, kann nun eine Vorstellung darüber entwickelt werden, wie die Führung der Unternehmung in ihren verschiedenen Entwicklungsphasen ausgestaltet sein sollte, um dem Anspruch der Krisenvermeidung bzw. deren Bewältigung gerecht zu werden.

Situative Führung

Ausgangspunkt der Überlegungen zu einer Lebenszyklus-orientierten Unternehmungsführung ist die Situationsbedingtheit von Führung: So existiert keine Form der Führung, die in allen Situationen immer als „die Beste" im Sinne einer allgemeingültigen Erfolgswirksamkeit gelten kann (vgl. Schreyögg, 1995, Sp. 994ff.; Ackermann, 2006, S. 57). Übertragen auf den Entwicklungsverlauf von Unternehmungen kann daher gefolgert werden, dass der spezifische Charakter einzelner Entwicklungsphasen jeweils die Situation determiniert und damit sehr differenzierte Anforderungen an die Führung bestehen: Für jede der typischen Entwicklungsphasen können daher bestimmte „Managertypen" unterschieden werden, die durch ihr Führungsverhalten eine tendenziell eher entwicklungsförderliche oder auch kriseninduzierende Wirkung auf die Unternehmung ausüben.

Folgende lebenszyklus-orientierte Manager-Rollen sind herauszuarbeiten (vgl. zusammenfassend Abb. 2-15):

Entrepreneur vs. zögerlicher Illusionist

1. **Gründungs- oder Entwicklungsphase**: In der Phase der Schaffung der neuen Unternehmung besteht eine entwicklungsförderliche Wirkung der Führung in der Generierung neuer Ideen, was ein hohes Maß an Kreativität sowie den Mut, „Dinge anders zu tun", voraussetzt (Typ „Entrepreneur"). Eher kriseninduzierend hingegen wirkt ein Führungsverhalten, welches von unstetem Handeln, also zögerlichen und wechselnden Entscheidungen, geprägt ist oder durch Visionen geleitet wird, welche als prinzipiell unrealistisch eingestuft werden können (Typ „Zögerlicher Illusionist").

Konsolidierer vs. überhasteter Expansionist

2. **Wachstumsphase:** Die Phase der Expansion der Unternehmung erfordert nun einen neuen Schwerpunkt in der Führung, um entwicklungsförderlich zu wirken. Die Erschließung von Marktpotenzialen und das damit verbundene Wachstum bedingen es, dass Steuerungssysteme eingeführt werden müssen und diese an die Entwicklung der Unternehmung anzupassen, d. h. zu skalieren sind. In diesem Zusammenhang ist auch die strukturierte Umsetzung von Projekten in der Unternehmung von hoher Bedeutung (Typ „Konsolidierer"). Bleiben derartige Aktivitäten aus und verfolgt die Unternehmungsleitung ein zu hohes Expansionstempo bei unzureichendem Verständnis ihres Marktes, kann hingegen eine Krise induziert werden (Typ „Überhasteter Expansionist").

Wertgenerierer vs. neuerungszögerlicher Anpasser

3. **Reifephase**: Etabliert sich die Unternehmung am Markt, verändert sich der Führungsschwerpunkt erneut: So liegt das besondere Augenmerk einer entwicklungsorientierten Führung dann in einem „Feintuning" der Geschäftsaktivitäten mit dem Ziel einer nachhaltigen Wertgenerierung (Typ „Wertgenerierer"). Kriseninduzierend hingegen vermag ein Führungsverhalten wirken, welches notwendige Entscheidungen auf der Leistungsebene (Produkt- und Dienstleistungsangebot) sowie in strategischer und struktureller Hinsicht verzögert (Typ „Neuerungszögerlicher Anpasser").

Sanierer vs. inflexibler Patriarch

4. **Absterbe- oder Rückgangsphase**: Droht das Ausscheiden der Unternehmung aus dem Markt, besteht die zentrale Führungsaufgabe dann in der strategischen, erfolgs- und liquiditätsbezogenen Sanierung der Unternehmung und der Generierung von Innovationen auf der Leistungsebene, mit dem Ziel einen „Turnaround" im Sinne einer maßgeblichen Kursänderung herbeizuführen (Typ „Sanierer"). Krisenverstärkend wirkt hingegen ein Führungsverhalten, welches am Status Quo festhält und damit auf notwendige Veränderungen verzichtet sowie durch ein innovationsfeindliches Loyalitätsverständnis der Unternehmungshistorie oder auch der Belegschaft gegenüber geprägt ist (Typ „Inflexibler Patriarch").

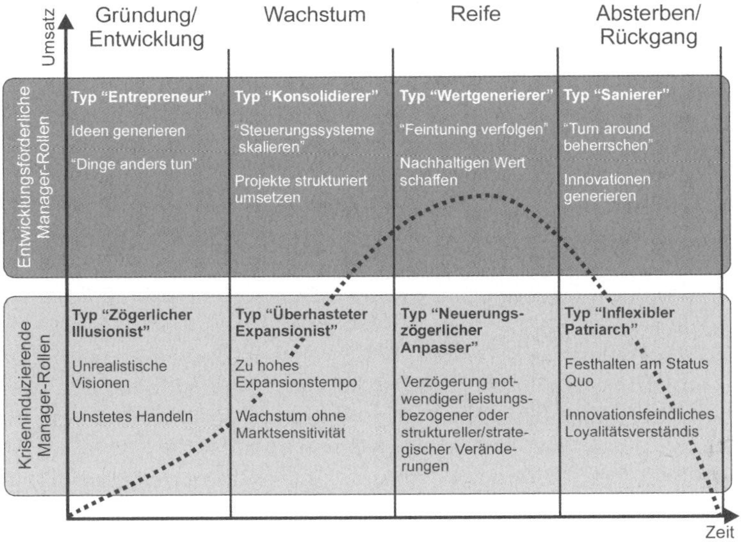

Abb. 2-15: Konzeption zu Lebenszyklus-orientierten Manager-Rollen

Aufgrund der differenzierten Erfordernisse an eine entwicklungsorientierte Führung der Unternehmung in ihren unterschiedlichen Lebensphasen ist jedoch auch davon auszugehen, dass gewisse Grenzen hinsichtlich der Vereinbarkeit der unterschiedlichen Rollen in einer einzelnen Führungskraft bestehen – dies trifft vor allem auf kleinere Unternehmungen im Gesundheitswesen zu, wie etwa Arztpraxen oder Apotheken. Probleme in kleinen und mittleren Unternehmen

2.3.3.2 *Entwicklungsorientiertes Management von Unternehmungen im Gesundheitswesen*

Die vorherigen Ausführungen illustrieren, dass es im Sinne eines entwicklungsförderlichen Managements von Unternehmungen zielführend sein kann, phasenspezifisch erfolgswirksame Manager-Rollen zu betonen und gleichzeitig darauf zu achten, dass kriseninduzierende Manager-Typen nicht als zentrale Entscheidungsträger in der Unternehmung agieren. Handlungsempfehlungen

Vor diesem Hintergrund können drei wesentliche Handlungsempfehlungen für ein entwicklungsorientiertes Management ausgesprochen werden:

1. **Gestaltung der Rollen durch Trainings**: Innerhalb der bereits skizzierten Grenze, dass einzelne Führungskräfte der oberen Leitungsebene nur begrenzt in der Lage sein werden, mehrere der dargestellten Rollen in sich zu vereinen, sollten dennoch – soweit wie möglich – Führungstrainings genutzt werden, um das

gegebene Potenzial der agierenden Führungskräfte zu aktivieren bzw. notwendige Qualifikationen zu entwickeln.

2. **Implementierung gemischter Leitungsteams**: Aufgrund der skizzierten individuellen Grenzen und der Tatsache, dass vor allem in größeren Unternehmungen ohnehin eine multipersonale Unternehmungsleitung besteht, empfiehlt es sich bei der Besetzung auf ein gewisses Maß an Heterogenität zu achten (vgl. Grundai, 2004, Sp. 1446). Im besten Fall kann es dann gelingen, alle vier entwicklungsförderlichen Manager-Rollen im Leitungsteam abzubilden, um sie dann situationsbezogen wirksam werden zu lassen.
3. **Akzeptanz und Durchführung personeller Wechsel in der Leitung**: Zur Vermeidung und erst recht zur Bewältigung manifester Unternehmungskrisen sollte sich das Leitungsteam der spezifischen Rollenausprägungen ihrer Mitglieder bewusst sein, um je nach Entwicklungsphase einen Wechsel in der obersten Leitung (z. B. Vorstandsvorsitzender) vorzunehmen. Im Idealfall kann so stets diejenige Person des Leitungsteams die Gesamtleitung übernehmen, die von ihrer Rollenausprägung her für eine bestimmte Phase die höchstmögliche Erfolgswirkung erzielen kann. Im Extremfall kann dies auch bedeuten, dass Mitglieder des Leitungsteams ausgetauscht werden sollten.

Evaluation der Leitungsebene

Alle drei Handlungsbereiche sind durch eine regelmäßige Evaluation der Effektivität des Leitungsteams zu unterstützen, was sowohl im Rahmen einer Selbsteinschätzung als auch durch Hinzuziehung Externer möglich ist (vgl. Huse 2007, S. 204). Insbesondere für kleinere Unternehmungen im Gesundheitswesen empfiehlt es sich, die beschriebenen Maßnahmen unter Zuhilfenahme externer Beratung zu implementieren, da davon auszugehen ist, dass die notwendigen managementbezogenen Fähigkeiten und finanziellen Ressourcen unternehmungsintern nicht in adäquatem Maße vorhanden sind.

Aufbau von Dienstleistungsnetzwerken

Über die Organisation der Unternehmungsleitung zur Handhabung von Krisen hinaus weisen für Unternehmungen aus dem Bereich des Gesundheitswesens weitere Entwicklungsmöglichkeiten Potenzial auf: So können sie z. B. vom Aufbau von Dienstleistungsnetzwerken profitieren. Derartige Netzwerke können beispielsweise in Form so genannter „Arztnetze“ oder „Hausarztmodelle“ eine Konzentration auf bestimmte Leistungsangebote (z. B. bestimmte Krankheits- und Behandlungsformen) ermöglichen oder eine Integration von ambulanter und stationärer Gesundheitsversorgung realisieren (vgl. Schälicke/Steinle/Krummaker, 2006, S. 41 ff.). Auch hier kommt den Akteuren des Leitungsteams einer Unternehmung eine zentrale Steuerungsaufgabe zuteil, welche eine weitere Manager-Rolle charakterisiert und als „Netzmanager“ umschrieben werden kann. Dies bringt zum Ausdruck, dass ein zusätzlicher Verantwortungsbereich der Leitung in dem Knüpfen unternehmungsübergreifender Kontakte und der Vernetzung komplementärer Fähigkeiten verankert ist (vgl. Schälicke/Steinle/Krummaker, 2006, S. 62 f.).

Im Netzverbund die Krise vermeiden und bewältigen

Eine wie oben dargestellte intensive Vernetzung kann helfen, die zuvor skizzierten Handhabungsmöglichkeiten von Unternehmungskrisen im Gesundheitsbereich zu realisieren. Insbesondere kleinere Unternehmungen (z. B. Arztpraxen) mit schwacher finanzieller und personeller Ressourcenausstattung sowie gering ausgeprägten Managementfähigkeiten werden in einem Netzwerkverbund eher in der Lage sein, eine Krisenvermeidung durch die Entwicklung alternativer Zukunftsszenarien oder die Umsetzung einer Krisenfrüherkennung im Sinne eines „Radars" zur Erkennung schwacher Signale zu betreiben und erfolgreich zu nutzen. Auch eine Krisenbewältigung vermag durch ein intaktes Netzwerk gerade für kleinere Unternehmungen im Gesundheitswesen „leichter" möglich zu sein, denn durch den Austausch von wissensbezogenen, personellen oder sogar finanziellen Ressourcen kann ein Krisenmanagement bei einem einzelnen Netzwerkteilnehmer durch eine professionellere Umsetzung zeitlich verkürzt oder gar erst ermöglicht werden. Hierdurch kann implizit auch eine Berücksichtigung der skizzierten Manager-Rollen erfolgen. Die Etablierung derartiger Netzwerkstrukturen vermag somit ebenfalls einen wesentlichen Beitrag zur Entwicklungsfähigkeit von Unternehmungen im Gesundheitswesen zu leisten.

2.3.4 Sicherung der Unternehmensentwicklung im Gesundheitswesen durch einen antizipativen Umgang mit Krisen

Richtiger Umgang mit akuten Krisen

Die vorangestellten Ausführungen verdeutlichen, welche Möglichkeiten auch im Gesundheitswesen (z. B. Pharma-/Medizintechnikunternehmen; Krankenhäuser; Arztpraxen) zur Krisenvermeidung und Krisenbewältigung Unternehmungen sowohl durch die Anwendung bestimmter Methoden (exemplarisch wurden die Szenariotechnik, die Einrichtung von Früherkennungssystemen und eine Konzeption zum Krisenmanagement vorgestellt) als auch durch die Berücksichtigung von erfolgswirksamen Manager-Rollen im Entwicklungsverlauf besitzen.

Von überlebenswichtiger Bedeutung für die Unternehmungsentwicklung ist ohne Zweifel der „richtige" Umgang mit akuten, manifesten Krisen. Von dem Grundgedanken einer nachhaltigen Entwicklungsorientierung eines Managements ausgehend kommt jedoch gerade dem Bereich der Krisenvermeidung eine wesentliche Bedeutung zu.

Krisen antizipieren

Ein antizipativer Umgang mit Krisen kann darin bestehen, dass die Unternehmungsleitung kontinuierlich die folgenden vier interdependenten Bereiche einer Prüfung unterzieht:

1. **Strategiebereich**: Die Unternehmung sollte eine systematische Strategieentwicklung betreiben und in diesem Zusammenhang evaluieren, ob sie stets auf den richtigen Märkten bzw. in der richtigen Branche/Branchensegmenten tätig ist. Hier können Portfolio-Konzepte zur Visualisierung bisheriger und geplanter Aktivitäten herangezogen werden (vgl. Hungenberg/Wulf, 2004, S. 110 ff.). Ebenfalls ist zu überprüfen, inwieweit sich die Unternehmung in den für sie branchenspezifisch bedeutsamen regionalen Wertschöpfungssystemen (Clustern; z. B. Medizintechnik; Wellnessbereich; Zentren; Netzwerke) beteiligt (vgl. Schiele, 2003, S. 27 ff.). Weiterhin sollte die Unternehmung kontinuierlich evaluieren, ob sie mit der richtigen (Fertigungs-)Technologie produziert und unter Anwendung der richtigen Managementsysteme agiert, wobei etwa die Implementierung einer Balanced Scorecard als Steuerungsinstrument zielführend sein kann (vgl. Kaplan/Norton, 1997, S. 9).
2. **Kundenbereich**: Weiterhin ist zu analysieren, inwiefern die richtigen Kundengruppen durch die richtigen, konkurrenzstarken Produkte bzw. Dienstleistungen angesprochen werden. Hierzu sind geeignete Kundengruppensegmente, z. B. anhand von Kauf- bzw. Gesundheitsbedürfnissen und -verhalten, zu identifizieren sowie Produkt- bzw. Dienstleistungsinnovationen zur Erweiterung und Ergänzung des bestehenden Leistungsangebots aktiv voranzutreiben (vgl. Kotler, 2003, S. 453 ff. sowie 672 ff.).
3. **Ergebnis- und Finanzbereich**: Eine stetige Professionalisierung der Kapitalmarktteilnehmer sowie zunehmende gesetzliche Regulierungsaktivitäten machen es erforderlich, die Unternehmung kontinuierlich auf eine nachhaltige Wertentwicklung zu prüfen (vgl. Steinle/Krummaker/Lehmann, 2007, S. 205) und rechtzeitig geeignete ertragswirtschaftliche (Fokus „Kosten“) und finanzwirtschaftliche (Fokus „Liquidität“) Maßnahmen zu ergreifen und konsequent umzusetzen (vgl. Krystek/Moldenhauer, 2007, S. 154 ff.).
4. **Mitarbeiterbereich**: Die Mitarbeiter einer Unternehmung können als zentrale Erfolgsgröße herausgestellt werden, denn insbesondere deren motiviertes Denken und Handeln ist für die erfolgreiche Umsetzung der Strategien und eine nachhaltige Wertentwicklung von primärer Bedeutung. Hieraus erwächst das Erfordernis, die Motivation der Mitarbeiterschaft in Richtung Hochleistungsfähigkeit und Mitunternehmertum zu entwickeln (vgl. Wunderer, 2006, S. 265 ff. sowie Steinle/Draeger, 2002, S. 264 ff.). Dazu sind vor allem Anreizsysteme so zu gestalten, dass Mitarbeiter

eine leistungsbezogene Kapital- bzw. Erfolgsbeteiligung erhalten (vgl. Winter, 2001, S. 85 ff.).

Vertrauen ins Management

Die akzentuierte hohe Bedeutung der Mitarbeiter zur Vermeidung von Krisen ist ebenfalls auf die Krisenbewältigung übertragbar: Gerade bei bereits eingetretenen Unternehmungskrisen kommt es darauf an, dass Mitarbeiter Vertrauen in die Fähigkeiten der Unternehmungsleitung zum effektiven Krisenmanagement besitzen, damit die gesteckten Ziele und geplanten Maßnahmen zum „Weg aus der Krise" durch eine Koorientierung von Unternehmungsleitung und Mitarbeiterschaft auch umsetzbar sind.

Literatur

Ackermann J. (2006)
Führung im globalen Unternehmen; in: Bruch H./Krummaker S./Vogel B. (Hrsg.), Leadership – Best Practices und Trends, Wiesbaden 2006, S. 57-63.

Ansoff I. (1975)
Managing Strategic Surprise By Response To Weak Signals; in: California Management Review, Vol. 18, 1975, No. 2, pp. 21-33.

Brühl W. L. (1988)
Krisentheorien: Politik, Wirtschaft und Gesellschaft im Übergang, 2. Auflage, Darmstadt.

De D. A. (2005)
Entrepreneurship – Gründung und Wachstum von kleinen und mittleren Unternehmen, München u. a.

Grant R. M./Nippa M. (2006)
Strategisches Management: Analyse, Entwicklung und Implementierung von Unternehmensstrategien, 5., aktualisierte Auflage, München u. a.

Grundai J. (2004)
Top Management (Vorstand); in: Schreyögg G./Werder A. v. (Hrsg.), Handwörterbuch Unternehmensführung und Organisation, 4., völlig neu bearbeitete Auflage, Stuttgart 2004, Sp. 1441-1449.

Hahn D./Hungenberg H. (2001)
PuK: Planung und Kontrolle, Planungs- und Kontrollsysteme, Planungs- und Kontrollrechnung, Wertorientierte Controllingkonzepte, 6., vollständig überarbeitete und erweiterte Auflage, Wiesbaden.

Hauschildt J. (2004)
Krisenforschung und Krisenmanagement; in: Schreyögg G./Werder A. v. (Hrsg.), Handwörterbuch Unternehmensführung und Organisation, 4., völlig neu bearbeitete Auflage, Stuttgart, Sp. 706-715.

Hertig P. (1996)
Personalentwicklung und Personalerhaltung in der Unternehmungskrise, Bern u. a.

Hinterhuber H. H./Raich M. (2006)
Leadership als zentrale Kompetenz von und in Unternehmen; in: Bruch H./Krummaker S./Vogel B. (Hrsg.), Leadership – Best Practices und Trends, Wiesbaden, S. 49-56.

Hungenberg H./Wulf T. (2004)
Grundlagen der Unternehmensführung, Berlin u. a.

Huse M. (2007)
Boards, Governanca and Value Creation – The Human Side of Corporate Governance, Cambridge u. a.

Kaplan R. S./Norton D. P. (1997)

Balanced Scorecard: Strategien erfolgreich umsetzen, Stuttgart.
Kotler P. et al. (2003)
Grundlagen des Marketing, 3., überarbeitete Auflage, München 2003
Krystek U./Moldenhauer R. (2007)
Handbuch Krisen- und Restrukturierungsmanagement: Generelle Konzepte, Spezialprobleme, Praxisberichte, Stuttgart.
Krystek U./Müller-Stewens G. (2006)
Strategische Frühaufklärung; in: Hahn D./Taylor B. (Hrsg.), Strategische Unternehmungsplanung – Strategische Unternehmungsführung: Stand und Entwicklungstendenzen, 9., überarbeitete Auflage, Berlin/Heidelberg, S. 175-193.
Mölleney M. (2006)
Persönliche Erfahrungen aus dem Unternehmenszusammenbruch der Swissair; in: Bruch, H./Krummaker, S./Vogel, B. (Hrsg.), Leadership – Best Practices und Trends, Wiesbaden, S. 39-48.
Müller R. (1986)
Krisenmanagement in der Unternehmung, 2. Auflage, Frankfurt u. a.
Müller-Stewens G./Lechner C. (2005)
Strategisches Management: Wie strategische Initativen zum Wandel führen, 3. aktualisierte Auflage, Stuttgart.
Schiele H. (2003)
Der Standort-Faktor: Wie Unternehmen durch regionale Cluster ihre Produktivität und Innovationskraft steigern, Weinheim.
Schälicke M./Steinle C./Krummaker S. (2006)
Dienstleistungsnetzwerke im Gesundheitswesen: Grundlagen, Konzept, Anwendung, Saarbrücken.
Schreyögg G. (1995)
Führungstheorien – Situationstheorie; in: Kieser A./Reber G./Wunderer R. (Hrsg.), Handwörterbuch der Führung, 2. neu gestaltete und ergänzte Auflage, Stuttgart, Sp. 993-1005.
Steinle C. (2005)
Ganzheitliches Management – Eine mehrdimensionale Sichtweise integrierter Unternehmungsführung, Wiesbaden.
Steinle C./Draeger A. (2002)
Intrapreneurship. Begriff, Ansätze und Ausblick; in: Wirtschaftswissenschaftliches Studium, 31. Jg., Nr. 5, S. 264-271.
Steinle C./Eichenberg T./Hartwig J. (2006)
Potenziale der Balanced Scorecard für mittelständische Unternehmungen: Konzept und Umsetzung anhand einer Bau-Unternehmung; in: Zeitschrift für KMU und Entrepreneurship, 54. Jg., H. 1, S. 50-74.
Steinle C./Eichenberg T./Weber-Rymkovska J. (2004)
Cultural Due Diligence im Rahmen von internationalen Mergers & Acquisitions: Konzept, Praxisschlaglicht und Empfehlungen; in: M&A Review, o. Jg., H. 11, S. 456-463.
Steinle C./Krummaker S./Lehmann G. (2007)
Bestimmung von Kapitalkosten in diversifizierten Unternehmungen: Verfahrenvergleiche und Anwendungsempfehlungen; in: ZfCM – Zeitschrift für Controlling und Management, 51. Jg, H. 3, S. 204-218.
Winter S. (2001)
Aktienoptionspläne und Motivationseffekte; in: Eckardstein D. v. (Hrsg.), Handbuch Variable Vergütung für Führungskräfte, München, S. 85-105.
Witte E. (1981)
Die Unternehmungskrise – Anfang vom Ende oder Neubeginn?; in: Bratschitsch R./Schellinger E. (Hrsg.), Unternehmenskrisen – Ursachen, Frühwarnung, Bewältigung, Stuttgart, S. 7-24.
Wunderer R. (2006)
Internes Unternehmertum: Gestaltungsempfehlungen; in: Bruch H./Krummaker S./Vogel B. (Hrsg.), Leadership – Best Practices und Trends, Wiesbaden, S. 265-274.

2.4 Besonderheiten von Non-Profit-Unternehmen

Helge Knut Schumacher, Bielefeld

2.4.1 Rolle der Non-Profit-Unternehmen im Gesundheitswesen

Dritter Sektor und NPOs

Non-Profit Organisationen (NPOs) finden sich vornehmlich im Dienstleistungssektor. Neben Sport, Kultur, Bildung und Interessenvertretungen sind diverse Unternehmen im Gesundheitswesen diesem „dritten Sektor" zuzuordnen. In Abgrenzung von Staat (erster Sektor) und erwerbswirtschaftlichem Sektor (zweiter Sektor) stellt die Gesamtheit aller NPOs eines Landes den Dritten Sektor dar (Vgl. Neumann, 2005, S. 22 f). Sie können sogar eine dominierende Stellung in Teilsegmenten des Sozialwesens in Abhängigkeit von der Intensität des staatlichen Einflusses einnehmen. Beispiele hierfür können Altenpflegeeinrichtungen oder die Behindertenhilfe sein (Vgl. Badelt, 2007, S. 28).

Ihre Relevanz generieren NPOs häufig als „Gegenmacht" des Staates aber auch des Profitsektors. Sie gelangen in der Folge zu hoher politischer Relevanz. Bereits die Begrifflichkeit Nonprofit stellt eine Negativdefinition dar, die nicht exakt beschreibt, was eine NPO ausmacht, sondern vielmehr abgrenzt was sie eben nicht ist. Den aus dem amerikanischen stammenden Begriff auslegend ist sie nicht auf Gewinn ausgerichtet und weder Markt noch Staat. Diese Sichtweise stimmt für den alten Kontinent nicht exakt, da hier eine der Entwicklungsgeschichte Rechnung tragende Definition eher nichtstaatlich lauten sollte, wobei durchaus Gewinne erwirtschaftet, aber nicht ausgeschüttet werden dürfen.

> NPOs verfolgen in aller Regel Sachziele und generieren ihre Mittel zu einem großen Teil über Beiträge ihrer Mitglieder. Sie müssen einen gewissen formalen Organisationsgrad aufweisen und privat organisiert sowie in ihrer Finanzierung nicht allein abhängig durch die öffentliche Hand sein. Eine Einengung auf eine Rechtsform ist nicht sachdienlich, da durchaus verschiedene Organisationsformen anzutreffen sind (Vgl. Badelt, 2007, S. 22 f.).

Kriterium	Erklärung
formal	Organisationen sind institutionalisiert, keine spontanen oder ad-hoc-Zusammenschlüsse
„privat" in der Grundstruktur	Trennung vom Staat und staatlicher Kontrolle, obwohl dessen Vertretung in (Kontroll-) Gremien möglich ist.
gemeinnützig	Gewinne werden nicht ausgeschüttet, sondern der eigentlichen Mission zugeführt, NPO existieren nicht primär zur Gewinnerzielung, sondern zur Erfüllung von Sachzielen
selbstgeführt	NPO weisen ein Minimum an Selbstverwaltung auf, Entscheidungen und Kontrollen erfolgen nicht von außen.
freiwillig	„Bedeutungsvoller Grad" an freiwilliger Partizipation hinsichtlich Spenden und Organisationsmitgliedern. Keine Zwangsvereinigungen.
nicht-religiös	Einschränkung zur Reduktion des Untersuchungsumfanges (keine Kirchen etc.)
unpolitisch	Einschränkung zur Reduktion des Untersuchungsumfanges (keine politischen Parteien etc.)

Abb. 2-16: Abgrenzungskriterien für Non-Profit-Organisationen (nach Neumann, 2005)

Kriterien einer NPO

Die Eingrenzung auf fünf der sieben Kriterien aus Abb. 2-16 entspricht der „International Classification of Nonprofit Organizations" (ICNPO), des Johns Hopkins Comparative Nonprofit Sector Project. Dieses Projekt wurde initiiert, um das Grundlagenwissen über den Dritten Sektor zu erhöhen. Hierzu wurde ein vergleichender Ansatz gewählt. Acht Länder sind in der ersten Phase einbezogen worden. In einem zweiten Schritt wurde die Untersuchung auf 28 Länder ausgedehnt. Es sollen insbesondere quantitative Angaben erhoben werden nach einem vorab abgestimmten Schema mit gemeinsamen Definitionen und Merkmalen (Vgl. Salamon, Anheier, 1999, S. 12). Unpolitische und nicht-religiöse Organisationen wurden exkludiert. Zieht man die Anzahl der 1995 im Sektor Beschäftigten heran, dominieren mit knapp 70 % Gesundheitswesen (441.500) und Soziale Dienste (559.500) (Vgl. Neumann, 2005, S. 33).

Übernahme gesellschaftlicher Aufgaben

Bei der Einordnung der Fähigkeit des NPO-Sektors gesellschaftspolitische Aufgaben wahrzunehmen, stellt sich die entscheidende Frage, ob z. B. die Organisation von Pflegeleistungen durch NPOs in ausreichender Weise dezentral vorgenommen werden kann, oder eine staatliche Bereitstellung notwendig ist (Vgl. Badelt, 1997, S. 14). Auch hier vermag die Rechtsform keine klare Trennlinie zu bilden, da staatliche Stellen durchaus die Rechtsform eines gemeinnützigen Vereines für die Wahrnehmung öffentlicher Aufgaben nutzen. Da

NPOs sowohl Vereine und Verbände, als auch GmbHs und AGs als Rechtsform annehmen können, ergibt sich ein heterogenes Bild für eine Abgrenzung des Sektors. Hilfreich kann hier die Konzentration auf den Status der Gemeinnützigkeit sein, da dieser Status von den Finanzämtern vergeben wird und eine Zurechenbarkeit zum NPO-Sektor erlaubt.

Subsidiarität

Große bundesweit tätige NPOs der sozialen Dienstleistungen stellen die Spitzenverbände der Freien Wohlfahrtspflege dar. Nach dem Subsidiaritätsprinzip soll der Staat diese explizit bei der Wahrnehmung ihrer Aufgaben unterstützen (Vgl. Pabst, 2003, S. 80). Nach jenem Grundsatz nimmt der Staat nur die Aufgaben wahr, die der private Sektor nicht zu erfüllen bereit ist. Des Weiteren soll er kleinere Einheiten (NPOs) unterstützen (insbesondere finanziell) damit diese an seiner Stelle tätig werden (Vgl. Neumann, 2005, S. 29). Dieser Grundsatz ist in der Einordnung der Stellung von deutschen NPOs insbesondere relevant, da die bewusste Weiterleitung von staatlichen Aufgaben häufig ihre Existenzbegründung darstellt.

Aus betriebswirtschaftlicher Sicht ist dies nicht unbedingt schlüssig. Zunächst sollte jene Einheit Leistungen bereitstellen, die dies am effizientesten kann. Dies wird häufig eher die größere Einheit sein, da für sie Economics of Scale nutzbar werden. Das Grundgesetz schreibt dabei keine generelle Rangfolge vor, ob nun freie Träger bevorzugt tätig werden sollten (Vgl. Goll, 1991, S. 26). Träger freigemeinwirtschaftlicher Unternehmen sind Einzelpersonen oder Gruppen, ihre Ausrichtung am Gemeinwohl erfolgt aus eigener Initiative. Die Tätigkeiten sollten auf das Wohl Bedürftiger gerichtet sein. Gewinne werden satzungsmäßig zu begünstigten Zwecken verwendet. Ihre Leistungen bieten sie Nutzern häufig unter Selbstkostenpreisen an (z. B. Beratungsstellen). Die angebotenen Leistungen insbesondere von Beratungseinrichtungen stellen zudem oft meritorische Güter dar, wobei durchaus wettbewerbliche Verfahren der Zuteilung zu finden sind. Kindergartenplätze werden z. B. häufig nach dem Windhundprinzip vergeben (Vgl. Goll, 1991, S. 40). Einzelne Normen haben dennoch zur Dominanz einer Organisationsform insbesondere im Gesundheitswesen geführt (Vgl. Badelt, 2007, S. 21).

Spitzenverbände der Wohlfahrtspflege

Sechs Spitzenverbände stellen das Gros der Arbeitsplätze im deutschen NPO-Sektor:

- Diakonisches Werk
- Caritas
- DRK
- AWO
- Zentrale Wohlfahrtsstelle der Juden in Deutschland
- Paritätische

Diese Verbände engagieren sich in der Jugendhilfe, Altenhilfe und der stationären Gesundheitsversorgung. Die Förderverpflichtung aus

Tätigkeitsfeld	Anteil in v.H. Dritter Sektor	Anteil in v.H. Öffentl. Sektor	Anteil in v.H. Marktsektor
Pflegebereich (Plätze)	61,1	18,7	18,7
Krankenhausbereich (Betten)	37,6	56,7	5,7
Behindertenhilfebereich (Plätze)	80,3	12,1	6,0
Rettungsdienst	75,0	12,5	12,5

Abb. 2-17: Leistungsverteilung in ausgewählten Tätigkeitsfeldern (nach Neumann, 2005)

dem Subsidiaritätsprinzip verhilft den Organisationen zu Personalkostenzuschüssen und Investitionsförderungen für ihre Einrichtungen. Im Gegenzug können öffentliche Leistungsträger über die Förderung steuernd auf das Leistungsangebot einwirken (Vgl. Pabst, 2003, S. 82).

Abb. 2-17 veranschaulicht die Dominanz von NPOs aus dem Jahr 1995 in vier ausgewählten Tätigkeitsfeldern, in denen der erste und zweite Sektor zum Teil deutlich unterrepräsentiert sind.

Bedeutung des Ehrenamtes

In weitaus geringerem Professionalisierungsgrad nehmen primär ehrenamtliche Mitarbeiter in lokalen Vereinen soziale Verantwortung wahr. Ehrenamtliche Unterstützung stellte auch für die Wohlfahrtsverbände eine verbilligte Ressource dar, die komparative Vorteile bringt. Im Jahr 1997 haben sich ca. 2,5 bis 3 Mio. Personen ehrenamtlich im Sozialen engagiert. Hinzu kommen eine große Anzahl an Zivildienstleistenden, deren Einkommen von staatlicher Stelle subventioniert wird (Vgl. Pabst, 2003, S. 82). Der Staat nimmt die Aktivitäten der Vereine und Verbände als Entlastung wahr, die finanziell unterstützt wird. Eine hohe Staatszentrierung des deutschen NPO-Sektors ist die Folge. Insbesondere im Bereich der Gesundheitsversorgung stammen aufgebrachte Mittel zu 84 % aus der öffentlichen Finanzierung, selbsterwirtschaftete Mittel und Spenden treten deutlich in den Hintergrund (Vgl. Badelt, 1997, S. 29).

Finanzierung und Trägerstrukturen

Aus den Anteilen der einzelnen Träger wird ersichtlich, welche Stellung die frei-gemeinnützigen Organisationen einnehmen. Sie betrieben im Jahr 1993 die Hälfte aller Altenheime und fast 80 % aller Behindertenheime, 66 % aller Kindertageseinrichtungen (KiTa) sowie 39 % der Allgemeinkrankenhäuser (Vgl. Pabst, 2003, S. 87).

Generell vermag die allgemeine BWL die Probleme von NPOs nur unvollständig abzubilden, Konzepte sind oft nur partiell übertragbar. Fachliteratur existiert allein für Teilbereiche wie das Krankenhausmanagement, worauf im späteren Verlauf noch Bezug genommen wird. Wird der Versuch unternommen zu klären, warum eine Leistung durch eine NPO erbracht wird, entspricht dies einer mikroökonomischen Untersuchung der Institutionenwahl. Stationäre Altenpflege wird faktisch in privaten Pflegeheimen, kirchlichen Altenheimen oder als Einrichtung einer Gemeinde erbracht. Es muss entschieden werden von wem und wie die Pflegeleistung erbracht wird (Vgl. Badelt, 2007, S. 98f.). Diese Entscheidung hängt dabei häufig von gesellschaftlicher Orientierung und Präferenz von Solidaritätsprinzip oder Subsidiaritätsprinzip ab. Nach dem Subsidiaritätsprinzip soll, wie bereits erwähnt, kleineren Gruppen, die die Kompetenz besitzen ihre Probleme zu lösen, die Zuständigkeit nicht vom Staat entzogen werden. Komplementär dazu ist für europäische Wohlfahrtsstaaten das Solidaritätsprinzip kennzeichnend. Der Einzelne leistet seinen Beitrag für das System, die Gemeinschaft übernimmt aber Verantwortung für den Einzelnen. Es soll ein Ausgleich geschaffen werden, der von einer übergeordneten Stelle koordiniert wird. Im Bereich der gesetzlichen Krankenversicherung richten sich in der Folge dieser Denkrichtung das Leistungsspektrum nach dem Bedarf des Erkrankten sowie der Beitrag nach der Leistungsfähigkeit und nicht nach Morbiditätskriterien. Das Solidarprinzip ist sehr staatsnah und erfordert entsprechende Verwaltungskapazitäten.

Abb. 2-18 kennzeichnet die Stellung des Dritten Sektors als Bereich, in dem je nach Lage in dem Kreis durchaus unterschiedliche Einflüsse überwiegen können. Gemeinschaft charakterisiert jedwede Form informeller Kooperation z. B. in privaten Haushalten.

Abgrenzungskriterien des Dritten Sektors zu den Extrempolen sind (Vgl. Goll, 1991, S. 54):

- Abnehmende „Amtlichkeit", ausgehend vom Teilsystem Staat

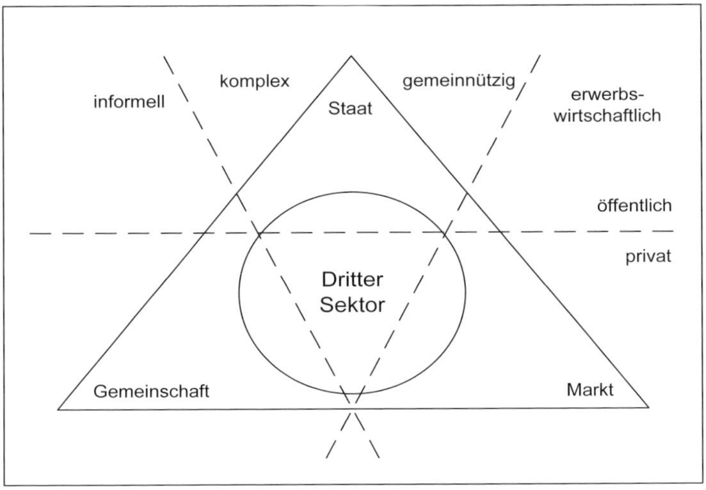

Abb. 2-18: Dritter Sektor als Intermediär (nach Frey, 1998)

- Abnehmende „Marktlichkeit", ausgehend vom Teilsystem Markt
- Abnehmender „Selbstversorgungsgrad", ausgehend vom Teilsystem Familien/Gemeinschaft

Die Trennlinien in Abb. 2-18 sind bewusst gestrichelt, um aufzuzeigen, dass die Abgrenzung nicht immer zwangsläufig ist (Frey, 1998, S. 82). Stationäre Altenpflegeeinrichtungen wären eher im unteren rechten Teil des Kreises zu verorten, Behindertenwerkstätten eher zentral.

Prinzipiell können soziale Dienstleistungen im Gesundheitssektor entweder von öffentlichen, frei-gemeinnützigen oder privaten Trägern erbracht werden. Aufgrund der Ausgestaltung der Sozialgesetze werden die frei-gemeinnützigen Träger bevorzugt. Sie erhalten bewusst einen Wettbewerbsvorteil unter anderem durch die steuerliche Behandlung. In § 51 der Abgabenordnung wurde ein Sonderstatus für freie Träger verankert, sofern diese gemeinnützige, mildtätige oder kirchliche Zwecke verfolgen (Vgl. Pabst, 2003, S. 76f.). Die Steuerbefreiung erstreckt sich dabei von der Körperschaftssteuer, über Gewerbe-, Grund-, Erbschafts- und Kapitalverkehrssteuer. Hinzu kommen Ermäßigungen bei der Umsatzsteuer. Jüngere Reformen seit Einführung der Pflegeversicherung haben den „bedingten Vorrang" der frei-gemeinnützigen Träger eingeschränkt oder aufgehoben. Einen Nachrang erhalten zunehmend allein die öffentlichen Träger und nicht mehr gemeinsam mit den Privaten. Die dennoch weiterhin bestehenden steuerrechtlichen Sonderbehandlungen sind durch die Regelung des EU-Binnenmarktes in Zukunft gefährdet. Gleiche Bedingungen für alle Marktteilnehmer kennt der deutsche „Sonderweg" nicht (Vgl. Pabst, 2003, S. 92). Diese Besonderheiten haben zur der Dominanz der sechs großen Wohlfahrtsverbände geführt, deren Akzeptanz in der Bevölkerung auch lange Jahre sehr hoch war. Durch kritische Berichte über ausufernde Verwaltungen und Bürokratisierung müssen auch sie sich neu in den Herausforderungen der zukünftigen Veränderungen beweisen.

Bedingter Vorrang

Im Zuge der Verknappung öffentlicher Mittel werden auch weiterhin Überlegungen angestellt, wie öffentliche Aufgaben, möglichst ohne Qualitätsverlust, kostensparend übertragen werden können. Dabei muss zum einen eine Effizienz der Bereitstellung gegeben sein, zum anderen müssen definierte Verteilungs-, Verlässlichkeits- und Qualitätsgesichtspunkte erwogen werden. Wird die weitere Finanzierung der zu übertragenden Aufgabe in der Folge nicht mehr aus Steuermitteln erstritten, sondern aus Spenden und Beiträgen der Mitglieder, verstärkt dies zudem die politische Brisanz (Vgl. Badelt, 1997, S. 88).

Wettbewerbsentwicklung

Ein zunehmender Aufgabentransfer an NPOs entspräche einer Stärkung subsidiärer Vorstellungen. Bislang nicht wettbewerblich organisierte Dienstleistungsbereiche könnten aber auch für privatwirtschaftliche Unternehmen lukrativ erscheinen. Aufgrund dieser potenziellen Konkurrenz streben einige NPOs eine kompetitive Neuausrichtung an, um für den heranziehenden Wettbewerb gerüstet zu sein (Vgl. Neumann, 2005, S. 6). Einen Aspekt dieses neuen Wettbewerbs stellt die Umstellung der reinen Kostendeckung auf prospektive Budgetierung für auszuhandelnde Inhalte dar. Über Umfang und Qualität der Leistungen bestimmte vormals allein der Leistungserbringer und nicht der Kostenträger. Die einzelne NPO muss in der Folge „wirtschaften" und ihr eigenes Überleben sichern. Insbesondere die betriebswirtschaftliche Professionalisierung eröffnet den Wohlfahrtsverbänden Chancen bei angeschlossenen Institutionen Quersubventionierungen vorzunehmen und somit einzelne Unterdeckungen auszugleichen (Vgl. Neumann, 2005, S. 8). Durch den verstärkten Wettbewerb um qualifizierte Mitarbeiter, Manager und ihre Finanzierung nähern sich das Verhalten von NPOs und der For-Profit Unternehmen zusehends an. Dennoch ist ihre öffentliche Wahrnehmung wie auch ihre steuerrechtliche Behandlung eine andere. Lobbyismus und eine moderne Marktbearbeitung sind dabei wichtige neue Zielgrößen von NPOs (Vgl. Weisbrod, 1998, S. 5).

HMOs und NPOs in den USA

In den USA waren im Jahr 1994 60 % der Krankenhäuser als „private" Nonprofits organisiert. Lediglich 12 % waren in Privatbesitz und die verbleibenden 28 % in öffentlicher Hand. Der Umschwung von retrospektiver in prospektive Vergütung der Leistungen hat zu Konzentrationsprozessen geführt, wobei sowohl horizontal, als auch vertikal integriert worden ist. Effizienz ist eine „neue" Zielgröße geworden zudem gewinnen andere Einnahmefelder an Attraktivität. Der Einstieg einer größeren Health Maintenance Organisation (HMO) in die Krankenhauseigentümerstruktur war eine weitere Form der Integration. Insbesondere das Forschen und Lehren war ein Steckenpferd der NPO-Häuser. Ob dies weiterhin bei der voranschreitenden Privatisierung so bleibt ist offen. Nichts desto trotz stellt sich die Frage, ob und mit welchen Mitteln der Staat auf diese Entwicklung reagieren kann oder sollte. For-Profit Unternehmen erhalten keine Steuerbefreiung und tragen somit zu einem erhöhten Mittelaufkommen der Gemeinde bei, in der das Krankenhaus beheimatet ist. Die Entstehung der NPO-Häuser geht nach Arrow auf Unsicherheit und unvollständige Märkte in diesem Segment zurück.

Die Verstärkung der HMO-Strukturen auf Seiten der Krankenversicherung im Allgemeinen hat zudem zu einem stärkeren Wettbewerb um Preis und Qualität geführt. Dennoch hat sich die Versorgung der Unversicherten nicht zwangsläufig verschlechtert, da die privaten Häuser in etwa dieselbe Anzahl an Unversicherten versorgt haben, wie die NPOs. Es ließ sich nachweisen, dass private Krankenhäuser attraktivere Standorte in Bezug auf die Einkommenssituation und den Versicherungsstatus der umliegenden Distrikte bevorzugen. Eine Unterversorgung ist dennoch bislang nicht zu konstatieren (Vgl. Sloan, 1998, S. 151-158).

2.4.2 Bedarfsdeckung als Unternehmensziel

Zielsysteme von Organisationen

NPOs werden häufig darüber definiert, dass sie auf altruistische Weise einen Bedarf decken. Sie können in bestimmten Bereichen aber durchaus erwerbswirtschaftlich tätig sein, um in ihrem Zielbereich präsent zu sein oder zu bleiben. Dies kann ein Bereich neben oder auch im Zielfokus der Mission sein. Aus Sicht der BWL werden mehrere Zielkonzepte unterschieden (Vgl. Badelt, 2007, S. 83):

- Erwerbswirtschaftliche Zielkonzepte
- Bedarfswirtschaftliche Konzepte
- Förderungswirtschaftliche Zielsysteme
- Gemeinwirtschaftliche Konzeptionen

Ersteres Konzept ist das vertraute Konzept der Leistungserstellung mit Hilfe von Produktionsfaktoren, da ein Markt vorhanden oder durch Marketing initiierbar erscheint. Genossenschaften unterstützen ihre Mitglieder auf mehreren Ebenen, sie fördern deren privaten Interessen, verfolgen somit Förderungswirtschaftliche Konzepte. Gemeinwirtschaftliche Einheiten sind im Interesse der Allgemeinheit tätig und dabei meist von öffentlichem Interesse. Parteien und Gebietskörperschaften zählen gemeinhin zu diesen Konzeptionen. Der Bereich der Bedarfsdeckung soll im Folgenden Gegenstand der Untersuchung sein.

Nachfrageinduzierte Entstehung

Abstrahiert man von der einzelnen NPO, stellt sich auf volkswirtschaftlichem Niveau die Frage, welche Güter und Dienstleistungen einer Volkswirtschaft von NPOs produziert werden sollen. Darüber hinaus ist zu definieren welche politische Funktion NPOs einnehmen. NPOs stellen insbesondere in den europäischen Wohlfahrtstaaten eher intermediäre Instanzen zwischen Markt und Staat und nicht wie im angelsächsischen Bereich eine Gegenmacht dar. Ausgehend von Konsumentenwünschen entstehen, nachfrageseitig induziert, Institutionen des NPO-Sektors, um Leistungen zu erstellen, deren Qualität schwer messbar ist und die somit im Problemkreis der asymmetrischen Informationen einzuordnen sind. Der Nachfrager ist nicht in der Lage das Vertrauensgut (credence good) ex ante zu beurteilen und wählt daher einen Anbieter, der institutionell vertrauenswürdiger als ein gewinnorientiertes Unternehmen ist. Die „Klienten" zahlen zudem für die Leistungen der NPOs häufig keinen Eigenanteil und stellen Mitproduzenten dar, was eine Herausforderung für die Kommunikation beider Parteien im Hinblick auf eine hohe Outcomequalität darstellt. Die Problematik, welche aus den Gütereigenschaften erwächst, ist differenzierbar in Kontraktversagen aufgrund des Vertrauensgutcharakters und der Kollektivgüterproblematik. Letztere begründet sich in dem Problem der Trittbrettfahrermöglichkeit, die viele öffentliche Güter bieten. Güter, die ohne Gegenleistung genutzt werden können, werden von erwerbswirtschaftlichen Unternehmen gemieden, was als Marktversagen charakterisiert wird (Theorie von Henry Hansmann). Klassischerweise wird folglich die Existenz von NPOs über das Staats- und Marktversagen definiert. NPOs erbringen Leistungen, die entweder überhaupt nicht oder nicht zur Zufriedenheit der Nachfrager erbracht werden würden (Vgl. Badelt, 2007, S. 106). In einer nachvollziehbaren Reihenfolge würde zunächst ein Marktversagen konstatiert, da der Markt den Allokationsmechanismus der ersten Wahl in einer Marktwirtschaft darstellt. Entsteht nun eine Unterversorgung insbesondere sozial Benachteiligter, könnten sich staatliche Stellen aufgerufen sehen, diese Unterversorgung über eine staatliche Bereitstellung anzugehen. Gründe für das Marktversagen können neben der Vertrauensgutproblematik auch andere Informationsasymmetrien darstellen oder (positive) externe Effekte, die für den Hersteller nicht einpreisbar sind. Wenn es sich um öffentliche Güter oder in abgemilderter Form Kollektivgüter handelt, werden Marktakteure nicht bereit sein, diese (in ausreichender Menge) bereitzustellen. Die staatlichen Stellen können nun ihrerseits überfordert sein, die konstatierten Marktmängel zu beseitigen oder die Bereitstellung über staatseigene Institutionen würde neue Ineffizienzen nach sich ziehen (Vgl. Goll, 1991, S. 46-53).

Marktversagen

Einen akzeptierten Erklärungsansatz für Staatsversagen liefert die Theorie von Burton Weisbrod. Aufgrund des Medianwählertheorems scheitert die Politik in der Bereitstellung spezifischer öffentlicher Güter. Insbesondere kleine und aus politischer Sicht relativ unbedeutende Bevölkerungsgruppen kommen so weniger in den Genuss staatlicher Leistungen (Theorie von Burton Weisbrod, 1975). Die öffentliche Hand hinterlässt eine „Unterversorgung". In dieser „Lücke" platzieren in der Folge die Non-Profit-Unternehmen ihre Leistungen. Vorbedingung stellt in diesem Fall eine hohe Heterogenität der Gesellschaft dar (Vgl. Weisbrod, 1998, S. 4). Der „Bedarf" ist zudem oft nicht eindeutig abgrenz- und messbar. Da das Spendenverhalten nicht beliebig beeinflussbar erscheint, richten viele NPOs ihre Aktivitäten auf neue Einnahmenfelder durch Leistungsausweitung. Sie schaffen Bedarf bzw. besetzen neue Marktnischen. Ihr Verhalten ähnelt in solchen Fällen sehr erwerbswirtschaftlichen Unternehmen. In den USA haben im Gesundheitssektor Krankenhäuser vermehrt Sport- und Wellnessoasen errichtet, die eine direkte Konkurrenz zu den kommerziellen Fitnessstudios darstellen (Vgl. Weisbrod, 1998, S. 10).

Staatsversagen

Dennoch finden sich Bereiche in denen das Auftreten von NPOs eher komplementären Charakter hat. Wirksames Zielsystem einer NPO im Allgemeinen, wie eines nicht auf Gewinn ausgerichteten Krankenhauses im Speziellen, ist die Bedarfsdeckung. Dieser Bedarf

Third Party Government

kann zum einen, wie bereits erwähnt nachfrageseitig begründet sein, zum anderen aber auch die Deckung eines öffentlichen politisch definierten Bedarfes darstellen. Bei diesem Third Party Government sind NPOs Teil des Steuerungssystems und eng mit staatlichen Instanzen verbunden. Staat und NPOs interagieren in gegenseitiger Abhängigkeit (Theorie von Lester Salamon). Die NPOs erhalten ein Monopol für ein spezifisches sozialpolitisches Politikfeld. Sie nehmen eine Legitimationsfunktion im politischen System ein. Im Gegenzug erhalten Sie eine kontinuierliche festgeschriebene staatliche Finanzierung. Der Staat entledigt sich einer häufig unliebsamen Verpflichtung und subventioniert in der Folge die Leistungserstellung. Vorteilhaft ist bei dieser Konstellation die Trennung von dezentraler Dienstleistungsbereitstellung und zentraler Ressourcenbeschaffung (Vgl. Salamon, 1995 nach Badelt, 2005, S. 106).

Funktionaler Dilettantismus

Eine weitere Erklärungsvariante stellt die Theorie vom Funktionalen Dilettantismus dar. Wolfgang Seibel kennzeichnet die NPOs als Kompensatoren von Markt- und Staatsversagen. Allerdings unterliegt der Dritte Sektor einem Selbststeuerungsversagen. Die Zwecke und Normrationalitäten von Markt und Staat hinterlassen Nischen, die durch NPOs besetzt werden. Die beiden dominierenden Codesysteme sind in der modernen Organisationskultur überfordert, wodurch der dritte Sektor eine Stabilisierungsaufgabe übernimmt (Vgl. Seibel, 1994, S. 18 f.). Innerhalb dieses Sektors existiert ein spezifisches Organisationsverhalten. Die Gesellschaft erwartet grundsätzlich funktionierende betriebswirtschaftliche Strukturen. Sie ist aber auch bereit, über den vorherrschenden Dilettantismus hinwegzusehen (Vgl. Seibel, 1994, S. 20).

2.4.3 Besonderheiten des NPO-Managements

Notwendigkeit von Managmentfunktionen

Auch wenn der Begriff „Management“ bei vielen Beschäftigten von NPOs eher negativ mit Begriffen wie Gewinnmaximierung, Kostendenken und soziale Ungerechtigkeit belegt ist, werden viele Entscheidungsträger aufgrund der Veränderungen im dritten Sektor sich nicht einem Mindestniveau an vorhandenen Managementtechniken verschließen können, wenn sie weiterhin „am Markt´“ bestehen möchten. Auch ohne die Implementation neuer Techniken können NPOs nur über Managementfunktionen geführt werden. Motivation, Entscheidungsfindung und die Verfolgung von Plänen sind unverzichtbarer Bestandteil der Steuerung einer jeden Organisation und somit auch einer NPO (Vgl. Horak, Heimerl, 2007, S. 167).

Einfluss der Mission

Da das oberste Ziel einer NPO in der Erfüllung ihrer Mission besteht, folgen hohe Anforderungen an das Management. Über die Dienstleistung wird ein wertgesteuerter Zweck verfolgt, wie z. B. die gezielte Veränderung des Konsumenten. Bereits hier werden aber vielfach entscheidende Fehler gemacht. Krankenhäuser formulieren ihre Mission häufig als Gesundheitsfürsorge/health care. Für Prävention sind allerdings die Individuen verantwortlich. Das Krankenhaus kommt erst ins Spiel, wenn eine ernsthafte Erkrankung vorliegt. Zudem ist diese Mission nicht operationalisierbar, was allerdings unabdingbar ist, wenn sie Grundlage des täglichen Handelns werden soll. Die Mission ist dabei von langem Bestand, die aus ihr abgeleiteten Ziele eher temporär. Eine Mission sollte die Chancen aufzeigen, die Fähigkeiten der Verantwortlichen/der Organisation benennen und zu einem Commitment der Beteiligten beitragen (Vgl. Drucker, 1992, S. 3-8).

Bei mangelnder Führungsqualifikation kann eine Professionalisierung sinnvolles Mittel darstellen. Die Qualifikation von ehrenamtlichen Teilzeitmanagern auf dem Gebiet der Mission ist vielfach höher, als im Bereich der ressourcenorientierten Führung. Wenn die Ziele einer NPO schwer bestimmbar sind, ist die Managementleistung in der Folge oft ebenso schwer bestimmbar. Das häufig konstatierte Defizit an Managementkapazitäten hat sich in jüngster Vergangenheit verringert. Durch Druck von außen werden Professionalisierungstendenzen induziert, wie auch die Professionalisierung im Krankenhausbereich zeigt. Spätestens mit Einführung der DRGs im Jahr 2003 wurde der Fokus der Verantwortlichen auf die Optimierung des Ressourceneinsatzes gelenkt, Wirtschaftlichkeit als Überlebensnotwendigkeit erkannt und entsprechend gegengesteuert (Vgl. Horak, Heimerl, 2007, S. 167 f.).

Notwendigkeit von Managmentfunktionen

Dennoch „versagen" andere NPOs, die in einer wettbewerbsarmen Nische angesiedelt sind, aufgrund der Nischen bzw. Intermediärstellung und der Konfrontation mit einer unlösbaren Problemstellung (Vgl. Seibel, 1994, S. 207 ff.). Die Entwicklung, die sich in der deutschen Krankenhauslandschaft vollzieht, hat der soziale Sektor in den USA bereits seit den frühen 1980er Jahren hinter sich. Contracting-Out-Wellen von Sozialleistungskürzungen führten zu einer Auslagerung an private Organisationen. Diese benötigten Kompetenzen zum Fundraising, um ihre Aufgaben bewältigen zu können. Effizienz und Effektivität waren dabei unabdingbar wie ebenso der Aufbau von Führungsqualitäten. Zu den Entwicklungen in der Praxis etablierten sich universitäre Begleitforschung und Servicegesellschaften für den Dritten Sektor. Die zunehmende Reduktion von Mitteln der öffentlichen Hand zwingen auch deutsche NPOs zu verstärkter Professionalisierung. Unterstützer müssen gut informiert werden, die Führung ehrenamtlicher Mitarbeiter ist des Weiteren eine große Herausforderung (Vgl. Horak, Heimerl, 2007, S. 169).

Funktionales Management

Klassischerweise wird Management im institutionellen Sinne und funktionalen Sinne unterschieden. Bei ersterem werden die Führungspersonen adressiert und bei letzterem die Handlungen zur Steuerung von Prozessen (Vgl. Busse, Schreyögg, Gericke, 2006, S 3). Da gerade das funktionale Management von elementarer Bedeutung ist, wird hier auf die bewusste Steuerung von Struktur und Prozessen in Organisationen fokussiert. Funktionen stellen dabei Planung, Organisation, Personaleinsatz, Führung sowie Kontrolle dar. Diese Managementfunktionen ergänzen die Sachfunktionen einer Organisation. Betrachtete Unternehmen des Gesundheitswesens sind gesetzliche und private Krankenversicherungen, Krankenhäuser, Pflegeheime, Arztpraxen, Ärztenetze, Netzwerke der integrierten Versorgung sowie Unternehmen der Medizintechnik und Arzneimittelindustrie. Da der Fokus dieses Abschnittes hingegen auf NPOs gerichtet ist, werden zum einen die rein erwerbswirtschaftlich organisierten Unternehmen nicht intensiver betrachtet, zum anderen weitere kleinere Akteure, wie Patientenberatungseinrichtungen, Betreuungsleistungen und weitere karitative Organisationen des Sektors hinzugezogen. Im Zuge der Analyse der Managementherausforderungen für NPOs sollen ausgewählte Aspekte aus dem vorhandenen Spektrum, die besonders wichtig im Kontext des Gesundheitswesens sind, im Folgenden untersucht werden.

Spektrum an Managementaufgaben:

- Probleme der Zielerreichungsmessung
- Rechtsformwahl
- Organisationale Entwicklung
- Marketing für vielschichtige Kundengruppen
- Personalmanagement
- Koordination von Finanzierungsmöglichkeiten
- Controlling in NPOs

Die Mission als Zielsystem

Das Zielsystem einer NPO stellt die Mission dar. Da sie den Grund für die Existenz der NPO darstellt, sollten alle Aktivitäten auf die Mission ausgerichtet werden. Über einen Leistungskatalog lassen sich alle Leistungserbringungsziele definieren. Ein Leistungserbringungsziel kann z. B. ein Beratungsgespräch sein. Da den Anspruchsgruppen einer NPO eine zentrale Bedeutung zukommt, sollte dem Stakeholdermanagement ein besonderes Augenmerk gewidmet werden. Insbesondere in den NPOs stellt die Operationalität der ausformulierten Ziele häufig ein Problem dar. Sie ist unabdingbar, um eine Zielerreichung messen zu können. Des Weiteren sollte das Zielsystem vollständig und ausgewogen sein sowie eine Zielhierarchie erstellt werden. Da Sachziele wie die Bedarfsdeckung bei NPOs vorherrschen ist die Operationalisierung erheblich schwieriger als bei den Formalzielen von Profitunternehmen (Gewinn, ROI, Cash Flow). In der Folge werden selten qualitative Ziele formuliert oder deren Erfüllungsgrad kontrolliert (Vgl. Horak, Matul, Scheuch, 2007, S. 181 f). NPOs mit staatlichem Auftrag haben diese Grundlagen in ihrer Mission zu berücksichtigen. Aufgrund unterschiedlicher Interessen- und Berufsgruppen in einer NPO werden Konflikte oft nicht gelöst

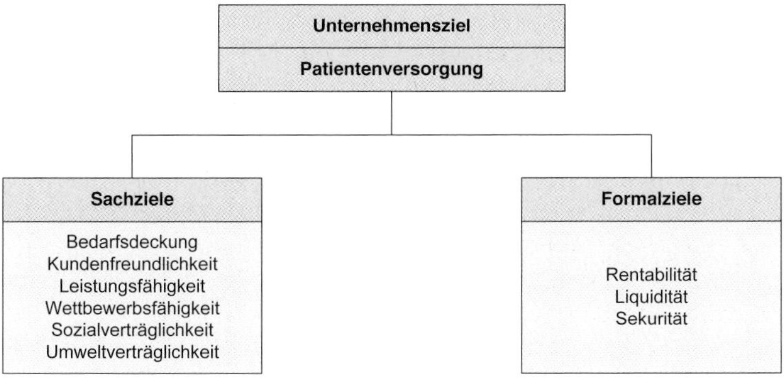

Abb. 2-19: Zieldimensionen
(nach Eichorn/Seelos/Schulenburg, 2000, S. 61)

und Zielentscheidungen verhindert. Die Mission einer Altenpflegeeinrichtung liegt beispielhaft in der bedarfsgerechten Betreuung hilfs- und pflegebedürftiger Menschen. Um dieses Ziel erreichen zu können, bedarf es einer Strategie die die Mission konkretisiert. Dennoch sollte auch eine Altenpflegeeinrichtung zumindest auf Liquidität und Sekurität achten, um mit dem verhandelten Budget auszukommen. Mit Sekurität ist hier der Schutz vor Vermögensverlusten und Überschuldung gemeint (Vgl. Eichhorn, Seelos, Graf Schulenburg, 2000, S. 60 f.).

Die überwiegende Anzahl deutscher Krankenhäuser verfolgt aufgrund der bedarfswirtschaftlichen Ausrichtung Sachziele. Formalziele werden dennoch nicht allein von privaten Krankenhausketten fokussiert, da auch kommunale Häuser Kostendeckung anstreben, um ihren Träger vor hohen Zuschüssen zu bewahren (Vgl. Eichhorn, Seelos, Graf Schulenburg, 2000, S. 91).

Von der Strategie zur strategischen Planung

Die strategische Planung wird klassischerweise in drei Teilbereiche aufgeteilt. Direkt an das Oberziel der Mission setzt das normative Management an, in dem das Selbstverständnis der Einrichtung z. B. in einem Leitbild festgehalten wird. Im sich anschließenden strategischen Management wird eine Gesamtstrategie aufgestellt und aus dem Leitbild konkrete Ziele abgeleitet. Im Leitbild sollten dabei das Selbstverständnis der Organisation, vor allem aber die strategische Vorgehensweise festgehalten werden. Um die normativen Vorgaben erfüllen zu können, schafft das strategische Management die Voraussetzungen. Strategien werden formuliert, bewertet und daraus abgeleitet Maßnahmen geplant (Vgl. Hungenberg, 2004, S. 24). Zum strategischen Management zählt zudem die Bildung von strategischen Geschäftsfeldern. Letztere umfassen eine Produkt-Markt-Kombination mit eigener Strategie. Auf der Ebene des operativen Managements werden die vorgegebenen Strategien in konkrete Handlungen überführt. Während das strategische Management eine

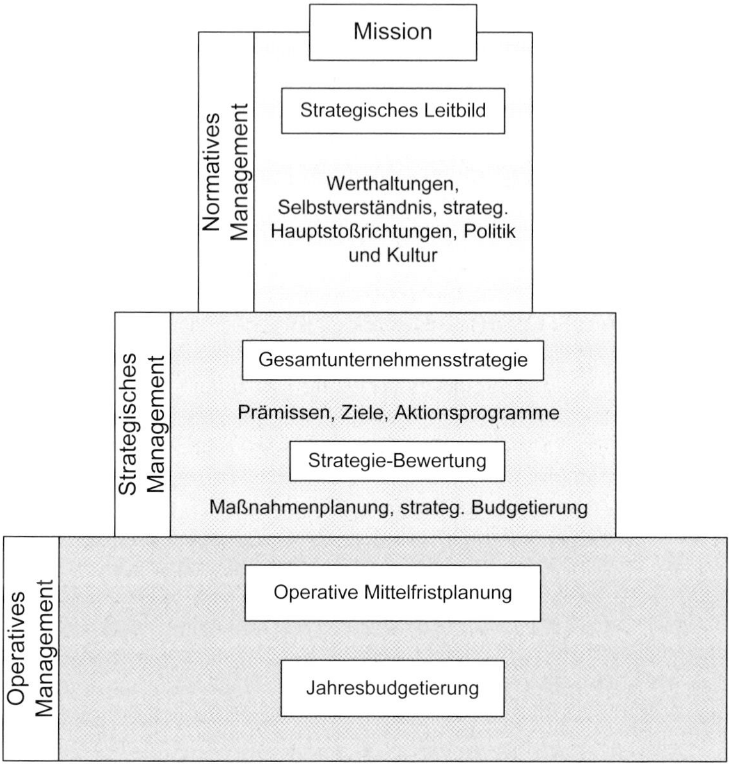

Abb. 2-20: Strategie-Ebenen (nach Horak, Matul, Scheuch, 2007)

übergeordnete Perspektive einnimmt, werden im operativen Management die einzelnen Organisationseinheiten bearbeitet. Operative Entscheidungen haben dabei eher kurzfristigen Charakter (Vgl. Horak, Matul, Scheuch, 2007, S. 191 ff.).

SWOT-Analyse

In einem Krankenhaus stellen sich im normativen Bereich die Fragen, welches die Vision des Hauses ist und auf welchen Feldern das Haus aktiv sein möchte. Im strategischen Management sollte neben einer Konkurrenzanalyse eine konkrete Strategie abgeleitet werden. Wenn ein Krankenhaus eine strategische Erfolgsposition erreicht, kann es längerfristig überdurchschnittlich erfolgreich agieren. Dies kann auf dem Feld der Patientenversorgung sein, oder auch in einer bestimmten Fachrichtung. Im Zuge einer internen und externen Informationsanalyse kann eine SWOT-Analyse sinnvoll sein, da sie Stärken aufdeckt und Herausforderungen erkennt. Schwächen können intern z. B. auch aus den Belegungsdaten, der Einweiserstatistik und den Personalkosten ermittelt werden. Gefahren aus dem Umfeld könnten andere Krankenhäuser mit ähnlichem Leistungsspektrum darstellen. In Krankenhäusern ist es unabdingbar, alle Statusgruppen bereits in der Strategieentwicklung ausreichend einzubeziehen, damit einer erfolgreichen Umsetzung nichts mehr im

Wege steht (Vgl. Kracht, 2000, S. 129-136). Im Zuge einer strategischen Analyse werden zwei Bereiche unterschieden. Die Situationsanalyse beschäftigt sich mit allen Bereichen außerhalb der Organisation, die Organisationsanalyse mit den vorhandenen Ressourcen. Die Fokussierung auf erstere leitet zu positionsorientierten Strategien, auf letztere zu kompetenzorientierten Strategien (Vgl. Gmür, M., 1999, S. 9 f.). Gerade der Bedarf an einer Situationsanalyse begründet sich in Umweltveränderungen. Aufgrund einer abnehmenden Vorhersehbarkeit braucht eine Organisation nunmehr eine höhere unternehmensinterne Veränderungsbereitschaft. (Schubert, Schmidt, 2003, S. 108).

Chancen durch die Balanced Scorecard

Insbesondere NPOs sollten dabei darauf achten ihr Leistungsangebot nicht zu stark auszuweiten, wenn dies nicht aktuell geboten erscheint. Gerade in kleineren NPOs fällt es zudem schwer explizite Leitungsstrukturen zu entwickeln. Um formale Macht zuzulassen, muss die Bereitschaft vorhanden sein, Autonomie abzugeben. Ein potenziell einzusetzendes Tool im strategischen Management von NPOs stellt die Balanced Scorecard (BSC) dar, die gerade auch nicht-finanziellen Zielen ausreichend Beachtung schenkt, welche bei einer NPO ohnehin überwiegen. Wenn Sachziele dominieren, sollten diese ebenso bewertbar gestaltet und eine Erfolgsmessung implementiert werden (Vgl. Horak, Matul, Scheuch, 2007, S. 201). Im Mittelpunkt der BSC stehen Vision (Mission) und Strategie. Über die einbezogenen Perspektiven Finanzen, Kunden, Interne Prozesse sowie Lernen und Entwickeln sollen Erfolgsfaktoren messbar gemacht werden. Unabhängig davon ob eine BSC zum Einsatz gelangt, sollte die Strategie den Mitarbeitern bekannt sein und auf eine Weise vermittelt werden, welche Verständnis hervorruft. Neben der ggf. zu fördernden Umsetzungsqualifikation müssen zusätzlich Anreize für strategiekonformes Verhalten implementiert werden. Defizite im strategischen Management finden sich nicht allein bei NPOs. Sie liegen meist seltener in der Strategieformulierung, als in der konsequenten Implementierung. Aktive Unterstützung lässt sich allerdings durch sinnvolle Anreizgestaltung fördern, die Belohnungen für strategiekonformes Verhalten vorsieht (Vgl. Schubert, Schmidt, 2003, S. 123 f.).

Strategisches Denken beinhaltet mehrere Dimensionen:

- Langfristig wirksame Effekte anstreben
- Antizipativ zu denken
- Integrieren und keine Detaillösungen anstreben
- Ressourcen selektiv und konzentriert auf die wesentlichen strategischen Ziele auszurichten
- Nach Wettbewerbsvorteilen zu streben

Letztere sollten einen langfristigen erheblichen Mehrnutzen bieten und schwer imitierbar sein. In NPOs stellt das Stakeholdermanagement eine besondere Herausforderung dar. Gleiches gilt für die häufig vorherrschende Zielvielfalt. Hinzu kommt, dass aufgrund von sozialen Bedürfnissen der Stakeholder der Spielraum strategischer Überlegungen eingeschränkt wird (Vgl. Gmür, 1999, S. 4 f.).

Da die Rechtsform für die allermeisten Organisationen im Gesundheitswesen vorgegeben ist, wird auf diesen Aspekt hier nicht weiter eingegangen (vgl. Nowotny, Fida, 2007, S. 202-229).

2.4.4 Finanzierung

Bedeutung von Spenden und Sponsoren

Die Mittelbeschaffung und Liquiditätserhaltung sind im Profitbereich essentieller Managementbestandteil. Im Gegensatz zum dort professionell betriebenen Asset und Liability Management, wird die Finanzierungsverantwortung in vielen kleineren NPOs als Notwendigkeit betrachtet, die eher nebensächlichen Charakter hat. Gerade aber für nicht über den Markt finanzierte NPOs ist die Erschließung und Pflege von Finanzgebern eine wichtige Aufgabe. Spenden und Subventionen sind schwer planbar. Das Deutsche Rote Kreuz kann auf ein erhebliches Spendenaufkommen zurückgreifen (ca. 60 Mio. € in 1993). Die Bereitschaft zu spenden setzt allerdings ein eigenständiges Verbandsprofil hinaus, welches sich klar von staatlichen Institutionen abgrenzt (Vgl. Pabst, 1996, S. 29). In der Folge erwarten die Geldgeber neben der Aufgabenerfüllung in Form von erbrachten Pflegeleistungen auch klare Stellungnahmen zu aktuellen Themen. Im Gesundheitsbereich sind zudem viele NPOs von einem einzigen Geldgeber abhängig, mit der Folge, dass eine Einschränkung der staatlichen Ausgaben sofort zu Einschränkungen des Leistungsangebotes führt. Da die Erreichung von Finanzzielen auch nicht der Mission entspricht, wird die Position eines Chief Financial Officers (CFOs) zum Teil gar nicht implementiert, sondern in der Aufbauorganisation einem Kassierer oder dem Geschäftsführer zugeordnet. Im Bereich der freien Wohlfahrtsverbände liegt in aller Regel ein Finanzierungsmix vor. Zuschüsse können selten konkret der Finanzierung des Trägers oder einer einzelnen Maßnahme zugeordnet werden. Der einzelne Verband hat kein Interesse detailliert Rechenschaft abzulegen, da verhindert werden soll, dass andere Verbände einen genauen Einblick erhalten (Vgl. Boeßenecker, 1995, S. 111). Abb. 2-21 zeigt die gängigen Finanzierungsformen in der Wohlfahrtspflege.

Management des Finanzierungsmixes

Zieldimension einer Unternehmung ist in der Regel die Rentabilität unter der Nebenbedingung von ausreichender Liquidität. Da eine hohe Rentabilität in NPOs gerade nicht verfolgt werden soll, kann an deren Stelle die Wirtschaftlichkeit treten. Dabei sollten die Ressourcen so eingesetzt werden, dass möglichst viel erreicht wird für die eingesetzten Mittel. Wird die Liquidität aufgezehrt, kann dies eine sehr bedrohliche Lage herbeiführen, da Eigentümer fehlen, die zusätzliche Mittel bereitstellen könnten bzw. Kreditgeber keine zukünftigen Rückflüsse für weitere erwarten können (Vgl. Littich, 2007).

Spenden (Treuhandmittel)
- Schenkungen, Vermächtnisse & Stiftungen
- Zuwendungen von „nahestehenden" Organisationen

Lotterien
- Aktion Sorgenkind e. V.
- Stiftung „Hilfswerk Berlin" und „Deutsches Hilfswerk"
- Glücksspirale
- Allgemeine Wohlfahrtslotterien

Sonderbriefmarke
- Wohlfahrtsbriefmarken
- Jugendbriefmarken

Pflichtleistungen der Kommunen
- BSHG
- KJHG

Freiwillige Leistungen der Kommunen
- Pflichtleistungen des Staates
- Krankenhausfinanzierungsgesetz
- Kindergartengesetz
- Fürsorgeerziehung

Freiwillige Leistungen des Staates
- Modellprojekte
- Eigene Schwerpunkte, Selbsthilfeförderung

Kostenersatz durch Sozialleistungsträger
- Pflegesätze in der Sozial- und Jugendhilfe
- DRGs
- Gebühren der Krankenkassen für ambulante Leistungen
- Kostenersatz durch Arbeitsverwaltung
- Kostenersatz durch Rentenversicherungsträger

Freiwillige Leistungen der Sozialleistungsträger

Abb. 2-21: Finanzierungsmix der Wohlfahrtsverbände (in Anlehung an Boeßenecker, 1995, S. 108)

Da die Leistungserstellung unabhängig von der Finanzierung erfolgt, müssen sich die Ausgaben an den Einnahmen orientieren. Eine Leistungsausweitung führt in der Regel nicht zu zusätzlichen Einnahmen. Der Third Party Payer ist ggf. nicht an einer Ausweitung dieses Anbieters interessiert, da ihm die Gesamtverantwortung obliegt. Im Bereich der Krankenhäuser und Pflegedienste erhalten diese Erlöse, die nicht zwangsläufig die Kosten decken. Dies soll einen Anreiz zu wirtschaftlichem Umgang mit den zur Verfügung gestellten Geldern bewirken.

Innen- und Außenfinanzierung von NPOs

Es verbleiben dennoch Möglichkeiten der Innenfinanzierung. Zum einen können Überschüsse thesauriert werden und somit als Rücklagen fungieren, zum anderen können Rationalisierungsreserven angegangen werden. Gerade letztere Variante wird erwartungsgemäß auf Widerstand der (ehrenamtlichen) Mitarbeiter führen, die sich allein der Mission verpflichtet fühlen.

Als Form der Außenfinanzierung nutzen NPOs anstelle von Eigen- und Fremdkapital insbesondere Fundraising und Sponsoring. Als weiteres Außenfinanzierungsinstrument wird der Kontokorrentkredit gern genutzt, der ähnlich einem Dispositionskredit dem Kontoinhaber wiederholt Kreditlinien zusichert. Diese Form der Schuldenanhäufung haben z. B. die Krankenkassen vor dem Jahr 2004 angewandt, da Ihnen langfristige Darlehen verwehrt sind. Erst durch das GKV-Modernisierungsgesetz (GMG wurde diese Praxis verändert und diese Schulden werden seitdem abgebaut. Beim Fundraising erbringt die NPO keine Gegenleistung, dennoch sind nicht allein Spenden gemeint, sondern auch Fördermitgliedschaften. In Deutschland stammen die meisten Spenden aus öffentlicher Hand. Ein Sponsor hingegen erwartet eine vertraglich fixierte Gegenleistung. Sponsoringausgaben können als Betriebsausgaben geltend gemacht werden und die Werbewirkung wird z. B. anhand einer Medienresonanzanalyse gemessen. Einrichtungen, die mit keinen medienwirksamen Events aufwarten können wie z. B. Drogenzentren sind bei den Sponsoren nicht sehr gefragt (Vgl. Littich, E. (2007), S. 322-239).

Im deutschen Gesundheitssektor erhalten die meisten Organisationen fixierte Zahlungen von staatlicher Stelle. Krankenhäuser erhalten für Ihre laufenden Kosten Zahlungen von den Krankenversicherern, die Investitionen übernehmen die Bundesländer (Dualität), Pflegedienste erhalten Transfers aus der Pflegeversicherung. Insbesondere kleinere Anbieter wie Beratungsstellen und freiwillige Betreuungsdienste müssen sich intensiver mit Fragen des Fundraising auseinandersetzen.

2.4.5 Controlling in NPOs

Funktionen des Controlling

Controlling als ein Informationsinstrument des institutionellen Managements unterstützt letzteres in der Entscheidungsfindung. Controllingaktivitäten dokumentieren dabei das Leistungsgeschehen innerhalb eines Krankenhauses, bereiten aber ebenso die Rechenschaftslegung nach außen vor. Beide Erfassungsmechanismen laufen parallel ab und erfassen zum Teil unterschiedliche Teilmengen an Informationen (Vgl. Wagenhofer, Gutschelhofer, 1995, S. 26).

Target Costing als sinnvolle Kalkulationsbasis

Betriebliches Rechungswesen hat zwei Zielrichtungen. Zum einen wird vergangenheitsorientiert Rechenschaft über die Geschäftsvorfälle abgelegt, zum anderen unterstützt es zukunftgerichtet die Leitung einer Organisation. Zielabweichungen lassen sich so dokumentieren. Als Ziel kann z. B. auch die Zufriedenheit von Stakeholdern herangezogen werden. Die Finanzbuchführung erfasst chronologisch die Einnahmen und Ausgaben der NPO und ermittelt stichtagsbezogen das Vermögen der Organisation. Interne Bedeutung hat die Kosten- und Leistungsrechung. Sie ist ein sehr ausdifferenziertes Feld der BWL, für NPOs kommen in der Regel einfache Verfahren wie die Divisionskalkulation, die Zuschlagskalkulation und die Äquivalenzziffernkalkulation in Betracht. Für die NPO bietet sich das Target Costing an, da die Erlöse, wie bereits erwähnt, nicht ausreichend steuerbar sind. Beim Target Costing werden maximale Kosten für eine bestimmte fixe Leistung errechnet. Die Zielerreichung wird über Planungs- und Kontrollsysteme überwacht, die auch Führungskräfte und Mitarbeiterfeedback enthalten. NPOs können über Controlling Transparenz ihrer Arbeit schaffen, um Vertrauen auf Seiten der Stakeholder zu bilden. Controlling versorgt basierend auf der Kosten- und Erlösrechnung das Management mit aktuellen Informationen als Entscheidungsgrundlage. In einer NPO dient es der Missionserfüllung. Um Controlling implementieren zu können, muss in einer NPO im Vorfeld eine Akzeptanz bei den Interessengruppen für Effizienz in Bezug auf die Mission erreicht werden (Vgl. Eschenbach, Horak, Furtmüller, 2007, S. 340-361).

Auf den Bereich der stationären Versorgung zielte insbesondere das Gesundheitsstrukturgesetz (GSG) von 1993. Als größten Ausgabenblock der GKV sollten die Verantwortlichen in den Krankenhäusern zu mehr Wirtschaftlichkeit angeregt werden. Die DRG-Einführung im Jahr 2003 stellt weiterhin eine sichere Einnahmequelle der Krankenhäuser dar, allerdings führt die geplante Anpassung an landeseinheitliche Basisfallwerte zu der Hebung von Effizienzreserven und zur Schließung unwirtschaftlicher Einheiten. (Vgl. Rutz, 2006, S. 131 f.).

Über strategisches Denken zu Erfolgspotenzialen

Effizienz lässt sich allerdings allein langfristig über die Ermittlung von Erfolgspotenzialen sichern. Controlling in seiner Funktion als führungsunterstützende Disziplin soll daher strategisches Denken fördern, aber auch einfordern. Um eine optimale Bedarfsdeckung zu erreichen, müssen entsprechende Leistungen vorgehalten werden. Die Leistungsstruktur ist dabei nicht unabhängig planbar, sondern wird durch den Bedarfsplan vorgegeben. Eine wirtschaftliche Leistungserstellung kann dabei über Benchmarkingprozesse abgesichert werden. Das Sachziel eines Krankenhauses, die Wiederherstellung der Gesundheit der Patienten, kann dabei als Oberziel formuliert werden mit Formalzielen in Form von Rentabilität und Liquidität als Nebenbedingung (Vgl. Patt, 1996, S. 35 ff.). Eine solche Vorgehensweise bietet sich insbesondere für öffentliche und frei-gemeinnützige Häuser an; Letztere zählen zu dem Spektrum der Non-Profit Organisationen

Controlling im Krankenhaus aggregiert Daten aus den Betriebsprozessen, um Managemententscheidungen zu unterstützen. Konkret befasst sich Controlling im Bereich der Kostenträgerrechnung mit der Frage wie viel die Erbringung einer Fallpauschale im Krankenhaus kosten darf und wie viel sie tatsächlich kostet. Je nach Ergebnis dieses Soll-Ist-Vergleiches sind in der Folge Handlungsstrategien vorzuschlagen. Solche Fragestellungen erfordern eine Kosten- und Leistungsrechnung, die verbrauchte Ressourcen patientenbezogen erfasst. Über eine Deckungsbeitragsrechung können Aussagen über den optimalen Patienten-Mix getroffen werden. Als Folge der Erkenntnisse können medizinische und pflegerische Abläufe optimiert werden (Vgl. Trill, 2000, S. 404-412). In jüngster Vergangenheit haben Konzentrationsprozesse im stationären Bereich stattgefunden. Insbesondere kleine, kommunale Häuser wurden fusioniert oder geschlossen. Mit steigender Betriebsgröße werden Management und Controllingaufgaben wichtiger. In Klinikketten oder divisional organisierten Häusern entsteht ein erhöhter Koordinationsbedarf für das Controlling. Langfristige Unternehmensgesamtmodelle stellen eine eher jüngere Entwicklung dar, die erst mit einer längerfristigen Planung seit der DRG-Einführung einhergingen. Der Controller liefert exakte Daten über die CaseMix-Planung für die Budget-Verhandlungen mit den Krankenkassen (Vgl. Fleßa, Weber, 2006, S. 351-358).

Unterschiedliche Aufgaben des Controllings

Schreyögg differenziert die Aufgaben des Controllings nach der Art der Organisation im Gesundheitswesen. Private Krankenhäuser, Arztpraxen und pharmazeutischen Unternehmen dient es zur Gewinnerzielung, wohingegen bei NPOs eher die Entscheidungsunterstützung im Vordergrund steht (Vgl. Schreyögg, 2006, S. 334). Doch selbst in den Krankenhäusern sind Controller zurzeit nicht strategisch tätig, sondern eher operativ. Die Gestaltung der Unternehmenspolitik übernimmt die Leitung. Controlling als bedeutende Informationsaufbereitung ist von zunehmender Wichtigkeit für den NPO-Sektor im Allgemeinen, wie die Krankenhäuser im Speziellen, um für die zukünftigen Herausforderungen im Gesundheitssystem gewappnet zu sein.

2.4.6 Resümee

Der NPO-Sektor und insbesondere die Organisationen, welche im Gesundheitswesen agieren, sind von einer großen Heterogenität gekennzeichnet. Eine kleine Selbsthilfeeinrichtung ist nicht nur entstehungsgeschichtlich sondern auch im Auftreten am „Markt“ von einem großen Wohlfahrtsverband deutlich zu unterscheiden. Dies hat Konsequenzen auf die Ausdifferenzierung der Managementkapazität. Eine hohe Professionalisierung wird allerdings häufig mit einem Verlust an Reaktionsfähigkeit erkauft und ist somit per se nicht immer vorteilhaft. In Zahlen ausgedrückt dominieren die großen Wohlfahrtsverbände, da sie z. B. auch als Träger von Krankenhäusern und Pflegeeinrichtungen aktiv die Leistungserstellung im Gesundheitswesen beeinflussen. Durch den politisch gewollten „Rückbau“ des bedingten Vorrangs müssen auch diese ihr Terrain gegenüber einer zunehmenden Konkurrenz aus dem privaten Sektor behaupten. Im Bereich der häuslichen Pflegedienste konnte sich seit Beginn der 1990er Jahre eine große Anzahl von privaten Pflegediensten etablieren. Entscheidend sollte sein, dass eine hohe Qualität gewährleistet bleibt bei Veränderungen in der Wahl der jeweils bereitstellenden Organisation.

Aufgrund der Dominanz der Mission und dem hohen Anteil an freiwillig engagierten Mitarbeitern haben NPOs im Gesundheitswesen einen Wettbewerbsvorteil, den sie aber verspielen können, wenn ihr Verhalten im Fundraising reputationsschädigend wird. Dass sich die meisten NPOs aus verschiedenen Quellen finanzieren, ist zunächst im internationalen Vergleich nicht ungewöhnlich. Die hohe Abhängigkeit von Steuern und Abgaben und im Gegenzug die Wahrnehmung staatlicher Aufgaben ist allerdings eher eine Besonderheit der mitteleuropäischen Sozialpolitik. Das Subsidiaritätsprinzip in seiner neueren Auslegung bevorzugt private und freigemeinnützige vor vermeintlich schwerfälligen staatlichen Stellen. Gerade in einem Bereich, in dem interpersonale Dienstleistungen dominieren und eine Niedrigschwelligkeit des Angebots für viele Klienten unabdingbare Nutzungsvoraussetzung darstellt, ist dies eine sinnvolle Ausgestaltung für die Leistungserstellung. Der Staat erkauft sich sozialen Frieden durch eine Form des „Outsourcing" seiner Leistungen. Die zunehmenden Marktelemente im Krankenkassensektor, einem ehemals sehr staatsnahen Bereich, haben gezeigt in welche Richtung die zukünftige Entwicklung gehen soll. Am Beispiel der Krankenhäuser lässt sich des Weiteren zeigen, dass eine Ablösung der Kameralistik und eine Verstärkung des Wettbewerbs über die DRGs zu einer sinnvolleren Allokation von Anbietern der Gesundheitsleistungen führen können. Da Spezialisierungen und Mindestmengen eine weitere Folge sind, wird sich die Qualität auf längere Sicht eher noch erhöhen. Auch die NPOs im Gesundheitssektor sollten sich sowohl personell als auch im Bereich des strategischen Managements so aufstellen, dass Sie in einem Wettbewerb mit anderen Anbietern erfolgreich bestehen können. Welche Richtung bürgerliches Engagement nimmt, lässt sich im Übrigen auch durch Verhalten und Auftreten der potenziellen „Arbeitgeber" steuern.

Literatur

Arnold, U., Maelicke, B. (1998):
Lehrbuch der Sozialwirtschaft. Baden-Baden: Nomos.

Badelt, C., Meyer, M., Simsa, R. (2007):
Handbuch der Nonprofit Organisation, Strukturen und Management. 4. Aufl., Stuttgart: Schäffer-Poeschel.

Badelt, C. (1997):
Handbuch der Nonprofit Organisation, Strukturen und Management, Stuttgart: Schäffer-Poeschel.

Boeßenecker, K.-H. (1995):
Spitzenverbände der freien Wohlfahrtspflege in der BRD: eine Einführung in Organisationsstrukturen und Handlungsfelder, Müster: Votum.

Busse, R., Schreyögg, J., Gericke, C. (2006):
Management im Gesundheitswesen. Heidelberg: Springer.

Drucker, P.F. (1992):
Managing the Non Profit Organization. New York: Harper Business.

Eichhorn, P., Seelos, H.J., Graf v.d. Schulenburg, JM. (2000):
Krankenhausmanagement. Jena, München: Urban & Fischer.

Eschenbach, R., Horak, C., Furtmüller, S. (2007):
Rechnungswesen und Controlling in NPOs, in: Badelt, C. et al. (2007): Handbuch der Non Profit Organisation. 4. Aufl., Stuttgart: Schäffer-Poeschel, S. 340-362.
Fleßa, S., Weber, W. (2006):
Informationsmanagement und Controlling in Krankenhäusern, in: Busse, R., Schreyögg, J., Gericke, C. (2006). Management im Gesundheitswesen. Heidelberg: Springer, S. 350-366.
Frey, B. (1998):
Zwischen Markt- und Staatsversagen – Die Dritte Sektor-Forschung im Überblick, in: Arnold, U., Maelicke, B. (1998). Lehrbuch der Sozialwirtschaft. Baden-Baden: Nomos, S. 80-94.
Gmür, M. (1999):
Strategisches Management für Nonprofit-Organisationen, Researh Paper Nr. 28. http://w3.ub.uni-konstanz.de/v13/volltexte/1999/355//pdf/355_1.pdf
Goll, E. (1991):
Die freie Wohlfahrtspflege als eigener Wirtschaftssektor: Theorie und Empirie ihrer Verbände und Einrichtungen. Baden-Baden: Nomos.
Horak, C., Heimerl, P. (2007):
Management von NPOs, Eine Einführung, in: Badelt, C. et al. (2007): Handbuch der Non Profit Organisation. 4. Aufl., Stuttgart: Schäffer-Poeschel, S. 167-177.
Horak, C., Matul, C., Scheuch, F. (2007):
Ziele und Strategien von NPOs in: Badelt, C. et al. (2007): Handbuch der Non Profit Organisation. 4. Aufl., Stuttgart: Schäffer-Poeschel, S. 178-202.
Hungenberg, H. (2004):
Strategisches Management in Unternehmen, Ziele, Prozesse, Verfahren. Wiesbaden: Gabler.
Kracht, P.J. (2000):
Unternehmensmanagement aus funktionaler Sicht, in: Eichhorn, P., Seelos, H.J., Graf v.d. Schulenburg, JM. (2000). Krankenhausmanagement. München, Jena: Urban & Fischer, S. 128-141.
Littich, E. (2007):
Finanzierung von NPOs, in: Badelt, C. et al. (2007): Handbuch der Non Profit Organisation. 4. Aufl., Stuttgart: Schäffer-Poeschel, S. 322-339.
Neumann, S. (2005):
Non-Profit-Organisationen unter Druck: eine Analyse des Anpassungsverhaltens von Organisationen des Gesundheitswesens und der sozialen Dienste in der freien Wohlfahrtspflege. München: Hampp.
Nowotny, C., Fida, S. (2007):
Rechtliche Gestaltungsformen für NPOs in: Badelt, C. et al. (2007). Handbuch der Non Profit Organisation. 4. Aufl., Stuttgart: Schäffer-Poeschel, S. 202-230.
Pabst, S. (2003):
Trägerstrukturen im sozialen Dienstleistungssektor: Rahmenbedingungen und Entwicklungstrends, in: Schubert, H.J. (2003). Management von Gesundheits- und Sozialeinrichtungen, Handlungsfelder – Methoden – Lösungen. Neuwied, Köln, München: Luchterhand, S. 75-103.
Pabst, S. (1996):
Sozialanwälte, Wohlfahrtsverbände zwischen Interessen und Ideen. Augsburg: Maro.
Patt, C. (1996):
Die strategische Planung als Komponente eines Controllingsystems im Krankenhaus: Eine Untersuchung für das deutsche Krankenhauswesen. Frankfurt am Main: Peter Lang.
Rutz, S. (2006):
Die Einführung von Diagnosis Related Groups in Deutschland, Interessen – Anreize – Erste Ergebnisse. Lohmar- Köln: EUL Verlag.

Salamon, L.M., Anheier, H.K. (1999):
Der Dritte Sektor, Aktuelle internationale Trends – Eine Zusammenfassung. Gütersloh, Bertelsmann Stiftung.

Schreyögg, J. (2006):
Informationsmanagement und Controlling im Gesundheitswesen – Einführung und methodische Grundlagen, in: Busse, R., Schreyögg, J., Gericke, C. (2006). Management im Gesundheitswesen. Heidelberg: Springer, S. 334-350.

Schubert, H.J. (2003):
Management von Gesundheits- und Sozialeinrichtungen, Handlungsfelder – Methoden – Lösungen. Neuwied, Köln, München: Luchterhand.

Schubert, H.J., Schmidt, A. (2003):
Strategisches Management, in: Schubert, H.J. (2003). Management von Gesundheits- und Sozialeinrichtungen, Handlungsfelder – Methoden – Lösungen. Neuwied, Köln, München: Luchterhand, S. 107-131.

Seibel, W. (1994):
Funktionaler Dilettantismus. 2. Aufl., Baden-Baden: Nomos.

Sloan, F.A. (1998):
Commercialism in nonprofit hospitals, in: Weisbrod, B. A. (1998). To Profit or Not to Profit: The Commercial Transformation of the Nonprofit Sector, Cambridge: University Press, S. 151-168.

Trill, R. (2000):
Krankenhausmanagement, Aktionsfelder und Erfolgspotenziale. 2. erw. und überarb. Aufl. Neuwied: Luchterhand.

Wagenhofer, A., Gutschelhofer, A. (1995):
Controlling und Unternehmensführung, Aktuelle Entwicklungen in Theorie und Praxis, Wien: Linde.

Weisbrod, B. A. (1998):
To Profit or Not to Profit: The Commercial Transformation of the Nonprofit Sector. Cambridge: University Press.

3 Leistungsprozesse von Unternehmen im Gesundheitswesen

Christoph Vauth, Hannover

Das dritte Kapitel hat die betriebswirtschaftlichen Leistungsprozesse von Gesundheitsunternehmen zum Thema. Dabei wird deutlich, dass im Gesundheitsmarkt der Dienstleistungscharakter der Produkte einen besonderen Stellenwert hat: Ärzte behandeln Patienten, Krankenkassen betreuen ihre Versicherten, Apotheken beraten Patienten über alternative Arzneimittel sowie die Wirkungen und Nebenwirkungen. Die Frage ist, wie sich solche Leistungsprozesse planen, organisieren und hinsichtlich der Qualität der Leistungserbringung absichern lassen.

Vor diesem Hintergrund gewährt der erste Abschnitt einige Einblicke in die Möglichkeiten der Produktionsplanung von Gesundheitsgütern. Dabei wird deutlich, dass auch für Dienstleistungen eine Planung der Leistungserstellung ökonomisch rational und praktisch möglich ist.

Der zweite Abschnitt widmet sich der Absatzplanung, des Marketing und des Vertriebs. Während in früheren Zeiten das Marketing als Verkaufsförderung angesehen wurde, versteht die moderne Betriebswirtschaftslehre unter Marketing eine marktorientierte ganzheitliche Unternehmensführung: angefangen von der Absatzplanung (was soll produziert werden), über die Ausgestaltung des Marketing-Mix (z.B. Leistungspolitik, Kommunikation und Preissetzung) bis hin zur Frage, wie die Leistungen zu den Kunden kommen.

Nicht nur aufgrund des Dienstleistungscharakters spielt die Personalplanung und -steuerung im Gesundheitswesen eine entscheidende Rolle für den Unternehmenserfolgt. Der dritte Abschnitt führt in die Inhalte und Herausforderungen des Personalmanagements ein: von den strategischen Handlungsfeldern (was soll erstellt werden), über die Personalbedarfsplanung (wie viel Personal wird dafür benötigt), die Personalrekrutierung (wer soll die Aufgaben übernehmen), bis hin zu Fragen der Weiterbildung, der Honorierung und der Motivation.

Im letzten Abschnitt sollen die Kriterien für ein erfolgreiches Qualitätsmanagement vorgestellt werden. Gerade im Gesundheitswesen kann nur das Ziel des ‚0-Fehler-Standards' gelten. Dazu ist die Etablierung eines effektiven Qualitätsmanagements unerlässlich.

3.1 Produktionsplanung im Gesundheitswesen

Christoph Vauth, Hannover

3.1.1 Allgemeine Einführung

Produktion als Kombination von Inputfaktoren

Gesundheit zu produzieren – gleichsam einer Fabrik oder Maschine, welche als Produkt das Gut Gesundheit erzeugt – dieses ist für Viele eine Horrorvision, da Menschlichkeit, Empathie und Mitgefühl in einer solchen Welt ihrer Meinung nach auf der Strecke blieben. Tatsächlich aber ist die Produktion im Gesundheitswesen im Kern nicht sehr viel anders als in industriellen Betrieben: Aus der Kombination von zumindest zwei Inputfaktoren wird im Zusammenwirken ein neues bzw. veredeltes Produkt erstellt. Diese recht einfach gehaltene Umschreibung des Produktionsbegriffs entspricht der weit verbreiteten Auffassung, dass die Produktion eng mit der betrieblichen Leistungserstellung verbunden ist (hier und im Folgenden nach Wöhe 2005: 313-326).

Während Betriebe im Weiteren in den Leistungsbereich und den Finanzbereich unterteilt werden können, teilt sich der Leistungsbereich in die Teilaspekte der Leistungserstellung (Produktion) und Leistungsverwertung (Absatz) auf. Abb. 3-1 zeigt die Beziehung von Input, Leistungsbereich und Output kurz auf. Die Produktion kann zusätzlich folgende Teilbereiche aufgeteilt werden:

- Beschaffung
- Transport
- Lagerhaltung
- Fertigung

Um mittel- und langfristig das Ziel der Gewinnmaximierung erreichen zu können, ist ein planerisches Vorgehen zur Optimierung der

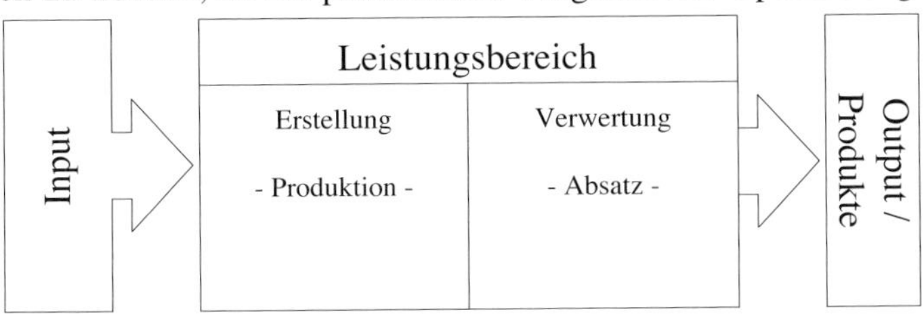

Abb. 3-1: Produktion als ein Bestandteil des Leistungsbereichs

Differenz zwischen Erlösen und Kosten von hoher Bedeutung: die Produktionsplanung.

> Im Allgemeinen wird die Produktionsplanung als operative Steuerung im Produktionsbereich eines Betriebs bezeichnet. Sie umfasst die Planung des Produktionsprogramms (Art und Menge der zu fertigen Produkte und der bereitzustellenden Kapazitäten) und der Produktionsprozesse (Art, Ort und Reihenfolge von Aktionen), die Produktionssteuerung (detaillierte Ausarbeitung von Programm und Prozess) sowie die Produktionskontrolle (Menge und Qualität).

Neben dieser allgemeinen Einführung und ersten Definition soll im Folgenden auf die Produktionsplanung in Betrieben des Gesundheitswesens näher eingegangen werden.

3.1.2 Produktion und Faktorkombination im Gesundheitswesen

Die Betriebe des Gesundheitswesens reichen, wie bereist in den vorigen Kapiteln 2 und 3 ausreichend gewürdigt, von der kleinen Arztpraxis auf dem Land, über einzelne Krankenhäuser und Krankenkassen bis hin zu multinationalen Konzernen der pharmazeutischen oder der Medizinprodukte-Industrie.

Genau so vielschichtig wie die Betriebe sind die Herausforderungen an die Planung der Produktionsprozesse. Auch hier existieren parallel die Anforderungen an die klassische Industrieproduktion (Herstellung von materiellen Gütern wie Diagnosegeräte, Labormaterialien oder auch Pflaster) wie auch an die Produktion von Dienstleistungen (Bereitstellung von immateriellen Gütern wie Versicherungsschutz oder Durchführung von Diagnosen und Therapien). Kennzeichen der Dienstleistungsproduktion ist ebenso wie in der Sachgüterproduktion die Kombination von Produktionsfaktoren wie z. B. Arbeitsleistungen, Betriebsleistungen, andere Dienstleistungen oder Werkstoffe (hier und im Folgenden nach Maleri, 1994, S. 115-120).

Besonderheiten auf dem Markt für Gesundheit.

Für Leistungen im Gesundheitswesen gelten zusätzlich einige Besonderheiten, die auf die Eigenschaften des Gutes Gesundheit und des Marktes für gesundheitliche Leistungen zurückzuführen sind (vgl. die Ausführungen von Mittendorf in diesem Lehrbuch, Kap. 1.1, ab S. 15ff.):

- **Fehlende Konsumentenrivalität**: Nachfrager stehen nicht in Konkurrenz zueinander. Jede Nachfrage soll befriedigt werden (d. h. keine Rivalität im Konsum).
- **Optionsgutcharakter**: Der Bedarf an medizinischen Leistungen ist nicht vorhersehbar, aber im Bedarfsfall sehr dringend. Die Produktionskapazitäten (wie z. B. Krankenhäuser

aber auch Arztpraxen oder pharmazeutische Produktionsstätten) sind nicht kurzfristig erweiterbar.

- **Fehlende Konsumentensouveränität**: Die Nachfrager sind zumindest teilweise nicht in der Lage, rationale Entscheidungen zu treffen.
- **Erfahrungsgut**: Die Qualität von Gesundheitsleistungen stellt sich erst im Nachhinein heraus, unter Umständen nie oder erst nach Jahren.

Daneben gelten in vielen Fällen die weiteren Besonderheiten von Dienstleistungen, wie z. B. das uno-actu-Prinzip (der Nachfrager muss sich selbst in den Produktionsprozess mit einbringen) und die nicht Lagerfähigkeit der Produkte. Alle hier genannten Punkte sind von besonderer Bedeutung für das Gesundheitswesen und insbesondere für die dort geltenden Leistungsprozesse.

Ein kurzes Beispiel soll die Vielschichtigkeit des Dienstleistungscharakters im Gesundheitswesen noch einmal genauer erläutern:

Gesundheitsleistungen sind vielschichtig

Die Arbeit eines Arztes wird bereits umgangssprachlich den Dienstleistungen zugeordnet. Es wird vom Dienst an den Patienten gesprochen – gleichgültig ob der Arzt als Allgemeinmediziner ein Informationsgespräch über einem Gesundheitszustand führt oder als Chirurg im Krankenhaus einen Blinddarm operiert. Tatsächlich aber bestehen in diesen beiden Fällen deutliche Unterschiede. Während der Allgemeinmediziner in diesem Beispiel eine immaterielle Leistung erbringt (Information), nimmt der Chirurg ganz eindeutig eine materielle Veränderung am Patienten vor (Blinddarm entfernt). Gleichzeitig aber könnten beide Leistungen nicht erbracht werden, wenn nicht der Patient aktiv als Inputfaktor mit in die Leistungserstellung eingebunden worden wäre.

Aus diesem Grund gilt es, eine übergreifende Definition für die Produktion von Leistungen im Gesundheitswesen zu finden, die sowohl die eher materiellen Güter als auch die immateriellen Leistungen umfasst.

Die Produktion von Gesundheitsleistungen ist im engeren Sinne keine ausschliesslich technische Fertigung materieller Güter. Stattdessen entspricht sie im weiteren Sinne einer Werterhöhung der eingehenden Produktionsfaktoren.

Auf Basis dieser etwas allgemeineren Definition soll im Folgenden nicht mehr zwischen der Sach- und Dienstleistungsproduktion unterschieden werden. Stattdessen sollen die Besonderheiten der Produktionsfaktoren und Produkte im Gesundheitswesen im Sinne der Leistungserstellung und Produktionsplanung einmal genauer betrachtet werden.

Produktionsfaktoren

Im Rahmen der Leistungserstellung werden Produktionsfaktoren miteinander kombiniert. Wie Abb. 3-1 zeigt, zählen im Allgemeinen alle jene Elemente zu den Produktionsfaktoren, die für die Erstellung einer Leistung notwendig sind. Neben internen betrieblichen Produktionsfaktoren (im Krankenhaus z. B. die Arbeitsleistung von Pflegern und Ärzten, der Einsatz von Röntgengeräten, die Nutzung des Labors, der Verbrauch von Wundmaterialien und Arzneimitteln, die Nutzung von Operationsbesteck usw.) ist im Gesundheitswesen die Leistungserstellung ohne das Mitwirken des Patienten nicht möglich (vgl. Steffen/Schimmelpfeng 2002: 19-24).

Produkte

Aus dieser schon als symbiotisch zu bezeichnenden Leistungsbeziehung ergeben sich weitere Unterschiede zur Sachgüterproduktion: Im Gesundheitswesen hängt der Einsatz von Produktionsfaktoren unmittelbar von den Anforderungen, Erfordernissen und Erwartungen des Abnehmers der Leistung ab. Dagegen hängt der Einsatz von Produktionsfaktoren in der Sachgüterproduktion eher von der vorherigen Einschätzung der Abnehmererwartungen durch den Produzenten ab. Zwei kurze Beispiele sollen dieses verdeutlichen:

(1) Die Produktion eines Computertomographen oder eines Skalpells orientiert sich an den vom Hersteller geschätzten Nutzenerwartungen der Abnehmer. Ist diese Schätzung erfolgt, so werden die Produkte einer Produktionslinie mit einer homogenen Faktoreinsatzmenge erstellt.

(2) Die stationäre Behandlung eines Patienten orientiert sich an den jeweiligen Erfordernissen, welche durch den Krankheitsstatus des Patienten geprägt sind. Je nach aktueller Erfordernis variiert die Faktoreinsatzmenge von Patient zu Patient – selbst wenn es sich um vordergründig gleichartige Erkrankungen handelt.

Die Abnehmer bestimmen den Leistungsumfang

Aus dieser symbiotischen Beziehung und Abnehmerorientierung

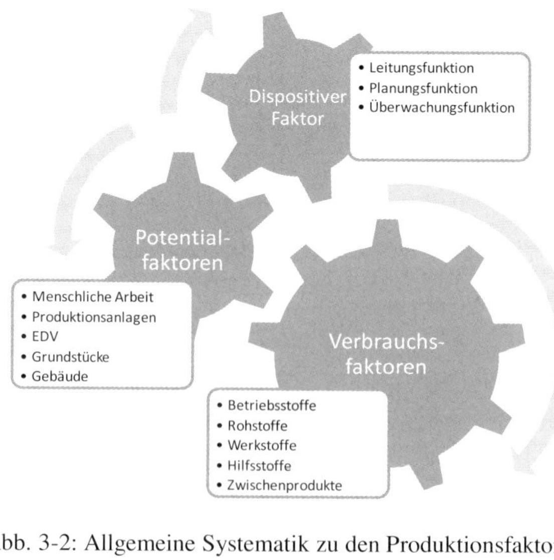

Abb. 3-2: Allgemeine Systematik zu den Produktionsfaktoren

ist der Einsatz der Produktionsfaktoren nicht gleichbleibend sondern interpersonell je nach Abnehmer veränderlich. Der Abnehmer bestimmt nicht nur die Ausgestaltung der Leistung, sondern auch den Ort und die Zeit. Daraus ergibt sich, dass die Vorauskalkulation von notwendigen Faktoreinsatzmengen und -kombinationen im Rahmen der Produktionsplanung eine besondere Herausforderung darstellt (vgl. Gerhardt, 1987, S. 38-47).

3.1.3 Ebenen und Methoden der Produktionsplanung

Produktionsplanung im Gesundheitswesen bedeutet vielfach (1) eine ausreichende (Behandlungs-) Kapazität bereitzustellen, (2) die Nachfrageentscheidungen der Patienten/Versicherten treuhänderisch zu lenken sowie (3) eine Mindestqualität der Leistungen zu gewährleisten.

Drei Zielebenen

Auf der Basis der Anforderungen, welche durch die Besonderheiten des Gesundheitsmarktes und seiner Güter begründet sind, müssen im Rahmen der Produktionsplanung zugleich drei Zielebenen berücksichtigt werden: (1) die potentialorientiere Produktionsplanung zur Bereitstellung von Kapazitäten, (2) die prozessorientierte Produktionsplanung zu Lenkung der Patienten sowie (3) die ergebnisorientierte Produktionsplanung zur Gewährleistung höchster Qualität. Abb. 3-3 skizziert die Zusammenhänge im Rahmen des Produktionsprozesses.

In der Abfolge bauen die einzelnen Planungsebenen unmittelbar aufeinander auf. Zunächst sind die Nachfrage- und Kapazitätsbedingungen im Rahmen der potentialorientierten Planung zu berücksichtigen. Anschließend können auf dieser Basis die einzelnen Leistungsprozesse optimiert werden, um zuletzt die zu erbringende Leistungsqualität und -quantität an den Erfordernissen des Leistungs-

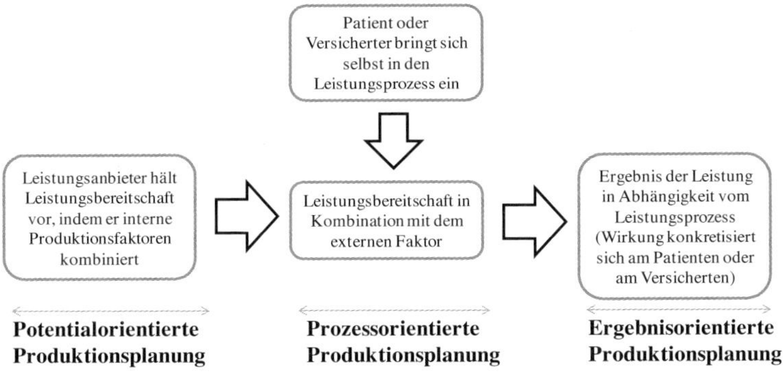

Abb. 3-3: Ebenen der Produktionsplanung im Gesundheitswesen

nehmers (z. B. Patient/Versicherter) und den bestehenden externen Rahmenbedingungen auszurichten. Dabei werden je nach Marktgegebenheit, Unternehmen und Leistungsportfolio Schwerpunkte gesetzt. So hat für ein Krankenhaus die Ebene der kostenminimierenden Prozessplanung vor dem Hintergrund der pauschalierten Vergütung mittels DRGs eine andere Bedeutung als für eine Apotheke, in der deutlich weniger Variation in den Leistungsprozessen besteht.

3.1.3.1 Potentialorientierte Produktionsplanung

Vorrang der Kapazitätsbereitstellung

Im Gesundheitswesen gilt für zahlreiche Leistungsbereiche der Vorrang der Kapazitätsbereitstellung. So ist z. B. die Landeskrankenhausplanung in erster Linie für die flächendeckende Gewährleistung von stationären Behandlungskapazitäten eingeführt worden (vgl. unter anderem §§ 1 und 6 Krankenhausfinanzierungsgesetz). Ähnliches gilt für die Bedarfsplanung im ambulanten Bereich. Die Kassenärztlichen Vereinigungen haben den Versorgungsauftrag von den gesetzlichen Krankenkassen übernommen. Sie müssen gewährleisten, dass die Patienten in einer Region bedarfsgerecht versorgt werden (vgl. hier §99 SGB V).

Die beiden Beispiele zeigen auf, in welchem gesetzlichen Rahmen sich die Betriebe im Gesundheitswesen befinden. Für das einzelne Unternehmen gilt es, sich auf der Grundlage dieser Normen betriebswirtschaftlich richtig zu verhalten und zu positionieren. Die potentialorientierte Produktionsplanung ist ein Planungsverfahren, um trotz bestehender Kapazitätsanforderungen und auch Restriktionen die unternehmerisch optimale Ausgestaltung des Leistungsprogramms zu erreichen. Dazu sind Informationen und Berechnungen aus internen sowie externen Quellen zusammenzutragen, z. B.:

(1) Welche Potentialnachfrage besteht für welche Leistungen?
(2) Welche Kapazitäten stehen bereit?
(3) Wo liegt der optimale Deckungsbeitrag eines Produktes bzw. die optimale Kombination aus Deckungsbeiträgen mehrerer Produkte?
(4) Welche Produktionsfaktoren müssen in welcher Menge vorgehalten werden?
(5) Welche Restriktionen sind zu beachten?

Allein schon aus diesen wenigen Fragestellungen wird deutlich, dass gerade in mittleren bis größeren Unternehmen die Vernetzung mit anderen Leistungs-, Steuerungs- und Managementbereichen eine große Rolle spielt. So werden die notwendigen Planungsdaten für die Abschätzung der Potentialnachfrage i. d. R. aus der Marktforschung geleifert werden (vgl. Vollert Kap. 3.2), während die Frage der Kapazitätsbereitstellung unter anderem in der Unternehmensführung (vgl. u. a. Krummaker in Kap. 5.2) und dem Personalmanagement beantwortet

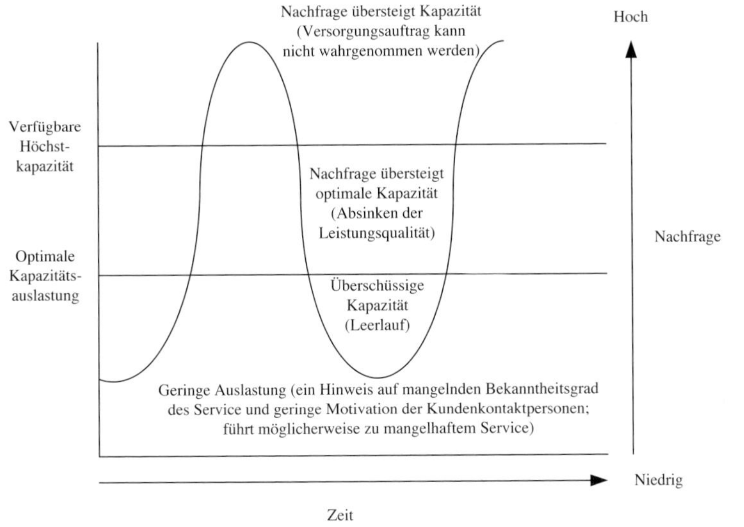

Abb. 3-4: Kapazität und Nachfrage (nach Maleri 1994: 189)

werden muss (vgl. Bleses in Kap. 3.3). Ferner ist die Planung der optimalen Produktkombination von betriebswirtschaftlich entscheidender Bedeutung. Dabei ist es unerheblich, ob das Unternehmen streng auf Gewinnerzielung ausgerichtet ist, oder nicht, da zumindest ein ausgeglichenes Betriebsergebnis auch in gemeinnützigen Unternehmen ein wesentliches Ziel darstellt. Gleichzeitig müssen bestimmte Produktionsfaktoren vorgehalten werden, um im Bedarfsfall die Leistung erbringen zu können. Zuletzt müssen bestehende interne wie auch externe Restriktionen beachtet werden. Diese können im Gesundheitswesen nicht unerheblich sein (vgl. hierzu die Ausführungen von Begemann in Kapitel 1.5).

Wie Abb. 3-4 zeigt, ist gerade im Gesundheitswesen eine optimale Auslastung der vorgehaltenen Kapazitäten nicht ohne weiteres möglich. Die Abhängigkeit von der physischen Anwesenheit des Nachfragers bei gleichzeitig fehlender Möglichkeit der Vorratsproduktion macht die Kapazitätsplanung bzw. -bereitstellung zu einem planerischen Balanceakt. Wichtig ist es, auch hier die Planung auf der Basis objektiver Entscheidungsgrundlagen zu gestalten. Denkbar ist die Dokumentation der Nachfrage bzw. der Kapazitätsauslastung über einen längeren Zeitraum. Auf dieser empirischen Datenbasis ist es möglich, zumindest die Intensität der Schwankung in der Nachfrage zu Vermindern, und somit die Kapazitätsauslastung in Abhängigkeit von der Leistungsbereitstellung sowie der Leistungsnachfrage zu optimieren.

3.1.3.2 Prozessorientierte Produktionsplanung

Optimierung der Abläufe

In der prozessorientierten Produktionsplanung wird der Planungsfokus auf die Ausgestaltung und Optimierung der Ablauforganisation, d. h. der Leistungserstellung in Zusammenwirken mit dem externen Faktor (Abnehmer, Patient, Versicherter) gelegt. Diese Planungsebene hat sich in den letzten Jahrzehnten zu einem Herzstück der betrieblichen Produktionsplanung in den stark dienstleistungsorientierten Unternehmen des Gesundheitssektors entwickelt.

Vor diesem Hintergrund haben sich neben der klassischen betriebswirtschaftlichen Perspektive (Prozesskosten- bzw. Kostenträgerrechnung) eine Reihe von patienten- bzw. versichertenzentrierten Methoden etabliert, welche an der Schnittstelle zwischen den unternehmensinternen Leistungsprozessen sowie dem Abnehmer der Leistung ansetzen. Neben einer kurzen allgemeinen Einführung in die Prozessorientierung sollen zwei methodische Beispiele aus den Bereichen des Case-Management sowie der klinischen Behandlungspfade im Folgenden kurz vorgestellt werden:

Prozessorientierung in Betrieben des Gesundheitswesens

Wofür werden Ressourcen verbraucht?

Grundlage der Prozessorientierung im Gesundheitswesen ist die Übertragung der betriebswirtschaftlichen Grunderkenntnis, dass es nicht so sehr relevant ist zu Wissen wo einzelne Ressourcen verbraucht werden, sondern wofür. Dazu ist es erforderlich, zunächst die wesentlichen Geschäftsprozesse bzw. Produkte oder Leistungen zu definieren, die vom Kunden nachgefragt bzw. angeboten werden. Kern ist also die planbare Kundenorientierung, die im Zentrum der prozessorientierten Produktionsplanung stehen muss.

Prozesse sind Abfolgen von Aktivitäten des Leistungsgeschehens, die dadurch in einem logischen inneren Zusammenhang stehen, dass sie im Ergebnis zu einer Leistung führen, die vom Kunden nachgefragt wird.

Sind einmal die relevanten Aktivitäten definiert worden, so muss das Leistungsgeschehen in Form von Prozessketten transparent gemacht werden. Prozessketten sind ineinander greifende Teilprozesse, die zusammen einen Hauptprozess bilden. Mehrere Hauptprozesse können zu einem Geschäftsprozess zusammengefasst werden. Ein Beispiel soll dieses kurz erläutern:

Für ein stationäres Pflegeheim stellt die Pflege der Patienten bzw. Bewohner einen der zentralen Geschäftsprozesse dar. Einer der denkbaren Hauptprozesse ist die begleitende Pflege auf einer Normalstation, während andere Prozesse z. B. die Intensivpflege oder auch Palliativpflege umfassen könnten. Zum Hauptprozess der begleitenden Pflege gehört der Teilprozess der Körperpflege, der wiederum z. B. in die Aktivitäten (1) Hilfe zur Körperpflege, (2) Waschen und Pflege des Körpers (u. a. Waschen, Duschen, Eincremen, Haarpflege, Rasur, Mundhygiene), (3) Bereitstellung von Hilfsmitteln zur Pflege, (4) Ankleiden und (5) Infektionsprophylaxe unterteilt werden könnte.

Effektivität und Effizienz stärken

Im Rahmen des betriebswirtschaftlichen Kalküls sind die einzelnen Aktivitäten, Teilprozesse und Hauptprozesse so miteinander zu verzahnen, dass ein Geschäftsprozess möglichst effizient (möglichst geringer Ressourcenverbrauch) und effektiv (möglichst hoher Zielerreichungsgrad) umgesetzt werden kann.

Die beiden folgenden Beispiele des Case-Management sowie der Konzeption klinischer Behandlungspfade folgt den Grundsätzen der Prozessorientierung. In beiden Fällen ist es zunächst notwendig, eine eigene ‚Nabelschau' zu betreiben, um im Anschluss an diese Ist-Analyse die geeigneten planerischen Maßnahmen zur Optimierung der Leistungsprozesse durchzuführen.

Case-Management in Krankenversicherungsunternehmen sowie der ambulanten Versorgung

Traditionell wurden (gesetzliche wie private) Krankenversicherungsunternehmen auf die Funktion der Zahlstelle reduziert: der Versicherungsnehmer zahlt seine Beiträge an das Versicherungsunternehmen (VU) und das VU bezahlt die Leistungserbringer (gesetzliche) oder erstattet die Kosten der Krankenbehandlung (privat).

Steuerung der Leistungen statt Zahlstelle

Erst seit Anfang der 1990er Jahre wandelt sich das Funktionsverständnis der Krankenversicherungen zunehmend hin zu einer direkten oder zumindest indirekten Steuerung des Leistungsprozessgeschehens. Hier setzt die Idee des Case-Managements an: sowohl auf der Mikroebene des individuellen Falls als auch auf der Mesoebene der Beziehungen zu und zwischen den unterschiedlichen Leistungserbringern sollen organisatorischen Grenzen überwunden werden, um im Rahmen arbeitsteiliger Prozesse den Versicherten/Patienten stärker in den Mittelpunkt des Leistungsgeschehens zu stellen.

Die Kernfunktionen des Case-Managements unterteilen sich in drei Bereiche:

Anwaltschaftliche Funktion

Dieser Ansatz stellt die Autonomisierung des Patienten/Versicherten in den Vordergrund. Ziel ist es, allen gesellschaftlichen Gruppen den Zugang zu gesundheitlichen Leistungen und Gesundheits-Know-How zu ermöglichen. Insbesondere für sozial benachteiligten Gruppen sollen durch das Prinzip des ‚Befähigen und Ermöglichen' ein Mindestmaß an Eigenständigkeit und Reintegration in eine soziale Gesundheitsfürsorge erreicht werden.

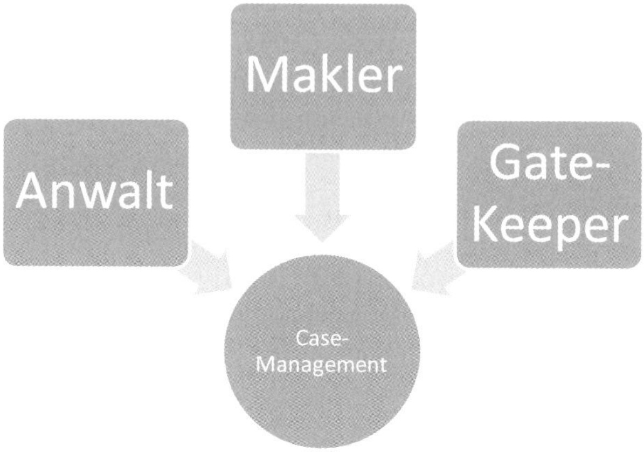

Abb. 3-5: Kernfunktionen des Case-Management

Empowerment durch Informationstransfer

Vom Grundsatz her kann die anwaltschaftliche Funktion als ‚Empowerment' bezeichnet werden. Häufig ist dies im Bereich der Sekundärprävention anzufinden: Zunächst müssen die Zielgruppen einer Informationskampagne definiert und identifiziert werden. Anschliessend müssen alle Zielgruppenmitglieder individuell angesprochen und angeleitet werden, um insbesondere verhaltensbezogene Maßnahmebündel zu induzieren.

Folgendes Beispiel soll dieses kurz erläutern: Ein Krankenversicherungsunternehmen möchte die Situation von alkoholabhängigen Versicherten verbessern. Zunächst sind diese durch geeignete Suchalgorhythmen zu identifizieren (z. B. ICD auf Krankschreibungen, Krankheitshäufigkeit zu Beginn der Woche etc.). Anschliessend ist eine individuelle und differenzierte Kontaktaufnahme erforderlich, die in einer umfassenden Beratung münden sollte. Ziel ist es, dass der Versicherte aus sich selbst heraus den Wunsch zu verhaltensbezogenen Maßnahmen entwickelt, die z. B. über eine Entgiftung in einer spezialisierten Rehabilitation münden.

Makler- und Vermittlerfunktion

Asymmetrische Informationsverteilung

Im Gesundheitswesen besteht schon seit jeher eine asymmetrische Informationsverteilung zwischen Leistungserbringern und Patienten. Durch die zunehmende Unübersichtlichkeit und Desintegration der komplexen modernen Gesundheitssysteme erweitert sich diese Asymmetrie noch: sowohl bei den Patienten als auch innerhalb der Leistungserbringer existieren informationelle Verzerrungen, welche zum Ergebnis eine Informationsverteilung in ‚Wissende' und ‚Unwissende' hat. Das Krankenversicherungsunternehmen tritt hier als Makler auf, der durch eine hohe Kenntnis der einzelnen Teilmärkte das spezifische Versorgungsbedürfnis des Versicherten erkennt und eine optimale Versorgungslösung ausfindig macht.

Von der Grundidee her hat auch der Gesetzgeber die Notwendigkeit dieses Eingriffs in die Versorgungskette durch die Krankenversicherungsunternehmen erkannt, indem er seit der Gesundheitsreform im Jahr 2000 die Möglichkeiten der sektorübergreifenden Versorgung in Zusammenarbeit von Krankenversicherung und Leistungserbringern gestärkt hat. Neben den alten Regelungen für Modellvorhaben und Strukturverträge besteht nun die Grundlage zu einer integrierten Versorgung (§ 140a-h SGB V).

Sektorübergreifende Versorgung

Häufige Beispiele finden sich in elektiven operativen Eingriffen (insbesondere Hüfte und Knie) sowie im Anschluss an schwere akute Krankheitsfälle (insbesondere Herzinfarkt und Schlaganfall). In allen Fällen vereinbart das Krankenversicherungsunternehmen mit ausgewählten Leistungserbringern (i. d. R. sowohl ambulante und stationäre Einrichtungen inkl. Rehabilitation) ein abgestimmtes Leistungspaket. Ziel ist es, den Versicherten eine optimale Gesundheitsversorgung für das jeweilige Krankheitsgebiet zur Verfügung zu stellen. Problematisch ist dabei häufig die Identifikation der Versicherten, um diese in die indikationsbezogene integrierte Versorgung zu überführen. Populationsbasierte integrierte Versorgungsangebote können demgegenüber nicht unter die Maklerfunktion im Sinne des Case-Management gefasst werden.

Gate-Keeper Funktion

Die Gate Keeper Funktion umschreibt die Möglichkeit der selektiven Steuerung von Leistungsprozessen im Gesundheitswesen. I. d. R. können in Deutschland Krankenversicherungsunternehmen nicht selbst als Gate-Keeper auftreten; sie können aber inzwischen solche Modelle in der Form einer Hausarzt zentrierten Versorgung (Hausarztmodell) ihren Versicherten anbieten. Von der Grundfunktion her organisiert der Gate-Keeper den Zugang zu den Leistungserbringern. Vor der Konsultation eines Leistungserbringers muss der Gate-Keeper aufgesucht werden, der dann über den weiteren Behandlungsweg entscheidet.

Hausarzt zentrierte Versorgung

Seit der Verabschiedung des GKV-Modernisierungsgesetz im Jahr 2004 wurde das Gate-Keeper-Modell erstmals gesetzlich festgehalten. Mit dem GKV-Wettbewerbsstärkungsgesetz im Jahr 2007 wurden solche Hausarztmodelle zum Pflichtangebot erhoben (§ 73b SGB V). Die Versicherten haben die Möglichkeit, diese Einschränkung ihrer persönlichen Wahlfreiheit abzuschließen. Wenn sich die Versicherten für dieses Modell entscheiden, dann verpflichten sie sich, bei allen Behandlungsfällen zuerst ihren Hausarzt aufsuchen und erst dann nach Entscheidung und Überweisung des Hausarztes fachärztliche Behandlung in Anspruch nehmen. Die grundsätzlich zugesicherte freie Arztwahl nach § 76 SGB V kann demnach durch bestimmte Verträge zwischen Krankenversicherung und Versicherten aufgehoben werden. Ausnahmen sind hier Notfallbehandlungen sowie spezialisierte Vorsorgeuntersuchungen.

Arzt als Lotze bzw. Gatekeeper

Um diese Form der ärztlichen Versorgung attraktiver als die konventionelle Form zu machen, werden den Versicherten i. d. R. monetäre Anreize wie Beitragserstattungen geboten. Der Hausarzt übernimmt in der Folge die Funktion eines Lotsen oder Gate-Keepers, der die ärztliche Versorgung des Versicherten überwachen und steuern soll. Hierdurch sollen unnötige Doppel- und Mehruntersuchungen vermieden werden, da der Gate-Keeper den horizontalen und vertikalen Behandlungsablauf koordiniert sowie von den beteiligten ärztlichen Einrichtungen die Behandlungsergebnisse erhält und zentral speichert. Da alle Informationen über den Behandlungsverlauf und Zustand des Versicherten beim Gatekeeper zusammenlaufen, wird dieser in seiner Position als Hausarzt gestärkt.

Klinische Behandlungspfade in stationären Einrichtungen

Mit der sukzessiven Einführung der diagnoseorientierten Fallpauschalen (DRGs) im stationären Krankenhaussektor seit dem Jahr 2003 sind die Anforderungen in punkto Wirtschaftlichkeit und Qualitätssicherung deutlich gestiegen. Während sich in den 1990er Jahren hoch spezialisierte und differenzierte Fachabteilungen heraus

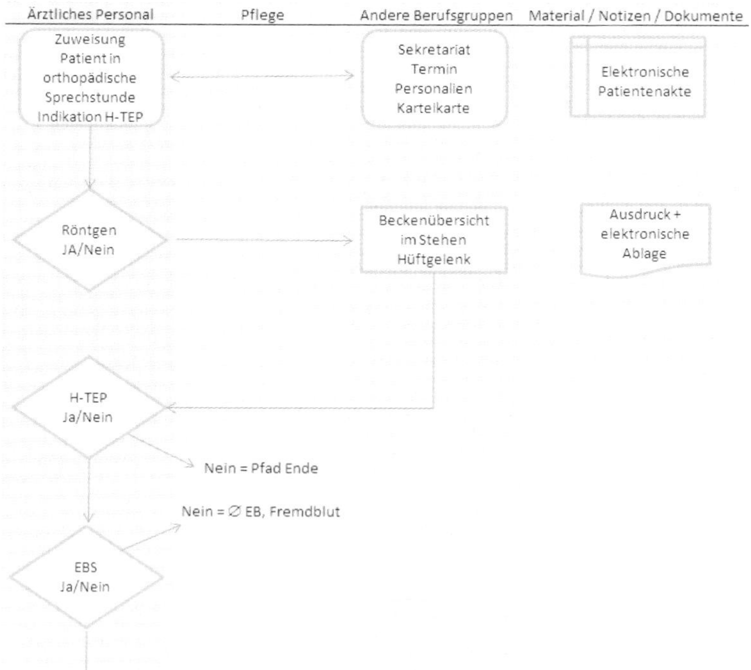

Abb. 3-6: Auszug aus einem möglichen Behandlungspfad Hüft-TEP

geprägt haben, die zu einer signifikanten Verbesserung in den wesentlichen patientenorientierten Ergebnisparametern (Mortalität, Morbidität, Komplikationen) geführt haben, besteht spätestens seit der Einführung der DRGs die Notwendigkeit einer Reorganisation der Leistungsprozesse in Richtung Integration und Planbarkeit.

Behandlungspfade sind eine Abfolge von Prozessen, die für die Versorgung eines Patienten mit bestimmten Krankheitsbildern oder bei vergleichbaren Interventionen notwendig sind. Ziel ist es, die Behandlung der Patienten sowohl ökonomisch als auch qualitativ zu verbessern.

Die Planung klinischer Behandlungspfade bietet (nicht nur) stationären Einrichtungen die Möglichkeit, Prozessketten für häufig auftretende und möglichst gleichartige Leistungsbereiche vorzuplanen, um die Wirtschaftlichkeit bei zumindest gleichbleibender Qualität zu stärken. Stattdessen können ähnliche Prozessketten auch für andere Einrichtungen des Gesundheitswesens entwickelt werden, z. B. die Vorplanung bei ambulanten Operationen, die systematische Planung von umfangreichen diagnostischen Prozeduren (z. B. große Vorsorgeuntersuchungen) oder im einfachsten Fall die Ablaufplanung bei der Aufnahme von Patienten. Vom Grundsatz her ähneln Behandlungspfade den bekannteren Disease-Management-Programmen (DMP), die eine vergleichbare Zielstellung und interdisziplinäre Ausrichtung aufweisen.

Identifikation, Priorisierung, Planung, Optimierung

An erster Stelle der Planung eines Behandlungspfades erfolgt zunächst eine Sichtung potenziell relevanter Indikations- bzw. Interventionsbereiche. Vielfach hat sich gezeigt, dass zunächst Kriterien zu fixieren sind, nach denen hierarchisch ausgewählt werden kann (z. B. die Höhe der Fallzahlen, der variablen Kosten, der Grad der Gleichartigkeit der Behandlungen oder bereits auf Basis eines Benchmarking). Die ausgewählten Bereiche werden spätestens anschließend auf ihre Optimierbarkeit hin überprüft (z. B. anhand von Vergleichsdaten wie dem InEG-Datensatz oder anderer verfügbarer und vergleichbarer Abteilungen), wobei neben dem Ziel der Kosteneinsparung bei gleicher Qualität auch das Ziel der Qualitätsverbesserung bei gleichen Kosten verfolgt werden kann.

Interdisziplinäre Arbeitsgruppen

Zentrales Element der Prozessplanung ist die Etablierung interdisziplinärer Arbeitsgruppen, welche im Zweifel für jede Indikation bzw. Intervention neu zusammengestellt werden müssen. Erst durch die konstruktive Zusammenarbeit aller am Leistungsprozess beteiligter Fachbereiche (im Beispiel sind dies der ärztliche Dienst, der Pflegedienst, die Röntgenassistenz sowie das Sekretariat) kann zunächst der Status Quo der Behandlungsabfolge aufgenommen werden. Auf dieser Basis erfolgt die Optimierung des Leistungsprozesses, vom definierten Leistungsbeginn bis zum definierten Ende. Je nach Möglichkeit und Erfordernis sollte die Optimierung der medizinischen Leistungsbereiche so weit wie möglich Evidenz basiert sein, um einen möglichst hohen Grad der Objektivität zu gewährleisten.

Ziel ist es, einen wie in Abb. 3-6 skizzierten Behandlungspfad zunächst logisch zu entwickeln, und diese anschließend in die Ablauforganisation sowie die EDV zu implementieren. Dabei ist zu beachten, dass bei jedem Schritt alle am Prozess Beteiligten auf gleicher Ebene mitwirken können – von der Küchenhilfe über die Krankenschwester bis zum Chefarzt.

3.1.3.2 Ergebnisorientierte Produktionsplanung

> Die ergebnisorientierte Produktionsplanung den Schwerpunkt in der Gewährleistung eines optimalen Ergebnisses. Im Gesundheitswesen an erster Stelle die für den Patienten relevante Ergebnisqualität.

Das Ergebnis entscheidet über den Erfolg

Die Ergebnisorientierung kann je nach Zielstellung unterschiedlich ausfallen. So kann darunter streng wirtschaftlich das tatsächliche Betriebsergebnis in EUR, der Umsatz, Marktanteil oder der Deckungsbeitrag eine Leistung verstanden werden. Etwas weitergehender kann unter dem Ergebnis aber jedwede Zielgröße verstanden werden, welche in der strategischen und operativen Planung durch die Unternehmensführung ausgegeben wird.

Im Gesundheitswesen kommen noch einige Besonderheiten hinzu, die insbesondere mit den gesellschaftlichen Aspekten sowie den Besonderheiten des Gutes Gesundheit verbunden werden (vgl. hierzu die Ausführungen von Mittendorf, Kap. 1.2). Aus diesen Gründen sollte für Betriebe im Gesundheitswesen an erster Stelle immer die für die Patienten relevante Ergebnisqualität stehen und erst an zweiter Stelle die aus ökonomischer Perspektive relevanten Ertragsgrößen.

Kennzeichen der ergebnisorientierten Produktionsplanung im Gesundheitswesen ist somit die Balance zwischen konsequenter Ausrichtung der Produktionsplanung auf die für die Nachfrager relevante Ergebnisqualität und der für den Betrieb relevanten ökonomischen Kennzahlen. Dieses resultiert vor allem aus der Abhängigkeit der Leistungserstellung vom Nachfrager (Kunde/Versicherter/Patient). Deshalb ist eine regelmäßige Überprüfung der eigenen Ergebnisqualität aus der Perspektive der Nachfrager nicht nur hilfreich sondern geboten.

Die eigenen Kunden kennen

Je nach Marktfeld des Unternehmens stellen die Nachfragen andere Anforderungen an die Ergebnisqualität. So wird z. B. von Krankenversicherungsunternehmen erwartet, dass Anträge schnell bearbeitet werden oder dass eine möglichst einfache Erreichbarkeit gewährleistet wird. Je nach Zielgruppe kann auch dieses sich in weitere Segmente unterteilen. Während manche Kundengruppen eine eher lokale Präsens in Form von Niederlassungen erwarten, wünschen andere eine telefonische rund um die Uhr Erreichbarkeit. Je nach definierter Zielgruppe hat dieses einen Einfluss auf die Erwartungen der Kunden, die an die Qualität der Leistungen eines Unternehmens gestellt werden.

Der Kunde steht im Mittelpunkt der Planung

Wie Abb. 3-7 zeigt, baut die Nachfrager zentrierte Ergebnisorientierung auf zumindest einer integralen Prämisse auf: der Integration der Nachfragererwartungen in die strategischen und operativen Entscheidungen des Managements. Dieses kann jedoch zu einer Reihe von Problemen führen, die im Folgenden kurz aufgezeigt werden sollen.

(1) Die Kundenerwartungen an die Ergebnisqualität weichen in der Realität von den vom Management erwarteten Anforderungen ab. Um dieses zu verhindern, ist eine ausführliche Kundenbeobachtung notwendig. Dieses beinhaltet nicht nur den Einsatz schriftlicher Kundenbefragungen, sondern auch die Etablierung von Gesprächskreisen mit wichtigen Meinungsbildnern unter den Kunden. im stationären Bereich sowie bei hoch spezialisierten ambulanten Einrichtungen ist zu beachten, dass nicht nur die Patienten als Kunden bzw. Nachfrager zu betrachten sind, sondern insbesondere auch die Zuweiser als Stellvertreter der Nachfrageentscheidung der Kunden.

(2) Selbst wenn die Erwartungen an die Ergebnisqualität vom Management annähernd richtig eingeschätzt werden besteht das Problem, dass diese Kundenerwartungen auch durch die richtige Kapazitätsplanung unterstützt werden. Was nützt ein richtiges Ergebnisziel, wenn die Ressourcen nicht bereitges-

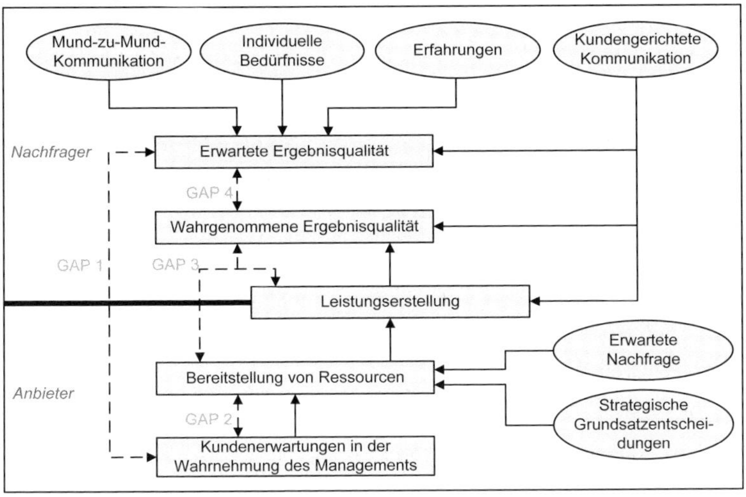

Abb. 3-7: Ergebnisorientierung in Anlehnung an Corsten/Gössinger (2007) sowie Stuhlmann (2000)

tellt werden, um dieses auch realistischer Weise erreichen zu können.

(3) Die vom Kunden wahrgenommene Ergebnisqualität weicht von der Qualität der erstellten Leistung ab. An dieser Stelle ist durch geeignete Befragungsinstrumente zu klären, worauf diese Diskrepanz zurückzuführen ist. Mögliche Ursachen können allen schon in der im Gesundheitswesen vielfach vorherrschenden Informationsasymmetrie liegen. Eine darauf eingestellte Kommunikationsstrategie kann helfen diese Wahrnehmungsunterschiede zu beheben.

(4) Die vom Kunden erwartete Ergebnisqualität weicht von der wahrgenommenen Qualität ab. Auch hier kann die Diskrepanz auf ganz unterschiedliche Ursachen zurückzuführen sein. So können die Erwartungen durch Mund-zu-Mund Kommunikation fehlgeleitet werden (Gerüchte/Einzelfälle), die Prioritäten der Nachfrager können von der Anbietererwartungen abweichen (Hotelleistungen im Krankenhaus, Wartezeiten, Erreichbarkeit) oder die Erfahrungen mit vergleichbaren Leistungen können täuschen.

Abgestimmte Kommunikationsstrategie

In allen vier Fällen hat der Leistungsanbieter die Möglichkeit, mit einer gezielten kundengerichteten Kommunikation die möglichen Lücken in der Ergebniswahrnehmung zu schließen. So kann eine abgestimmte Kommunikationsstrategie einerseits Bedürfnisse der Nachfrager verstärken, andererseits aber auch vor unangemessen hohen Erwartungen an die Ergebnisqualität schützen.

Kundenzufriedenheit ist eine zentrale Voraussetzung, um erfolgreich eine Loyalität des Kunden zum Produkt bzw. Unternehmen herbeizuführen. Die Kundenzufriedenheit entsteht durch den Soll-Ist-Abgleich des Kunden in Form der Gegenüberstellung der erwarteten und der wahrgenommenen Qualität der erbrachten Leistung.

Zufriedenheit schafft Vertrauen und Loyalität

Neben der Berücksichtigung möglicher Brüche in der Ergebniswahrnehmung und Ergebniserwartung ist es im Rahmen der ergebnisorientierten Produktionsplanung notwendig, vorab auf ein möglichst hohes Maß an Zufriedenheit bei den Nachfragern abzuzielen. Kundenzufriedenheit kann dazu führen, dass einerseits eine längerfristige Kundenbindung aufgebaut werden kann, und andererseits die Kunden selbst im Rahmen von Mund-zu-Mund Kommunikation als Leistungspromotoren auftreten. Beide Aspekte sind im Gesundheitswesen von nicht zu unterschätzender Wichtigkeit, da Leistungen rund um das Thema Gesundheit auch als Erfahrungs- oder Vertrauensgüter charakterisiert werden können.

In der Betriebswirtschaftlehre hat sich dazu das Modell nach Kano zu Analyse und Antizipation von Kundenerwartungen etabliert. Nach Kano können drei wichtige Faktoren in der Analyse und Entstehung von Kundenzufriedenheit abgegrenzt werden: (1) Basis-, (2) Leistungs- und (3) Begeisterungsfaktoren.

Basisfaktoren

Basisfaktoren sind auf Nachfragerperspektive Elementare Bestandteile einer erwarteten Leistung. Das Angebot und die Erfüllung dieser Faktoren werden von den Nachfragern still vorausgesetzt, ohne dass sie dieses explizit kommunizieren. Beispiele wären die Verpflegung im Krankenhaus, das Beheizen des Wartezimmers, die Rückmeldung auf eine schriftliche Anfrage bei einer Krankenkasse oder als wichtigster Fall das Überleben nach einer Routineoperation. Die Erfüllung dieser Erwartungen bewirkt beim Nachfrager keine Zunahme der Zufriedenheit, sie wird als selbstverständlich vorausgesetzt. Dagegen bewirkt die Nichterfüllung der elementaren Kundenerwartungen einen deutlichen Rückgang der Zufriedenheit bzw. bewirkt eine starke Unzufriedenheit mit der Leistung. Im Rahmen der Produktionsplanung ist die Erfüllung der Basisfaktoren oberstes Gebot und kann weitestgehend als Bereitstellung notwendiger Infrastruktur bzw. von so genannten Gemeingütern charakterisiert werden. Das unterschreiten dieser Erwartungsschwelle kann zu existenzbedrohenden Nachfrageverlusten führen.

Leistungsfaktoren

Leistungsfaktoren entsprechen den offen kommunizierten Erwartungen der Nachfrager. Werden sie erfüllt, führen sie zu einer Zunahme der Kundenzufriedenheit. Werden sie nicht oder nur unzureichend erfüllt, bewirken sie ein Absinken der Zufriedenheit. Für die Produktionsplanung bedeutet dies, dass an genau dieser Stelle die operative Planung ansetzen muss: Was erwarten die Nachfrager, in welcher Anzahl, in welcher Qualität, in welcher Reihenfolge usw. Ziel muss sein, die Leistungsqualität entsprechend den Kundenanforderungen bereit zu stellen. Die dazu notwendige Produktionsplanung ist an diesen Erfordernissen auszurichten.

Begeisterungsfaktoren

Begeisterungsfaktoren haben gegenüber den beiden zuerst benannten Punkten einen entscheidenden Unterschied: Werden sie nicht angeboten bzw. erfüllt, so wirkt sich das auch nicht negativ auf die Kundenbeziehung aus. Beigeisterungsfaktoren werden nicht vom Kunden aktiv nachgefragt, häufig denkt er gar nicht an die Möglichkeit eines solchen Angebots. Werden solche überraschenden Leistungen dennoch erbracht, so wirken sie sich deutlich positiv auf die Kundenzufriedenheit aus. Im Laufe eines Produktlebens können sich Begeisterungsfaktoren zu Leistungsfaktoren zurück entwickelt, sofern die Nachfrager sich an deren Bereitstellung gewöhnt haben. Das Angebot von Begeisterungsfaktoren stellt eine wichtige Möglichkeit zur Abgrenzung gegenüber Konkurrenten im Wettbewerb dar.

Insgesamt zeigt sich, dass die ergebnisorientierte Produktionsplanung den Nachfrager in den Mittelpunkt des Planungsansatzes stellt. Für den Unternehmenserfolg ist ein möglichst hoher Deckungsgrad der geplanten gegenüber der vom Kunden erwarteten

Leistungsqualität erforderlich. Dazu ist die Antizipation der Kundenerwartungen die Grundvoraussetzung.

3.1.4 Fazit

Die vorangestellten Abschnitte haben gezeigt, dass der Produktionsplanung von Gesundheitsleistungen eine zentrale Bedeutung zukommt. Trotz der nach wie vor sehr vom externen Faktor (Kunde/Patient/Versicherter) abhängigen individuellen Leistungserstellung ist die Etablierung antizipativer Planungsroutinen nicht nur auf die Bereitstellung von Behandlungskapazitäten beschränkt. Stattdessen ist die vorausschauende Optimierung der Leistungsprozesse ein wesentliches gestalterisches Element in der Planung von Produktionsprozessen im Gesundheitswesen.

Literaturhinweise

Corsten, H./Gössinger, R. (2007):
Dienstleistungsmanagement, 5. Auflage, München. Oldenbourg Verlag.
Corsten, H. / Schneider, H (1999):
Wettbewerbsfaktor Dienstleistung, München. Verlag Vahlen.
Gerhardt, J.(1987):
Dienstleistungsproduktion, Bergisch-Gladbach. Eul-Verlag.
Homburg, Ch./Giering, A./Hentschel, F. (1999):
Der Zusammenhang zwischen Kundenzufriedenheit und Kundenbindung, in: Die Betriebswirtschaft 1999, Heft 1, S. 22 – 43.
Kano, N. (1984):
Attractive Quality and Must-be Quality, in: Journal of the Japanese Society for Quality Control, Heft 4, S. 39-48.
Maleri, R. (1997):
Grundlagen der Dienstleistungsproduktion, 4. Auflage, Berlin. Springer Verlag.
Melzer-Ridinger, R./Neumann, A. (2007):
Dienstleistung und Produktion, Heidelberg. Physica-Verlag.
Steffen, R./Schimmelpfeng, K. (2002):
Produktions- und Kostentheorie, 4. Auflage, Stuttgart. Kohlhammer Verlag.
Stuhlmann S. (2000):
Kapazitätsgestaltung in Dienstleistungsunternehmungen, Wiesbaden. Deutscher Universitäts-Verlag.
Wöhe, G./Döring, U. (2005):
Einführung in die Betriebswirtschaftslehre, 22. Auflage, München. Verlag Vahlen.
Ziegenbein, R. (2001):
Klinisches Prozessmanagement, 2. Auflage, Gütersloh. Verlag Bertelsmann Stiftung.

3.2 Marketing im Gesundheitswesen - Absatzplanung, Marketing und Vertrieb

Klaus Vollert, Hof/S.

3.2.1 Marketing im Gesundheitswesen

3.2.1.1 Marketing als Management komparativer Konkurrenzvorteile

Kundenorientierung stellt die Grundlage jeder modernen Marketingkonzeption auf Käufermärkten dar (Backhaus 2006: 7).

Komparative Konkurrenzvorteile

Ausgangspunkt aller unternehmerischen Aktivitäten müssen dabei die Wünsche und Bedürfnisse der Kunden sein. Es ist Aufgabe des Marketing, eine aus der subjektiven Sicht des Kunden im Vergleich zur Konkurrenz überlegene Leistung zur Bedürfnisbefriedigung nach dem ökonomischen Prinzip anzubieten („in den Augen der Kunden besser als die Konkurrenz"). Marketing wird zum Management von komparativen Konkurrenzvorteilen (KKVs) (Backhaus/Voeth, 2007). Es kann sich bei einem KKV um einen Kostenvorteil oder einen Nutzenvorteil gegenüber der Konkurrenz handeln, den die Unternehmung ihren Kunden bietet. Ein KKV muss sich immer auf ein dem Kunden wichtiges Merkmale des Angebots beziehen, muss von ihm wahrgenommen werden und (relativ) dauerhaft sein (d. h. es darf von der Konkurrenz nicht schnell imitierbar sein). Nicht zuletzt muss ein KKV ökonomisch sinnvoll realisiert werden können, d. h. es müssen auf dem Markt kostendeckende Preise erzielt werden.

3.2.1.2 Marketing im Gesundheitswesen

Lebensqualität als subjektiver Nutzen

Auch im Gesundheitswesen löst zunehmend eine patientenorientierte Perspektive, die die Wünsche und Bedürfnisse der Patienten zum Ausgangspunkt aller Aktivitäten von Anbietern auf diesem Markt macht, eine arztorientierte Perspektive ab (Kreyher, 2000, Oehme/Öehme, 2001). Überträgt man das Konzept des KKV in das Gesundheitswesen, müssen die Größen des Konstrukts im Kontext des Gesundheitswesens operationalisiert werden. So ist zu klären, welchen subjektiven Nutzen der Patient von Leistungen des Gesundheitswesens, so genannten Gesundheitsgütern, erwartet (auch Oberender/Hacker, 1999).

Als Ansatzpunkt kann hier die Lebensqualität herangezogen werden, die in vier (sich gegenseitig beeinflussenden) (z. B. Elfes, 2001) Dimensionen unterteilt wird:

- psychisches Befinden,
- soziale Beziehungen,
- funktionale Kompetenzen und
- körperliche Verfassung

Was der Einzelne unter Lebensqualität versteht, hängt allein von subjektiven Präferenzen ab. Gesundheitsleistungen, die – ausgehend von einem momentanen Status - die Lebensqualität (besser) steigern, aufrechterhalten oder wiederherstellen besitzen einen höheren Nutzen als solche Gesundheitsgüter, die dies in der subjektiven Empfindung des Patienten/Kunden nicht oder schlechter können (Oberender/Hebborn/Zerth, 2006, Kreyher, 2001).

Subjektive Kosten

Die subjektiv empfunden Kosten des Patienten können – wie in anderen Branchen auch – Geld (z. B. Praxisgebühr Zuzahlung, Anfahrtkosten), Zeit (z. B. Wartezeit, Zeitdauer der Behandlung), kognitive Anstrengungen (z. B. Informationskosten, Umlernen beim Wechsel einer Anwendung) und physische Anstrengungen (z. B. Nebenwirkung einer Behandlung) beinhalten. Patienten/Kunden werden sich in den Kostenelementen, die sie berücksichtigen, unterscheiden.

3.2.1.3 Marketingmanagement

Der Aufbau von KKVs im Gesundheitswesen setzt einen mehrstufigen Marketingmanagementprozess voraus. Es hat sich in der Literatur durchgesetzt, vier Phasen des Managementprozesses zu unterscheiden: (1) die Explorations- und Analysephase, (2) die Planungsphase, (3) die Implementierungsphase (patientenorientierte Gestaltung der Strukturen, Systeme und der Kultur) sowie (4) die Controllingphasephase. Im Folgenden werden die beiden ersten Phasen näher untersucht.

Managementprozess in vier Phasen

3.2.2 Absatzplanung

3.2.2.1 Umweltanalyse und –prognose

Die Analyse und Prognose des Status und der Entwicklung der globalen Umwelt und der Aufgabenumwelt bilden die Grundlage jedes Marketingplanungsprozesses.

Globale Umwelt

Die globale Umwelt umfasst alle Bedingungen, denen Unternehmen unabhängig von ihrer Branchenzugehörigkeit und ihres Leistungsprogramms in einem bestimmten geographischen Raum ausgesetzt sind, ohne sie nennenswert beeinflussen zu können. Haupteinflussfaktoren der globalen Umwelt (technologische, physikalisch-ökologische, soziodemographische, ökonomische und politisch-rechtliche Umwelt) auf den Gesundheitsmarkt sind die demographische Entwicklung (Rückgang des Anteils junger Menschen und Steigerung des Anteils älterer (multimorbiter) Menschen) und der technische Fortschritt (medizinisch-technischer Fortschritt in Form von add on - Technologien und half way – Technologien etc. sowie die Entwicklung der Telekommunikation), die eine Nachfragesteigerung in der Zukunft erwarten lassen und aufgrund vielfacher Vernetzungen auch Auswirkungen auf andere Subumwelten besitzen (z. B. auf die politisch-rechtliche Umwelt, die zur Erhaltung der Beitragsstabilität immer neue Gesetze hervorbringt (einen Überblick liefern Oberender/Hebborn/Zerth, 2006; Oberender/Zerth, 2001; Paetow, 2001; Oberender et. al., 2006).

wichtige Bereiche der globalen Umwelt des Gesundheitsmarktes

Aufgabenumwelt

Entwicklungen der globalen Umwelt beeinflussen die Möglichkeiten zum Aufbau und Erhalt von KKVs in der Aufgabenumwelt. Die Aufgabenumwelt umfasst den relevanten Absatzmarkt, der u. a. weiter in strategische Geschäftsfelder aufgeteilt wird und die unternehmensinterne Umwelt (insb. so genannte Kernkompetenzen der Unternehmung).

Teile der Aufgabenumwelt

Relevanter Absatzmarkt

Der Markt für Gesundheitsleistungen ist nicht mehr trivial zu bestimmen, da seine Grenzen zunehmend aufweichen. Legt man die Gesundheitsdefinition der WHO zu Grunde (physical, mental and social well-being) gehören fast alle angebotenen Güter und Dienstleistungen zum Gesundheitsmarkt. Da dies für Marketingentscheidungen wenig sinnvoll erscheint, umschließt aus Marketingsicht der relevante Absatzmarkt der Unternehmung des Gesundheitsmarktes die Gesamtheit des Angebots und der Nachfrage substitutiver Güter und Dienstleistungen (insbesondere vor dem Hintergrund der Diskussion um den § 22 Abs. 1 GWB steht meist die sachliche Abgrenzung des relevanten Marktes in der Literatur im Vordergrund, vgl. Oberender, 1975; Backhaus/Voeth, 2007).

sachliche Marktabgrenzung nach dem Konzept der Kundenurteile

Zur Feststellung der Substitutivität von Gütern und Dienstleistungen wird sinnvoller Weise auf das Konzept der Kundenurteile zurückgegriffen (zu anderen Ansätzen der Marktabgrenzung Meffert/Burmann/Kirchgeorg 2008). Dazu werden Ärzte und/oder Patienten befragt, welche Produkte bzw. Dienstleistungen sie für ein und denselben Verwendungszweck nutzen bzw. sich aus ihrer Sicht für ein und denselben Verwendungszweck eignen. Diese bzw. ihre Anbieter und

duale Marktabgrenzung

Nachfrager gehören dann zum relevanten Absatzmarkt, der für strategische Marketingentscheidungen weit, für operative Marketingentscheidungen eng abzugrenzen ist (Backhaus/Voeth, 2007).

Strategische Geschäftsfelder

> Der Markt kann weiter in strategische Geschäftsfelder aufgeteilt werden. Man versteht unter einem SGF eine relativ autonome Planungseinheit, die sich von anderen SGF der Unternehmung in Bezug auf markt- und wettbewerbsbedingte Einflüsse, sowie hinsichtlich unternehmensinterner Bedingungen unterscheidet, so dass sich eine eigenständige Marketingplanung für dieses SGF lohnt (Abell/Hammond, 1979).

Abgrenzung von SGF nach dem Konzept von Abell

Nach einem Ansatz von Abell können Ansatzpunkte zur Bildung von SGF unterschiedliche Nachfragesektoren, unterschiedliche Funktionen und unterschiedliche Technologien sein (vgl. Abb. 3-8).

Nachfragedimension des Abell-Schemas

Vor dem Hintergrund der politisch-rechtlichen Umwelt scheint es sinnvoll, bei der Bildung von strategischen Geschäftsfeldern schon aufgrund unterschiedlicher Möglichkeiten des Angebots und der Erstattung für die Nachfragedimension eine Unterscheidung vorzunehmen in einen Regelbereich, dessen Leistungen solidarisch von allen Bürgern unter Einbeziehung aller Einkünfte finanziert werden. Dieser Bereich wird insbesondere durch die GKV abgedeckt. Weiter ist ein Wahlbereich, in dem Leistungen, die nicht im Regelbereich enthalten sind, nach dem Äquivalenzprinzip freiwillig versichert

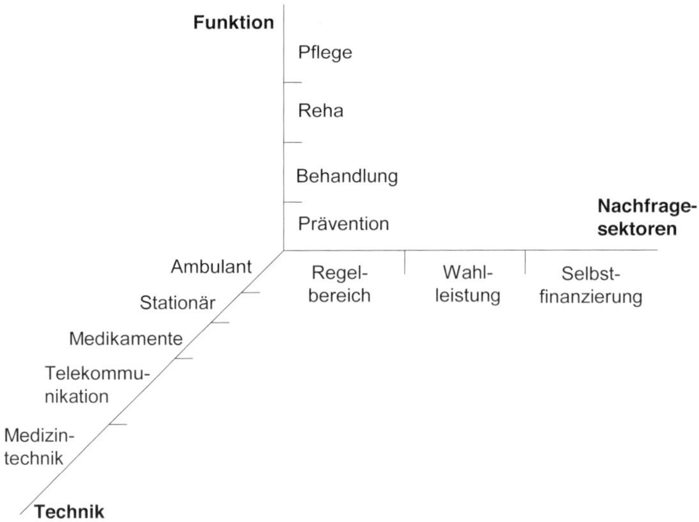

Abb. 3-8: Abgrenzung strategischer Geschäftsfelder des Gesundheitsmarktes nach dem Abell-Konzept

werden (heute existiert dieser Bereich z. T. in der PKV und z. B. bei der Zahnzusatzversicherung, Krankenhauszusatzversicherung etc.). sowie ein Bereich dessen Leistungen nicht versichert und deshalb von den Patienten selbst bezahlt werden (heute existiert dieser Bereich z. B. bei OTC - Arzneimitteln sowie Heilpraktikern) zu unterscheiden (Oberender/Hebborn/Zerth, 2006, S. 176; Oberender /Fleischmann, 2002, S. 128 ff).

Funktionsdimension des Abell-Schemas

In den unterschiedlichen Bereichen werden unterschiedliche Strategien verfolgt werden müssen, was zu einem unterschiedlichen Einsatz der Marketinginstrumente führt. Funktionen, die für diese Nachfragesektoren übernommen werden können, sind die Prävention (zum Begriff Fleckenstein, 2006, S. 52 ff), die Behandlung (Kuration), die Rehabilitation und die Pflege (Oberender/Hebborn/Zerth, 2006, S. 181 ff).

Technologiedimension des Abell-Schemas

Zur Differenzierung der Technologiedimension bietet sich die stationäre Behandlung, die ambulante Behandlung, die medikamentöse Behandlung, die Behandlung und Information mit modernen Medien der Telekommunikation sowie die Medizintechnik an. Verschiedene Unternehmen werden SGF in unterschiedlicher Art und Weise entsprechend ihrem subjektiven Ermessen abgrenzen. Die SGF können in einem zweiten Schritt feiner aufgegliedert werden (Vollert, 2004, S. 82). Dabei werden die Nachfragesektoren zu Marktsegmenten, die Funktionen zu Indikationen und die Technologie zu unterschiedlichen Behandlungsmethoden.

Kernkompetenzen des Unternehmens

Ressourcen und Fähigkeiten als Kernkompetenzen

Welche strategischen Geschäftsfelder schließlich bearbeitet werden, hängt von den Kernkompetenzen des Unternehmens ab. Kernkompetenzen können als die dauerhaften Ursachen für KKVs verstanden werden, die auf Ressourcen und Fähigkeiten basieren. Sie tragen zum Aufbau und Erhalt von KKVs bei, sind durch die Konkurrenz schwer imitier- bzw. substituierbar und besitzen eine strategische Relevanz auf mehr als einem Markt.

Instrumente der Umweltanalyse und -prognose

Marketingforschung zur Erfassung der Ist-Situation

Zur Erfassung der relevanten Größen und Einflussfaktoren der externen und internen Unternehmensumwelt muss die Unternehmung Kenntnisse über die Methoden der Marketingforschung und Marketingprognose besitzen (vgl. Vollert, 2004, S. 450 ff und die dort zitierte Literatur). Marketingforschung ist als mehrstufiger Prozess zur systematischen Suche, Sammlung, Aufbereitung und Interpretation von Daten, die sich auf Probleme der marktorientierten Unternehmensführung beziehen, definiert (Böhler, 2004).

Prognosen zur Vorhersage der Umweltentwicklung

Mit der Marketingforschung wird jedoch nur die Ist-Situation erfasst. Um zukünftige Entwicklungen der Umwelt zu antizipieren, sind Marketingprognosen unumgänglich. Unter einer Prognose versteht man die wissenschaftliche Vorhersage zukünftiger Ereignisse

quantitative Prognosen

bzw. Entwicklungen, die auf Informationen gestützt und um Objektivität bemüht ist. Zu unterscheiden sind kurz- und langfristige, quantitative und qualitative Prognosemodelle. Quantitative Prognosen (gleitender Durchschnitt, exponentielle Glättung, Tend- und Indikatorenmodelle (Berekoven, 2001)) liefern auf der Basis mathematischer Verfahren rechnerische Ergebnisse und eignen sich insbesondere bei stabiler Umwelt. Für die strategische Planung in dynamischer Umwelt, wie sie auf dem Gesundheitsmarkt zu beobachten ist, sind qualitative Prognosen (unstrukturierte Expertenbefragung (Berekoven, 2001, S. 263 f), Delphi-Methode, Szenariotechnik) die subjektive, verbale Expertenmeinungen zur Zukunft zusammenfassen, das geeignete Instrument.

qualitative Prognosen

SWOT Analyse

Die Ergebnisse der Marketingforschung und Marketingprognosen fließen in die so genannte SWOT-Analyse ein. Es verbergen sich hinter diesem Kunstwort die Stärken-Schwächen-Analyse und die Chancen-Risiko-Analyse. Die SWOT-Analyse versucht, Stärken und Schwächen (Strengt-Weakness), die unternehmensintern im Vergleich zur Konkurrenz bestehen, sowie Chancen und Risiken (Opportunity-Threat), die sich aus der externen Umweltentwicklung ergeben, zu erfassen.

3.2.2.2 Strategische Planung

Die Planungsphase umschließt die Ziel-, Strategie- und Maßnahmenplanung. Ziele und Strategien werden in der strategischen Planung festgelegt. Die Planung einzelner Maßnahmen erfolgt in der operativen Planung.

Zielplanung

Das Zielsystem der Unternehmung (Vollert 2004: 136ff und die dort zitierte Literatur) besteht aus den übergeordneten Zielen der Unternehmung (Zielrahmen) sowie ihren Handlungszielen. Übergeordnete Ziele beinhalten den Unternehmenszweck ("Business Mission"), der auf grundsätzliche Problemlösungsmöglichkeiten abstellen sollte („Wir beschäftigen uns mit der Behandlung von Hautkrankheiten") sowie die Management- und die Unternehmensphilosophie (Elfes, 2001, S. 392 ff). Sie werden häufig in so genannten Unternehmensleitbildern schriftlich fixiert

übergeordnete Ziele

Aus ihnen leiten sich dann die hierarchisch strukturierten Handlungsziele der Unternehmung ab. Diese beziehen sich auf die Oberziele der Unternehmung (aufgeteilt z. B. in Leistungs-, Image- und Wirtschaftlichkeitsziele (Elfes, 2001, S. 399)) und bestimmen neben den ökonomischen auch die psychographischen Marketingziele wobei die Patientenzufriedenheit und die Patientenbindung besondere Relevanz besitzen.

Oberziele

Die Patientenzufriedenheit ist nach dem Confirmation/Disconfirmation-Ansatz (C/D-Paradigma) (zu anderen Modellen Homburg/Rudolph, 1995) das Ergebnis eines komplexen, psychischen Vergleichsprozesses (Homburg/Rudolph 1995, und die dort zitierte Literatur) zwischen den Erwartungen eines Nachfragers und seiner subjektiven Beurteilung der tatsächlich erhaltenen Leistung, bezogen auf unterschiedliche Kriterien der Leistung, wie z. B. die Qualität der ärztlichen Leistung eines Krankenhauses, dessen technische Ausstattung, die Betreuungsqualität der Schwestern und Pfleger, Qualität der Verpflegung, Ausstattung der Zimmer etc. Der Prozess wird durch zahlreiche Faktoren beeinflusst (Scharnbacher/Kiefer, 1996. Zur Messung der Kundenzufriedenheit vgl. Beutin, 2001; Schäfer, 2000; Rose, 2001).

psychographische Marketingziele

Patientenzufriedenheit

Soweit die Erwartungen des Patienten erfüllt oder sogar übererfüllt werden, ist der Patient zufrieden. Werden seine Erwartungen nicht erfüllt ist er unzufrieden. Die Patientenzufriedenheit ist einer der wichtigsten Einflussfaktoren der Patientenbindung, die u. a. vor dem Hintergrund der Notwendigkeit der Kosteneinsparung (z. B. Vermeidung von Einführungsuntersuchungen, Erstgespräche mit Patienten, Anlegen von Patientendateien) von Bedeutung sein kann. Patientenbindung beinhaltet in Bezug auf das zukünftige Verhalten die Wiederkaufabsicht, die Cross-Buying-Absicht und das Weiterempfehlungsverhalten. Die Realisation psychographischer Marketingziele ist Voraussetzung, um ökonomische Marketingziele zu erreichen, die sich auf den Umsatz, die Kosten, den Deckungsbeitrag und Gewinn beziehen.

Patientenbindung

Von entscheidender Bedeutung für die Realisation psychographischer und ökonomischer Marketingziele sind die aus den Marketingzielen abgeleiteten Positionierungsziele (vgl. Vollert 2003 und die dort zitierte Literatur). Der Begriff der Positionierung (Königsdisziplin des Marketing) beschreibt den Aufbau und die Pflege eines klaren Vorstellungsbildes eines Positionierungsobjekts (z. B. eine Arztpraxis, ein Medikament) in den Köpfen der Konsumenten, das nachfragerelevant ist und realisiert werden soll. Die Vorstellungen können sich auf sachorientierte (Positionierungs-) Eigenschaften (Praxis für geriatrische Patienten) oder auf emotionale (Positionierungs-) Eigenschaften (AOK. Die Gesundheitskasse) beziehen (Vollert, 2002), wobei letztere am ehesten im OTC-Bereich und ggf. im Bereich der Wahlleistungen zu erwarten sind. Die Positionierungseigenschaften müssen zum Unternehmen passen, für die Patienten relevant sein, von diesen subjektiv wahrgenommen werden, eine Abgrenzung zur Konkurrenz ermöglichen und langfristig besetzbar sein (Vollert, 2003). Z. B. könnte sich eine Arztpraxis als Spezialist für geriatrische Patienten positionieren, der sich durch ein durchgängiges Hausbesuchsangebot, innovative Patientenschulungsprogramme im Seniorenheim, die Einbindung von Selbsthilfegruppe, geschulte Mitarbeiter, die beim Formularkrieg zur Kostenübernahme helfen, von der Konkurrenz abgrenzt (Lingenfelder/Kronhardt, 2001).

Positionierung

Zielgruppenplanung

GKV- und PKV-Versicherte

Nachfrager des Gesundheitsmarktes können zunächst in Versicherte der PKV und der GKV unterteilt werden, die sich bzgl. des Versicherungsprinzips (Äquivalenz- vs. Solidaritätsprinzip) und der Erstattung (Kostenerstattung vs. Sachleistungsprinzip) unterscheiden, was ihr Nachfrageverhalten beeinflusst. Die durch das Sachleistungsprinzip der GKV, entstehende Intransparenz bezüglich Umfang und Kosten der in Anspruch genommenen Leistungen führt zu Freifahrermentalität und Moral Hazard und damit zu einer Nachfrageausweitung erstattungsfähiger Leistungen des Gesundheitswesens (Oberender/Hebborn/Zerth, 2006).

Segmentierungskriterien auf dem Gesundheitsmarkt

Um die spezifische Nachfrage zu bestimmen reicht die Unterteilung in PKV- und GKV-Versicherte nicht aus. Vielmehr werden – wie in anderen Märkten auch – sozio-demographische Kriterien, psychographische Kriterien und verhaltensbezogene Kriterien herangezogen werden müssen, um festzulegen, welche Kundenvorteile aufgebaut werden können (Oehme/Oehme, 2001). Für den Gesundheitsmarkt erscheint es darüber hinaus notwendig, medizinische Kriterien zur Beschreibung zu nutzen (Elste, 2004). Während soziodemographische Kriterien und medizinische Faktoren ebenso wie allgemeine psychographische Kriterien tendenziell angeben, welche Indikationen auftreten (nur bedingt aber die Nachfrage nach bestimmten Angeboten), zeigen insbesondere produktbezogene psychographische Kriterien Präferenzen, Motive, Einstellungen und Nutzenerwartungen gegenüber unterschiedlichen Leistungen des Gesundheitswesens. Verhaltensbezogene Kriterien (Produktwahl, Mediennutzung, Preisverhalten und Einkaufsstättenwahl) scheinen für die Beschreibung der Kunden des Gesundheitsmarktes nur bedingt geeignet, da sie sich bei Veränderung der (Gesundheits-) Situation des Kunden schnell ändern können.

Marktsegmente

Entsprechend der Ausprägungen auf diesen Kriterien (i. d. R. sind zur Beschreibung des Kunden eine Vielzahl von Kriterien notwendig) können Marktsegmente gebildet, ausgewählt und bearbeitet werden. Wünsche und Bedürfnisse innerhalb eines Segments sind sich ähnlich und unterscheiden sich von denen anderer Segmente, so dass für ein Segment gleiche KKVs aufzubauen sind. Soweit dies rechtlich und moralisch möglich ist, kann sich der Anbieter im Gesundheitswesen auf die Bearbeitung spezifischer Segmente konzentrieren. Ihre Auswahl erfolgt nach dem Kundenwert. Der Kundenwert wird als der von einem Anbieter wahrgenommene, bewertete Beitrag eines Kunden bzw. einer Kundengruppe zur Erreichung der monetären und nicht monetären Ziele des Unternehmens verstanden (Cornelsen, 2001). Der Kundenwert bestimmt sich aus dem Marktpotenzial der Kundengruppe und deren Ressourcenpotenzial (Tomczak/Rudolf-Sipötz, 2001).

Strategieplanung

Strategiearten

Mit der Planung von Strategien wird der zukünftige Handlungsrahmen der Unternehmung zur Realisation ihrer Ziele festgelegt. Aufgrund der Komplexität ist es üblich, Unternehmensstrategien, Geschäftsfeldstrategien und Marktteilnehmerstrategien zu unterscheiden.

Gesamtunternehmensstrategien

Auswahl von SGFs mit der Portfolioanalyse

Auf Gesamtunternehmensebene kommt der Auswahl der SGF, in denen KKVs aufgebaut und erhalten werden sollen, entscheidende Bedeutung zu. Als Instrument dient die Portfolioanalyse, in der aktuelle und potentielle SGFs eines Unternehmens bzgl. ihrer Marktattraktivität und der relativen Wettbewerbsposition (im Vergleich zur Konkurrenz) in einem zweidimensionalen Raum dargestellt werden. Es sollte dabei dem Planer vorbehalten sein, mit welchen Kriterien er die genannten Dimensionen operationalisiert.

Marktattraktivität

Als mögliche Kriterien der Marktattraktivität die einzeln oder in Kombination genutzt werden können, wären z. B. das Marktvolumen, das Marktwachstum, die Gewinnaussichten, das technologische Niveau, die Anzahl und Struktur der Patienten, die Bedrohung durch Substitutionsprodukte etc. geeignet. Kriterien, die die Wettbewerbsposition bestimmen, sind u. a. der relative Marktanteil, die relative Leistungsqualität, der relative Know-how-Vorsprung, die relative Mitarbeiterqualität u. a.. Entsprechend der Position eines SGF in einer Neun-Felder-Matrix wird bestimmt, in welchen strategischen Geschäftsfeldern das Unternehmen wachsen will und sie ggf. ausbaut, bzw. welche strategischen Geschäftsfelder sie ausschöpft und

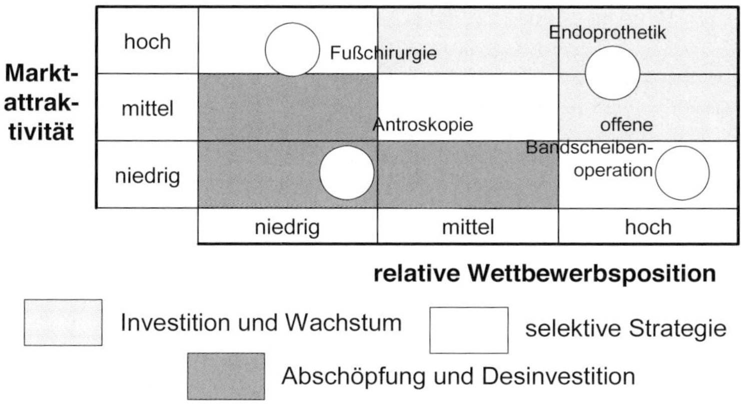

Abb. 3-9: Beispiele für eine Portfolio-Analyse für ein Krankenhaus

Normenstrategien im Portfolio

sich ggf. zurückzieht. Selektive Strategien (Ausbau oder Rückzug entsprechend den Unternehmensressourcen) werden für SGF vorgeschlagen, die auf der Diagonalen liegen. Das Geschäftsfeldportfolio eines Krankenhauses könnte, wie in Abb. 3-9 dargestellt, aussehen.

Sinnvollerweise würde im vorliegenden Beispiel das Krankenhaus das Geschäftsfeld Endoprothetik und ggf. die Fußchirurgie weiter ausbauen. Ein Rückzug wäre für das SGF Athroskopie die geeignete Strategie (auch Strehlau-Schwoll, 2000, S. 200 ff).

Geschäftsfeldstrategien

Mit Geschäftsfeldstrategien legt das Unternehmen fest, welche KKVs in einem SGF aufgebaut und gepflegt werden sollen. Nach Porter können die Strategie der Differenzierung (Qualitätsführerschaft) sowie die Strategie der Kostenführerschaft realisiert werden.

Strategie der Kostenführerschaft

Die Strategie der Kostenführerschaft zielt darauf ab, durch im Vergleich zur Konkurrenz niedrigere Kosten, höhere Gewinne zu realisieren und/oder im Preiswettbewerb Vorteile zu erzielen. Darüber hinaus ist sie dort sinnvoll, wo Budgetbegrenzungen zu niedrigen Kosten zwingen. Die Strategie der Kostenführerschaft basiert auf mengenabhängigen Skaleneffekten und Erfahrungskurveneffekten sowie auf mengenunabhängigen Rationalisierungseffekten. Skaleneffekte werden wirksam, wenn die Fixkosten auf eine größere Menge verteilt werden, so dass die gesamten Stückkosten (Kf/x) sinken. Die Theorie der Erfahrungskurve basiert auf empirischen Untersuchungen über die langfristige Kostenentwicklung von Unternehmungen in verschiedenen Branchen (Abell/Hammond, 1979). Es wurde festgestellt, dass bei Verdoppelung der kumulierten Produktionsmenge die Stückkosten eines Produktes bzw. einer Dienstleistung um einen festen Prozentsatz von 10 bis zu 30 % zurückgehen (zur Erfahrungskurve eines Operateurs vgl. Rüschmann/Schmolling, 2000, S. 641 f).

Skaleneffekte

Errfahrungskurveneffeket

Die Quellen der Erfahrungskurve sind die Lernkurve und der technische Fortschritt (Verbesserung des Input-Output-Verhältnisses), passieren also nicht per se, sondern erfordern auch eine entsprechende Kostensenkungsbereitschaft des Unternehmens (Abell/Hammond, 1979). Diese mengenabhängigen Kosteneffekte sind bei einer großen Anzahl von Patienten und/oder einer großen Zahl gleichartiger Aktivitäten realisierbar, so dass der Kundenakquisition und der Kundenbindung ebenso Bedeutung zukommt wie der Spezialisierung.

Realisation der Mengeneffekte

mengenunabhängige Rationalisierungseffekte

Rationalisierungseffekte sind mengenunabhängig realisierbar und bedürfen eines proaktiven Kostenmanagements, worunter die Beeinflussung und Gestaltung von Unternehmensstrukturen, Prozessen und Leistungen zur Vermeidung von Ineffizienzen verstanden wird. Wichtig ist dabei die Identifikation von Kostentreibern, (was jedoch insbesondere bei den Gemeinkosten bislang noch unzulänglich gelingt). Ansatzpunkte ergeben sich bei den Patienten, den Leistungen, den Ressourcen und den Prozessen des Unternehmens (Franz/Kajüter, 2000).

Strategie der Differenzierung

Ziele der Strategie der Differenzierung

Mit der Strategie der Differenzierung (Strategie der Qualitätsführerschaft) beabsichtigt die Unternehmung eine Leistung anzubieten, die auf dem Markt als einzigartig angesehen wird. Sie setzt dazu insbesondere nicht-preisliche Aktionsparameter ein, um mit abnehmergerechten Leistungen Präferenzen beim Kunden aufzubauen und damit KKVs zu realisieren. Die Basis, auf die sich die Strategie der Qualitätsführerschaft stützen muss, ist ein Qualitätsmanagement und/oder Innovationsmanagement und/oder Markenmanagement.

QM zur Realisation der subjektiven Qualität

Nach moderner Auffassung umschließt Qualität insbesondere die Erfüllung von Erfordernissen, die der Kunde subjektiv festsetzt (Seghezzi, 1994; Zink, 1992). Das Marketing erhält damit eine dominante Stellung im Qualitätsmanagementprozess. Es hat aktuelle und potentielle Erfordernisse der Kunden zu identifizieren und die Entwicklung und Gestaltung von Produkten und Dienstleistungen zur Erfüllung der Erfordernisse zu gewährleisten. Ein modernes Qualitätsmanagement hat damit die Aufgabe, den Kundennutzen zu optimieren und Fehler zu vermeiden. Die Realisation der Ziele eines Qualitätsmanagement bedürfen der Qualitätsplanung, der Qualitätslenkung, der Qualitätssicherung i. e. S., der Qualitätsförderung und der Führung der Qualität (Seghezzi, 1994). Eine Umsetzung erfolgt in so genannten Qualitätsmanagementkonzepten, wie z. B. dem Total Quality Management (Schmutte, 2001, S. 489).

Innovationsmanagement

Ein Qualitätsmanagement ist fast zwangsläufig mit einem Innovationsmanagement (Harms/Gänshirt/Wörner/Strohschön, 2005) verbunden (auf der Basis eines entsprechenden Technologiemanagements, Vollert, 2004, S. 219 ff), um den Kundenanforderungen, die sich auch durch eine zunehmende Internetnutzung der Patienten (Harms/Gänshirt, 2005) an neuen medizinisch-technischen Entwicklungen orientieren muss (Schulze, 2005), gerecht zu werden. Substitutive Innovationen besitzen gegenüber vorhandenen Leistungen rationale oder emotionale Nutzenvorteile (z. B. bessere Bekömmlichkeit der Narkose, kürzere Behandlungszeiten etc.). Wertschöpfungsinnovationen beinhalten neue Leistungsabgrenzungen oder wesentliche Zusatznutzen (z. B. mikroinvasive Chirurgie mit weniger Belastung des Patienten). Eine Anwendungsinnovation zielt auf bisher latente Bedürfnisse ab, die bislang nicht befriedigt wurden. Beispielsweise wäre dies ein wirksamer Impfstoff gegen AIDS. Um eine Entwicklung am Markt vorbei zu verhindern, sollte im Vorfeld die Akzeptanz auf dem Markt geklärt werden. Dies schließt die Akzeptanz des Patienten ebenso ein wie ggf. die Möglichkeit der Erstattung durch die Krankenversicherungen.

Markenmanagement

Die Marke wird häufig als ein Zeichen betrachtet, mit dem eine Unternehmung die von ihr angebotenen Leistungen kennzeichnet, um sie identifizierbar zu machen und sie von Leistungen anderer Unternehmen zu differenzieren, was für die Strategie der Differenzierung nahezu unumgänglich ist. Prinzipiell gilt die Markierung als konstitutives Merkmal eines Markenartikels. Das Wesen der Marke und deren Wert für die Strategie der Differenzierung kann jedoch über die Markierung nicht erklärt werden. Dazu bedarf es der nachfrageorientierten Definition, die eine Marke als ein in der Psyche der Konsumenten verankertes, unverwechselbares Vorstellungsbild von einem Produkt oder einer Dienstleistung definiert (Meffert/Burmann/Kirchgeorg, 2008; Meffert/Burmann/Koers, 2002).

Marke als Vorstellungsbild

Die Vorstellungsbilder einer Marke können durch Markenschemata repräsentiert werden, die der Tatsache Rechnung tragen, dass Vorstellungsbilder in unterschiedlichen Modalitäten existieren. Von Bedeutung ist nun, dass die Vorstellungen zu einer Marke den Vorstellungen zu einer Produktkategorie untergeordnet sind und jede Marke die Vorstellungen zu einer Produktkategorie erbt (Esch 2004). Erst spezifische, über die typischen Vorstellungen hinausgehende Assoziationen, die sich auf die KKVs beziehen, geben der Marke ihre (kaufrelevante) Besonderheit.

Kostenführerschaft oder Differenzierung

Statische Theorie Porters

Porter sieht die Strategie der Kostenführerschaft und die Strategie der Differenzierung als sich ausschließende Alternativen für ein SGF. Beide Strategien führen seinen Untersuchungen nach zu einem hohen ROI. Eine strategisch schlechte Position mit sehr niedrigem oder negativem ROI nimmt ein SGF mit einer „Strategie zwischen den Stühlen" (mittlere Qualität bei mittleren Kosten) ein. Die Theorie Porters ist jedoch statisch. Denkbar wäre es, dass durch die Strategie der Differenzierung Kundenzufriedenheit entsteht, die als eine der wichtigsten Einflussfaktoren der Kundenbindung gilt. Diese kann zu steigender Nachfrage und damit Mengenausweitungen, die Kostendegressions- und Erfahrungskurveneffekte begünstigt, führen. Nicht zuletzt kann das Qualitätsmanagement fehlerbezogene Kosten vermeiden, was letztlich als Rationalisierungseffekt zu interpretieren ist. Damit führt in einer dynamischen Betrachtung die Strategie der Differenzierung unter gewissen Umständen zu ähnlichen Effekten wie die Strategie der Kostenführerschaft, so dass sich empirische Befunde erklären lassen, die die erfolgreichsten SGF (gemessen am ROI) zugleich als Kosten- und als Qualitätsführer sehen.

Differenzierung und Kostenführerschaft als dynamischer Prozess

Tendenziell empfiehlt sich die Strategie der Kostenführerschaft für Geschäftsfelder der Pflichtversicherung, in denen Kostensenkungen in der Zukunft (auch qua Gesetz) immer wichtiger werden. Für den Wahlbereich und den Bereich der Selbstzahlung kommt tendenziell die Strategie der Differenzierung in Frage. Dies leitet sich aus der Tatsache ab, dass Gesundheit für viele ein Gut mit besonderer Bedeutung ist, für das sie bereit sind, einen nicht unerheblichen Teil ihres Einkommens auszugeben.

Geschäftsfeldstrategien auf dem Gesundheitsmarkt

Marktteilnehmerbezogene Strategien

Kundenbezogene Strategien

Als grundlegende kundenbezogene Strategien kann eine undifferenzierte und eine differenzierte Kundenbearbeitung unterschieden werden (Meffert/Bruhn, 2006). Beim undifferenzierten Marketing wird auf die Gemeinsamkeiten der Käufer/der Patienten in den verschiedenen Segmenten des Gesamtmarktes abgestellt und ein einziges Marketing-Mix so gestaltet, so dass möglichst viele Nachfrager angesprochen werden. Ein undifferenziertes Marketing kann sinnvoll sein, wenn die Wünsche und Bedürfnisse aller Nachfrager tatsächlich homogen sind und die Elemente des Marketing-Mix standardisiert werden können.

undifferenziertes Marketing

Da Marketing im Gesundheitswesen immer auch Dienstleistungsmarketing ist, was die Integration eines externen Faktors bedingt (in diesem Fall der Patient), der viele unterschiedliche Bedürfnisse und Voraussetzungen der „Bearbeitung" besitzt (z. B. alte vs. junge Menschen), scheint ein differenziertes Marketing, das die Wünsche und Bedürfnisse einzelner Segmente in möglichst optimaler Weise durch einen spezifischen Marketing-Mix je Segment erfüllt, auf dem Gesundheitsmarkt die geeignete Alternative. Das Unternehmen baut dadurch KKVs auf, schafft Patientenzufriedenheit und es verringert sich die Gefahr, dass die Nachfrager das Konkurrenzangebot bevorzugen. Nachteilig wirken sich die mit dieser Strategie verbundenen Investitions-, Produktions-, Marketing- und Verwaltungskosten aus. Um die Kosten des differenzierten Marketings niedrig zu halten kann es überlegenswert sein, zumindest Teile des Marketing-Mix zu standardisieren.

differenziertes Marketing

Konkurrenzbezogene Strategien

Konkurrenzbezogene Strategien bestimmen das Verhalten eines Anbieters gegenüber seinen Konkurrenten. Dabei sind besonders auf älteren Märkten, Anpassungsstrategien üblich. Sie sind auf eine Erhaltung und Absicherung der erreichten Unternehmensposition ausgerichtet. Durch ein branchenübliches Verhalten wird versucht, einer Verschärfung der Wettbewerbsintensität entgegenzuwirken. Mit Ausweichstrategien versuchen Unternehmen (z. B. durch Innovationen) Marktnischen und Technologiefelder zu besetzen, denen die Konkurrenz zumindest mittelfristig nicht folgen kann oder will. Dazu ist es notwendig, entsprechende Markteintrittsbarrieren aufzu-

gs-, - und rate-

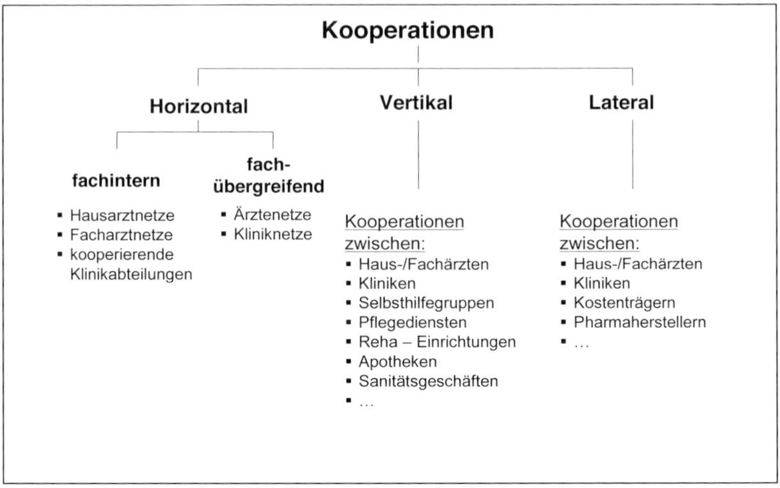

Abb. 3-10: Kooperationen im Gesundheitsmarkt
(in Anlehnung an Lingenfelder/Kronhardt (2001), S. 317)

bauen. Konfliktstrategien zeigen sich in neuartigem, auf dem Markt unerwarteten Verhalten der Unternehmung. Ansatzpunkte fänden sich dazu heute z. B. in der Telemedizin (Lüthy, 2001, S. 210 ff).

Kooperationsstrategien

Durch Kooperationsstrategien wird versucht, gemeinsam mit Konkurrenten KKVs aufzubauen. Vor dem Hintergrund neuer politischer Entscheidungen, (§§ 140 a-h SGB V) werden Kooperationsstrategien sowohl zur Senkung der Kosten als auch zur Differenzierung an Bedeutung gewinnen (Lingenfelder/Kronhardt, 2001, S. 315 ff; Oberender/Heissel, 2001, S. 293; Merschbächer, 2000, S. 148 f). Zu unterscheiden sind auf dem Gesundheitsmarkt horizontale, vertikale und laterale Kooperationen, in denen unterschiedlichste Anbieter im Sinne vernetzter Versorgungssysteme zusammenarbeiten (vgl. Abb. 3-10).

Ziele der Kooperation

Die Ziele der Kooperation reichen vom informellen Erfahrungsaustausch, kurzfristig monetären Zielen, Qualitäts- und Servicezielen bis hin zu strukturvertraglichen Zielen (finanzielle Kooperation, zusätzlichen Honorare, kombinierte Budgets, Managed Care). Je nach Ziel ist die Ausgestaltung der Kooperation (Kooperationsgrad, Vergütung, Trägerschaft, Integrationsform) verschieden (Lingenfelder/Kronhardt, 2001, S. 317 ff; Oberender/Heissel, 2001, S. 294 ff).

Handlungsbezogene Strategien

Weiterhin sind von Herstellern von Medizintechnik, Arznei-, Heil- und Hilfsmitteln handelsbezogene Strategien (Anpassungs-, Konflikt-, Umgehungs- und Kooperationsstrategien) zu formulieren.

Gesellschaftsbezogene Strategien

Vor allem Interessenvertretungen (Verbände, Berufsorganisationen, etc.) von Anbietern des Gesundheitswesens müssen mit gesellschaftsbezogenen Strategien dafür Sorge tragen, dass die Aktivitäten ihrer Mitglieder in der allgemeinen Öffentlichkeit Akzeptanz erfahren (Vollert, 2004, S. 381).

3.2.2.3 Operative Planung

Die operative Planung ist kurzfristig orientiert und leitet sich aus der strategischen Planung ab. Sie bezieht sich dabei nicht auf die Art der Leistungen, die eine Unternehmung anbietet, sondern auf die Menge einzelner Leistungen, die unter der Zielsetzung eines angemessenen Gewinns angeboten werden sollen.

Aufgaben

Kurzfristig ist von gegebenen Preisen einzelner Leistungen p_i, vorgegebenen maximalen Absatzmengen xi, gegebenen variablen Kosten kvi (mit i = 1, …, n) und gegebenen Fixkosten KF (Geräte, Ausstattung, Personal etc.) auszugehen. Welche Menge einzelner Varianten angeboten wird, hängt von räumlichen, personellen, finanziellen, zeitlichen u. ä. Engpässen der Unternehmung ab. Zu unterscheiden sind Fälle mit keinem, einem Engpass und mehreren Engpässen. Existiert kein Engpass, dient der (absolute) Stückdeckungsbeitrag dBi = pi - kvi als Entscheidungskriterium. Soweit der Stückdeckungsbeitrag positiv ist, wird die maximal absetzbare Menge einer Leistung angeboten. In diesem Falle wird mindestens ein Teil der Fixkosten gedeckt und ggf. ein Bruttogewinn erwirtschaftet. Im Falle eines negativen Stückdeckungsbeitrages stellt sich die Unternehmung besser, wenn die Leistung nicht produziert wird, da in diesem Fall weder die Fixkosten noch die variablen Kosten gedeckt sind. Im Falle eines Deckungsbeitrags von Null kann die Unternehmung fakultativ über „Anbieten" oder „Nicht-Anbieten" einer Variante entscheiden.

Absoluter Deckungsbeitrag

Bei einem Engpass entscheidet der relative Stückdeckungsbeitrag $dB_{relativ}$, ob eine Leistung angeboten wird. $dB_{relativ}$ ist definiert als $dB_{relativ} = db_{absolut}$ / Engpasseinheit. Man berechnet den Deckungsbeitrag pro Engpasseinheit für jede Leistung. Die unterschiedlichen Leistungen werden gemäß ihres relativen Deckungsbeitrags in eine Rangreihe gebracht. Zunächst wird die Leistung mit dem höchsten relativen Deckungsbeitrag bis zur maximal absetzbaren Menge angeboten, dann die Leistung mit dem zweithöchsten Deckungsbeitrag usw. bis die Engpassgrenze erreicht ist.

Relativer Deckungsbeitrag

Ein Unternehmen bietet die Leistung A, B, C an. Es entstehen Fixkosten in Höhe von 1460.- GE. Preis, variable Stückkosten und Produktionszeit sind in Abb. 3-11 dargestellt.

	Preis (GE)	Variable Stück-kosten (GE)	maximale Absatzmen-ge (ME)	Produktions-zeit/Stück (min)	$dB_{absolut}$ (GE)	$dB_{relativ}$ (GE/min)	Rang
A	28.-	22.-	180	10	6.- GE	0,60	3
B	18.-	15.-	130	4	3.- GE	0,75	2
C	23.-	19.-	200	2	4.- GE	2,00	1

Abb. 3-11: Auszug aus dem Leistungsprogramm eines fiktiven Unternehmens

Existiert kein Engpass, werden alle drei Varianten bis zur maximal absetzbaren Menge angeboten, da sie alle einen positiven Deckungsbeitrag liefern. Es wird ein Gewinn von 810.- GE erwirtschaftet.

Kommt es z. B. zu einem zeitlichen Engpass (z. B. maximale Produktionszeit 24 Stunden) werden die drei Varianten gemäß ihres relativen Deckungsbeitrags in eine Rangreihe gebracht. Bis zur maximal absetzbaren Menge wird zunächst Variante C angeboten. Wird der Engpass nicht erreicht, werden weiter die Variante B und dann die Variante A angeboten, bis die Restriktion greift. Bei einer zeitlichen Restriktion von 24 Stunden (= 1440 Minuten) wird die gesamte Absatzmenge von C und B hergestellt, während von Variante A nur noch 52 Einheiten produziert werden. Der Gewinn liegt bei 42.- GE.

lineare Optimierung

Bei mehr als einem Engpass ist die abzusetzende Menge mit Hilfe von Methoden der linearen Optimierung, wie z. B. dem Simplex-Algorithmus zu bestimmen.

Einflussgrößen der operativen Planung

Gerade auf dem Gesundheitsmarkt ist die Bestimmung der einzelnen Größen, die zur Durchführung der Deckungsbeitragsrechnung benötigt werden, nicht trivial. So weiß der Arzt ex ante nicht, wie hoch ein Punktwert dotiert ist. Anhaltspunkte findet er in Dotierungen der Vergangenheit, so dass z. B. die Methode des gleitenden Durchschnitts zur Prognose herangezogen werden kann. Eine Verbesserung können Fallpauschalen erreichen, soweit ex ante bekannt ist, welche Umsätze mit einer Behandlung verbunden sind. Die absetzbare Menge (i. e. die Zahl der Behandlungen) kann vielfach aus den Vergangenheitswerten abgeschätzt werden, soweit sie zeitlich als (relativ) konstant anzunehmen sind. Probleme sind bei Indikationen zu erwarten, deren Bedarf schwankt (z. B. in Folge von Epidemien, wie z. B. einer Grippewelle). Bezogen auf die Restriktionen entstehen Probleme durch die Integration des externen Faktors. So kann z. B. die Dauer der Behandlung in Abhängigkeit zum Alter und dem Gesundheitszustand der Patienten variieren. Letztlich können hier nur Durchschnittsbildungen zu ökonomisch sinnvollen Annahmen führen.

3.2.3 Marketinginstrumente

Klassifikation der Instrumente

Marketinginstrumente können als Bündel sich ähnlicher, marktbezogener Maßnahmen verstanden werden, mit denen ein Unternehmen auf dem Markt agiert und reagiert, um die gesetzten Marketingziele und -strategien zu realisieren. Zur Zahl der Marketinginstrumente divergieren die Meinungen in der Literatur: Häufig werden mit der Leistungspolitik (Produkt- und Dienstleistungspolitik), der Distributionspolitik, der Kommunikationspolitik sowie der Preis- und Konditionenpolitik insgesamt vier Marketinginstrumente (Marketing-Mixes) unterschieden (Bruhn 1997, Vollert 2006, S. 110 ff und die dort zitierte

Literatur). Für das Dienstleistungsmarketing werden häufig die Personalpolitik, die Ausstattungspolitik und die Prozesspolitik als weitere Marketinginstrumente genannt (Meffert/Bruhn, 2006). Im Folgenden sollen diese jedoch als integrativer Bestandteil des klassischen Marketing-Mix verstanden werden (Meffert/Bruhn 2006, S. 387).

3.2.3.1 Leistungspolitik

Allgemeine Darstellung

Die Leistungspolitik umfasst alle Entscheidungstatbestände, die sich auf die Absatzleistung der Unternehmung beziehen. Dazu zählen Entscheidungen zum Leistungsprogramm und Entscheidungen zur einzelnen Leistung.

Entscheidungen zum Leistungsprogramm

Programmbreite und -tiefe

Das Leistungsprogramm der Unternehmung beschreibt die Gesamtheit aller Produktlinien und Produkte bzw. Dienstleistungen, die ein Unternehmen den Kunden zum Kauf anbietet. Das Leistungsprogramm wird gemäß seiner Breite und Tiefe beschrieben. Die Programmbreite gibt Auskunft über die Zahl der Produkt- bzw. Dienstleistungslinien einer Unternehmung. Die Programmtiefe beschreibt die Zahl der Varianten innerhalb einer Produkt- bzw. Dienstleistungslinie.

Strategische Entscheidungen zur Programmbreite

Strategische Entscheidungen zur Programmbreite sind einerseits durch die Marktfeldstrategien und der damit verbundenen Auswahl von zu bearbeitenden SGF bestimmt. Zum anderen ist die Breite des Leistungsprogramms durch die kundenbezogenen Strategien der Unternehmung geprägt. Je mehr Marktsegmente mit segmentspezifischen Leistungen bearbeitet werden, desto breiter wird tendenziell das Leistungsprogramm.

Bei strategischen Entscheidungen zur Programmtiefe ist die Frage zu klären, wie viele Varianten eines Produktes innerhalb einer Produktlinie angeboten werden sollen, wobei geschäftsfeldbezogene Strategien einen wesentlichen Einflussfaktor darstellen (Herrmann/Seilheimer, 2000).

Die Strategie der Kostenführerschaft basiert insbesondere auf Erfahrungskurven- und Kostendegressionseffekten. Beide bedürfen der Realisation großer Produktionsmengen, so dass (wenige) große, nachfragestarke Segmente bearbeitet werden müssen. Zusammen mit Rationalisierungen, die mit der Strategie häufig verbunden sind, führt dies tendenziell zu einer niedrigen Variantenzahl eines Produktes bzw. einer Dienstleistung.

Die Strategie der Differenzierung besitzt das Ziel, einzigartige Leistungen (meist zu hohem Preis) anzubieten. Es ist dazu notwendig, (kleinere) Segmente zu bearbeiten, die bislang vernachlässigt wurden, oder aber recht grob gebildete Kundengruppen (z. B. Senioren) weitergehender zu segmentieren und segmentspezifische Varianten anzubieten, was die Variantenvielfalt steigert.

Den Vorteilen der Erschließung neuer Kundengruppen (und damit der Mengenausdehnung), einer höheren Kundenzufriedenheit und Kundenbindung sowie einer höheren Preisbereitschaft, zusätzlichen Deckungsbeiträgen und der Auslastung von Unternehmensressourcen bei steigender Variantenanzahl stehen auch erhebliche Nachteile gegenüber. Zum einen nimmt mit steigender Variantenzahl der Grenzerlös tendenziell (aufgrund eines sinkenden Bruttonutzens einer immer feineren Produktdifferenzierung und sinkender Attraktivität zusätzlich bearbeiteter Segmente) ab. Zum anderen erhöhen sich mit zusätzlichen Varianten die Komplexität sowie der Koordinationsbedarf, was kostensteigernd wirkt. Zudem sind Kannibalisierungseffekte zwischen den Varianten zu befürchten.

Entscheidungen zu einzelnen Leistungen

Leistungs-innovation

Das Leistungsprogramm wird durch Entscheidungen zu einzelnen Leistungen verändert. Dabei sind die Leistungsinnovation, die Leistungsmodifikation und die Leistungselimination zu betrachten. Der Begriff der Leistungsinnovation ist nicht eindeutig definiert (Vollert 1991; Koppelmann, 2001). Im Folgenden soll dem Marketinggedanken folgend, eine Leistung dann als Innovation bezeichnet werden, wenn sie in den Augen der Abnehmer als solche betrachtet wird (Koppelmann, 2001). Zur Kreation neuer Leistungen ist auf der Basis einer Innovationsbedarfsanalyse ein umfangreicher Neuproduktplanungsprozess zu durchlaufen, der die Phasen Ideengewinnung für neue Leistungen, Grobauswahl von Ideen, Konzeptentwicklung, Leistungsentwicklung, Produkt-/Leistungs- und Markttests, Wirtschaftlichkeitsanalyse, sowie die Markteinführung beinhaltet (Vollert, 2006, S. 115 ff).

Neuproduktplanungsprozess

Leistungs-modifikation und Differenzierung

Die Leistungsmodifikation umfasst die Veränderungen von Leistungen im Zeitablauf. Zu unterscheiden sind die Leistungsvariation und die Leistungsdifferenzierung. Mit der Leistungsvariation wird die Leistung in kleinen Schritten kontinuierlich verbessert (Leistungspflege) oder umfassend verändert (Relaunch). In beiden Fällen wird im Anschluss nur noch die veränderte Variante angeboten. Bei der Leistungsdifferenzierung (Koppelmann 2001) werden neben den ursprünglichen Varianten weitere Varianten angeboten, um den Bedürfnissen zusätzlicher Zielgruppen zu entsprechen. Als Ansatzpunkte der Leistungsdifferenzierung im Dienstleistungsbereich gelten: das Angebot von Zusatzleistungen, Art und Umfang der Einbeziehung des externen Faktors, die Automatisierung und Veredelung von Dienstleistungen, die zeitliche Veränderung des Dienstleistungsprozesses, sowie die Veränderung symbolischer Eigenschaften (Meffert/Bruhn, 2006, S. 401 ff; zur Produktion vgl. auch den Beitrag von Vauth im vorigen Kapitel 3.1).

An die **Elimination** von Leistungen ist zu denken, wenn sie nicht mehr dem medizinischen Standard entsprechen, nicht mehr von der Kasse oder dem Patienten bezahlt werden bzw. die Preise zu keinem positiven Deckungsbeitrag führen oder aber wenn der Praxis-/Klinikablauf gestört wird.

Leistungselimination

Voraussetzungen der Leistungserbringung in der Arztpraxis

Dienstleistungen des Arztes

Leistungspolitik in der Arztpraxis ist Dienstleistungspolitik. Besonderheiten der Dienstleistung beziehen sich insb. auf die (weitgehende) Immaterialität des Dienstleistungsergebnisses, auf die Bereitstellung von Leistungsfähigkeit und Leistungswilligkeit sowie auf die Integration des Patienten als externen Faktor in den Behandlungsprozess. Die damit verbundenen Beurteilungsrisiken der Qualität für den Patienten können mit einer entsprechenden Ausstattungs- und Standortpolitik abgemildert werden. Während die Ausstattung der Arztpraxis (inkl. heller, freundlicher Räume und Sauberkeit) die Leistungsfähigkeit der Arztpraxis signalisieren (z. B. gerätetechnische Ausstattung) kommt dem Standort auch die Funktion zu, die Leistungswilligkeit eines Arztes zu dokumentieren (Oehme/Oehme, 2001, S. 387).

Ausstattung der Praxis

Integrierte Standorte in der Nähe des Wohnortes der Patienten, die leicht und ohne großen Aufwand zu erreichen sind, bieten sich für Hausärzte und Fachärzte mit Hausarztfunktion an (die z. B. chronisch Kranke u. U. täglich behandeln müssen). City Standorte und verkehrsorientierte Standorte sind für Arztpraxen geeignet, die von ihren Patienten in eher unregelmäßigen Abständen konsultiert werden (insb. Fachärzte) und bei denen auch ein längerer Anfahrtsweg in Kauf genommen wird (Oehme/Oehme, 1995, S. 100 ff). Die Existenz von Haltestellen für öffentliche Verkehrsmittel und Parkplätze sollte in diesem Fall sichergestellt sein (Wille, 2001, S. 173). Nicht zuletzt dokumentiert auch die zeitliche Erreichbarkeit des Arztes dessen Leistungswilligkeit.

Standort der Praxis

Leistungsprogramm des Arztes

Leistungen im Regelbereich

Die Leistungen des niedergelassenen Arztes beziehen sich auf die Prophylaxe, die Diagnostik und die Behandlung (inkl. der Behandlung im Rahmen der ambulanten Pflege) (Oehme/Oehme, 2001, S. 381). Generell biete der medizinische Fortschritt dem Arzt die Möglichkeit, eine immer größere Anzahl von Leistungen anzubieten. Man darf aber annehmen, dass die Sozialgesetzgebung im Bereich der GKV Leistungsbreite und Leistungstiefe des niedergelassenen Arztes immer weiter einschränkt (Wille, 2001, S. 171). Den damit verbundenen Vorteilen niedriger Fixkosten (weniger Apparat, weniger Personal) und einer relativ gleichmäßigen Auslastung der Kapazitäten, stehen Belastungen des Patienten der Allgemeinarztpraxis in Form häufiger Überweisungen (und damit Wege und Wartezeiten), sowie Verzögerungen bei der Diagnostik und der Behandlung gegenüber. Der Facharzt mit einem eher schmalen Dienstleistungsprogramm hat zusätzlich ggf. die unangenehme Pflicht, den Patienten mitzuteilen, dass zwar vieles machbar, jedoch im Regelbereich nicht alles finanzierbar ist (auch Wille, 2001, S. 172).

Leistungen des Arztes im Wahl- und Selbstfinanzierungsbereich

Eine umgekehrte Entwicklung ist im Bereich der Wahlleistung und Selbstfinanzierung zu erwarten (Paetow, 2001, S. 8). Innovative Diagnose- und Therapieformen und die vielfältigen Möglichkeiten der Prävention, die den Bedürfnissen der Patienten zunehmend entsprechen, bieten die Möglichkeiten, spezifische Bedürfnisse der Patienten zu befriedigen. Ein dadurch breites Leistungsprogramm, dass den Vorteil schneller Diagnoseergebnisse bietet und lange Wartezeiten und Wegekosten der Patienten vermeidet, ist tendenziell mit hohen Fixkosten verbunden, deren Amortisation einen großen Patientenstamm und damit die Kundenbindung erfordert. Letztere kann vom Allgemeinmediziner, der z. B. chronisch kranke Menschen behandelt, besser realisiert werden, als vom Facharzt, dessen Patienten tendenziell unregelmäßig und selten die Praxis besuchen (Wille, 2001, S. 171). Letztere sind damit auf die Kooperation (Überweisung) mit anderen Ärzten angewiesen.

Leistungsinnovation in der Arztpraxis

Umsetzung von Innovationen in der Arztpraxis

Die Entwicklung innovativer Leistungen in der Arztpraxis stellt die Ausnahme dar. Vielmehr werden Innovationen, die z. B. an Universitätskliniken entwickelt wurden, in der Arztpraxis adaptiert. Dazu ist es häufig notwendig, das Dienstleistungspotential des Arztes (Know-how und Geräte) aufzubauen und entsprechende Prozesse neu zu implementieren. Der Kompatibilität mit vorhandenen Prozessen ist dabei besondere Aufmerksamkeit zu schenken. Nicht zuletzt bietet die Entwicklung der Telekommunikation (z. B. intelligente Toiletten zur automatischen Urinkontrolle) (Oehme/Oehme, 1995, S. 133) Möglichkeiten der Innovation (Lüthy, 2001, S. 210 ff).

Leistungsmodifikation in der Arztpraxis

Leistungsvariation und -differenzierung

Eine Leistungsvariation in Form der Leistungspflege ist zum Zwecke der Qualitätssicherung und zur Rationalisierung in der Praxis permanent notwendig. Ein Relaunch ist z. B. dann sinnvoll, wenn der medizinische und technische Fortschritt dazu zwingt, bisherige Leistungen in verbesserter Form zu erbringen. Eine Leistungsdifferenzierung ist insb. im Bereich der Wahlleistungen und der selbstfinanzierten Leistungen erforderlich. Bezogen auf das Angebot von Zusatzleistungen kann es sinnvoll sein, sich an örtliche Gegebenheiten anzupassen und z. B. ansässigen Vereinen, Wellness-Clubs und Patientenzusammenschlüssen (wie z. B. Selbsthilfegruppen) zielgruppenspezifische Angebote wie z. B. Stoßwellentherapie, Sauerstofftherapie) zu unterbreiten, die i. d. R. nicht über die Kassen liquidiert werden können (Wille, 2001, S. 172). Der Bereich der Prävention wurde bislang zu sehr anderen Anbietern (incl. der Krankenkassen, z. B. AOK. Die Gesundheitskasse) überlassen. Hier bieten sich dem Arzt neue Tätigkeitsfelder (Ergometrie, Lactatmessung) (Wille, 2001, S. 172), die auch Emotionen der Patienten (z. B. Wellness und Schönheit) ansprechen (Ohme/Ohme, 2001, S. 382). Weitere Ansatzpunkte bietet der Ernährungsbereich, die Raucherentwöhnung etc.

Im Rahmen der zeitlichen Anpassung des Dienstleistungsprozesses wäre es denkbar, den Dienstleistungsprozess zum Patienten zu verlegen (z. B. Untersuchungen in den Räumen eines Vereins), Wartezeiten durch ein entsprechendes Time-Management zu verkürzen, Dienstleistungen wie z. B. die Aufnahme von Patientendaten ins Vorfeld zu verlagern (z. B. Übermittlung der Daten im Vorfeld über das Internet) usw. Der Hausarzt alter Prägung, der zu jeder Tages- und Nachtzeit (auch am Wochenende) zu Hausbesuchen bereit ist, kann gegenüber den Ärzten, bei denen der telefonische Anrufbeantworter auf die Notdienste verweist, KKVs aufbauen (Oehme/Ohme, 2001, S. 117). Dies schließt Möglichkeiten der modernen Telekommunikation ein.

Leistungspolitik im Krankenhaus

Leistungsprogramm des Krankenhauses

Leistungsprogramm im Krankenhaus

Das Leistungsprogramm des Krankenhauses umfasst zum einen medizinisch pflegerische Leistungen und zum anderen Service- und Hotelleistungen (vgl. Kiehn, 2001, S. 119). Auch hier dient Ausstattung und Erreichbarkeit als Indikator von Leistungsfähigkeit und -willigkeit (Geräte, Ausstattung, örtliche und zeitliche Erreichbarkeit).

medizinisch-therapeutische Leistung

Die medizinisch pflegerischen Leistungen unterscheiden sich nach der Versorgungsstufe. Die Leistungen können in Kernleistungen und Wahlleistungen unterteilt werden (Tscheulin/Helmig, 2000).

Medizinisch therapeutische Leistungen dienen der Wiederherstellung der Gesundheit der Patienten. Ihr Angebot ist durch das SGB V, das KHG, die Bundespflege-VO und das Pflegeversicherungsgesetz determiniert (Kiehn, 2001, S. 119 f). Ähnlich dem niedergelassenen Arzt ist bezogen auf den medizinischen Bereich zukünftig im Pflichtbereich eine eingeschränkte Leistungsbreite und -tiefe zu erwarten. Umgekehrt wird die Leistungsbreite und -tiefe im Bereich der Wahlleistungen und selbstfinanzierten Leistungen steigen. Dabei ist es auch denkbar, dass das Krankenhaus sein Leistungsprogramm ausweitet und zusätzlich z. B. einen ambulanten Pflegedienst einrichtet oder ein Alten- und Pflegeheim bzw. eine Reha-Einrichtung usw. betreibt, um seine Ressourcen besser zu nutzen (Kiehn, 2001, S. 123). Weitere Möglichkeiten ergeben sich durch die Aufnahme ambulanter

Leistungen, wie dies auch politisch erwünscht ist (Oberender/Hebborn/Zerth, 2006, S. 181 ff).

Service- und Hotelleistung

Im Bereich der Service- und Hotelleistungen, der für eine Profilierung beim Patienten hohe Bedeutung besitzt, kann im Bereich der Wahlleistungen und selbstfinanzierten Leistungen ebenfalls mit einer größeren Breite und Tiefe des Programms gerechnet werden (Elfes 2001: 408). Die Erschließung neuer Kundengruppen (weg vom Patienten), denen Service- und Hotelleistungen des Krankenhauses zur Ausschöpfung der Ressourcen angeboten werden, lässt zusätzlich ein größeres Leistungsprogramm zu.

Leistungsinnovation im Krankenhaus

Innovation durch medizinisch – technischen Fortschritt

Der medizinisch-technische Fortschritt wird in der Zukunft zahlreiche Innovationen im medizinischen Bereich des Krankenhauses zulassen. Ihre Komplexität ist jedoch mit hohen Kosten verbunden, deren Amortisation entsprechender Umsätze bedarf. Bei tendenziell niedriger Erstattung im Pflichtbereich müssen entsprechende Mengeneffekte zu Umsatz führen, so dass Innovationen in diesem Bereich vor allem dort sinnvoll sind, wo eine entsprechend hohe Nachfrage besteht, was bei Erkrankungen des Kreislaufsystems, Neubildungen, verletzungsbedingte Erkrankungen und Erkrankungen des Verdauungssystems erwartet wird (Elfes, 2001, S. 405 f).

Innovation durch Telemedizin

Nicht zuletzt dürften die Möglichkeiten der Telemedizin zu Innovationen führen (Lüthy, 2001, S. 199 ff). Gerade im Pflichtbereich sollten mögliche Prozessinnovationen, die zu niedrigeren Kosten führen, nicht außer Acht gelassen werden. Im Bereich der Wahl- und Pflichtleistung sind zahlreiche Innovationen möglich und werden vor dem Hintergrund eines steigenden Gesundheitsbewusstseins sicherlich auch nachgefragt. Ggf. bedarf es hier der Erschließung neuer Kundengruppen wie z. B. ausländischer Patienten, um die Kosten der Innovation zu amortisieren (Illing, 2001, S. 541 ff). Innovationen im Hotel- und Servicebereich sind insbesondere durch die Möglichkeiten der Telekommunikation zu erwarten.

Leistungsmodifikationen im Krankenhaus

Leistungspflege und Relaunch im Krankenhaus

Die Leistungspflege und der Relaunch werden dort unumgänglich sein, wo sie zur Steigerung der Qualität und/oder zur Rationalisierung beitragen. Lange Wartezeiten für bestimmte Funktionsbereiche sind z. B. Indikator für die Verbesserungswürdigkeit der zeitlichen Koordination. Leistungsdifferenzierungen müssen vor allem an den unterschiedlichen Bedürfnissen der Patienten/Kunden ansetzen.

> „Die Visite sollte darum auf den Patienten abgestimmt werden, das heißt zeitlich für den Patienten passend und mit einer an den Patienten gerichteten Aufklärung. Üblich ist zur Zeit die Visite als ein zeitraubendes notwendiges Übel des Arztes..." (Kiehn, 2001, S. 121).

Nicht zuletzt gehören dazu Überlegungen zur teilstationären Behandlung, die dem Patienten soweit möglich seinen Alltag beibehalten lassen. Denkbar ist auch die Aufklärung und Schulung von Angehörigen über das Verhalten vor, während und nach der Behandlung (ggf. bei der Pflege). Darüber hinaus gewinnt die psychosoziale Komponente als Teil der medizinisch-pflegerischen Leistung an Bedeutung: Neben der Betreuung von Patienten (bei Problemen innerhalb und außerhalb des Krankenhauses z. B. durch so genannte „grüne Damen"), können vom Krankenhaus initiierte Selbsthilfegruppen und Erfahrungsaustauschprogramme das Leistungsspektrum differenziert ergänzen (Kiehn, 2001, S. 123 f).

Leistungsdifferenzierung im Service- und Hotelbereich

Differenzierungen im Service- und Hotelbereich könnten sich auf unterschiedliche Ausstattungen der Zimmer, auf unterschiedliche Verpflegung (bis hin zur Gourmet-Küche) beziehen. Der Betrieb eines kleinen Kinos, eines Schwimmbades, die Integration zusätzlicher Geschäfte im Krankenhaus (bis hin zum Beautyshop), sind ebenso Alternativen, wie ein hauseigenes Radio-/Fernsehprogramm. Ein angegliedertes Hotel, das Angehörige, teilstationäre Patienten sowie Zielgruppen, die bestimmte Leistungen des Krankenhauses in Anspruch nehmen (z. B. Manager, die im Krankenhaus einen Check up erhalten) seien als Beispiele aus einer unendlichen Vielzahl genannt. Möglich ist es auch, die Leistungen des Krankenhauses an Außenstehende zur Verfügung zu stellen. So kann die Küchenleistung in Form einer Großküche mit Belieferung anderer Unternehmen, von Essen auf Rädern oder eines Partyservices verteilt werden, die Wäscherei als allg. Reinigung betrieben werden, usw., was nicht zuletzt zur Realisation mengenbezogener Kosteneffekte beiträgt (ebenda).

3.2.3.2 Kommunikationspolitik

Allgemeine Darstellung

Kommunikationspolitik umfasst alle Entscheidungen und bewusst ausgewählten Maßnahmen zur Übermittlung von ausgewählten Informationen und Bedeutungsinhalten an interne und externe Zielgruppen (im Folgenden stehen die Patienten/Kunden im Mittelpunkt der Betrachtung) zur Realisation der Kommunikationsziele der Unternehmung (Bruhn, 1997).

Ziele der Kommunikationspolitik leiten sich aus den Positionierungszielen der Unternehmung ab (Kroeber/Riel, 1993; Oehme/Oehme, 2001, S. 386 am Beispiel der Arztpraxis). Diese könne, bedingt auch durch die technologische Entwicklung, von einer Vielzahl von Kommunikationsinstrumenten realisiert werden:

Kommunikationsinstrumente

Mit der Mediawerbung werden Massenkommunikationsmittel gegen ein leistungsbezogenes Entgelt belegt (Bruhn, 1997). Die Verkaufsförderung (Promotions) umfasst zeitlich begrenzte Aktivitäten mit dem Ziel, auf nachgelagerten Vertriebsstufen kurzfristige Kaufanreize zu schaffen (Bruhn, 1997). Unter Sponsoring werden alle Aktivitäten verstanden, die mit der Zuwendung von Finanz-, Sach- und Dienstleistungen der Unternehmung (Sponsor), an eine Einzelperson, Personengruppe, Organisation oder Institution (Gesponserte) aus dem gesellschaftlichen Umfeld des Unternehmens verbunden sind (Bruhn, 1997; Meffert/Burmann/Kirchgeorg, 2008). Public Relations (PR) beschäftigen sich mit allen kommunikativen Maßnahmen, die der Vermeidung und dem Abbau von nicht wettbewerbsbedingten Widerständen gegen Unternehmensaktivitäten bei der Realisation der Unternehmensziele dienen. Direct Marketing stellt durch eine direkte, individuelle Einzelansprache einen Kontakt zum Kunden her oder initiiert einen direkten Kontakt (ähnlich Bruhn, 1997). Multimedia - Kommunikation wird als ein computergestütztes, interaktives und multimodales Kommunikationssystems definiert (Bruhn, 1997). Die persönliche Kommunikation beinhaltet Aktivitäten, die darauf ausgerichtet sind, mit ausgewählten Zielgruppen bzw. deren Mitgliedern in persönlichen Kontakt zu treten, um durch eine individuelle Ansprache die Kommunikationsziele der Unternehmung zu realisieren (ähnlich Meffert/Bruhn, 2006; Bruhn, 1997). Messen und Ausstellungen umfassen alle Aktivitäten, die mit der Teilnahme an zeitlich begrenzten und räumlich festgelegten Veranstaltungen verbunden sind (ähnlich Bruhn, 1997). Unter Event-Marketing können Veranstaltungen als Plattform einer erlebnis- und dialogorientierten Präsentation eines Unternehmens und/oder seiner Leistung verstanden werden, so dass durch emotionale und physische Stimulans starke Aktivierungsprozesse mit dem Ziel der Vermittlung unternehmensgesteuerter Botschaften ausgelöst werden.

Integrierte Kommunikation

Die Vielzahl der Instrumente bedingt eine integrierte Kommunikation. Es wird darunter der Prozess der Analyse, Planung, Organisation, Durchführung und Kontrolle verstanden, der darauf ausgerichtet ist, die unterschiedlichen unternehmensinternen und -externen Quellen der Unternehmenskommunikation zu einer Einheit zusammenzuführen, so dass für die Adressaten der Unternehmenskommunikation ein konsistentes Bild der Unternehmung bzw. deren Leistungen entsteht (Bruhn, 2003).

Kommunikationspolitik in der Arztpraxis und im Krankenhaus

Persönliche Kommunikation

Die Kommunikationspolitik der Arztpraxis und im Krankenhaus ist durch verschiedene rechtliche und standesrechtliche Vorschriften eingeschränkt (Bahner, 2001, S. 599; Barth, 2001, S. 620 ff). Trotzdem sollten die Möglichkeiten genutzt werden, die ihr in einem engen Rahmen bleiben (Oehme/Oehme, 2001, S. 387; Kiehn, 2001, S. 128 ff; Lüthy, 2001, S. 150

ff). Da ärztliche Leistungen Dienstleistungen sind, die die Integration des Patienten erfordern, ist ein Großteil der Kommunikation persönliche Kommunikation zwischen Patienten und Arzt bzw. Praxispersonal (vgl. Meffert/Bruhn, 2006, S. 507 f zu den unterschiedlichen Formen der persönlichen Kommunikation).

Vielfach wird von Patienten immer noch beklagt, dass die Kommunikation nicht verständlich und unpersönlich ist, was den Ruf des Arztes als „Halbgott in Weiß" sicher nicht verbessert und Patienten dazu veranlasst, z. B. Heilpraktiker aufzusuchen (insb. dann, wenn die Leistung ohnehin von der Kasse nicht gezahlt wird). Oft muss (auch dem Praxispersonal) verdeutlicht werden, dass der kürzeste Weg zum Kunden (Patienten) ein Lächeln ist.

Die Übermittlung von Untersuchungsergebnissen über das Telefon und selbst Ratschläge bei leichten, vom Patienten leicht erkennbaren Erkrankungen (z. B. Erkältung) (Oehme/Oehme, 1995, S. 133) sind möglich. Im Rahmen eines Direct Marketing können in unpersönlicher Form Patientenrundschreiben (zu neuen Entwicklungen in der Medizin bzw. zu Maßnahmen der Gesundheitspolitik) sowie in persönlicher Form Hinweise auf fällige Behandlungen (z. B. Impfungen etc.), aber auch die Geburtstagskarte verschickt werden. Im Rahmen der Multimedia-Kommunikation können ähnliche Inhalte über E-Mail Versand werden. Das Internet bietet die Möglichkeit, über die Praxis/das Krankenhaus zu informieren (bis hin zu kleinen Filmen, in denen die Praxis und seine Mitarbeiter vorgestellt werden), Hinweise zum Verhalten bei bestimmten Krankheiten zu geben usw. Wichtig ist dabei eine benutzerfreundliche Gestaltung der Internet-Seite.

Direct Marketing

Multimedia-Kommunikation

Im Rahmen der Mediawerbung bietet sich die Möglichkeit, neben den üblichen Eintragungen im Telefonbuch z. B. Patientenzeitschriften herauszugeben und Informationszettel über besondere Veranstaltungen der Praxis (z. B. Ernährungskurse) auszulegen Solche Veranstaltungen können z. B. Messen und Ausstellungen sein, an denen die Praxis teilnimmt und dort ggf. über Krankheiten informiert, Blutzucker misst etc. (dies machen momentan z. B. Krankenversicherungen auf regionalen Messen). Über Vorträge, Presseartikel, Gesundheitstage etc. im Rahmen der PR kann die Arztpraxis bzw. das Krankenhaus besondere Kompetenz auf bestimmten Gebieten dokumentieren. Auch könnte ein Tag der offenen Tür ebenso wie Gesundheitstage als Event (i. d. R. mit anderen Anbietern) über die Leistungsfähigkeit der Arztpraxis/das Krankenhaus informieren.

Mediawerbung, Messen, Public Relations, Event

Ein bislang vernachlässigtes Instrument im Gesundheitsbereich ist das Sponsoring. Obgleich die Möglichkeiten hier sicherlich beschränkt sind, könnten z. B. Sachleistungen (in Form von Dienstleistungen) an Sportler, Vereine, Selbsthilfegruppen etc. entsprechend den Vorstellungen der Zielgruppe Gegenstand eines Sponsorships sein. Der Arzt könnte sich dadurch z. B. als „Mannschaftsarzt des Sportclub Musterstadt" profilieren.

Sponsoring

3.2.3.3 Preispolitik

Preispolitik wird als die Gesamtheit aller absatzpolitischen Maßnahmen zur Bestimmung und Durchsetzung eines bestimmten Preis-Leistungs-Verhältnisses definiert (ähnlich Diller, 2000).

Alternativ können sich preispolitische Entscheidungen auf das Entgelt bei konstantem Leistungsumfang, den Leistungsumfang bei konstantem Preis oder die gemeinsame Veränderung des Preis- und Leistungsumfangs beziehen. Für einen vertiefenden Überblick sei auf die Ausführungen von Greiner in Kap. 4.1 verwiesen.

3.2.4 Vertrieb

3.2.4.1 Allgemeine Darstellung

Vertriebspolitik (Distributionspolitik) wird als Planung, Durchsetzung und Kontrolle aller betrieblichen Aktivitäten zur Übermittlung und Rückholung betrieblicher Leistungen zu bzw. von nachgelagerten Vertriebsstufen unter Überbrückung von Raum und Zeit definiert (auch Bruhn, 2007; Specht, 2005).

akquisitorisches Distributionssystem

Das dazu notwendige Vertriebssystem der Unternehmung besitzt einen akquisitorischen und einen logistischen Teil, wobei eine Trennung in der Praxis häufig nicht vorgenommen wird (Specht, 2005). Das akquisitorische Distributionssystem, dessen Aufgabe die Gestaltung der Absatzwege und der Einsatz des Außendienstes ist, beschäftigt sich mit den rechtlichen, ökonomischen, informatorischen und sozialen Beziehungen aller am Distributionsprozess beteiligen Personen bzw. Institutionen: Verkaufsorgane des Herstellers (Specht, 2005), Absatzmittler (insbesondere der Handel) und Distributionshelfer in der Akquisition. Das logistische Distributionssystem regelt die Beziehungen, die notwendig sind, um Raum und Zeit durch Transport und Lagerhaltung der betrieblichen Leistungen zu überwinden, sowie den damit einhergehenden Informationsfluss.

logistisches Distributionssystem

Zur Verteilung der Leistungen muss sich die Unternehmung in Abhängigkeit der handelsbezogene Strategien zwischen einem direkten und einem indirekten Vertriebssystem entscheiden. Bei einem direkten Vertriebssystem werden nur herstellereigene Distributionsorgane eingesetzt, was die Beratungsqualität, die Steuerung der vertrieblichen Aktivitäten und ggf. eine direkte Einflussnahme auf den Endabnehmer sicherstellt. Als Nachteile stehen hohe Anfangsinvestitionen und laufende Kosten sowie ein ggf. geringer Distributionsgrad entgegen (Bruhn, 2007, S. 251 f). Bei einem indirekten Vertriebssystem werden Handelsunternehmen eingeschaltet.

direktes und indirektes Vertriebssystem

Handel und Vertriebsstufen

Handelsunternehmen sind Institutionen, die im eigenen Namen für eigene oder fremde Rechnung Waren kaufen und diese unverändert oder nach handelsüblicher Manipulation weiterverkaufen (Specht, 2005). Während Großhändler dabei an andere (Einzel-) Handelsunternehmen, Weiterverarbeiter, gewerbliche Verbraucher oder behördliche Großverbraucher verkaufen, sind die Kunden des Einzelhandels private Konsumenten bzw. Haushalte. Der Hersteller hat zu entscheiden (Bruhn, 2007, S. 252), ob er direkt an den Einzelhandel liefert (einstufiges indirektes Vertriebssystem), was die Positionierung der Leistung durch geeignete Auswahl der Händler erleichtern kann oder ob er in einem mehrstufigen indirekten Vertriebssystem den Großhandel einschaltet, was vor allem für kleine Unternehmen dann sinnvoll ist, wenn der Einzelhandel nur im Sortiment einkauft (Meffert/Burmann/Kirchgeorg, 2008).

Die Art der auszuwählenden Händler richtet sich nach der SGF-Strategie (z. B. ist die Strategie der Differenzierung eher nicht mit Selbstbedienung und schon gar nicht mit einem niedrigen Preisniveau der Betriebsform kompatibel), dem Konkurrenzverhalten, dem Kaufverhalten und der Einstellung der Zielgruppen zu verschiedenen Einzelhändlern sowie der Stellung (aktueller und zukünftiger Marktanteil) und der Politik (Marketing-, Beschaffungs-, Preis-, Servicepolitik sowie die Akzeptanz der Belieferung alternativer Betriebsformen) des Handels (Vollert, 2006, S. 135 f).

Distributionsgrad

Die Zahl der einzuschaltenden Händler ist vom angestrebten Distributionsgrad abhängig. Während beim intensiven Vertrieb zum Zweck der Ubiquität möglichst viele Einzelhandelsgeschäfte zur Distribution der Herstellerleistung einzuschalten sind, werden beim selektiven bzw. exklusiven Vertrieb wenige Handelsunternehmen oder ein einziger Händler ausgewählt (Specht, 2005). Der angestrebte Distributionsgrad hängt insbesondere von der Art der Produkte und der SGF-Strategie der Unternehmung ab.

E-Commerce

Mit der technologischen Entwicklung gewinnt der E-Commerce (Online-Vertrieb) zunehmend an Bedeutung. Dem Hersteller bieten sich mit dem Vertrieb seiner Leistungen über eigene Websites, über den Online-Einzelhandel, den Online-Versandhandel und über elektronische Shopping Malls (mehrere Unternehmen verkaufen ihre Leistungen gemeinsam über das Internet) verschiedene strategische Optionen, um ihre Leistungen effizienter (auch an neue Kundengruppen) zu vermarkten (Bruhn, 2007, S. 256 f). Zur Marktausschöpfung nutzen Hersteller heute parallel mehrere alternative Vertriebskanäle, so dass ein Channelmanagement unabdingbar ist (Vollert, 2006).

Channelmanagement

Bei der autarken Channelstrategie erfüllen organisatorisch getrennte Kanäle jeweils eigenständige Funktionen. Eine gegenseitige Abhängigkeit wird bewusst vermieden. Die Strategie scheint sinnvoll, wenn einzelne, klar abgegrenzte Marktsegmente mit einem segmentspezifischen Marketing-Mix durch unterschiedliche Absatzkanäle bedient werden sollen, wobei der Hersteller noch absatzkanalbezogene Spezialisierungsvorteile erlangt. Bei einer interdependenten Channelstrategie wird die Abhängigkeit der Absatzkanäle durch eine interdependente Aufgaben- und Funktionsverteilung bewusst gefördert. Erst durch die Verbundwirkung ergeben sich KKVs. Die Strategie eignet sich, wenn der (End-) Kunde bewusst einzelne Absatzkanäle für unterschiedliche Bedürfnisse kombiniert, durch die Kombination von Absatzkanälen die Wünsche und Bedürfnisse der Kunden besser befriedigt werden können und durch die Ausnutzung von Synergieeffekten zwischen den Kanälen die Distributionsfunktionen effizienter erfüllt werden.

Außendienst

Dem Außendienst wurde lange Zeit die Erlangung von Kundenaufträgen als zentrale Aufgabe zugewiesen. Unter dem Primat des Marketing hat der Außendienst aber nicht nur in der eigentlichen Kaufphase, sondern auch in der Vorkaufsphase sowie der Auslieferungs- und Nutzungsphase zahlreiche Aufgaben zu erfüllen (Meffert/Burmann/Kirchgeorg, 2008; Fließ, 1999). Dazu gehören die Gewinnung und Verwaltung von Informationen über aktuelle und potentielle Kunden sowie deren Wünsche und Bedürfnisse, die Informationsvermittlung beim Kunden, die Verkaufsunterstützung, die Kundenbindung und Nachkaufaktivitäten, die Einstellungs- und Imagebildung sowie logistische Funktionen.

Kosten- und Gewinnvergleichsrechnung

Als quantitative Entscheidungskriterien für die Wahl zwischen einem firmeneigenen Reisenden und einem firmenfremden Handelsvertreter wird die Kosten- und Gewinnvergleichsrechnung herangezogen. Prinzipiell handelt es sich in beiden Fällen um eine Break-Even-Analyse, die diejenige Menge bzw. den Umsatz bestimmt, bei dem die Kosten des Reisenden und Handelsvertreters sich entsprechen. Ausgangspunkt ist die Überlegung, dass der Reisende ein hohes Fixum erhält, die umsatzabhängige Provision (als variable Kosten) aber relativ niedrig ist. Der Handelsvertreter erhält ein niedriges Fixum, jedoch eine hohe variable Provision. Der kritische Umsatz berechnet sich dann als

$$U_{kritisch} = F_{HV} - F_R / q_R - q_{HV}.$$

(F_R = Fixum Reisender, F_{HV} = Fixum Handelsvertreter, q_R = Provision Reisender (in % vom Umsatz), q_{HV} = Provision Handelsvertreter (in % vom Umsatz), x = Absatzmenge, p = Preis, $U_{kritisch}$ = kritischer Umsatz)

Neben den Kostenunterschieden sind auch qualitative Unterschiede zwischen Handelsvertreter und Reisendem zu berücksichtigen (z. B. Meffert/Burmann/Kirchgeorg, 2008), wie z. B. unternehmerisches Denken und Eigeninitiative, die Flexibilität, die Qualität und Intensität der Kundenberatung, der Umfang des betreuten Sortiments, die Steuerbarkeit, der Informationsfluss, die Imagewirkung, die Übernahme von Zusatzaufgaben und ähnliches.

Zur Steuerung des Außendienstes sind stark interdependente Entscheidungen zu treffen: Dazu gehören die Bestimmung der Anzahl der Außendienstmitarbeiter, ihre Auswahl und Schulung, materielle und immaterielle Anreize, die Bildung von Verkaufsbezirken und die Bestimmung ihrer Grenzen, die Planung von Besuchshäufigkeiten, die Festlegung des Verkaufsbudgets, die Festlegung der Reise- und Kontaktzeiten sowie die Entscheidung zu den Transportmitteln.

Logistik-Management

Aufgabe des Logistik-Managements ist es, dass die richtige Leistung in der richtigen Menge am richtigen Ort zur richtigen Zeit im richtigen Zustand zu minimalen Logistikkosten dem Kunden zur Verfügung steht (Specht, 2005, S. 87; Bruhn, 2007). Entsprechend kann unter der Distributionslogistik (man spricht auch von Marketinglogistik) der Transport und die Lagerhaltung von Rohstoffen, Halb- und Fertigfabrikaten sowie das Management der damit verbundenen Informationsströme vom Liefer- zum Empfangspunkt gemäß den Anforderungen der Kunden verstanden werden (Meffert/Burmann/Kirchgeorg, 2008).

Lieferserviceniveau

In Abhängigkeit des Lieferserviceniveaus, dessen Komponenten sich auf die Lieferzeit, -zuverlässigkeit, -bereitschaft und -flexibilität beziehen, sind Entscheidungen zur Lagerhaltung, dem Transport und der Auftragsabwicklung (inkl. des Informationsmanagements) zu treffen. Entscheidungen zur Lagerhaltung betreffen die Lagerdisposition (Zahl, Lage und Größe der Lager), den Lagerbetrieb (logistische Einheiten, Anordnung im Lager, Art der Kommissionierung, innerbetrieblicher Transport) und die Verteilung der Bevorratung auf die Lager (Specht 2005). Die Transportplanung bezieht sich auf die Transportmittel, die Träger der Transportleistung sowie auf die Steuerung des Transports (Specht 2005). Der Prozess der Auftragsabwicklung umfasst die Übermittlung des Auftrags, die Auftragsaufbereitung, die Umsetzung, die Zusammenstellung des Auftrags, den Versand der Ware und die Fakturierung. Sie bedarf der Informationsversorgung, die häufig über Warenwirtschaftssysteme strukturiert wird.

3.2.4.2 Arzneimittelvertrieb

gesetzliche Regelungen des Arzneimittelvertriebs

Der Vertrieb von Arzneimitteln in Deutschland ist durch das Arzneimittelgesetz (AMG), das Apothekengesetz (ApoG) und die Apothekenbetriebsordnung (ApBetO), die Arzneimittelpreisverordnung sowie das SGB V geregelt. Unterschieden wird dabei der Vertrieb von freiverkäuflichen Arzneimitteln (in Apotheken, Drogerien und Lebensmittelgeschäften), apothekenpflichtige Arzneimittel (die nur in Apotheken verkauft werden dürfen, nicht aber der ärztlichen Verschreibung bedürfen), verschreibungspflichtige Arzneimittel (die in Apotheken nach ärztlicher Verordnung abgegeben werden) sowie Betäubungsmittel.

Pharma-
großhandel

Ein zugelassenes Arzneimittel wird i. d. R. über den Pharmagroßhandel an Apotheken, Drogerien und Einzelhandelsgeschäfte verteilt. Der Pharmagroßhandel ist in den vollsortierten Großhandel, der den gesamten Bedarf der Apotheke/des Geschäfts abdeckt und den teilsortierten Großhandel, dessen Sortiment sich auf bestimmte Hersteller oder Therapierichtungen beschränkt. Der Betrieb des Großhandels bedarf der Erlaubnis der zuständigen Landesbehörde.

Apotheken

Bei den Apotheken werden die Krankenhausapotheken und die öffentlichen Apotheken unterschieden. Krankenhausapotheken stellen die Arzneimittelversorgung von voll- und teilstationären Patienten eines Krankenhauses sicher. Der Arzneimittelbedarf anderer Patienten/Kunden wird von öffentlichen Apotheken gedeckt. Ihr Betrieb wird durch die zuständigen Landesbehörden erlaubt und ist an bestimmte Voraussetzungen geknüpft (Erfordernis eines Apothekers, Räumlichkeiten gem. ApBetrO, persönliche Leistung des Eigentümers in der Apotheke u. ä.). Die Verpachtung einer Apotheke ist nur in begrenzten Ausnahmefällen möglich.

Mehrbesitz und
OTC

Aufgehoben ist demgegenüber aber das bis 2003 gültige Mehrbesitzverbot. Ein Apotheker darf nach dem GKV-Modernisierungsgesetz bis zu drei Apotheken betreiben, soweit sie im selben oder benachbarten Kreis der Hauptapotheke liegen. Prinzipiell erlaubt ist Apothekern auch der Versandhandel mit apothekenpflichtigen Arzneimittel (seit 2004). Der Versand muss jedoch aus einer öffentlichen Apotheke erfolgen und ist an zahlreiche Voraussetzungen geknüpft: dazu gehören ein Qualitätssicherungssystem, die ordnungsgemäße Verpackung für den Versand, die Auslieferung an den Auftraggeber sowie die deutschsprachige Beratung durch pharmazeutisches Personal. Freiverkäufliche Arzneimittel (OTC-Arzneimittel) können neben der Apotheke in Drogerien und Lebensmittelmärkten verkauft werden. Die mit dem Verkauf betrauten Personen müssen eine gewisse Fachkenntnis besitzen, die sich u. a. auf die Lagerung und einschlägige Regelungen über das Arzneimittelrecht bezieht.

Vertiebssysteme
der Pharma-
industrie

Die pharmazeutische Industrie ist damit großteils zu einem indirekten Vertrieb gezwungen. Ein direkter Vertrieb ist ausschließlich an Krankenhausapotheken möglich, die heute aber auch mit anderen Krankenhäusern in einem Einkaufsverbund integriert sind. Ein indirekter Vertrieb über den spezialisierten Großhandel hin zur Krankenhausapotheke und öffentlichen Apotheke kann die Positionierung eines Pharmaunternehmens ggf. stützen und ist bei einer Strategie der Differenzierung sinnvoll. Der Vertrieb über den vollsortierten Großhandel fördert die Ubiquität des Angebots und unterstützt die Strategie der Kostenführerschaft. In der Zukunft wird es sicherlich – insbesondere bei Arzneimitteln, die nicht für akute Indikationen gebraucht werden - wichtig sein, mit solchen Apotheken zu arbeiten, die einen Versandhandel besitzen und sich (aus Kostengründen, aber auch aus Gründen der Bequemlichkeit wie z. B. Frei-Haus-

Lieferung) einer zunehmenden Beliebtheit erfreuen, wie das Beispiel von DocMorris belegt (Däinghaus, 2005, S. 315 ff).

Die öffentliche Apotheke erwartet von der Pharmaindustrie neben Mengenrabatten, verlängerten Zahlungszielen als weitere Maßnahmen (insb. bei OTC-Produkten) Unterstützung durch entsprechendes Informationsmaterial für Patienten, Lieferung von Dekorationsmaterial, Mitarbeiterschulung u. ä.. Die Belieferung von Drogerien und des Lebensmittelhandels, der erhebliche Marktmacht besitzt und in nicht unerheblichen Maße diese bei der Preis- und Rabattverhandlung ausnutzen wird, ist für nicht erklärungsbedürftige OTC-Arzneimittel sinnvoll, die große Marktsegmente ansprechen, so dass Kostendegressions- und Erfahrungskurveneffekte durch die Pharmaindustrie realisiert werden können. Um Konflikte mit den Apotheken zu vermeiden, ist der Aufbau eigener Marken überlegenswert.

Pharmavertreter

Die Betreuung von Ärzten, Apotheken und anderen Händlern durch den Pharmavertreter kommt vor dem Hintergrund der Austauschbarkeit von Leistungen, vielfach gleicher Preise von Medikamenten für die gleiche Indikation in Folge der Festbetragsregelung, der eingeschränkten Möglichkeit der Kommunikation usw. eine erhebliche Bedeutung zu. Gleichzeitig ist der Außendienst mit hohen Kosten verbunden, so dass dessen Einsatz einer genauen Disposition unter Kosten- und Nutzenaspekten unterliegen muss. Sicher ist der Einsatz des Pharmaaußendienstes bei wirklichen Innovationen unumgänglich. Die Möglichkeiten im direkten Dialog mit den Ansprechpartnern zu informieren, Akzeptanzbarrieren abzubauen und Vertrauen aufzubauen können mit anderen Kommunikationsinstrumenten kaum realisiert werden. Diese finden aber vermehrt bei so genannten Mee-too-Arzneimitteln und Generika ihren Einsatz (Harms/Gänshirt, 2005, S. 249) und sind dort ggf. noch wirksamer als der Pharmareferent, z. B. wenn es darum geht, sich emotional zu differenzieren (z. B. Ratiopharm: „Gute Preise, gute Besserung").

Tendenziell darf man davon ausgehen, dass die qualitativen Vorteile des firmeneigenen Pharmavertreters für die forschende Pharmaindustrie den Nachteil höherer Fixkosten aufwiegen. Für die nicht forschende Pharmaindustrie, bei der auch vor dem Hintergrund niedriger Preise die Kosten hohe Priorität besitzen, ist der Einsatz von firmenfremden Handelsvertretern überlegenswert. Dies gilt auch für die Bearbeitung des Lebensmittelhandels: Branchenübliche Usancen, die den Einsatz von „Kennern des Marktes" erfordern, zwangen selbst Pfizer dazu, bei der Einführung des medizinischen Mundwassers PLAX, die Außendienstaktivitäten outzusourcen.

3.2.4.3 Marketing in der Apotheke

Apotheke im Wandel

Die öffentliche Apotheke muss sich den veränderten Marktbedingungen (insbesondere der zusätzlichen Konkurrenz durch Internetapotheken und den Lebensmittelhandelsstellen) mit einem eigenen Marketing stellen. Es wird zukünftig nicht mehr genügen, das Rezept des Arztes einzulösen. Die Apotheke wird vom Verteiler zum Serviceanbieter ihrer Kunden (Schweitzer/Plumanns-Maas, 2005, S. 301). Dies gilt umso mehr als Patienten bei kleineren Beschwerden den Arzt überhaupt nicht mehr aufsuchen, was ggf. auch eine Konsequenz der Praxisgebühr darstellt (zur Empirie Harms/Kreyher, 2005, S. 153).

Service in der Apotheke

Insbesondere mit einer fachkundigen Beratung und kleineren medizinischen Leistungen (z. B. Blutzuckeruntersuchung) versuchen öffentliche Apotheken, KKVs aufzubauen und zu erhalten. Dabei kann eine Kundendatenbank helfen, z. B. Arzneimittelwechselwirkungen zu überwachen gezielte Informationen an Patienten zu übermitteln und ggf. Glückwünsche zum Geburtstag zu übermitteln. Eine derartige Nutzung von Patienteninformationen trägt auch zur notwendigen Kundenbindung bei, die zunehmend an Bedeutung gewinnt, wenn nicht der Fall eintreten soll, dass sich Patienten in der Apotheke beraten lassen, um sich anschließend aus kostengünstigeren Quellen zu versorgen. Weitere Serviceangebote betreffen u. a die telefonische und Online-Bestellung von Arzneimitteln, die Hauslieferung die Beratung zu medizinischen Geräten etc. (Schweitzer/Plumanns-Maas, 2005, S. 303-305).

Positionierung der Apotheke

Nicht zuletzt wird ein breites Sortiment von OTC-Arzneimitteln (ggf. zu bestimmten Themenschwerpunkten) dazu beitragen, Cross-Selling Potentiale der Patienten zu erschließen. Da zu erwarten ist, dass eine Vielzahl von Apotheken den Herausforderungen in dieser Art begegnen wird, kommt es zunehmend auf die richtige Positionierung der Apotheke an (Boström/Eichholz-Klein, 2000, S. 63 ff). Die Positionierung kann sich auf Kompetenzen bezogen auf bestimmte Kundengruppen beziehen (z. B. Sportler, Allergiker) bzw. auf Themenbereiche (z. B. Ernährung, Homöopathie) (zu Ansatzpunkten vgl. Schweitzer/Plumanns-Maas, 2005, S. 304). In diesem Zusammenhang können spezielle Veranstaltungen (Vorträge, Events, Selbsthilfegruppen usw.) mit Ärzten u. a. veranstaltet werden.

Literatur

Abell, D. F./Hammond, J. S. (1979):
Strategic Market Planning: Problems and Analystical Approaches, Englewood Cliffs (N.J.).
Backhaus, K./Voeth, M. (2007):
Industriegütermarketing, 8.Aufl., München.
Backhaus, K. (2006):
Vom Kundenvorteil über die Value Proposition zum KKV, in Thexis. Fachzeitschrift für Marketing, 23. Jg., H. 3, S. 7-10.
Backhaus, K. u. a. (2006):
Multivariate Analysemethoden. Eine anwendungsorientierte Einführung, 11. Aufl., Berlin u. a.
Bahner, B. (2001):

Ärztliche Werbung aus rechtlicher Sicht, in: Kreyher, V. J. (Hrsg.): Handbuch Gesundheits- und Medizinmarketing, Heidelberg, S. 597-613.

Barth, D. (2001):
Rechtliche Rahmenbedingungen des medizinischen Marketing in Klinik und Praxis, in: Kreyher, V. J. (Hrsg.): Handbuch Gesundheits- und Medizinmarketing, Heidelberg, S. 615-631.

Berekoven, L. u. a. (2001):
Marktforschung. Methodische Grundlagen und praktische Anwendungen, 9. Aufl., Wiesbaden.

Beutin, N. (2001):
Verfahren zur Messung der Kundenzufriedenheit im Überblick, In: Homburg, Ch. (Hrsg.):Kundenzufriedenheit. Konzepte – Methoden – Erfahrungen, 4. Aufl., Wiesbaden, S. 87-122 .

Böhler, H. (2004):
Marktforschung, 3. Aufl., Stuttgart u. a..

Boström, H. C./Eichholz-Klein, S. (2000):
Apotheke 2010: Apothekenformate mit Zukunft, in: Breuer, R./Winter, K.-H. (Hrsg.): OTC-Marketingmanagement, Wiesbaden, S. 55-87.

Bruhn, M. (2003):
Integrierte Unternehmens- und Markenkommunikation. Strategische Planung und operative Umsetzung, 3. Aufl. Stuttgart.

Bruhn, M. (1997):
Kommunikationspolitik, München.

Bruhn, M. (2007):
Marketing. Grundlagen für Studium und Praxis, 8. Aufl., Wiesbaden.

Cornelsen, J. (2001):
Kundenbewertung mit Referenzwerten, in: Günter, B./Helm, S. (Hrsg.): Kundenwert. Grundlagen-Innovative Konzepte, Praktische Umsetzung, Wiesbaden, S. 155-187.

Däinghaus, R. (2005):
Muss es immer die Apotheke sein?, in: Harms, F./Gänshirt, D. (Hrsg.): Gesundheitsmarketing, Stuttgart, S. 315-333.

Diller, H. (2000):
Preispolitik, 3. Aufl., Stuttgart/Berlin/Köln 2000.

Diller, H./Bukhari, I.(1996):
Plax. Die Etablierung einer Marke , in: Dichtl, E./Eggers, W. (Hrsg.): Markterfolg mit Marken, München, S. 27-50.

Elfes, K. (2001):
Praxis des Klinik-Marketing, in: Kreyher, V. J. (Hrsg.): Handbuch Gesundheits- und Medizinmarketing, Heidelberg, S. 389-409.

Elste, F. (2004):
Marketing und Werbung in der Medizin, Wien/New York 2004

Esch, F.-R. (2004): Strategien und Techniken der Markenführung, 2. Aufl., München 2004.

Fleckenstein, J. (2006):
Prävention in einem liberalen Gesundheitssystem, Bayreuth 2006.

Fließ, S. (1999):
Vertriebsmanagement, in: Kleinaltenkamp, M./Plinke, W. (Hrsg.): Markt- und Produktmanagment. Die Instrumente des Technischen Vertriebs, Berlin u. a. 1999, S. 327-440.

Franz, K.-P./Kajüter, P. (2000):
Kostenmanagement, in: Busse von Colbe, W./Coenenberg, A. G./Kajüter, P./Linnhoff, U. (Hrsg.): Betriebswirtschaft für Führungskräfte, Stuttgart, S. 103 -138.

Harms, F./Gänshirt, D. (2005):
Virtuelles Marketing – Erfolgsfaktor der Zukunft, in: Harms, F./Gänshirt, D. (Hrsg.): Gesundheitsmarketing, Stuttgart, S. 237-258.

Harms, F./Gänshirt, D./Wörner, M./Strohschön, K.-E. (2005):

Innovationsmanagement als Grundlage der Kundenbindung, in: in: Harms, F./Gänshirt, D. (Hrsg.): Gesundheitsmarketing, Stuttgart, S. 115-142.
Harms, F./Kreyher, V. J. (2005):
Gesundheitsmarketing als Managementkonzept, in: Harms, F./Gänshirt, D. (Hrsg.): Gesundheitsmarketing, Stuttgart, S. 143-165.
Herrmanns, A./Seilheimer, Ch. (2000):
Variantenmanagement, in: Albers, S./Herrmann, A. (Hrsg.): Handbuch Produktmanagement, Wiesbaden, S. 607-637.
Homburg, Ch./Rudolph, B. (1995):
Theoretische Perspektiven zur Kundenzufriedenheit, in: Simon, H./Homburg, Ch. (Hrsg.): Kundenzufriedenheit, Konzepte- Methoden- Erfahrungen, Wiesbaden, S. 29-49.
Illing, K. (2001):
Marktnische mit Potential – Ausländische Patienten, in: Kreyher, V. J. (Hrsg.): Handbuch Gesundheits- und Medizinmarketing, Heidelberg 2001, S. 539-548.
Kiehn, G. (2001):
Krankenhausmarketing, in: Zerres, M./Zerres, C. (Hrsg.): Gesundheitsmarketing, München/Mering (2001), S. 99-142
Koppelmann, U. (2001):
Produktmarketing. Entscheidungsgrundlage für Product - Manager, 6.Aufl., Berlin.
Kreyher, V. J.(2001):
Gesundheits- und Medizinmarketing –Herausforderung für das Gesundheitswesen, in: Kreyher, V. J. (Hrsg.): Handbuch Gesundheits- und Medizinmarketing, Heidelberg, S. 1-51.
Lingenfelder, M./Kronhardt, M. (2001):
Marketing für vernetzte Systeme, in: in: Kreyher, V. J. (Hrsg.): Handbuch Gesundheits- und Medizinmarketing, Heidelberg, S. 313-338.
Lüthy, T. (2001):
Telematische Anwendungen im Gesundheitswesen, in: Kreyher, V. J. (Hrsg.): Handbuch Gesundheits- und Medizinmarketing, Heidelberg, S. 197-235
Meffert, H./Burmann, C./Kirchgeorg, M. (2008):
Marketing. Grundlagen der marktorientierten Unternehmensführung, 10. Aufl., Wiesbaden.
Meffert, H./Bruhn, M. (2006):
Dienstleistungsmarketing. Grundlagen – Konzepte - Methoden, 5. Aufl., Wiesbaden.
Merschbächer, G (2000):
Unternehmensübergreifende Kooperation, in: Eichhorn, P./Seelos, H.-J./von der Schulenburg, J..M.(Hrsg.): Krankenhausmanagement, München/Jena, S. 160-184.
Oberender et. al (2006):
Bayreuther Versichertenmodell, Bayreuth.
Oberender, P. (1975):
Zur Problematik der Marktabgrenzung unter Berücksichtigung des Konzepts des „relevanten Marktes, in: WiSt, 4.Jg., S.575-579.
Oberender, P. /Ecker, T. (2001):
Grundelemente der Gesundheitsökonomie, Bayreuth.
Oberender, P./Fleischmann, J. (2002):
Gesundheitspolitik in der sozialen Marktwirtschaft, Stuttgart.
Oberender, P./Hacker, J. (1999):
Entwicklungsszenario für Krankenhäuser – Das Wettbewerbsorientierte Krankenhaus 2010, in: Braun, G. E. (Hrsg.): Handbuch Krankenhausmanagement, Stuttgart, S. 343-365.
Oberender, P./Hebborn, A. /Zerth, J. (2006):
Wachstumsmarkt Gesundheit, 2. Aufl., Stuttgart.
Oberender, P./Heissel, A. (2001):

Die Beziehungen der Leistungsanbieter im Gesundheitswesen im Jahr 2010, in: Kreyher, V. J. (Hrsg.): Handbuch Gesundheits- und Medizinmarketing, Heidelberg, S. 281-297.

Oberender, P./Zerth, J. (2001):
Gesundheitspolitik in Deutschland, Bayreuth.

Oehme, S./Oehme, W. (2001):
Marketing für ärztliche Leistungen, in: Kreyher, V. J. (Hrsg.): Handbuch Gesundheits- und Medizinmarketing, Heidelberg, S. 365-388.

Oehme, W. /Oehme, S. (1995):
Marketing für niedergelassenen Ärzte, München.

Paetow, H. (2001):
Neue Herausforderungen an das Gesundheitsmarketing, in: Zerres, M./Zerres, C. (Hrsg.): Gesundheitsmarketing, München/Mering, S. 1-17.

Rose, P. M (2001):
Exkurs: Messung der Patientenzufriedenheit, in: Zerres, M./Zerres, C. (Hrsg.): Gesundheitsmarketing, München/Mering, S. 143-151.

Rüschmann, H.-H./Schmolling, K. (2000):
Konsequenzen aus dem Konflikt von staatlicher Planung und Wettbewerb, in: Eichhorn, P./Seelos, H.-J./von der Schulenburg, J..M.(Hrsg.): Krankenhausmanagement, München/Jena, S. 630-649.

Schäfer, W. (2000):
Das Krankenhaus als Anbieter von Gesundheitsleistungen auf dem Markt, in: Eichhorn, P./Seelos, H.-J./von der Schulenburg, J..M.(Hrsg.): Krankenhausmanagement, München/Jena, S. 9-25.

Scharenbacher, K./Kiefer, M (1996):
Kundenzufriedenheit. Analyse, Messbarkeit, Zertigizierung, 3. Aufl., Oldenburg.

Schmutte, A. M. (2001):
Marketing und Umfassendes Qualitätsmanagement, in: Kreyher, V. J. (Hrsg.): Handbuch Gesundheits- und Medizinmarketing, Heidelberg, S. 485-505

Schulze, G. (2005):
Unterwegs zu einem neuen Gesundheitsmarkt, in: Harms, F./Gänshirt, D. (Hrsg.): Gesundheitsmarketing, Stuttgart, S. 1-11

Schweitzer, A./Plumanns-Maas, J. (2005):
Apotheke im Aufbruch; Ergebnisse einer Marktuntersuchung, in: Harms, F./Gänshirt, D. (Hrsg.): Gesundheitsmarketing, Stuttgart, S. 299-314

Seghezzi, H.D. (1994):
Qualitätsmanagement. Ansatz eines St. Galler Konzepts Integriertes Qualitätsmanagement, Stuttgart.

Simon, M. (2005):
Das Gesundheitssystem in Deutschland, Bern u. a..

Specht, G. (2005):
Distributionsmanagement, 4. Aufl., Stuttgart.

Strehlau-Schwoll, H. (2000):
Produkt- und Leistungsprogrammplanung, in: in: Eichhorn, P./Seelos, H.-J./von der Schulenburg, J.-M.(Hrsg.): Krankenhausmanagement, München/Jena, S. 194-205.

Tomczak, T./Rudolf-Sipötz, E. (2001):
Bestimmungsfaktoren des Kundenwertes, in: Günter, B./Helm, S. (Hrsg.): Kundenwert. Grundlagen-Innovative Konzepte, Praktische Umsetzung, Wiesbaden, S. 127-154.

Tscheulin, D. K./Helmig, B.(2000):
Krankenhausmarketing –Dienstleistungsmarketing, in: Eichhorn, P./Seelos, H.-J./von der Schulenburg, J..M.(Hrsg.): Krankenhausmanagement, München/Jena, S. 206-235.

Uleer, C. (2000):

Der Nachfragermarkt für Wahlleistungen im Krankenhaus, in: in: Eichhorn, P./Seelos, H.-J./von der Schulenburg, J..M.(Hrsg.): Krankenhausmanagement, München/Jena, S. 695-704.

Vollert, K. (1991):
EG-Pharmamarkt '92, Bayreuth.

Vollert, K. (2002):
Internationalisierung und differenzierte Positionierung einer Marke. Ein Widerspruch, in: Thexis, 19. Jg., Nr. 4, S. 14-17.

Vollert, K. (2003):
Markenpositionierung, in: Kamenz, U. (Hrsg.): Applied Marketing, Berlin u. a., S. 459-470.

Vollert, K. (2004):
Grundlagen des strategischen Marketing, 3. Aufl. Bayreuth.

Vollert, K. (2006):
Marketing. Eine Einführung in die marktorientierte Unternehmensführung, Bayreuth.

Wille, J. (2001):
Arztpraxenmarketing, in: Zerres, M./Zerres, C. (Hrsg.): Gesundheitsmarketing, München/Mering, S. 167-176.

3.3 Personalplanung und -steuerung

Helma M. Bleses, Fulda

3.3.1 Einleitung

Das deutsche Gesundheitswesen war im Jahr 2005 mit rund 4.264.000 Beschäftigten, davon knapp 1,2 Mio. Teilzeitbeschäftigten, beschäftigungspolitisch von größerer Bedeutung als die Automobil- und Metallindustrie, der Maschinenbau und die elektrotechnische Industrie zusammen (vgl. Simon, 2005). Dabei ist es äußerst heterogen strukturiert: Die Spannweite reicht vom Ein-Personen-Pflegedienst bis hin zum Klinik-Konzern mit mehreren tausend Beschäftigten. Gerade der ambulante Sektor ist durch eine Vielzahl von Klein- und Kleinstunternehmen (v. a. Praxen und Pflegedienste) geprägt. Im stationären Bereich überwiegen Organisationen mit der Größe von mittelständischen Unternehmen oder von Konzernen.

Spannweite des deutschen Gesundheitsystems ist heterogen

Vor diesem Hintergrund wird sich die folgende Darstellung der Personalplanungs- und -steuerungsmechanismen auf die am weitesten strukturierten Unternehmen konzentrieren. Krankenhäuser – und eingeschränkt Pflegeheime sowie große Pflegedienste – dürften im Gesundheitswesen über die am stärksten entwickelten Systeme zur Personalplanung verfügen. Dies ist nicht nur auf die Größe der Untenehmen zurückzuführen, sondern auch Ergebnis der zahlreichen Umstrukturierungsmaßnahmen, mit denen gesetzliche Vorgaben zur Kostendämpfung und Rationalisierung umgesetzt wurden. Fusionen und Privatisierungen von Häusern (mit der Tendenz zum Zusammenschluss in Klinik-Ketten) haben diese Entwicklung weiter verstärkt. Aus diesen Gründen werden die hier vorgestellten praktischen Bezüge in der Regel aus dem Krankenhausbereich stammen. Unter Berücksichtigung der besonderen Anforderung an den Krankenhaussektor lassen sich die vorgestellten Beispiele aber auch auf andere Teilbereiche der Gesundheitswirtschaft (z. B. Krankenkassen) übertragen.

3.3.1.1 Personalplanung im Krankenhaus

Gesundheit ist ein personalintensives „Produkt" und das Personal stellt die wichtigste Ressource zu seinem Schutz, seiner Erhaltung oder Wiederherstellung dar. In 2.100 Krankenhäusern waren im Jahr 2006 im Jahresdurchschnitt insgesamt 999.591 Personen beschäftigt, dies entsprach dem Äquivalent von 804.583 Vollzeitkräften (Statistisches Bundesamt, Stand Oktober 2007). Aus Gründen der Vergleichbarkeit, insbesondere des hohen Anteils an Teilzeitbeschäftigten, beziehen sich die folgenden Angaben auf die Vollzeitäquivalente (Umrechnung von Teilzeit- und geringfügigen Beschäftigungsverhältnissen auf die volle tarifliche Arbeitszeit).

Mehr als 1/3 aller Beschäftigten sind im Gesundheitswesen in der Pflege tätig

Von den fast eine Million Beschäftigten waren 123.673 (15,4 %) im ärztlichen Dienst tätig, 680.910 (84,6 %) im nicht-ärztlichen Dienst, von diesen waren 299.214 (37,2 %) Pflegekräfte. Welcher Dynamik und sektoral unterschiedlichen Entwicklung die Personalsituation im Gesundheitsbereich unterliegt, zeigt der Zehnjahresvergleich 1996-2006: der Gesamtpersonalbestand in Krankenhäusern betrug 2006 noch 91,4 % des Wertes von 1996 (=100 %), die Zahl der Ärzte stieg auf 118,5 %, wohingegen im nicht-ärztlichen Dienst noch 87,8 %, im Pflegebereich gar nur 85,6 % der Beschäftigtenzahl von 1996 erreicht wurde (Statistischen Bundesamt, Stand Oktober 2007)

Personalplanung und –steuerung im Zentrum der Personalwirtschaft

Der Personalkostenanteil lag 2005 bei 63,7 %, in anderen Bereichen, z. B. den Pflegediensten noch deutlich darüber. Dies zeigt die Bedeutung von Personalplanung und -steuerung im Gesundheitswesen. Personalplanung und -steuerung ist Aufgabe der Personalwirtschaft und bildet in Unternehmungen der Gesundheitswirtschaft einen zentralen Ansatzpunkt für strategisches Handeln. Durch die systematische gedankliche Vorwegnahme von Personalentscheidungen, Personalmanagementzielen und -maßnahmen gewährleistet sie ein in die Zukunft gerichtetes wirtschaftliches Handeln und unternehmerisches Tun. Orientiert an der Vision, an der (Qualitäts-) Politik und der darauf basierenden strategischen Ausrichtung des

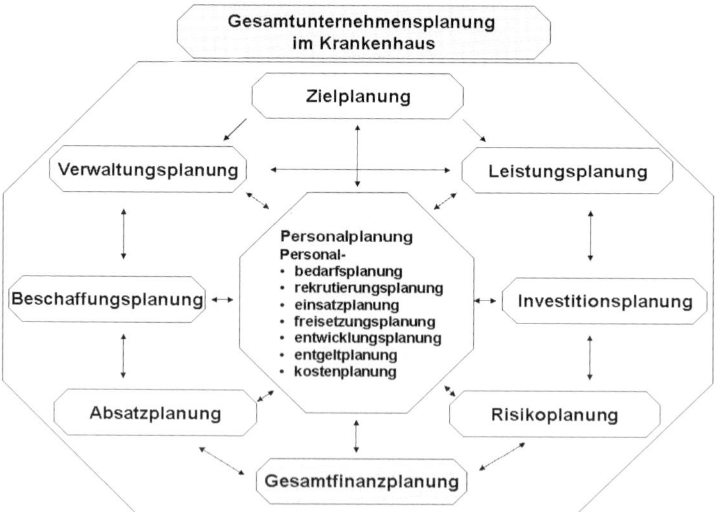

Abb. 3-12: Personalplanung als zentrales Subsystem der Gesamtunternehmensplanung und Aufgabe der Personalwirtschaft im Krankenhaus

Unternehmens spiegelt sich Personalplanung und -steuerung u. a. in der operativen personalbezogenen Bedarfsplanung, Rekrutierungs-, Einsatz-, Entgelt- und Entwicklungsplanung wider. Als ein zentrales Subsystem und gleichberechtigter integraler Bestandteil der Unternehmensplanung (vgl. Berthels/Becker, 2003) orientiert sie sich mit ihrer geordneten Gesamtheit von Elementen und deren Beziehungen zueinander an einem übergeordneten Gesamtplanungssystem des Unternehmens (vgl. Abb. 3-12).

Unter Beachtung der wechselseitigen Abhängigkeiten mit anderen Planungserfordernissen in der Gesamtunternehmensplanung (Ziel-, Verwaltungs-, Leistungs-, Beschaffungs-, Investitions-, Absatz-, Risiko- und Gesamtfinanzplanung) dient sie dem Ziel, einem Unternehmen die aktuell und zukünftig benötigten Mitarbeiter in Anzahl und Qualifikation zur Verfügung zu stellen. Dabei müssen die zu erwartenden Kosten ebenso Berücksichtigung finden wie die Wahl des richtigen Zeitpunktes und der Einsatz der Mitarbeiter am richtigen Arbeitsplatz (vgl. Haubrock/Schaer, 2002). Für eine Zukunft sichernde Personalplanung und -steuerung ergeben sich demnach für ein Unternehmen folgenden Fragen:

- Welche Ziele und welche Politik verfolgt das Unternehmen in naher und ferner Zukunft?
- Wie und zu welchem Zeitpunkt soll Personal eingesetzt werden (Teilzeit, Vollzeit, flexible Arbeitszeitgestaltung vs. feste Arbeitszeiten)
- Wie viele und welche Mitarbeiter (Qualifikation, Erfahrung und Kompetenzen) benötigt das Unternehmen aktuell und zukünftig zur Erreichung der Ziele?
- Wie viele und welche Mitarbeiter können bei Bedarf zusätzlich oder ersatzweise in welcher Weise gewonnen werden?
- Wie viele Mitarbeiter mit welchen Qualifikationen müssen wie und wann freigesetzt werden.
- Welche Personalentwicklungsmaßnahme braucht welcher Mitarbeiter zu welchem Zeitpunkt und mit welchem Qualifizierungsziel (vgl. hierzu ausführlicher Haubrock/Schaer, 2003).

Abbau von Klinikbetten und Marktverdrängung von Kliniken

Der Abbau von Krankenhausbetten und die politisch gewollte Marktverdrängung von Kliniken fordern noch stärker als bisher eine stringente Personalplanung und den Einsatz von qualifiziertem Fachpersonal. Dies wird mit Blick auf die seit 1991 anhaltende Entwicklung in Krankenhäusern deutlich: Durch den Anstieg der vollstationär behandelten Fälle von 1991 bis 2005 um 15,5 % auf 16,85 Millionen und den Rückgang der durchschnittlichen Verweildauer auf 8,6 Tage im Jahr 2005 (einem Rückgang von 38,57 % seit 1991) steigt der organisatorische und logistische Aufwand und damit die Personalbelastung kontinuierlich an (vgl. ausführlich SVR, 2007).

Modellrechnungen (etwa von Neubauer/Nowy, 2002) sowie gesetzgeberische Maßnahmen lassen erwarten, dass sich die Verweildauer der Patienten noch weiter reduzieren wird. Die Folge einer solchen Entwicklung wird aller Wahrscheinlichkeit nach ein verstärkter Spezialisierungs- und Diversifizierungsprozess sein, mit dem Ziel, im Krankenhaus eine gewinnorientierte Leistungserbringung zu ermöglichen. Zudem erreichen Bürger und Bürgerinnen durch den medizintechnischen Fortschritt ein weitaus höheres Lebensalter, so dass die Zahl der Menschen mit Mehrfacherkrankungen steigt. Mit der Zunahme der Multimorbidität steigt die Komplexität der Anforderungen an Medizin-, Pflege- und Gesundheitsleistungen besonders in Kliniken und in Pflegeeinrichtungen kontinuierlich an. Dabei wird sich die stationäre klinische Versorgung verstärkt auf Schwerstkranke, komplexe und intensivmedizinische Maßnahmen konzentrieren müssen. Die steigende Zahl pflegeintensiver Patienten und deren frühe Entlassung aus der Klinik können in anderen Versorgungsbereichen zu einem Anstieg der ambulant zu bewältigenden Kompensationsaufgaben für Pflege- und Versorgungsdefizite führen. Der Einsatz von speziell qualifiziertem Personal wird umso entscheidender sein, als es den so genannten Drehtüreffekt (zeitnahe, und unerwünschte Wiederaufnahme der Patienten in die Klinik) zu verhindern und die Vernetzung und Überleitung der Patienten vom stationären in den ambulanten Sektor zu sichern gilt (vgl. Isfort/Weidner, 2007, sowie Deutsches Institut für angewandte Pflegeforschung e.V.).

Multimorbidität erfordert Vernetzung der Leistungen

Insgesamt kann festgestellt werden, dass Personalplanung ihren Beitrag zur Berücksichtigung von personellen Aspekten in der Unternehmensplanung leistet. Nachfolgende Beispiele aus dem Krankenhaus sollen zunächst Interdependenzen zwischen Feldern der strategischen und operativen Gesamtunternehmensplanung und der Personalplanung exemplarisch verdeutlichen (vgl. jeweils Abb. 3-12). Danach werden einzelne Felder und Funktionen der Personalplanung dargestellt.

3.3.1.2 Zielplanung

Zielplanung als Grundfunktion des Managements

Die Zielplanung ist im Rahmen der Unternehmensführung eine der Grundfunktionen des Managements. Bei der Zielplanung ebenso wie bei der Zieloperationalisierung ist von Bedeutung, wie die jeweiligen Ziele in das organisatorische Gefüge eingebunden sind. Zu unterscheiden sind horizontale und vertikale Strukturen, die wiederum das Beziehungsgefüge der Ziele zueinander bedingen. Dies spielt mit Blick auf spezifische Hierarchieformen im Gesundheitswesen eine besondere Rolle. Eine Zielstrukturierung ist zur Eingrenzung bzw. Definition von Verantwortungsbereichen erforderlich (vgl. hierzu ausführlich Jung/Bruck/Quarg, 2007).

Nicht nur Landeskrankenhauspläne, in denen durch konkrete (hausbezogene) Bettenplanung, Pauschal- und Investitionsförderung sowie Einzelförderung auf Antrag, externe – wenn auch in Abstimmung mit Träger und Leitung – Rahmenbedingungen gesetzt und damit unternehmenspolitische Ziele formuliert (vgl. DKG, 2006) werden, wirken sich unmittelbar auf die Personalpolitik, das Personalmanagement und damit auf die Personalplanung und -steuerung aus. Einfluss nehmen auch die unternehmensinterne Zielplanung auf der Basis von Unternehmensphilosophie und -politik, die Unternehmensplanung selbst oder bspw. die Qualitätspolitik.

Neudefinition von Aufgabenfeldern

Aktuell findet, bedingt durch gesundheitspolitische Reformen wie das im März 2008 verabschiedete Pflege-Weiterentwicklungsgesetz und damit verbundene Modellvorhaben, eine intensive berufs- und personalpolitische Debatte über die (längst überfällige) Neudefinition der Aufgabenfelder der verschiedenen Berufsgruppen im Gesundheitswesen statt. Durch neue Vergütungssysteme und Behandlungsstrukturen (u. a. Praxisnetze, Hausarztmodelle in der ambulanten Versorgung, Ausweitung ambulanter Behandlungsformen, integrierte Versorgungsmodelle, medizinische Versorgungszentren im stationären Bereich) wird mittel- und langfristig auch die sektorale Aufgabenteilung zwischen den Berufsgruppen, im Besonderen in der Pflege, deutliche Veränderungen erfahren. Hieraus ergeben sich veränderte Anforderungen an Stellenpläne, Personalrekrutierung, Einsatzfelder, erforderliche Qualifikationen, Entlohnung und Entwicklungskonzepte (vgl. SVR, 2007). Jüngste Studien zeigen eine deutliche Verlagerung von Tätigkeitsfeldern der Pflegenden in Kliniken. So werden Aufgabenfelder wie das Entlassungsmanagement, Wundmanagement oder das Casemanagement zunehmend etabliert. Casemanager übernehmen die Anwaltschaft für den Patienten, steuern Betreuungsprozesse und sorgen für ein individuelles Leistungsangebot mit dem Ziel, höchstmögliche Autonomie des Patienten zu erreichen. Sie steuern zudem administrative Aufgaben rund um den Krankenhausaufenthalt des Patienten mit dem Ziel, Ressourcen von Pflegenden und Ärzten zu schonen und sie für deren originären Aufgaben freizusetzen.

Gesetzliche Vorgaben zum systematischen Einsatz von Qualitätsmanagementsystemen im Unternehmen beispielsweise kann in den seltensten Fällen personalneutral bewältigt werden. Um den vielschichtigen Anforderungen und Forderungen gerecht werden zu können, müssen konsequent Analysen durchgeführt, Planungen vorgenommen, Maßnahmen initiiert, Ergebnisse überprüft und Erreichtes gesichert werden. Dabei können personalplanerische Überlegungen auf Personalentwicklungsmaßnahmen zielen, bei denen Mitarbeiter für diese Aufgaben freigesetzt werden und die erforderliche Qualifikationen durch Fort-, oder Weiterbildungsmaßnahmen zum Qualitätsbeauftragten, Qualitätsmanager, Auditor, Visitor etc. erwerben. Alternativ sollte überlegt werden, ob neue Mitarbeiter mit entsprechenden Kompetenzen eingestellt werden können. Auf die

Vor- und Nachteile der internen und externen Auswahl von Mitarbeitern wird in Kapitel 3.3.3 „*Personalrekrutierung*“ Bezug genommen.

3.3.1.3 Verwaltungsplanung

Identifikation von Optimierungspotenzialen

Bei der Verwaltungsplanung werden vertikale (Prozesse, Strukturen, Kompetenzbereiche Informationen, Ergebnisse) und horizontale Perspektiven der jeweiligen Akteure in betrieblichen Prozessen, Projekten und Projektteilen miteinander verbunden, harmonisiert und dokumentiert. Damit werden Austausch und Kommunikation zwischen Verwaltungsleitung und fachlich Beteiligten gesichert. Innerbetriebliche Entwicklungsprozesse und organisationelle Anpassungen an veränderte Rahmenbedingungen (wie Gesetzgebung, Änderung der Organisationsform etc.) können so erleichtert und organisiert sowie Optimierungspotenziale auf der Grundlage von Verwaltungsplänen erkannt und erschlossen werden.

Verwaltungsplanung setzt vor allem dann ein, wenn strukturelle Reformen durch gesetzliche Neuregelungen erforderlich werden. So wurde mit EUGH-Urteil vom 9. September 2003, (Az: C-151/02; sog. Fall Jaeger) eine Änderung des Arbeitszeitgesetzes für Ärzte in Kliniken notwendig und damit eine quantitative Neubewertung von Arzt-Einsatzzeiten. Folge war und ist noch immer eine umfangreiche Anpassungen des Personalschlüssels, aber auch der Eingriff in betriebliche Abläufe mit Wirkung auf die gesamte Organisation und auf kooperierende Berufsgruppen.

Ein weiteres Beispiel für verwaltungsplanerischen Aufwand ist die Umsetzung des allgemeinen Gleichbehandlungsgesetzes (AGG) von 2006. Durch das AGG wurden Maßstäbe gesetzt, die zu einem diskriminierungsfreien Umgang mit Mitarbeitern führen sollen. Die Umsetzung des AGG erfordert eine sorgfältige Prüfung und Anpassung der Personalplanungsstrategie; dabei ist der Umgang mit Diversität durch personale und operationale Vielfalt markiert und stellt eine organisatorische und gesellschaftliche (Management-) Aufgabe dar (vgl. Jung, 2003). Unterschiede wie ethnische Herkunft, Geschlecht, Religion, Weltanschauung, Behinderung, Alter, sexuelle Identität dürfen nach dem AGG bei der Planung und Besetzung von Personalstellen nur dann eine Rolle spielen, wenn sie zur Diversifikation genutzt werden kann, bzw. diese spezielle Entwicklungsbedarfe erfordert. Integrationsprojekte wie EQUAL beweisen, dass Unternehmen auf den sozialen Wandel mit Integrationskonzepten reagieren (vgl. Jung/Brötz/Esser, 2007, sowie http://equal.de).

3.3.1.4 Leistungsplanung

Der strategische Planungsansatz im Gesundheitswesen zielt auf die Darstellung der Nachfrage-Entwicklung von Gesundheitsleistungen. Bei der strategischen Analyse und Planung ist zu beachten, dass im Krankenhaus – anders als in Produktionsbetrieben – die Nachfrage an Gesundheits- und Krankenhausleistungen das gesamte Management inklusive der Personalplanung beeinflusst. Grundsätzliche gesundheits- und sozialpolitische Anforderungen und das Vergütungssystem sowie die jeweiligen Einzugsbereiche der Anbieter setzen hier deutliche Grenzen.

Grenzen der Leistungsplanung

Im Jahr 2003 wurden die von Fetter und Thompson ab 1967 in den USA entwickelten Diagnose bezogenen Fallgruppen (Diagnosis Related Groups = DRG) als ökonomisch-medizinisches Klassifikationssystem in Krankenhäusern eingeführt. Seither werden Leistungen nach Patientendiagnosen und der daraus resultierenden Behandlung in Fallgruppen eingeteilt. Ziel ist dabei die Unterteilung der Patientenbehandlung in ökonomischen Aufwand (Behandlungskosten) und die Ermittlung der entsprechenden Vergütung pro Fall. Durch die Implementierung des in Deutschland weiter angepassten G-DRG-Systems wurden zusätzliche personelle Ressourcen notwendig. Mit der Einführung stieg der administrative Aufwand zur Eingruppierung eines Patienten nach Haupt- und Nebendiagnosen. Mit der Erfassung der Behandlungsprozeduren nach den Deutschen Kodierrichtlinien wurden Personalressourcen des Ärztlichen Dienstes und der Pflege in erheblichem Maße gebunden. Kodierabteilungen und die Berufsgruppe der Kodierassistenten wurde neu etabliert und installiert, um Daten sicher und genau zu erfassen, Fehler und Verluste bei der Abrechnung zu vermeiden und den Ärztlichen Dienst wie auch den Pflegedienst zu entlasten. Die Aufgaben werden überwiegend von speziell qualifizierten Pflegenden, die nicht im pflegerischen Stellenplan berücksichtigt werden, übernommen. Der Grund für die Wahl von Pflegenden liegt darin, dass Pflegende über exzellente pflegerische und medizinische Kompetenzen verfügen, dabei aber kostengünstiger beschäftigt werden können als ärztliches Personal.

Pflegende als Kodierassistenten

3.3.1.5 Beschaffungs- und Investitionsplanung

Beschließt eine Klinik, neue Leistungen anzubieten (z. B. Linksherzkathetermessplatz, Praxisanbindungen niedergelassener Ärzte zur Integrierten Versorgung, medizinische und pflegerische Palliativversorgung, Schlaflabor), führt dies neben strukturellen (baulich/technisch) und prozessualen (organisatorisch/konzeptionell) Veränderungen besonders auch zu Veränderungsbedarf in der Personalplanung. Zur Erreichung der angestrebten Ziele muss bei der Personalbedarfsplanungen geprüft werden, wie viel und welches

Leistungsbedarf markiert Veränderungsbedarf

Personal aus welcher Profession, mit welchen Kompetenzen, Qualifikationen und Erfahrungen beteiligt, freigesetzt, eingestellt oder qualifiziert werden muss. Dabei wirken sich Beschaffungsänderungen, Investitionserweiterungen oder -restriktionen, je nach Arbeitsstrukturen (konventionell oder flexibel), erweiternd oder reduzierend auf die Personalplanung aus.

3.3.1.6 Absatzplanung

Erweiterung der Geschäftsfelder bedingt spezifische Personalplanung

Langfristige Absatzplanung ist insbesondere vor dem Hintergrund zunehmender Klinikkonkurrenz, weiterem Bettenabbau und Schließung von Häusern bedeutsam. Will eine Klinik eigenwirtschaftlich ergänzende Leistungen zur Erweiterung ihrer Geschäftsfelder anbieten (Mobile Pflegedienste, Gesundheitszentren, Gesundheitsberatungsservice, Catering seitens der Klinikgroßküche, Vermietungen und Verpachtungen z. B. von Seminar- oder Praxisräumen), so sind spezifische Anforderungen an die Personalplanung zu erfüllen. Grundsätzlich muss dabei entschieden werden, ob Personalkapazitäten eine Ausweitung der Angebote zulassen, ob das Unternehmen bereit und in der Lage ist, vorhandenes Personal freizusetzen, ggf. zu qualifizieren oder zusätzliches Personal einzusetzen und die damit verbundenen Kosten zu tragen.

3.3.1.7 Risikoplanung

In jedem Unternehmen treten Fehler auf, die nicht immer vermeidbar sind. Häufig sind sie aber durch Nachbesserungen, finanzielle Ausgleiche oder Wiederholung von Prozessen zu revidieren. Anders ist dies, wenn in einem Krankenhaus bei der Behandlung Patienten zu Schaden kommen, Persönlichkeitsrechte verletzt werden oder durch Organisationsfehler (Erfassungsfehler und in Folge Abrechnungsfehler) sowie Managementfehler (z. B. durch personelle Fehlbesetzungen) Dritte geschädigt werden. Solche Fehler belasten Krankenhäuser nicht nur direkt oder indirekt durch zusätzlichen administrativen und organisatorischen Aufwand sowie durch zusätzliche Bindung von personellen Ressourcen, sondern führen nicht selten auch zu erheblichen finanziellen Verlusten (z. B. durch Schadensersatzzahlungen, Imageverlust, Patientenabwanderung).

Schadenbegrenzendes Handeln als Kultur

Risikoplanung dient dem Ziel, schadensbegrenzendes Handeln im Unternehmen als Kultur einzuführen, mögliche Fehler frühzeitig zu erkennen und Ursachen auszuräumen. Ein in der DIN EN 60812 verankertes Messinstrument, die Fehlermöglichkeits-Einflussanalyse (FMEA), ist geeignet, Fehler im Krankenhaus schon bei der Entwicklung und Implementierung von neuen Produkten oder Dienstleistungen, Prozessen oder Strukturen frühzeitig zu identifizieren und mit geeigneten Maßnahmen zur Fehlervermeidung beizutragen (vgl. von Eiff, 2003). Um Risiken und (potenzielle) Fehler zu identifizieren, systematisch einzuschätzen und zu erfassen sowie geeignete Maßnahmen zum Schutz vor diesen Fehlern einzuleiten, muss Fachpersonal aus unterschiedlichen Bereichen und mit spezifischen Kompetenzen eingesetzt und ggf. qualifiziert werden. Die Einführung eines Risikomanagements verursacht zwar u. a. durch Personalentscheidungen Implementierung- und Personalkosten, diese amortisieren sich allerdings auf längere Sicht.

Maßnahmen zur Fehlervermeidung

3.3.1.8 Gesamtfinanzplanung

Die Gesamtfinanzplanung eines Krankenhauses im Sinne der dualen Finanzierung ist erstens abhängig von Gesamtbudget zur Krankenhausförderung (auf Basis der Landesplanung zum Erhalt einer leistungsfähigen Krankenhausstruktur) und steht zweitens in Abhängigkeit zur Betriebskostenfinanzierung, die sich aus den Verhandlungsergebnissen mit Kostenträgern z. B. für Personal, Medikamente, Verpflegung, Heizung, Reinigung, Instandhaltung usw. ergibt. Außerdem können Kliniken - je nach Rechtsform - Finanzmittel über Nebenbetriebe (z. B. Catering, Vermietungen, Verpachtungen, Zusatzleistungen) einnehmen und den betrieblichen Geschäften zuführen.

Strategische Personalplanung, die sich aus innerbetrieblichen und außerbetrieblichen Bedarfen ergibt, setzt somit eine klare Personalpolitik voraus. Mit anderen Worten: Die Bedarfserfassung und die entsprechende Personalplanung steht in dauerhafter Wechselbeziehung zwischen betrieblichen Zielen, der allgemeinen Marktlage – im Besonderen der Arbeitsmarktlage – und ist Kernelement der Personalpolitik (vgl. Kador et al. 2004, S. 262).

Personalpolitik als Basis für strategische Personalplanung

3.3.2 Personalbedarfsplanung (-rechnung)

Als Personalbedarf wird die Gesamtheit der Arbeitskräfte, die zur Wahrnehmung aller dispositiven und exekutiven Aufgaben in einem Unternehmen erforderlich sind, bezeichnet. Personalbedarfsplanung ist als Segment der operativen Personalplanung als „vorgelagerte personalwirtschaftliche Teilplanung“ (Oechsler, 2006, S. 165) in ein organisationales Feld eingebettet und liefert Basisinformationen für andere personalwirtschaftliche Teilplanungen.

Der Begriff des organisationalen Feldes wird hier deshalb verwendet, weil sich damit über die strukturelle Vernetzung hinaus auch Prozesse und Beziehungsgeflechte für strategisches Handeln und entsprechende Handlungsmuster darstellen lassen (vgl. Schädler, 2007).

Personalforschung als Grundlage der Personalplanung

Grundlage der Personalbedarfsplanung ist die informatorische Fundierung, die sich aus den Erkenntnissen der Personalforschung ergibt (vgl. Abb. 3-13). Hierbei wird zwischen wissenschaftlicher und betrieblicher Personalforschung unterschieden. Betriebliche Personalforschung ist - im Gegensatz zur wissenschaftlichen Personalforschung - eindeutig interessensgeleitet im Sinne des jeweiligen Unternehmens. Im Vordergrund stehen dabei Anforderungen eines Unternehmens sowie Effektivität und Effizienz (vgl. Berthel/Becker 2003). Sie kann sowohl von Betriebsangehörigen wie auch von Externen (i. d. R. Beratern) durchgeführt werden und bezieht sich meist auf sehr konkrete, unternehmensbezogene Fragestellungen wie beispielsweise die Höhe von Fehlzeiten und Fluktuation im Personalbereich, Gestaltung und Ausstattung der Arbeitsplätze, erwartetes und vorhandenes Qualifikations- und Leistungsniveau der Mitarbeiter, Gesetzeskonformität der Mitarbeiterentlohnung und des Mitarbeitereinsatzes.

Methoden der Personalforschung

In der Regel stehen diese Informationen heute nahezu jedem Arbeitgeber in Form von Kennziffern zur Verfügung. Auch wenn dem Anspruch der Objektivität, Reliabilität und Validität als Gütekriterien empirischer Forschung i. d. R. nicht entsprochen werden kann, dienen Erkenntnisse der betrieblichen Personalforschung als wichtige Informationsquelle zur Personalbedarfsplanung. Dennoch sollten Methoden und Verfahren der betrieblichen Personalforschung zur Erhebung, Diagnose, Analyse und Prognose wie z. B. standardisierte Mitarbeiterbefragungen (als quantitative Methode) oder leitfadengestützte Mitarbeiterinterviews, Fokussierte Interviews, systematische

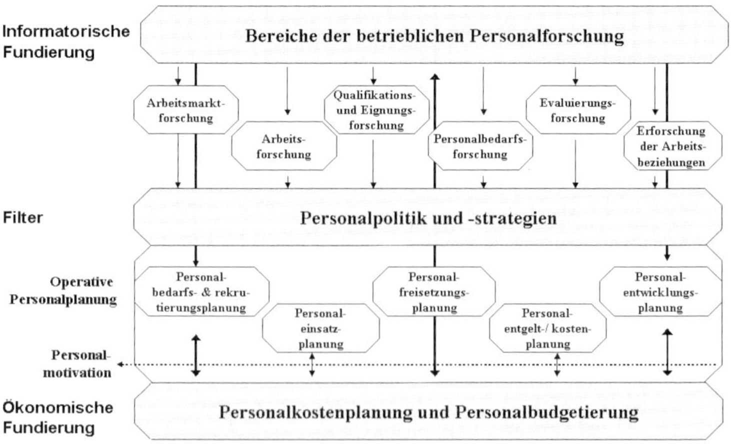

Abb. 3-13: Subsysteme der operativen Personalplanung als integrativer Bestandteil der Gesamtplanung (in Anlehnung an Haubrock/Schaer, 2002, und Berthel/Becker, 2003)

Mitarbeitergespräche (als qualitative Methode), teilnehmende Beobachtung, Dokumentenanalysen, Zeitreihenuntersuchungen zur Personalbedarfsplanung und -rechung nach wissenschaftlichen Erkennt-nissen aufgebaut werden.

Filterfunktion der Personalstrategie und -politik

Durch die Integration der Personalplanung mit allen Teilbereichen in die strategische Gesamtplanung übernehmen Personalstrategie und -politik eine Filterfunktion. Sämtliche Entscheidungen der Personalplanung, die sich – bei verantwortungsvollem und systematischem Vorgehen – auf Analysen und Prognosen zur Bestimmung und Berechnung des Personalbedarfs stützen, durchlaufen eine explizite oder implizite Prüfung und Abstimmung mit den strategischen Zielen des Unternehmens und seiner Personalpolitik und wirken sich auf die Personalbudgetierung aus.

Generell ist die Personalbedarfsplanung Basis für Personalrekrutierung, -entwicklung und -freisetzung und dient dem Ziel, den aktuellen und zukünftigen erforderlichen Soll-Bestand der Personalkapazität zu ermitteln.

Hierbei spielen u. a. externe und interne, personelle, soziale, gesellschaftliche und politische Einflussgrößen eine Rolle. Der zu einem definierten Zeitpunkt festgestellte qualitative und quantitative Bruttopersonalbedarf wird dem zum gleichen Zeitpunkt vorhandenen Ist-Bestand der Personalkapazität abgeglichen (vgl. Abb. 3-14). Daraus resultiert der qualitative und quantitative Nettopersonalbedarf (vgl. RKW-Handbuch Personalplanung, 1996, sowie Ridder/Schirmer, 2000).

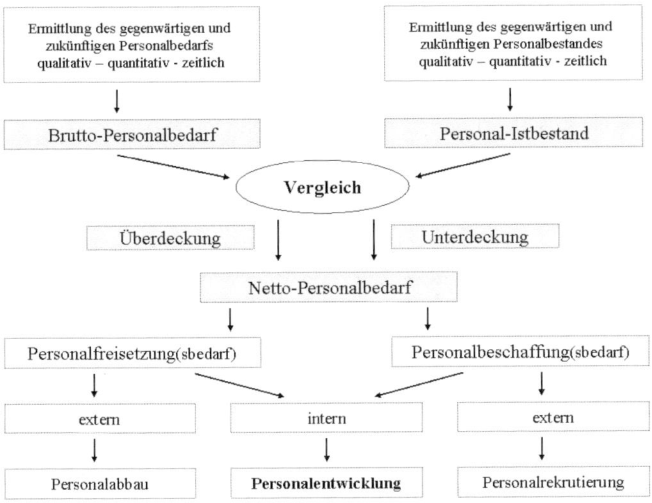

Abb. 3-14: Ablauf der Personalbeschaffung (Berthel/Becker, 2003, S.194)

Dimension der Bedarfplanung

Unterschieden wird bei der Bedarfsplanung zwischen *quantitativen, qualitativen, zeitlichen* und *räumlichen* Dimensionen (vgl. Holtbrügge, 2004, sowie Berthel/Becker, 2003):

- Die quantitative Dimension bildet die Anzahl der benötigten Mitarbeiter und Führungskräfte ab. Hauptaugenmerk wird dabei u. a. auf die Erhöhung der Wirtschaftlichkeit, der Leistungssicherung, der gleichmäßigen und angemessenen Arbeitsbelastung und die Anpassungsfähigkeit (z. B. an gesetzliche Vorgaben) gelegt. Einflussfaktoren auf den quantitativen Personalbedarf sind z. B. Arbeitsdauer, Auslastung des Unternehmens (z. B. der Klinik), Niveau der Betriebsorganisation, Fluktuation.
- Bei der qualitativen Dimension werden die zur Zielerreichung des Unternehmens abbildbaren Anforderungen an Stellen mit der vorhandenen Qualifikation, den Kompetenzen (methodisch, fachlich, sozial, emotional) und den Profilen der Mitarbeiter abgeglichen und evtl. Bedarfe abgeleitet. Einflussfaktoren sind u. a. Arbeitsverfahren; Personalentwicklungsprogramme, Arbeitsplatz-Anforderungsprofile, Mitarbeiter-Qualifizierungsprofile.
- Die zeitliche Dimension beantwortet Fragen zum Planungszeitraum, in dem Aussagen zum potenziellen Mitarbeiterbedarf getroffen werden. Einflussfaktoren sind hier z. B. die Altersstruktur der Mitarbeiter oder geplante betriebliche Veränderungen, die u. a. den Zeitpunkt für eine Neubesetzung oder Versetzung determinieren.
- Mit der räumlichen Dimension werden Bedarfe in den jeweiligen Unternehmensbereichen (im Krankenhaus z. B. Station, Abteilung, Fachbereiche, gesamtes Unternehmen) ermittelt.

Zweistufiges Verfahren der Personalbedarfermittlung

Erfahrungsgemäß können sich gerade Wirtschaftlichkeit und Leistungssicherung in ihren Ansprüchen entgegenstehen. Nicht selten werden Diskussionen besonders in diesem Bereich sehr emotional geführt. Aus diesem Grunde raten einzelne Autoren (z. B. Platzköster und Roßbach, 2006) zu einem zweistufigen Verfahren in der Bedarfsermittlung: In der ersten Stufe erfolgt in den jeweiligen Feldern des Unternehmens eine quantitative Personalbedarfsermittlung unter Berücksichtigung der bisherigen und zukünftigen Leistungen. Hierzu werden Leistungsdaten der Abteilungen und Werte vergleichbarer Unternehmen zugrunde gelegt und die Differenz zwischen quantitativem Personal-Sollbedarf und der Ist- Personalvorhaltung errechnet. Die ermittelte Personalmenge wird in der zweiten Stufe durch die Erfassung des qualitativen Personalbedarfs gestützt, wobei u. a. Determinanten wie Qualifikationserfordernisse, Mindestbesetzung,

Mehrbedarfe durch spezifische Anforderungen (im Krankenhaus z. B. Pflege-, Diagnostik- und Therapieformen) eine Rolle spielen.

Die so erfassten Daten liefern notwendige Bewertungs- und Entscheidungshilfen für personalpolitische Grundsatzentscheidungen: z. B. Stellenbesetzung ausschließlich nach erforderlicher Qualifikation oder als Instrument der innerbetrieblichen Personalentwicklung, Vollbesetzung aller Planstellen als Planungsziel oder Nutzung von Vakanzen als Ressource zur Optimierung der situativen Leitungserbringung.

Demnach kann weiter differenziert werden in zwei Bedarfsarten: dem Einsatzbedarf und der Reservebedarf.

- Einsatzbedarf ergibt sich aus der unter Bezugnahme auf die Arbeitszeit zur Erfüllung der Arbeitsaufgaben benötigten Mitarbeiterzahl.
- Reservebedarf bildet die Zahl der zu ersetzenden Mitarbeiter ab, die aufgrund von Ausfallzeiten (Urlaub, Krankheit, Weiterbildung, Mutterschutz, Elternzeit, Freistellung, absehbare Fluktuation) entsteht (vgl. Scherm/Süß, 2003).

Überschreitet bspw. der Soll-Personalbestand (Brutto-Personalbestand) den vorhandenen Ist-Bestand, führt dies zu einer Überdeckung, wodurch Personalfreisetzungsmaßnahmen erforderlich werden können. Eine Unterdeckung des Personalbestandes kann Personalentwicklungs- und Personalrekrutierungsmaßnahmen erfordern.

Modalitäten der Personalberechnung

Von besonderer Bedeutung für die Personalbedarfsberechnung im Krankenhaus war die mit dem Gesundheitsstrukturgesetz (GSG) 1992 eingeführte Pflegepersonalregelung (PPR). Mit der Regelung wurden Patienten auf der Basis der notwendigen Pflegeleistungen täglich einer Pflegekategorien von insgesamtneun zugeordnet, denen je Patient und Tag festgelegte Minutenwerte für Pflege zugrunde lagen. Anhand der vereinbarten Patientenzahlen und der Minutenwerte konnte so der Personalbedarf kalkuliert werden. Die PPR hatte zu einer erheblichen Aufstockung des Pflegepersonals geführt. Nachdem sie im Jahre 1996 zusammen mit der zweiten Stufe des GSG ausgesetzt und schließlich aufgehoben worden war, stand kein offiziell anerkanntes einheitliches Instrument mehr zur Bedarfsberechnung im Pflegedienst zur Verfügung. Deutlicher, kontinuierlicher Personalabbau war die Folge. Zwar wurde – und wird z. T. bis heute – die PPR weiter als Berechnungsinstrument eingesetzt, sie ist aber z. B. in Pflegesatzverhandlungen keine akzeptierte Diskussionsgrundlage bzw. Argumentationshilfe.

Mit neuen Berechungsmodalitäten wie dem sollbasierten System LEP (Leistungserfassung in der Pflege) sollen nun der Personaleinsatz für die Gesundheit- und Krankenpflege bedarfsgerecht geplant und realisiert werden (vgl. http://www.lep.ch). Auch wenn durch LEP derzeit noch keine Ist-spezifische Leistungserfassung durchgeführt werden kann, sind mit der Methode Grundlagen zur Berechnung und Dokumentation der Pflegeleistung geschaffen worden, die beispielsweise Kostenträgern und Verwaltung Daten über pflegerischen Leistungen und damit Daten zur Optimierung der betrieblichen Planung und Kostenrechnung liefern. Zudem unterstützt die personalbezogene Analyse und Bewertung (Rückrechnung) der DRG-Erlöse die Personalbedarfsermittlung.

3.3.3 Personalrekrutierung

Grundlegende Ziele der Personalplanung und -rekrutierung sind der Einsatz von geeignetem, qualifiziertem Personal (qualitativ) in ausreichender Zahl (quantitativ), zum richtigen Zeitpunkt (Bedarfszeit) und am richtigen Arbeitsplatz (Bedarfsort) (vgl. ausführlich Haubrock/Schaer, 2002).

Durch die demographische Entwicklung, gesetzlichen Vorgaben, quantitativ und qualitativ steigenden Bedarf an Pflegeleistungen, veränderten Aufgabenfeldern in Kliniken und damit zunehmenden Bedarf an Pflege- und Medizinexperten, schlechteren Arbeitbedingungen und höheren Anforderungen (bes. in Leitungsfunktionen) und mit dem arbeitsmaktpolitischen Wandel nimmt die Bedeutung der Personalakquise und -auswahl im Gesundheitswesen kontinuierlich zu (vgl. Ridder/Bruns, 2000). Zur bedarfsgerechten Deckung des im

Beschaffung	Intern	extern
Vorteile	• zeitnahe Besetzung • stabiles Gehaltsgefüge • Aufstiegsmöglichkeiten • betriebsinternes (Erfahrungs-) Wissen • Bekanntheit des Bewerbers • geringe Beschaffungskosten	• ggf. spezifischen Qualifikation • breitere Auswahl • betriebsexternes (Erfahrungs-) Wissen • offene Sicht auf Betriebsgeschehen durch Bewerber
Nachteile	• Anpassungsprobleme • Akzeptanzprobleme bei Kollegen • eingeschränkte Auswahl • ggf. Betriebsblindheit • ggf. hohe Personalentwicklungskosten	• aufwändige Bewerberauswahl • Anpassungsprobleme • zeitaufwändige Besetzung • zunächst eingeschränkte Aufstiegschancen • ggf. höheres Gehaltsgefüge • mangelndes Betriebswissen

Abb. 3-15: Potenzielle Vor- und Nachteile interner und externer Personalbeschaffung (in Anlehnung an: Scherm/Süß, 2003, S. 32)

Zuge der Personalbedarfsplanung ermittelten Nettopersonalbedarfs bedient sich die Personalrekrutierung primär zweier miteinander verbundener Teilaufgaben:

- Der Personalakquise, bei der entschieden wird, wo und mit welchen Mitteln Personal gesucht werden soll.
- Der Personalauswahl, bei der die Mitarbeiter gesucht werden, die dem Anforderungsprofil der vakanten Stelle am besten entsprechen.

Als Instrumente der Personalakquise stehen dem Krankenhaus Stellen- und Aufgabenbeschreibungen, Kommunikationsinstrumente (Annonce, Aushänge, Kongresse, Veranstaltungen, Internet- und Intranetausschreibungen, persönliche Kommunikation, Headhunter), Anforderungsprofile (Fach-, Sozial-, Methoden-, Emotional- und Personalkompetenz) und Stellenausschreibungen zur Verfügung (vgl. Leciejewski, 2004, sowie Poser/Ortmann/Pilz, 2004).

Bei der Personalauswahl wird die Bewerberqualifikation in Bezug gesetzt zu den Anforderungen der jeweiligen Stelle. Ziel ist es, die Stelle bestmöglich zu besetzen. Da kostenverursachende Fehlentscheidungen u. a. auf die „suboptimale Besetzung der Stelle und (…) eine geringe Produktivität des Mitarbeiters“ (Scherm/Süß, 2003, S. 54) zurück zu führen sein können, ist es notwendig, dem Personalauswahlprozess besondere Aufmerksamkeit zu widmen. Zur Personalauswahl stehen nachfolgende Verfahren und Instrumente zur Verfügung:

Personalauswahlverfahren

- Selbstselektion der Kandidaten findet durch Abgabe der Bewerbung statt.
- Bewerbungsunterlagen geben sowohl Informationen über individuelle Leistungsbereitschaft und -fähigkeiten als auch Hinweise auf die Fähigkeit, formalen Anforderungen zu entsprechen (sind die Unterlagen vollständig, übersichtlich geordnet, fehlerfrei etc.)
- Bewerbungsgespräche dienen der Verifikation von Angaben aus Bewerbungsunterlagen, der Gewinnung von zusätzlichen Informationen sowie der subjektiven Einschätzung.
- Testverfahren bieten die Möglichkeit, Rückschlüsse auf die Haltung und das Verhalten der Bewerber in verschieden Situation zu ziehen. Hierzu zählen Intelligenz-, Leistungs- und Persönlichkeitstests, bei denen besonderes Augenmerk auf die Validität (Konstrukt-, Inhalts- und Prognosevalidität) der Verfahren zu legen ist.
- Assessment-Center stellen eine – ggf. mehrtägige - Eignungsprüfung der Bewerber dar. Die Kombination mehrerer Verfahren erlaubt es, die Potenziale und das Verhalten der Bewerber in verschiedenen, realtypischen Anforderungssi-

tuation, in Zusammenarbeit mit Mitbewerbern oder auch im Einzel-Assessment zu beobachten (vgl. Scherm/Süß, 2003).

Personalrekrutierung kann betriebsintern als auch extern erfolgen (vgl. Abb. 3-15). Beide Verfahren bieten Vor- und Nachteile, so dass situativ entschieden werden muss, welche Form der Bedarfsdeckung gewählt werden soll.

Interne Personalrekrutierung bedeutet immer Versetzung oder Beförderung innerhalb des Unternehmens. Sie erfordert in der Regel Personalentwicklungsmaßnahmen, die primär der Anpassung an das Aufgabenprofil dienen, gleichzeitig aber eine systematische Laufbahn- und Karriereplanung der Mitarbeiter berücksichtigen (vgl. Bleses, 1997). Die Wahl von Rekrutierungsmethoden richtet sich nach der Personalbedarfsplanung und dem zu erwartenden Beschaffungserfolg, aber auch nach den Kosten. Nicht selten laufen daher interne und externe Akquise- und Auswahlverfahren gleichzeitig.

3.3.4 Personalentwicklung / Weiterbildung

Personalentwicklung verfolgt als Teilbereich der Organisationsentwicklung das Ziel, betriebliches Leistungsverhalten der Mitarbeiter durch geplante und realisierte Lernprozesse zielgerichtet zu verändern und zur Wertschöpfung im gesamten Unternehmen beizutragen. (vgl. Bröckermann/Müller-Vorbrüggen, 2006, Mentzel, 2005, sowie Mudra, 2004).

Ansätze der Personalentwicklung

Frühe Ansätze zur Personalentwicklung wurden als gezielte, systematische Förderung des Führungskräftenachwuchses entwickelt und als „management development“ (Glasl/Lievegoed, 1993, S. 84) bezeichnet. Allerdings zeigte sich, dass es nicht ausreicht, nur Personalentwicklung auf Führungsebene anzubieten, sondern dass eine wirtschaftliche und wirkungsvolle Unternehmensführung das gesamte Mitarbeiterpotential berücksichtigen muss. Heute gilt die Vernetzung von Entwicklungserfordernissen des Unternehmens selbst und dessen Mitwelt mit den Entwicklungserfordernissen und -bedürfnissen der Mitarbeiter, in die auch die individuelle Laufbahn- bzw. Karriereplanung sowie Persönlichkeitsentwicklung einfließt, als Beitrag zum systematischen Wertschöpfungsprozess des Gesamtunternehmens.

Teilziele

Demnach verfolgt Personalentwicklung folgende Teilziele (vgl. Bleses, 1997):

- Bedarfsorientierte Qualifizierung der Beschäftigten zur Erreichung der Betriebsziele und damit zukunftsorientierte Sicherung der wirtschaftlichen und gesellschaftlichen Verantwortung als Unternehmen.
- Aufbau fachlicher und persönlicher Kompetenzen der Mitarbeiter.

- Befähigung der Mitarbeiter zur Übernahme zusätzlicher Aufgaben, die ein höheres Leistungs- und Qualifizierungsniveau erfordern.
- Schaffung und Nutzung von Qualifikationsreserven und -potentialen des Betriebes.
- Flexibilisierung des Personaleinsatzes durch Nutzung von Qualifikationsreserven
- Kreative Integration der Ideen der Mitarbeiter in den Betrieb und positive Mitgestaltung des Betriebs- und Arbeitsklimas (Milieugestaltung).
- Steigerung der Arbeitszufriedenheit der Mitarbeiter durch die Realisierung individueller Möglichkeiten.
- Entwicklung eines positiven Zugehörigkeitsgefühls (corporate identity) zum Betrieb und eines höheren Verantwortungsgefühls für die Aufgaben und Anforderungen zur Steigerung der Leistungsfähigkeit.
- Langfristige Sicherung, Integration und Bindung von qualifiziertem Personal und effiziente Nutzung von „human ressources".

Aus den vorgenannten Zielen wird deutlich, dass Personalentwicklung einen organisationsübergreifenden Auftrag hat und die Lernfähigkeit der Organisation gefordert ist. Voraussetzung zur Zielerreichung sind daher Transparenz im Unternehmen und ein systematisches Vorgehen bei der Initiierung, beim Transfer, bei der Erreichung und Kontrolle von Effizienz und Effektivität von Personalentwicklungsmaßnahmen. Zur methodischen Absicherung in Unternehmen bietet sich ein Funktionszyklus an, der in sechs Phasen eingeteilt werden kann: Bedarfsanalyse, Zielsetzung, kreatives Gestalten, Durchführung, Erfolgskontrolle und Transfersicherung. Hierbei handelt es sich um ein aufeinander abgestimmtes Verfahren zur Planung, Steuerung und Kontrolle konkreter Maßnahmen (vgl. Becker, 2005). Mit dem sog. Funktionszyklus können die Ergebnisse der einzelnen Phasen systematisch evaluiert, transferiert und dargestellt werden. Spezielle dafür entwickelte Instrumente messen den Output von Personalentwicklungsprozessen und dienen als Steuerungsinstrumente im Qualitätsmanagement.

Funktionszyklus in sechs Phasen

In Kliniken hat sich systematische Personalentwicklung noch nicht vollständig durchgesetzt. Oft werden Fort- und Weiterbildungskonzepte fälschlicherweise als Personalentwicklungskonzepte verstanden. Gleichzeitig müssen Widerstände gegen Entwicklungstendenzen in sozialen Unternehmen konstatiert werden. Widerstände bis hin zu einer „Veränderungsresistenz" könnten darin begründet sein, dass soziale Organisationsfelder z. B. durch Zertifizierungsverfahren hochgradig strukturiert beschrieben sind und aufgrund spezifischer, institutionell etablierter Organisationsformen sowie durch die damit verbundenen Machtstrukturen und Abhängigkeitskonstellationen der Implementierung neuer Regeln entgegenstehen (vgl. Schädler, 2007).

Entwicklung der Pflegeprofession

Dennoch kann am Beispiel der Pflege eine rasante Entwicklung festgestellt werden. Bisher orientierte sich die bundesdeutsche Pflege noch immer am deterministischen Defizitmodell und legte ihren Schwerpunkt auf die Bereitstellung von technischen, instrumentellen Pflegeleistungen. Daher wird Pflege auch überwiegend in Verbindung mit körperlich orientierten Aufgaben gebracht, aber nicht mit kommunikativen, psychosozialen und edukativen Funktionen, die jedoch für einen präventiven und rehabilitativen Prozess unabdingbar sind. Sie muss sich aber durch die bereits eingeleitete Spezialisierung und Diversifizierung, bei gleichzeitiger personeller Ressourcenverknappung im pflegerischen, ärztlichen und hauswirtschaftlichen Bereich, mit ihrem Tätigkeitsprofil im Krankenhaus auf die veränderte Situation einstellen. Dies bedeutet für die Personalentwicklung, dass Qualifikationen für originäre Aufgaben gesichert werden müssen, andererseits aber auch Qualifikationen für neue Aufgabenfelder der Pflege wie bspw. nurse practitioner (NP), clinical nurse specialists, Casemanager, Breast-Nurses, advanced nursing practice Konzepte (ANP) sowie das Profil der physician assistants (PA) auf- und ausgebaut werden müssen.

3.3.5 Personalentgelt- und Kostenplanung

In den meisten Unternehmen entfallen die höchsten Gesamtkostenanteile auf Personalkosten. Sie sind daher für deren Leistungs- und Wettbewerbsfähigkeit von zentraler Bedeutung (vgl. Kador/Pornschlegel, 2004). Der durchschnittliche Personalkostenanteil in Krankenhäusern lag im Jahr 2005 bei 63,7 % gegenüber 35,2 % Sachkosten (Statistisches Bundesamt, 2007). Der Personalkostenanteil ist seit Jahren rückläufig, 2004 betrug er 64,8 %. Je nach Haus und Trägerstruktur können jedoch bis zu 70 % des Gesamtbudgets erreicht werden. Personalkosten werden weitestgehend durch die Betriebskostenfinanzierung gedeckt. Die Personalkostenrechnung dient zur Beantwortung der Fragen,

- welche Personalkosten in der jeweiligen Planungsperiode entstehen,
- wie sie sich im Vergleich zu anderen Planungszeiträumen entwickeln bzw. verändern,
- in welchem Verhältnis die Personalkosten zu den Gesamtkosten im Unternehmen stehen,
- welche Einflussfaktoren die Hauptgründe für Veränderungen darstellen,
- ob die Kostenplanung die Planziele erreicht und

- ob die Personalkosten zur Zielerreichung des Unternehmens dienen.

Die Personalkostenplanung unterscheidet zwischen den Bereichen „Entgelt für geleistete Arbeit“ und „Personalzusatzkosten“. Zu den Entgeltkosten zählen Löhne, Gehälter für Tarifangestellte und außertarifliche Angestellte sowie sonstige Entgelte. Personalzusatzkosten werden unterschieden in tarifliche und gesetzliche Zusatzkosten (z. B. Arbeitgeberbeitrage zur gesetzlichen Sozial- und Unfallversicherung, Vermögenswirksame Leistungen, bezahlte Ausfallzeiten) und in freiwillige Leistungen (Wohnungshilfen, Arbeitskleidung, Betriebliche Altersvorsorge, Bezahlung von Ausfallzeiten etc.).

Personal-controlling

Durch die Strukturierung der Personalkostenplanung können sowohl inner- als auch zwischenbetriebliche Vergleiche und Tendenzrechungen angestellt sowie Planungsentscheidungen vorbereitet und getroffen werden. Hierzu gehört wesentlich die Kostenvorschau auf zukünftige Kosten einschließlich der Kosten für Aus- und Weiterbildung. In Krankenhäusern wird das Instrument des Personalcontrolling als integriertes Funktionscontrolling (vgl. Oechsler, 2006) zunehmend zur Steuerung und Darstellung der personalpolitischen Aktivitäten eingesetzt. Sie soll zur Optimierung des Verhältnisses von Personalaufwand und Personalleistung (jeweils im Sinne von Preis, Menge, Zeit und Qualität) beisteuern (vgl. Kador, 2004). Ebenso wie die Personalplanung bedient sich das Personalcontrolling geeigneter Kennzahlen und steuert die Entwicklung des gesamten Personalbereichs eines Unternehmens.

Eine weitere Aufgabe der Personalkostenplanung ist der Aufbau einer Arbeitskostenstruktur, bei der die Kosten für das Unternehmen und der Nutzen für den Beschäftigten in einem ausgewogenen Verhältnis zueinander stehen. Obwohl Unternehmen im Gesundheitswesen i. d. R. an Tarifverträge des öffentlichen Dienstes (TVöD und TV-L) gebunden sind, bestehen Gestaltungsspielräume: freiwillige Zusatzleistung (Sonderurlaube, Dienstwagen, Freizeitausgleich, Bildungsförderung) können für Arbeitnehmer von größerem Wert sein als Lohnerhöhungen und Höhergruppierungen. Entgeltumwandlung von Teilen des Verdienstes in Beiträge für eine betriebliche Altersvorsorge ist hierfür ein weiteres Beispiel.

3.3.6 Personalmotivation

Motive (lat. Motivum, Beweggrund, Antrieb) sind Verhaltensbereitschaften mit einer (psycho-energetischen) Kraft, die dem Menschen den „Antrieb“/die „Motivation“ geben. Sie veranlassen ihn in spezifischen Situationen zu bestimmtem, gerichtetem und wirksamem Verhalten (vgl. Rosenstiel, 2003).

Synthese zwischen Betriebs- und Individualzielen

Sämtliche von Mitarbeitenden in einem Unternehmen erbrachten Leistungen resultieren aus einem spezifischen Teil der Gesamtheit menschlichen Verhaltens, das gesteuert wird durch Fähigkeiten, individuelle Persönlichkeitsvariablen und Variablen der Umwelt, den Kontextvariablen. Die Leistung von Mitarbeiten kann intrinsisch (von innen initiiert) oder extrinsisch (durch externe Reize) aktiviert werden. So ist es konsequent, beim Einsatz von Personal eine Synthese zwischen betrieblichen Zielen und Individualzielen der beschäftigten Personen herzustellen. Berthel und Becker halten ein Konzept der Synthese von motivationstheoretischen Ansätzen (vgl. ausführlich Stähle, 1999, sowie Berthel/Becker, 2003) für erforderlich und gehen von der Evidenz aus, dass eine Abhängigkeit zwischen der Art und Weise der Leistungserbringung von strukturellorganisatorischen Faktoren (Räume, Instrumente, Material) und inhaltlichen Faktoren (Fachkompetenz und damit die Fähigkeit der Person, die diese Leistung erbringt) besteht. Hinzu kommt aber auch die Bereitschaft der Person, die spezifische Leistung zu erbringen. Gemeint sind persönliches Können und individuelles Wollen (vgl. Abb. 3-16.), die gemeinsam die Qualifikation ausmachen. Damit wird deutlich, dass sich Arbeitsbedingungen, Qualifikation und die Bereitschaft des Personals (Motivation), das eigene Potenzial in das Gesamtunternehmen einzubinden und sich selbst als Teil des Unternehmens zu verstehen, gegenseitig verstärken und beeinflussen. Dabei zeigt sich der Unterschied zwischen Motivation und Motivierung (vgl. Abb. 3-16). Geht Motivation von der Leistungsbereitschaft des Mitarbeiters aus, so ist Motivierung als personalwirtschaftliches Handlungsfeld auf die Förderung der Leistungsbereitschaft und damit auf die Steigerung der Unternehmensleistung gerichtet.

Mitarbeitermotivation, -motivierung und -motive spielen in sämtliche Bereiche der operativen Personalplanung hinein. Der Einfluss von Motiven, Motivierung und Motivation auf die Aufgabenfelder der Personalplanung wird in Abb. 3-13 und Abb. 3-16 beispielhaft dargestellt. Zeigt Abb. 3-13 wie Personalmotivation über den gesamten Prozess der Personalplanung erfolgt, werden in Abb. 3-16 die einzelnen Felder der Motive, der Motivierung und Motivation dargestellt.

Eine besondere Schwierigkeit in der Einschätzung der Personal- respektive Mitarbeitermotivation besteht darin, evidenzbasierte Aussagen zum Grad des individuellen Wollens und der Leistungsbereitschaft der Mitarbeiter zu treffen. Im pflegerischen Kontext wird diese (innere) Haltung für den Vorgesetzten, Kollegen, aber auch für Patienten am Verhalten und an Handlungen des Personals (beobachtbares Verhalten) erkennbar. Damit gewinnen Aussagen von Patienten – beispielsweise im Rahmen von Befragungen, von Beschwerdesystemen oder Vorschlagswesen – über die von ihnen wahrgenommene und bewertete Wirklichkeit im Krankenhaus besonders an Be-

Felder der Personalplanung	Motivation / Motivierung/ Motiv
Personalbedarfsplanung	▪ Motivation gerichtet auf Leitende MA ▪ Optimierung der Personalsituation als Motiv für Mitarbeiter (MA) zur Unterstützung
Personalrekrutierungsplanung	▪ Motivierung der Personalplaner ▪ Ermittlung der Motivation der MA ▪ Erfolg als Motiv für Personalplaner
Personaleinsatzplanung	▪ Motivierung der Personalplaner ▪ Erfolg als Motiv für Planer und MA
Personalfreisetzungsplanung	▪ Motivierung der Personalplaner ▪ Motivierung der MA zum Arbeitplatzwechsel ▪ Aufstiegschance als Motiv für MA
Personalentwicklungsplanung	▪ Motivierung der MA zur Weiterqualifizierung ▪ Bildungsangebote als Motiv ▪ Laufbahn-/ Karrierechancen als Motiv ▪ Höheres Entgelt als Motiv
Personalentgeltplanung	▪ Lohn als Motiv
Personalkostenplanung	▪ Motivierung der Personalplaner ▪ Erfolg als Motiv

Abb. 3-16: Einfluss der Motivation auf die Felder der Personalplanung

deutung. Patienten geben nicht nur Hinweise zu objektivierbaren Sachverhalten, sondern insbesondere auf die Art und die wahrgenommene Qualität der Interaktion zwischen ihnen und ihren Kontaktpersonen (vgl. Bleses, 2005).

Soziales Dürfen und Sollen sowie situatives Ermöglichen

Die schematische Darstellung zeigt zudem, dass Bedingungen wie Soziales Dürfen und Sollen und Situative Ermöglichung Einfluss auf das Verhalten des Menschen nehmen. Das unternehmensinterne und externe soziale (familiäre und gesellschaftliche) Umfeld der Mitarbeiter gibt – durch Normen und Werte geprägte – Rollenerwartungen für *soziales Dürfen* und *Sollen* vor (vgl. von Rosenstiel, 2003, S.55). Besonders bedeutend ist dies für Klinikpersonal in patientennahen Bereichen (Pflegende, Ärzte, Therapeuten, Mitarbeiter der Medizintechnik etc.). Zu erwähnen sind hier der Umgang mit Patientenverfügungen und Sterbehilfe in Kliniken.

Schließlich können äußere Umstände das Verhalten des Personals beeinflussen. Als Beispiel aus der klinischen Praxis sei hier die (quantitative) Personalbesetzung genannt. Mitarbeitende stoßen in Arbeitsbezügen durch die Summe und die Güte der Anforderungen an ihre Grenzen. Überbelegungen und Auslastungen sowie Unterbesetzungen der Stellen öffnen die Schere zwischen Leistbarem, Notwendigem und Verantwortbarem.

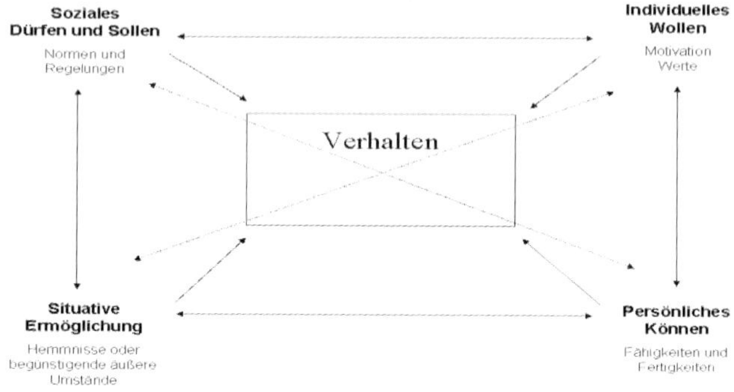

Abb. 3-17: Bedingungen des Verhaltens nach von Rosenstiel, 2003, S. 55.

Allzu oft führt die erfolglose Bemühung, Patienten bedürfnis- und bedarfsgerecht zu pflegen zu Motivationseinbrüchen.

3.3.7 Zusammenfassung

Mitarbeiter als Verbündeter

Unternehmerisches Handeln erfordert vorausschauende Planung. Dies trifft besonders für den Bereich zu, der in Unternehmen die wichtigste Ressource darstellt und in der Regel die höchsten Kosten verursacht: die Personalwirtschaft. So ist Personalplanung mit ihren Segmenten Personalbedarfs-, -rekrutierungs-, -einsatz-, -entgelt- und -entwicklungsplanung eines der zentralen Steuerungsinstrumente in einem Unternehmen. Ziel der Personalplanung ist die effiziente und effektive Besetzung der Personalstellen mit qualifiziertem und motiviertem Personal zur Erreichung der aktuellen und künftigen Unternehmensziele. Sie steht dabei immer im Spannungsfeld zwischen ökonomisch motivierter Reduktion der Personalkosten (z. B. durch Personalabbau insbesondere von qualifiziertem, „teurem" Personal) und Qualitätssicherung und Qualitätsmanagement. Neben der Bedarfserfassung und Rekrutierungsplanung ist Personalentwicklung von besonderer Bedeutung, richtet sie sich an bereits im Unternehmen vorhandenes Personal. Hier können kostengünstig betriebliche Potentiale erschlossen werden. Personalplanung dient über ihre operativen Ziele hinaus vor allem dazu, die richtigen Mitarbeiter als Verbündeten zu gewinnen und damit zum Unternehmenserfolg beizutragen.

Literaturempfehlungen

Berthel, J./Becker, F. G. (2003):
Personal-Management. Grundzüge für Konzeptionen betrieblicher Personalarbeit. Stuttgart. Schäffer-Poeschel.

Bleses, H: (1997):
Personalentwicklung im Krankenhaus. In: PflegeManagement, Heft 2/97, S. 21 – 25. Mönchaltorf, CH: H. Stettler (Hrsg.).

Becker, M. (2005):
Systematische Personalentwicklung. Planung, Steuerung und Kontrolle im Funktionszyklus. Stuttgart. Schäffer Poeschel.

Bröckermann, R. Müller-Vorbrüggen, M. (Hrsg.) (2006):
Handbuch der Personalentwicklung. Die Praxis der Personalbildung, Personalförderung und Arbeitstrukturierung. Stuttgart: Schäffer-Poeschel.

DKG (2006):
Bestandsaufnahme zur Krankenhausplanung und Investitionsfinanzierung in den Bundesländern. o. O., S. 8-50.

Eiff von, Wilfried (2003):
Teure Nachbesserungen, das „verborgene“ Krankenhaus, unterschätzte Risiken gefährden Patienten, in: Krankenhausumschau, 72. Jg. 2003, Heft 6, S. 478-481.

Glasl, F./Lievegoed, B. (1993):
Dynamische Unternehmensentwicklung: Wie Pionierbetriebe und Bürokratien zu schlanken Unternehmen werden. Haupt. Bern, Stuttgart, Wien. Verl. Freies Geistesleben. Stuttgart.

Haubrock, M./Schaer, W. (Hrsg.) (2002):
Betriebswirtschaft und Management im Krankenhaus. 3., vollständig überarbeitetet und erweiterte Auflage. Bern [u. a.]: Huber.

Holtbrügge, D. (2004):
Personalmanagement. Berlin [u. a.]: Springer

Jung , R. H (2003):
Diversity Management - Der Umgang mit Vielfalt als Managementaufgabe. In: Jung , R. H./Schäfer, H. M. (2003) Vielfalt gestalten - Management Diversity. Kulturvielfalt als Herausforderung für die Gesellschaft und Organisation in Europa. 3. völlig neu bearbeitete Auflage. Frankfurt a, Main, London: IKO Verlag.

Jung, Hans (2003):
Personalwirtschaft. 5., überarbeitete und erweiterte Auflage. München: Oldenbourg.

Jung, R. H./Bruck, J./Quarg, S. (2007):
Allgemeine Managementlehre, Lehrbuch für die angewandte Unternehmens- und Personalführung, 2. Aufl., Berlin, Erich Schmidt Verlag.

Jung, R.H./Brötz, S./Esser, S. (2007):
Soziale Unternehmen im Wandel. Ein Handbuch im Prozess der Positionierung von Integrationsunternehmen. Neuwied.

Kador, F./Pornschlegel, H./Kempe, H.-J./Kador, T. (2004):
Personalplanung. Grundlage eines systematischen Personalmanagements. Eschborn, RKW.

Liecijewski, K. D. (2004):
Headhunter als Schnittsstelle zwischen Unternehmensbedarf und Führungskräftenachwuchs: In: Maelicke, B. (Hrsg.) (2004): Personal als Erfolgsfaktor in der Sozialwirtschaft. Baden-Baden, Nomos. S. 56 – 61.

Mentzel, W. (2005):
Personalentwicklung. Erfolgreich motivieren, fördern und weiterbilden. 2., überarbeitete und erweiterte Auflage. München: Deutscher Taschenbuch Verlag.

Mudra, Peter (2004):
Personalentwicklung. Integrative Gestaltung betrieblicher Lern– und Veränderungsprozesse. München: Vahlen.
Oechsler, W. A. (2006):
Personal und Arbeit. Grundlagen des Human Ressource Management und der Arbeitgeber-Arbeitnehmern Beziehungen. 8. Auflage. München, Wien: Oldenbourg.
Platzköster, C. Rossbach, Ch. (2006):
Abschlussbericht Innovative Krankenhaus-Arbeitszeitmodelle für die Krankenhäuser des Landes Bremen. GEBERA.
Poser, M./Ortmann, M./Pilz, T. (2004):
Personalmarketing in der Pflege. Bern: Huber.
Ridder, H.G./Schirmer, F. (2000):
Personalbedarfsermittlung. In: Eichhorn, P./Seelos, H.-J./Graf Schulenburg, J. M. (2000): Krankenhausmanagement. München, Urban & Fischer.
Rationalisierungs-Kuratorium der Deutschen Wirtschaft – RKW (1996):
RKW- Handbuch der Personalplanung. 3. Auflage. Neuwied, Krifftel.
Schädler, J. (2007):
Qualitätsentwicklung in sozialen Diensten – Eine neo-institutionalistische Wirkungsanalyse. S. 247 – 258. In: Jung, R. H./ Brötz, S. / Esser, S. (2007): Soziale Unternehmen im Wandel. Ein Handbuch im Prozess der Positionierung von Integrationsprojekten.
Scherm, E./Süß, S. (2003):
Personalmanagement. München, Verlag Vahlen.
Simon, M. (2005):
Das Gesundheitssystem in Deutschland. Huber.

3.4 Qualitätsmanagement in Gesundheitseinrichtungen

Johannes Möller, Hamburg
Kai Heib, Cham, Schweiz

3.4.1 Einleitung*

Nutzen für den Leistungsempfänger

Einrichtungen der Gesundheitsversorgung verfolgen seit jeher das Anliegen, dem jeweiligen Leistungsempfänger, sei dies der Patient, der Angehörige, der Einweiser, der Anschlussheilbehandler oder ein anderer Klient, einen möglichst hohen Nutzen zu stiften. Sie wollen einen guten Genesungserfolg unter möglichst angenehmen Rahmenbedingungen und nach den anerkannten Grundsätzen der ärztlichen Wissenschaft, der Humanität und der Wirtschaftlichkeit ermöglichen. Damit ist das Anliegen des Qualitätsmanagements umrissen.

Schutzargumente

Am Beginn des Qualitätsmanagements in Gesundheitseinrichtungen standen Schutzargumente, denn zu Beginn des 20. Jahrhunderts waren Patienten vor unsachgemäßer Behandlung zu schützen.

> But how can members of the public be reassured that the hospital is as safe as it should be? One answer is, that the hospital should be able to demonstrate that it operates to agreed rules of behaviour, good quality practice which will minimize the risk attendant in running a large and extremely complex organisation (Scrivens, 1995, S. 10).

Gesetzesgrundlage

Solche Schutzargumente wurden durch die im Laufe der Zeit immer breiter angelegte Diskussion des Qualitätsmanagements in Gesundheitsorganisationen einverleibt. Insbesondere innovative Einrichtungen der Gesundheitsversorgung stellen sich neuerdings dem Qualitätswettbewerb. In der aktuellen Fassung des § 137 des fünften Sozialgesetzbuchs werden Qualitätsmanagement und Qualitätssicherung umfassend dargelegt.

Bezogen auf Gesundheitseinrichtungen bezeichnet Qualität den Übereinstimmungsgrad zwischen den Eigenschaften bzw. Merkmalen eines Gesundheitsdienstes mit allgemein akzeptierten Anforderungen auf der Basis gesicherten medizinischen Wissens sowie den Grad der Erreichung qualitativer und quantitativer Versorgungsziele.

* Dieser Beitrag ist Herrn Dr. Herwig Heinzl, langjähriger Chefarzt der Klinik für Anästhesiologie im Kantonalen Spital Grabs (Schweiz), gewidmet. Wichtige Vorarbeiten zu diesem Beitrag entstanden unter der Leitung von Dr. Herwig Heinzl in den Jahren 1997 bis 2007 gemeinsam mit Herrn Matthias Koch (Inselspital Bern).

Die Klassifizierung der Zielbereiche nach

Klassifizierung der Zielbereiche

- Strukturqualität, das sind die Rahmenbedingungen der Leistungserbringung (z. B. personelle Voraussetzungen nach Bestand und Qualifikation, apparative und räumliche Ausstattung, finanzielle und organisatorische Gegebenheiten), nach
- Prozessqualität, das sind sämtliche ärztliche, pflegerische, administrative und sonstige Tätigkeiten (z. B. Anamnese, Befunderhebung, Diagnosestellung, Behandlung, Medikation, Pflege, Management) und nach
- Ergebnisqualität, das sind die End- und Zielpunkte der Gesundheitsversorgung im eigentlichen Sinne (z. B. Heilung oder Linderung von Gesundheitsstörungen; Verbesserung der Befindlichkeit, der Verrichtung täglicher Aufgaben und der Zufriedenheit mit dem Behandlungsergebnis),

hat sich weitgehend durchgesetzt (Donabedian, 1988, S. 1743-1748). Die Suche nach dem empirisch und wissenschaftlich belegbaren Zusammenhang zwischen den Rahmenbedingungen von Gesundheitseinrichtungen (Strukturqualität), den Interventionen bzw. den Abläufen (Prozessqualität) und den Resultaten der Leistungserbringung (Ergebnisqualität) bleibt jedoch bislang erfolglos. Aus guten Strukturen und aus guten Abläufen ergeben sich nicht zwangsläufig gute Resultate.

Bewährte QM Methoden

Daraus leitet sich die Frage ab: „Welche Methoden des Qualitätsmanagements in Gesundheitseinrichtungen haben sich bewährt?" Konzentriert man die Beobachtung auf die Gesundheitssysteme der OECD Staaten, so schälen sich vier Methoden heraus. Sie werden im Folgenden vorgestellt (Abschnitt 2) und anschließend miteinander verglichen (Abschnitt 3). Empfehlungen zur Methodenauswahl (Abschnitt 4) und Schlussfolgerungen für die Durchführung des Qualitätsmanagements in Gesundheitseinrichtungen (Abschnitt 5) runden die Überlegungen ab.

3.4.2 Methoden des Qualitätsmanagements in Gesundheitseinrichtungen

Vier Methoden des Qualitätsmanagements in Gesundheitseinrichtungen haben sich europaweit durchgesetzt: die Auditierung, die Akkreditierung, die Zertifizierung und Exzellenz-Modelle.

Methodenvergleich

Methoden mit geringer Verbreitung wie externe Leistungsvergleiche operativ tätiger Fachabteilungen (z. B. Perinatal- und Neonatalerhebung, Qualitätssicherung in der Allgemeinchirurgie und in der Gynäkologie) und Vergleichstabellen zur Bewertung von Krankenhäusern (z. B. America`s Best Hospitals, US League Tables, ku

Benchmarking Club, f&w Kompaß, Stiftung Warentest, Focus-Liste) werden in diesem Beitrag ausgeklammert. Die externen Leistungsvergleiche konnten sich bis heute nicht flächendeckend durchsetzen und die Vergleichstabellen erfüllen in erster Linie Informationsbedürfnisse der Bevölkerung wobei sie die untersuchte Qualität häufig auf wenige Indikatoren reduzieren, z. B. Reputation der Klinik aus Sicht der Einweiser. Aus diesen Gründen können diese wenig verbreiteten Konzepte nicht in Konkurrenz zu den vier nachfolgend vorgestellten und anschließend diskutierten etablierten Methoden treten.

3.4.2.1 Auditierung

Die Auditierung wurde ursprünglich von Ärzten für Ärzte entwickelt.

> Audit is the process used by medical professionals to assess, evaluate and improve the care of patients in a systematic way in order to enhance their health and quality of life (Irvine et al., 1993:2).

Und obwohl das Qualitätsmanagement der Abläufe und Ergebnisse heute zunehmend auch nicht-kurative Bereiche von Gesundheitseinrichtungen einbezieht, liegen die Schwerpunkte von Auditierungen vor allem bei medizinischen Sachverhalten (Abb. 3-18):

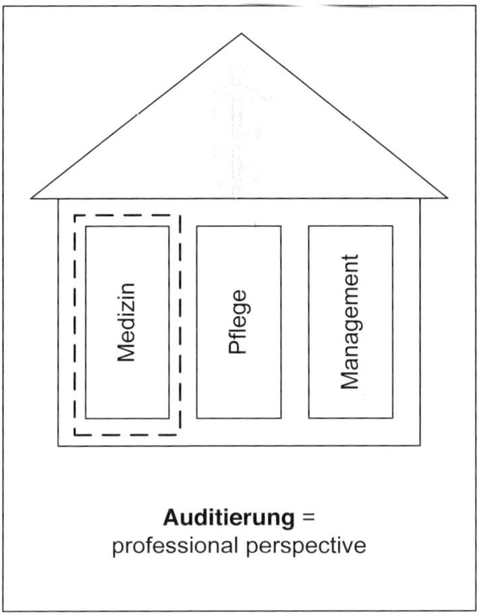

Abb. 3-18: Auditierung

> Audit is the systematic, critical analysis of the quality of medical care, inculding the procedures used for diagnosis and treatment, the use of resources, and the resulting outcome and quality of life for the patient (White Paper, 1999, S. 4).

Eine Auditierung (synonym: Visitation, Peer Review, Audit durch Peers) ist die von einem Team von ärztlichen Fachkollegen durchgeführte, standardisierte Untersuchung einer klinischen Abteilung, bei der die Umstände und Ergebnisse zum Zwecke der Qualitätsverbesserung untersucht und bewertet werden, unter denen die Behandlung von Patienten stattfindet.

Ablauf einer Auditierung

In der Vorbereitungsphase eines Audits füllt die zu bewertende Abteilung einen standardisierten Fragebogen aus. Darin werden u. a. Angaben zur Einrichtung, zur Fachabteilung, zur Leistungsentwicklung, zu den Qualitätssicherungsverfahren und zur Aufnahme, Diagnostik, Therapie, Pflege, Verlegung und Entlassung von Patienten gemacht. Der ausgefüllte Fragebogen wird an die Gutachter gesendet, welche ihn vor Beginn des eigentlichen Vor-Ort-Besuchs („Visitation") auswerten. Die Auditierung selbst dauert für gewöhnlich einen bis zwei Tage, an denen anhand von Bewertungsprotokollen Informationen gesammelt werden. Hierzu werden Dokumente ausgewertet (z. B. Krankenblattführung), medizinisch-pflegerische Versorgungsprozesse beobachtet (z. B. Anwendung von Behandlungsleitlinien und Richtlinien) und gezielte Interviews geführt (z. B. Fallbesprechungen, Einschätzung der Patientenzufriedenheit, Behandlungsergebnisse). Am Ende der Auditierung erfolgt ein qualifiziertes Feedback mit Vorschlägen für Verbesserungen. Abschließend erstellen die Gutachter einen Audit-Bericht für die besuchte Abteilung (Kastenholz et al., 2002, S. 215-222).

Anwendungserfahrungen

In Holland beispielsweise haben seit Mitte der 80er-Jahre rund 30 medizinische Fachgesellschaften eigene Audit-Programme mit fachspezifischen Qualitätsstandards entwickelt. Sie werden unter dem Begriff der „Visitatie" zusammengefasst. Die medizinischen Fachgesellschaften verfolgen das Ziel, durch Auditierungen die Behandlungsqualität zu verbessern und eine hohe Leistungsfähigkeit ihrer Mitglieder zu gewährleisten.

In Deutschland haben insbesondere Kardiologen und Pneumologen Erfahrungen mit Auditierungen gesammelt. Der Ansatz wurde in einem Pilotprojekt des Bundesministeriums für Gesundheit am Beispiel von 13 kommunalen Krankenhäusern in Hamburg, München und Bremen erprobt (Kastenholz et al., 2002, S. 215-222). Auch der Ansatz „Qualitätsmodell Krankenhaus", den das Wissenschaftliche Institut der Ortskrankenkassen (WIdO) zusammen mit zwei privaten Klinikketten entwickelt hat, enthält Elemente der Auditierung. Der Fokus des Modells liegt auf dem Vergleich der Qualität internistischer Diagnosen (z. B. Angina Pectoris, Pneumonie, Diabetes Mellitus).

Ergebnisdimensionen werden in verschiedenen „Ds“ aus ärztlicher Perspektive evaluiert: Death (Mortalität), Disability (Invalidität, auch Morbidität), Discomfort (Unbehagen, eingeschränkte Lebensqualität), DrugaBusse (Medikamentenmissbrauch, auch Nebenwirkungen), Dollars (Kosten) und Dissatisfaction (Unzufriedenheit).

Einordnung der Auditierung

Eine Auditierung ist kein Ersatz für den internen Erfahrungsaustausch (z. B. Tumorkonferenzen, Todesfallbesprechungen, mikrobiologische Konsiliardienste im Krankenhaus). Vielmehr dient die fachliche Beratung durch beruflich gleichgestellte Kollegen („peer professionals“) als Ergänzung, welche die Qualitätsentwicklung in der untersuchten Einrichtung anstoßen und beleben kann und auch soll.

3.4.2.2 Akkreditierung

Akkreditierung ist ein Verfahren zur Verbesserung der Qualität organisationsseitiger Tätigkeiten. In einem Krankenhaus sind das beispielsweise Diagnose, Therapie, Pflege und Management (Abb. 3-19).

Akkreditierung bezeichnet ein System externer Qualitätssicherung auf der Basis zuvor definierter, offengelegter Standards (Scrivens, 1995). Die Bewertung, in welcher Güte und in welchem Ausmaß vorgegebene Standards erfüllt werden, erfolgt durch eine unabhängige Körperschaft, die hierfür speziell geschulte Sachverständige einsetzt.

Die Akkreditierung hat ihren Ursprung in den USA, wo die Ameri-

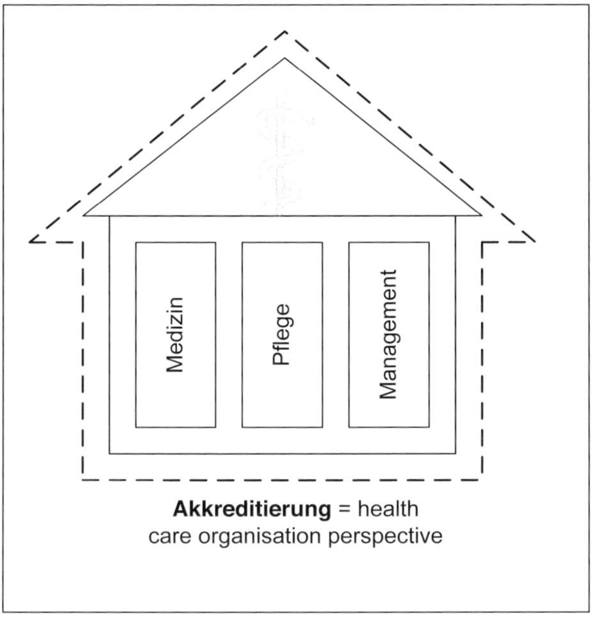

Abb. 3-19: Akkreditierung

kanische Gesellschaft der Chirurgen bereits im Jahr 1918 das Hospital Standardization Program eingeführt hat. Ursprüngliches Ziel war es, das medizinische Personal vor den schlimmsten Auswirkungen schlechter Arbeitsbedingungen und mangelhafter Organisation im Krankenhaus zu schützen.

Im Sinne heutiger Qualitätsüberlegungen rückte der Bostoner Chirurg Codman die Patienten vermehrt in den Mittelpunkt der Evaluation medizinischer Eingriffe. Er machte die Dokumentation der Konsequenzen chirurgischer Interventionen für den Patienten zur Voraussetzung für jene Form der Anerkennung, die man heute als "Akkreditierung“ bezeichnet. Mitte der 50er Jahre gewannen Akkreditierungssysteme zusätzliche Bedeutung, da sie sich im Spannungsfeld zwischen Ärzten, Krankenhäusern und Leistungsfinanzierern als neutrale, gleichermaßen kompetente Begutachtungsstellen positionierten. Nach den USA, Kanada (Abb. 3-20) und Australien etablierte sich das erste europäische Akkreditierungssystem 1980 in Spanien (Bohigas et al., 2000). Einen Überblick über aktuelle Akkreditierungsprogramme in Europa liefert Shaw.

Ursprung und Ablauf der Akkreditierung

Die Teilnahme an einem Akkreditierungsprogramm ist freiwillig. Eine Gesundheitseinrichtung, die eine Akkreditierung beantragt hat, erhält zunächst ein Informationspaket mit einer Aufforderung zur Selbstanalyse. Die Selbstanalyse dient als Grundlage für einen Vor-Ort-Besuch, im Zuge dessen die Sachverständigen – z. B. ein Arzt, eine Pflegekraft, ein Manager - beurteilen, inwiefern die Qualitätsstandards erfüllt werden. Hierbei orientieren sie sich an Beobachtungen, ausgewerteten Dokumenten und geführten Interviews (z. B. mit Patientenvertretern). Am Ende der Begehung führen die Sachverständigen ihre Eindrücke zu einer gemeinsamen Bewertung hinsichtlich der zuvor definierten Qualitätsstandards zusammen. Diese Einschätzung führt zu einem Akkreditierungsstatus, welcher darüber Auskunft gibt, wie gut und in welchem Umfang die akkreditierte Gesundheitseinrichtung diese Standards erfüllt.

Im Vergleich zur Auditierung und Zertifizierung ist der Gegens-

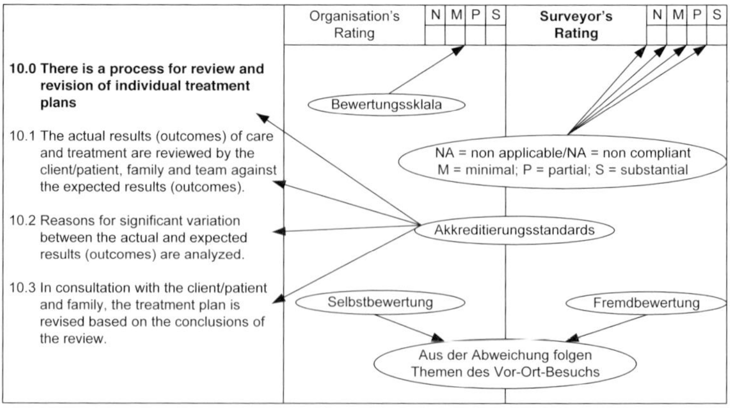

Abb. 3-20: Kanadische Akkreditierungsstandards

tandsbereich der Akkreditierung weiter gefasst. Auditierungen konzentrieren sich auf den medizinischen Bereich (Abb. 3-18), Zertifizierungen auf Systeme zur Qualitätssicherung (Abb. 3-21). Akkreditierungen umfassen dagegen die gesamte Gesundheitseinrichtung (Abb. 3-19) – aber eben nur diese in ihren organisatorischen Grenzen. Der übernächste Abschnitt wird zeigen, dass Exzellenz-Modelle hier noch einen Schritt weiter gehen. Sie beziehen auch das Umfeld der Gesundheitseinrichtung mit in die Überlegungen ein.

3.4.2.3 Zertifizierung

> Zertifizierung ist ein Verfahren, bei dem ein unparteiischer Dritter schriftlich bestätigt, dass ein Erzeugnis, ein Verfahren oder eine Dienstleistung vorgeschriebene Anforderungen (Standards) auf vorgeschriebene Art und Weise erfüllt (DIN, 1998, S. 3-15).

Zertifizierungen in Gesundheitsorganisationen konzentrieren sich hauptsächlich auf die Normenserie ISO 9000:2000, die ursprünglich zur Harmonisierung des internationalen Handels entwickelt wurde. Sie basiert auf dem so genannten „British Standard for Quality Management Systems", der nach dem zweiten Weltkrieg für den internationalen Wiederaufbau eingeführt wurde. ISO 9000:2000

Voraussetzung für die Zertifizierung einer Gesundheitsorganisation nach den Standards der Normenserie ISO 9000:2000 ist, dass das Unternehmen ein funktionierendes, normenkonformes System zur Qualitätssicherung eingeführt und dessen Funktionsweise in einem

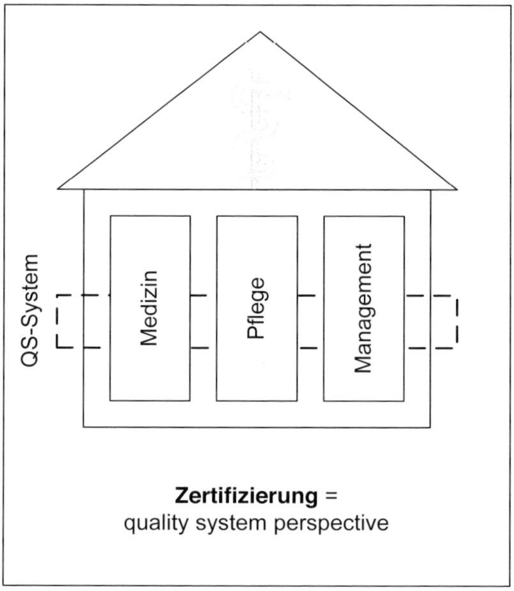

Abb. 3-21: Zertifizierung

Qualitätshandbuch dokumentiert hat. Im Zuge der Zertifizierung wird zunächst die Dokumentation des Qualitätssicherungssystems beurteilt (Abb. 3-21).

QS-Systeme

Dieses Qualitätssicherungssystem und die zugehörige Dokumentation sind nach den vorgegebenen Elementen der jeweiligen Zertifizierungsnorm (z. B. ISO 9000) aufgebaut (DIN, 1998, S. 127-145). Während der obligatorischen Ortsbegehung verifizieren so genannte ISO-Auditoren, inwiefern die realen Abläufe z. B. die Beratungen und Begutachtungen des MDK oder die Diagnose und Therapie im Gesundheitszentrum der zu Grunde liegenden Dokumentation entsprechen. Im Gegensatz zu Auditierungen, Akkreditierungen und Exzellenz-Modellen wird bei Zertifizierungen keine Einstufung der Angemessenheit und der Ergebnisqualität der Dienstleistungen vorgenommen. Zwar wird geprüft, ob ein steriler Verbandswechsel konform zu den schriftlich niedergelegten Rahmenbedingungen der Aseptik verläuft, nicht aber, ob beispielsweise eine Drainage dem Patienten mehr Nutzen gestiftet hätte.

Ablauf der Zertifizierung

> Applied to health care, the ISO model helps to strengthen the process orientation of a health care service but will not give any assurance about the appropriateness of the selection of treatments for patients or the health outcomes (Klazinga, 2000, S. 184).

Sofern die Beurteilung der ISO-Auditoren positiv ausfällt, wird das System zur Qualitätssicherung - nicht der Tätigkeitsinhalt der beurteilten Einrichtung - für die Dauer von drei Jahren zertifiziert. Listen mit zertifizierten Unternehmen werden regelmäßig veröffentlicht, darunter auch Aufstellungen mit Gesundheitseinrichtungen in Deutschland.

Anwendungsbeispiel

Deutschen Akutkrankenhäusern steht seit 2002 die Teilnahme an einem weiteren Zertifizierungsverfahren, dem so genannten KTQ, offen (Möller, 2001, S. 112-117). KTQ steht für „Kooperation für Transparenz und Qualität im Gesundheitswesen", welcher die Bundesärztekammer, die Deutsche Krankenhausgesellschaft und die Spitzenverbände der Gesetzlichen Krankenversicherungsträger in Assoziation mit weiteren Verbänden angehören. Zentrales Instrument ist ein Zertifizierungskatalog (DKG, 2006, S. 47-172), der sich an Versorgungsabläufen im Krankenhaus orientiert. Der Katalog unterstützt die Selbstanalyse des Krankenhauses, welches daraufhin erkennen kann, ob eine KTQ-Zertifizierung im ersten Anlauf erreicht werden kann oder ob zuvor Veränderungen notwendig sind. Am Ende des Verfahrens steht ein Bericht der Auditoren mit der Empfehlung, das KTQ-Zertifikat für zunächst drei Jahre zu erteilen, oder nicht.

Besondere Aufmerksamkeit verdient ein Zertifizierungskonzept, welches speziell für österreichische Gesundheitseinrichtungen entwickelt wurde. Es hat internationale Lernergebnisse im Umgang mit

Zertifizierungen in Gesundheitswesen ausgewertet und in die eigenen Überlegungen systematisch einbezogen.

3.4.2.4 Exzellenz-Modelle

Im täglichen Sprachgebrauch bezeichnet „Exzellenz" Vortrefflichkeit oder Erhabenheit. Im Zusammenhang mit dem Qualitätsmanagement in Gesundheitseinrichtungen meint „Exzellenz" überragende Praktiken in der Führung von Organisationen, die dadurch zu Spitzenleistungen geführt werden.

Ziel ihrer Anwendung ist es, Organisationen auf den Pfad der kontinuierlichen Verbesserung im Sinne des Exzellenz-Gedankens zu führen. Hierfür stützen sie sich auf Qualitätsstandards, die aus erfahrungswissenschaftlich fundierten Studien und Grundkonzepten hervorgegangen sind (Singhal et al., 2000, S. 1537-1540). Zu solchen Konzepten gehört u. a. die Orientierung an den Kunden, Mitarbeitern, Partnern, Wettbewerbern und gesellschaftlichen Interessengruppen (Abb. 3-22).

Die Wirksamkeit von Exzellenz-Modellen wurde in empirischer Forschung mehrfach belegt (Singhal et al., 2000, S. 1537-1540). Ein weiterer Grund zur Anwendung sind angesehene Leistungswettbewerbe,

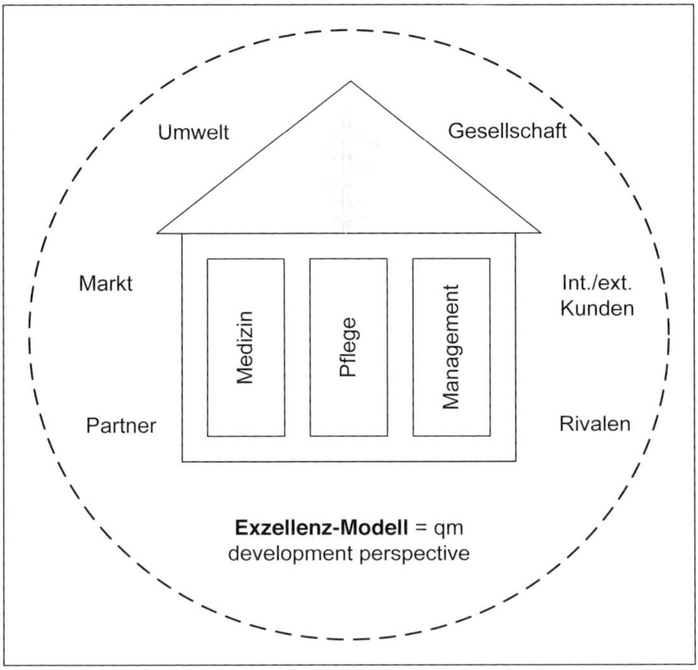

Abb. 3-22: Exzellenz-Modelle

denen eigene Exzellenz-Modelle zu Grunde liegen, wie beispielsweise der Europäische Qualitätspreis (European Excellence Award) mit nationalen Entsprechungen in nahezu allen EU-Mitgliedsstaaten sowie der American Malcolm Baldrige National Quality Award, der Japanese Quality Award, der South African Quality Award und der Australian Quality Award.

Internationaler Vergleich

Die Anwendung von Exzellenz-Modellen legt einen Vergleich mit den besten der Welt nahe, wenngleich ein „Weltmodell für Exzellenz" bislang nicht existiert. Da jedoch einige Gemeinsamkeiten zwischen den genannten Konzepten bestehen, sind bedingte Vergleichsmöglichkeiten gegeben:

- Alle Exzellenz-Modelle beurteilen die Qualität der jeweiligen Organisation mehrmals im Zeitablauf. Aus dem Vergleich der erzielten Ergebnisse zu mehreren Zeitpunkten kann auf den kontinuierlichen Verbesserungsprozess geschlossen werden.
- Alle Exzellenz-Modelle weisen Bewertungsskalen auf, die von Gutachtern in einem Konsensusprozess angewandt werden.
- Alle Exzellenz-Modelle betonen die Bedeutung der Selbstanalyse als Quelle für Wissen und Verbesserungsideen.
- Ein Kreislauf des Lernens, der sich im systematischen Zusammenspiel von Befähiger-Kriterien und Ergebnis-Kriterien ausdrückt, ist in die Exzellenz-Modelle eingebaut.
- Alle Exzellenz-Modelle sind wettbewerblich ausgerichtet.
- Alle Exzellenz-Modelle werden in regelmäßigen Abständen überarbeitet und verbessert.

In Deutschland basieren u. a. der Ludwig Erhard Preis, der Deutsche Preis für Qualität im Gesundheitswesen und der Niedersächsische Qualitätspreis für Krankenhäuser auf Exzellenz-Modellen.

Anwendung eines Exzellenz-Modells

Gesundheitseinrichtungen, die Exzellenz-Modelle anwenden, können diese zunächst zur Selbstanalyse verwenden. Sie können sich, wenn bestimmte Voraussetzungen erfüllt sind, anschließend durch speziell geschulte Gutachter nach Exzellenz-Kriterien evaluieren lassen. Die Gutachter nehmen dabei zunächst eine eigene, unabhängige Beurteilung der Einrichtung vor, welche sie im Zuge der Vor-Ort-Begehung mit abschließender Konsensfindung zu einer Gesamtsichtweise integrieren („Fremdbewertung"). Dabei überprüfen sie die Übereinstimmung zwischen den schriftlichen Auskünften der Organisation und dem tatsächlichen Unternehmensmanagement. Der Abschlussbericht der Gutachter gibt Hinweise über die Stärken und Verbesserungsbereiche der betroffenen Einrichtung. Sie bilden die Ansatzpunkte das praktische Qualitätsmanagement in Gesundheitseinrichtungen. Prioritäten für zukünftige Aktivitäten können ebenfalls empfohlen werden. Der Gesamteindruck der Gutachter spiegelt sich in Punktwerten je Kriterium wieder, die in immer höheren Stufen aggregiert werden.

3.4.2.5 Fazit

Vier bewährte QM-Methoden

Im Hinblick auf die eingangs hergeleitete Fragestellung „Welche Methoden des Qualitätsmanagements in Gesundheitseinrichtungen haben sich bewährt?" sind vier Methoden anzuführen: Auditierung, Akkreditierung, Zertifizierung und Exzellenz-Modelle (Shaw, 2000, S. 169-175; Swertz et al., 1998, S. 4-6). Alle vier Methoden sind international gebräuchlich und für alle vier Methoden gibt es Anwendungserfahrungen im deutschen Gesundheitswesen (Selbmann, 2000, S. 626-630). Ihre Verbreitung und Akzeptanz hängen von ihren typischen Eigenschaften ab, beispielsweise von den Standards, die sie verwenden, von den Anwendern und Gutachtern, die sie einsetzen und überprüfen sowie von den Ergebnissen, die sie hervorbringen. Diese Eigenschaften werden im nächsten Abschnitt näher betrachtet.

3.4.3 Vergleich von Methoden des Qualitätsmanagements in Gesundheitseinrichtungen

Nach der einführenden Übersicht des vorherigen Abschnitts geht es jetzt darum, wesentliche Eigenschaften der vier übergeordneten Methoden miteinander zu vergleichen. Drei Eigenschaften sind hierbei von besonderem Interesse (Bohigas et al., 2000, S. 231-238; Shaw, 2000, S. 169-175;): Art und Inhalt der Standards, Qualifikation und Zusammensetzung der Anwender und Gutachter sowie Herleitung und Aussagekraft der Anwendungsergebnisse.

3.4.3.1 Standards

Bestandsaufnahme von Standards

Um die Vielzahl bestehender Standards für das Qualitätsmanagement in Gesundheitseinrichtungen zu erfassen und um eine gewisse Übersichtlichkeit herzustellen, wurde die Weltausstellung des Jahres 2000 (EXPO 2000) für eine Bestandsaufnahme von Standards in Gesundheitseinrichtungen genutzt. Dabei wurden zahlreiche Qualitätsstandards inventarisiert und in einen Zusammenhang gestellt (Möller et al., 2001, S. 32-36). In diesem Zusammenhang wurden die genutzten und vielfach bewährten Bedeutungsanalysen von Standards aufgegriffen und verfeinert. Als Ergebnis erscheint die differenzierte Einteilung in methodische und inhaltliche Standards sinnvoll (vgl. Abb. 3-23).

Minimal- und Optimalstandards

Die methodische Einteilung unterscheidet Minimalstandards von Optimalstandards (Möller et al., 2001b, S. 32-36). Minimalstandards sind

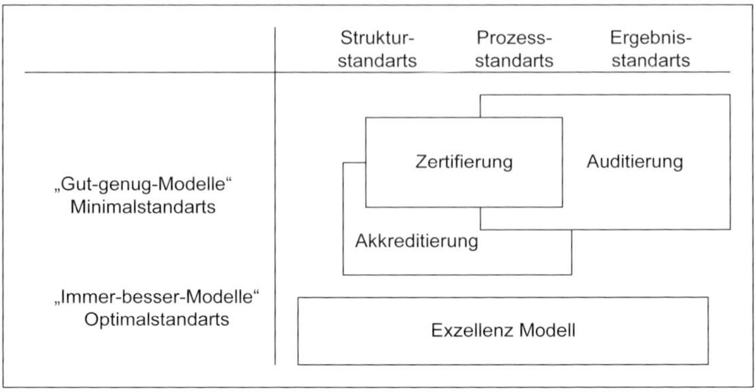

Abb. 3-23: Einteilung von Standards

festgelegte Mindestgrößen (z. B. Rate nosokomialer Infektionen unter 4 %), die erreicht werden müssen. Sie markieren das Niveau, dessen Unterschreiten nicht akzeptabel wäre. Das Erfüllen von Minimalstandards erlaubt es den Anwendern, ihre Fähigkeit zur Erbringung gleichbleibender (Mindest-)Qualität nachzuweisen. Minimalstandards werden daher in so genannten "Gut-Genug-Modellen“ angewandt. Diese Modelle haben den Charakter eines Leitfadens oder Führerscheins. Sie überprüfen das Vorhandensein der Grundvoraussetzungen für eine Mindestqualität, jedoch nur eingeschränkt die dabei erzielten Ergebnisse als solche: Verläuft der Verbandswechsel unter sterilen Bedingungen? Ob ein Jucken, Fiebern oder eine Rötung resultiert (Ergebnisqualität), wird ebenso wenig geprüft, wie die Tatsache, ob eine Drainage für den Patienten sinnvoller gewesen wäre.

Optimalstandards sollen Gesundheitseinrichtungen aus dem Zustand von Minimalanforderungen (z. B. Patientenzufriedenheit von mindestens 60 Indexpunkten) in den Bereich von Spitzenleistungen entwickeln (z. B. Index der Patientenzufriedenheit nimmt pro Quartal um mindestens drei Indexpunkte zu). Ihr Erfüllen ermöglicht es den Anwendern, Fähigkeiten zur kontinuierlichen Verbesserung der Qualität nachzuweisen. Optimalstandards werden in so genannten "Immer-Besser-Modellen“ angewandt. Sie messen, ob und in welchem Umfang diese Ziele erreicht wurden, d. h., ob und wie gut immer höher gelegte Messlatten überquert wurden.

Struktur-, Prozess- und Ergebnisstandards

Als eine mögliche inhaltliche Ordnung hat sich die oben bereits eingeführte, auf Donabedian (1988, S. 1743-1748) zurück gehende Trias der Struktur-, Prozess- und Ergebnisstandards bewährt (Möller et al, 2001, S. 32-36). Strukturstandards dienen der Evaluation von Rahmenbedingungen, unter denen Gesundheitseinrichtungen operieren, z. B. Führungsstrukturen, Personalausstattung, Qualifikation der Mitarbeiter, Umfang und Ausstattung von Labor-, Praxis- oder Klinikeinrichtung, Erreichbarkeit der Einrichtung sowie deren Informationsmöglichkeiten. Sie beantworteten die Frage „Womit wird Qualität erzielt?“. Prozessstandards beurteilten die Abläufe, z. B. Anamnese- und Untersuchungstechnik, Indikationsstellung bei Ein- und Überweisungen, Abläufe in der Ambulanz, Gesprächsführung. Sie beantworteten die Frage „Wie wird Qualität erzielt?“. Ergebnisstandards bewerteten die erzielten Resultate, etwa Patientenzufriedenheit, Mitarbeiterzufriedenheit, Besserung oder Heilung von Erkrankungen, Rate nosokomialer Infektionen, Rezidivraten nach Operationen der Leistenhernie, Thrombose- und Dekubitushäufigkeiten sowie Morbidität und Mortalität. Sie beantworteten die Frage „Welche Qualität wird erzielt?“.

Abgrenzung

In der Zusammenführung der hier getroffenen methodischen und inhaltlichen Unterscheidung von Standards (Abb. 3-23) heißt das: Minimalstandards bewerten vor allem, inwiefern eine Organisation in der Lage ist, Qualität zu produzieren ("Gut-Genug-Modell“), während Optimalstandards die Struktur-, Prozess- und Ergebnisqualität als solche entwickeln ("Immer-Besser-Modell“). Die oben unterschiedenen Methoden des Qualitätsmanagements in Gesundheitseinrichtungen gründen ihre Einschätzungen ebenfalls auf Standards (Möller et al., 2001, S. 32-36; Shaw, 2000, S. 169-175). Diese werden in mehrstufigen Abstimmungsprozessen entwickelt (Bohigas, 2000, S. 231-238; Klazinga, 2000, S. 183-189), wobei sich unterschiedliche Schwerpunkte herauskristallisieren (vgl. Abb. 3-23).

Auditierung

Die Standards von Auditierungen beziehen viele Bereiche von Gesundheitseinrichtungen, teilweise auch von Gesundheitssystemen ein (White Paper 1999:3-11). Sie werden jedoch in erster Linie durch die Belange medizinischer Fachgesellschaften geprägt. Hier handelt es sich um Minimalstandards, die vor allem auf die Prozess- und Ergebniskomponenten ausgerichtet sind.

Akkreditierer

Standards der Akkreditierer, also etwa die Joint Commission on Accreditation of Health Care Organizations oder das Canadian Council on Health Services Accreditation (Abb. 3-20), definieren die von ihnen geforderten Leistungsniveaus in Orientierung am Klinikgeschehen. Dabei wird die gesamte Einrichtung dem Qualitätsmanagement unterzogen. Akkreditierungen evaluieren ebenfalls die Konformität mit Minimalanforderungen, dieses jedoch vorwiegend in den Bereichen der klinischen Strukturen und Abläufe und eher ansatzweise bei den Ergebnissen.

Zertifizierungen

Zertifizierungen erfolgen anhand von Minimalstandards, deren Systematik aus dem Prozessgeschehen in Qualitätssicherungssystemen abgeleitet wurde. Strukturstandards und Ergebnisstandards bilden hier die Ausnahme.

Exzellenz-Modelle

Exzellenz-Modelle verwenden Optimalstandards, um Gesundheitsorganisationen schrittweise an leistungsfähige Strukturen, Prozesse und Ergebnisse heranzuführen. Bei einigen Exzellenz-Modellen sind die Standards in drei Ebenen gegliedert:

Ebene		Beispiel
Ebene 1	Kriterium	Die Organisation gestaltet und verbessert ihre Abläufe um die Kunden zufrieden zu stellen.
Ebene 2	Teilkriterium	Die Anforderungen der Kunden werden systematisch analysiert und Maßnahmen zur Verbesserung der Abläufe werden geplant und durchgeführt.
Ebene 3	Ansatzpunkt 1	Während der Aufnahme werden die Bedürfnisse von Patienten nach Informationen, angemessener Betreuung und Ausstattung berücksichtigt.
	Ansatzpunkt 2	Die Aufnahme des Patienten erfolgt koordiniert.
	Ansatzpunkt 3	Für jeden Patienten wird der Behandlungs- und Betreuungsprozess festgelegt unter Benennung der Behandlungsziele.
	Ansatzpunkt 4	Die Behandlung des Patienten erfolgt in Zusammenarbeit mit allen Beteiligten der Patientenversorgung.
	Ansatzpunkt 5	Bisherige Patienteninformationen werden soweit wie möglich genutzt und zwischen dem betreuenden Personal ausgetauscht.
	Ansatzpunkt 6	Patientenwünsche und Patientenbeschwerden werden systematisch durch entsprechende Verfahren erfasst, analysiert und zur Qualitätsverbesserung genutzt.

Abb. 3-24: Beispiel für drei Ebenen von Standards des Qualitätsmanagements bei Exzellenz-Modellen (modifiziert nach DKG, 2006, S. 89-113)

Kriterien (Ebene 1), Teilkriterien (Ebene 2) und Ansatzpunkte (Ebene 3). Die ersten beiden Ebenen, also die Kriterien und die Teilkriterien, sind fest vorgegeben, d. h., das Qualitätsmanagement jeder Einrichtung wird entlang derselben Kriterien und Teilkriterien durchgeführt. Dieses geschieht, um Vergleiche zwischen verschiedenen Einrichtungen zu ermöglichen. Zur Konkretisierung der Teilkriterien (Ebene 2) kann jede Gesundheitseinrichtung eigene Ansatzpunkte (Ebene 3) definieren, mit denen sie die Teilkriterien erfüllt. Dadurch soll neben einem vergleichbaren (Ebenen 1 und 2) auch ein maßgeschneidertes (Ebene 3) Qualitätsmanagement entstehen (vgl. Abb. 3-24).

3.4.3.2 Anwender und Gutachter

Gutachter sind Health Professionals

Alle vier Methoden richten klare Anforderungen an ihre Anwender und Gutachter. Bei Auditierungen kommen so genannte „Visitoren" zum Einsatz. Dies sind Health Professionals, die in beruflich gleichgestellter Funktion in solchen Bereichen des Gesundheitswesens tätig sind, die sie dann auch beurteilen. Aufgrund des Prinzips "Kollegen beurteilen Kollegen“ kann die Anwender- bzw. Gutachterfunktion bei Auditierungen auch temporär, also nicht notwendigerweise hauptberuflich, wahrgenommen werden. Dies ist gerade bei Ärzten mit abgeschlossener Weiterbildung häufiger der Fall. Im Vergleich zu den anderen Evaluationsmethoden wird Auditierungen "the professional perspective“ (Klazinga, 2000, S. 184) zugesprochen (Abb. 3-18).

Gutachter sind Sachverständige

Akkreditierungen setzen so genannte „Sachverständige“ (englisch: surveyor) ein. Diese haben eine umfangreiche Berufserfahrung im Gesundheitswesen und einige Zusatzqualifikationen (z. B. akademische Grade) vorzuweisen. Da sie langjährige Erfahrungen in der Umsetzung von Qualitätsmanagement und dessen Bewertung in Gesundheitseinrichtungen gesammelt haben, und sich daher nicht auf die individuelle oder auf die Stations- bzw. Abteilungsebene beschränken, wird ihnen die ganzheitliche "health care organisation perspective“ (Klazinga, 2000, S. 183) zugeschrieben (vgl. Abb. 3-19).

Gutachter sind QM-Methodiker

Zertifizierungen setzen so genannte „Auditoren“ ein. Sie besitzen hohe Methodenkompetenz aber nicht notwendigerweise Branchenkenntnisse, denn sie setzen bei der Güte des Qualitätssicherungssystems, nicht die Güte der Gesundheitseinrichtung im engeren Sinne an. Auditoren vertreten daher die "quality systems perspective“ (Klazinga, 2000, S. 184, vgl. auch Abb. 3-21).

Gutachter sind Manager

Bei Exzellenz-Modellen gelangen so genannte „Assessoren“ zum Einsatz. Das sind berufserfahrene Experten mit nachgewiesener Erfahrung im Management und in der Qualitätsentwicklung, welche die "quality management development perspective“ (Klazinga 2000:186) repräsentieren (vgl. Abb. 3-22).

Die Dauer der Ausbildung, welche ein Gutachter absolvieren muss, variiert zwischen einem Tag mit anschließendem Probeaudit und einer 20-tägigen Grundausbildung mit vier Probeaudits. Alle Methoden gewährleisten die regelmäßige Weiterbildung ihrer Anwender und Gutachter.

3.4.3.3 Anwendungsergebnisse

Anwendungsergebnis einer Auditierung ist die Anerkennung der Gesundheitseinrichtung durch die jeweilige Fachgesellschaft oder Behörde, deren Qualitätsstandards sie nachgewiesenermaßen erfüllt hat (Kastenholz et al., 2002, S. 215-222). Im englischen Sprachraum gibt es auch Beispiele, bei denen ganze Teile des Gesundheitssystems auditiert werden (White Paper, 1999). Ausmaß und Güte, mit der die vorgegebenen Leistungsniveaus erreicht werden, nehmen Einfluss auf den Zeitraum. Meistens sind dies ein bis vier Jahre, für den die Anerkennung des Qualitätsmanagements gewährt wird. Eine solche Anerkennung beruht auf der Einschätzung von Anwendern und Gutach-

Verbesserte ärztliche Tätigkeit

tern, welche in vielen Fällen Ärzte mit abgeschlossener Weiterbildung sind. Die im so genannten "peer review-Verfahren“ entstehenden Stärken und Schwächen des Qualitätsmanagements werden durch die auditierende Fachgesellschaft schriftlich festgehalten.

Verbesserte klinische Leistung

Das Anwendungsergebnis einer Akkreditierung wird in Form einer formalen Anerkennung für gute klinische Arbeit ausgedrückt. Je höher die Anerkennung ausfällt, d. h. je besser der Akkreditierungsstatus ist, desto länger ist die Anerkennung des Qualitätsmanagements gültig. Die Joint Commission on Accreditation of Health Care Organizations kennt sieben verschiedene Einstufungen, die von „Akkreditiert mit besonderem Lob“ (5 Jahre gültig) bis „Nicht Akkreditiert“ reichen. Das Konzept des Canadian Council on Health Services Accreditation enthält eine vierstufige Skala mit den Endpunkten „Akkreditiert“ (4 Jahre gültig) und „Nicht Akkreditiert“ (Scrivens, 1995, S. 9-27). Die kleinste Stufe der Anerkennung ist in beiden Fällen die bedingte Akkreditierung ("conditional accreditation“) und ist unter Auflagen der Nachbesserung ein Jahr lang gültig.

Stufen der Anerkennung

Zum Anwendungsergebnis bei der Akkreditierung gehört auch die Beurteilung, in welchem Umfang die Evaluationsstandards erfüllt werden (Donahue et al., 2000, S. 243-246). Das kanadische Akkreditierungssystem sieht deskriptive Beurteilungen vor: "substantial compliance“, "partial compliance“, "minimal compliance“ oder "non-compliance“ (vgl. Abb. 3-20), während das amerikanische Verfahren numerische Abstufungen von 1 bis 5 ermöglicht (Bohigas, 2000, S. 231-238). Beide Qualitätsmanagementsysteme unterscheiden zudem zwischen Kernstandards, die in jedem Falle erfüllt werden müssen, und fakultativen Standards, bei denen es ausreicht, unter gewissen Umständen (z. B. Nachbesserung innerhalb von drei Monaten) auch nur teilweise erfüllt zu werden (Selbmann, 2000, S. 626-630).

Verbesserte Konformität

Das Anwendungsergebnis einer Zertifizierung fällt nicht so detailliert aus, wie bei einer Auditierung oder Akkreditierung. Bei einer Zertifizierung beurteilen so genannte „Auditoren“, ob das Qualitätssicherungssystem einer Gesundheitsorganisation die vorab festgelegten Standards erreicht, und somit ein Zertifikat erteilt wird, oder nicht. Am Ende einer Zertifizierung steht eine „ja-nein-Entscheidung“ und ein Bericht, in dem eventuelle Abweichungen vom Standard festgehalten werden. Eine graduelle Systematik, die im Sinne eines mathematischen Bewertungssystems die Konformitätsprüfung unterstützt, oder zumindest qualitative Unterschiede beurteilt (z. B. „voll erfüllt“, „weitgehend erfüllt“, „teilweise erfüllt“, „nicht erfüllt“) wird nicht angewandt (Klazinga, 2000, S. 183-187). Die Gültigkeitsdauer eines Zertifikats beträgt im Regelfall drei Jahre. Der Gültigkeitsbereich eines Zertifikats ist genau definiert; er beschränkt sich auf das Qualitätssicherungssystem. Die Aussage: „Die Gesundheitseinrichtung ist zertifiziert“ ist falsch. Korrekt wäre: „Das

Qualitätssicherungssystem der Gesundheitseinrichtung wurde erfolgreich zertifiziert".

Verbesserte Kompetenz

Das Anwendungsergebnis von Exzellenz-Modellen besteht aus einem Gesamtpunktwert zwischen 0 und 1.000 sowie einer Einzelbeurteilung für jeden Standard bzw. Teilstandard. Beides wird durch einen Katalog von Stärken und Verbesserungsbereichen untermauert. Die Punktwerte und der Katalog mit den Stärken und Verbesserungsbereichen werden in einem vierstufigen Qualitätsmanagementprozess hergeleitet. Dabei wird zunächst geprüft, ob die Organisation die Ergebnisse (1) festgelegt hat, die sie erzielen möchte. Dann wird untersucht, ob Vorgehensweisen (2) für die Umsetzung geplant und entwickelt wurden und ob diese auch tatsächlich umgesetzt (3) wurden. Anschließend wird beurteilt, ob die gesamte Umsetzung regelmäßig einer internen Bewertung und Überprüfung (4) unterzogen wird und welche Erkenntnisse dabei gesammelt und realisiert wurden.

Akkreditierungsprogramme und Exzellenz-Modelle gelangen durch ihre differenzierten Einschätzungen von Art und Umfang, in dem vorgegebene Standards erfüllt werden, zu qualitätsbezogenen Erkenntnissen, die untereinander verglichen werden können. Für Zertifizierungen und Auditierungen wurden solche Studien noch nicht vorgelegt (Pietsch-Breitfeld et al., 2002, S. 240-248; Selbmann, 2000, S. 626-630). Abb. 3-25 fasst die Ergebnisse des Methodenvergleichs zusammen.

Damit sind wichtige Eigenschaften der vier Methoden des Qualitätsmanagements in Gesundheitseinrichtungen hinlänglich beschrieben und miteinander verglichen.

Methode \ Kriterium	Strukturqualität	Prozessqualität	Ergebnisqualität	Gut-genug-Ansatz	Immer-besser-Ansatz	Management-Ansatz	Medizinspezifisch	Gütesiegel
Auditierung		+	+	+			+	
Akkreditierung	+	+		+			+	+
Zertifizierung	+	+		+				+
Exzellenz-Modell	+	+	+		+	+		+

Abb. 3-25: Vergleich von vier Methoden des Qualitätsmanagements in Gesundheitseinrichtungen

3.4.4 Empfehlungen zur Methodenauswahl für das Qualitätsmanagement in Gesundheitseinrichtungen

Gesundheitseinrichtungen haben sich an Maßnahmen des Qualitätsmanagements zu beteiligen. Hinsichtlich der Auswahl eines geeigneten Verfahrens macht der Gesetzgeber keine Vorschriften. Daher erscheint die Orientierung an den Zielen, welche mit der Einführung eines Qualitätsmanagements verbunden sind, sowie an den Alleinstellungsmerkmalen der vier beschriebenen Methoden besonders sinnvoll.

Auditierungen repräsentieren „the professional perspective". Ihr Hauptvorteil liegt in der direkten Beratung der Fachkollegen. Im Gegensatz zu einer Akkreditierung, die ebenfalls medizinspezifisch ausgestaltet ist, hat die Auditierung jedoch Stichprobencharakter und sie erhebt nicht den Anspruch, eine Abteilung oder gar eine komplette Einrichtung in ihrer gesamten Komplexität und Strukturqualität zu erfassen. Deswegen liegt hier auch kein Management-Ansatz vor. Eine Auditierung betrachtet insbesondere die Prozess- und Ergebnisqualität. Abschlussberichte wurden in ungünstigen Fällen als berufsständische „Urteile" verstanden und weniger als Gedankenanstöße für Verbesserungen.

Auditierungen wurden in einem Pilotprojekt des Bundesministeriums für Gesundheit am Beispiel von 13 kommunalen Krankenhäusern in Hamburg, München und Bremen erprobt. Auch der Ansatz „Qualitätsmodell Krankenhaus (QMK)", den das Wissenschaftliche Institut der Ortskrankenkassen zusammen mit zwei privaten Klinikketten entwickelt hat, behandelt Elemente der Auditierung.

Kollegialer Ansatz der Auditierung

Gesundheitseinrichtungen, welche die Leistungsfähigkeit ihres Qualitätsmanagements über die Vortrefflichkeit ihrer Health Professionals angehen wollen bzw. definieren, entscheiden sich für die Auditierung. Aufgrund ihrer Spezialisierung und medizinischen Beurteilungstiefe ergänzen Auditierungen die anderen Methoden des Qualitätsmanagements. Sie stehen in keinem Konkurrenzverhältnis zueinander.

Akkreditierungen repräsentieren „the health care organization perspective". Ihr Hauptvorteil ist ihre Herkunft in der Medizin, wo sie langjährige Erfahrungen mit dem Qualitätsmanagement in Gesundheitseinrichtungen gesammelt haben. Deswegen erfreuen sie sich einer hohen Akzeptanz auch bei Verfechtern der Evidence Based Medicine. Im Gegensatz zu Visitationen werden sie nicht auf Stationsebene sondern auf Organisationsebene angewendet. Dort betrachten sie insbesondere die Struktur- und Prozessqualität. Ergebnisqualität und Managementaspekte werden weitgehend ausgeklammert. Obwohl Akkreditierer häufig als gemeinnützig anerkannt werden, sind Akkreditierungen vergleichsweise kostspielig. Nach außen zeugt ein temporär gültiges Gütesiegel von einer erfolgreichen Akkreditierung. Verschiedene Akkreditierungsprogramme, etwa der US-Ansatz der Joint Commission on Accreditation of Health Care Organizations, werden auch in Deutschland seit einigen Jahren angewendet.

Organisatorischer Ansatz der Akkreditierung

Einrichtungen, welche die Stärke ihres Qualitätsmanagements aus der gesundheitsspezifischen Organisationsleistung schöpfen und hohen Wert auf das -gleichwohl kostenintensive- internationale Ansehen des Verfahrens legen, entscheiden sich für die Akkreditierung.

Zertifizierungen repräsentieren „the quality system perspective". Ihr Hauptvorteil ist der systematische Aufbau eines Systems zur Qualitätssicherung. Dieses System ist häufig statisch aufgebaut und es ist unklar, wie sich eine Einrichtung in der Zukunft motiviert, wenn sie erst einmal das ISO-Zertifikat erhalten hat. Befürworter betonen die internationale Gültigkeit des ISO-Zertifikats und dessen Anwendbarkeit auch auf Organisationsteileinheiten (z. B. Labor, Radiologie, Endoskopie, Zentralsterilisation, Apotheke). Ablehnende Stimmen verweisen auf den Industrieursprung des Verfahrens, dem dennoch die Ergebnisorientierung fehlt. Diese Kritik wurde bei der Überarbeitung einiger Normenserien berücksichtigt und ist aus heutiger Sicht zu relativieren.

Adaptierungen der ISO-Standards für Gesundheitseinrichtungen werden in Australien, England, Holland, Skandinavien und in der Schweiz angewendet. Nicht zufällig sind dies Länder, in denen Gesundheitsanbieter in Konkurrenz zueinander stehen. Auch Zertifizierer verleihen ein temporär gültiges Gütesiegel als Anerkennung für die Einrichtung und für deren Außenwirkung. Mit besonderer Aufmerksamkeit ist ein speziell für österreichische Gesundheitseinrichtungen entwickeltes Zertifizierungsmodell im Auge zu behalten, welches die international diskutierten Stärken und Schwächen von Zertifizierungen im Gesundheitswesen in die eigene Konzeption einbezieht.

QM Systeme als Ansatzpunkt für Gesundheitseinrichtungen, welche ihre Leistungsfähigkeit über die Stärke des Qualitätsmanagementsystems definieren, und sich dabei auf die Bereiche der indirekten Patientenversorgung konzentrieren, entscheiden sich für die Zertifizierung.

Managementansatz der Exzellenz-Modelle

Exzellenz-Modelle repräsentieren „the quality management development perspective". Streng genommen handelt es sich hierbei um Führungs- bzw. Management-Modelle, denn ihre Ausrichtung (z. B. Fragen zum Leitbild, zur Strategie sowie zur Marktentwicklung) geht weit über den Qualitätsgedanken hinaus. Exzellenz-Modelle sind als einzige der vier Methoden visualisiert, d. h. sie haben einen hohen optischen Wiedererkennungseffekt. Mit ihren klar definierten Kriteriengruppen schaffen sie Ordnung in der fast unübersichtlichen Vielzahl möglicher Qualitätsindikatoren zur Messung von Qualität.

Ihre Popularität ist u. a. in ihrer dynamischen Grundausrichtung begründet, welche in Einklang mit der Philosophie vieler Einrichtungen der Gesundheitsversorgung steht. Indem sie sich weder von der Ärzteschaft noch von Politikern, Kassenvertretern oder anderen Interessengruppen einnehmen lassen, spiegeln Exzellenz-Modelle die Neutralität ihrer Konstrukteure (z. B. DGQ, EFQM, MBNQA) wider. Da Exzellenz-Modelle branchenunspezifisch sind, erreichen sie den Detaillierungsgrad, um alle relevanten Bereiche des Gesundheitswesens abzudecken, gewöhnlich nicht auf Anhieb. Hier brauchen sie Nachbesserungen, die jedoch inzwischen vorliegen. Als einziges Verfahren berücksichtigen sie Struktur-, Prozess- und Ergebniskomponenten. Für verschiedene Stufen der Exzellenz liegen inzwischen maßgeschneiderte Formen der Anerkennung vor (EFQM, 2000, S. 18-19).

Gesundheitseinrichtungen, welche ihre Leistungsfähigkeit über die Güte des Führungssystems und über ihre Politik und Strategie definieren, und diese Leistungsfähigkeit mit Kennziffern der Ergebnisqualität belegen wollen, entscheiden sich für Exzellenz-Modelle. Unter den Exzellenz-Modellen besitzt der Ansatz der European Foundation for Quality Management besondere Relevanz für Gesundheitsorganisationen (Pietsch-Breitfeld et al., 2002, S. 240-248; Nabitz et al., 2000a, S. 191-201; Shaw, 2000, S. 169-175).

Eine Entwicklung ist mit Spannung zu beobachten. Seit geraumer Zeit bewegen sich die vier Methoden aufeinander zu (Blumenstock et al., 2005, S. 170-177; Möller et al., 2005, S. 71-75). Ob es zur Entwicklung eines „Superstandards" für das Qualitätsmanagement in Gesundheitseinrichtungen kommt, bleibt abzuwarten.

3.4.5 Schlussfolgerungen für die Anwendung des Qualitätsmanagements in Gesundheitseinrichtungen

Jede Gesundheitseinrichtung ist einzigartig. Deswegen sollte auch jede Einrichtung die Methoden des Qualitätsmanagements auswählen, welche ihre qualitätsverbundenen Ziele am besten erfüllen.

Die Anwendung dieser Methoden ist nicht trivial. Sie kann Einrichtungen, die am Anfang des Qualitätsmanagements stehen, überfordern. Überforderung kann durch eine detaillierte Vorbereitung und Planung vermieden werden. Dabei sollte sichergestellt werden, dass die Geschäftsführung und das Managementteam gut mit den Mechanismen der ausgewählten Methode umgehen können. Das verhindert auch eine zu hohe Erwartungshaltung der Mitarbeiter an die neue Methode.

Überforderung vermeiden

Motivation als Erfolgsfaktor

Die Erfolgschancen des Qualitätsmanagements können durch die Bereitschaft beeinträchtigt werden, mit der sich Organisationsteileinheiten das neue Vorgehen zu Eigen machen und mit der sich Mitarbeiter freiwillig für die Mitwirkung melden. Diese Bereitschaft kann durch Transparenz der Ziele, Informationen über den Arbeitsaufwand und Offenlegung der Konsequenzen des Verfahrens verbessert werden. Im Zuge des Qualitätsmanagements können im Idealfall folgende Fragen beantwortet werden:

- Wo liegen die Stärken der Einrichtung, die man erhalten sollte?
- Wo liegen die Stärken, die man weiterentwickeln und mehr nutzen sollte?
- Welche Verbesserungspotenziale müssen nicht weiter verfolgt werden?
- Welche Verbesserungspotenziale müssen vordringlich behandelt werden?
- Wie werden die Fortschritte bei den Verbesserungen kontrolliert?

Machbarkeit im Auge behalten

Gesundheitseinrichtungen verfügen in der Regel allerdings nicht über die Ressourcen, um alle Verbesserungsmöglichkeiten gleichzeitig anzugehen. Ein solcher Versuch wäre unrealistisch. Deshalb ist es ein entscheidender Schritt, die „wenigen wichtigen“ Verbesserungsmöglichkeiten in einer Prioritätenbildung zu bestimmen. Falls das gelingt, werden Verbesserungen gerade in den Bereichen durchgeführt, in denen sie am dringendsten benötigt werden. Das motiviert die Mitarbeiter und fördert die Teamarbeit.

Das Qualitätsmanagement bietet dem Managementteam zuweilen die Möglichkeit, einen Teil der Arbeit zu delegieren und zumindest in der Anfangsphase nahezu unbeteiligt zu bleiben. Das kann sich langfristig als Bedrohung für den Erfolg der Organisationsentwicklung herausstellen. Ein weiteres Hindernis für den Erfolg des Vorhabens entsteht, wenn das Qualitätsmanagement als Übung für „kreatives Schreiben“ missverstanden wird. Dann werden die wirklich wichtigen Belange umgangen.

Starten ist wichtig

Gesundheitseinrichtungen sind gut beraten, wenn sie bald mit dem Aufbau bzw. Ausbau des eigenen Qualitätsmanagements beginnen. In Abhängigkeit von der jeweiligen Zielsetzung kann dabei die eine oder die andere der vorgestellten Methoden -oder eine Kombination daraus- besonders hilfreich sein. Einen Grund, das ideale Konzept abzuwarten, gibt es nicht, denn es gibt keinen Goldstandard des Qualitätsmanagements in Gesundheitseinrichtungen.

Literatur

Blumenstock G, Streuf R, Selbmann HK (2005).
Die Entwicklung des Qualitätsmanagements in deutschen Krankenhäusern zwischen 1998 und 2004. Gesundheitsökonomie und Qualitätsmanagement 10:170-177.

Bohigas L, Heaton C (2000).
Methods for external evaluation of health care institutions. International Journal for Quality in Health Care 3:231-238.

Deutsche Krankenhausgesellschaft (2006).
KTQ-Manual inklusive KTQ-Katalog, Version 5.1. Deutsche Krankenhaus Verlagsgesellschaft, Düsseldorf.

DIN - Deutsches Institut for Normung e.V. (1998).
Qualitätssicherung und angewandte Statistik: Qualitätssicherungssysteme, DIN Taschenbuch 226, Beuth Verlag, Köln.

Donabedian A (1988).
The quality of care: how can it be assessed? Journal of the American Medical Association 260:1743-1748.

Donahue KT, van Ostenberg P (2000).
Joint Commission International accreditation: relationship to four models of evaluation. International Journal for Quality in Health Care 3:243-246.

EFQM - European Foundation for Quality Management (2000).
New Recognition Programmes broaden impact of European Excellence. European Excellence Network 1:18-19.

Irvine D, Irvine S (1993).
Making sense of audit. The business side of general practice. 6th edition. Radcliffe Medical Press, Oxford.

Kastenholz H, Both B (2002).
Qualitätssicherung in der medizinischen Versorgung aus Sicht des Bundesministeriums für Gesundheit. Bundesgesundheitsblatt: Gesundheitsforschung, Gesundheitsschutz 45:215-222.

Klazinga N (2000).
Re-engineering trust: the adaption and adoption of four models for external quality assurance of health care services. International Journal for Quality in Health Care 3:183-189.

Möller J, Heib K, Heinzl H (2005).
Evaluation von Gesundheitsorganisationen: Methoden und Fallstudie. Verlag IATROS, Nierstein (ISBN 3-937439-83-8).

Möller J (2001).
Qualitätsmanagement im Krankenhaus durch Bewertung und Zertifizierung. Gesundheitsökonomie & Qualitätsmanagement 6:112-117.

Möller J, Seghezzi HD (2001).
The Relevance of Quality Standards in Health Care. The Official Journal of the European Organisation for Quality 3:32-36.

Nabitz U, Klazinga N, Walburg J (2000).
The EFQM excellence model: European and Dutch experiences with the EFQM approach in health care. International Journal for Quality in Health Care 3:191-201.

Pietsch-Breitfeld B, Heizmann G, Selbmann HK (2002).
Umfassendes Qualitätsmanagement in Klinikverbünden. Bericht aus dem Demonstrationsprojekt „Qualitätsmanagement im Krankenhaus“. Bundesgesundheitsblatt: Gesundheitsforschung, Gesundheitsschutz 45:240-248.

Scrivens E (1995).
Accreditation. Protecting the Professional or the Consumer? Open University Press, Buckingham.

Selbmann HK (2000).
DIN ISO, EFQM, KTQ und andere Verfahren zur Qualitätsbewertung – eine Übersicht. Das Krankenhaus 8:626-630.

Shaw CD (2000).
External quality mechanisms for health care: summary of the EXPERT project. International Journal for Quality in Health Care 3:169-175.

Singhal V, Hendricks K, Schnauber H (2000).
Mit Geduld zum Erfolg. US-Studie untersucht wirtschaftliche Entwicklung TQM-geführter Unternehmen. QZ 12:1537-1540.

Swertz P, Möller J, Butthof W, Viethen G (1998).
Akkreditierung und Zertifizierung von Krankenhäusern im Ausland. Schriftenreihe des Bundesministeriums für Gesundheit, Band 108, Verlag Nomos, Baden-Baden.

White Paper from the Secretaries of State for Health, Wales, Northern Ireland, Scotland, and England (1999).
Working for Patients. Buckingham University Press, London.

4 Finanzwirtschaftliche Prozesse in Unternehmen im Gesundheitswesen

Wolfgang Greiner, Bielefeld

Eine ausreichende Liquidität und Rentabilität sind für jedes Unternehmen von langfristig existentieller Bedeutung. Deshalb haben finanzwirtschaftliche Fragestellungen seit Beginn betriebswirtschaftlicher Forschung einen hohen Stellenwert. Sie basieren auf den praktischen Techniken der Buchführung, deren Wurzeln bereits mehrere Jahrhunderte zurück reichen.

Im folgenden Kapitel sollen die Hauptbereiche der Finanzwirtschaft, Kalkulation und Preisfindung, Investition und Finanzierung, Kosten- und Leistungsrechnung sowie Jahresabschluss und Besteuerung, in ihrer Bedeutung für die Gesundheitsbetriebslehre dargestellt werden. Es wird sich dabei zeigen, dass die grundlegenden finanzwirtschaftlichen Prinzipien auch in Unternehmen der Gesundheitswirtschaft gelten, dass es aber aufgrund des regulatorischen Rahmens eine Reihe von Besonderheiten zu beachten gibt. So ist die Preisfindung beispielsweise im Bereich ambulanter Behandlungen durch feste Gebührenordnungen und bilaterale Monopole von Angebots- und Nachfrageseite stark reglementiert. Die Investitionstätigkeit von Krankenhäusern wird erheblich von der Bereitschaft der Länder beeinflusst, sich weiterhin an der so genannten dualen Finanzierung zu beteiligen, also staatliche Investitionszuschüsse zu gewähren. Dieses besondere Finanzierungsverfahren bedingt auch besondere Bilanzierungsregeln mit eigener Kontenstruktur. Und auch die Kosten- und Leistungsrechnung im Gesundheitswesen folgt speziellen Fragestellungen, so ist z. B. bei der Kostenträgerrechnung zu klären, ob als Kostenträger der einzelne Patient, der einzelne Fall oder der einzelne Pflegetag zu definieren ist.

Die folgenden Abschnitte werden also zunächst einen kurzen Überblick über den allgemeinen Stand der betriebswirtschaftlichen Finanzwirtschaft geben, um auf diese Weise Leser sowohl mit wie ohne entsprechendem Vorwissen in die Thematik einzuführen, um dann einige spezielle Fragestellungen aus dem Bereich des Gesundheitswesens zu vertiefen.

4.1 Preissystem

Wolfgang Greiner, Bielefeld,
Helge Knut Schumacher, Bielefeld,
Karsten Honsel, Hannover,
Dirk Sandmann, Hannover

4.1.1 Einleitung

Was ist ein Preis?

Aus volkswirtschaftlicher Sicht definiert sich der Preis als Austauschverhältnis von Gütern, welches nicht unbedingt in Geldeinheiten ausgedrückt werden muss. Betriebswirtschaftlich ist die Definition des Preises in der Regel enger, denn hier wird der Begriff insbesondere für den monetären Betrag verwendet, den ein Unternehmen für seine Waren und Dienstleistungen fordert. Aus Marketingsicht steht der Preis für den ökonomischen Wert, den der Käufer mindestens diesen Waren und Dienstleistungen aus individueller Sicht zubilligt. Aus Sicht des Unternehmens bzw. des Produzenten hat der Preis zudem die Funktion, die eigenen angebotenen Güter in bestimmter Weise auf dem Markt zu positionieren. So könnten höhere Preise ein Signal für bessere Qualität sein. Ökonomisch ist der Begriff des Preises weit zu definieren, d. h. er umfasst auch Begriffe wie Gebühren, Löhne, Prämien, Honorierungspauschalen, Studienbeiträge und Krankenkassenbeitragssätze.

Die Preise für Güter und Dienstleistungen des Gesundheitswesens werden in Deutschland nur relativ selten durch das „freie Zusammenspiel“ von Angebot und Nachfrage nach den Prinzipien der klassischen Preistheorie gebildet. In den meisten Fällen greift der Staat in die Preisbildung ein: Entweder er legt die Preise durch staatliche Regulierungsmaßnahmen (Gesetze, Verordnungen etc.) unmittelbar fest (administrierte Preise; siehe Abschnitt 4.1.2.), oder er greift mittelbar in die Preisbildung ein, indem er die Spielregeln reguliert, nach denen Anbieter und Nachfrager die Preisverhandlungen führen. Im zuletzt genannten Fall ergeben sich regulierte Verhandlungspreise (siehe Abschnitt 4.1.3.), von denen sich der Gesetzgeber erwartet, dass sie dessen gesundheitspolitischen Zielsetzungen eher entsprechen als wenn die Preisverhandlungen „frei“, d. h. ohne staatliche Spielregeln, verlaufen würden.

Staatliche Interventionen

Als ökonomischer Grund für die Notwendigkeit staatlicher Interventionen bei der Preisfindung im Gesundheitswesen wird häufig die Dreiteilung der Nachfrage und die Existenz von Informations-Asymmetrien genannt: Der Arzt legt die Nachfrage fest, die Krankenversicherung bezahlt, der Patient konsumiert. Bei einer Vollversicherung ohne Selbstbeteiligung, Zuzahlungsregelungen etc. hat der Versicherte keinen Anreiz, die medizinischen Leistungen sparsam nachzufragen. Durch diese Dreiteilung der Nachfrage verläuft die Nachfragefunktion des Patienten unabhängig vom Preis der medizinischen Leistung, weil dieser von der Krankenversicherung zu zahlen ist. Unter diesen Bedingungen kann es zum Moral-Hazard-Verhalten des Patienten kommen: Weil er weiß, dass die Krankenversicherung die Kosten tragen wird, verhält er sich rational (wenn auch möglicherweise moralisch verwerflich), wenn er seine Versicherung „ausbeutet" und nicht nur medizinisch notwendige und wirtschaftlich vertretbare Leistungen, sondern das maximal medizinisch Mögliche nachfragt – was er nicht tun würde, wenn er die Kosten ganz oder teilweise selbst tragen müsste. Preise, die die Knappheit medizinischer Güter und Dienstleistungen abbilden, können angesichts dieser Struktur nicht wirken.

Moral Hazard

Auch auf der Anbieterseite wäre ohne staatliche Regulierung ein Moral-Hazard-Verhalten denkbar: Der Leistungsanbieter (der niedergelassene Arzt oder der Krankenhausarzt) könnte Preis und Menge der von ihm erbrachten Leistungen zu Lasten der Krankenversicherung fast beliebig beeinflussen, indem er den Patienten zur vermehrten Inanspruchnahme von medizinischen Leistungen veranlasst (angebotsinduzierte Nachfrage). Der Arzt verfügt zumeist allein über das Wissen und damit auch die Fähigkeit zu entscheiden, welche diagnostischen und therapeutischen Maßnahmen notwendig sind, um die Gesundheit des Patienten wiederherzustellen. Der Patient besitzt in der Regel nicht das erforderliche medizinische Fachwissen, um die Entscheidungen des Arztes beurteilen zu können; zudem ist er aufgrund seiner Krankheit nur eingeschränkt oder überhaupt nicht in der Lage, seine Konsumentensouveränität gegenüber dem Leistungsanbieter wahrzunehmen. Auch die Krankenversicherung wäre ohne staatliche Regulierung – z. B. Ermöglichung von Prüfungen durch den Medizinischen Dienst der Krankenversicherung (MDK) etc. – nicht in der Lage zu überprüfen, ob der Patient die Leistung wirklich gebraucht hat, ob es kostengünstigere Alternativen (z. B. ambulante Operation statt stationären Aufenthalt) gegeben hätte und ob die Leistung korrekt verschlüsselt und abgerechnet wurde. Die asymmetrische Informationsverteilung in der Dreiecksbeziehung Arzt, Patient, Krankenversicherung, aber auch die persönliche Abhängigkeit des Patienten vom Arzt führt zu einem gravierenden Machtungleichgewicht zwischen den drei Akteuren, das mit den Annahmen der klassischen Preistheorie nicht vereinbar ist und freie Preisverhandlungen ohne staatliche Spielregeln ausschließt.

Im Gesundheitswesen hat die Preispolitik als marketingpolitisches Instrument im Vergleich zu anderen Wirtschaftssektoren somit eine eher untergeordnete Rolle, da weite Bereiche durch Verhandlungen oder staatliche Festsetzung fixiert sind und somit für den einzelnen

Anbieter keine Differenzierungsmöglichkeiten beim Preis bestehen. Dies kennzeichnet weitgehend auch heute noch die Situation, allerdings ergeben sich durch eine stärkere wettbewerbliche Orientierung einzelner Bereiche im Zuge der letzten Gesundheitsreformen neue preispolitische Möglichkeiten (Almarsdottir/Traulsen, 2005, S. 145). So sind einzelvertragliche Preisgestaltungen im Rahmen integrierter Versorgung für ärztliche Leistungen, für Krankenhausleistungen und Arzneimittel möglich. Zudem machen Krankenkassen zunehmend von der Möglichkeit Gebrauch, im Rahmen von Ausschreibungsverfahren den Bezug bestimmter Generikawirkstoffe für ihre Versicherten zu einem im Vergleich zum Listenpreis günstigeren Niveau zu beziehen. An diesem Beispiel werden auch die wettbewerbspolitischen Grenzen einer liberaleren Preispolitik deutlich, da die Marktstrukturen im Gesundheitswesen nicht selten von marktbeherrschenden Positionen einzelner Anbieter geprägt sind und das Kartellrecht, wenn überhaupt, nur sehr eingeschränkt zur Geltung kommt.

Dominant sind daher, wie beispielsweise bei Budgetverhandlungen im Krankenhaus oder bei der Neujustierung von Honorartarifen im ambulanten Bereich (z. B. dem einheitlichen Bewertungsmaßstab), Verhandlungspreise, wobei die Spielregeln für die entsprechenden Verhandlungen durch staatliche Vorgaben administriert sind. Insbesondere im Arzneimittelbereich sind darüber hinaus bestimmte Formen rein staatlich administrierter Preisregularien anzutreffen, wobei häufig zwar der Preis vom Hersteller festgelegt werden kann, die Erstattung aber nur zu einem festgelegten Höchstbetrag erfolgt, so dass der Hersteller faktisch gezwungen ist, diesen Betrag als obere Grenze seines preispolitischen Spielraums zu akzeptieren. Im folgenden Kapitel sollen daher alle drei möglichen Formen der Preissetzung (Marktpreise, Verhandlungspreise, administrierte Preise) einzeln vorgestellt und mit einem praktischen Beispiel erläutert werden. Da die rechtlichen Grundlagen in den einzelnen Bereichen teilweise sehr komplex sind, soll im Rahmen dieses Lehrbuchs in diesen Fällen auf die einschlägige weiterführende Literatur verwiesen werden.

4.1.2 Marktpreise

Vollkommene Märkte

Die klassische Preistheorie geht aus von vollkommenen Märkten

- mit vollständiger Markttransparenz,
- mit Homogenität der Güter ohne sachliche, räumliche, zeitliche oder persönliche Präferenzen der Kunden,
- ohne relevante Marktmacht einzelner Anbieter und Nachfrager,
- mit unbegrenzter Mobilität und Teilbarkeit der Produktionsfaktoren und -güter (freier Marktzu- und Marktaustritt),

- ohne externe Effekte und zeitliche Friktionen.

Marktform

Solche Märkte stellen eine vereinfachende Annahme dar und kommen in der Wirklichkeit nicht vor (Skouras/Avlonitis/Indounas, 2006, S. 363). Im Gegenteil ist es so, dass die Anbieter bestrebt sind, Märkte so unvollkommen wie möglich zu machen und sich somit tunlichst dem Preiswettbewerb zu entziehen (Rowley, 1997, S. 181). Ein Beispiel dafür ist die Bildung von Marken, die darauf abzielen, durch eine höhere Kundenbindung einen höheren Preissetzungsspielraum zu erlangen. Dies kann auch aus Sicht des Konsumenten sehr vorteilhaft sein, da in der Regel keine vollständige Markttransparenz vorliegt und es deshalb rational für den Konsumenten sein kann, seine Konsumentscheidungen maßgeblich auf das Vertrauen in den Anbieter (also die Marke) zu gründen, um hohe Informations- und andere Transaktionskosten zu vermeiden. „Die praktische Preispolitik fragt folgerichtig nach der optimalen Gestaltung des Absatzpreises auf unvollkommenen Märkten.“ (Wöhe/Böhring, 2002, S. 526).

Monopol

In diesem Zusammenhang spielt auch die *Marktform* eine nicht zu unterschätzende Rolle: Im Monopol (ein Anbieter und viele Nachfrager) sind nur die Reaktionen der Kunden, nicht aber der Konkurrenten zu berücksichtigen. Der Umsatz hängt in diesem Fall somit einzig von der Preiselastizität der Nachfrage ab, also von der Bereitschaft der Konsumenten, das betreffende Gut durch ein anderes zu substituieren (Bassington/Pettitt, 2005, S. 218 f.). Wenn beispielsweise ein regionales Angebotsmonopol besteht, bestimmt sich die Nachfrage u. a. nach der Mobilität der Nachfrager, also der Bereitschaft, auch längere Wege und damit zusätzliche Kosten aufzuwenden, um einen anderen Anbieter aufzusuchen. Dies könnte beispielsweise auf dem Markt für ambulante fachärztliche Leistungen (z. B. Pulmologie) von Bedeutung sein: Wenn die Patienten bereit sind, aufgrund der Schwere der Erkrankungen auch längere Wege auf sich zu nehmen, würde eine regionale Monopolstellung einer einzelnen Praxis weniger ins Gewicht fallen.

Oligopol

Bei einem *Oligopol* (wenige Anbieter, viele Nachfrager) muss zur Bestimmung des gewinnmaximalen Absatzpreises neben der Reaktion der Kunden auch das Verhalten der Konkurrenten einbezogen werden, z. B. wie diese auf eigene Preissenkungen reagieren würden. Der Konkurrent könnte beispielsweise

- nicht reagieren und einen Marktanteilsverlust hinnehmen,
- er könnte den Preis im gleichen Maße senken und damit die Absatzmengenrelationen wie im Ausgangszeitpunkt beibehalten,
- er könnte die Preisänderung zum Anlass nehmen, den eigenen Preis noch stärker zu senken, was bis zu einer ruinösen Konkurrenz führen kann und

- er könnte schließlich ein Übereinkommen anstreben, damit die Preissenkung zurückgenommen oder zumindest keine weiteren Preissenkungen vorgenommen werden.

Solche Preisabsprachen verstoßen zwar in der Regel gegen wettbewerbsrechtliche Vorschriften, soweit es sich jedoch um stillschweigende Übereinkommen handelt (Nieschlag/Dichtl/Hörschgen, 2002, S. 301) oder aber um eine sogar gesetzlich sanktionierte Form des Korporatismus (wie z. B. bei den kassenärztlichen Vereinigungen in ihren Verhandlungen mit den Krankenkassen), sind solche Verhaltensweisen in der Praxis aber durchaus anzutreffen. Dass es auch im Gesundheitswesen zu einer starken Preis-Konkurrenz kommen kann, zeigen die Abschlüsse von Rabattverträgen nach § 130a Abs. 8 SGB V, die in weiten Bereichen zu großen Preisabschlägen bei Generika geführt haben. Die Regelungen haben auch zu Innovationen in der Risikotragung im Rahmen der Preispolitik bei Arzneimitteln geführt, z. B. zu Arzneimittelpauschalen, die zwischen Arztnetzen, Krankenkassen und pharmazeutischen Unternehmen weitgehend unabhängig vom Verbrauch vereinbart werden können (Eble, 2006, S. 8 ff.).

Polypol

Im Polypol (viele Anbieter und viele Nachfrager) ist die Wahrscheinlichkeit für eine wettbewerbsorientierte Preisfindung am höchsten, denn hier besteht auf beiden Marktseiten die geringste Marktmacht, zusätzliche Renditen abzuschöpfen. Wie schon beschrieben, haben die Anbieter in dieser Situation den höchsten Anreiz, mit anderen marketingpolitischen Maßnahmen eine Differenzierung z. B. über den Service oder das Image ihres Unternehmens anzustreben. Auf diese Weise wird die Homogenitätsbedingung des vollkommenen Marktes durchbrochen und selbst ein faktisch homogenes Gut

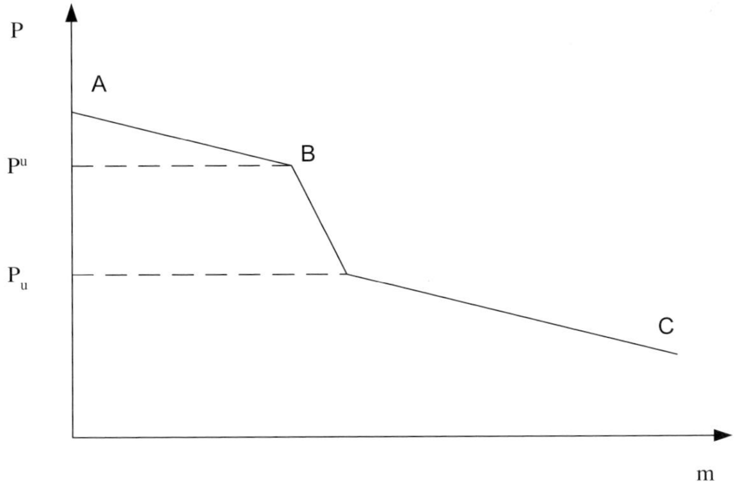

Abb. 4-1: Preisabsatzfunktion bei unvollkommener (polypolistischer) Konkurrenz (nach Wöhe G., Böring,U., 2002, S. 543).

(wie beispielsweise eine Impfung) wird durch Werbung oder eine entsprechende Produktpräsentation (z. B. durch eine spezielle Impfsprechstunde oder redaktionelle Beiträge zum Thema in der lokalen Presse) als heterogenes Gut präsentiert. Gerade im Gesundheitswesen kommt in diesem Zusammenhang flankierend auch der Distributionspolitik eine hohe Bedeutung zu, da der Kunde (bzw. der Patient) das Gut kaum selbst beurteilen kann, die Art der Präsentation (z. B. das freundliche Auftreten des Personals) aber sehr wohl (Greiner, 2005, S. 171). Die Preisabsatzfunktion bei unvollkommener, polypolistischer Konkurrenz ist in Abb. 4-1 dargestellt.

4.1.2.1 Preissetzungsverfahren

Kostenorientierung

Bei der Preisfindung wird generell zwischen kosten- und marktorientierten Preisbestimmungen unterschieden (Diller, 2000, S. 216ff). Die kostenorientierten Verfahren basieren auf der traditionellen Kostenträgerrechnung und nehmen in der Regel einen prozentualen Gewinnzuschlag auf die Selbstkosten des Produzenten vor. Dazu müssen vorab die nicht direkt zurechenbaren Gemeinkosten per Zuschlags-, Divisions- oder Äquivalenzziffernkalkulation zugerechnet werden. Um die Zurechnung möglichst verursachungsgerecht durchführen zu können, erfolgt dies häufig auch kostenstellenübergreifend im Rahmen einer Prozesskostenrechnung. Vorteile kostenorientierter Verfahren sind vor allem ihr relativ simpler Aufbau mit vergleichsweise geringem zusätzlichem Informationsaufwand. Zudem gilt diese Art der Preisfindung als moralisch besonders legitimiert, da in weiten Kreisen der Bevölkerung nur ein als angemessen angesehener Aufschlag auf die Kosten als „gerechter" Preis empfunden wird.

Allerdings kann die reine Anwendung von kostenorientierten Preissetzungen zu weitreichenden Fehlentscheidungen führen, da die Nachfrage letztlich nicht von den Produktionskosten, sondern von dem damit verbundenen Nutzen und dem Budget des Käufers abhängt. Zudem ist dem Kunden in der Regel der Herstellungspreis eines Produktes gar nicht bekannt. Somit bleiben den Unternehmen die Chancen einer aktiven Preispolitik mit Preisdifferenzierung und Mischkalkulation verschlossen, wenn die Preisstellung ausschließlich an den Kosten orientiert wird. So könnte auch ein Preis unter Selbstkosten (sogar unter den variablen Kosten) sinnvoll sein, wenn dadurch trotzdem insgesamt der Gewinn des Unternehmens (z. B. bei Verbunderlösen) steigt. Der Nutzen könnte auch in Form von ergebnisorientierten Vergütungen (z. B. nach Mortalitäts-, Komplikations- oder Infektionsraten) in der Preisfindung abgebildet sein. Die Preissetzung entfernt sich damit immer mehr von einem rein kostenorientierten Ansatz (Neubauer/Zelle, 2000, S. 556).

Im Gesundheitswesen ist ein typisches Anwendungsfeld für einen kostenorientierten Ansatz die Festlegung von Relativgewichten in

Gebührenordnungen wie dem Einheitlichen Bewertungsmaßstab (EBM) im ambulanten und dem DRG-Katalog im stationären Bereich (siehe Abschnitt 4.1.3.2). Dazu wird in der Regel eine Stichprobe von Kostenstrukturdaten einzelner Anbieter gezogen, in die ein als angemessen erachteter Unternehmerlohn eingerechnet ist. So führt beispielsweise das Zentralinstitut für die kassenärztliche Versorgung der Bundesrepublik Deutschland regelmäßig Erhebungen zur Praxiskostenstruktur durch, die dann später in die Kalkulation durchschnittlicher Kosten der Leistung im EBM genutzt werden. Für die am 1.4.2005 in Kraft getretene GKV-Gebührenordnung für ambulante Leistungen, EBM 2000plus, wurde zur Bewertung der zeitlichen Vorgaben für abrechenbare Leistungen ein Wert von 0,779 € pro Minute für den ärztlichen Anteil der Leistung zugrunde gelegt. Nach Multiplikation der durchschnittlichen Zeit, die für die Leistungserbringung benötigt wird und der Addition des Wertes für den technischen Anteil der Leistung, ergibt sich die Bewertungsrelation, die in Form von so genannten Punkten im EBM abgebildet ist (Greiner, 2006, S. 243). Ab 1. Januar 2009 werden nach § 87 Abs. 2g SGB V die Vergütungen im ambulanten Bereich sowohl nach der für Arztpraxen relevanten Entwicklung der Investitions- und Betriebskosten als auch nach der bei steigenden Fallzahlen anzunehmenden Kostendegression angepasst.

Nachfrageorientierung

Bei den marktorientierten Verfahren zur Preisbildung kann zwischen nachfrageorientierter und konkurrenzorientierter Preisbildung unterschieden werden. Bei diesen Verfahren stehen nicht mehr die Kosten, sondern marktseitige Reaktionen auf eine bestimmte Preissetzung oder -veränderung im Mittelpunkt. Bei den nachfrageorientierten Verfahren kommen beispielsweise Konsumentenbefragungen zum Einsatz, die zwar relativ einfach und kostengünstig durchzuführen sind, aber eine vergleichsweise geringe Validität aufweisen können, wenn die Konsumentenaussage nicht dem tatsächlichen Einkaufsverhalten entspricht (Homburg/Krohmer, 2006, S. 695 ff.). Statt einer Befragung mittels Interviews oder schriftlicher Fragebögen kommt daher auch die Beobachtung des tatsächlichen Konsumentenverhaltens in Frage (z. B. auf regionalen Testmärkten), wobei diese Vorgehensweise vergleichsweise aufwendig ist und eine hohe Marktreife des Produktes erfordert. In der Phase der Einführung von Medikamenten können solche Daten beispielsweise noch gar nicht vorliegen, weshalb in diesem Fall eher auf Preise vergleichbarer Produkte (konkurrenzorientiert) oder auf Befragungen potentieller Konsumenten (nachfrageorientiert) abgestellt wird.

Als Konsumenten kommen je nachdem, wer tatsächlich die Nachfrageentscheidung trifft, sowohl Patientinnen und Patienten wie auch Leistungserbringer oder Kostenträger in Frage. Im Falle verschreibungspflichtiger Arzneimittel wären im Rahmen der Marktforschung insbesondere die Verordnungsbereitschaft und die Preissensitivität ambulant tätiger Ärztinnen und Ärzte zu erfragen. Ziel ist es dabei, die so genannte Preis-Absatz-Funktion abzubilden, d. h. den Effekt eines steigenden Preises auf die Absatzmenge abzuschätzen. Eine mögliche Fragestellung an einen Verordner wäre beispielsweise „Wären Sie bereit, das Arzneimittel X zum Preis von Y Euro zu verordnen?" (Pirk, 2002, S. 207) oder „Wie viel Prozent Ihrer Patienten würden Sie das Arzneimittel X zum Preis Y verordnen?". In Einzelinterviews ist es möglich, auf diese Weise bei jedem einzelnen Probanden die maximale Zahlungsbereitschaft für das Produkt zu ermitteln, indem der Preis so lange erhöht wird, bis der Preis für den Befragten gerade nicht mehr akzeptabel ist. Wenn man diese Vorgehensweise bei einer ausreichenden Anzahl von potentiellen Verordnern wiederholt, kann daraus sowohl die mittlere Zahlungsbereitschaft dieser Zielgruppe für das Produkt wie auch der Verlauf der Preis-Absatz-Funktion abgeschätzt werden. Grundsätzlich unterscheidet sich diese Prozedur nicht von der Marktforschung direkt beim Patienten. Es ist anzunehmen, dass die Preis-Absatz-Funktion bei Patienten einen steileren Verlauf nimmt als bei Leistungserbringern, da letztere nicht direkt durch einen höheren Preis in ihren alternativen Konsummöglichkeiten eingeschränkt sind.

Nachfrageseitige Preisfestsetzung

Zu einer nachfrageseitigen Preisfestsetzung gehört auch die Festlegung von Preisdifferenzierungen (Weser-Krell, 1991, S. 88). Eine solche ist immer dann gegeben, wenn ein gleiches oder zumindest sehr ähnliches Produkt verschiedenen Zielgruppen zu unterschiedlichen Preisen angeboten wird, um so individuelle Zahlungsbereitschaften für das gleiche Produkt auszunutzen. Das Ziel der Preisdifferenzierung ist die Abschöpfung der so genannten Konsumentenrente, die durch die Differenz zwischen dem Preis und der maximalen Zahlungsbereitschaft eines Kunden für ein bestimmtes Produkt definiert ist. Dazu sind unterschiedliche Ausprägungen denkbar: Bei der Preisdifferenzierung ersten Grades wird individuell bei jedem Kunden die maximale Zahlungsbereitschaft abgeschätzt und als Preis verlangt. Dies wäre beispielsweise die Situation auf dem „orientalischen Basar", bei dem der Händler je nach Einschätzung der Zahlungsbereitschaft und -fähigkeit für jeden Kunden individuell einen einzelnen Preis festsetzt. Bei der Preisdifferenzierung zweiten Grades werden für einzelne Kundensegmente Preise festgelegt, wobei der Kunde das Segment frei wählen kann (z. B. patentfreie Originalarzneimittel versus generische Produkte). Bei der Preisdifferenzierung dritten Grades kann der Kunde seine Segmentzugehörigkeit nicht oder nur mit hohem Aufwand frei wählen, z. B. die Zugehörigkeit zur gesetzlichen Krankenversicherung (GKV) oder privaten Krankenversicherung (PKV). Übliche personenbezogene Preisdifferenzierungen, welche aus anderen Märkten bekannt sind, z. B. nach beruflichen Merkmalen wie verbilligte Versicherungen für Beamte (Bruhn, 2007, S. 173 f.), sind im Gesundheitswesen insbesondere durch

Gebührenordnungen untersagt oder nicht praktikabel. Eine räumliche Preisdifferenzierung nach Ländern ist aber beispielsweise im Pharmamarkt durchaus verbreitet (Stargardt/Schreyögg, 2006, S. 236). Zeitliche Preisdifferenzierungen gelten z. B. für Notfallbehandlungen oder Apothekenabgabepreise außerhalb der Geschäftszeiten. Mengenbezogene Preisdifferenzierungen sind beispielsweise bei Krankenhausmedikamenten anzutreffen, weshalb sich viele Krankenhäuser bereits zu Einkaufsgemeinschaften zusammengeschlossen haben.

Kokurrenz-orientierte Preissetzung

Die konkurrenzorientierte Preisbildung ist vor allem in Märkten anzutreffen, in denen es eine ganze Reihe von Alternativangeboten gibt und diese von den Nachfragern auch wahrgenommen werden. In Abhängigkeit von dem preispolitischen Spielraum, der bei dem einzelnen Produkt besteht (z. B. im Hinblick auf die Wahrnehmbarkeit von Preis- oder Qualitätsunterschieden) kann eine Preisführerschaft eines Mitbewerbers akzeptiert werden (Anpassung an den Marktpreis), es kann zu einer bewussten Unter- oder Überbietung des Preises kommen. So kann beispielsweise der Preis des relativ austauschbaren Gutes einer Kranken-Zusatzversicherung an das Preisniveau des Marktführers angepasst sein. Die Prämienhöhe kann mit Hinweis auf bessere Beratungs- und Abrechenleistungen im Schadensfall deutlich darüber angesiedelt sein, oder auch deutlich darunter, wenn eine Verschiebung oder Ausweitung des Marktvolumens wegen des günstigeren Preises vermutet wird.

4.1.2.2 Preissetzungsstrategien

Bei den Preissetzungsstrategien wird sowohl danach unterschieden, ob es sich um ein Produkt handelt, das in einer frühen Phase seines Lebenszyklus steht, oder ob dieser bereits weiter vorangeschritten

Qualität \ **Preis**	Hoch	Niedrig
Hoch	Premium-Strategie	Mehrwert-Strategie
Niedrig	Hochpreis-Strategie	Tiefpreis-Strategie

Abb. 4-2: Preissetzungsstrategien für Produktimitationen (nach Kotler et al., 2007, S. 807).

ist. Außerdem wird danach differenziert, ob es sich um eine Produktimitation oder -innovation handelt (Kotler et al., 2007, S. 806). Bei einer Produktimitation, also der Nachahmung von Produkten, die bereits am Markt eingeführt sind, ist die Preissetzungsstrategie abhängig von der Produktpositionierung, wie in Abb. 4-2 dargestellt.

Premiumstrategie

Als Premiumstrategie wird ein Angebot bezeichnet, das sich durch sehr hohe Qualität zu einem hohen Preis auszeichnet. Hohe Preise bei niedriger Qualität werden als sogenannte Hochpreisstrategie bezeichnet, was in Abhängigkeit von der Transparenz des Marktes aber nur kurzfristig erfolgversprechend ist. Eine hohe Qualität bei niedrigem Preis entspricht der Mehrwertstrategie, die insbesondere dann genutzt wird, wenn Marktanteile hinzugewonnen werden sollen. Demgegenüber sind bei der Tiefpreisstrategie sowohl die Qualität wie auch der Preis niedrig. Sowohl auf dem Markt für Pflegeleistungen wie auch auf dem Markt für Zahnarzt- und Zahnersatzleistungen hat es bereits Niedrigpreisstrategien gegeben, weil dort die Höhe der Zuzahlung durch die Patienten ein entsprechendes Angebot mit Marktanteilsgewinnen aussichtsreich erscheinen lässt.

Allerdings ist es für den Patienten in der Regel schwer, die Qualität einer medizinischen Leistung in hinreichender Weise beurteilen zu können. In solchen Fällen kann eine besondere Form der Premiumstrategie angewendet werden, das so genannte „Prestige Pricing". Gemeint ist, dem Käufer durch den hohen Preis besonders hohe Qualität zu signalisieren. (Duke, 1994, S. 22 f.) Die Nachfragekurve hat in solchen Märkten einen ungewöhnlichen Verlauf, denn zunächst sinkt die Nachfrage bei steigenden Preisen nicht, sondern sie steigt. Steigt das Preisniveau allerdings zu hoch (in Abb. 4-3 ab dem

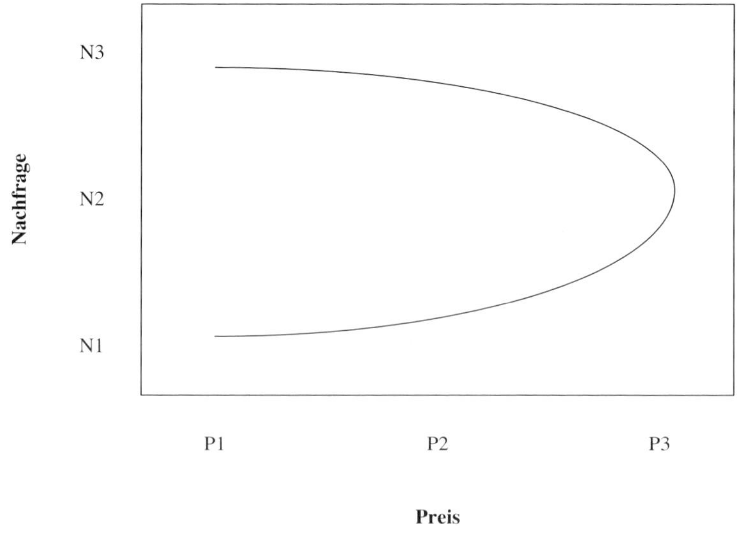

Abb. 4-3: Nachfragekurve beim „Prestige Pricing"
(nach Berkowitz, 2006, S. 257)

Punkt P3), verläuft die Nachfragekurve wieder in der üblichen negativen Steigung.

Bei Produktinnovationen stellt sich die Frage der Markteinführung in anderer Weise als wenn ein bestehendes Produkt lediglich imitiert werden soll (Herzlinger, 2006, S. 60). Insbesondere auf dem Markt für pharmazeutische Produkte ist der erzielbare Preis mit entscheidend, ob die teilweise immensen Investitionskosten in Forschung und Entwicklung neuer Produkte in dem begrenzten Zeitraum der Patentlaufzeit zusätzlich zu den variablen Marketing- und Herstellungskosten (inklusive Gewinnzuschlag) verdient werden können. Dabei wird zwischen der Marktabschöpfungsstrategie und der Marktdurchdringungsstrategie unterschieden. Die Marktabschöpfungsstrategie (auch: Skimmingstrategie) ist eine ausgesprochene Hochpreisstrategie, die nur dann in Frage kommt, wenn der Zusatznutzen des Produktes aus Sicht des Konsumenten erwarten lässt, dass zumindest eine hinreichend hohe Zahl von Käufern bereit ist, diesen Preis zu zahlen. Wichtig ist zudem, dass die Innovation nicht in kurzer Zeit durch Nachahmerprodukte mit niedrigem Preis (bei Arzneimitteln beispielsweise mit einem ähnlichen Wirkprinzip) vom Markt gedrängt wird. Interessant sind dafür insbesondere sehr große Märkte (beispielsweise im Rahmen der Behandlung von Volkskrankheiten) oder sehr überschaubare Märkte, bei denen nicht zu erwarten ist, dass andere Mitbewerber ebenfalls Investitionen tätigen werden, da das Gesamtmarktvolumen für mehrere hochpreisige Produkte zu klein ist (z. B. der Markt für die Behandlung einer seltenen Krankheit). Allerdings gilt gerade im Bereich pharmazeutischer Produkte weltweit, dass die staatlich kontrollierten Gesundheitssysteme eine völlig freie Preisgestaltung auch bei innovativen Produkten kaum mehr zulassen, sondern, wie in Australien oder in Großbritannien, Behörden den Nutzen der neuartigen Arzneimittel bewerten und dann Kosteneffektivitätsbetrachtungen vornehmen, um so abzuwägen, ob die zusätzlichen Kosten, die mit dem Produkt verbunden sind, in einem angemessenen Verhältnis zu dem nachgewiesenen Zusatznutzen stehen (solche auch als Health Technology Assessment bekannten Prozesse sollten ursprünglich lediglich der ärztlichen Entscheidungsunterstützung dienen, sind heute aber in vielen Ländern Grundlage von Rationierungsentscheidungen, Schulenburg/Greiner, 2007, S. 207 ff).

Marktabschöpfungsstrategie

Bei der Marktdurchdringungsstrategie (auch: Penetrationspreisstrategie, Nieschlag/Dichtl/Hörschgen, 2002, S. 365) ist vor allem ein hoher Marktanteil das Ziel. Entsprechend wird die Innovation hier mit einem eher niedrigen Preis eingeführt, was die Marktzutrittsbarriere für das eigene Produkt verkleinert und potentielle Wettbewerber vom Markt abschreckt. Eine solche Vorgehensweise ist nur bei einer vergleichsweise hohen Preissensibilität auf dem Markt lohnend, damit das Ziel eines hohen Marktanteils überhaupt erreicht werden kann. Im Gesundheitswesen steht deshalb in der Regel die Marktabschöpfungsstrategie bei Innovationen im Vordergrund, da ein Groß-

Marktdurchdringungsstrategie

teil der Leistungen nicht vom Patienten selbst, sondern von Versicherungen bezahlt wird und die Preissensitivität daher nicht vom Endkonsumenten direkt ausgeht. Für die Marktdurchdringungsstrategien kommen eher so genannte Schrittinnovationen in Frage, die auf einem bereits bestehenden Wirkprinzip beruhen, aber, anders als eine reine Imitation, einen höheren Nutzen (z. B. eine höhere Effektivität oder bei diagnostischen Tests höhere Sensitivität) aufweisen. Hier kann es sinnvoll sein, das Produkt mit einer moderaten Preispolitik im Markt zunächst zu positionieren, da es ggf. trotz eines Zusatznutzens sonst wegen der marktbeherrschenden Stellung des Vorgängerproduktes nicht am Markt durchsetzbar wäre.

4.1.2.3 Fallbeispiel IGeL-Leistungen

Individuelle Gesundheitsleistungen (IGeL) sind Gesundheitsleistungen eines Arztes, die nicht zum Leistungsspektrum der GKV gehören. Sie können also nicht zu Lasten der GKV abgerechnet werden. Eine Auswahl dieser Leistungen ist in der 1998 von der Kassenärztlichen Bundesvereinigung (KBV) und den freien ärztlichen Berufsverbänden (wie der Ärztekammer) herausgegebenen IGeL-Liste festgehalten und müssen, sofern sie in Anspruch genommen werden, von den Versicherten privat bezahlt werden. Die Bundesärztekammer (BÄK) definiert IGeL als „Leistungen, die nicht zum Leistungsumfang der gesetzlichen Krankenversicherung gehören, dennoch von Patientinnen und Patienten nachgefragt werden, ärztlich empfehlenswert oder aufgrund des Patientenwunsches ärztlich vertretbar sind“ (Ärztekammer Nordrhein, www.aekno.de). Damit bindet sich die BÄK an das Leistungsspektrum der GKV, setzt dabei als Minimum eine ärztliche Vertretbarkeit voraus und spricht dem Patienten eine aktive Rolle zu. Da das Leistungsspektrum der GKV durch neue innovative Leistungen einerseits und durch rationierende Entscheidungen des gemeinsamen Bundesausschusses (G-BA) sowie der Rechtsprechung andererseits variabel ist und zudem von der BÄK keine Kriterien für die medizinische Vertretbarkeit von IGeL-Leistungen genannt werden, ist der Katalog möglicher individueller Gesundheitsleistungen im Angebot von Arztpraxen nicht fix umrissen.

Honorierung von IGeL

Juristisch ist die Honorierung von IGeL-Leistungen klar geregelt: Sie wird nicht anders gehandhabt als bei privat versicherten Patienten, d. h. es erfolgt eine Abrechnung auf der Grundlage der Gebührenordnung Ärzte (GOÄ). Pauschale Vergütungen sind damit zwar ausgeschlossen, häufig sind die Leistungen allerdings im Gebührenverzeichnis der GOÄ nicht explizit erwähnt, weil es sich beispielsweise um Methoden der Komplementärmedizin oder um Diagnose- oder Behandlungsverfahren handelt, die erst kurz auf dem Markt sind. In diesen Fällen ist nach § 6 Abs. 2 GOÄ eine Analogabrechnung durchzuführen, d. h. es sind GOÄ-Leistungen zugrunde zu legen, die nach Leistungsziel oder Behandlungsverlauf der Leistung ähneln und bezüglich Kosten- und Zeitaufwand vergleichbar sein sollen. Hier bestehen wie beim GOÄ-Steigerungssatz, der wie bei PKV-Leistungen innerhalb der zulässigen Grenzen (i. d. R. einfacher bis 2,3-facher GOÄ-Satz) vom Leistungserbringer frei festgelegt werden kann, somit Ansatzpunkte einer betriebswirtschaftlichen Preispolitik.

Einfluss-faktoren

Welche Preissetzungsstrategie letztlich im Einzelfall gewählt wird, hängt von verschiedenen Faktoren ab. Da im Markt der IGeL-Leistungen relativ wenig Preistransparenz besteht, treten konkurrenzseitige Einflussfaktoren (wie z. B. die Preise der Mitbewerber) eher in den Hintergrund und die nachfragebezogenen Determinanten sind dominant. Einerseits kann bei einem Großteil der Patienten von einer relativ großen Zahlungsbereitschaft ausgegangen werden, da entweder ein entsprechender Leidensdruck besteht und/oder (z. B. bei präventiven Leistungen) das Gesundheitsbewusstsein als gesellschaftlicher Trend stärker in den Vordergrund tritt. Andererseits ist es immer noch ungewöhnlich, in der Praxis einen Preis für eine Leistung zu zahlen, da die Patienten an das Sachleistungsprinzip gewöhnt sind und höchstens marginale Zuzahlungen kennen. Dies gilt auch für die Leistungsanbieter selbst und deren Personal, für die es zunächst eine neue Situation ist, sich über das preispolitische Potential Gedanken zu machen und den dann festgesetzten Preis auch selbstbewusst im Gespräch mit den Patienten zu vertreten.

Entscheidend für die Preisfindung sind zunächst die langfristigen variablen Kosten, da anders als in anderen Wirtschaftsbereichen bei IGeL-Leistungen kaum Verbundeffekte zu anderen Leistungen auftreten können, die eine Subventionierung mit einem geringen Preis rechtfertigen könnten. Möglich wäre allenfalls die Hoffnung auf Folgeaufträge (Nieschlag/Dichtl/Hörschgen, 2002, S. 380), z. B. durch den günstigen Verkauf diagnostischer Leistungen, die dann ggf. Auslöser für (auskömmlich kalkulierte) Therapieleistungen sein können. Gegebenenfalls gehören zu den variablen Kosten auch Boni an Praxispersonal zur Motivationsunterstützung. Die Fixkosten sind in der Regel durch den Betrieb der GKV-Praxis bereits abgedeckt, könnten aber zusätzlich durch bestimmte Geräte oder Fortbildungskosten für die einzelne Leistung bestehen und müssen durch ausreichend hohe Deckungsbeiträge abgedeckt sein.

Zahlungs-bereitschaft der Patienten

Jenseits der kostenorientierten Preisfindung sollte aber das preispolitische Instrumentarium genutzt werden, was insbesondere von der Zahlungsfähigkeit und Zahlungsbereitschaft des jeweiligen Patientenklientels abhängt. So wäre es denkbar, dass das Gewinnmaximum in sozial schwachen Gebieten eher mit einem niedrigeren Preis erreicht wird. Unterschiedliche GOÄ-Steigerungssätze je nach Versichertenstatus, also eine Preisdifferenzierung danach, ob eine

IGeL-Leistung an einen GKV- oder einen PKV-Patienten abgegeben wird, würde allerdings bei den Privatpatienten auf wenig Verständnis treffen. In diesen Fällen würde man eher das obere Preisspektrum, was durch die GOÄ-Steigerungssätze vorgegeben ist, ausnutzen.

4.1.3 Administrierte Preise

4.1.3.1 Staatliche Preisregulierung

Formen der Preisregulierung

Im Gesundheitswesen spielt die staatliche Preisregulierung eine besondere Rolle, da es eine Vielzahl entsprechender administrativer Eingriffe in die Preisbildung gibt. Als wichtigster Grund hierfür wird die Dreiteilung der Nachfrage angegeben, bei der der Arzt die Nachfrage festlegt, die Krankenversicherung bezahlt und der Patient konsumiert (Schulenburg/Greiner, 2007, S. 200). So bestehen in Deutschland Höchsterstattungsbeträge (sogenannte Festbeträge) für Arzneimittel mit gleichen Wirkstoffen bzw. ähnlichem Wirkprinzip (siehe Abschnitt 4.1.3.3), eine Regulierung der Apothekenverkaufsspanne (8,10 € pro Arzneimittel zuzüglich 3 % des Verkaufspreises), Rabatte der Arzneimittelhersteller der gesetzlichen Krankenkassen (derzeit 6 %), Preismoratorien wie z. B. 2003 für ein Jahr, während derer eine Erhöhung bestehender Arzneimittelpreise verboten ist, es werden Selbstbeteiligungen der Patienten wie die Praxisgebühr bei ambulanten Leistungen festgelegt oder es wird ein bestimmter Honorartarif wie das DRG-System verpflichtend gemacht. Man kann diese Regulierungen grundsätzlich einteilen in

- Festsetzung eines Einheitspreises (z. B. die Festsetzung der Relativgewichte im Krankenhausvergütungssystem, siehe Abschnitt 4.1.3.2.)
- Festsetzung eines Höchstpreises (z. B. die Festbetragsregelungen im Arzneimittelbereich, siehe Abschnitt 4.1.3.3)
- Festsetzung von Mindestpreisen (z. B. der einfache Satz des Betrages aus der GOÄ bei privatärztlicher Abrechnung im ambulanten Bereich)
- Eingriffe in die Preisfindung (wie beispielsweise die Festlegung einer bestimmten Apothekenspanne).

Insbesondere in der Honorierung ärztlicher Leistungen dominieren Einheits- und Höchstpreise. Dabei können Einheitspreise regional durchaus unterschiedlich sein, für den einzelnen Leistungsanbieter sind sie aber bindend. So bestimmt § 87a SGB V, dass ab 1. Januar 2009 eine regionale Gebührenordnung in Eurobeträgen gelten soll, die regionale Besonderheiten bei der Kosten- und Versorgungsstruktur berücksichtigt. Die regional bedingten Zu- oder Abschläge gelten dabei einheitlich, d. h. sie dürfen nicht nach Arztgruppen differen-

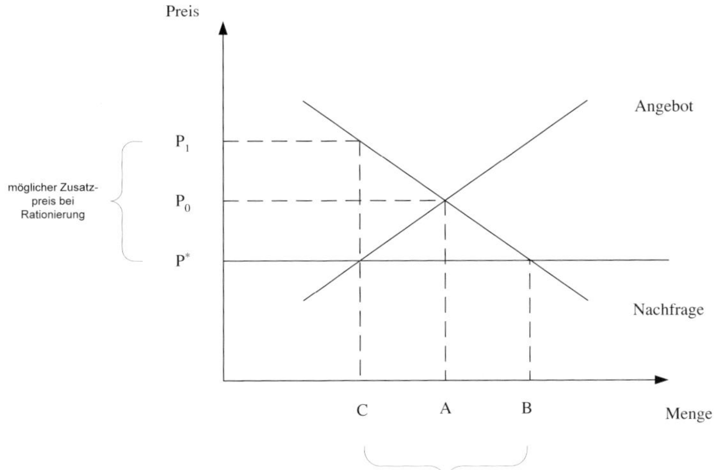

P_0 = Gleichgewichtspreis
P_1 = „Schattenpreis“ der Nachfrage (bei effektivem Höchstpreis: $p_1 > p^*$)
P^* = Höchstpreis
A = Absatzmenge im Gleichgewicht
B = nachgefragte Menge zum Höchstpreis
C = angebotene Menge zum Höchstpreis

Abb. 4-4: Preisbildung bei Höchstpreissetzung (nach Tomann, 2005, S. 77)

ziert werden. Die Vergütung im ambulanten Bereich soll zukünftig auch gemäß § 87 Abs. 2e SGB V dem Abbau von Über- und Unterversorgung dienen, indem die Vergütung vertragsärztlicher Leistungen bei drohender oder bereits festgestellter Unterversorgung höher als im Regelfall und bei Überversorgung niedriger als der Regelfall angesetzt wird.

Höchstpreissetzung

In Abb. 4-4 sind die ökonomischen Wirkungen eines Höchstpreises (p^*) dargestellt. Ein Höchstpreis ist nur dann effektiv, wenn er niedriger liegt als der Gleichgewichtspreis, der sich bei freier Preisgestaltung ergeben würde ($p^* < p_0$). Es kommt zu einem Nachfrageüberhang infolge der Angebotsverknappung durch den niedrigeren Höchstpreis. Derzeit kann eine entsprechende Marktreaktion beispielsweise in ambulanten Hausarztpraxen außerhalb von Städten beobachtet werden, wo die wirtschaftlichen Aussichten für die Praxisinhaber relativ zu anderen Beschäftigungsmöglichkeiten für Ärzte als unattraktiv eingeschätzt werden. Die niedrige Honorierung führt dort zu einer fallenden Niederlassungsbereitschaft und der Schließung von Praxen, wenn kein Nachfolger gefunden wird, was ökonomisch einer Angebotsverknappung und damit einhergehenden Wartelisten und Rationierungen (z. B. weniger Arztzeit pro Patient) entspricht. Aus der Graphik wird auch deutlich, dass eine Reihe von Nachfragern (C) statt p^* auch p_1 als Preis zu zahlen bereit wäre. Dies ist eine Zusatzrente, die die Anbieter von Patienten mit entsprechender Zahlungsbereitschaft und -fähigkeit (z. B. Privatpatienten), die der Rationierung entgehen wollen, vereinnahmen können. In diesen Bereich fallen auch illegale Transaktionen, z. B. Handgelder, die gezahlt werden, um schneller einen Operationstermin zu erhalten. Der für die Leistung effektiv gezahlte Preis p_1 liegt dann sogar höher als der Gleichgewichtspreis p_0, der eigentlich durch den Höchstpreis p^* vermieden werden sollte.

4.1.3.2 Einheitspreise: Das Fallbeispiel G-DRG-System

Duale Krankenhausfinanzierung

Die Finanzierung von Krankenhausleistungen erfolgt in Deutschland derzeit (noch) nach einem dualen System, wobei die Investitionen aus staatlichen Steuermitteln und die Betriebskosten im wesentlichen durch ein Fallpauschalsystem mit den Krankenkassen als Kostenträger finanziert werden. Die steuerliche Investitionsförderung der Krankenhäuser steht derzeit stark in der Kritik, da die eigentlich für diese Finanzierungsaufgabe zuständigen Länder sich immer mehr daraus zurückgezogen haben. Weitere Kritikpunkte an einer geteilten Finanzverantwortung nach Investitions- und Betriebskosten betreffen eine mögliche Förderung von Überkapazitäten, wenn Investitionen stattfinden, weil diese eher an politischen Opportunitäten und weniger an einer effizienten Allokation knapper Ressourcen orientiert seien (Hajen/Paetow/Schumacher, 2006, S. 171). Aus ökonomischer Sicht wäre daher der Übergang zu einer monistischen Finanzierung, bei der auch Investitionskosten aus den Preisen für die abgerechneten Leistungen erwirtschaftet werden müssen, zu befürworten. Allerdings wird dagegen eingewendet, dass damit der Staat ein wichtiges Instrument zur Planung von Kapazitäten im Bereich der Daseinsvorsorge verlieren würde. In dem hier diskutierten Zusammenhang der Festlegung von Einheitspreisen ist die duale Finanzierung im Krankenhausbereich insofern relevant, als administrierte Einheitspreise im Allgemeinen auf den durchschnittlichen Herstellungskosten basieren und deshalb die Fallpauschalen im deutschen System keine Abschreibung für Investitionsgüter umfassen.

Fallpauschalensystem

Weltweit gibt es mittlerweile eine ganze Reihe unterschiedlicher Fallpauschal-Systeme, welche auf die konzeptionelle Vorarbeit von Fetter an der Yale University in den USA aus den späten 60er Jahren zurückgehen und ursprünglich vor allem dem Zweck dienten, die Leistungen von Krankenhäusern miteinander vergleichbar machen zu können. Das deutsche System (G-DRG für German DRG) wurde im Jahr 2003 aber insbesondere eingeführt, um eine leistungsgerechte Vergütung sicherzustellen (Fleßa, 2007, S. 142). Grundidee dieser Fallpauschalsysteme ist, dass jeder Fall einer bestimmten Gruppe zugeordnet werden soll. Wie die Bezeichnung DRG bereits andeutet, werden dazu Haupt- und Nebendiagnosen nach ICD10 sowie die durchgeführten Prozeduren (wie z. B. Operationen) und die Form der Entlassung (z. B. Verlegung oder Versterben) herangezogen. In der Praxis werden diese Eingruppierungskriterien noch durch weitere Parameter wie Verweildauer und Alter des Patienten ergänzt.

Case-Mix

In dem hierarchischen DRG-System mit verschiedenen Krankheitsgruppen und Untergruppen muss jeder Fall einzeln zugeordnet werden. Dies erfolgt in der Praxis mit speziellen Softwareprogrammen und häufig durch speziell geschulte Mitarbeiter, die die entsprechende Klassifizierung vornehmen. Die Preise für eine bestimmte DRG werden nicht als direkte monetäre Größe (z. B. als Eurobetrag) angegeben, sondern lediglich als Bewertungsrelation, d. h. eine Leistung mit einer Bewertungsrelation von 0,5 ist im Durchschnitt mit 50 % des Aufwandes eines Durchschnittsfalls mit Relativgewicht 1,0 verbunden. Entsprechend beträgt auch der Preis für diese Leistung 50 % des Durchschnittspreises aller Krankenhausleistungen. Diese Bewertungsrelation wird häufig auch als Relativ- oder Kostengewicht (cost weight) bezeichnet. Der Durchschnitt aller Relativgewichte der erbrachten DRG-Fälle eines Krankenhauses bezogen auf einen bestimmten Zeitraum wird als CMI angegeben. Ein Krankenhaus mit vielen leichten Fällen und niedrigem ökonomischen Aufwand würde beispielsweise einen CMI der kleiner als 1 ist aufweisen. Er ist somit ein Indikator für die durchschnittliche Fallschwere des Krankenhauses. Um einen Überblick über die Gesamtleistung eines Krankenhauses innerhalb einer bestimmten Periode zu erlangen, wird der sogenannte Case Mix (CM) als Summe der Relativgewichte errechnet. Diese Kennzahl ist wesentlich genauer als die Fallzahl, da beim CM die jeweilige Schwere jedes Falles gewichtet eingeht.

Basisfallwert

Der Preis für die eigentliche Krankenhausleistung ergibt sich, indem man das Relativgewicht mit dem sogenannten Basisfallwert multipliziert. Der Basisfallwert wird teilweise auch als Base Rate, Basisrate oder Basisfallkosten bezeichnet. Dieser Basisfallwert wird jährlich für jedes einzelne Bundesland festgelegt, indem landesweit die Summe aller DRG-Krankenhausbudgets durch die Summe aller Relativgewichte der Krankenhäuser dieses Bundeslandes (also des landesweiten Case Mix) geteilt wird. In einer Übergangsphase (sogenannte Konvergenzphase) bis 2009 gelten noch krankenhausindividuelle Sonderregelungen. Zudem sind für Kurzlieger (Verweildauer unterhalb der so genannten unteren Grenzverweildauer) und Langlieger (Verweildauer oberhalb der oberen Grenzverweildauer) Zu- bzw. Abschläge vorgesehen wie in Abb. 4-5 dargestellt.

Da das System der Bewertungsrelation im G-DRG-Katalog für alle Krankenhäuser in Deutschland verbindlich ist und der Basisfallwert zumindest innerhalb eines Bundeslandes ebenfalls ab 2009 keine Abweichungen zulässt, handelt es sich letztlich um ein administriertes Festpreissystem (Neubauer/Ujlaky, 2006, S. 239).

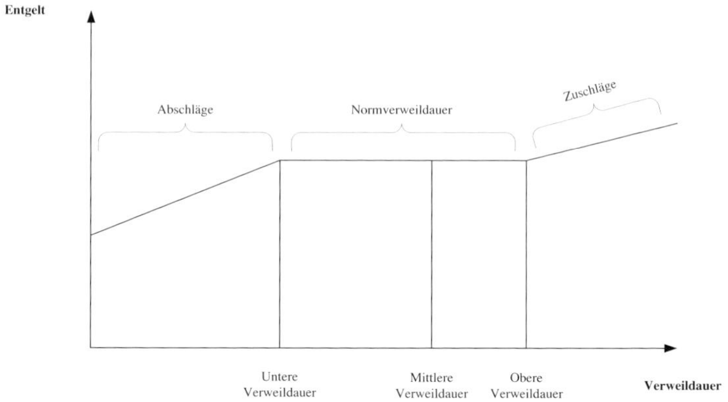

Abb. 4-5: Entgelt in Abhängigkeit von der Verweildauer (nach Fleßa, 2007, S. 153).

Wettbewerbliche Öffnung des Krankenhausmarktes

Selbst wenn ein Krankenhaus es wünschen würde, könnte es innerhalb der Regelversorgung keine Preispolitik betreiben und beispielsweise aufgrund eines günstigen Basisfallwertes exklusive Verträge mit einzelnen Krankenkassen in einer Region schließen. Allerdings werden hierzu Alternativen diskutiert, die entweder auf eine vollkommene wettbewerbliche Öffnung des Krankenhausmarktes, auch bezogen auf die Preiskomponente, hinauslaufen oder dies zumindest für sogenannte elektive Leistungen möglich machen (Mühlnikel, 2007, S. 18ff). Demnach könnten zukünftig Krankenkassen regional den Versorgungsbedarf ihrer Versicherten ausschreiben und kassenspezifische Rabatte auf den Basisfallwert vereinbaren. In diesem Fall kämen gegebenenfalls auch Bieter außerhalb des landesweiten Krankenhausplanes zum Zuge, die bislang nicht Teil der Regelversorgung sind. Versicherte, die ein Krankenhaus außerhalb dieses Vertrages aufsuchen möchten, müssten die Zusatzkosten selbst tragen. In diesem Zusammenhang wären auch unterschiedliche tarifliche Gestaltungen des Versicherungsvertrages (z. B. mit unterschiedlichen Zuzahlungsoptionen) denkbar. Sonderregelungen würden bei Notfällen gelten, die weiterhin kollektivvertraglich geregelt wären. Die wettbewerbliche Öffnung der Krankenhauspreise ist allerdings naturgemäß nur dann möglich, wenn überhaupt Konkurrenzangebote vorhanden sind, was in dünn besiedelten Bereichen des Landes mit nur einem einzigen Krankenhaus in der Region nicht der Fall ist.

Derzeit sind die Erlöse von Krankenhäusern neben den Fallpauschalen insbesondere auch von Budgets abhängig, die mit den Kostenträgern vereinbart werden (vgl. Abschnitt 4.1.3.). Empirisch konnte nachgewiesen werden, dass entsprechende Regelungen (allerdings noch im alten Pflegesatzsystem) Anreize zur Selektion und Spezialisierung bieten, da die Krankenhäuser z. B. durch Verlegung einen Anreiz haben, Patienten hoher Fallschwere in andere Kliniken zu verlegen (Ernst/Szczesny, 2006, S. 566-584). Dieser Zusammenhang wird auch im DRG-System weiterhin insbesondere von Krankenhäusern der Maximalversorgung (z. B. Universitätskliniken) kritisiert, da die Variation der Fallschweren innerhalb einzelner Fallpauschalgruppen immer noch beträchtlich sein kann. Aus diesem Grunde wurde das DRG-System immer weiter verfeinert, so dass das G-DRG-System mittlerweile mehr als 1.000 Gruppen – mit steigender Tendenz – aufweist.

4.1.3.3 Höchstpreise: Das Fallbeispiel Festbeträge

Indemnitätstarif

Ein Festbetrag ist aus versicherungstheoretischer Sicht ein Indemnitätstarif, ohne dass allerdings Einsparungen unterhalb der Erstattung durch den Versicherer an den Patienten ausgeschüttet werden. Eine Indemnität stellt einen Fixbetrag dar, den der Versicherer unabhängig von den tatsächlichen Kosten leistet. Die Krankenversicherung erstattet folglich bis zu einer festgelegten Höhe, darüber hinaus gehende Beträge trägt der Patient selbst (Schulenburg, 2005).

Der § 35 Abs. 5 SGB V definiert dabei den Anspruch des Gesetzgebers an die Setzung von Festbeträgen. Sie sollen:

- eine ausreichende, zweckmäßige und wirtschaftliche, qualitätsgesicherte Versorgung sicherstellen,
- Wirtschaftlichkeitsreserven ausschöpfen,
- einen wirksamen Preiswettbewerb auslösen,
- sich an preisgünstigen Versorgungsmöglichkeiten ausrichten sowie
- eine hinreichende Auswahl gewährleisten.

Höchsterstattungsbetrag

Ausgenommen von der Gruppenbildung sind lediglich patentgeschützte Wirkstoffe, die entweder eine therapeutische Verbesserung darstellen oder als neuartig anerkannt worden sind. Für diese Arzneimittel wird in der Folge ein Höchsterstattungsbetrag verhandelt. Als neuartig gilt ein Wirkstoff, solange die erste in Verkehr gebrachte Arznei einer Klasse unter Patentschutz steht (§ 35 Abs.1 S. 4 SGB V). Die Spezialisierung des unbestimmten juristischen Begriffes der therapeutischen Verbesserung erfolgte erst durch das „Gesetz zur Verbesserung der Wirtschaftlichkeit in der Arzneimittelversorgung (AVWG)“, in welchem der Begriff legal definiert wurde. Diese liegt nunmehr vor, wenn ein Arzneimittel einen therapierelevanten höheren Nutzen aufweist als andere der Gruppe oder anderen vorzuziehen ist, da es für relevante Patientengruppen oder Indikationsbereiche besser wirkt. Die Verringerung von Häufigkeit und Schweregrad unerwünschter Arzneimittelwirkungen in Form von Nebenwirkungen gilt ebenso als therapeutische Verbesserung. Der Nachweis erfolgt über die Vorlage klinischer Studien, die im direkten Vergleich, also nicht gegen ein Placebo, bei patientenrelevanten Endpunkten wie Mortalität, Morbidität und Lebensqualität Verbesserungen belegen (AVWG, 2006).

Festbetragsstufen

Die legislative Basis der Festbeträge in Deutschland bildet der § 35 SGB V. Dort findet sich in Abs. 1 Satz 2 Nummer 1 bis 3 die Klassifikation der Festbetragsstufen. Auf jeweils einer Stufe werden Medikamente zu einer Festbetragsgruppe zusammengeführt. In Deutschland werden die drei in Tabelle 2 dargestellten Stufen unterschieden. Im Gegensatz zu den generischen Wirkstoffen der Stufe 1 sind die Arzneimittel der Stufe 2 pharmakologisch-therapeutisch vergleichbar, aber auf Molekülebene nicht identisch. Pharmakologisch-therapeutisch vergleichbare Wirkstoffe interagieren oft denselben Rezeptor und sind chemisch verwandt, besitzen somit eine ähnliche Struktur mit gleichen funktionalen Gruppen (Stargardt/Schreyögg/Busse, 2005). Ihre Wirkungsdauer und Darreichungsform sollte zudem vergleichbar sein (Gemeinsamer Bundesausschuss, 2006). Werden auf der Stufe 2 innovative Arzneimittel innerhalb der Patentlaufzeit einbezogen, müssen mindestens drei Arzneimittel in einer solchen Gruppe enthalten sein (§ 35 Abs.1a SGB V). Diese Regelungen tragen dem Postulat des § 35 Abs.1 Satz 3 Rechnung, dass die Gruppenbildung die Therapiemöglichkeiten nicht einschränken soll sowie Verordnungsalternativen zur Verfügung stehen müssen. Die Bildung einer Gruppe von Arzneimitteln innerhalb der Patentlaufzeit wurde mit dem Arzneimittelversorgungs-Wirtschaftlichkeitsgesetz (AVWG) durch eine Ergänzung des Absatzes 1a des § 35 SGB V von Stufe 2 auf Stufe 3 ausgedehnt. Auf dieser dritten Stufe werden Wirkstoffe von therapeutischer Vergleichbarkeit zusammengefasst. Es wird dabei auf das Anwendungsgebiet und die Wirkungsweise abgestellt, nicht aber auf die molekulare Ähnlichkeit. In dieser Gruppe finden sich folglich auch sehr heterogene Substanzen, insbesondere Arzneimittelkombinationen. Weiterentwicklungen von Originalpräparaten in Form von Kombinationen fallen ebenfalls oft in diese Gruppe.

Gruppierung nach § 35 SGB V	Identische Wirkstoffe (Stufe 1)	Pharmakologisch therapeutisch vergleichbare Wirkstoffe (Stufe 2)	Therapeutisch vergleichbare Wirkstoffe (Stufe 3)
Anzahl Festbeträge Anzahl Wirkstoffe	3.219 Festbeträge 245 Wirkstoffe	1.416 Festbeträge 172 Wirkstoffe	1.028 Festbeträge 160 Wirkstoffe
Anzahl Packungen (nach PZN)	14.364 PZN	9.894 PZN	4.024 PZN

Abb. 4-6: Festbetragsstufen, Stand 31.03.2006
(Quelle: ABDA, 2006. PZN = Pharmazentralnummer)

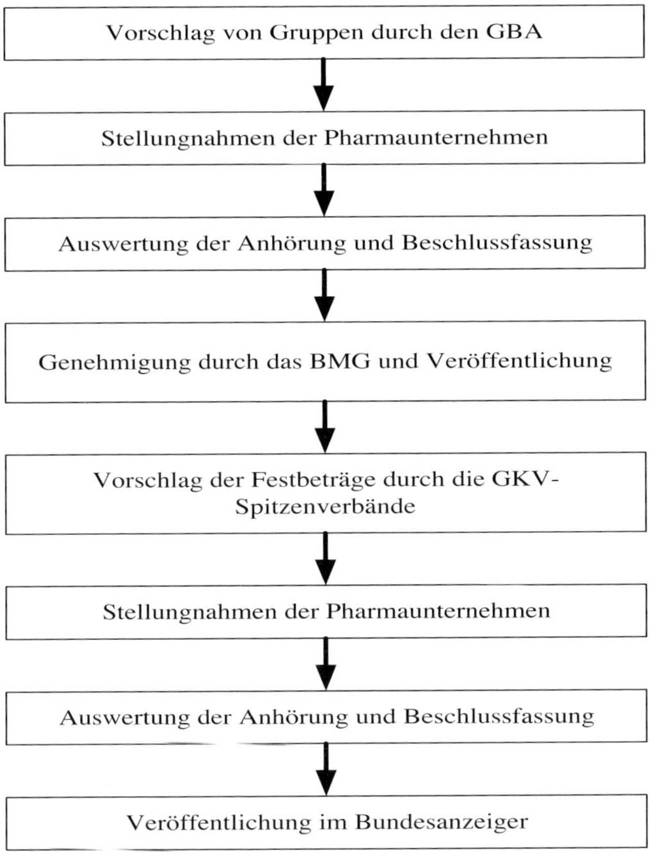

Abb. 4-7: Festsetzung eines Festbetrags

Gemeinsamer Bundesausschuss

Die Abb. 4-7 visualisiert die zeitliche Abfolge der Bildung eines Festbetrags: Zunächst erfolgt die Festlegung der in einer Gruppe zusammenzufassenden Arzneimittel durch einen Unterausschuss des Gemeinsamen Bundesausschusses (G-BA). Dem Unterausschuss arbeiten Arbeitsgruppen zu, die sich unter anderem mit Stellungnahmen der pharmazeutischen Unternehmen befassen. Ist eine Gruppe vorbereitet, wird dem G-BA vom Unterausschuss eine Beschlussempfehlung übergeben. Den pharmazeutischen Unternehmern wird daraufhin in einem ersten Anhörungsverfahren eine Stellungnahme ermöglicht. Ist diese Stellungnahme abgeschlossen, erfolgt die Genehmigung einer neuen Festbetragsgruppe durch das Bundesministerium für Gesundheit (BMG). Die Stellungnahmen sind dabei gemäß § 35 Abs. 2 SGB V zu berücksichtigen. Es folgen die Festbetragsvorschläge vom Bundesverband der Betriebskrankenkassen (BKK-BV). Im Anschluss sind die pharmazeutischen Hersteller erneut anzuhören und ggf. Modifikationen vorzunehmen. Auf die endgültige Festsetzung folgt die Bekanntgabe im Bundesanzeiger mit einem sich anschließenden Beanstandungsrecht des BMG.

Festbetragsprozess beim G-BA

Ebenso reguliert ist der Preisfindungsbereich des jeweils zu bestimmenden Festbetrags. Bei Festbeträgen der ersten Stufe durfte vor Inkrafttreten des AVWG der festzulegende Preis der Standardpackung maximal am oberen Ende des unteren Preisdrittels der Gruppe festgesetzt werden. Das oberste Prozent der verordneten Packungen soll dabei in dieser Berechnung unberücksichtigt bleiben (vgl. § 35 Abs. 5 S. 4 und 5 SGB V). Der Zwang zur Findung eines Festbetrags im unteren Drittel einer Gruppe wurde mit dem AVWG von der Stufe 1 auf die Stufen 2 und 3 ausgedehnt, was voraussichtlich eine stärkere Absenkung des Preisniveaus zukünftiger Wirkstoffgruppen dieser Stufen zur Folge haben wird.

Festbetragsfindung

Nach unten wird der Preis durch die Vorschrift, dass 1/5 aller Packungen und 1/5 aller Verordnungen der Gruppe zum Festbetrag verfügbar sein müssen, begrenzt (vgl. AVWG, 2006). Die Summe der Vomhundertsätze der Verordnungen und Packungen, die nicht zum Festbetrag erhältlich sind, darf die Maßzahl 160 nicht überschreiten. Diese Maßzahl ergibt sich durch die Addition von 100 Prozent Verordnungen und 100 Prozent Packungen abzüglich der jeweils 20 Prozent (1/5) zum Festbetrag verfügbaren Verordnungen und Packungen. Ein Preis am untersten Rand einer Gruppe ist somit nicht vom Gesetzgeber intendiert, aber durchaus möglich, wenn diese 20 Prozent zum untersten Preis verfügbar sind (§ 35 Abs. 5 S. 4 SGB V).

Der § 35 des SGB V regelt zudem die Begrenzung der Einwendungsmöglichkeiten gegen gebildete Gruppen seitens der betroffenen Unternehmen. Diese können nach Abs. 7 allein gegen die gesamte Gruppenbildung klagen, nicht aber gegen die Gruppeneinteilung, die gewählte Vergleichsgröße oder sonstige Einzelbestandteile des Verfahrens. Das Deutsche Institut für Medizinische Dokumentation (DIMDI) hat den gesetzlichen Auftrag, die Festbeträge zu veröffentlichen, faktisch finden sich die Gruppendaten auf dem Internetauftritt des BKK-BV. Dem Institut für Qualität und Wirtschaftlichkeit im Gesundheitswesen (IQWiG) wurden künftige Nutzenbewertungen für die einbezogenen Arzneimittel zugewiesen (§ 35a Abs. 5 und § 35b Abs.1 SGB V), wobei die Bewertungen auch an wissenschaftliche Institutionen als Unterauftragnehmer des IQWiG abgegeben werden können (Institut für Qualität und Wirtschaftlichkeit im Gesundheitswesen, 2006). Faktisch liegt die Beweislast für eine therapeutische Überlegenheit des eigenen Produktes bei den pharmazeutischen Unternehmen, die ihrerseits anhand von geeigneten Endpunktstudien die Vorteilhaftigkeit ihres Wirkstoffes nachweisen müssen, insbesondere um aus der Gruppenbildung ausgenommen zu werden. Dies ist auch nachträglich möglich, wenn eine Studie patientenrelevante Vorteile in Form von Mortalitäts- und Morbiditätsverbesserungen oder Steigerungen der Lebensqualität nachweist. Weitere Paragraphen zu Arzneimittelbudgets (§ 84, § 106 SGB V), dem GBA und den Spitzenverbänden sowie den Krankenkassen (§ 92, § 213 SGB V) und Apotheken (§ 129, § 130, § 130a, § 131, § 300 SGB V) regeln Einzelaspekte der Festbetragsregelung.

Zuzahlungsbefreiung

Um den Patienten Wirtschaftlichkeitsanreize für die Nachfrage besonders günstiger Packungen zu setzen, wurde mit dem AVWG eine Regelung eingeführt, nach der für den Patienten die Zuzahlung entfällt, wenn ein Medikament preislich mindestens 30 Prozent unter dem Festbetrag verfügbar ist (§ 130a Abs. 3b S. 3 SGB V). Diese Verfügbarkeit wird anhand einer veröffentlichten Liste vom BKK-BV festgestellt. Dem Hersteller wird in jenem Fall der generische Rabatt auf den Herstellerabgabepreis ohne Mehrwertsteuer (MwSt.) in Höhe von 10 Prozent erlassen (AVWG, 2006). Diese neue Regelung, vorgesehen zunächst nur für die Stufe 1, hat das Potential, eine Preisabwärtsspirale in Gang zu setzen, insbesondere wenn die Konkurrenz einer Absenkung folgt und somit keine großen Marktanteilsgewinne realisierbar werden. Verstärkt preisreduzierend wirkt diese Verfahrensweise, wenn durch die regelmäßigen Anpassungen der Festbeträge gem. § 35 Abs. 5 S. 3 SGB V seitens der Regulierungsbehörden weitere Absenkungen vorgenommen werden und daraufhin die Hersteller ihre Preise erneut um mindestens 30 Prozent reduzieren müssten, um im zuzahlungsbefreiten Bereich zu verbleiben. Grundsätzlich führten auch in der Vergangenheit die Anpassungen/Neuberechnungen zu Preisbewegungen nach unten. Am 01.09.2006 waren 2.653 Arzneimittel zuzahlungsbefreit verfügbar, am 15.11.2006 bereits 6.385 und zum 01.06.2007 standen 9.941 Arzneimittel auf der Liste zur Zuzahlungsbefreiung. Ein Arzneimittel umfasst jeweils eine Kombination von Wirkstärke und Packungsgröße. Eine Übersicht, welche jeweils am 1. und 15. des Monats aktualisiert wird, stellt sowohl das DIMDI als auch der BKK-BV im Internet zur Verfügung (BKK-Bundesverband, 2006).

Preisreaktionen bei Festbetragssetzung

Erfolgt nun die Einbeziehung eines Medikamentes mit einem vergleichsweise hohen Preis in eine Festbetragsgruppe, verbleiben dem Hersteller lediglich die folgenden zwei Optionen. Entweder er belässt den Preis oberhalb des Festbetrags und vertraut auf die (Zu-) Zahlungsbereitschaft der Patienten oder der Preis wird entsprechend abgesenkt mit einer einhergehenden entsprechenden Margenverringerung (Stargardt/Schreyögg/Busse, 2005). Gründe für eine Preisherabsetzung liegen in der Problematik, dass im Fall der Nichtabsenkung der Hersteller dem Patienten einen relevanten Zusatznutzen kommunizieren muss. Das Heilmittelwerbegesetz schränkt dies jedoch in erheblichem Ausmaß ein. Als Vermittler dieser Zusatznutzen kommt dann im Wesentlichen nur noch der verordnende Arzt oder der Apotheker in Betracht. Der Arzt sieht sich mit Verordnungsrichtgrößen konfrontiert und einem mittlerweile individuellen Regress bei Überschreitung, so dass er wenig Interesse an einem aufklärenden Gespräch zu Zusatznutzen eines über dem Festbetrag liegenden Medikamentes haben wird. Der Apotheker wiederum wird nur geringfügig besser vergütet, wenn er ein im Vergleich teureres Medikament verkauft, sein Anreiz ist somit ebenso klein im Sinne des Herstellers zu handeln. Sind nun die Patienten in ihrer Nachfrage elastisch, dann wird aus Sicht der pharmazeutischen Industrie die sinnvolle Strategie die Absenkung des Preises auf höchstens den Festbetrag sein. Empirisch lässt sich nachweisen, dass lediglich 4,3 Prozent der Packungen auf dem Festbetragsmarkt oberhalb der Erstattungsgrenze liegen (Stargardt/Schreyögg/Busse, 2005).

Kaum Steuerungswirkung unterhalb des Festbetrags

Befindet sich ein Medikament hingegen vor der Gruppenbildung unterhalb des festgesetzten Festbetrags, war es vor dem AVWG die offenbar sinnvollste Strategie des betroffenen Herstellers den Preis auf das Einheitsniveau anzuheben, sofern die Positionierung als günstigster Anbieter nicht im Vordergrund stand. Eine solche Preisangleichungstendenz stünde jedoch konträr zu dem Ziel der Wirtschaftlichkeitserhöhung durch Festbeträge. Gründe hierfür könnten in der mangelnden Preiselastizität in diesem Bereich zu suchen sein, da die Krankenkassen das Medikament zum Festbetrag voll erstatten und der Arzt somit in diesem Segment bislang frei wählen konnte, ohne dass für ihn oder den Patienten direkte monetäre Nachteile entstanden. Unterhalb des Festbetrags konnten die bereits erwähnten Arzneimittelrichtgrößen nicht steuernd wirken, da sich die Wirtschaftlichkeitsprüfungen als keine ausreichende Disziplinierungsmaßnahme erwiesen haben.

Einen Anreiz, den Preis niedrig zu belassen, bietet die bereits erwähnte Regelung in Bezug auf die Zuzahlungsbefreiung, wenn der Preis mindestens 30 Prozent unter Festbetrag liegt (BKK-Bundesverband, 2006). Ziel ist, dass der Patient seinen Arzt zur Verschreibung solcher Arzneimittel anhält (Scherff, 2006). Der direkte Wegfall der Patientenzuzahlung könnte hierbei einen starken Anreiz zu preisgünstigen Präparaten bedeuten.

Steuerungswirkung der Rabattverträge

Die Apotheker sind zur Abgabe eines der drei preisgünstigsten Präparate verpflichtet, wenn eine Ersetzung durch den Arzt nicht ausgeschlossen wurde (§ 129 Abs.1 Nr.1 SGB V). Diese Ersetzung wurde um die Auswahlpriorisierung rabattierter Arzneimittel ergänzt. Wenn ein Vertrag nach § 130a Abs. 8 SGB V vorhanden ist, muss der Apotheker dieses Mittel abgeben und kein anderes. Zudem kann die Zuzahlung des Patienten entfallen, wenn rabattierte Arzneimittel abgegeben werden. Diese Regelungen entfalten erhebliche Steuerungswirkungen die zur verstärkten Ausfüllung der Rabattverträge führen werden. Für Hersteller werden solche Rabattverträge interessant, da eine umsatzsteuernde Wirkung zum ersten Mal sichergestellt werden kann, da die Apotheken verpflichtet worden sind, die bestehenden Verträge nach § 130a Abs. 8 SGB V auch auszufüllen. Solche Rabatte betreffen im Besonderen den generischen Teilmarkt mit leicht substituierbaren Produkten. Der Wettbewerb patentgeschützter

Arzneimittel ist etwas weniger intensiv als im Bereich der Generika. Dennoch können solche Vereinbarungen für alle am Markt befindlichen Arzneimittel abgeschlossen werden, sobald ein Arzneimittel allerdings ein Alleinstellungsmerkmal besitzt, hat der Hersteller keine Notwendigkeit mit einer Krankenkasse einen Rabattvertrag auszuhandeln. Da die 30 Prozent-Regelung nur für die Stufe 1 greift, können diese „freiwilligen" Rabatte auch auf den Stufen 2 und 3 zu Preisen unter Festbetrag führen.

4.1.4 Verhandlungspreise

4.1.4.1 Die Rolle von Verbänden auf regulierten Verhandlungsmärkten

Lobbyarbeit der Verbände

Die Preise im Gesundheitswesen bilden sich in der Regel nicht im freien Wettbewerb konkurrierender Anbieter, sondern werden maßgeblich durch das Agieren konkurrierender Verbände beeinflusst und festgelegt (Schulenburg/Greiner, 2007, S. 18). Wer als Akteur im Gesundheitswesen seine preispolitischen Ziele durchsetzen und seine Erlöse maximieren will, benötigt einen Verband, der im politischen Wettbewerb erfolgreich agiert. Erfolgreich ist der Verband dann, wenn es ihm gelingt, den Gesetzgeber so zu beeinflussen, dass dieser bei der Gestaltung der Spielregeln die Interessen des eigenen Verbandes möglichst umfassend berücksichtigt. Wenn es dann zu Preis- und Budgetverhandlungen kommt, können die Mitglieder des besonders erfolgreichen Verbandes die Verhandlungen aus einer Position der Stärke heraus führen und so ein Ergebnis erzielen, das ohne die Lobbyarbeit des Verbandes nicht erreichbar gewesen wäre.

Die Deutsche Krankenhausgesellschaft (DKG) ist ein solcher Interessenverband, der direkt oder mittels der jeweiligen Landeskrankenhausgesellschaft beispielsweise bei Problemen mit der Abrechnung von Krankenhausleistungen mit den Krankenversicherern in verschiedener Weise tätig werden kann. Die Krankenhausgesellschaft könnte z. B.

Optionen der Lobbyarbeit

- die politischen Entscheidungsträger über das Problem informieren und auf eine Änderung des Krankenhausentgeltgesetzes drängen (Änderung der Spielregel),
- eine Klarstellung des Bundesgesundheitsministeriums einfordern, in der die Intention des Gesetzgebers noch einmal erläutert wird und die von den Krankenhäusern als Argumentationshilfe verwendet werden kann (statt einer Änderung der Regel erfolgt eine Konkretisierung und Erläuterung der Spielregel, mit der die „benachteiligte" Partei gestärkt wird),

- die Verhandlungsposition der Mitgliedskrankenhäuser durch Bereitstellung von kostenlosen Berechnungsverfahren, Seminaren, Beratungsleistungen etc. stärken, so dass die örtlichen Verhandlungspartner überzeugt werden können bzw. diese das Risiko eines Schiedsstellenverfahrens vermeiden (keine Änderung der Regel, aber dafür bessere „Spielkarten" für die Krankenhäuser),
- die Mitgliedskrankenhäuser bei Schiedsstellenverfahren und ggf. auf dem gerichtlichen Klageweg unterstützen (keine Änderung der Regel, aber Hinzuziehen eines „Schiedsrichters", um einen fairen Ablauf des Spiels zu gewährleisten).

Transaktionskostensenkung durch Verbände

Diese Handlungsmöglichkeiten verdeutlichen auch, dass erfolgreiche Verbandsarbeit die Transaktionskosten der Verbandsmitglieder entscheidend absenken kann: Die Verbandsmitglieder kommen kostengünstiger zu einem erfolgreichen Vertragsabschluss mit den Krankenkassen (Budgetvereinbarung), wenn nicht jeder für sich selbst das Bundesgesundheitsministerium anschreiben, EDV-Programme entwickeln und Juristen für Schiedsstellenverfahren engagieren muss; stattdessen kann auf die „Serviceleistungen" des Verbandes zurückgegriffen werden.

Bislang hat die Selbstverwaltung noch eine ungewöhnlich starke Stellung – gerade auch im Rahmen der Krankenhausfinanzierung. So verhandeln die Deutsche Krankenhausgesellschaft, die Bundesverbände der Krankenkassen und der Verband der Privaten Krankenversicherung jährlich über die so genannte „Vereinbarung zum Fallpauschalensystem für Krankenhäuser". In dieser werden die Abrechnungsbestimmungen für DRG-Fallpauschalen und andere Entgeltarten festgelegt. Ihr sind als Anlage u. a. der bundeseinheitliche DRG-Katalog und die Listen der Zusatzentgelte beigefügt.

4.1.4.2 Verhandlungsstrategien

Im Folgenden sollen verschiedene Strategien bei der Festlegung von Verhandlungspreisen am Beispiel der Vergütung im stationären Bereich erläutert werden. Krankenhäuser vereinbaren mit den Krankenkassen jährliche Höchstbeträge abrechenbarer Leistungen (Budget), die dabei nach Art und Umfang vereinbart werden. Werden trotzdem mehr Leistungen erbracht, werden für diesen Anteil erheblich geringere Pauschalen gezahlt als für vereinbarte Leistungsmengen.

Verhandlungen beim Krankenhausbudget

Defensivstrategie

Der jeweilige Akteur – ob Krankenhaus oder Krankenkasse – muss somit seine Preis- und Mengenziele so festlegen, dass das Ergebnis der Budgetverhandlung die Gesamtstrategie des Akteurs unterstützt. Ein ökonomisch gut aufgestelltes Krankenhaus, das auf Wachstum (Offensivstrategie) setzt, muss bei den Budgetverhandlungen versuchen, die geforderte Menge gegenüber den Krankenkassen durchzusetzen. Für ein solches Haus kann es strategieadäquat sein, z. B. bei der Finanzierung von Leistungsveränderungen nachzugeben, um die geforderte Menge durchzusetzen. Im Folgejahr hat man die Case-Mix-Punkte dann im Zielbudget und bekommt sie über den Landesbasisfallwert finanziert. Andererseits kann ein Haus mit potentiell steigenden Fallzahlen aber schlechter finanzieller Ausgangssituation auch zu dem Schluss kommen, auf Mehrleistungen zu verzichten, wenn die Vergütung der Mehrleistungen als Leistungsveränderungen nach den gesetzlichen Vorgaben nicht durchgesetzt werden kann – z. B. wenn andernfalls kurzfristig die Insolvenz des Hauses droht. Es kann dann besser sein, bei den Planleistungen den Status quo aufrecht zu erhalten (Defensivstrategie) und diese ausreichend finanziert zu bekommen; dann ist es allerdings auch erforderlich, dass ein solches Haus in dem betreffenden Jahr eine Punktlandung bei den tatsächlichen Leistungen anstrebt und ggf. die Leistungen konsequent rationiert, wenn eine Planüberschreitung droht.

Rückzugsstrategie

Es gibt auch Häuser, für die sich die Aufgabe stellt, eine Rückzugsstrategie umzusetzen. Natürlich gilt es bei temporären Fallzahlrückgängen, zunächst die Ursachen für den Rückgang zu finden und zu beseitigen, neue Patienten zu gewinnen und bei den Budgetverhandlungen alle Möglichkeiten zu nutzen, um das bestehende Budget zu verteidigen. Wenn ein Haus aber seine stationären Leistungszahlen trotz aller Bemühungen auf Dauer nicht stabilisieren kann – z. B. weil es ein hohes ambulantes Potential hat und diese Leistungen bei stationärer Erbringung kaum noch bezahlt bekommt – ist es nicht sinnvoll, die Fallzahlen und das Budget um jeden Preis (z. B. durch Verzicht auf Mindererlösausgleiche, nicht haltbare Versprechungen gegenüber den Verhandlungspartnern etc.) verteidigen zu wollen. Dann bleibt dem Haus als letzte, „schmerzliche" Option nur eine Desinvestitionsstrategie: Die Ressourcen müssen aus dem stationären Bereich in die Bereiche verlagert werden, die noch erfolgreich betrieben werden können (z. B. Schaffung von Kapazitäten für ambulante Operationen); verbleibende Überkapazitäten müssen abgebaut werden. Dem Budgetverhandler des Krankenhauses bleibt dann nur die Möglichkeit, die aus der Leistungsabsenkung resultierende Budgetabsenkung so gering wie möglich zu halten – z. B. indem er die bestehenden Probleme offen anspricht, um Verständnis wirbt und versucht, die Krankenkassen dazu zu bewegen, den Kapazitätsabbau finanziell mit „abzufedern". Ein solcher Beitrag kann z. B. darin bestehen, den Abzugsbetrag für Leistungsverlagerungen in andere Versorgungsbereiche nur mit einem geringen variablen Kostenanteil zu bemessen. Es gibt Beispiele aus der Budgetverhandlungspraxis, wo eine solche „Budgetbereinigung" tatsächlich im gegenseitigen Einvernehmen und mit finanziellen Zugeständnissen der Krankenkassen durchgeführt wurde.

Aus diesen Ausführungen ist zu erkennen, dass es keine „ideale" Strategie geben kann, die in allen Situationen, zu allen Zeiten und in jedem Anwendungsbereich erfolgreich ist. Aus der Definition sind zugleich der dynamische Charakter und die Situationsabhängigkeit jeder Strategie ableitbar.

Elemente der Verhandlungsstrategie

Von welchen Einflussfaktoren ist die Strategie nun abhängig? Welche Faktoren sind bei der Festlegung der Strategie zu berücksichtigen? Einen einfachen Überblick bietet Hinterhuber (S. 20) allgemeine Formel der Strategie:

$$S = f(\alpha, R, \Psi, t)$$

Die Strategie S ist also funktional abhängig von:

α: den spezifischen Faktoren der gegebenen Situation,
R: den materiellen, finanziellen, personellen und informationellen Ressourcen,
Ψ: den psychologischen Faktoren und
t: der Zeit.

Angewendet auf das Beispiel der Preis- und Budgetverhandlungen eines Krankenhauses bedeuten die spezifischen Faktoren der gegebenen Situation z. B., welche Leistungsentwicklung das Krankenhaus in den vergangenen Jahren – besonders aber im letzten kompletten Jahr vor der Budgetverhandlung – vorzuweisen hat: Ein Haus, das in den letzten Jahren seine Planleistungen immer übertroffen hat und Mehrerlösausgleiche an die Krankenkassen gezahlt hat, hat eine andere Ausgangssituation als ein Haus, dessen Leistungsentwicklung in der Vergangenheit stark schwankend oder rückläufig war. Ignoriert ein Haus diesen Faktor bei Festlegung seiner Verhandlungsstrategie, schätzt es möglicherweise seine Erfolgsaussichten falsch ein und scheitert sowohl in der Verhandlung als auch in der Schiedsstelle.

Dass für die Verhandlungsstrategie auch die verfügbaren Ressourcen eine wichtige Rolle spielen, wurde bereits oben erwähnt: Ein Krankenhaus, das z. B. finanziell in der Lage ist, zur Unterstützung seiner Strategie der Mengenausweitung auch die Vorfinanzierung von Mehrleistungen in Kauf zu nehmen, kann anders verhandeln als ein Krankenhaus, das sich eine kurzfristige betriebswirtschaftliche Ergebnisverschlechterung absolut nicht leisten kann. Steht ein Chefarztwechsel an, der voraussichtlich deutliche Auswirkungen auf das Leistungsspektrum haben wird, so hat dies ebenso Konsequenzen für die Verhandlung wie sicher erwartete Einsparungen beim medizinischen Bedarf, die es ermöglichen, den Krankenkassen bestimmte krankenhausindividuelle Zusatzentgelte billiger anzubieten, dafür aber mehr zu fordern. Auch die informationellen Ressourcen können die Strategie beeinflussen: Wenn das Haus den Krankenkassen konsistente, zuverlässige Daten liefern kann, die die Planung des Hauses argumentativ unterstützen, so kann es schneller und zielgerichteter verhandeln als wenn es in der Verhandlung zu zeitraubenden Diskussionen über die Datenqualität, Berechnungsfehler etc. kommt. Ein gutes EDV-System wird angesichts der ständig größer werdenden Zahl an Daten, die im Vorfeld an die Krankenkassen zu liefern sind, hier immer mehr zum Erfolgsfaktor.

Psychologische Aspekte

Psychologische Aspekte spielen bei der Festlegung der Verhandlungsstrategie ebenfalls eine wesentliche Rolle. Ist das Vertrauensverhältnis zwischen den Verhandlungspartnern intakt? Haben sich in der Vergangenheit beide Partner an getroffene Absprachen gehalten? Und wie gut sind die Beziehungen außerhalb des „Verhandlungsgeschäftes" (d. h. in der weitaus überwiegenden Zeit des Jahres)? Das Verhältnis zwischen Krankenhaus und Krankenkassen ist grundsätzlich anders als die Beziehungen z. B. eines Gebrauchtwagenhändlers zu einem Kunden: Wenn der Gebrauchtwagenhändler den Kunden in der Preisverhandlung durch „Verkaufstricks" „über den Tisch zieht", so kann dem Händler höchstens passieren, dass der Kunde sein nächstes Auto woanders kauft und/oder den Händler verklagt; die Beziehung ist dann beendet. Die Beziehung zwischen Krankenhaus und Krankenkassen ist dagegen von keiner Vertragspartei zu beenden, weil sie eine vom Staat reglementierte, zwingend vorgeschriebene und auf unbestimmte Zeit bestehende Beziehung ist. Krankenhäuser und Krankenkassen werden Budgetverhandlungen führen müssen, solange der Gesetzgeber dies will. Die langfristige, ja die unbestimmte Dauer der Beziehung hat gravierende Auswirkungen auf die Verhandlungsstrategie: Auf „Tipps und Tricks", mit denen man den Verhandlungspartner überlisten und so einen kurzfristigen Vorteil erzielen kann, sollten beide Parteien verzichten, weil die jeweils kurzfristig „unterlegene" Partei genug Zeit und Gelegenheit haben wird, sich zu revanchieren. Empfehlenswert für die Verhandlungspraxis im Gesundheitswesen sind dagegen Verhandlungstechniken, die ein sachbezogenes und zielgerichtetes, zugleich aber menschengerechtes und für den Verhandlungspartner transparentes Verhandeln ermöglichen. Als beispielhaft kann hier das Harvard-Konzept (Fisher/Roger et al., 2004) genannt werden.

Bedeutung der Zeit bei Verhandlungen

Auch die Zeit spielt als Einflussfaktor für die Strategie eine erhebliche Rolle: Zum einen hat die voraussichtliche Dauer der Beziehung zwischen den Verhandlungspartnern eine entscheidende Bedeutung: Kurzfristige Gewinnmaximierung auf Kosten des Verhandlungspartners kann nur dann rational (allerdings ethisch bedenklich) sein, wenn es sich um eine kurzfristige Beziehung, am besten um ein einmaliges Zusammentreffen handelt. Langfristig erfolgversprechend ist nur eine „Win-win-Strategie", von der beide Partner profitieren. Auch die Zeitdauer der Verhandlung kann strategisch wichtig sein: Wenn das Krankenhaus z. B. in akuten Liquiditätsschwierigkeiten ist und zugleich vom Abschluss eine Verbesserung der Situation erwarten kann (etwa wenn es durch die Konvergenz an Budget hinzugewinnen wird), muss es auf einen schnellen Abschluss hinarbeiten. Ein Haus, das wirtschaftlich abgesichert ist, sollte dagegen für einen schnellen Budgetabschluss keine finanziellen Konzessionen machen.

4.1.4.3 Fallbeispiel Krankenhausbudgetverhandlungen

Die Rahmenbedingungen für Budgetverhandlungen vor und nach Einführung des DRG-Systems

Budgetverhandlungen zwischen Krankenhäusern und Krankenkassen werden bereits seit Jahrzehnten geführt; allerdings haben sich die finanziellen Rahmenbedingungen in dieser Zeit dramatisch gewandelt. Wie in kaum einer anderen Branche gab und gibt es nahezu jährlich gesetzliche Änderungen, die Gewinner und Verlierer hinterlassen und die die Akteure des Krankenhauswesens zu permanenten Anpassungen an die geänderten Spielregeln zwingen. Dominierendes Ziel des Gesetzgebers war es dabei zumeist, Kosteneinsparungen zu realisieren, um Beitragssatzsteigerungen zu vermeiden.

Einige grundlegende Ordnungsprinzipien der Krankenhausfinanzierung sind allerdings über die Jahre unverändert geblieben: Zum einen ist es nach wie vor Zweck des Krankenhausfinanzierungsgesetzes, die Krankenhäuser wirtschaftlich zu sichern, zugleich aber auch sozial tragbare Pflegesätze bzw. Entgelte zu erhalten. Zum anderen liegt die Planungshoheit der Krankenhausstruktur nach wie vor bei den Ländern. Es gilt das Prinzip der dualen Finanzierung: Die Investitionskosten tragen die Länder, die Betriebskosten tragen die Krankenkassen.

Abkehr vom Selbstkostendeckungsprinzip

Die erste grundlegende Neuordnung der Krankenhausfinanzierung erfolgte 1993 mit dem Gesundheitsstrukturgesetz: Mit diesem Gesetz erfolgte der Bruch mit dem bis dahin geltenden Selbstkostendeckungsprinzip, nachdem die Krankenhäuser – wirtschaftliche Betriebsführung vorausgesetzt – einen Anspruch auf Erstattung ihrer Istkosten hatten. Hauptkritikpunkt an diesem Prinzip war, dass die Krankenhäuser dadurch keinerlei Sparanreize hatten; sie durften nur nicht offensichtlich unwirtschaftlich sein, so dass es für die Krankenhäuser in der Budgetverhandlung primär darauf ankam, ihre Istkosten plausibel nachzuweisen und zu begründen. Dieses Prinzip, das in der ökonomischen Literatur vielfach kritisiert worden war (z. B. Breyer, 1992, S. 96-97), und das einfache Vergütungssystem der tagesgleichen Pflegesätze wurden mit der Neuregelung abgeschafft.

Letztlich konnte das 1993 beschlossene Abrechnungssystem die Erwartungen aber nicht erfüllen: Es wurde weder eine ausreichende Leistungstransparenz noch eine leistungsgerechte Vergütung erreicht. Der Krankenhausvergleich war faktisch gescheitert. Ein besonders gravierender Mangel war aber die Tatsache, dass durch die Budgetdeckelung faktisch der „Urzustand“ aus dem Jahr 1992 fortgeschrieben wurde: Wer mit einem historisch hohen Budget in die Phase der Budgetdeckelung gestartet war, weil er in der Zeit des Selbstkostendeckungsprinzips seine hohen Kosten geschickt nachgewiesen und in den Verhandlungen „verkauft“ hatte, profitierte auch Jahre nach Ende des Selbstkostendeckungsprinzips von seinem damaligen „Verhandlungsgeschick“ und hatte einen ökonomisch nicht gerechtfertigten Vorteil gegenüber anderen Häusern mit niedrigerem Budget aber vergleichbaren Leistungen.

DRG-Einführung im stationären Bereich

Mit der Gesundheitsreform 2000 nahm der Bundesgesetzgeber erneut eine grundlegende Neugestaltung des Krankenhausfinanzierungssystems vor: Beschlossen wurde die Einführung eines vollständig pauschalierten Entgeltsystems ab 2003 (§ 17 b Krankenhausfinanzierungsgesetz). Freiwillig ab 2003, verpflichtend ab 2004 erfolgte die Vergütung auf Basis von diagnosebezogenen Fallgruppen (Diagnosis-Related-Groups; kurz DRGs). DRGs bilden ein Klassifikationssystem zur Eingruppierung von Krankenhauspatienten entsprechend ihrer ärztlichen Diagnosen und Inanspruchnahme von Krankenhausressourcen. (vgl. Abschnitt 4.1.2.2).

Durch die Einführung des DRG-Systems finden die Budgetverhandlungen zwischen Krankenhäusern und Krankenkassen unter anderen Rahmenbedingungen mit völlig veränderten Spielregeln statt. Einige Budgeteffekte sind von den Verhandlungspartnern nicht zu beeinflussen (insbesondere der Basisfallwert), andererseits sind neue Möglichkeiten für die Verhandlungspartner geschaffen worden, das Budget im erheblichen Umfang zu steigern oder abzusenken (z. B. durch Vereinbarung von Leistungsveränderungen). Die finanziellen Chancen und Risiken sind für beide Verhandlungsparteien gestiegen.

Der Ablauf von Budgetverhandlungen

Die wesentlichen gesetzlichen Grundlagen für die Inhalte und den Ablauf der Budgetverhandlungen sind in § 11 des Krankenhausentgeltgesetzes (KHEntgG) sowie in § 18 des Krankenhausfinanzierungsgesetzes (KHG) geregelt.

Zur Vorbereitung der Budgetverhandlungen muss jedes Krankenhaus seine DRG-Leistungen planen; dies erfolgt in der so genannten „Aufstellung der Entgelte und Budgetermittlung“ (AEB), welche rechtzeitig vor der Verhandlung an die Krankenkassen zu übermitteln ist. Anders als in der Leistungs- und Kalkulationsaufstellung (LKA), die neben den Planleistungen auch die Plankosten der Fachabteilungen enthielt, sind in der AEB keine Plan- und Istkosten und abteilungsbezogene Leistungsdaten mehr enthalten. Diese sind kein

Verhandlungsgegenstand mehr, geplant werden allein die DRG-Leistungen und Zusatzentgelte des Gesamthauses. Neben der AEB sind eine Vielzahl an zusätzlichen Unterlagen zu erstellen, insbesondere Aufstellungen über die Istdaten der Vorjahre, Kalkulationen zu den individuellen DRGs und Zusatzentgelten, die Erlösausgleichsberechnungen (inkl. Bestätigungen der Wirtschaftsprüfer), Berechnungen und Nachweise zum Ausbildungsbudget (seit 2005 vom Krankenhausbudget strikt getrennt, wird aber in der Praxis im Regelfall zeitgleich mit dem Erlösbudget verhandelt), die Betriebsvereinbarung zur Verbesserung der Arbeitszeitbedingungen nach § 4 Abs. 13 KHEntgG und diverse Nachweise zur Zahlung verschiedener Zuschläge usw. Der Umfang der vorzulegenden Unterlagen ist häufig ein Streitpunkt bei den Verhandlungen: Einzelne Krankenkassen fordern zusätzliche Unterlagen wie z. B. eine Einzugsgebietestatistik oder Auskünfte über Ist-Erlöse aus dem ambulanten Operieren, die das Krankenhaus nicht herausgeben will.

Leistungsplanung als Grundlage der Verhandlungen

Der Erstellung der Verhandlungsunterlagen muss eine umfassende und frühzeitige hausinterne Leistungsplanung vorangehen. Anzustreben ist ein „... geschlossenes und möglichst stimmiges System aus interner Unternehmensplanung, externer Vereinbarung mit den Kostenträgern und daraus abgeleiteter interner Leistungssteuerung..." (Pfeuffer et al., 2006, S. 496). Wichtig ist in diesem Zusammenhang insbesondere die Abstimmung der Leistungsplanung mit den Chefärzten. In diesen Planungsgesprächen müssen neben den Leistungsdaten (aktuell und für das vergangene Jahr) auch planungsrelevante Aspekte wie Mindestmengenregelungen, Regelungen zum ambulanten Potential, Strukturvoraussetzungen für Komplexbehandlungen etc. berücksichtigt werden (Pfeuffer et al., 2006, S. 498).

Verlaufen die Budgetverhandlungen erfolgreich, wird gemäß § 11 Abs. 1 Satz 4 KHEntgG eine schriftliche Vereinbarung zwischen denjenigen Vertragsparteien geschlossen, die an der Verhandlung teilgenommen haben. In der Vereinbarung regeln die Vertragsparteien den Gesamtbetrag, das Erlösbudget, die Summe der Bewertungsrelationen, den krankenhausindividuellen Basisfallwert, die Zu- und Abschläge, die sonstigen Entgelte und die Mehr- und Mindererlösausgleiche (§ 11 Abs. 1 Satz 1 KHEntgG). Kommt eine Vereinbarung ganz oder teilweise nicht zustande, entscheidet die Schiedsstelle nach § 18a Abs. 1 KHG (§ 13 Abs. 1 KHEntgG).

Im Falle einer Einigung der Vertragsparteien, aber auch im Falle einer Schiedsstellenentscheidung muss die Genehmigung des Budgets bei der zuständigen Landesbehörde (Ministerium) beantragt werden. Die Genehmigung wird erteilt, wenn die Vereinbarung oder Festsetzung den Vorschriften des Krankenhausentgeltgesetzes sowie sonstigem Recht entspricht (§ 14 Abs. 1 Satz 1 und 2 KHEntgG).

Die Budgetverhandlungen sind somit keine „freien" Verhandlungen, sondern laufen nach einem streng formalisierten, gesetzlich geregelten Verfahren ab. Darüber hinaus werden viele Regelungen und Budgetunterlagen zwischen der Landeskrankenhausgesellschaft und den Landesverbänden der Krankenkassen zusätzlich abgestimmt und konkretisiert. „Echte" Preisverhandlungen finden nur im Bereich der krankenhausindividuellen DRGs und Zusatzentgelte statt. Verhandlungsbasis ist die individuelle Kalkulation des Krankenhauses. Die Krankenkassen benutzen hier im Rahmen der Budgetverhandlung auch das Argument, dass ihre Nachfrage preiselastisch sei: Es kann vorkommen, dass die Krankenkassen explizit mit einer „Umsteuerung" von Leistungen in preisgünstige Häuser drohen, wenn ihre Preisvorstellungen nicht hinreichend Berücksichtigung finden.

Zukünftig ist davon auszugehen, dass einzelvertragliche Vereinbarungen zwischen Krankenhäusern und Krankenkassen ein deutlich größeres Gewicht erhalten werden. Die Vergütung der stationären Krankenhausleistungen würden dann von einem Budgetsystem in ein Preissystem überführt werden. Die Basisfallwerte, soweit diese nach 2009 überhaupt noch Bedeutung haben werden, könnten dabei den Charakter einer Preishöchstgrenze erhalten. Für die Krankenhäuser bedeutet dies erhebliche strukturelle Veränderungen. Zum einen wird der Kostendruck unverändert anhalten. Zum anderen wird im Rahmen der Vertragsverhandlungen der Nachweis von Qualität an Bedeutung gewinnen, da in einem Verfahren von Preisverhandlungen Qualitätsgesichtspunkte preisrelevant werden. In dem derzeitigen Budgetsystem mit staatlich regulierten Verhandlungspreisen ist es nicht möglich, für eine bessere Qualität einen höheren Preis zu erzielen.

4.1.5 Schlussfolgerungen

Der Preis als strategischer Marketingfaktor erlangt auch im Gesundheitswesen eine immer größere Bedeutung. Entscheidende Faktoren, die zu dieser Entwicklung beitragen sind der wettbewerbliche Umbau der Gesundheitssysteme einerseits und die Verlagerung der Finanzierung von Gesundheitsleistungen in den privaten Bereich andererseits. Damit werden auch Gesundheitsleistungen anderen Konsumgütern hinsichtlich ihrer Zugänglichkeit für Marketingmaßnahmen ähnlicher (Berkowitz, 2006, S. 262). Leistungsanbieter können sich also zukünftig nicht mehr allein auf staatliche Preisvorgaben in Form von Gebührenordnungen oder politischen Budgetbegrenzungen verlassen, sondern haben zunehmend die Chance, den Absatz eigener Leistungen mit Hilfe preispolitischer Maßnahmen zu unterstützen. Dies bedeutet andererseits aber auch für die Patienten bzw. Versicherten, dass der Markt unübersichtlicher wird und wie in anderen Wirtschaftsbereichen auch Kosten und Nutzen eines Gesundheitsgutes abgewogen und somit Preise verglichen werden müssen. „Promoting that economic dynamic – the dynamic of consumer markets everywhere – is the best way to enhance the health care industry's productivity and quality." (Herzlinger, 2002, S. 55)

Literatur

ABDA (2006):
Festbetragsstufen 31.03.2006.
URL:http://www.abda.de/zahlen_daten_fakten.html [Stand: 15.09.2006]

Almarsdottir, A. B., Traulsen, J. M. (2005):
Cast-Containment as part of pharmaceutical policy. Pharmacy world and science, 27, 3, S. 144-148.

Ärztekammer Nordrhein (2007):
Individuelle Gesundheitsleistungen (IGeL). URL: www.aekno.de [Stand: 16.11.2007].

Bassington, F., Pettitt, S. (2005):
Essentials of Marketing. Harlow: Financial Times Prentice Hall.

Berkowitz, E. N. (2006):
Essentials of Health Care Marketing, 2. Auflage, Boston: Jones & Bartlett.

BKK-Bundesverband (2006):
Übersicht zuzahlungsbefreiter Arzneimittel nach ATC. URL: http://www.bkk.de/bkk/powerslave,id,1054,noided,1054.html [Stand: 15.09.2006].

Breyer, F. (1992):
Preisbildung und Vergütung im stationären Sektor. In: Andersen, HH. et al. Basiswissen Gesundheitsökonomie, Bd. 1: Einführende Texte. Berlin: Ed. Sigma, S. 83-110.

Bruhn, M. (2007):
Marketing, 8. Auflage. Wiesbaden: Gabler.

Diller, H. (2000):
Preispolitik, 3. Auflage. Stuttgart: Kohlhammer.

Duke, C. R. (2006):
Matching Appropriate Pricing Strategy with markets and Objectives. Journal of Product and Brand Management, 3, 2, 15-27.

Eble, S. (2006):
Möglichkeiten innovativer Arzneimittelmanagementmodelle in der integrierten Versorgung – Modell einer Arzneimittelpauschale. In: Hellmann, W. Handbuch Integrierte Versorgung. München: Economica.

Ernst, Ch., Szczesny, A. (2006):
Spezialisierungs- und Selektionsanreize fester Krankenhausbudgets 1993 – 2002 – Eine empirische Analyse. Betriebswirtschaftliche Forschung und Praxis, 6, 566-584.

Fisher, R. et al. (2004):
Das Harvard-Konzept. Der Klassiker der Verhandlungstechnik, 22. Auflage, Frankfurt/New York: Campus.

Fleßa S. (2007):
Grundzüge der Krankenhausbetriebslehre. München: Oldenbourg.

Gesetz zur Verbesserung der Wirtschaftlichkeit in der Arzneimittelversorgung: (Arzneimittelversorgungs-Wirtschaftlichkeitsgesetz – AVWG): Vom 26. April 2006 in der Fassung der Bekanntmachung vom 29. April 2006 (BGBl. I, S. 964-967).

Gemeinsamer Bundesausschuss (G-BA) (2006):
Entscheidungsgrundlagen der Festbetragsgruppenbildung. URL: http://www.g-ba.de/pdf/aktuelles/pm/Entscheidungsgrundlagen1.pdf [Stand: 20.09.2006]

Greiner W. (2006):
Finanzmanagement in Arztpraxen und Ärztenetzen. In: Busse R., Schreyögg J., Gericke C. (Hrsg.). Management im Gesundheitswesen. Heidelberg: Springer., 242-250.
Greiner, W. (2005):
Strategisches Controlling im Krankenhaus. In: Hentze, J., Huch, B. und Kehres, E. (Hrsg.). Krankenhaus-Controlling. Konzepte, Methoden und Erfahrungen aus der Krankenhauspraxis, 3. Auflage. Stuttgart u. a.: Kohlhammer. 167-181.
Greiner, W., Schulenburg, J.-M., Graf v. d., Kielhorn, A., Volmer, T. (1998):
Praktisches Lexikon der Gesundheitsökonomie, St. Augustin: Asgard.
Hajen L., Paetrow H., Schumacher H. (2006):
Gesundheitsökonomie - Strukturen-Methoden-Praxisbeispiele, 3. Auflage. Stuttgart: Kohlhammer.
Herzlinger, R. E. (2006):
Why innovation in health care is so hard. Harvard Business Review, 58-66.
Herzlinger, R. E. (2002):
Let's put consumers in charge of health care. Harvard Business Review, July, 55.
Hinterhuber, H. (2004). Strategische Unternehmensführung. Bd. 1 und 2, 4. Auflage. Berlin: de Gruyter.
Homburg, C., Krohmer, H. (2006):
Marketingmanagement, 2. Auflage. Wiesbaden: Gabler.
Institut für Qualität und Wirtschaftlichkeit im Gesundheitswesen (IQWiG) (2006):
Aufträge des Instituts. URL: http://www.iqwig.de/auftraege.52.html [Stand: 15.08.2006].
Kotler P., Armstrong G., Saunders J., Wong V. (2007):
Grundlagen des Marketing, 4., aktualisierte Auflage. München: Pearson Studium,
Mühlnikel I. (2007):
DRG-System Zündstoff. kma, 132, 18-22.
Neubauer G., Ujlaky R. (2006):
Finanzmanagement in Krankenhäusern. In: Busse R., Schreyögg J., Gericke C. (Hrsg.) (2006). Management im Gesundheitswesen. Heidelberg: Springer, 232-242.
Neubauer, G., Zelle, B. (2000):
Finanzierungs- und Vergütungssysteme. In: Eichhorn, P., Seelos, H.-J, Schulenburg, J.-M. Graf v. d. (Hrsg.): Krankenhausmanagement. München/Jena: Urban & Fischer. 546-557.
Ockenfels, A (2005):
Was die Markt-Welt im Innersten zusammenhält... Wirtschaftspsychologie aktuell, 2, 43-46.
Pfeuffer, Bianca et al. (2006):
Budgetverhandlungen – wurde an alles gedacht? Checkliste für die Geschäftsführung. Das Krankenhaus, 6, 496-502.
Pirk O. (2002):
Das Arzneimittel nach der Zulassung. In: Schöffski O., Fricke F.-U., Guminski W., Hartmann W. (Hrsg.) (2002). Pharmabetriebslehre. Heidelberg: Springer.
Rowley, J. (1997):
Principles of price and pricing policy for the information marketplace. Library Review, 46, 3, 179-189.
Scherff D. (2006):
Billigere Medikamente, in: Frankfurter Allgemeine Sonntagszeitung, 28.05.2006.

Schulenburg J.-M. Graf v. d. (2005):
Versicherungsökonomik – ein Leitfaden für Studium und Praxis. Karlsruhe: Verlag Versicherungswirtschaft.

Schulenburg J.-M. Graf v. d., Greiner W. (2007):
Gesundheitsökonomik, 2., neu bearbeitete Auflage. Tübingen: Mohr Siebeck.
Skouras, T., Avlonitis, G. J. und Indounas, K. A. (2006):
Economics and marketing on pricing – how and why do they differ? Journal of Product & Brand Management, 14, 6, 362-374.
Stargardt, T., Schreyögg, J. (2006):
Impact of Cross-Reference Pricing on Pharmaceutial Prices. Applied Health Economics and Health Policy, 5, 4, 235 - 247.
Stargardt T., Schreyögg J., Busse R. (2005):
Arzneimittelfestbeträge: Gruppenbildung, Preisberechnung mittels Regressionsverfahren und Wirkungen. Gesundheitswesen, 67, 468-477.
Tomann H. (2005):
Volkswirtschaftslehre – eine Einführung in das ökonomische Denken. Heidelberg: Physica-Verlag.
Vogelbruch B. (1992):
Festbeträge für Arzneimittel. Duisburger Volkswirtschaftliche Schriften, Bd. 12. Hamburg: S + W Steuer- und Wirtschaftsverlag.
Weser-Krell, L. (1991):
Marketing, 3. Auflage. München/Wien: Oldenbourgh.
Wöhe G., Döring U. (2002):
Einführung in die Allgemeine Betriebswirtschaftslehre 21. Auflage, München: Vahlen.

4.2 Finanzmanagement

Christa Claes, Hannover

4.2.1 Grundlagen

Zahlungsströme im Unternehmen

Der Leistungsprozess eines Unternehmens von der Beschaffung bis zur (Dienst-) Leistungserstellung benötigt finanzielle Mittel, da Immobilien, Ausstattung als auch das Umlaufvermögen Kapital binden. Zudem folgen den kapitalbindenden Zahlungsströmen die kapitalfreisetzenden Zahlungsströme erst mit einer zeitlichen Verzögerung. Die Zeitspanne zwischen diesen Zahlungsströmen muss durch geeignete Maßnahmen überbrückt werden. Das Finanzmanagement eines Unternehmens ist zuständig für die Zahlungsströme zwischen den beteiligten Gruppen (siehe Abb. 4-8). Die einzelnen Zahlungen lassen sich wie folgt erläutern:

1. Leistungsauszahlungen umfassen Investitionsauszahlungen, beispielsweise in medizinische Großgeräte, und laufende Auszahlungen im Rahmen der (Dienst-) Leistungserstellung, z. B. Löhne und Gehälter, medizinische Verbrauchsmaterialien usw.
2. Leistungseinzahlungen ergeben sich aus den laufenden Einzahlungen, z. B. Zahlung von G-DRG (German Diagnosis Related Groups) Fallpauschalen an Krankenhäuser, Honorierung ambulanter ärztlicher Leistungen durch die Kassenärztlichen Vereinigungen, Umsatzerlöse von Pharmaunternehmen usw. Ferner entstehen Einzahlungen aus Desinvestitionen (Liquidationserlöse aus nicht mehr benötigten Vermögensgegenständen, z. B. Fuhrpark).
3. Der Leistungssaldo ist die Differenz zwischen erfolgswirksamen Ein- und Auszahlungen. Bei einem Überschuss ist über dessen Verwendung zu entscheiden (z. B. Ausschüttung an Eigentümer). Ein negativer Saldo (Unterdeckung) ist vom Finanzmanagement anderweitig zu decken bzw. auszugleichen, z. B. durch Kreditaufnahme oder Kapitaleinlage der Eigentümer.
4. Einzahlungen der Eigentümer umfassen Einlagen der Eigentümer inklusive möglicher Nachschusszahlungen.
5. Auszahlungen an die Eigentümer (je nach Rechtsform Gewinnausschüttungen, Gewinnabführungen und Privatentnahmen) sind in privatwirtschaftlich geführten Unternehmen der eigentliche Unternehmenszweck.

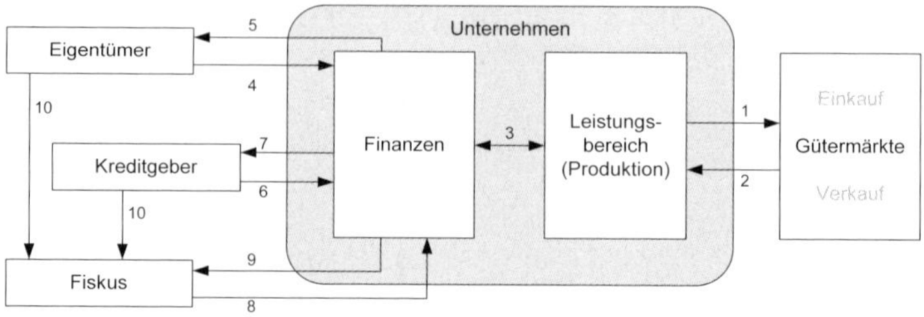

Abb. 4-8: Zahlungsströme in einem Unternehmen (nach Neus, 2003, S. 279)

6. Einzahlungen der Kreditgeber im Rahmen von Kreditaufnahme.
7. Auszahlungen an Kreditgeber umfassen Zins- und Tilgungsansprüche (Schuldendienst).
8. Steuerzahlungen sind Auszahlungen an den Fiskus in Form von Einkommens-, Gewerbe- und Körperschaftssteuer. Leistungswirtschaftliche Steuern, wie z. B. Kraftfahrzeug-Steuer, hingegen sind Leistungsauszahlungen.
9. Subventionen und Spenden führen zu Zahlungseingängen oder Steuerminderungen.
10. Steuerauszahlungen der Eigentümer als auch der Kreditgeber scheinen auf den ersten Blick nicht für die Zahlungsvorgänge eines Unternehmens relevant zu sein. Jedoch beeinflussen Ausschüttungsentscheidungen die Steuerlast der Eigentümer und deren Gewinnerwartungen.

Finanzierung und Liquidität

Unter Finanzierung sind alle Maßnahmen der Kapitalbewirtschaftung zusammenzufassen, insbesondere die Bereitstellung liquider Mittel für Unternehmenszwecke. Liquidität bezeichnet die Fähigkeit, jederzeit fällige rechtsverbindliche Zahlungsverpflichtungen zu erfüllen. Da Einrichtungen im Gesundheitswesen in vielen Fällen einen Sicherstellungsauftrag haben, erstreckt sich die Auslegung der Finanzierung im Sinne der Selbstkostendeckung und der Kameralistik auch auf die Finanzierung der Gesundheitsleistung, so wie Verbraucher die Finanzierung von Konsumausgaben interpretieren. Werden jedoch Einrichtungen des Gesundheitswesens als Unternehmen angesehen, die auch mehr oder weniger erfolgsorientiert sein können, so gehören Vergütungen für Krankenhausleistungen oder Honorierungen von ambulanten ärztlichen Leistungen usw. zum Leistungsbereich (siehe Abb. 4-8). Letztere Definition wird auch im Folgenden benutzt.

Finanzplanung

Der Abgleich von der Beschaffung und Verwendung finanzieller Mittel erfolgt durch die Finanzplanung, die eine systematische Erfassung, die Gegenüberstellung und den Ausgleich zukünftiger Zu- und Abnahmen liquider Mittel darstellt. Das sind Bestände der Kasse, von Bankkonten, Tagesgelder, Forderungen usw. In jeder Einrichtung gibt es Phasen, in denen der Finanzbedarf höher ist, wie beispielsweise zu Jahresbeginn, in der Phase der Gründung, im Rahmen von Erweiterungs- oder Spezialisierungsmaßnahmen usw.

Neben der Sicherung der Liquidität (jederzeitige Zahlungsfähigkeit) sind Rentabilität (Wirtschaftlichkeit), Sicherheit (Unternehmens- und Insolvenzrisiko) und Unabhängigkeit (Erhaltung der unternehmerischen Entscheidungsfreiheit) die obersten Ziele des Finanzmanagements. Das Finanzmanagement hat die Aufgabe, die Existenz der Unternehmung durch Erhaltung der Liquidität sicherzustellen.

Im weiteren Sinne umfasst das Finanzmanagement alle Maßnahmen zur optimalen Steuerung des betrieblichen Zahlungskreislaufes inklusive der Investitionen. Unter Investition versteht man die Umwandlung von Finanzkapital in Sachvermögen zum Zwecke der Überschusserzielung. Nettoinvestitionen (meist Neuinvestitionen) umfassen Gründungsinvestitionen, Erweiterungsinvestitionen zur Vergrößerung der Produktionskapazität sowie Rationalisierungsinvestitionen, die der Steigerung der Produktivität dienen. Ersatzinvestitionen dienen dem Ersatz verbrauchter Betriebsmittel zur Erhaltung und Existenzsicherung. Die Bruttoinvestitionen setzen sich aus Ersatz- und Nettoinvestitionen zusammen.

Finanzierungsmatrix

Wird das zur Investition benötigte Kapital von außen in das Unternehmen eingebracht, nennt man es Außenfinanzierung (siehe Abb. 4-9). Im Gegensatz dazu spricht man von Innenfinanzierung, wenn die benötigten Mittel mittels Beteiligungen in das Unternehmen eingebracht werden oder im betrieblichen Leistungsprozess erwirtschaftet werden. Eine Fremdfinanzierung liegt regelmäßig vor, wenn es sich um Fremdkapital handelt, wie z. B. Bankkredite, aber auch Pensionsrückstellungen.

Die Investition und Finanzierung unterliegt in Einrichtungen des Gesundheitswesens (insbesondere im stationären Bereich) anders als in klassischen Unternehmen starker staatlicher Regulierung. Zum einen schränken die häufig vorliegenden öffentlich-rechtlichen oder gemeinnützigen Rechtsformen die Möglichkeiten der Außenfinanzierung durch Einlagen- und Beteiligungen oder Fremdkapital gegebenenfalls stark ein. Zum anderen ist mangels Gewinnerzielung eine Eigenfinanzierung per Gewinnthesaurierung (Gewinneinbehaltung) nicht möglich.

Rechtstellung / Herkunft	**Eigenfinanzierung**	**Fremdfinanzierung**
Innenfinanzierung	Gewinnthesaurierung	Rückstellung
Außenfinanzierung	Beteiligungsfinanzierung	Bankkredite, Lieferantenkredite

Abb. 4-9: Finanzierungsmatrix (nach Fleßa, 2007, S. 102)

4.2.2 Die Investitionsrechnung

Investitionen sind unter verschiedenen Aspekten zu beurteilen. Zum einen erfolgt die Auswahl medizintechnischer Geräte nach dem Stand der Technik und den bestmöglichen Leistungseigenschaften. Der Arzt wird versuchen jene Ausstattung auszuwählen, welche seine Behandlungsleistung bestmöglich unterstützt. Auch Marketingaspekte sind einzubeziehen, denn der Patient erwartet, mit der bestmöglichen Technik behandelt zu werden und möchte die übrige Ausstattung zeitgemäß vorfinden. Zu Guter letzt ist jede Investition betriebswirtschaftlich zu beurteilen, denn diese bindet Kapital und erzeugt gegebenenfalls Finanzierungsprobleme und Folgekosten für Wartung und Instandhaltung.

Zahlungstableau

Die Investitionsrechnung hat die Aufgabe, den zukünftigen Investitionserfolg zu prognostizieren und zu bewerten. Zum besseren Verständnis werden nachfolgend die Ein- und Auszahlungen einer Modellinvestition in einem prospektiven Zahlungstableau dargestellt (siehe Abb. 4-10). Zum Kauf einer Produktionsanlage wird zum Zeitpunkt t_0 ein Bankkredit aufgenommen, der mit 10 % zu verzinsen ist. Die Einzahlungen ergeben sich aus Umsatzerlösen und die Auszahlungen aus Zahlungen für Löhne, Material, Energie, Reparaturen usw., die annahmegemäß jeweils am Ende der Periode stattfinden. Nach zwei Jahren wird die gebrauchte Produktionsanlage für einen Restwert von 600 € verkauft.

Zeitpunkt	**Zahlungsvorgang**	**Betrag**
t_0	Geldzufluss Kreditaufnahme	1.000
t_0	Anschaffungsauszahlung für den Kauf einer Produktionsanlage	-1.000
t_1	Laufende Einzahlungen des ersten Jahres	500
t_1	Laufende Auszahlungen des ersten Jahres	-400
t_1	Fremdkapitalzinsen, Zinsrate 10 % (Auszahlung)	-100
Einnahmenüberschussrechnung des ersten Jahres		**0**
t_2	Laufende Einzahlungen des zweiten Jahres	900
t_2	Laufende Auszahlungen des zweiten Jahres	-200
t_2	Fremdkapitalzinsen, Zinsrate 10 % (Auszahlung)	-100
t_2	Liquidationserlös aus dem Verkauf der gebrauchten Produktionsanlage	600
t_2	Kredittilgung (Auszahlung)	-1000
Einnahmen-Überschussrechnung des zweiten Jahres		**200**

Abb. 4-10: Vereinfachtes Zahlungstableau eines Modellprojektes (nach Wöhe/Döring, 2002, S. 609)

Wie steht es nun um die Vorteilhaftigkeit des Projekts? Der Investitionserfolg Δ ergibt sich aus der Differenz von Eigenkapital zu t_0 (EK_0) und Eigenkapital zu t_2 (EK_2). Das Reinvermögen (Eigenkapital) des Investors beträgt in t_0 Null und zum Zeitpunkt t_2 beträgt es 200 €.

Ausgehend vom Ziel der langfristigen Gewinnmaximierung geht es bei Investitionsentscheidungen darum, die Größe Δ zu maximieren. Auch im Falle der Eigenfinanzierung lässt sich die Vorteilhaftigkeit einer Investition in gleicher Weise ermitteln.

4.2.2.1 Statische Verfahren

Eine Optimierung von Investitionsentscheidungen ist mit einem Zahlungstableau möglich, d. h. wenn die Investitionsdauer und die Höhe aller relevanten Ein- und Auszahlungen zuverlässig prognostiziert werden können. Um den beachtlichen Prognoseaufwand zu vermeiden, hat die Praxis vier vereinfachte Methoden bzw. statische Verfahren entwickelt.

Kostenvergleichsrechnung

Die Kostenvergleichsrechnung eignet sich in Einrichtungen des Gesundheitswesens insbesondere zur quantitativen Bewertung von Erweiterungs- und Ersatzinvestitionen. Der Investor wird sich bei diesem Verfahren für die Anlage mit den minimalen Kosten entscheiden, wobei die Erlösseite außen vor bleibt. Voraussetzung ist, dass die Erlöse aus allen betrachteten Alternativen gleich hoch sind. Mit Hilfe der kalkulatorischen Abschreibung wird von einem kontinuierlichen Ressourcenverzehr ausgegangen. Zudem gehen unabhängig von der Eigen- oder Fremdfinanzierung kalkulatorische Zinsen nach der Durchschnittsmethode ein.

Gewinnvergleichsrechnung

Die kostengünstige Alternative führt nicht immer zu einem höheren Gewinn. Die Gewinnvergleichsrechnung fokussiert daher die Erlösseite, indem der Gewinn einer repräsentativen Periode ermittelt wird. Alle dem Projekt zurechenbaren Erlöse einer Periode werden den zurechenbaren Kosten gegenübergestellt. Ist nur ein einziges Projekt zu beurteilen, fällt die Entscheidung zu dessen Gunsten aus, wenn ein Mindestgewinn übertroffen wird. Bei konkurrierenden Projekten fällt die Entscheidung zu Gunsten des Projekts mit dem höchsten Gewinnwert.

Rentabilitätsvergleichsrechnung

Die Rentabilitätsvergleichsrechnung zielt auf den erforderlichen Kapitaleinsatz alternativer Projekte ab. Sie setzt eine korrigierte Gewinngröße einer repräsentativen Periode ins Verhältnis zum durchschnittlich gebundenen Kapital. Daraus ergibt sich eine Rentabilitätskennziffer, die im Aufbau der Gesamtkapitalrentabilität ähnelt. Der korrigierte Gewinn ist der Gewinn vor Abzug der Fremdkapital- sowie kalkulatorischer Eigenkapitalzinsen. Die durchschnittliche Kapitalbindung entspricht im einfachsten Fall der halben Anschaffungsaufwendung. Eine Entscheidung zu Gunsten eines Projekts fällt, wenn eine bestimmte Mindestverzinsung übertroffen wird.

Amortisationsrechnung

Die Amortisationsrechnung geht über eine repräsentative Einzelperiode hinaus und arbeitet mit den Rechnungsgrößen Ein- und Auszahlungen anstelle von Kosten und Erlösen. Die Amortisationsrechnung stellt fest, wie viele Perioden es dauert, bis sich der Anschaffungswert durch jährliche Einzahlungsüberschüsse refinanziert. Diesem Verfahren liegt die Idee zu Grunde, dass Investitionen, die vor Erreichen der Amortisationsdauer abgebrochen werden müssen, eine Fehlinvestition darstellen. Ein risikoscheuer Investor ist daher an Investitionen mit möglichst kurzer Amortisationsdauer interessiert.

Die statischen Verfahren der Investitionsrechnung beziehen sich auf eine hypothetische Abrechnungsperiode, wo im Wesentlichen die Kritik anzusetzen ist. Neben der kurzfristigen Betrachtung von nur einem Jahr unterliegt die Investitionsentscheidung nach der Kostenvergleichsrechnung einem erheblichen Planungsrisiko: Zwar wird die kostengünstigste Alternative erkannt, aber es wird nicht die Frage gestellt, ob die erzielbaren Erlöse zur Kostendeckung ausreichen.

Bei der Amortisationsrechnung bevorzugt der Entscheidungsträger vordergründig Investitionen mit kurzer Amortisationsdauer. Als Instrument zur Risikobegrenzung ist dieses jedoch häufig wenig geeignet, wenn sich beispielsweise Investitionen mit einem geringen Grundrisiko durch eine lange Amortisationsdauer auszeichnen.

Auch bezahlt der Entscheidungsträger die Planungsbequemlichkeit der statischen, einperiodigen Investitionsrechnungen mit einem essentiellen Verzicht in der Planungsgenauigkeit. Selbst eine plausible Auswahl der repräsentativen Einzelperiode vernachlässigt die intertemporäre Struktur der Ergebnisunterschiede. Ein weiteres Manko der einperiodigen Verfahren liegt in der Auswahl der Rechnungsgrößen. Die verwendeten repräsentativen Kosten und Erlöse werden aus- und einzahlungsgleich behandelt. Diesen Unzulänglichkeiten begegnen dynamische Verfahren, die mit Zinseszins arbeiten.

4.2.2.2 Dynamische Verfahren

Im Gegensatz zu den statischen Verfahren erfassen die dynamischen, die auch als finanzmathematische Verfahren bezeichnet werden, zur Analyse die finanziellen Auswirkungen einer Investitionsentscheidung über den gesamten Projektzeitraum t_0 bis t_n. Grundlage der Vorteilhaftigkeitsberechnung ist der für die Nutzungsdauer n zu prognostizierende Zahlungsstrom.

Diskontierung

Da sich Geldmittel verzinslich anlegen lassen, zieht ein Investor einen Kapitalrückfluss zum Zeitpunkt t_1 einem gleich hohen Kapitalrückfluss in t_2 vor. Zahlungen, die zu unterschiedlichen Zeitpunkten fällig sind, darf man nicht verrechnen. Es ist die Zeitpräferenz des Investors zu berücksichtigen, die sich im Zinsfaktor i niederschlägt.

Zahlungen werden somit vergleichbar, indem sie mittels Diskontierung (Auf- oder Abzinsung) auf einen gemeinsamen Zeitpunkt gebracht werden.

Der Zinssatz i entspricht den Kapitalkosten. Die Kapitalkosten hängen einerseits bei Fremdfinanzierung vom Kreditzinssatz und bei Eigenfinanzierung von der entgangenen Verzinsung einer alternativen Kapitalanlage (= Opportunitätskosten des Eigenkapitaleinsatzes) ab. In der Realität ergeben sich zwei Probleme: Erstens weichen die Fremdkapitalverzinsung und die beabsichtigte Eigenkapitalverzinsung bezogen auf ein Planungsjahr voneinander ab. Zweitens sind die Zinssätze während des Planungszeitraums Schwankungen unterworfen. Aus diesem Grunde wird in der Investitionsrechnung zur Vereinfachung in einem Grundmodell angenommen, dass der Investor basierend auf der Wiederanlageprämisse a) während des gesamten Planungszeitraums, b) jeden beliebigen Geldbetrag c) zu einem einheitlichen Zinssatz i ausleihen bzw. anlegen kann.

In der dynamischen Investitionsrechnung wird zudem von einem Modell unter Sicherheit ausgegangen, d. h. alle zukünftigen Zahlungen sind in t_0 bekannt. Im nächsten Schritt wird angenommen, dass die Anzahl der Nutzungsjahre n in t_0 feststeht. Somit bleibt das Thema der optimalen Nutzungsdauer außen vor. In einem weiteren Schritt wird das Grundmodell um die Einbeziehung von Ertragssteuern erweitert.

Kapitalwertmethode

Der Bezugszeitpunkt der Kapitalwertmethode ist der Zeitpunkt t_0, d. h. der Zeitpunkt der Anschaffungsauszahlung. Bezieht man nun alle zukünftigen Zahlungen (Ein- und Auszahlungen) durch Abzinsung auf t_0, so ergibt sich der jeweilige Barwert. Je höher der Kalkulationszinssatz, desto stärker werden zukünftige Zahlungen abgewertet. Der Zukunftswert einer Investition repräsentiert den Barwert aller Kapitalrückflüsse und ist der Gegenwartswert des Investitionsprojekts. Wird die Anschaffungsauszahlung vom Zukunftserfolgswert subtrahiert, ergibt sich der Kapitalwert. Ein positiver Kapitalwert spiegelt einen Reinvermögenszuwachs zum Investitionszeitpunkt t_0 wieder. Bei Fremdfinanzierung zeigt der Kapitalwert den auf t_0 bezogenen Reinvermögenszuwachs nach Abzug der Fremdkapitalzinsen und Tilgung. Bei Eigenfinanzierung zeigt der Kapitalwert ebenfalls den auf t_0 bezogenen Reinvermögenszuwachs, der jedoch nicht auf der Basis des Nichtstuns, sondern auf der Basis einer alternativen Kapitalanlage zum Kalkulationszinssatz entstanden ist. Ergibt sich bei einem Kalkulationszinssatz von i = 10 % ein Kapitalwert von null, dann wird das eingesetzte Eigenkapital gerade mit 10 % verzinst. Der Investor steht dieser Investition indifferent gegenüber.

Annuität

Im Rahmen der Annuitätenmethode wird angenommen, dass der Investor, z. B. ein niedergelassener Arzt, den investitionsbedingten Vermögenszuwachs regelmäßig zu Konsumzwecken entnehmen möchte. Es geht daher darum, einen auf t_0 bezogenen Kapitalwert in eine gleich bleibende nachschüssige Zahlung (am Ende der jeweiligen Perioden) umzurechnen, die als Annuität (Rente) a bezeichnet wird. Der Barwert K einer nachschüssigen Rente lässt sich mit der nachfolgenden Formel ermitteln:

$$K = a * RBF,$$

Rentenbarwert

wobei RBF für den Rentenbarwertfaktor $(1 + i)^t - 1 / i * (1 + i)^t$ mit t = Anzahl Perioden und i = Zinssatz steht. Daraus ergibt sich nach Umstellung die Annuität:

$$a = K * 1/RBF,$$

wobei der Kehrwert des Rentenbarwertfaktors als Annuitätenfaktor ANF bezeichnet wird.

Gemäß der Annuitätenmethode gilt eine Einzelinvestition dann als vorteilhaft, wenn die Annuität größer null ist. Bei mehreren sich gegenseitig ausschließenden Investitionsalternativen fällt die Entscheidung zu Gunsten jener mit der höchsten Annuität. Haben die Investitionsalternativen jedoch unterschiedliche Nutzungsdauern, darf die Annuität für einen Vergleich nicht auf die Nutzungsdauer n, sondern sie sollte auf den einheitlichen Planungszeitraum T bezogen werden.

Die Verzinsung des in einem Investitionsobjekt durchschnittlich gebundenen Kapitals bezeichnet man als interne Verzinsung und den zugehörigen Zinssatz r als internen Zinsfuß. In der *Methode des internen Zinsfußes* r setzt man den Kapitalwert K gleich null, d. h.

$$-A_0 + \Sigma (E_t - A_t) * (1 + r)^{-t} + L (1 + r)^{-T} = 0$$

mit A_0 = Anfangsauszahlung, A_t bzw. E_t = Aus- bzw. Einzahlung in der Periode t, L = Liquidationserlös, r = interner Zinsfuß und T = Planungshorizont.

und löst die Gleichung nach r auf. Dabei lässt sich r in der Regel nicht exakt, sondern nur als Näherungslösung ermitteln. Zur Beurteilung der Vorteilhaftigkeit vergleicht man die interne Verzinsung r mit dem Kalkulationszins i. Bei mehreren alternativen Investitionsprojekten fällt die Entscheidung für jenes mit dem höchsten internen Zinsfuß.

Leider entspricht die Realität der Investitionsplanung nicht den Annahmen des Grundmodells. Investitionsentscheidungen lassen sich nicht durch isolierte Beurteilung eines Investitionsprojektes optimieren. Diesem Umstand versucht die Investitionsprogrammplanung Rechnung zu tragen, wo ein Bündel von Investitionsprojekten auf dem Prüfstand steht.

Auch muss man sich von der modellmäßigen Illusion der Investitionsentscheidung unter Sicherheit verabschieden. Die Möglichkeiten zur Berücksichtigung des Risikos können hier nur grundlegend angesprochen werden. Gleiches gilt für die Frage der Unternehmensbewertung, welche theoretisch ein Anwendungsfall der dynamischen Investitionsrechnung ist.

Die Verwendung der Methodik des internen Zinsfußes kann als Vorteilhaftigkeitskriterium problematisch werden. Wechselt das Vorzeichen des Zahlungsstroms im Zeitverlauf mehrfach, ergibt sich manchmal kein interner Zinsfuß oder keine eindeutige Lösung. Die Methode des internen Zinsfußes geht von einer spezifischen Wiederanlageprämisse aus. Danach wird unterstellt, dass die Kapitalrückflüsse zum internen Zinsfuß verzinst werden. Diese Prämisse ist bei einer Finanzinvestition vielleicht realistisch, bei einer individuellen Sachinvestition aber völlig unrealistisch. Überzeugender erscheint daher die Wiederanlageprämisse der Kapitalwertmethode: Die Rückflüsse werden mit dem einheitlichen Kalkulationszinsfuß i verzinst.

4.2.3 Unternehmensfinanzierung

4.2.3.1 Finanzierungstitel

Für eine Leistung, d. h. die Bereitstellung liquider Mittel für einen gewissen Zeitraum, verlangt der Financier eine Gegenleistung in Form einer Verzinsung (im weiteren Sinne). Voraussetzung ist, dass keiner der Vertragspartner einen Nachteil erleidet und dass jeder der Vertragspartner die empfangene Gegenleistung nicht geringer schätzt als die eigene Leistung. Je nach Ausgestaltung der Finanzierungstitel (Gesamtheit von Rechten und Pflichten eines Financiers) kann damit die Verpflichtung verbunden sein, in Zukunft Nachschüsse zu leisten.

Die Gegenleistung besteht in einem Anspruch auf Beteiligung an den zukünftigen Überschüssen. Anders als die Leistung wird die Gegenleistung erst in der Zukunft erbracht, welche der allgemeinen Umweltunsicherheit (exogenes Risiko) unterliegt. Die Handlung des Kapitalnehmers hingegen wirkt sich direkt auf den Unternehmenserfolg aus (endogenes Risiko), welches mit einer entsprechenden Vertragsgestaltung beeinflussbar ist. Zum endogenen Risiko zählt auch, dass der Financier regelmäßig schlecht über die Rückzahlungsaussichten informiert ist, die meist durch weitere vertragliche Sicherungen (Informationsrechte, Mitwirkungsrechte, Kreditsicherheiten usw.) abgedeckt werden. Forderungstitel, die mit einem festen, erfolgsunabhängigen Verzinsungs- und Tilgungsanspruch versehen sind, erlauben einem unzureichenden Informationsstand zu begegnen und kostenträchtiger Informationsbeschaffung zu entgehen.

Größentransformation

Durch geeignete Transformationen der Finanzierungstitel lassen sich die Anlagewünsche und Interessen von Kapitalgebern und Banken mit dem Kapitalbedarf der Unternehmen in Einklang bringen. Die Größentransformation zielt auf eine Stückelung eines hohen Kapitalbedarfs in kleinere Anteile und der Aufteilung auf verschiedene Kapitalgeber ab. Die Fristentransformation erlaubt die Deckung eines langfristigen Kapitalbedarfs durch kurzfristige Finanzierungstitel.

Risikotransformation

Eine besondere Position nimmt die Risikotransformation ein. Die Erwerber partizipieren am leistungswirtschaftlichen Unternehmensrisiko und wählen diese je nach individueller Risikoneigung aus verschiedenen Finanzierungstiteln in unterschiedlichen Stückelungen. Der Unternehmer profitiert in Form einer Risikoentlastung.

4.2.3.2 Kreditfinanzierung

Fremdkapital

Die zentralen Merkmale der Kreditfinanzierung sind, dass die liquiden Mittel für einen begrenzten Zeitraum überlassen werden und dass die Gegenleistung aus einem Zahlungsanspruch mit festem Rückzahlungsplan besteht, der vom Unternehmenserfolg weitgehend unabhängig ist. Der Informationsbedarf ist niedriger als bei Finanzierungstiteln und bezieht sich nur auf die Insolvenzgefahr.

Der Umfang der Haftung der Eigentümer für Verpflichtungen des Unternehmens hängt von der Rechtsform ab. Bei Kapitalgesellschaften steht nur die Kapitaleinlage zur Deckung zur Verfügung. Bei Personengesellschaften haften die Gesellschafter auch mit ihrem Privatvermögen (Ausnahme Kommanditisten). Kredite können dennoch bei Kreditnehmern Verhaltens-Fehlanreize auslösen.

Der erste Fehlanreiz besteht im Risikoanreizproblem, denn nach der Kreditaufnahme könnte der Kreditnehmer mehr risikobehaftete Investitionen tätigen als ursprünglich geplant. Die Ursache liegt in der ungleichen Partizipation des Kreditgebers an zusätzlichen Gewinnen und Verlusten. Ein höherer Unternehmenserfolg geht vollständig an den Kreditnehmer. Ein höheres Insolvenzrisiko hingegen schadet vor allem dem Kreditgeber.

Der zweite Fehlanreiz besteht in einer unterlassenen Ergänzungsinvestition, deren besondere Wirkung in der Sicherung des vom Ausfall bedrohten ersten Kredits liegt und damit dem Kreditgeber einen Vermögenszuwachs bedeutet. Die Ergänzungsinvestition wird aber von einem Kreditnehmer nicht getätigt, wenn diese den Unternehmenserfolg nicht erhöht.

Der dritte Fehlanreiz ist die fremdfinanzierte Ausschüttung, indem Eigenkapital durch Fremdkapital ersetzt wird, ohne dass sich das Investitionsprogramm verändert. In einer Krise ist dadurch das

Eigenkapital unzureichend. Bei gutem Unternehmenserfolg verzinst sich das verbliebene Eigenkapital höher.

Zusammenfassend lässt sich feststellen, dass alle Fehlanreize mit dem Insolvenzrisiko zusammenhängen. Die Entscheidungen trifft jeweils der Kreditnehmer, dem jedoch nicht alle negativen Vermögenswirkungen zufallen.

4.2.3.3 Beteiligungsfinanzierung

Die Beteiligungsfinanzierung ist im Gegensatz zur Kreditfinanzierung gekennzeichnet durch zeitlich unbegrenzte Kapitalüberlassung mit einem Residualanspruch, der nachrangig zu allen anderen Ansprüchen ist. Die Inhaber von Beteiligungstiteln tragen den überwiegenden Teil des leistungswirtschaftlichen Risikos, der bis zum völligen Verlust gehen kann. Andererseits partizipieren Beteiligungstitel auch an hohen Erfolgen. Die Risikobeteiligung zieht einen hohen Informationsbedarf nach sich. Zwischen den Beteiligungstiteln bestehen starke Unterschiede in Bezug auf die gesetzlich zugestandenen Mitwirkungsrechte und Entscheidungskompetenzen. Vollhaftende Teilhaber sind meist an der Unternehmensleitung beteiligt, während die Einflussmöglichkeiten von Aktionären eher gering sind. Für Aktien börsennotierter Unternehmen allerdings existiert ein gut funktionierender Sekundärmarkt. Eigenkapital

Bei Beurteilung der Beteiligungsfinanzierung ist bei Emission stets zu beachten, ob die neuen Eigenkapitalgeber auch an den Entscheidungen beteiligt sind. Eine hohe Anzahl an Entscheidungsträgern verlängern regelmäßig Entscheidungsfindungsprozesse. Auch konkurriert das Ziel Risikoteilung und Haftung sowie Ergiebigkeit externer Finanzierungsquellen u. U. mit notwendigen Zugeständnissen in Bezug auf Mitspracherechte.

Wie bei der Kreditfinanzierung kommt es bei mangelnden Einflussmöglichkeiten der Kapitalgeber auf die Unternehmensleitung zu Fehlanreizen, die umso stärker ausfallen, je geringer die Erfolgsbeteiligung der Unternehmensleitung ist. Beispiele für Fehlanreize sind zu hohe Aufwendungen, die Verlagerung von Gewinnen, eine übermäßige Neigung Gewinne zu thesaurieren und für Akquisitionen zu verwenden und mangelnde Bereitschaft Konflikte im Interesse der Eigentümer auszutragen.

4.2.3.4 Interne Finanzierung

Die Quelle der internen Finanzierung sind Einzahlungsüberschüsse, die nicht im Zuge der Verwendung liquider Mittel wieder abfließen. Z. B. erfolgen Abschreibungen zur Verteilung der Anfangsauszahlung (Investition) für abnutzbares Anlagevermögen auf die Perioden der Nutzung. Zuführungen zu Rückstellungen stehen für zukünftige Thesaurierung

Verpflichtungen, deren Ursache in der Rechnungsperiode liegen, deren Umfang aber noch nicht genau bestimmt werden kann. Zu beachten ist aber, dass Abschreibungen und Rückstellungen stets nur eine vorübergehende Finanzierungswirkung haben. Zu einem Zahlungsüberschuss kommt es auch bei Desinvestition, weil der Liquidationserlös häufig einem niedrigeren Restbuchwert gegenübersteht. Eine weitere ist der einbehaltene Gewinn (Thesaurierung).

Die interne Finanzierung scheint ein bequemes Finanzierungsinstrument darzustellen. Die mangelnde Kontrolle der Mittelverwendung ist jedoch problematisch. Möglicherweise werden intern erwirtschaftete Mittel für Investitionen eingesetzt, die mangels Rentabilität nicht über externe Mittel finanziert werden könnten.

4.2.3.5 Leasing

Unter Leasing wird die vertragsmäßig geregelte, gegen Entgelt gewährte Nutzungsüberlassung beweglicher und unbeweglicher Investitions- und Gebrauchsgüter verstanden. Unter wirtschaftlichen Gesichtspunkten stellt Leasing, bedingt durch die ihm zukommende Finanzierungs- und Investitionsfunktion, eine Alternative zur konventionellen Fremdfinanzierung dar. Das Leasing bietet Gesundheitsleistungsanbietern zudem den Vorteil, die Vorfinanzierung langwieriger Herstellungsphasen zu überspringen, da die erste Leasingzahlung meist mit der Inbetriebnahme zusammen fällt.

Es lassen sich verschiedene Leasing-Konzepte unterscheiden. Beim so genannten Operating-Leasing steht die kurzfristige Nutzung des Investitionsgutes im Vordergrund. Das stärker verbreitete Finanzierungsleasing ist durch eine lange Grundmietzeit gekennzeichnet, bei dem der Leasingnehmer das Investitionsrisiko trägt. Das Herstellerleasing ist überwiegend absatzwirtschaftlich motiviert, z. B. zum Verkauf von Kraftfahrzeugen, Kopierern und medizinischen Großgeräten. Im Markt des institutionellen Leasings sind güter- und finanzwirtschaftliche Intermediäre tätig. Bei der Entscheidung zum Leasing sind üblicherweise neben den Beschaffungs-/Herstellungs- und Finanzierungskosten auch die Verwertungserlöse und Wartungsanreize relevant.

Zunächst geht es um die Beschaffung bzw. die Herstellung des Leasingobjektes. Eine Leasinggesellschaft ist regelmäßig Erwerber bestimmter Investitionsgüter mit einer größeren Verhandlungsmacht gegenüber Herstellern, welche sich in günstigeren Anschaffungspreisen niederschlägt. Ist das Leasingobjekt beispielsweise ein Krankenhaus, tritt eine so spezialisierte Leasinggesellschaft als Nachfrager für zahlreiche Projekte auf, die mit einem erfahrenen Mitarbeiterstab über eine überdurchschnittliche Marktkenntnis verfügt.

Kapitalkostenvorteile können sich daraus ergeben, dass institutionelle Leasinggesellschaften Vorteile bei der Finanzierung oder der Besteuerung haben. Leasinggesellschaften, z. B. als Bankentöchter, haben geringere Finanzierungskosten, bessere Möglichkeiten der Sicherung von Forderungen und ein geringeres Ausfallrisiko.

Verglichen mit dem Kauf ist Leasing von Vorteil, wenn auch die Liquidation eine relevante Verwertungsalternative ist. Dies ist jedoch nur möglich, wenn das Gut wenig spezifisch ist. Dieses ist regelmäßig bei Leasingobjekten im Gesundheitswesen nicht der Fall, so dass dieser Vorteil hier nicht zum Zuge kommt.

Verglichen mit der Miete hat Leasing den Vorteil, dass Wartungsanreize erhöht werden, weil das Qualitätsrisiko vom Leasinggeber getragen wird. In langfristigen Verträgen ist die Leasinggesellschaft über viele Jahre für die Qualität verantwortlich. Das ist weit länger als der übliche Gewährleistungszeitraum von ein bis zwei Jahren, um auch selber sicherzustellen, dass der Restwert nach Ablauf der Grundmietzeit nicht unterhalb des Buchwertes liegt.

4.2.3.6 Mezzanine-Kapital

Die verschiedenen Beteiligungsformen des Mezzanine-Kapitals sind die eher eigenkapitalnahen Equity Mezzanine (stille Beteiligungen und Genussrechtskapital) sowie die eher fremdkapitalnahen Dept Mezzanine (Nachrangdarlehen und Wandel- und Optionsanleihen).

Das Mezzanine-Kapital kombiniert die Vorzüge von Eigenkapital mit denen von Fremdkapital. Die Pluspunkte für das Unternehmen sind: keine Mitspracherechte der Kapitalgeber, keine Sicherheiten notwendig und Verbesserung der Bilanzstruktur durch den eigenkapitalähnlichen Charakter des Mezzanine-Kapitals. Eine genügend lange Vorlaufzeit darf nicht vernachlässigt werden. Von der ersten Kontaktaufnahme mit privaten Geldgebern bis zu dem Zeitpunkt, an dem das Geld fließt, vergehen viele Monate. Je näher sich das Finanzprodukt im Equity Bereich bewegt, umso höher sind die Kosten. Die Zielrendite der Investoren liegt je nach Bilanzstellung, Laufzeit und Risiko zwischen 8 % und 20 %. Die Eignung von Mezzanine-Kapital ist im Gesundheitswesen eingeschränkt. Mangels einer Erfolgsorientierung vieler Einrichtungen, ist Equity Mezzanine-Kapital häufig nicht einsetzbar.

4.2.3.7 Subventionen

Staatliche Krankenhausförderung

Subventionen nehmen bei Investitionen im Gesundheitswesen, insbesondere bei Krankenhäusern und in der stationären Pflege, eine bedeutende Rolle ein. Das im Jahr 1972 verabschiedete Krankenhausfinanzierungsgesetz (KHG) führte unter anderem das dualistische Finanzierungssystem ein, gemäß dem die Investitionskosten von Bund und Ländern (seit 1984 nur noch von den Bundesländern), die Betriebskosten jedoch von den Krankenkassen zu tragen sind. Als wesentliche Finanzierungsquelle für Investitionen kann die staatliche Investitionsförderung gelten, die faktisch Subventionen darstellen. Grundvoraussetzung für die Gewährung der Investitionsmittel ist die Aufnahme eines Krankenhauses in den Krankenhausplan des jeweiligen Bundeslandes (§§ 6, 8 KHG), die zudem einen Kontrahierungszwang für die Krankenkassen mit dem entsprechenden Haus bewirkt.

Unter Investitionskosten versteht das KHG:

- Die Kosten der Errichtung (Neubau, Umbau, Erweiterungsbau) von Krankenhäusern und der Anschaffung der zum Krankenhaus gehörenden Wirtschaftsgüter, ausgenommen der zum Verbrauch bestimmten Güter (Verbrauchsgüter). Ebenfalls gehören die Kosten des Grundstücks, des Grundstückserwerbs, der Grundstückserschließung sowie ihre Finanzierung nicht zu den Investitionskosten (§ 2 Abs. 2 KHG).
- Die Kosten der Wiederbeschaffung der Güter des zum Krankenhaus gehörenden Anlagevermögens (Anlagegüter).

Die Investitionsförderung teilt sich in zwei Bereiche auf: Einzelförderung und Pauschalförderung. Mit Hilfe der Einzelförderung nach § 9 Abs. 1 und 2 KHG fördern die Länder auf Antrag des Krankenhausträgers Investitionskosten, insbesondere

a) für die Errichtung von Krankenhäusern einschließlich der Erstausstattung mit den für den Krankenhausbetrieb notwendigen Anlagegütern,
b) für die Wiederbeschaffung von Anlagegütern mit einer durchschnittlichen Nutzungsdauer von mehr als drei Jahren,
c) für die Nutzung von Anlagegütern (Leasing), soweit sie mit Zustimmung der zuständigen Landesbehörde erfolgt,
d) für Anlaufkosten, für Umstellungskosten bei innerbetrieblichen Änderungen sowie für Erwerb, Erschließung, Miete und Pacht von Grundstücken, soweit ohne die Förderung die Aufnahme oder Fortführung des Krankenhausbetriebs gefährdet wäre,
e) für Lasten aus Darlehen, die vor der Aufnahme des Krankenhauses in den Krankenhausplan für förderungsfähige Investitionskosten aufgenommen worden sind (Kreditfinanzierung),
f) als Ausgleich für die Abnutzung von Anlagegütern, soweit sie mit Eigenmitteln des Krankenhausträgers beschafft worden sind und bei Beginn der Förderung nach diesem Gesetz vorhanden waren,
g) zur Erleichterung der Schließung von Krankenhäusern,
h) zur Umstellung von Krankenhäusern oder Krankenhausabteilungen auf andere Aufgaben, insbesondere zu ihrer Umwid-

mung in Pflegeeinrichtungen oder selbstständige, organisatorisch und wirtschaftlich vom Krankenhaus getrennte Pflegeabteilungen.

Mit der Pauschalförderung gemäß § 9 Abs. 3 KHG fördern die Länder die Wiederbeschaffung kurzfristiger Anlagegüter sowie kleine bauliche Maßnahmen durch feste jährliche Pauschalbeträge, mit denen das Krankenhaus im Rahmen der Zweckbindung der Fördermittel frei wirtschaften kann. Die Pauschalbeträge sollen nicht ausschließlich nach der Zahl der in den Krankenhausplan aufgenommenen Betten bemessen werden und sind in regelmäßigen Abständen an die Kostenentwicklung anzupassen.

Die Instandhaltungskosten sind entsprechend § 17 Abs. 4b KHG im Pflegesatz zu berücksichtigen. Dazu gehören auch Instandhaltungskosten für Anlagegüter, wenn in baulichen Einheiten Gebäudeteile, betriebstechnische Anlagen und Einbauten oder wenn Außenanlagen vollständig oder überwiegend ersetzt werden. Die genannten Kosten werden pauschal in Höhe eines Betrages von 1,1 % der für die allgemeinen Krankenhausleistungen vereinbarten Vergütung finanziert. Die Pflegesatzfähigkeit der genannten Kosten entfällt für alle Krankenhäuser in einem Bundesland, wenn das Land diese Kosten für die in den Krankenhausplan aufgenommenen Krankenhäuser im Wege der Einzelförderung oder der Pauschalförderung trägt.

4.2.4 Finanzierungsentscheidungen

4.2.4.1 Allgemeine Regeln

Verschuldungsgrad

Externe Kapitalgeber, wie beispielsweise Banken, beurteilen anhand der Einhaltung von Finanzierungsregeln die zukünftige Zahlungsfähigkeit von Einrichtungen im Gesundheitswesen. Die wichtigsten Finanzierungsregeln sind:

- Eins-zu-Eins-Regel: Das Eigenkapital soll mindestens so groß sein wie das Fremdkapital.
- Goldene Finanzierungsregel: Die Investitionsdauer soll nicht länger sein als die Finanzierungsdauer (Fristenkongruenz).
- Investitionsregel: Bei Ersatzinvestitionen muss über die gesamte Nutzungsdauer eines Investitionsgutes die Summe aller damit getätigten Einnahmen mindestens der Summe aller Auszahlungen entsprechen.
- Liquiditätsregel: Liquidität geht vor Rentabilität.

Gesamtkapitalrentabilität

Finanzierungsentscheidungen betreffen die Auswahl zwischen verschiedenen Finanzierungsformen, wobei die Entscheidung zwischen der Beteiligungs- und Kreditfinanzierung gleichbedeutend ist mit der

Entscheidung über den Verschuldungsgrad, dem Quotienten aus Fremdkapital und Eigenkapital. In den übrigen Wirtschaftssektoren ist die interne Finanzierung von großer empirischer Bedeutung. Mangels Gewinnerzielung und Gewinnerzielungsabsicht kann dieses Instrument in vielen Bereichen des deutschen Gesundheitswesens jedoch nicht in vollem Umfang genutzt werden.

Eine Unternehmung ist durch ihren Kapitaleinsatz und die damit erzielbare unsichere Gesamtkapitalrentabilität gekennzeichnet, dem Quotienten von Bruttogewinn und Gesamtkapitaleinsatz. Im Vergleich mit dem vertraglich fixierten Fremdkapitalzinssatz ist die Eigenkapitalrentabilität extrem unsicher und starken Schwankungen unterworfen, weil sie sich aus einem Residualanspruch ergibt. Es besteht ein linearer Zusammenhang zwischen der Eigenkapitalrentabilität und dem Verschuldungsgrad, der als Hebel auf die Eigenkapitalrentabilität wirkt (so genannter Leverage-Effekt). Die Eigenkapitalrentabilität steigt mit dem Verschuldungsgrad, wenn die Gesamtkapitalrentabilität größer ist als die Fremdkapitalzinsen. Im umgekehrten Fall, wenn die Gesamtkapitalrentabilität kleiner ist als die Fremdkapitalzinsen, wird die Eigenkapitalrentabilität umso schneller negativ (so genanntes Leverage-Risiko). Aus diesem Zusammenhang lässt sich jedoch keine Finanzierungsregel ableiten.

Leverage-Effekt

Wertminderungen eines optimalen Investitionsprogramms können entstehen, wenn nicht der gesamte Zahlungsstrom einfließt, sondern weitere Parteien als Finanztitelinhaber partizipieren. Das wichtigste Beispiel sind Steuerzahlungen. Abgesehen von der Höhe wäre eine Berücksichtigung vernachlässigbar, wenn diese finanzierungsneutral wären. Dem ist aber nicht so, da Fremdkapitalzinsen in der Gewinnermittlung Kosten darstellen und beispielsweise bei der Gewerbeertragssteuer Schuldzinsen die Bemessungsgrundlage mindern.

Eine extreme Wertminderung stellt die drohende Insolvenz dar. Zwar entstehen direkte Insolvenzkosten, wie beispielsweise Anwaltshonorare, Gebühren usw., von denen aber zunächst keine wesentliche direkte Unternehmenserfolgsminderung ausgeht. Schwerwiegender sind die indirekten Kosten der Insolvenz. Die Annahme, dass Zahlungsströme exogen sind und durch die Finanzierungsweise lediglich verteilt werden, erweist sich hierbei als nicht adäquate Herangehensweise. Indirekte Insolvenzkosten ergeben sich aus Anpassungsmaßnahmen anderer Interessensgruppen. So fürchten z. B. Arbeitnehmer bei einer drohenden Insolvenz um ihren Arbeitsplatz, wobei sich insbesondere die am besten qualifizierten Mitarbeiter frühzeitig umorientieren. Dadurch tritt eine Verschlechterung der Durchschnittsqualifikation der Belegschaft ein. Andererseits bestehen Lieferanten auf Barzahlung und verweigern Lieferungen auf Ziel, so dass sich die Liquidität des Unternehmens noch weiter verschlechtert, da Lieferantenkredite fehlen. Als Finanzierungsregel ergibt sich demnach, den Zustand der drohenden Insolvenz zu vermeiden, was durch die Verwendung von weniger Fremdkapital erreicht werden kann.

4.2.4.2 Krankenhausfinanzierung

Der deutliche Rückgang der KHG-Fördermittel schlägt sich auch in der für den Krankenhaussektor üblicherweise ermittelten Investitionsquote nieder. Zieht man zur Berechnung der Krankenhaus-Investitionsquote die Krankenhausausgaben der Gesetzlichen und Privaten Krankenversicherung als Bezugsgröße für die KHG-Fördermittel heran, so ergibt sich für den Zeitraum zwischen 1991 und 2004 eine Abnahme der Investitionsquote von 11,1 % auf 5,0 %. Aufgrund des erheblichen Investitionsbedarfs, den die Einführung der Diagnosis Related Groups mit sich gebracht hat, aber auch angesichts des medizinisch-technischen Fortschritts, der Jahr für Jahr hohe Investitionen der Krankenhäuser in neue Technologien unumgänglich macht, erscheint es plausibel, dass die Investitionsquote der Krankenhäuser mindestens so hoch sein muss wie die volkswirtschaftliche Investitionsquote, die dem Quotienten aus Bruttoanlageinvestitionen und Bruttoinlandsprodukt entspricht.

Im Laufe der Jahrzehnte zeichneten sich Entwicklungen ab, die bis heute kritisch diskutiert werden. Zum einen handelt es sich um den im Vergleich zu den übrigen Gesundheitsausgaben überproportionalen Anstieg der Krankenhauskosten. Zum anderen zeigt sich eine Abkopplung der Investitionsförderung vom Wachstum des Bruttoinlandsprodukts. Die volkswirtschaftliche Investitionsquote lag im Jahr 2004 jedoch bei 17,4 % und übertraf damit die Investitionsquote der Krankenhäuser um das Dreieinhalbfache. Der Investitionsstau wird von der Deutschen Krankenhausgesellschaft in einer ad hoc-Schätzung auf 50 Mrd. EURO beziffert. Die Investitionslücke könnte aber geringer sein als angenommen, da Kapital und Arbeit in Grenzen substituierbar sind. Ferner waren in der Vergangenheit neben der Länderförderung im Rahmen von Rationalisierungsbemühungen auch DRG-finanzierte Investitionen möglich. Zusätzlich sind seit einigen Jahren auch kreditfinanzierte Krankenhausinvestitionen und Leasingverträge möglich, bei denen die staatliche Förderung den Schuldendienst (Zinszahlung und Tilgung) leistet. So waren in diesen Fällen die realen Investitionen um ein vielfaches höher als der jährliche staatliche Förderbetrag.

Investitionsquote

Darüber hinaus wird aus ökonomischer Sicht auch auf strukturelle systembedingte Mängel hingewiesen, die für eine effiziente Leistungserbringung im Krankenhausbereich hinderlich sind. Aus betriebswirtschaftlicher Sicht steht hierbei die künstliche Trennung wirtschaftlich zusammenhängender Sachverhalte im Vordergrund der Kritik, insbesondere die Trennung zwischen Planungszuständigkeit, Entscheidungs- und Finanzierungsverantwortung. Fast alle

Entscheidungsverantwortung

finanzwirtschaftlichen Entscheidungen sowohl strategischer als auch operativer Art beruhen auf externen Vorgaben. Zudem sind Krankenhäuser und Krankenkassen als unmittelbar Betroffene nur nachrangig am Entscheidungsprozess beteiligt.

Dualistische Finanzierung

Aus wettbewerblicher Perspektive führt das dualistische Finanzierungssystem zu einer Ungleichbehandlung der ambulanten und der stationären Versorgung. Die Investitionen über die Länderhaushalte führen zu einer Bevorzugung der stationären Behandlung zu Lasten der meist weniger kostenintensiven ambulanten Behandlung. Insbesondere wenn Krankenkassen zukünftig selektiv Kontrahieren, sind unverzerrte Preisrelationen essentiell.

Zusätzlich verleitet das dualistische Finanzierungssystem durch die Zersplitterung der Finanzierungsverantwortung zu einer Strategie der „zugänglichen Töpfe", indem bei verschiedenen Investitionsalternativen nicht die mit der höchsten Rendite bzw. mit den niedrigsten Gesamtkosten für das Gesundheitswesen, sondern jene gewählt wird, die bei den Verhandlungen am ehesten durchsetzbar ist.

In der Bindung der Investitionsfördermittel an die Haushaltslage der Länder liegt ein weiteres Kernproblem des dualen Finanzierungssystems. Bei der in den letzten Jahren eher angespannten Haushaltssituation vieler Bundesländer hat diese Etatabhängigkeit durch gegebenenfalls unzureichende Gewährung der Fördermittel zu einem Investitionsstau geführt.

Die Zuständigkeit der Landesbehörden für die Krankenhausinvestitionen bewirkt außerdem, dass bei wichtigen Problemen in diesem Bereich möglicherweise politische Überlegungen im Vordergrund stehen, so dass eine Entscheidung vor allem in Hinblick auf die politische Attraktivität der jeweiligen Investition und nicht im Sinne einer betriebswirtschaftlich und gesellschaftlich sinnvollen Sachplanung getroffen wird.

Die Dualistik, d. h. die Investitionskosten werden durch den Staat finanziert und die Bezahlung der Betriebskosten erfolgt durch die Krankenkassen, ist – wie erläutert - mit Nachteilen verbunden. Diese führen zur Diskussion über die Rückkehr zur Monistik, d. h. dass Investitionskosten bzw. deren Abschreibungen pflegesatzfähige Betriebskosten werden und von den Krankenkassen honoriert werden können. Offen bleibt dann die Frage der Verantwortlichkeit der Länder für die Krankenhausplanung, die derzeit noch mit der Finanzierung der Krankenhausinvestitionen gekoppelt ist.

Monistische Finanzierung

Im Krankenhaus-Neuordnungsgesetz (KHNG) wurde erstmals ein Teil der Investitionsfinanzierung den Krankenkassen übergeben. Rationalisierungsinvestitionen durften durch die Krankenkassen finanziert werden, wenn dadurch der Pflegesatz entlastet wurde. Mit dem 2. GKV-Neuordnungsgesetz (GKV-NOG 2) werden Kosten für die Instandhaltung von Anlagegütern pauschal über den Pflegesatz finanziert. Die Gesundheitsreform aus dem Jahr 2000 sah vor, das

System der dualistischen Krankenhausfinanzierung bis zum Jahr 2008 in eine monistische Finanzierung zu überführen. Der Gesetzentwurf scheiterte aber im Vermittlungsausschuss. Im Jahr 2007 kamen jedoch die Gesundheitsminister der Länder erneut überein, Alternativen zur bisherigen Finanzierung der Krankenhäuser prüfen zu lassen.

Literaturhinweise

Felder, S., Fetzer, S., Wasem, J. (2007):
„Was vorbei ist, ist vorbei“: Zum Übergang in die monistische Krankenhausfinanzierung, in: Klauber, J., Robra, B.-P., Schellschmidt, H. (Hrsg.), Krankenhaus-Report 2007, Krankenhausvergügung – Ende der Konvergenzphase, Schattauer, Stuttgart/New York, S. 143-153.

Fleßa, S. (2007):
Finanzierung, Kapitel 4, in: Grundzüge der Krankenhausbetriebslehre, R. Oldenbourg Verlag, München/Wien, S. 101-174.

Neus, W. (2003):
Finanzbereich, Kapitel 7, in: Neus, W. Einführung in die Betriebswirtschaftslehre, 3. überarbeitete Auflage, Tübingen, S. 277-356.

Perridon, L., Steiner, M. (2007):
Finanzwirtschaft der Unternehmung, 14., überarbeitete und erweiterte Auflage, Verlag Franz Vahlen, München.

Süchting, J. (1995):
Finanzmanagement, Theorie und Politik der Unternehmensfinanzierung, 6., vollständig überarbeitete und erweiterte Auflage, Gabler, Wiesbaden.

Wöhe, G., Döring, U. (2002):
Investition und Finanzierung, Fünfter Abschnitt, in: Wöhe, G., Döring, U. Einführung in die allgemeine Betriebswirtschaftslehre, 21. neubearbeitete Auflage, Verlag Franz Vahlen, München, S. 599-822.

4.3 Kosten- und Leistungsrechnung für Gesundheitsunternehmungen

Winfried Zapp, Osnabrück

4.3.1 Hinführung zum Thema: Ausgangsbasis der Kosten- und Leistungsrechnung

Die Kosten- und Leistungsrechnung ist als ein Teil des Rechnungswesens anzusehen. Das Rechnungswesen kann wie folgt gegliedert werden:

Rechnungswesen

- Das Externe Rechnungswesen umfasst die Finanzrechnung (Liquidität) und die Bilanzrechnung (Bilanz und Gewinn- und Verlustrechnung).
- Das Interne Rechnungswesen gliedert sich inhaltlich in die Bereiche Statistik/Vergleichsrechnung, Planungsrechnung und in die Betriebsabrechnung mit eigenen Abteilungen in großen Unternehmungen. In Krankenhäusern werden diese Aufgaben zentral in der Kosten- und Leistungsrechnung subsummiert, die der Transparenz des betrieblichen Geschehens dient.

Die Daten aus dem kaufmännischen Bereich werden aus der Buchhaltung in das Interne Rechnungswesen mit seinen Bestandteilen Kosten, Leistungen, Erlöse und Ergebnisse übergeleitet. Werden bei dieser Überleitung Fehler nicht erkannt oder bleiben Missverständnisse unerkannt oder werden nicht korrigiert, wird die daraus abgeleitete Analyse auf der Grundlage nicht richtiger Daten durchgeführt. Die darauf aufbauenden Entscheidungen mögen rational getroffen sein, sie sind aber nicht problemadäquat und verfehlen damit ihre gewünschte Wirkung.

4.3.1.1 Grund und Zweck

Informationsgenerator

Damit Unternehmungen nach dem ökonomischen Prinzip agieren können, müssen sie sich auf dem Markt durchsetzen. Um das zu erreichen, müssen relevante Marktdaten (Marketing) bekannt sein, die Leistungsströme aufeinander bezogen sein (Logistik), die Finanzströme optimal agieren (Finanzbereich) und die Kosten und Leistungsströme bekannt sein (Kosten- und Leistungsrechnung). Um das zu erreichen, ist ein Informationsgenerator notwendig, der die relevanten Informationen an die entsprechenden Management- und

Entscheidungsorte transportiert. Neben diesem Entscheidungs- und Managementaspekt ist die Kalkulation der Preise für den Absatz oder für die innerbetriebliche Leistungsverrechnung ein wichtiger Grund für die Installation einer Kostenrechnung. Im Vordergrund steht also die Unterstützung der Lenkung der Unternehmung mit rechnungsorientierten Informationen.

4.3.1.2 Funktionen und Aufgaben

Darstellungs-funktion

Die Kostenrechnung war zunächst vergangenheitsorientiert angelegt, so dass die Ist-Darstellung (Abbildungsfunktion) mit ihren Verästelungen im Vordergrund stand. Vor allem die Dokumentationsfunktion ist als eine Teilfunktion der Abbildung sehr ausgeprägt, da ohne Kosten und Leistungen nicht gerechnet werden kann. Um dokumentieren zu können, muss man die Kosten erfassen (Ermittlungsfunktion). Sind die Kosten ermittelt, dokumentiert und abgebildet, dann ist die Weitergabe dieser Daten an die entsprechenden Stellen wichtig (Informationsfunktion).

Lenkungs-funktion

Neben der Abbildung ist die Lenkung über Kosten und Leistungen als eine weitere Funktion anzusehen: Aus kybernetischer Sicht kann über ein Rechnungssystem gesteuert (als Frühwarnsystem) oder gelenkt werden (über Planung, Kontrolle und Abweichungsanalyse). Aus der Sicht der Führung kann das Arbeitsergebnis sachrational in den Vordergrund gestellt werden (Lokomotionsergebnis). Hier geht es darum, die richtigen Informationen zum richtigen Zeitpunkt, am

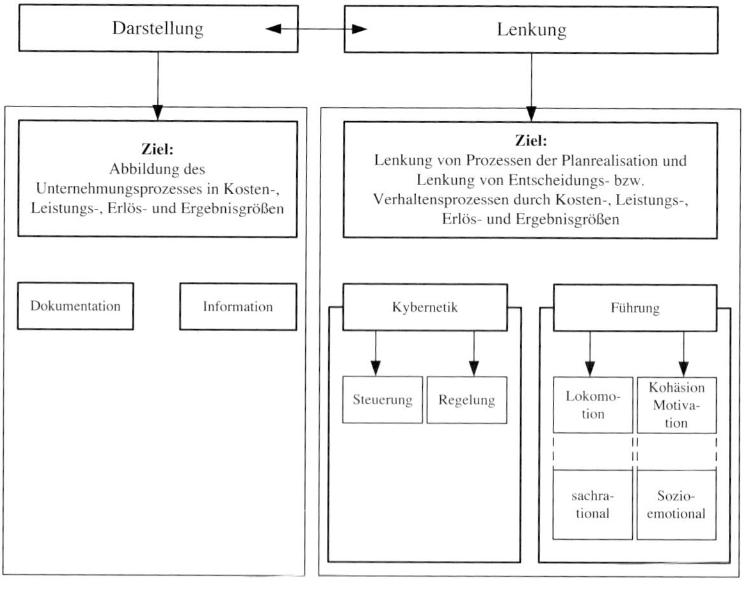

Abb. 4-11: Funktionen der Kosten und Ergebnisrechnung (nach Zapp, 2006a, S. 48)

richtigen Ort bereitzustellen. Zahlen, Daten, Fakten und Informationen können auch zur Motivation oder zur Teamentwicklung eingesetzt werden und die sozioemotionale Funktion stärken. Mitarbeiter denken verschieden, sie sind unterschiedlich sozialisiert und unterschiedlich anzusprechen: sie sind geprägt von ihrem jeweiligen Beruf und sind deshalb differenziert zu motivieren. Bei der Konzipierung von Budgets ist gerade letzteres intensiv zu berücksichtigen.

Im Gegensatz zu anderen Wirtschaftsunternehmen stellt die Kosten- und Leistungsrechnung von Krankenhäusern eine Besonderheit dar. In der Privatwirtschaft liegt die Ausgestaltung der Betriebsabrechnung und somit des internen Rechnungswesens in der Hand der Unternehmungen. Den Krankenhäusern hingegen wird mit dem Paragraphen 8 der KHBV eine feste Gestaltungsform der Kosten- und Leistungsrechnung vorgegeben. Durch diese soll gewährleistet werden, dass die vier grundlegenden Aufgaben

Krankenhausbuchführungsverordnung

1. Betriebsinterne Steuerung,
2. Beurteilung der Wirtschaftlichkeit und Leistungsfähigkeit,
3. Ermittlung von pflegesatzfähigen Kosten sowie
4. Erstellung der Leistungs- und Kalkulationsaufstellung

nach der Bundespflegesatzverordnung ermöglicht werden (vgl. § 8 der KHBV). Für die Kosten- und Leistungsrechnung werden Mindestanforderungen formuliert, die ebenfalls in der KHBV fixiert sind (vgl. §§ 1, 3, 8 KHBV). Sie sehen unter anderem einen entsprechenden Kontenrahmen- und Kostenstellenplan vor, der aber entsprechend der betrieblichen Bedürfnisse weiter aufgegliedert werden sollte.

4.3.1.3 Anforderungen an Rechnungssysteme

Um Anforderungen an die Kosten-, Leistungs-, Erlös- und Ergebnisrechnung zu stellen, werden in der Literatur eine unterschiedliche Fülle der Begriffe und Systematiken verwendet. Diese Anforderungen stellen Bedingungen für planbare, optimale Handlungen dar, die bei der Einführung, Durchführung und Umsetzung einer Kosten- und Erlösrechnung erfüllt sein müssen (zu der folgenden systematischen Zusammenstellung vgl. u. a. Hummel/Männel, 1980, S. 25 f):

(1) Querschnittsorientierte Anforderung:

Generelle Zielperspektive

Die querschnittsorientierten Anforderungen stellen eine generelle Zielperspektive dar: Wirtschaftlichkeitsüberlegungen sind die Grundlage aller weiteren Anforderungen. Die Implementation eines Rechnungssystems darf nicht mehr kosten als an Erkenntnissen zu erwarten ist. Komplizierte Rechnungssysteme haben da ein Ende, wo das Prinzip der Wirtschaftlichkeit nicht beachtet wird. Darüber hinaus sind anwendungsorientierte Anforderungen zu beachten: Die Darstellung von Zahlenkolonnen führen nicht zu relevanten Informa-

1. Querschnittsorientiert	**1.1 Wirtschaftlichkeit**	**2. Rechnungsorientiert** 2.1 Objektivität 2.2 Einheitlichkeit 2.3 Flexibilität
	1.2 Anwendungsorientiert 1.2.1 Klar und übersichtlich 1.2.2 Schnell und einfach	**3. Benutzerorientiert** 3.1 Relevanz 3.2 Adäquanz 3.3 Aktualität

Abb. 4-12: Anforderungen an die Kosten-, Leistungs-, Erlös- und Ergebnisrechnung (nach Zapp, 2004a, S. 84)

tionen, sondern verunsichern, so dass nur klare, übersichtliche Präsentationen anzustreben sind. Um Handlungsaktivitäten zu veranlassen, ist die Verständlichkeit und Nachvollziehbarkeit der Daten unerlässlich. Dabei müssen die Daten auch von Nicht-Ökonomen verstanden werden. Um Handlungsmaßnahmen veranlassen zu können, müssen die Daten schnell und einfach die handelnden Personen erreichen.

(2) Rechnungsorientierte Anforderungen

Objektiv

Rechnungsorientierte Anforderungen umfassen die Objektivität der Daten. Damit ist die Richtigkeit und Genauigkeit der Daten und Informationen gemeint, die realitätstreu, sicher und nachvollziehbar sein müssen. Darüber hinaus ist das Rechensystem einheitlich und stetig zu konzipieren: Ein ständiger Wechsel in der Erfassungs- und Darstellungsform würde die Aussagefähigkeit der Daten erschweren, so dass Vergleiche und Analysen im Zielvergleich nicht möglich wären. Rechnungssysteme sind flexibel anzulegen, um Anpassungen jederzeit durchführen zu können.

(3) Benutzerorientierte Anforderungen

Personenorientiert

Daten sind zu nutzen und umzusetzen. Deshalb sind die Abnehmer als Problemlöser im Besonderen zu beachten. Die Gegebenheiten sind durch relevante Informationen (situationsspezifische Daten), adäquate Informationen (problemorientierte Informationen) und zeitgerechte Informationen (aktuelle Daten) darzustellen.

Wenn auch die Beachtung dieser Anforderungen logisch, verständlich und nachvollziehbar erscheint, so werden dennoch oft komplizierte Rechenkonzeptionen von Ökonomen installiert – für die Akzeptanz bei Nichtfachleuten reichen diese Daten aber nicht aus. Auf die Nachvollziehbarkeit und Begründbarkeit von Daten und Informationen ist zu achten.

4.3.2 Vorgehensweise der Kosten- und Leistungsrechnung

Systematik „Kostenrechnung“

Einen guten Überblick über die Systematik der Kostenrechnung vermittelt Abbildung 4-13. Die Darstellung des realisierten Unternehmungsprozesses bzw. die Darstellung der Leistungsfähigkeit und Beurteilung der Wirtschaftlichkeit verlangt die Ermittlung der tatsächlich entstandenen Kosten (Ist-Kosten). Die Kostenermittlung unterteilt sich dabei in die Kostenerfassung und Kostenverrechnung. Mit der Kostenerfassung ist die Messung der Verbrauchsmengen und Güterpreise gemeint. Die Kostenverteilung bezeichnet die Zuordnung der erfassten Kosten auf Kostenstellen bzw. auf Prozesse und Kostenträger (Schweitzer/Küpper, 2003).

4.3.2.1 Kostenebene

In Abb. 4-13 wird die Kostenverteilung in Einzel– und Gemeinkosten unterschieden, die nach Joachim Hentze und Erich Kehres wie folgt definiert werden:

> Einzelkosten sind die Kosten, die ausschließlich für ein bestimmtes Kalkulationsobjekt anfallen und somit diesem direkt zurechenbar sind. Gemeinkosten sind solche Kosten, die für mehrere Kalkulationsobjekte gemeinsam anfallen, daher nicht unmittelbar dem einzelnen Kalkulationsobjekt zugeordnet werden können. (Hentze/Kehres, 2008)

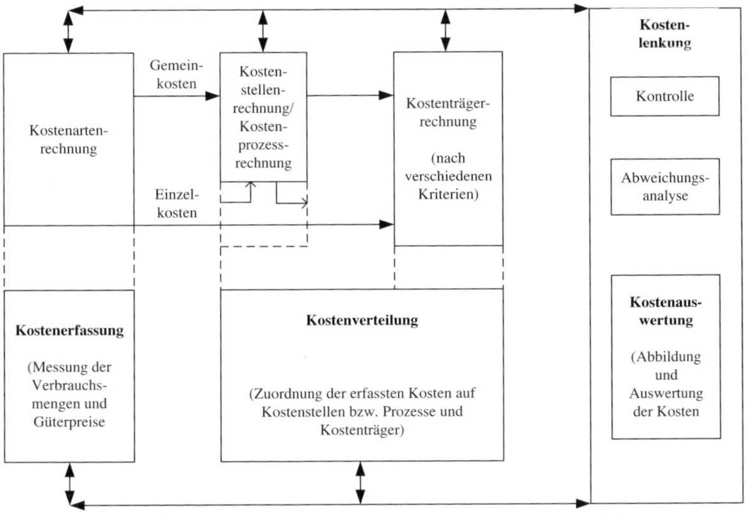

Abb. 4-13: Überblick über die Kostenrechnungsstufen und Kostenrechnungsphasen (in Anlehnung an Schweitzer/Küpper, 2003; Zapp, 2004a, S. 85; Zapp, 2006a, S. 19)

Nach Schweitzer und Küpper entscheidet die gewählte Bezugsgröße über die Zuordnung zu den Einzel- oder Gemeinkosten: (Schweitzer/Küpper, 2003) Unechte Gemeinkosten - wie beispielsweise Nahtmaterial im OP – können zwar dem Kalkulationsobjekt zugerechnet werden, aber aufgrund der Vereinfachung wird oft darauf verzichtet (Kilger/Vikas, 2007). Darüber hinaus können fixe und variable Kosten unterschieden werden, die als Unterscheidungskriterium die Beschäftigungsabhängigkeit aufweisen. Fix sind dann die Kosten, die für die Leistungsbereitstellung notwendig sind; als variabel werden die Kosten angesehen, die sich mit der Änderung der Beschäftigung verändern.

Bleiben die Kosten bei der Variation der als Einflussgröße definierten Beschäftigung konstant, so bezeichnet man diese als fixe Kosten, die für die Aufrechterhaltung der Betriebs– und Leistungsbereitschaft anfallen. Variieren die Kosten mit der Beschäftigung, so sind es variable Kosten (Conenberg, 1999, S. 52f.).

Die Kostenrechnung unterscheidet in:

- Kostenartenrechnung „Welche Kosten sind angefallen?“,
- Kostenstellenrechnung „Wo sind die Kosten angefallen?“,
- Kostenträgerrechnung „Wofür sind die Kosten angefallen?“ und
- Kostenlenkung „Wie sind die Kosten zu lenken?“.

Abgrenzung: Buchhaltung vs. Kostenrechnung

Im Vordergrund stehen die Grundkosten. Kostenrechnerisch wird zwischen neutralen Aufwendungen und unternehmerischen (kalkulierbaren) Aufwendungen unterschieden. Neutrale Aufwendungen entstehen bei der Verfolgung unternehmungsfremder Ziele (Verluste aus dem Abgang von Vermögensgegenständen, Verluste aus Schadensfällen, unternehmerische periodenfremde Vorgänge oder außerordentliche Aufwendungen aufgrund ungewöhnlicher und selten vorkommender Geschäftsfälle). Betriebliche Aufwendungen weisen einen unmittelbaren Zusammenhang mit dem eigentlichen Unternehmungszweck auf. Sie stellen Kosten dar. Stimmen Aufwand und Kosten in der Regel nicht in vollem Umfang überein, dann gilt: Einerseits hat der Aufwand nichts mit der Erstellung der Unternehmungsleistungen zu tun oder er wird ihnen nicht oder nicht in voller Höhe zugerechnet (=neutraler Aufwand). Andererseits gibt es Kosten (=kalkulatorische Kosten), die zwar in der Buchführung verrechnet werden, denen jedoch entweder kein Aufwand (Zusatzkosten) oder ein Aufwand in einer anderen Höhe (Anderskosten) gegenübersteht. Soweit sich Aufwand und Kosten decken, spricht man von Zweckaufwand und Grundkosten. Die Beziehungen zwischen Aufwand und Kosten stellt die nachfolgende Abbildung dar (Schweitzer/Küpper, 2003; Hummel/Männel, 1986, S. 64f).

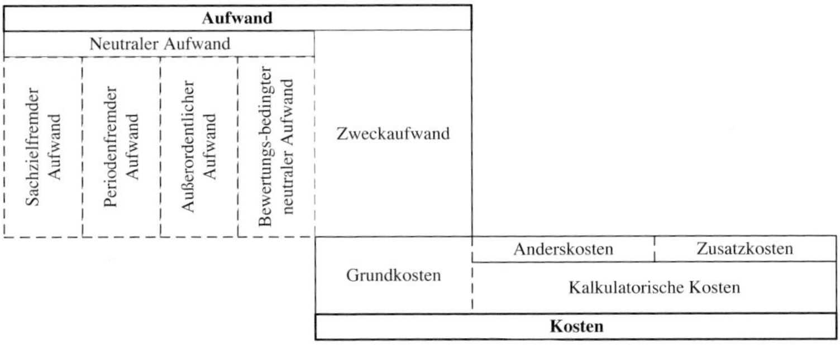

Abb. 4-14: Abgrenzung von Aufwendungen und Kosten (nach Schweitzer/ Küpper, 2003; Hummel/ Männel, 1986, S. 64f.; Zapp, 2006a, S. 10)

Basierend auf den Merkmalen (1) mengenmäßiger Verbrauch an Gütern, (2) Sachzielbezogenheit des Güterverbrauchs sowie (3) Bewertung des sachzielbezogenen Güterverbrauchs können Kosten allgemein als „der bewertete sachzielbezogene Güterverbrauch einer Abrechnungsperiode" (Schweitzer/Küpper, 2003) definiert werden.

Analysiert man die genannten Eigenschaften weiter, unterscheidet sich der Kostenbegriff hinsichtlich der Bewertung des sachzielbezogenen Güterverbrauchs in einen

- wertmäßigen Kostenbegriff und in einen
- pagatorischen Kostenbegriff. (Schweitzer/Küpper, 2003)

Pagatorischer und wertmäßiger Kostenbegriff

Der pagatorische Kostenbegriff geht von ursprünglichen Anschaffungskosten aus: Im Vordergrund stehen die Ausgaben (tatsächlich gezahlte Marktpreise). Der wertmäßige Kostenbegriff geht vom Verbrauch der Güter und Dienstleistungen aus und basiert auf der Annahme, dass der Kostenwert die Funktion der Lenkung der Wirtschaftsgüter in ihrer optimalen Verwendungsweise übernehmen soll. Ihm kommt somit die Funktion der Gewichtung des sachzielbezogenen Güterverbrauchs mit Blick auf das angestrebte Ziel zu (Schweitzer/Küpper, 2003 und die dort angegebene Literatur). Es können hier im Gegensatz zum pagatorischen Kostenbegriff die Wertansätze des Güterverbrauchs entsprechend dem Zweck der Kostenrechnung bestimmt werden und müssen nicht mit den tatsächlichen Auszahlungen übereinstimmen.

Kostenarten

Welche Kosten fallen an?

In der Kostenartenrechnung werden alle in einer Periode angefallenen Kosten systematisch gegliedert und erfasst. Hier ist die Basis für die weiteren Schritte der Kostenrechnung (Verrechnung auf Kostenstellen, Kostenträger, Kostenlenkung) gelegt. In der Anlage 4 der KHBV wird eine Mindestanforderung an den Kontenplan gestellt. Eine differenzierte Kostenartenunterteilung ist für eine gezielte

Klassische Gliederung der Sachkosten:	**Detaillierte Gliederung der oben genannten Sachkosten:**
6602 Blut, Blutkonserven und Blutplasma Die Aufwendungen für Blut, Blutbestandteile usw. werden hier zusammengefasst	66020 Blutkonserven 66021 Albumine 66022 Immunglobuline 66023 Gerinnungsfaktoren 66024 Transportkosten für Blutkonserven

Abb. 4-15: Gliederung der Kostenarten
(in Anlehnung an Dietz/Bofinger, 2000; Zapp, 2077a, S. 282)

Kostenanalyse unabdingbar. Dabei sollten die Kontenklassen als Kostenarten nach Artikelgruppen weiter aufgegliedert werden. Diese Aufteilung kann entweder durch ihren Wert (ABC-Analyse) oder durch ihre hohe Anzahl einen großen Kostenblock vorgenommen werden. Als Beispiel könnten Arzneimittel (Verband der Krankenhausdirektoren Deutschlands, 1995, S. 28 f) in Arzneimittel allgemein, Infusionen, Zytostatika, Antibiotika, Fibrinolytika und Zytokine untergliedert werden (siehe Abb. 4-15).

Kostenartenrechnung

Da die Kostenartenrechnung den Charakter eines Datenlieferanten besitzt, ist deren Differenzierung auf die Ziele der Kostenartenrechnung (generelle Systematisierung) und die der nachfolgenden Rechnungen sowie der Kostenrechnung (Lenkung) als Ganzes abzustimmen (Schweitzer/Küpper, 2003). Dabei müssen allerdings auch ökonomische Aufwands- und Nutzenbetrachtungen zu Grunde gelegt werden: Jede feinere Unterteilung bedeutet bei der Verbuchung einen höheren Aufwand. Es sollte daher vorweg überlegt werden, was mit der Untergliederung bezweckt werden soll. Im Zuge einer Kostenträgerrechnung unter DRG-Aspekten empfiehlt sich eine detaillierte Kostenartenrechnung, die auch durch das Kalkulationshandbuch zur Kalkulation von Fallkosten eingefordert wird, um in der Kostenträgerrechnung diese Kostenarten als Einzelkosten direkt dem Fall zuordnen zu können (DKG/GKV/PKV, 2007). Für die Kostenartenrechnung werden die Aufwendungen der Kontenklassen 6 und 7 des Kontenrahmenplanes, sowie der Kontenklasse 87 als Abgrenzung des periodenfremden Aufwands verwandt. Die Personalkosten der einzelnen Dienstarten sollten neben dem Grundgehalt, auch die Überstunden, Bereitschaftsdienst und Rufbereitschaft umfassen. Die gesetzlichen Sozialabgaben, Aufwendungen für die Altersversorgung, Aufwendungen für Beihilfen und Unterstützungen, sind aufzulisten. Daneben sollten auch Fort- und Weiterbildungskosten und Sonstige Personalaufwendungen aufgeführt werden.

Kostenstellen

Wo fallen die Kosten an?

Während die Kostenartenrechnung angibt, welche Kosten angefallen sind, zeigt die Kostenstellenrechnung auf, wo die Kosten anfallen

Klassische Gliederung der Kostenstelle:	Differenzierte Gliederung:
901 Leitung und Verwaltung des Krankenhauses	901 Leitung und Verwaltung des Krankenhauses 9011 Krankenhausdirektorium (VD, anteilig: ÄD/PD) 9012 Allgemeine Verwaltung 9013 Rechnungswesen 9014 Controlling 9015 EDV 9016 Archiv

Abb. 4-16: Beispielhafte Gegenüberstellung der klassischen und differenzierten Gliederung (nach Zapp, 2007a, S. 284).

(Straub, 1997, S. 265). Hierfür werden die Kostenarten auf die Kostenstellen gebucht. Damit dient die Rechnung der Wirtschaftlichkeitskontrolle in den einzelnen Leistungsbereichen des Krankenhauses und ermittelt dort die Art und den Umfang des Werteverzehrs. Unter Kostenstelle wird somit der Ort der Kostenentstehung verstanden (Schweitzer/Küpper, 2003). Neben diesem räumlichen Aspekt lassen sich Kostenstellen ebenfalls durch ihre Funktion definieren. Als Beispiel dient die Kostenstelle 922 Laboratorien. Die Kostenstellenrechnung erfüllt neben der Aufgabe der Kontrolle (z. B. Überwachung des Budgets) die Vorbereitung auf die Kostenträgerrechnung. Sie erlaubt somit Aussagen (und Einflussnahme) über Kostenentwicklungen innerhalb einer Periode.

Kostenstellenrahmen

Der Kostenrechnung im Krankenhaus liegt der Kostenstellenrahmen der KHBV Anlage 5 als Basis zu Grunde. Da jede Kostenstelle einen selbstständigen Verantwortungsbereich darstellen sollte, um eine eindeutige Beziehung zwischen der Kostenstelle, der erbrachten Leistung und den anfallenden Kosten und somit eine zweifelsfreie und eindeutige Zuordnung der Kosten zu ermöglichen, ist eine weitere Differenzierung des Kostenstellenrahmens vorzunehmen (vgl. Abb. 4-17). Diese gestattet beispielsweise eine abteilungsbezogene Lenkung. Dabei sind die Prinzipien der Transparenz und Wirtschaftlichkeit zu beachten (Hentze/Kehres, 2008).

Kostenstellensystematik

Im Zusammenhang mit der Vorbereitung der Kostenträgerrechnung werden Kostenstellen unter verschiedenen Gesichtspunkten gesehen. Sie lassen sich

a) in produktions- bzw. ablauftechnische und
b) in abrechnungstechnische Aspekte einteilen (Kilger/Vikas, 2007).

Zu a): Die Haupt- oder Marktleistung, also die stationäre Behandlung der Patienten (primäre Krankenhausleistung) wird in den Hauptkostenstellen erbracht. Als Hilfskostenstellen werden die Kostenstellen bezeichnet, die ihre Leistungen an andere Kostenstellen abgeben und damit indirekt an der Hauptleistung beteiligt sind (z. B. 922 - Labor, oder 926 - Physikalische Therapie). Als Nebenkostenstellen werden die Kostenstellen bezeichnet, die nicht am Hauptleis-

Kostenstellen Nr.	Kostenstellengruppen	Kategorie nach	
		Ablauf	Abrechnung
90 91 92	Gemeinsam genutzte Kostenstellen Versorgungseinrichtungen Medizinische Institutionen	Hilfskostenstellen	Vorkostenstellen
93-95 96	Pflegebereiche: Normalbereich Pflegefachbereiche: Abweichende Pflegeintensität	Hauptkostenstellen	Endkostenstellen
97 98	Sonstige Einrichtungen Ausgliederungen	Nebenkostenstellen	Endkostenstellen

Abb. 4-17: Einteilung der Kostenstellen (nach Zapp, 2006a, S. 72)

tungserstellungsprozess des Krankenhauses beteiligt sind. Hier werden z. B. die Kosten für die Ausbildung oder Forschung und Lehre erfasst (Hentze/Kehres, 2008).

Zu b): Vorkostenstellen werden auf die Kostenstellen verrechnet, für die sie Leistungen erbracht haben. Die Verbuchung der Vorkosten- auf die Endkostenstellen erfolgt im Krankenhaus über die innerbetriebliche Leistungsverrechnung und die Umlagenverrechnung.

Kostenträger

Wofür fallen die Kosten an?

Die Kostenträgerrechnung stellt die dritte Stufe der Kostenrechnung dar. Ihre Hauptaufgabe ist es aufzuzeigen, ob einzelne Leistungen profitabel erbracht werden können (Wirtschaftlichkeitskontrolle). Weiterhin dient sie damit der Ermittlung von Angebotspreisen (Preisbildung) und ermöglicht gewinnorientierte Aussagen bzgl. des Leistungsprogramms (Lenkung) zu treffen. Sie schafft eine Kostentransparenz, die als Grundlage für die Deckungsbeitragsrechnung dient (Straub, 1997, S. 265 f). Im Rahmen der DRG–Kalkulation erfolgt eine fallbezogene Zuordnung der DRG–relevanten Kosten direkt auf die Kostenträger. Aus diesem Grund wird die Kostenträgerrechnung explizit im Handbuch zur Kalkulation von Fallkosten der Version 3.0 erwähnt (DKG/GKV/PKV, 2007). Die Kostenträgerrechnung wird damit für das Krankenhaus überlebenswichtig.

Der Begriff „Kostenträger" ist dabei vielseitig zu verstehen. Im Krankenhaus werden unter Kostenträgern aus Sicht der Kostenrechnung die Leistungsempfänger verstanden, durch die Kosten verursacht werden. Weil die Leistung eines Krankenhauses sich nicht unmittelbar operationalisieren lässt, wird auf eine Hilfsgröße zurückgegriffen. Dieses kann beispielsweise der Behandlungsfall oder die DRG sein. Es ist auch möglich den Pflegetag als Kostenträger zu definieren oder die einzelne Leistung (Laborleistung), um darauf aufbauend kostenrechnerische Analysen durchführen zu können. Wird so vorgegangen, dann handelt es sich um eine Kostenträgerstückrechnung.

Die Kostenträgerzeitrechnung gilt als kurzfristige Erfolgsrechnung. Es werden den in einer Abrechnungsperiode (z. B. in einem Monat) entstandenen Kosten die entsprechend zugehörigen Erlöse gegenübergestellt. Die Differenz zwischen Erlösen und Kosten stellt das Betriebsergebnis dar. In der stationären Altenhilfe bietet es sich an, als Kostenträger den Bewohner zu sehen; aus ökonomischen Lenkungsgründen bietet es sich an, die Finanzierungsquellen als Kostenträger aufzufassen und die Kosten entsprechend zuzuordnen. (Zapp/Funke/Schnieder, 2000)

Kostenlenkung

Steuerung und Regelung

Ulrich versteht unter „Lenken", eine Unternehmung bzw. ein System so zu führen, „dass es einen jeweils gewünschten Zustand annimmt" (Ulrich, 2001, S. 113). Dabei beschränkt sich der Ausdruck „Zustand" nicht nur auf die Statik einer Unternehmung, sondern umfasst auch dessen Dynamik, so dass der Soll-Zustand in der Erreichung bestimmter Ergebnisse, der Abwicklung bestimmter Prozesse oder der Erzeugung bestimmter Verhaltensweisen bestehen kann (Ulrich, 2001, S. 113). Lenkung spielt sich somit sowohl auf sach-rationaler als auch auf sozio-emotionaler Ebene ab (Bleicher/Meyer, 1976, S. 39 ff). In der Kybernetik, d. h. der Wissenschaft von Gestaltung und Lenkung dynamischer Systeme, ist außerdem eindeutig definiert, dass Lenkung aus den Lenkungsmechanismen Steuerung und Regelung besteht (ebenda, S. 61) und somit als Oberbegriff fungiert. Um die Kostenlenkung zu etablieren, ist folgender Prozessablauf festzulegen: (Schweitzer/Küpper, 2003)

a) Festlegung der Kontrollobjekte: Es sind jene Kostenobjekte auszuwählen, die die Zielerreichung der Unternehmung im Besonderen tangieren. Diese Kontrollobjekte sind zu Beginn der Rechnungsperiode im Vorhinein festzulegen. Denn Kontrolle setzt Planung voraus. Als Kontrollobjekte können fungieren: Kostenarten, Kostenstellen, Kostenträger, Kliniken, Abteilungen usw.
b) Die Verfahrensweise ist zu bestimmen hinsichtlich folgender Inhalte:
   - Zeit (täglich, vierzehntätig, monatlich, quartalsmäßig, auf Anforderung)
   - Vergleichsgröße (nach Werten, Daten, Kennzahlen, Leistungen, Vollkräften u. ä.)
   - Abweichungsgröße (prozentual, absolut oder in Kombinaton)
   - Kontrollträger (Verwaltungsorientiert = Integration in das Leitungs-Management oder ausführungsorientiert = Integration in die Fachabteilung)
   - Vorgehensweise (Fremdkontrolle mit Beachtung der Neutralität der Kontrolle oder Eigenkontrolle
c) Durchführung der Kontrolle
d) Entscheidung über die zu analysierenden organisatorischen Einheiten. Wenn die Kontrolle durchgeführt wurde, dann ist die Auswahl der Organisationseinheiten festgelegt, die wei-

tergehend untersucht werden. Nicht alle negativen Ergebnisse – festgelegt in Prozessschritt (c) – können untersucht werden.

e) Ursachenanalyse: Hier sind externe (Neubau eines Nachbarkrankenhauses) und interne Ursachen (Chefarztwechsel) zu benennen. Neben diesen Auswirkungs-Ursachen sind auch die Anwendungsursachen zu berücksichtigen, falls vorhanden (Rechen-, Kontierungs-, Datenerfassungs- und Planungs- oder Prognosefehler).

f) Eruierung von Anpassungsmöglichkeiten und Einleitung dementsprechender Maßnahmen.

4.3.2.2 Leistungsebene

Welche Leistungen fallen an?

Zur Ermittlung einer bedarfsadäquaten Leistungsmenge (Zeitaufwand) für pflegerische Dienstleistungen ist es wichtig zu wissen, welche Leistungen in welcher Häufigkeit und unter welchem zeitlichen Aufwand bei festgelegtem Qualitätsstandard geleistet werden.

Die Leistungsrechnung, so wie sie allgemein in der Industriebetriebslehre definiert wird, hat die Aufgabe, die Höhe der sachzielbezogenen und bewerteten Leistungen zu ermitteln (Schweitzer/Küpper, 2003). Im Sinne der Sachzielbezogenheit sind Leistungen als solche zu betrachten, wenn es eine Beziehung zwischen der Leistung und dem Sachziel der Unternehmung gibt. Diese Beziehung ist z. B. gegeben, wenn ein geplantes Produkt durch den Verkaufspreis oder die pflegerische Leistung durch ein Entgelt gedeckt werden. Leistungen sind z. B. nicht sachzielbezogen, wenn sie sich außerhalb des Tätigkeitsfeldes des Unternehmens befinden. Keine Leistung für eine

Wer erbringt?	Die Dienstart, die diese Leistung erbringt, z. B. erbringt die Pflege Dienstleistungen. → Personalkostenart
Mit welchen Mitteln?	Die Sachmittel, die zur Leistungserstellung benötigt werden. → Sachkostenart
Wo?	Die Leistungsstelle, in der die Leistung erbracht wird, z. B. der Wohnbereich - Leistungsstelle → Kostenstelle
Für wen?	Der Leistungsträger, der die Leistung empfängt, z. B. der Bewohner - Leistungsempfänger → möglicher Kostenträger
Wann?	Zeitpunkt der Leistungserstellung.
Welche Leistung?	Die Art der Leistung, z. B. eine Mahlzeit (Verpflegungsleistung), ein Bad (Pflegeleistung), eine Theaterbegleitung (Zusatzleistung). Leistungsart = Leistungsträger → Kostenträger Ist die Leistungsart eine abzurechnende Leistung, dann stimmen Leistungsart und Leistungsträger überein.

Abb. 4-18: Ansprüche der Leitungsrechnung
(in Anlehnung an Zapp/Funke/Schnieder, 2000, S. 63)

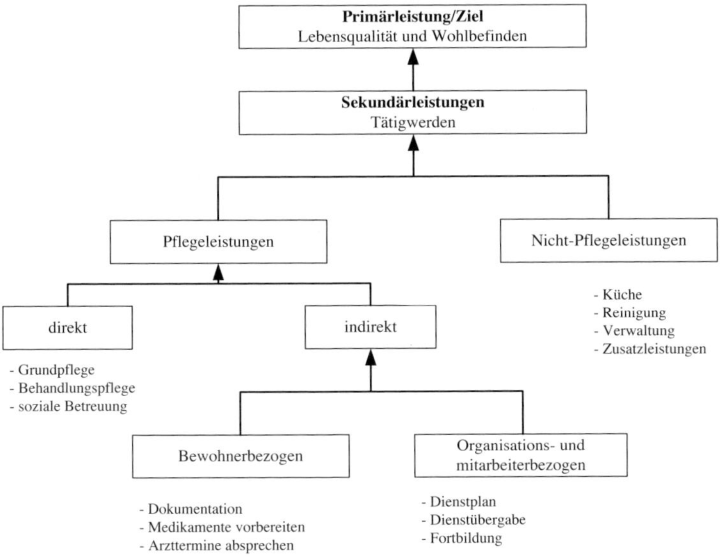

Abb. 4-19: Leistungsprogramm stationärer Altenhilfeeinrichtungen. (Quelle: in Anlehnung an Zapp/ Funke/ Schnieder, 2000, S. 69)

Einrichtung der stationären Altenhilfe oder im Krankenhaus wäre beispielsweise die gelegentliche Vermietung eines Raumes für Vereinszwecke. Solche Erträge dürfen nicht als Leistungen in die Kosten– und Leistungsrechnung eingehen.

Als Informationsinstrument der Unternehmensleitung hat die Leistungsrechnung die Aufgabe, die bewerteten Güter und Dienstleistungen, die zur Erreichung des Betriebszwecks erstellt, bzw. geplant werden, zu erfassen (Hentze/Kehres, 2008). Dabei kann die betriebliche Leistung als Gegenstück oder Korrelatbegriff zu den Kosten eines Unternehmens gesehen werden.

Leistungsrechnung

Die Leistungsrechnung hat als Ergänzung zur Kostenrechnung eine große Bedeutung. Sie gibt Antworten auf die Frage nach der Transparenz, der Quantifizierung sowie der Steuerung von Leistungen, und erfüllt somit interne und externe Ansprüche.

Durch die Leistungsrechnung wird das Leistungsgeschehen in den Gesundheitseinrichtungen transparent gemacht. Dies ist notwendig, da der Output der Pflegeleistung nicht direkt oder unmittelbar mit Geld bewertet wird. Die monetäre Quantifizierung von Leistungen, die in anderen Wirtschaftsbereichen die Steuerung des Leistungsgeschehens übernimmt, wird in der Pflege nicht auf Einzelleistungen angewandt, sondern lediglich auf durchschnittliche bewohnerbezogene Leistungsmengen, d. h. es ist erforderlich, im Pflegebereich eine weiterführende Leistungsrechnung aufzubauen, mit der es möglich wird, den Leistungsbereich Pflege sinnvoll zu steuern und zu planen (Weber, 2006).

Kosten und Leistungen müssen sich entsprechen

Die Leistungsbetrachtung muss mit der Kostenperspektive übereinstimmen oder vergleichbar sein, um eindeutige Aussagen durchführen zu können. Sind Leistungen nicht einer Kostenstelle oder einem (Teil-) Prozess eindeutig zurechenbar, werden Aktivitäten der kostenorientierten Manager zu verfehlten Eingriffen führen.

Die Kosten sind aus Leistungen abzuleiten. Da die Personen in der Regel näher an der Leistung angebunden sind, werden sie auch eher eine Leistungsorientierung verstehen. Statt darauf hinzuweisen, dass im Pflegebereich die Personalkosten um 50.000 Euro zu hoch ausgefallen sind, wäre es sinnvoller zu sagen, es wurde eine Pflegekraft mehr eingesetzt, obwohl die Berechnungstage, Fallzahlen usw. zurückgegangen sind. Die Orientierung an Leistungen ist deshalb im Gesundheitsbereich als ein wesentliches Kriterium festzuhalten.

4.3.3 Systematisierung der Kosten- und Leistungsrechnung

In Abhängigkeit der jeweiligen Rechnungsziele sind Festlegungen bezüglich der Ausgestaltungsform zu treffen. Diese Systeme sollten auf einem in sich schlüssigen, theoretisch abgesicherten Kostenrechnungskonzept basieren, das möglichst weitgehend zugleich den spezifischen Belangen der Praxis gerecht werden muss und demzufolge auch von seinem Anwendungsbereich geprägt wird (Hummel/Männel, 1986, S. 393).

4.3.3.1 Umfangperspektive

Die Kosten können komplett auf den Kostenträger verrechnet werden (Vollkosten). Bei der Teilkostenrechnung wird nur der auf die Kostenträger direkt zurechenbare Teil der Kosten (Einzelkosten) oder der als variabel eingestufte Kostenbereich verrechnet.

Vollkostenrechnung

Charakteristisch für die Vollkostenrechnung ist, dass sämtliche Kostenarten vollständig auf die einzelnen Kostenträger weiterverrechnet werden und zwar zum Teil direkt als Einzelkosten oder indirekt als zugeschlüsselte Gemeinkosten (innerbetriebliche Leistungsverrechnung).

Die Weiterwälzung der Kostenarten ist sehr aufwendig. Sie geht von der Kostenartenrechnung aus und führt über die Kostenstellenrechnung zur Kostenträgerrechnung hin. Als Ergebnis dieses Abrechnungsmodus werden für jede Produktart (z. B. DRG) und darüber hinaus für jedes einzelne Produkt (z. B. Fall) Vollkosten ausgewiesen. Stellt man den Vollkosten Nettoerlöse gegenüber, erhält man ein

Nettoergebnis, was auch den in der Fachsprache häufig verwendeten Ausdruck der Vollkosten- und Nettoergebnisrechnung erklärt. Demgegenüber steht die Bruttoergebnisrechnung, bei der den Erlösen Teilkosten gegenübergestellt werden (Hummel/Männel, 1986, S. 407f).

Verrechnungsproblematik

Die Hauptkritik gegen die Vollkostenrechnung besteht darin, dass sie die Kosten nicht wirklichkeitsgetreu abbildet, da sie Kosten auf Kostenträger verrechnet, die nach dem Verursachungsprinzip nicht zurechenbar sind. Folglich wäre bei der Kostenverrechnung der fixen Kosten – insbesondere der fixen Gemeinkosten – das Verursachungsprinzip durch das Durchschnittsprinzip bzw. das Kostentragfähigkeitsprinzip zu ergänzen, was zu falschen unternehmerischen Entscheidungen führen kann, da sich die Kostenbetrachtung nicht auf die relevanten Kosten beschränkt (Hentze/Kehres, 2008). Besonders kurzfristige Entscheidungen (Engpässe, kurzfristige Preisuntergrenze, Zusammenstellung des gewinngünstigsten Programms, usw.) können mit Hilfe der Vollkostenrechnung nicht getroffen werden.

Kalkulation

Preiskalkulation

Mit dem Beschluss des Fallpauschalengesetzes vom 01.03.2002 ist eine Kostenträgerrechnung ab 2003/2004 unumgänglich, um Kosteninformationen pro DRG zu erhalten. Aus diesem Grund muss die Kostenträgerrechnung mit der Kalkulation der Rohfallkosten stark vorangetrieben werden. Krankenhäuser haben dabei Probleme, da viele Kosten bisher nicht entsprechend patientenbezogen vorliegen (Hentze/Kehres, 2008). Die Kostenträgerrechnung umfasst einerseits die Kostenträgerstückrechnung; sie dient dabei der Berechnung von Herstellkosten eines Produktes (Conenberg, 1999, S. 92f) bzw. einer Krankenhausleistung, der Vor- oder Nachkalkulation der einzelnen DRGs. Andererseits fasst die Kostenträgerzeitrechnung, die Kosten über eine zu betrachtende Periode zusammen.

Für die Kalkulation der DRG`s ist ein Schema entwickelt worden, dass so genannte Kalkulationshandbuch. Danach kann die Ableitung

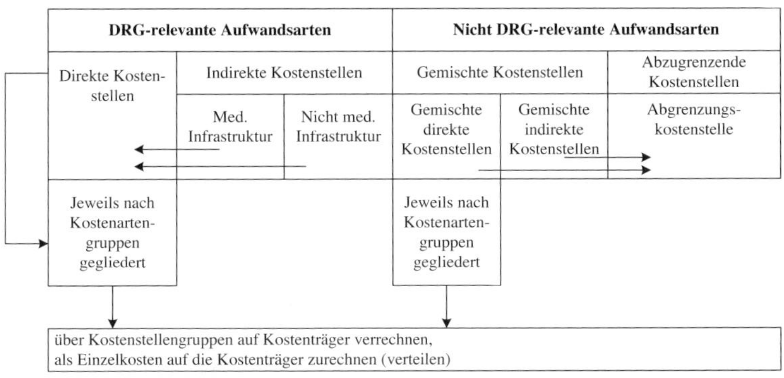

Abb. 4-20: zur Kalkulation der DRG's (nach Zapp, 2007a, S. 288

der Kosten im Krankenhaus folgendermaßen angedacht werden, auch hier erfolgt die Kostenrechnung nach dem Aufbau von Kostenarten, Kostenstellen und Kostenträger:

Prozesskostenrechnung

Tätigkeitsorientierung

Die Notwendigkeit der Prozesskostenrechnung ergibt sich aus zwei Problemen, die bei verschiedenen anderen Kostenrechnungssystemen dazu führen, dass nicht die gewünschte Kostentransparenz entsteht oder wesentliche gewünschte Aussagen nicht getroffen werden können: (Zapp/Bettig, 2002b, S. 275 ff)

- Fixkostenproblematik: Im Rahmen der Teilkostenrechnung werden lediglich die variablen Kosten auf die Kostenträger verrechnet. Die Fixkosten werden als Block erfasst und nicht in die weitere Betrachtung eingeschlossen.
- Gemeinkostenanteil: Der hohe Gemeinkostenanteil z. B. in Krankenhäusern, der zumeist nicht durch die Anzahl von Patienten sondern von Prozessen verursacht wird.

Die Prozesskostenrechnung ist ein Kostenrechnungssystem, das Gemeinkosten von Vorgängen (Aktivitäten) über quantitative Bezugsgrößen (Driver) verrechnet, die Maßausdrücke für die Vorgangs(Aktivitäts)mengen darstellen bzw. als solche definiert werden. Sie bewertet somit keine Einzelleistungen, sondern Folgen von Einzelleistungen, die zusammen einen definierten Prozess bilden.

Prozessdarstellung

Im Gegensatz zu den anderen Kostenrechnungssystemen erfolgt die Gemeinkostenverrechnung hier nicht über Kostenstellen und die dort ermittelbaren wertmäßigen Bezugsgrößen, sondern über abgegrenzte Prozesse und deren mengenmäßige Wiederholung. Kostenstellen als Orte der Verursachung treten demzufolge in den Hintergrund und stellenübergreifende Prozesse in den Vordergrund der Betrachtungen (Schweitzer/Küpper, 2003).

Folgende Ziele werden von der Prozesskostenrechnung verfolgt (ebenda):

- Abbildung des Unternehmungsprozesses (Transparenz im Gemeinkostenbereich);
- Planung und Steuerung (Programm- und Preispolitik, Produktgestaltung, Entscheidungen über Eigenfertigung oder Fremdbezug);
- Kontrolle und Sicherung der Wirtschaftlichkeit und Effizienz indirekter Leistungsbereiche (Soll-Ist-Vergleiche).

Für die Einführung einer Prozesskostenrechnung ist es zunächst notwendig, Prozesse zu erkennen und zu benennen. Ein Prozess ist die strukturierte Folge von Verrichtungen. Diese Verrichtungen stehen in ziel- und sinnorientierter Beziehung zueinander und sind

1	2	3	4	5a	5b	5c	5d
Prozesse	lmn/ lmi	Maßgrößen	Plan-prozess-mengen	Plan-kosten in Euro	Prozess-kostensatz (lmi) in Euro	Umlagesatz (lmn) in Euro	Gesamtpro-zesskosten-satz in Euro
Angebote einholen	lmi	Anzahl der Angebote	1.200	300.000	250	21,27	271,37
Bestellungen aufgeben	lmi	Anzahl der Bestellungen	3.500	70.000	20	1,70	21,70
Reklamationen bearbeiten	lmi	Anzahl der Reklama-tionen	100	100.000	1.000	85,10	1.085,10
Abteilung leiten	lmn	-	-	40.000	-	-	-

Abb. 4-21: Prozesskosten(stellen)rechnung für die Kostenstelle Einkauf (nach Schmidt-Rettig/ Böhning, 1999, S. 140f.; Zapp, 2002b, S. 283)

zur Aufgabenerfüllung angelegt mit definierten Ein- und Ausgangsgrößen und monetärem oder nicht monetärem Mehrwert unter Beachtung zeitlicher Gegebenheiten (Zapp, 2002a). Weil ein Prozess in der Regel kostenstellenübergreifend abläuft, ist es sinnvoll, Teilprozesse darzustellen. Dafür müssen zunächst die Prozesse als solche definiert und gegebenenfalls graphisch abgebildet werden (vgl. dazu ausführlich Zapp, 2002a).

Hierzu wird zunächst der zu untersuchende Bereich, z. B. Patientenverwaltung oder Einkauf festgelegt (vgl. Zapp, 2002a.). Danach beschreibt *jeder* der dort eingesetzten Mitarbeiter seine Tätigkeiten. Beispiele im Einkauf sind die Teilprozesse „Angebote einholen", „Bestellungen aufgeben", „Reklamationen bearbeiten" und „Abteilung leiten" möglich. Bei einflussgrößenabhängigen bzw. leistungsmengeninduzierten Tätigkeiten (lmi) - die Höhe der durch diesen Teilprozess verursachten Kosten hängt von einer Maßgröße (dem Kostentreiber) ab - werden zusätzlich die entsprechenden Kostentreiber bzw. Prozessbezugsgrößen („cost drivers") ermittelt.

Bei einflussgrößenunabhängigen bzw. leistungsmengenneutralen Tätigkeiten (lmn) entfällt die Ermittlung von Bezugsgrößen. Die Kosten dieser Prozesse sind nicht entscheidungsrelevant und werden deshalb auch in der Regel nicht auf die Kostenträger verrechnet (Schweitzer/Küpper, 2003).

Prozesskostensatz berechnen

In einem nächsten Schritt ist für jeden lmi-Prozess ein Prozesskostensatz zu berechnen. Der Prozesskostensatz gibt die durchschnittlichen Kosten der einmaligen Durchführung eines bestimmten Teilprozesses an. Er wird ermittelt, indem die abgegrenzten Prozesskosten durch die zugehörige Ausprägung der Prozessbezugsgröße dividiert werden (ebenda). Ferner ergibt sich für jeden lmi-Prozess ein Umlagesatz (lmn) und ein Gesamtprozesskostensatz (vgl. Abb. 4-21) (Schmidt-Rettig/Böhning, 1999, S. 123 f).

Zentrales Argument für die Einführung einer (industriellen) Prozesskostenrechnung sind die Mängel der Zuschlagskalkulation, die jedoch im Krankenhaus kaum angewandt wird. Weiterhin findet die Prozesskostenrechnung ursprünglich auf den indirekten Bereichen (administrativer Bereich) Anwendung. Im Krankenhaus machen die Verwaltungskosten (etwa 6% - 7%) der Gesamtkosten jedoch nur einen geringen Anteil aus, so dass hier grundsätzlich der Einsatz einer Prozesskostenrechnung unwirtschaftlich wäre. In stationären Unternehmungen bietet es sich daher an, die Kosten des eigentlichen Leistungserstellungsprozesses zu betrachten, der sich bekanntermaßen aus einem sehr hohen Fixkostenanteil zusammensetzt. Unabhängig davon schafft die Tätigkeitsanalyse und Prozessbildung eine Leistungs- und Kostentransparenz in den Gemeinkostenbereichen, die insbesondere vor dem Hintergrund des DRG-Systems für Krankenhäuser überlebenswichtig ist.

Teilkostenrechnung

Ausgehend von der Kritik der Vollkostenrechnungssysteme haben sich Teilkostenrechnungssysteme entwickelt. Teilkostenrechnungen sind dadurch gekennzeichnet, dass sie den Kalkulationsobjekten jeweils nur näher definierte Teile – das sind bestimmte Kategorien – der Gesamtkosten einer Unternehmung zurechnen. Voll- und Teilkostenrechnungen unterscheiden sich nicht hinsichtlich der Kostenerfassung, sondern nur hinsichtlich der Verteilung der Kosten. Voraussetzung für jede Teilkostenrechnung ist es, dass die Gesamtheit der Kosten in mindestens zwei Kostenkategorien unterteilt wird. Zu nennen sind hier beispielsweise Teilkostenrechnungssysteme, in denen nur variable und keine fixen Kosten verrechnet werden oder in denen nur Einzelkosten, aber keine Gemeinkosten berücksichtigt werden (Hummel/Männel, 1986, S. 43).

Fixkosten-betrachtung

Herausgebildet haben sich als Teilkostenrechnungen vor allem die

- einstufige Deckungsbeitragsrechnung,
- mehrstufige Deckungsbeitragsrechnung,
- Deckungsbeitragsrechnung mit relativen Einzelkosten sowie die
- Grenzplankostenrechnung.

Einstufige Deckungsbeitragsrechnung

> Der Begriff Deckungsbeitrag umschreibt eine Gegenüberstellung von Erlösen und variablen Kosten. Die Differenz ist der Betrag, der die übrigen nicht zugerechneten fixen Kosten deckt. Der Deckungsbeitrag ist damit der Anteil des Erlöses, der zur Deckung der fixen Kosten und darüber hinaus zum Gewinn beiträgt (Hentze/Kehres, 2008, S. 40f.; Horváth, 2006).

Der Begriff „einstufige Deckungsbeitragsrechnung“ oder „Direct Costing“ besagt, dass die Fixkosten en bloc betrachtet werden und das Verfahren nur auf einer Stufe stattfindet. Der Deckungsbeitrag kann für verschiedene Kalkulationsobjekte (z. B. DRG oder eine ganze Abteilung) ermittelt werden.

Direct costing

Das Direct Costing wurde entwickelt um, Entscheidungsschwierigkeiten, die aufgrund der Vollkostenrechnung entstehen, zu umgehen. Als Hauptziele können folgende bezeichnet werden: Kurzfristige Planung und Kontrolle des Periodenerfolges, Gewinnschwellenanalyse, Wahl des Produktionsverfahrens, Bestimmung der kurzfristigen Preisuntergrenze, Annahme oder Ablehnung von Zusatzaufträgen, Eigenfertigung/ Fremdbezug (Make-or-buy).

Mängel der einstufigen Deckungsbeitragsrechnung

Die einstufige Deckungsbeitragsrechnung hat u. a. folgende Mängel aufzuweisen: (Hummel/Männel, 1986, S. 42 ff)

- **Vergröberte Kostenkategorisierung**: In der Regel werden die Kosten in der einstufigen Deckungsbeitragsrechnung nach ihrer Abhängigkeit von ihrer Beschäftigung kategorisiert. Andere wichtige Kosteneinflussgrößen wie beispielsweise die Auftragszusammensetzung werden völlig vernachlässigt.
- **Unsachgemäße Kostenspaltung**: Es werden beim Direct Costing teilweise auch solche Kosten als variabel behandelt, die zumindest auf kurze Sicht als beschäftigungsunabhängig anzusehen sind, wie beispielsweise die Zeitlöhne: sie werden als variabel eingestuft, sind aber eigentlich fix, da die Unternehmung beim Einstellen der Mitarbeiter in der Regel längerfristige Verträge eingehen muss.
- **Unterstellte Proportionalität variabler Kosten und Nettoerlöse**: Es ist nicht gerechtfertigt, variable Kosten mit proportionalen Kosten gleichzusetzen. Ferner ist keine Proportionalität der Verkaufserlöse (Preise) gegeben.
- **Undifferenzierter Fixkostenblock**: Der Fixkostenblock des Unternehmens soll durch die Summe aller Deckungsbeiträge gedeckt werden. Viele Unternehmen haben einen sehr hohen Fixkostenanteil. Um Entscheidungen differenziert treffen zu können, ist es notwendig, den Fixkostenblock des Direct Costing weiter aufzugliedern. Das geschieht in der mehrstufigen Deckungsbeitragsrechnung.
- **Disponierbarkeit der Fixkosten**: Die Deckungsbeitragsrechnung ist nicht nach der Abbaufähigkeit der Fixkosten unterteilt.

Mehrstufige Deckungsbeitragsrechnung

Ziel der stufenweisen Fixkostendeckungsrechnung ist die Erhöhung des Informationsgehaltes mittels Transparenz über Art und Struktur der fixen Kosten. Verrechnet werden die direkten Erzeugniskosten auf die Leistungseinheiten. Dies erfolgt durch die differenzierte

<table>
<tr><td>Fallerlös (DRG)</td><td>Fallerlös (DRG)</td><td>Fallerlös (DRG)</td><td>Fallerlös (DRG)</td><td>Fallerlös (DRG)</td></tr>
<tr><td>Variable Kosten</td><td>Variable Kosten</td><td>Variable Kosten</td><td>Variable Kosten</td><td>Variable Kosten</td></tr>
<tr><td>DB 1</td><td>DB 1</td><td>DB 1</td><td>DB 1</td><td>DB 1</td></tr>
<tr><td colspan="2">Fallgruppenfixkosten</td><td>Fallgruppenfixkosten</td><td colspan="2">Fallgruppenfixkosten</td></tr>
<tr><td colspan="2">DB 2</td><td>DB 2</td><td colspan="2">DB 2</td></tr>
<tr><td colspan="3">Bereichsfixkosten</td><td colspan="2">Bereichsfixkosten</td></tr>
<tr><td colspan="3">DB 3</td><td colspan="2">DB 3</td></tr>
<tr><td colspan="5">Krankenhausfixkosten</td></tr>
<tr><td colspan="5">Periodenerfolg</td></tr>
</table>

Abb. 4-22: Stufenweise Deckungsbeitragsrechnung im Krankenhaus (in Anlehnung an Zapp/Torbecke, 2004b, S. 407)

Aufspaltung des Fixkostenblocks auf die Erzeugnisse, Gruppen von Erzeugnissen, Kostenstellen und Kostenbereiche. Ausschlaggebend ist dabei immer eine mögliche Verrechnung ohne Kostenschlüsselung. Der Fixkostenrest beschreibt den Teil der fixen Kosten, der sich nicht direkt zuordnen lässt. Es handelt sich um unternehmensbezogene Fixkosten, die von allen Erzeugnisgruppen zu tragen sind. Der Überschuss vom Umsatz über den Einsatz von Kosten ist somit der Deckungsbeitrag. Dabei ist gleichzeitig Kundenfokussierung ausgedrückt, denn ohne zahlende Kunden können keine Erlöse erwirtschaftet werden und es gibt keinen (positiven) Deckungsbeitrag. Abbildung 4-22 zeigt die grundsätzliche Vorgehensweise einer stufenweisen Deckungsbeitragsrechnung im Krankenhaus unter DRG-Bedingungen.

Fixkosten-verrechnung

Im dargestellten Verfahren wurden drei Gruppen von Fixkosten zur Aufspaltung des Kostenblocks im Sinne einer verursachungsgerechten Zuordnung gebildet: Fallgruppenfixkosten (z. B. OP-Bereich), Bereichsfixkosten (z. B. Fachabteilung) und Krankenhausfixkosten (z. B. Geschäftsführer). Fallfixkosten existieren nicht, da alle fallabhängigen Kosten als variabel gelten. Der Nettoerfolg einer Unternehmung wird ermittelt, indem zunächst die (Ausgangs-) Deckungsbeiträge der einzelnen DRGs durch die Gegenüberstellung von Erlösen und Grenzkosten (variablen Kosten) bestimmt werden. Von diesem Ergebnis werden fortlaufend – mit Ausnahme der fallfixen Kosten – von Stufe zu Stufe die Fallgruppen-, Bereichs- und Krankenhausfixkosten abgezogen, um letztendlich den Betriebserfolg (= Nettoerfolg) als Ergebnisgröße zu erhalten.

Die mehrstufige Deckungsbeitragsrechnung findet wie das Direct Costing bei kurzfristigen Entscheidungen Anwendung. Die Vorteile der mehrstufigen Deckungsbeitragsrechnung beziehen sich in erster Linie auf die Aufteilung der Fixkosten und die dadurch entstehende Transparenz. Die mehrstufige Deckungsbeitragsrechnung eignet sich insbesondere für die Planung im Rahmen einer Profit-Center-Organisation als ein eigenständiger Geschäftsbereich mit Entscheidungsautonomie und Erfolgsverantwortung. Dem Profit-Center können über die Deckungsbeitragsrechnung jegliche von ihm verursachten Kosten zugerechnet und Zieldeckungsbeiträge vorgegeben werden. Dadurch eignet sich die mehrstufige Deckungsbeitragsrechnung insbesondere zur Planung (Kilger/Vikas, 2007).

Als Nachteil wird dem Verfahren oft ein Vollkostencharakter zugesprochen. Kritiker zweifeln eine Aufspaltung der fixen Kosten ohne Schlüsselung auf die Zuordnungsobjekte an. Als weiterer Nachteil gilt, dass zwar die Ausgestaltung sehr individuell vorgenommen werden kann, die Daten allerdings oftmals nicht in der richtigen Form vorliegen. Es muss darauf geachtet werden, dass nicht zu viele Fixkostenschichten entstehen, um den Überblick der Rechnung zu bewahren.

Durch die Zuordnung der Fixkosten auf die Produkte, Produktgruppen und Bereiche entsteht eine Nähe der mehrstufigen Deckungsbeitragsrechnung zum Riebelschen Konzept mit Einzelkosten, das im weiteren Verlauf der Arbeit noch beschrieben wird.

Deckungsbeitragsrechnung mit relativen Einzelkosten

variable verrechnete Einzelkosten

Der führende Gedanke der „relativen Einzelkostenrechnung" ist, dass jegliche Kosten als Einzelkosten betrachtet werden können. Entscheidend ist, dass sie auf das richtige Objekt bezogen betrachtet werden müssen. In den üblichen Kostenrechnungssystemen werden die Kosten nach ihrem Bezug zum Kostenträger gewertet. In Riebels System können Kostenstellen, Maschinen, Räume, Abteilungen etc. als Bezugsobjekte gesehen werden. „Somit lassen sich alle Kosten und Erlöse mindestens einem Bezugsobjekt als Einzelkosten zurechnen – im Extremfalle nur der Unternehmung und der Totalperiode als Ganzes." (Riebel, 1990, S. 520)

Als Beispiel seien die Personalkosten einer Operation der Hüfte gesehen. Sie sind nicht von der Entscheidung, die Operation durchzuführen, abhängig und somit nach Riebel keine Einzelkosten der Operation, sondern Gemeinkosten. Als Einzelkosten können dem OP Personalkosten zugeordnet werden, denn die Entstehung der Personalkosten hängt allein von der Entscheidung ab, den OP zu führen. Der Kostenbezug im Riebelschen System wird immer über die Entscheidungsfrage gelöst. Entscheidungen seien letztlich immer die Quellen von Kosten, Erlösen und Erfolg (ebenda S. 285).

Der Begriff Deckungsbeitrag umschreibt in der „relativen Einzelkostenrechnung" die Differenz zwischen dem Erlös eines Entscheidungsobjektes und den ihm eindeutig zugeordneten direkten Kosten (ebenda, S. 284). Die Differenz dient der Deckung der nicht zugerechneten Gemeinkosten. Bei einer Überdeckung entsteht Gewinn.

Eine Einteilung in fixe und variable Kosten lehnt Riebel ab. Er hält sie für die Rechnung mit „relativen Einzelkosten" zu grob (ebenda, S. 287). Er unterteilt in Leistungs- und Bereitschaftskosten. Leistungskosten verändern sich im gleichen Ausmaß wie kurzfristige Veränderungen in Art und Menge der Leistungen (ebenda, S. 153). Bereitschaftskosten hingegen entstehen für die Vorhaltung der Infrastruktur. Sie schaffen die institutionelle, organisatorische und technische Voraussetzung für die Leistungserstellung (ebenda: 286). Bereitschaftskosten teilt er in zeitliche Dimensionen (Monat, Quartal, Halbjahr) ihrer Abbaubarkeit ein. Sie sind in Bezug auf die Zeit als Einzelkosten zu betrachten.

Die Deckungsbeitragsrechnung auf „relativen Einzelkosten" basierend, findet ähnlich wie die anderen Teilkostensysteme bei kurzfristigen und mittelfristigen Entscheidungen Anwendung. Nach ihr können z. B. ein optimales Produktionsverfahren und Programm bestimmt, die kurzfristige Preisuntergrenze festgelegt, eine Break-Even-Analyse durchgeführt und insbesondere Engpasssituationen analysiert werden.

Verrechnungsproblematik

Der Vorteil der „Rechnung mit relativen Einzelkosten" ist das Umgehen jeder Schlüsselungs- oder Umlagenproblematik. Die Zuordnung der Kosten auf die Ebene, in der sie entstehen, ermöglicht eine gezielte Lenkung der Kosten. Werden einem Kostenstellenverantwortlichen, z. B. dem Chefarzt, die Peronalkosten des Labors zugerechnet, würde seine Kostenstelle mit Kosten belastet, die er nicht steuern kann. Das Problem tritt bei der „Rechnung mit relativen Einzelkosten" nicht auf.

Dennoch findet die „Einzelkostenrechnung" in der Praxis selten Anwendung, weil bereits die Grundrechnung hohe Forderungen an die Datenverfügbarkeit stellt. Von Unternehmenspraktikern wird häufig der Einwand gebracht, dass manche Produkte kaum noch Einzelkosten aufweisen. Witt bringt das Beispiel eines Fahrgastes der Bahn, bei dem als Einzelkosten nur noch das Papier der Fahrkarte übrig bleibt. Er benennt das als sehr schmale und uneinsichtige Entscheidungsgrundlage. Kilger sieht die Verrechnung der variablen Gemeinkosten als notwendig an und kritisiert, dass in Riebels System viel zu wenig interne Leistungen auf ein Objekt verrechnet werden (Kilger/Vikas, 2007). Dadurch werden nicht die vollständigen Grenzkosten des Objektes ausgewiesen, was seiner Meinung nach unter Umständen zu Fehlentscheidungen führen kann.

Grenzplankostenrechnung

Verbrauchsabweichung

Als weitere Besonderheit kann die Grenzplankostenrechnung genannt werden, die nur variablen Kosten betrachtet und die fixen Kosten unberücksichtigt bleiben. Die Grenzplankostenrechnung ist eine flexible Plankostenrechnung basierend auf Teilkosten. Das heißt, dass die nach Kostenstellen und Kostenarten differenzierte Kostenplanung bei der Grenzplankostenrechnung genauso durchgeführt wird, wie bei der flexiblen Plankostenrechnung. Der einzige und zugleich entscheidende Unterschied besteht darin, dass weder in die Verrechnungssätze für innerbetriebliche Leistungen noch in die Kalkulationssätze der Hauptkostenstellen fixe Kosten einbezogen werden. Folglich gehen in die Kalkulationen nur proportionale Kosten ein.

Die Fixkosten verbleiben zunächst auf den Kostenstellen und werden monatlich in die kurzfristige Erfolgsrechnung ausgebucht (ebenda, S. 67f). Man plant also keine anteiligen Fixkosten und somit auch keine Gesamtkosten je Leistungseinheit für unterschiedliche Beschäftigungsgrade. Nur für die variablen Kosten werden Plankosten bzw. Sollkosten ermittelt. Da man bei der Grenzplankostenrechnung einen proportionalen Verlauf der variablen Gemeinkosten bei Beschäftigungsänderungen unterstellt, also einen linearen Gesamtkostenverlauf annimmt, stimmen die „verrechneten Plankosten" mit den jeweiligen Sollkosten überein. Die Grenzplankostenrechnung kennt somit keine Beschäftigungsabweichungen, sondern weist lediglich die Verbrauchsabweichung als Differenz zwischen den Istkosten und den Sollkosten aus. Entsprechend dem System der flexiblen Plankostenrechnung auf Vollkostenbasis, kann diese Art von Kostenabweichungen durch weitergehende Untersuchungen noch untergliedert werden (z. B. Verfahrensabweichungen, Qualitätsabweichungen).

Mit der Grenzplankostenrechnung ist ein Instrumentarium für eine fundierte Planung und Kontrolle der Einzel- und Gemeinkosten geschaffen.

4.3.3.2 Zeitperspektive

Differenziert werden können die gebräuchlichsten Systeme einer Kosten- und Ergebnisrechnung nach dem Zeitbezug der Rechengrößen in Form der Ist-, Normal- und Plankostenrechnungssysteme und nach der Art bzw. dem Ausmaß der Kostenverrechnung als Vollkosten- oder Teilkostenrechnungssysteme. Die Kombination der Kriterien Zeitbezug und Ausmaß der Kostenverrechnung mit ihren möglichen Ausprägungsformen führt dann zu folgender Einteilung:

Terminologisch werden sie in der gängigen Literatur als Kostenrechnungssysteme bezeichnet, was jedoch nur unzureichend ihren Inhalt charakterisiert. Sie erfassen und verrechnen nicht nur Kosten,

Zeit / Ausmaß	Istkostenrechnung	Normalkostenrechnung	Plankostenrechnung
Vollkosten-rechnung	Istkostenrechnung auf Vollkostenbasis	Normalkostenrechnung auf Vollkostenbasis	Plankostenrechnung auf Vollkostenbasis
Teilkosten-rechnung	Istkostenrechnung auf Teilkostenbasis	Normalkostenrechnung auf Teilkostenbasis	Plankostenrechnung auf Teikostenbasis

Abb. 4-23: Systeme einer Kosten-, Leistungs-, Erlös- und Ergebnisrechnung (nach Hummel/Männel, 1986, S. 44)

sondern auch Leistungen. Weiterhin werden Kosten, Leistungen und Erlöse zur Erfolgsermittlung einander gegenübergestellt, so dass alle Rechnungssystemvarianten dem Grunde nach Systeme der Kosten-, Leistungs-, Erlös- und Ergebnisrechnung sind.

Istkostenebene

Ex-post Ebene

Die älteste Form der Kostenrechnung – die Istkostenrechnung - ist dadurch gekennzeichnet, dass sie nur die effektiv angefallenen Kosten (Istkosten) erfasst und weiter verrechnet. Das Hauptziel der Istkostenrechnung - die Nachkalkulation der unternehmerischen Aufträge und Erzeugnisse – gelingt, indem die durch die Kostenartenrechnung erfassten Istkosten jeder Abrechnungsperiode vollständig auf die Kostenträger weiterverrechnet werden. Die Istkostenrechnung beantwortet die Frage, wie viel die Produktionseinheiten in den Abrechnungseinheiten „effektiv gekostet" haben. Voraussetzung für eine genaue Nachkalkulation sind genaue Kalkulationssätze, die mit Hilfe einer gut ausgebauten Kostenstellenrechnung ermittelt werden können.

Der Istkostenrechnung fehlen in der laufenden Kostenkontrolle die Vergleichskosten und sie differenziert nicht zwischen fixen und variablen Kosten, so dass der Beschäftigungseinfluss mittelfristiger Maßnahmen nicht transparent gemacht werden kann.

Bei der Normalkostenrechnung werden die schwankenden Istkosten durch Durchschnittswerte der Vergangenheit ersetzt. Da jedoch auch hier Istwerte die Grundlage bilden, sind Unwirtschaftlichkeiten der Vergangenheit in den Kostenvorgaben nicht auszuschließen. Die Normalkostenrechnung spielt im Krankenhaus keine besondere Rolle.

Plankostenebene

Ex-ante Ebene

Plankostenrechnungen sind dadurch charakterisiert, dass die Gesamtkosten einer Unternehmung für eine bestimmte Planungsperiode im Voraus nach Kostenarten, Kostenstellen und Kostenträgern differenziert geplant werden. Plankosten sind die vor dem Beginn einer Abrechnungsperiode aufgrund der Kapazitäts- und Leistungsplanung unter Beachtung des Wirtschaftlichkeitsprinzips von der Plankostenrechnung zukunftsbezogen angesetzten Kosten. Abzugrenzen von den Plankosten sind die Prognose-, Vorgabe- und Budgetkosten. Plankosten werden zu Prognosekosten, wenn sich eine Unternehmung nur auf das Vorausschätzen der künftig auf einzelnen Kostenstellen und/oder für Kostenträger anfallenden Kosten beschränkt. Versuchen dagegen Unternehmungen das künftige Kostengeschehen aktiv zu beeinflussen, z. B. durch Kostensenkungsprogramme, werden Plankosten zu Vorgabekosten. Der Budgetkostenansatz wird gewählt, wenn diese Kostenvorgaben darüber hinaus untergliedert und dezentralisiert werden (Hummel/Männel, 1986: 400). Analog hierzu existieren verschiedene Plankostenrechnungsvarianten (ebenda, S. 47), die im Folgenden beschrieben werden.

Prognosekostenrechnung

Wirdkosten

Die Prognosekostenrechnung sagt die für eine Planperiode zu erwartenden Istkosten (Wirdkosten) vor Beginn dieser Periode voraus. Ihr Ziel besteht darin, über die zu erwartenden Kosten einer Planperiode und damit über eine Komponente der wertmäßigen Wirtschaftlichkeit einer zukünftigen Periode zu informieren. Die Prognoserechnung ermöglicht durch die Gegenüberstellung von prognostizierten Istkosten und prognostizierten Isterlösen eine Voraussage über den künftigen Erfolg einer Planperiode. Durch diese Wandlung zu einer Prognoseerfolgsrechnung wird sie ein Instrument zur Planung des späteren Unternehmungsprozesses auf allen Führungsebenen der Unternehmung (Schweitzer/Küpper, 2003).

Standardkostenrechnung

Ökonomisch vorgegebene Kosten

Haben die Plankosten einen Budget-, Norm-, Richt- oder Vorgabecharakter bezeichnet man diese Ausprägungsform als Standardkostenrechnung (Hummel/Männel, 1986: 47). Sie ist ein Instrument zur Verhaltensbeeinflussung von Mitarbeitern. Die geplanten Kosten werden als Verhaltensnorm oder Standard vorgegeben, an dem die mengenmäßige Wirtschaftlichkeit der Planrealisation bzw. des Mitarbeiterverhaltens gemessen wird. Voraussetzung dafür ist, dass die Plankosten jene Kosten umfassen, deren Höhe von den Entscheidungen beeinflusst werden kann und dass Kosteneinflüsse von außen z. B. durch Festpreise ausgeschaltet werden (Schweitzer/Küpper, 2003).

Nach der Anpassungsfähigkeit der Kostenvorgaben an Veränderungen der jeweils relevanten Kosteneinflussgrößen lassen sich Plankostenrechnungen weiterhin in starre und flexible Plankostenrechnungen unterteilen. Beide Varianten greifen in der Regel nur den Beschäftigungsgrad als einzige Kosteneinflussgröße auf (Hummel/Männel, 1986, S. 47).

Starre Plankostenrechnung

Unabhängig davon, ob sich wesentliche Plandaten ändern, werden bei der starren Plankostenrechnung die Plankosten für eine bestimmte Planbeschäftigung der Planperiode konstant gehalten. Die Planung der über Kostenstellen abgerechneten Kosten erfolgt in fünf Stufen (Kilger/Vikas, 2007):

1. Festlegung der kostenverursachenden Maßgrößen (Bezugsgrößen)
2. Festlegung der voraussichtlichen, durchschnittlichen Planbeschäftigung
3. Planung des mengenmäßigen Verbrauchs an Produktionsfaktoren in Abhängigkeit der Planbezugsgröße durch Ver-

brauchsanalysen, technische Berechnungen und Schätzungen
4. Bewertung der geplanten Verbrauchsmengen und Arbeitszeiten mit geplanten Festpreisen und Lohnsätzen als Grundlage für die Berechnung des Planverrechnungssatzes je Kostenstelle
5. Erstellung von Plankalkulationen für alle Unternehmungserzeugnisse

Der Vorteil der starren Plankostenrechnung besteht darin, dass sie durch die Planung sämtlicher Kostenarten die notwendigen Voraussetzungen für die Durchführung laufender Kostenkontrollen und die mittelfristigen Aufgaben der Kostenrechnung ermöglicht. Ihre Aussagefähigkeit wird jedoch durch die Nichtberücksichtigung der Abhängigkeit der Kosten vom Beschäftigungsgrad stark beeinträchtigt.

Flexible Plankostenrechnung

Anpassungsfähigkeit

Diesen Nachteil verhindert die flexible Plankostenrechnung dadurch, dass sie die Plankosten in fixe und variable Bestandteile spaltet. Die Plankosten können so in Form von Sollkosten für die jeweilige Istbeschäftigung bestimmt werden. Es werden den Kostenstellen keine festen Beträge mehr vorgegeben, sondern Kostenfunktionen, die angeben, wie sich Kosten einer Kostenstelle in Abhängigkeit von der Beschäftigung verhalten sollen. Die flexible Plankostenrechnung kann sowohl auf Vollkosten als auch auf Teilkosten basieren. Letztere bezeichnet dann die Grenzplankostenrechnung (ebenda, S. 50f). Das Hauptziel der flexiblen Plankostenrechnung besteht in der Intensivierung der Wirtschaftlichkeitskontrolle. Analog zur starren Rechnung werden auch hier die Kosten geplant.

Analysetechnik

Die Standardkostenrechnung kann dann als Instrument zur Verhaltensbeeinflussung von Mitarbeitern verwandt werden, denn den Mitarbeitern werden geplante Kosten als Verhaltensnormen oder Standards vorgegeben, an dem die mengenmäßige Wirtschaftlichkeit (Technizität) der Planrealisation bzw. das Mitarbeiterverhalten gemessen wird. Voraussetzung dafür ist, dass die Plankosten jene Kosten umfassen, deren Höhe von den Entscheidungen und dem Handeln dieser Instanzen abhängig ist. Demnach sind externe Einflüsse auf die Kostenhöhe weitgehend auszuschalten, was dadurch gelingt, dass der geplante und tatsächliche Güterverbrauch mit Festpreisen bewertet wird. Dadurch werden Plan- und Istverbrauchsmengen über einen längeren Zeitraum hinweg vergleichbar gemacht. Festpreise machen aber nicht nur die Mengen verschiedener Güterarten addierbar und damit vergleichbar, sondern zeigen auch, bei welchen Gütern ein erhöhter Verbrauch zu starken Kostensteigerungen führt (Schweitzer/Küpper, 2003). Darum werden Festpreise häufig in Anlehnung an die Marktpreise festgelegt. Die Festpreise spiegeln dann die Relation zwischen den Marktpreisen der Güter annähernd wieder.

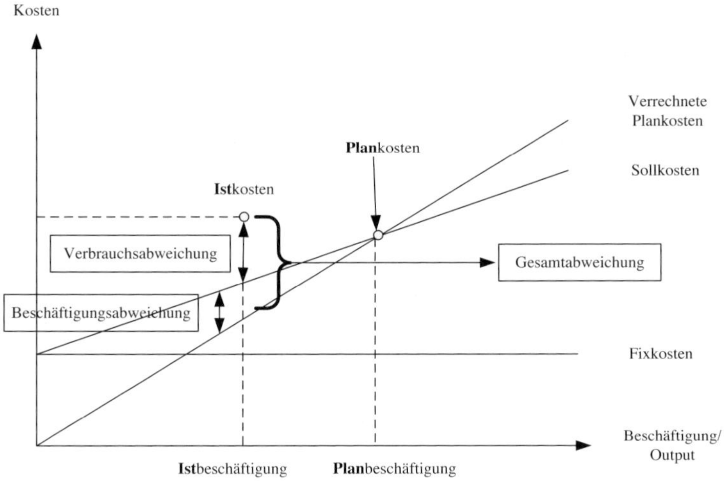

Abb. 4-24: Soll- und Plankostenkurve in einer flexiblen Plankostenrechnung (nach Zapp, 2007b, S. 249)

Weil die Standardkostenrechnung jedoch nicht explizit die das menschliche Verhalten bestimmenden Einflussgrößen und Zusammenhänge berücksichtigt, bezweifeln Kritiker die motivierende Wirkung von Vorgaben, die sich zumeist ohne Berücksichtigung der Eigenschaften und des Anspruchsniveaus der Mitarbeiter in der Regel an den kostengünstigsten Werten orientierten (Schweitzer/Küpper, 2003). Dieser Nachteil kann durch den Einsatz eines Motivations- und Anreizsystems beseitigt werden. So kann beispielsweise ein Bonus-Malus-System eingesetzt werden, welches leistungsfähige Fachabteilungen unterstützt. Sie können - nach einem vorher bekannten Schema - mit zusätzlichen Sachmitteln rechnen oder diese für Investitionen verwenden. Personal- und Sachmittel sind unabhängig davon deckungsfähig. Wenn das Sachmittelbudget unterschritten wird, kann die Klinik die Überschüsse in eigener Verantwortung für die Neueinstellung von Personal nutzen. Gleichzeitig führen Zielunterschreitungen zu Investitions- oder Personalabzügen.

Der Ansatzpunkt für eine flexible Plankostenrechnung wird in Abb. 4-24 beschrieben. Dabei können folgende Abweichungen voneinander unterschieden werden.

Verbrauchsabweichung

Sie stellt die Differenz von Istkosten zu Sollkosten dar. Die Sollkosten geben die Kosten bei Ist-Beschäftigung wieder und errechnen sich dadurch, dass zu den fixen Kosten die variablen Kosten bei Ist-Beschäftigung dazugerechnet werden. Die variablen Kosten bei Ist-Beschäftigung errechnen sich durch Division der variablen Kosten

Kostenstellen-Verantwortlicher

durch die Plan-Beschäftigung multipliziert mit der Ist-Beschäftigung. Diese Verbrauchsabweichungen werden

a) periodisch ausgewiesen
   a1) monatlich und
   a2) kumuliert ausgewiesen, um zu zeigen, ob die Kosten ständig über den Soll-Kosten liegen
b) nach Kostenarten-Gruppen ausgewiesene Personalkosten, Werkzeugkosten, Materialkosten werden aggregiert. Die Verbrauchsabweichung stellt die durch die Bereiche beeinflussbaren und zu verantwortenden Kosten und Leistungen dar.

Beschäftigungsabweichung

Unternehmensleitungs-Verantwortung

Sie stellt die Differenz zwischen Sollkosten und verrechneten Plankosten dar. Die verrechneten Plankosten errechnen sich, indem die gesamten Plankosten durch die Planbeschäftigung dividiert und mit der Ist-Beschäftigung multipliziert werden. Die Beschäftigungsabweichung gibt die nicht ausgelasteten Kapazitäten an und ist deshalb durch die Unternehmungsleitung zu verantworten.

Preisabweichung

Die Preisabweichung wird in der Regel durch Planpreise ausgeschaltet, da die Preise oft nicht durch die zuständigen Kostenstellenverantwortlichen zu verantworten sind.

Die rechnerische Ermittlung allein reicht nicht aus, um die Ziele zu erreichen. Neben dem Ausweis der Kostenstellenabweichungen sind Analysen dieser ausgewiesenen Abweichungen durchzuführen und in Kostenberichte zu überführen, um mit den Verantwortlichen Kostendurchsprachen vorzunehmen. Hierbei ist – in monatlichen Sitzungen - die Darstellung, die sachliche Erörterung der Abweichungen und die vorgesehene Maßnahmen anzusprechen. An den Terminen nehmen die betreffenden Bereichs- oder Leistungs- und Kostenstellen-Leiter teil.

4.3.4 Fokussierung auf Innerbetriebliche Leistungsverrechnung

Kostenverteilung

Eine Station (Endkostenstelle) fordert z. B. vom Labor (Vorkostenstelle) Leistungen an. Diese werden als innerbetriebliche Leistungen oder Betriebsleistungen definiert (Hummel/Männel, 1990, S. 211 f). Die Kosten- und Leistungsrechnung, insbesondere die Kostenträgerrechnung, fordert die Verrechnung der Vorkostenstellen auf die Endkostenstellen, um Kosten und Leistungen verursachungsgerecht darstellen zu können. Damit werden die primären Kosten der Vorkostenstellen Sekundärkosten der Haupt- bzw. Endkostenstellen (Hentze/Kehres, 2008).

Die Kostenverteilung kann dabei grundsätzlich auf zwei Arten erfolgen, einerseits auf Grundlage gemessener Leistungen über die innerbetriebliche Leistungsverrechnung, andererseits ohne Leistungsmessung als Umlageverrechnung. Welches Verfahren für die innerbetriebliche Leistungs- bzw. Umlageverrechnung verwandt wird, hängt dabei im Wesentlichen von den einzelnen Leistungsverflechtungen ab. Diese werden nach Hummel und Männel in vier Grundtypen unterschieden und in Abbildung 4-25 dargestellt. Bei der Ausgestaltung der innerbetrieblichen Leistungsverrechnung gilt, wie für die Ausgestaltung der gesamten Kosten– und Leistungsrechnung, dass der Aufwand der Differenzierung in einem entsprechenden Rahmen zu dem damit verbundenen Nutzen stehen soll.

Die Wahl des Verfahrens, das für die innerbetriebliche Umlagen- und Leistungsverrechnung anzuwenden ist, wird durch die an die Genauigkeit der Kostenverteilung gestellten Anforderungen und an die Art der innerbetrieblichen Leistungsverflechtung bestimmt, die sich nach Hummel und Männel in folgende vier Grundtypen unterscheiden lassen.

Verrechnungstypen

Typ I: Dies ist der einfachste Fall einer leistungswirtschaftlichen Beziehung zwischen zwei Kostenstellen.

Diese Form der Kostenstellenverknüpfung wird in der Regel nur dann getrennt im Kostenstellenplan ausgewiesen, wenn die Kostenstellen unterschiedlichen Verantwortungsbereichen angehören und deshalb oder aus anderen Gründen separat kontrolliert werden sollen. Im Krankenhaus kommt dieser Typ kaum vor.

Typ II Im Gegensatz zum Typ I ist Typ II dadurch gekennzeichnet, dass zwar auch hier eine einseitige, einstufige Leistungsabgabe erfolgt – jedoch nicht nur an eine Kostenstelle, sondern an mehrere Kostenstellen. Im Krankenhaus ist das der Fall, wenn Versorgungs-

Typ	Beziehung	Beschreibung	Beispiel
I	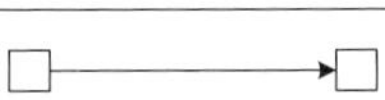	Einseitige, einstufige Leistungsabgabe an eine Kostenstelle	Speziallabor für OP
II	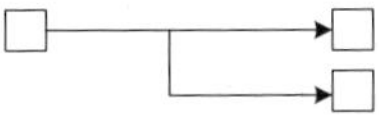	Einseitige, einstufige Leistungsabgabe an mehrere Kostenstellen	Labor an Fachabteilungen
III	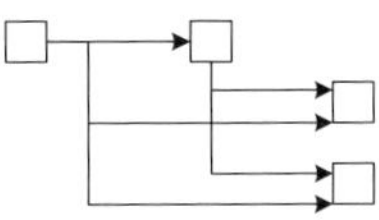	Einseitige, mehrstufige Leistungsabgabe	Fahrdienst an Apotheke u. Stationen, Apotheke an Fachabteilungen
IV	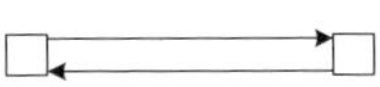	Wechselseitige Leistungsverflechtung	gegenseitige Konsiliarleistungen der Fachabteilungen

Abb. 4-25: Grundtypen der innerbetrieblichen Leistungsverrechnung (in Anlehnung an Hummel/Männel, 1986, S. 212)

einrichtungen oder medizinische Institutionen ihre Leistungen ausschließlich an verschiedene Endkostenstellen abgeben.

Typ III: Für Typ III ist eine einseitige, mehrstufige Leistungsabgabe charakteristisch, d. h., dass der Leistungsstrom zwar weiterhin in eine Richtung fließt, sich aber immer weiter auffächernd über mehrere aufeinander folgende Stufen der Leistungserstellung erstreckt. Im Krankenhaus kommt das z. B. im Rahmen der Wäscheversorgung vor, da einerseits Leistungen für die medizinischen Institutionen erbracht werden, die dann ihrerseits wiederum Leistungen für die Fachabteilungen erbringen.

Typ IV Der letzte Typ der innerbetrieblichen Leistungsverrechnung zeigt das Grundmuster wechselseitig miteinander verflochtener Kostenstellen in seiner einfachsten Form. Wechselseitige Leistungsverflechtungen können zwischen zwei – wie dargestellt – aber auch zwischen vielen Kostenstellen bestehen. Im Krankenhaus gibt es diese Verknüpfungen z. B. innerhalb der Fachabteilungen, die für ihre Patienten gegenseitig Konsiliarleistungen erbringen (Hummel/Männel, 1986, S. 212; Hentze/Kehres, 2008).

Entsprechend der gesamten Kosten- und Ergebnisrechnung gilt auch für die Ausgestaltung der innerbetrieblichen Leistungsverrechnung, dass der Differenzierungsaufwand in einem entsprechenden Rahmen zu dem damit verbundenen Nutzen stehen soll (Zapp, (2006a).

4.3.4.1 Prinzipien der Verrechnung

Da Prinzipien der Verrechnung den leistungsverbundenen Güterverbrauch als Zielvorstellung isomorph abbilden sollen (Selke, 1996, S. 188), lassen sich zunächst folgende Prinzipien unterscheiden:

Verursachungsprinzipien in kausaler Interpretation
Die anschaulichste Interpretation besagt, dass jedes Kalkulationsobjekt jene Kosten tragen soll, die es verursacht hat (Hummel/Männel, 1986: 54). Dieses Kausalitätsprinzip oder auch Ursache-Wirkungs-Prinzip besagt, dass die Kosten als „Wirkung" den Bezugsobjekten zugeordnet werden müssen, die sie als „Ursache" bewirkt haben.

Systemabhängigkeit der Kostenverrechnung

Verursachungsprinzip
Konkret bringt das Verursachungsprinzip zum Ausdruck, dass die jeweiligen Bezugsobjekte jene Kosten tragen sollen, die sie verursacht haben. Eine Zuordnung soll dabei nur über Abhängigkeiten der Kosten von bestimmten Einflussgrößen vorgenommen werden, die generell immer für die proportionalen bzw. variablen Kosten vorliegen.

Proportionalitätsprinzip
Nach dem von Rummel geprägten Begriff des Proportionalitätsprinzips erfolgt die Zurechnung aufgrund nachgewiesener proportionaler

Beziehungen zwischen Kosten und Leistungen (Rummel, 1949). Folglich sind einem Bezugsobjekt genau jene Kosten und Erlöse zuzurechnen, die durch die Existenz des Bezugsobjektes zusätzlich ausgelöst werden und die bei Nichtexistenz des Bezugsobjektes gar nicht erst angefallen bzw. vermieden worden wären. Zu berücksichtigen ist hier jedoch, dass nicht jeder statistisch feststellbaren Proportionalität zwischen zwei Größen automatisch ein ursächlicher Zusammenhang zugrunde liegt (Hummel/Männel, 1986, S. 55).

Verursachungsprinzipien in finaler Interpretation
Interpretiert man dagegen das Verursachungsprinzip final, wird der Zusammenhang zwischen Kosten/Leistungen und dem Bezugsobjekt nicht als Ursache-Wirkungs-Beziehung begriffen, sondern vielmehr als Mittel-Zweck-Zusammenhang betrachtet. Es liegt eine finale Beziehung zwischen Mittel und Zweck immer dann zugrunde, wenn das eine (das Mittel) um des anderen Willens (des Zwecks) bewusst in Kauf genommen wird (Selke, 1996, S. 190 f). Damit Leistungen erstellt werden können, müssen geeignete Produktionsfaktoren eingesetzt werden. Es ist nach dem Finalprinzip verursachungsgerecht, bestimmte Kosten der Betriebsbereitschaft im Verhältnis der zeitlichen oder räumlichen Inanspruchnahme auf die einzelnen Leistungsarten bzw. Leistungseinheiten aufzuteilen, da der Anfall dieser Kosten das Mittel für den angestrebten Zweck der Erzeugung bestimmter Produkte ist. Diese Art der Kostenrechnung wird mitunter auch Veranlassungsprinzip genannt.

Identitätsprinzip
Aus der kritischen Analyse sowohl des kausalen als auch finalen Verursachungsprinzips heraus entwickelte Riebel das Identitätsprinzip. Es geht davon aus, dass weder der Kostengüterverzehr Ursache der Leistungsentstehung, noch die Leistungsentstehung Ursache des Kostengüterverzehrs sein kann (Riebel, 1969: 55 ff). Vielmehr sind Kosten und Leistungen gekoppelte Wirkungen einer ganz anderen Ursache. Die Ursache ist jene Entscheidung, die sowohl den Güterverbrauch als auch die Leistungsentstehung auslöst. Die wesentliche Konsequenz für die Kosten- und Leistungsrechnung ist die Forderung Riebels, alle Kosten als Einzelkosten bzw. alle Leistungen als Einzelleistungen zu erfassen (Riebel, 1994, S. 76).

Nach dem Identitätsprinzip werden sämtliche Kosten durch Entscheidungen ausgelöst und lassen sich somit nach der Entstehung, gedanklich immer auf bestimmte Entscheidungen zurückführen. Die unternehmerischen Entscheidungen sind folglich die eigentlichen Kostenquellen bzw. Kostenbestimmungsfaktoren (Hummel/Männel, 1986, S. 57).

Durchschnittsprinzip
Charakteristisch für das Durchschnittsprinzip ist die gleichmäßige, statistische durchschnittliche Verteilung von Kosten durch Division auf die Bezugsobjekte. Dies geschieht entweder durch eine direkte Anlastung auf die einzelnen Bezugsobjekte (z. B. nach der Anzahl der Bezugsobjekte) oder im Falle heterogener Bezugsobjekte auf indirektem Wege, mit Hilfe von zwischengeschalteten Schlüsselgrößen (z. B. Gewichte, Größe usw.). Sie dienen der Homogenisierung der unterschiedlichen Objekte und führen zur künstlichen Konstruktion eines fiktiven Einheitsobjektes (Selke, 1996, S. 193).

Tragfähigkeitsprinzip
Beim Tragfähigkeitsprinzip richtet sich die Verteilung der Kosten an der Tragbarkeit der Produkte aus. Die Bruttogewinne, die mit den Produkten erzielt werden, werden dabei zumeist als Maßstab für die Belastbarkeit angesehen. Je größer der Bruttogewinn bzw. Deckungsbeitrag eines Produktes ist, umso mehr Kosten werden ihm zugerechnet. Dieses Verteilungsprinzip ermöglicht es, geringere Kostendeckungen bei einer Produktart durch eine entsprechend höhere Kostendeckung bei anderen Produktarten auszugleichen (Schweitzer/Küpper, 2003).

4.3.4.2 Verrechnungspreisbildung

Preisbildung

In engem Zusammenhang mit der innerbetrieblichen Leistungsverrechnung steht die Verrechnungspreisbildung. Verrechnungspreise stellen einen Wert dar, der bei der internen Erfassung für den Transfer von Gütern oder Dienstleistungen bzw. die Nutzung gemeinsamer Ressourcen und Märkte zwischen wirtschaftlich selbständigen Bereichen innerhalb einer Unternehmung angesetzt wird (Coenenberg, 1997, S. 524). In Abhängigkeit der Ziele einer Unternehmung hat der Verrechnungspreis drei Aufgaben (ebenda, S. 524):

Funktion der Verrechnungspreise

1. Abrechnungs- und Planungsfunktion: Im Rahmen der Abrechnungsfunktion geht es um die Ermittlung von Inventurwerten, um die Erleichterung der Betriebsabrechnung, Kalkulation und Ermittlung von Preisgrenzen.

2. Lenkungsfunktion – hinsichtlich der sach-rationalen Ausrichtung und der Verhaltensbeeinflussung: Die Lenkungsfunktion als zentrale Aufgabe der Verrechnungspreise besteht darin, die Entscheidungen der Bereiche einer Unternehmung aufeinander abzustimmen und auf das Gesamtziel der Unternehmung hin zu steuern, so dass der Marktmechanismus durch die Verrechnungspreise auf die einzelne Unternehmung übertragen wird (Coenenberg, 1997, S. 525). Der Verrechnungspreis kann so als Koordinationsinstrument genutzt werden.

3. Erfolgszuweisungsfunktion: Eng verbunden mit der Lenkungsfunktion ist die Zuweisungsfunktion der Verrechnungspreise, die durch die Wahl eines geeigneten Preises eine Spaltung des Gesamtunternehmungserfolgs in einzelne Teilergebnisse ermöglichen soll, um so die Selbständigkeit der Teilbereiche (Sparten, Divisionen, Profit-Center, usw.) zu fördern und die Motivation der Mitarbeiter zu stärken. Koppelt man an den Erfolgsausweis ein Prämiensystem, übernimmt der Verrechnungspreis zusätzlich eine Motivations- und Anreizfunktion (ebenda).

Im Krankenhaus ist die Verrechnungspreisbildung mit Schwierigkeiten verbunden, da die Kosten- und Leistungsdaten oftmals undifferenziert, unvollständig oder ungenau sind. Angewandt werden Verrechnungspreise in der Regel im Bereich der medizinischen Sekundärleistungsstellen (Labor, EKG, Physikalische Therapie, usw.) und bei der Verrechnung der Kosten des medizinischen Bedarfs. Auch die Leistungen für die Reinigung, Wäscherei und Beköstigung,

Profit-Center

<table>
<tr><th colspan="2">Ansätze</th><th>Inhalte</th></tr>
<tr><td colspan="2" rowspan="2">(1) Marktpreis-orientierte Ansätze</td><td>Marktpreismethode (Herleitung der Verrechnungspreise aus Marktpreisen. Herleitung ist nur möglich, wenn das innerbetrieblich gelieferte Gut auf einem externen Markt gehandelt wird und interne und externe Güter weitgehend homogen sind)</td></tr>
<tr><td>Verhandlungspreismethode (Unterstellung einer marktnahen Situation. Der Verrechnungspreis wird zwischen Nachfrager und Anbieter ausgehandelt. Fixiert wird lediglich ein Verhandlungsrahmen durch die Unternehmensleitung)</td></tr>
<tr><td colspan="2">(2) Budget-orientierte Ansätze</td><td>Im Gegensatz zur autonomen Budgeterstellungsmethode erstellen hier Divisionsleitung und Zentrale gemeinsam das Geschäftsbereichs-Budgetsystem. Dadurch wird sichergestellt, dass die Pläne/Standards verstanden werden. Ferner können die verschiedenen Zielvorstellungen der Beteiligten angepasst werden</td></tr>
<tr><td colspan="2">(3) Kosten-orientierte Ansätze</td><td></td></tr>
<tr><td rowspan="2">(3.1)</td><td rowspan="2">Vollkosten-methode</td><td>Gesamte Vollkostenmethode (Kosten für Infrastruktur, fixe und variable Personalkosten sowie fixe und variable Sachkkosten)</td></tr>
<tr><td>Direkte Vollkostenmethode (fixe und variable Personalkosten sowie fixe und variable Sachkosten)</td></tr>
<tr><td rowspan="2">(3.2)</td><td rowspan="2">Teilkosten-methode</td><td>Volle Teilkostenmethode (variable Personal- sowie Sachkosten)</td></tr>
<tr><td>Einfache Teilkostenmethode (variable Sachkosten)</td></tr>
<tr><td rowspan="2">(3.3)</td><td rowspan="2">Grenz-kosten-methode</td><td>Einfache Grenzkostenmethode (Berücksichtigung von grenzkosten in den Verrechnungs-preisen)</td></tr>
<tr><td>Grenzkosten-Plus-Methode (Verrechnung der Grenzkosten plus proportionalisierte Stückfix-kosten und ggf. einem anteiligen Gewinnaufschlag)</td></tr>
<tr><td>(3.4)</td><td>Einzel-kosten-methode</td><td>Verrechnung von Preisen auf der Basis relativer Einzelkosten</td></tr>
</table>

Abb. 4-26: Methoden der Verrechnungspreisgestaltung (in Anlehnung an Zapp, 2006a, S.78)

die häufig durch ein Fremdunternehmen erbracht werden, lassen sich mittels Preisen verrechnen. Die derzeit verstärkte Diskussion der Implementierung einer Profit-Center-Organisation verstärkt die Bedeutung interner Verrechnungspreise in Krankenhäusern, da eine nach Dezentralisationsgesichtspunkten ausgerichtete Organisationsform die Koordination der Teilbereiche bedingt, damit das Lenkungsziel erfüllt werden kann. Diese Koordination gelingt zum einen durch explizite Verhaltensnormen, d. h. allgemeingültige Regelungen, und implizite Verhaltensnormen, d. h. allgemeine Ziele, an denen sich die Entscheidungen im Hinblick auf das Gesamtoptimum orientierten sollen. Ein Instrument dafür sind die Verrechnungspreise (Coenenberg, 1997, S. 533).

Gestaltung der Verrechnungspreise

Die Höhe der Verrechnungspreise hängt von der mit ihnen verfolgten Zielsetzung und den jeweiligen Anwendungsbedingungen ab. Daher ist die Kenntnis der unterschiedlichen theoretischen Ansätze der Verrechnungspreisgestaltung, deren Wirkungsweise und deren Anwendungsbedeutung für Krankenhäuser wichtig (ebenda, S. 72). Methodisch werden dazu in der betriebswirtschaftlichen Literatur allgemein marktpreisorientierte und kostenorientierte Verrechnungspreise unterschieden, deren Ausprägungen in Abbildung 4-26 dargestellt sind

4.3.5 Ausblick: Der Patient in der Kostenrechnung

Der Patient (Zapp/Dorenkamp, 2002c, S. 22 f) mit seinem Heilungs- oder Linderungsprozess ist das zentrale Anliegen – auch in der Kostenrechnung. Selbst die Kostenrechnung als technisches Instrument hat - wie die Pflege - die soziale Verantwortung unter Berücksichtigung ökonomischer Restriktionen zu beachten. Gesundheit ist ein Gut besonderer Art. Es ist unbezahlbar und dennoch sind die ökonomischen Ressourcen begrenzt und verlangen nach einem ökonomischen Prinzip.

Diese Konstellation kann man heute nicht mehr ohne ethische Grundlagen beachten. Mittlerweile ist vieles möglich – wenn genügend Geld vorhanden ist. Unter Beachtung begrenzter ökonomischer Ressourcen ist deshalb auch die Auswahlmöglichkeit begrenzt. Deshalb sind Auswahlkriterien zu beachten, die sowohl ökonomischen wie auch sozialen Ansprüchen gerecht werden. Die ethischen Grundlagen werden unabdingbar für Entscheidungen im sozialen und ökonomischen Bereich.

Kostenrechnung kann in den bestehenden Problemfeldern Vorschläge für ein ökonomisches Handeln vor dem Hintergrund ethischer Verantwortung skizzieren und Handlungsempfehlungen aussprechen. Kostenrechnung für soziales Handeln zugänglich zu machen ist das große Anliegen dieses Artikels, um einen möglichst hohen Freiheitsgrad – unter begrenzt zur Verfügung stehender Ressourcen für die Anliegen der Patienten zu erreichen.

Literatur

Bleicher, K., Meyer, E. (1976):
Führung in der Unternehmung: Formen und Modelle, Rowohlt-Verlag, Reinbeck bei Hamburg.

Conenberg, A. G. (1999):
Kostenrechnung und Kostenanalyse. 4., aktualisierte Auflage, Verlag Moderne Industrie, Landsberg am Lech.

Dietz, O., Bofinger, W. (2000):
Krankenhausfinanzierungsgesetz, Bundespflegesatzverordnung und Folgerecht, Kommentare. Loseblatt-Ausgabe, Kommunal- und Schul-Verlag Heinig, Wiesbaden.

DKG, GKV, PKV (Hrsg.) (2007):
Kalkulation von Fallkosten: Handbuch zur Anwendung in Krankenhäusern, Version 3.0. 2007.

Eichhorn, S., Schmidt-Rettig, B. (1997):
Integratives Qualitätsmanagement im Krankenhaus: Konzeption und Methoden eines qualitäts- und kostenintegrierten Krankenhausmanagements, Kohlhammer, Stuttgart.

Hentze, J., Kehres, E. (2008):
Kosten- und Leistungsrechnung in Krankenhäusern: systematische Einführung. 5., überarbeitete Auflage, Kohlhammer, Stuttgart.

Horváth, P. (2006):
Controlling. 10., vollständig überarbeitete Auflage, Vahlen, München.

Hummel, S., Männel, W. (1980):
Kostenrechnung, Teil 1: Grundlagen, Aufbau und Anwendung. 2., erweiterte und verbesserte Auflage, Gabler, Wiesbaden.

Kilger, W., Vikas, K. (2007):
Flexible Plankostenrechnung. 12., vollständig überarbeitete und erweiterte Auflage, Gabler, Wiesbaden.

Preuss, O. F. (1995):
Kosten- und Deckungsbeitragsmanagement im Krankenhaus unter besonderer Berücksichtigung von Fallpauschalen und Sonderentgelten. Frankfurt am Main.

Riebel, P. (1990):
Einzelkosten- und Deckungsbeitragsrechnung: Grundfragen einer markt- und entscheidungsorientierten Unternehmensrechnung. 6., wesentlich überarbeitete Auflage, Wiesbaden.

Rummel, K. (1949):
Einheitliche Kostenrechnung auf der Grundlage einer vorausgesetzten Proportionalität der Kosten zu betrieblichen Größen. Düsseldorf.

Schmidt-Rettig, B./Böhning, F. (1999):
Bedeutung und Konzeption einer Prozesskostenrechnung im Krankenhaus. In: Eichhorn, S./Schmidt-Rettig, B. (Hrsg.): Profitcenter und Prozeßorientierung. Optimierung von Budget, Arbeitsprozessen und Qualität. Stuttgart, Berlin, Köln, S. 121-145.

Schweitzer, M., Küpper, H.-U. (1998):
Systeme der Kosten- und Erlösrechnung. 7, überarbeitete und erweiterte Auflage, Vahlen, Wiesbaden.

Schweitzer, M., Küpper, H.-U. (2003):
Systeme der Kosten- und Erlösrechnung. 8., überarbeitete und erweiterte Auflage, Vahlen, Wiesbaden.

Selke, S.(1997):
Die Gestaltung der Kosten- und Leistungsrechnung unter besonderer Berücksichtigung formaler Organisationsstrukturen. Frankfurt am Main.
Straub, S. (1997):
Controlling für das wirkungsorientierte Krankenhausmanagement: ein Value–Chain basierter Ansatz. PCO-Verlag, Bayreuth.
Ulrich, H (2001):
Systemorientiertes Management. Das Werk von Hans Ulrich. Studienausgabe Bern Stuttgart, Wien.
Verband der Krankenhausdirektoren Deutschlands e. V. (Hrsg.) (1995):
Informationsmanagement im Krankenhaus. Eigendruck, Mühlheim/Ruhr.
Weber, J. (2006):
Einführung in das Controlling. 11., vollständig überarbeitete und erweiterte Auflage, Schäffer-Poeschel.
Zapp, W., Funke, M., Schnieder, S. (2000):
Interne Budgetierung auf der Grundlage der Pflegeversicherung. Ergebnisse eines anwendungsorientierten Forschungsprojektes in der stationären Altenhilfe. Krankenhausdrucke-Verlag Wanne-Eickel.
Zapp, W. (Hrsg.) (2002a):
Prozessgestaltung im Krankenhaus. Economica, Heidelberg.
Zapp, W., Bettig,U. (2002b):
Die Bedeutung der Prozesskostenrechnung für eine Gestaltung von Prozessen In: Zapp, W. (Hrsg.): Prozessgestaltung im Krankenhaus. Economica, Heidelberg, S. 275-297.
Zapp, W., Dorenkamp, A. (2002c):
Anwendungsorientierte Prozessgestaltung im Krankenhaus – Bericht über ein Forschungsprojekt. In: Zapp,W. (Hrsg.): Prozessgestaltung im Krankenhaus. Economica, Heidelberg, S. 4-136.
Zapp, W. (Hrsg.) (2004a):
Controlling in der Pflege. Bern, Göttingen, Toronto, Seattle.
Zapp,W., Torbecke,O. (2004b):
Konzeption einer Kostenträgerrechnung als Grundlage für ein entscheidungsorientertes Controlling in der Pflege. In: Zapp, W. (Hrsg.): Controlling in der Pflege. Bern, Göttingen, Toronto, Seattle, S. 395-408.
Zapp, W. (Hrsg.) (2005):
Kostenrechnung und Controllinginstrumente in Reha-Kliniken. Lohmar-Köln.
Zapp, W. (2006a):
Kosten-, Leistungs-, Erlös- und Ergebnisrechnung (KLEE-Rechnung). In: Schmidt-Rettig, B.; Arnold, A. (Hrsg.): Krankenhaus und ambulante Versorgung, Band II, Loseblatt-Sammlung, 33. Ergänzung. Baumann-Fachverlage, Kulmbach.
Zapp, W.(Hrsg.) (2006b):
Ökonomische Analysen in der Stationären Altenhilfe. Lohmar-Köln.
Zapp, W. (2007a):
Kosten-, Leistungs-, Erlös und Ergebnisrechnung (KLEE-Rechnung). In Haubrock, Manfred und Walter Schär: Betriebswirtschaft und Management im Krankenhaus. 4., vollständig überarbeitete und erweiterte Auflage. Bern, S. 264-302.
Zapp, W. (2007b):
Controlling als wesentliches Managementinstrument. In Haubrock, Manfred und Walter Schär: Betriebswirtschaft und Management im Krankenhaus. 4., vollständig überarbeitete und erweiterte Auflage. Bern, S. 227-263.
Zapp, W. (2007d):
Alternative Budgetierungsformen im Krankenhaus. In. Das Krankenhaus 3, S. 217-224.
Zapp, W. (2008a):

Betriebswirtschaftliches Rechnungswesen. In Schmidt-Rettig, Barbara und Eichhorn, Siegfried: Krankenhaus-Managementlehre. Theorie und Praxis eines integrierten Konzepts. Kohlhammer-Verlag, Stuttgart 2008, S.427-476.

Zapp, W. (2008b):
Prozessorganisation. In Schmidt-Rettig, Barbara und Eichhorn, Siegfried: Krankenhaus-Managementlehre. Theorie und Praxis eines integrierten Konzepts. Kohlhammer-Verlag, Stuttgart 2008, S. S. 251-279.

4.4 Jahresabschluss und Besteuerung bei Unternehmen im Gesundheitssektor

Daniela Eidt, Hannover

Externes und internes Rechnungswesen

Im Rahmen des betrieblichen Rechnungswesens werden die das Betriebsgeschehen betreffenden Daten regelmäßig systematisch erfasst, aufbereitet, ausgewertet und überwacht. Dabei ist zwischen dem externen Rechnungswesen, das die Finanzbuchhaltung einschließlich des Jahresabschlusses umfasst und dem internen Rechnungswesen, das insbesondere die Kosten- und Leistungsrechung beinhaltet, zu unterscheiden. Aufgabe des betrieblichen Rechnungswesens ist es zum einen, betriebsintern die Geld- und Leistungsströme im Unternehmen mengen- und wertmäßig zu erfassen und zu überwachen (Dokumentations- und Kontrollaufgabe) und durch stichtagsbezogene Vergleiche neben der Kontrolle der Wirtschaftlichkeit und Rentabilität der betrieblichen Prozesse Daten für zukunftsgerichtete Planungsüberlegungen der Unternehmensleistung zur Verfügung zu stellen (Dispositionsaufgabe). Betriebsextern dient das Rechnungswesen der gesetzlich vorgeschriebenen Rechenschaftslegung und der Information z. B. von Anteilseignern, Gläubigern, Arbeitnehmern, dem Fiskus und der Öffentlichkeit über die wirtschaftliche Lage des Unternehmens.

Akteure im Gesundheitswesen

Im Gesundheitswesen gibt es eine Vielzahl von Gruppierungen wirtschaftlicher Akteure. Dies sind auf der Seite der Kostenträger z. B. Krankenkassen und Versicherungen und auf der Seite der Leistungserbringer z. B. niedergelassene Ärzte, Krankenhäuser sowie Pflegeeinrichtungen und sonstige Dienstleister. Hinzu kommen Produktions- und Handelsunternehmen, die Medizinprodukte herstellen und vertreiben. Im Folgenden sollen die anzuwendenden Vorschriften und Besonderheiten für die Erstellung von Jahresabschlüssen und die Besteuerung der Leistungserbringer, insbesondere für Krankenhäuser und niedergelassene Ärzte näher betrachtet werden.

4.4.1 Krankenhäuser

Leistungen von Krankenhäusern

Hauptleistung der Krankenhäuser ist die stationäre Behandlung von Patienten, wobei neben den medizinischen Leistungen der Diagnose und Therapie auch Pflege- und Pensionsleistungen (Unterkunft und Verpflegung) für die Patienten erbracht werden. Neben der stationären Krankenhausbehandlung, die dann erfolgt, wenn es medizinisch notwendig ist und eine ambulante Versorgung nicht ausreicht, werden in den Krankenhäusern auch teilstationäre Behandlungen sowie ambulante Operationen durchgeführt.

Nach der Trägerschaft lassen sich die Krankenhäuser einteilen in Einrichtungen mit bedarfswirtschaftlicher Ausrichtung (öffentliche Träger sowie freie gemeinnützige Träger wie z. B. Stiftungen und Vereine) sowie erwerbswirtschaftlich orientierte private Träger. Für Krankenhäuser gelten besondere Rechtsvorschriften wie z. B. das Krankenhausfinanzierungsgesetz (KHG) und die Krankenhaus-Buchführungsverordnung (KHBV).

4.4.1.1 Buchführung und Jahresabschluss im Krankenhaus

Krankenhausbuchführungsverordnung

Die Buchführungspflicht für Krankenhäuser ist in der Krankenhausbuchführungsverordnung (KHBV) geregelt. Die Vorschriften der KHBV einschließlich deren Anlagen haben unabhängig von der Rechtsform Vorrang gegenüber anderen Gesetzesvorschriften (z. B. HGB). Soweit nichts anderes geregelt ist, sind die handels- und steuerrechtlichen Vorschriften sowie die Grundsätze ordnungsmäßiger Buchführung jedoch zu beachten.

Wahlrecht zur Abschlussaufstellung

Nach § 1 Abs. 3 KHBV besteht ein Wahlrecht zur Abschlussaufstellung von Krankenhäusern in der Rechtsform der Kapitalgesellschaft. Es können entweder zwei Jahresabschlüsse aufgestellt werden, d. h. einer nach HGB und einer nach KHBV, oder es wird nur ein Jahresabschluss nach KHBV aufgestellt, bei dem die HGB-Vorschriften beachtet werden. Im letzteren Fall dürfen die größenabhängigen Erleichterungen für kleine und mittelgroße Kapitalgesellschaften jedoch nicht wahrgenommen werden. Aufgrund der Konzentrationsprozesse im Krankenhausbereich handelt es sich bei den Krankenhäusern ohnehin zunehmend um große Kapitalgesellschaften, die damit keine größenabhängigen Erleichterungen hinsichtlich der Rechnungslegung nach HGB anwenden können. Die Mehrzahl der Krankenhäuser wird somit von dem Wahlrecht Gebrauch machen und ausschließlich einen Jahresabschluss nach den Vorschriften der KHBV erstellen.

Buchführung der Krankenhäuser

§ 3 KHBV legt fest, dass die Buchführung der Krankenhäuser den Anforderungen der §§ 238, 239 HGB entsprechen muss. Somit ist die im öffentlichen Sektor noch immer verbreitete kameralistische Buchführung nicht zulässig, sondern es ist eine doppelte Buchführung unter Beachtung der Grundsätze ordnungsmäßiger Buchführung zu erstellen. Die Konten in der doppelten Buchführung lassen sich in drei Gruppen einteilen. Erstens gibt es Bestandskonten (Bilanzkonten), die Konten mit Beständen an Vermögen (Aktiva) und an Kapital (Passiva) abbilden. Zweitens werden auf Erfolgskonten, d. h. Aufwands-/Kosten- und Ertrags-/Leistungskonten erfolgswirksame

Kontenklassen	
0 Ausstehende Einlagen und Anlagevermögen 1 Umlaufvermögen, Aktive Rechnungsabgrenzung 2 Eigenkapital, Sonderposten, Rückstellungen 3 Verbindlichkeiten, Passive Rechnungsabgrenzung	Bilanz
4 Betriebliche Erträge 5 Andere Erträge 6 Aufwendungen 7 Aufwendungen	Gewinn- und Verlustrechnung
8 Eröffnungs- und Abschlusskonten, Abgrenzungskonten, kalkulatorische und freibleibende Konten	

Abb. 4-27: Kontenklassen nach Anlage 4 der KHBV

Vorgänge verbucht. Drittens werden auf Finanzkonten, d. h. Einnahme- und Ausgabekonten liquiditätswirksame Vorgänge erfasst.

Die Anlage 4 der KHBV sieht für Krankenhäuser einen verbindlichen Kontenrahmen vor. Dieser ist so aufgebaut, dass sich die Kontenbezeichnungen aus entsprechenden Positionen aus der Bilanz und der Gewinn- und Verlustrechnung ergeben. Eine Übersicht über die Kontenklassen nach Anlage 4 der KHBV und deren Zuordnung zur Bilanz bzw. Gewinn- und Verlustrechnung gibt Abb. 4-27.

Jahresabschluss

Nach § 4 Abs. 1 Satz 1 der KHBV besteht der Jahresabschluss aus der Bilanz, der Gewinn- und Verlustrechnung und dem Anhang einschließlich Anlagennachweis. In der Bilanz werden die Bestände an Vermögen (Aktiva) und Kapital (Passiva) gegenübergestellt (bezogen auf einen bestimmten Stichtag, i. d. R. 31.12.), während in der Gewinn- und Verlustrechnung die Aufwendungen und Erträge während eines bestimmten Zeitabschnitts zusammengestellt werden. Zweck des Anhangs ist es, eine den tatsächlichen Verhältnissen entsprechende Darstellung der Vermögens-, Finanz- und Ertragslage darzustellen, indem ergänzende quantitative und qualitative Informationen bereit gestellt werden, die in der Bilanz und Gewinn- und Verlustrechnung nicht enthalten sind. Bestandteil des Anhangs ist der Anlagennachweis, in dem die Entwicklung der Anschaffungswerte und Abschreibungen für die Sachanlagen aufgezeigt werden. Zusätzlich zum Jahresabschluss ist von großen und mittelgroßen Kapitalgesellschaften ein Lagebericht aufzustellen, der die derzeitige und zukünftige Situation des Unternehmens hinsichtlich der Chancen und Risiken so darstellen soll, dass ein den tatsächlichen Verhältnissen entsprechendes Bild vermittelt wird.

Die KHBV gibt verbindliche Mustergliederungen für die Bilanz, die Gewinn- und Verlustrechung und den Anlagennachweis für Krankenhäuser vor. Abb. 4-28 gibt einen Überblick über die Gliederung der Bilanz nach der KHBV.

Aktiva	Passiva
A. Ausstehende Einlagen auf das Kapital B. Anlagevermögen I. Immaterielle Vermögensgegenstände II. Sachanlagen III. Finanzanlagen C. Umlaufvermögen I. Vorräte II. Forderungen/sonstige Vermögensgegenstände III. Wertpapiere des Umlaufvermögens IV. Kassenbestand, Guthaben bei Kreditinstituten D. Ausgleichsposten nach dem KHG E. Rechnungsabgrenzungsposten F. Nicht durch Eigenkapital gedeckter Fehlbetrag	A. Eigenkapital B. Sonderposten aus Zuwendungen zur Finanzierung des Sachanlagevermögens C. Rückstellungen D. Verbindlichkeiten E. Ausgleichsposten aus Darlehensförderung F. Rechnungsabgrenzungsposten

Abb. 4-28: Überblick über die Gliederung der Bilanz nach KHBV

Grundsätzlich gilt in der Bilanz des Krankenhauses wie in der *Bilanz* eines industriellen oder gewerblichen Unternehmens, dass auf der Aktivseite die Vermögenspositionen und auf der Passivseite die Finanzierung widergespiegelt wird.

Aktivseite der Bilanz: Anlage- und Umlaufvermögen

Für die Aktivierung ist in einem ersten Schritt zu prüfen, ob ein bilanzierungsfähiger Vermögensgegenstand vorliegt. Der Begriff Vermögensgegenstand ist ein unbestimmter Rechtsbegriff. Jedoch handelt es sich laut Theorie und Rechtsprechung um Sachen und Rechte, die selbstständig veräußerbar, selbstständig nutzungsfähig sowie selbstständig bewertbar sind, einen einheitlichen Nutzungs- und Funktionszusammenhang haben und im wirtschaftlichen Eigentum des Bilanzierenden stehen. Weiterhin ist festzustellen, ob es sich bei einem Vermögensgegenstand um einen Gegenstand des Anlage- oder Umlaufvermögens handelt. Zum Anlagevermögen gehören die Vermögensgegenstände, die dauerhaft dazu bestimmt und geeignet sind, dem Geschäftsbetrieb zu dienen.

In einem zweiten Schritt ist die Frage der Bewertung zu klären: Bei abnutzbarem Anlagevermögen wird grundsätzlich nach sog. fortgeführten Anschaffungs- oder Herstellungskosten bewertet. Dabei wird von den historischen Anschaffungs- oder Herstellungskosten ausgegangen, von denen im Zeitverlauf entsprechend der Nutzungsdauer anteilige Abschreibungen abgesetzt werden. Bei abnutzbaren und nicht-abnutzbaren Anlagegütern können außerplanmäßige Abschreibungen nach dem sog. gemilderten Niederstwertprinzip nur dann berücksichtigt werden, wenn eine voraussichtlich dauernde Wertminderung vorliegt. Umlaufvermögen ist dagegen grundsätzlich mit den Anschaffungs- oder Herstellungskosten zu bewerten. Dabei sind außerplanmäßige Abschreibungen nach dem sog. strengen Niederstwertprinzip bei jeder Wertminderung vorzunehmen.

Passivseite der Bilanz: Eigenkapital

Während die Aktivseite der Bilanz die Vermögensgegenstände ausweist, bildet die Passivseite die Finanzierung der Vermögensgegenstände ab. Dabei ist grundsätzlich zwischen Eigenkapital und Fremdkapital zu unterscheiden. Die Zuordnung zum Eigenkapital kann durch Einlage (gezeichnetes/festgesetztes Kapital oder Kapitalrücklage) oder Gewinnthesaurierung (Gewinnrücklage, Gewinnvortrag, Jahresüberschuss) erfolgen. Bei öffentlich-rechtlichen Trägerschaften ist für die Einlage von haftendem Eigenkapital ein Beschluss der zuständigen Gremien erforderlich. Für privatrechtliche Krankenhausträger ergibt sich das Grund- bzw. Stammkapital aus dem Gesellschaftsvertrag der Kapitalgesellschaft (AG, GmbH), wobei die Vorschriften des Aktiengesetzes bzw. des GmbH-Gesetzes zu beachten sind. Kapitalrücklagen ergeben sich durch Bar- oder Sacheinlagen nach dem Gründungszeitpunkt ohne Gewährung von Gesellschaftsrechten und erfordern in jedem Fall einen Beschluss der zuständigen Gremien, dass die Einlage haftendes Eigenkapital darstellen soll. Gewinnrücklagen entstehen durch die Thesaurierung von Gewinnen, die durch den Krankenhausbetrieb erwirtschaftet wurden.

Passivseite der Bilanz: Fremdkapital

Alternative zur Eigenkapitalfinanzierung ist die Fremdkapitalfinanzierung, die in Form von Verbindlichkeiten oder Rückstellungen in der Bilanz ausgewiesen wird. Dabei handelt es sich um öffentlich-rechtliche oder private Verpflichtungen, bei denen das Krankenhaus Schuldner ist. Unter den Verbindlichkeiten werden u. a. die Verbindlichkeiten gegenüber Kreditinstituten, erhaltene Anzahlungen, Verbindlichkeiten aus Lieferungen und Leistungen sowie Verbindlichkeiten gegenüber Gesellschaftern bzw. dem Krankenhausträger oder verbundenen Unternehmen sowie Verbindlichkeiten nach dem Krankenhausfinanzierungsrecht oder aus sonstigen Zuwendungen zur Finanzierung des Sachanlagevermögens ausgewiesen. Hinzu kommen andere sonstige Verbindlichkeiten, in denen z. B. rückständige Mieten und Pachten oder Verbindlichkeiten gegenüber Sozialversicherungsträgern aus rückständigen Sozialversicherungsbeiträgen oder Verbindlichkeiten gegenüber Finanzämtern erfasst werden. Die Bilanzposition Rückstellungen erfasst zukünftige Aufwendungen, die mit großer Wahrscheinlichkeit eintreten, deren Höhe und Zahlungszeitpunkt aber noch ungenau sind. Durch die Passivierung von Rückstellungen soll sichergestellt werden, dass ein Unternehmen bei Eintritt der ungewissen Verbindlichkeit über hinreichend Kapital verfügt, um die Verpflichtung zu erfüllen. In der Bilanz werden Rückstellungen für Pensionen und ähnliche Verpflichtungen, Steuerrückstellungen sowie sonstige Rückstellungen z. B. für Prozesskosten, unterlassene Instandhaltungen, Kosten der Jahresabschlussprüfung für das abgelaufene Geschäftsjahr sowie Urlaubsrückstellungen ausgewiesen.

Periodengerechte Gewinnermittlung

Für eine periodengerechte Gewinnermittlung werden aktive bzw. passive Rechnungsabgrenzungsposten gebildet. Eine aktive Rechnungsabgrenzung erfolgt, wenn ein Aufwand des neuen Jahres bereits im alten Jahr eine Ausgabe darstellt (z. B. wird im Dezember eine Vorauszahlung für die Januar-Miete geleistet), während eine passive Rechnungsabgrenzung vorzunehmen ist, wenn Erträge des neuen Jahres vorliegen, die im alten Jahr bereits Einnahmen sind.

Besonderheiten der Krankenhausbilanz

Besonderheiten der Krankenhausbilanz im Vergleich zur Bilanz gewerblicher/industrieller Unternehmen bilden die Positionen „Ausgleichsposten nach dem KHG“ auf der Aktiv- oder Passivseite und „Sonderposten aus Zuwendungen zur Finanzierung des Sachanlagevermögens“ auf der Passivseite. Unter dem Ausgleichsposten nach KHG wird zum einen der „Ausgleichsposten aus Darlehensförderung“ zum Ausgleich von Differenzen zwischen Tilgungsbeträgen und Abschreibungsaufwand erfasst. Zum anderen beinhaltet diese Position den „Ausgleichsposten für Eigenmittelförderung“, der gebildet wird, wenn Anlagegüter mit Eigenmitteln beschafft wurden, für deren Abnutzung ein Ausgleich verlangt werden kann. Unter der Position „Sonderposten aus Zuwendungen zur Finanzierung des Sachanlagevermögens“ werden Sonderposten aus Fördermitten nach dem KHG, aus Zuweisungen und Zuschüssen der öffentlichen Hand oder aus Zuwendungen Dritter erfasst. Der Sonderposten ist nach den allgemeinen handelsrechtlichen Rechnungslegungsgrundsätzen ein Mischposten, der sowohl Eigen- als auch Fremdkapitalcharakter aufweist. Der liquiditätsmäßige Zufluss auf der Aktivseite wird durch den Sonderposten auf der Passivseite neutralisiert. Bei späteren Abschreibungen wird der Sonderposten in entsprechender Höhe aufgelöst, so dass insgesamt Erfolg und Eigenkapital unberührt bleiben.

Gewinn- und Verlustrechnung

Nach § 275 HGB erfolgt die Gliederung der Gewinn- und Verlustrechnung in Staffelform. zeigt die Gliederung der Gewinn- und Verlustrechung nach der KHBV. Es ergeben sich drei Unterabschnitte, die das operative Ergebnis (Nr. 1 bis 10), das Investitions- und Finanzergebnis (Nr. 11 bis 21) sowie das Zins- und Beteiligungsergebnis (Nr. 22-26) ausweisen. Das Ergebnis aus der gewöhnlichen Geschäftstätigkeit (Nr. 27) ergibt sich aus dem Saldo der vorherigen Positionen. Zur Ermittlung des Jahresüberschusses bzw. des Jahresfehlbetrags (Nr. 32) kommen das außerordentliche Ergebnis (Nr. 28 bis 30) sowie Steuern (Nr. 31) hinzu.

Prüfungspflicht für Krankenhäuser

Krankenhäuser in der Rechtsform einer mittelgroßen oder großen Kapitalgesellschaft sind nach § 316 ff HGB verpflichtet, den Jahresabschluss und den Lagebericht durch einen Abschlussprüfer prüfen zu lassen. In einzelnen Bundesländern besteht nach Landesrecht eine generelle Prüfungspflicht für Krankenhäuser, die zumeist noch um die Prüfung der wirtschaftlichen Verhältnisse, der sonstigen Teile des Rechnungswesens und der ordnungsmäßigen, sparsamen und wirtschaftlichen Verwendung der (pauschalen) Fördermittel des Landes erweitert ist. Weiterhin können Prüfungspflichten bei kommunalen Krankenhäusern in der Rechtsform des Eigen- oder Regiebetriebs aufgrund von Gemeindeordnungen oder bei kirchlichen Krankenhäusern aufgrund vom internen satzungsmäßigen Pflichten vorliegen. Prüfungsgrundlage bei der Abschlussprüfung ist der aufgestellte Jahresabschluss. Bei Mitwirkung einer Person an der

1. Erlöse aus Krankenhausleistungen 2. Erlöse aus Wahlleistungen 3. Erlöse aus ambulanten Leistungen des Krankenhauses 4. Nutzungsentgelte der Ärzte 5. Erhöhung oder Verminderung des Bestandes an fertigen und unfertigen Erzeugnissen/unfertigen Leistungen 6. andere aktive Eigenleistungen 7. Zuweisungen und Zuschüsse der öffentlichen Hand soweit nicht unter Nr. 11 8. sonstige betriebliche Erträge 9. Personalaufwand 10. Materialaufwand	Operatives Ergebnis
11. Erträge aus Zuwendungen zur Finanzierung von Investitionen 12. Erträge aus der Einstellung von Ausgleichsposten aus Darlehensförderung und für Eigenmittelförderung 13. Erträge aus der Auflösung von Sonderposten/Verbindlichkeiten nach dem KHG und auf Grund sonstiger Zuwendungen zur Finanzierung des Anlagevermögens 14. Erträge aus der Auflösung des Ausgleichspostens für Darlehensförderung 15. Aufwendungen aus der Zuführung zu Sonderposten/Verbindlichkeiten nach dem KHG und auf Grund sonstiger Zuwendungen zur Finanzierung des Anlagevermögens 16. Aufwendungen aus der Zuführung zu Ausgleichsposten aus Darlehensförderung 17. Aufwendungen für die nach dem KHG geförderte Nutzung von Anlagegegenständen 18. Aufwendungen für nach dem KHG geförderte, nicht aktivierungsfähige Maßnahmen 19. Aufwendung aus der Auflösung der Ausgleichsposten aus Darlehensförderung und für Eigenmittelförderung 20. Abschreibungen 21. sonstige betriebliche Aufwendungen	Investitions- und Finanzergebnis
22. Erträge aus Beteiligungen 23. Erträge aus anderen Wertpapieren und aus Ausleihungen des Finanzanlagevermögens 24. sonstige Zinsen uns ähnliche Erträge 25. Abschreibungen auf Finanzanlagen und auf Wertpapiere des Umlaufvermögens 26. Zinsen auf ähnliche Aufwendungen	Zins- und Beteiligungsergebnis
27. Ergebnis der gewöhnlichen Geschäftsfähigkeit 28. außerordentliche Erträge 29. außerordentliche Aufwendungen 30. außerordentliches Ergebnis 31. Steuern 32. Jahresabschluss/Jahresfehlbetrrag	

Abb. 4-29: Gliederung der Gewinn- und Verlustrechnung nach KHBV

Abschlussaufstellung oder der Buchführung kann diese Person von Gesetzes wegen nicht mehr als Abschlussprüfer tätig werden. Hintergrund dieser Regelung ist, dass eine Person nicht das prüfen soll, was sie zuvor erstellt bzw. aufgestellt hat.

Internationale Rechnungslegungsstandards

Die Rechnungslegung von Krankenhäusern ist auch durch die gesetzlichen Neuregelungen des Bilanzrechtsreformgesetzes, das insbesondere der Stärkung der Unabhängigkeit der Abschlussprüfer und der Internationalisierung des deutschen Bilanzrechts dient, betroffen. Börsennotierte Krankenhauskonzerne sind danach verpflichtet, ihren Konzernabschluss nach internationalen Rechnungslegungsstandards (IFRS) aufzustellen. Außerdem können nicht börsennotierte Krankenhäuser freiwillig einen IFRS-Konzernabschluss aufstellen, wodurch sich z. B. interessante Aspekte bei der Finanzierung ergeben können, da zum einen der Abschluss nach IFRS mehr Klarheit und somit bessere Informationen vor allem für ausländische Investoren bereitstellt und zum anderen den gestiegenen Anforderungen der Banken bei der Kreditvergabe nach Basel II entsprochen werden kann.

4.4.1.2 Gemeinnützigkeit und Ertragsteuern

Gemeinnützigkeit

Unter dem Begriff „Gemeinnützigkeit" werden allgemein die steuerbegünstigten Zwecke nach §§ 51 bis 68 der Abgabenordnung (AO) verstanden. Die Gemeinnützigkeit ist Voraussetzung für zahlreiche steuerliche Vergünstigungen (z. B. Befreiung von der Körperschaftsteuer und Gewerbesteuer) und berechtigt unter bestimmten Voraussetzungen zum Empfang steuerbegünstigter Spenden.

Neben den allgemeinen Vorschriften zur Buchführungspflicht gelten für Krankenhäuser auch §§ 51-68 AO über steuerbegünstigte Körperschaften. Dabei ist insbesondere in § 67 AO die Steuerbegünstigung von Krankenhäusern geregelt. Zur Inanspruchnahme von Steuervergünstigungen im Rahmen des Gemeinnützigkeitsrechts muss nach § 51 AO eine Körperschaft vorliegen. Hier kommen für frei-gemeinnützige Träger (mit Geschäftsleitung oder Sitz im Inland) die Rechtsformen des rechtsfähigen oder nichtrechtsfähigen Vereins, der Aktiengesellschaft, der GmbH und der Stiftung des privaten Rechts in Betracht. Als öffentlich-rechtliche Organisationsform kommt der sog. Betrieb gewerblicher Art einer juristischen Person des öffentlichen Rechts in Frage.

Voraussetzungen für steuerbegünstigte Körperschaften

Für die Anerkennung als steuerbegünstigte Körperschaft müssen folgende Voraussetzungen erfüllt werden:

- Die Körperschaft muss steuerbegünstigte Zwecke, d. h. gemeinnützige, mildtätige oder kirchliche Zwecke verfolgen. Bei Krankenhäusern können gemeinnützige Zwecke z. B. in der Form der Förderung des öffentlichen Gesundheitswesens oder auch mildtätige Zwecke vorliegen.
- Die Zwecke müssen selbstlos (§ 55 AO), ausschließlich (§ 56 AO) und unmittelbar (§ 57 AO) verfolgt werden. Nach dem Gebot der Selbstlosigkeit dürfen nicht in erster Linie eigenwirtschaftliche Zwecke verfolgt werden. Somit dürfen steuerpflichtige wirtschaftliche Geschäftsbetriebe wie z. B. eine Lieferapotheke oder eine Besuchercafeteria gegenüber der steuerbegünstigten Tätigkeit des Krankenhausbetriebes nur eine untergeordnete Bedeutung haben, um die Steuerbegünstigung nicht zu gefährden. Weiterhin dürfen die Mittel der Körperschaft nur für satzungsmäßige Zwecke verwendet werden, wobei die Verwendung für die satzungsmäßigen Zwecke zeitnah zu erfolgen hat.
- Alle Voraussetzungen der Steuerbegünstigung müssen aus der Satzung ersichtlich sein und die tatsächliche Geschäftsführung muss der Satzung entsprechen.

Abzugsfähigkeit von Zuwendungen

Steuerbegünstigte Körperschaften sind zur Finanzierung häufig auf die finanzielle Unterstützung durch Spender angewiesen. Dies wird vom Gesetzgeber dadurch unterstützt, dass Zuwendungen nach dem

Einkommensteuer- bzw. Körperschaftsteuergesetz (§ 10 b EStG, § 9 Abs. 1 Nr. 2 KStG) abgezogen werden können und somit steuerlich gefördert sind. Abzugsfähig sind Zuwendungen, die der Steuerpflichtige unentgeltlich und freiwillig geleistet hat und die vom Empfänger für spendenbegünstigte Zwecke verwendet werden. Es können sowohl Geld als auch Wirtschaftsgüter (z. B. Sachen, Rechte, werthaltige Forderungen) zugewendet werden, jedoch können Dienstleistungen oder Nutzungsmöglichkeiten nicht Gegenstand einer Spende sein. Der Spender kann seine Zuwendungen nur dann von der Steuer absetzen, wenn er dem Finanzamt eine ordnungsgemäße Zuwendungsbestätigung nach amtlichem Muster vorlegt.

Befreiung von Körperschaft- und Gewerbesteuer

Grundsätzlich sind Krankenhäuser unbeschränkt körperschaftsteuerpflichtig sowie gewerbesteuerpflichtig. Bei Vorliegen von steuerbegünstigten Zwecken kommt jedoch die Befreiung von der Körperschaftsteuer nach § 5 Abs. 1 Nr. 9 Satz 1 KStG bzw. von der Gewerbesteuer nach § 3 Nr. 6 Abs. 1 GewStG zur Anwendung. Die Steuerbefreiung gilt aber nicht für steuerpflichtige wirtschaftliche Geschäftsbetriebe wie z. B. die Lieferapotheke oder Besuchercafeteria. Sofern die Einnahmen aus allen wirtschaftlichen Geschäftsbetrieben gemeinsam € 35.000 übersteigen, unterliegen diese der Körperschaftsteuer und Gewerbesteuer. Der Körperschaftsteuersatz beträgt seit 2008 15 % zuzüglich des Solidaritätszuschlags in Höhe von 5,5 % der Körperschaftsteuer. Die Gewerbesteuer wird anhand der Anwendung eines von der Gemeinde festgelegten Hebesatzes auf den Gewerbesteuermessbetrag ermittelt. Seit 2008 ist die Gewerbesteuer nicht mehr als Betriebsausgabe abzugsfähig.

Steuervergünstigungen für Krankenhäuser nach § 67 AO

Krankenhäuser in privater Trägerschaft (ohne Gemeinnützigkeitsstatus) unterliegen grundsätzlich der Einkommen- bzw. Körperschaftsteuer und der Gewerbesteuer. Jedoch können bestimmte Steuervergünstigungen auch für private Krankenhausträger in Betracht kommen, wenn die Voraussetzungen nach § 67 AO erfüllt sind. Danach ist ein Krankenhaus, das in den Anwendungsbereich des Krankenhausentgeltgesetzes oder der Bundespflegesatzverordnung fällt, ein (steuerbegünstigter) Zweckbetrieb, wenn mindestens 40 % der jährlichen Belegungstage oder Berechnungstage auf Patienten entfallen, bei denen nur Entgelte für allgemeine Krankenhausleistungen (§ 7 des Krankenhausentgeltgesetzes, § 10 der Bundespflegesatzverordnung) berechnet werden. Außerdem ist ein Krankenhaus, das nicht in den Anwendungsbereich des Krankenhausentgeltgesetzes oder der Bundespflegesatzverordnung fällt ein Zweckbetrieb, wenn mindestens 40 % der jährlichen Belegungstage oder Berechnungstage auf Patienten entfallen, bei denen für die Krankenhausleistungen kein höheres Entgelt als nach der zuvor genannten Definition berechnet wird. Krankenhäuser, die die Vorschrift nach § 67 AO erfüllen, unterliegen mit ihren Einkünften zwar der Einkommensteu-

	Körperschaftssteuer	Gewerbesteuer
Private Krankenhaussträger (ohne Gemeinnützigkeitsstatus, nicht nach § 67 AO)	Steuerpflicht, keine Befreiung	Steuerpflicht, keine Befreiung
Krankenhäuser gemäß § 67 AO	Steuerpflicht, keine Befreiung	Steuerbefreiung nach § 3 Nr. 20 GewStG
Krankenhäuser mit Gemeinnützigkeitsstatus nach §§ 51-68 AO	Steuerbefreiung nach § 5 Abs. 1 Nr. 9 KStG	Steuerbefreiung nach § 3 Nr. 6 GewStG

Abb. 4-30: Steuervergünstigungen für Krankenhäuser bei Körperschaft- und Gewerbesteuer

er bzw. Körperschaftsteuer, jedoch kann die Gewerbesteuerbefreiung nach § 3 Nr. 20b GewStG in Anspruch genommen werden.

Die Steuervergünstigungen für Krankenhäuser im Bereich der Körperschaft- und Gewerbesteuer lassen sich wie in Abb. 4-30 zusammenfassen.

4.4.1.3 Umsatzsteuer

Umsatzsteuerbefreiung für Krankenhäuser

Gemeinnützigkeitsrechtliche Regelungen spielen für Krankenhäuser im Umsatzsteuerrecht eine geringere Rolle. Im Umsatzsteuerecht stellt sich grundsätzlich die Frage, ob die Leistungen des Krankenhauses steuerfrei oder steuerpflichtig sind. Nach *§ 4 Nr. 16 UStG* sind die mit dem Betrieb von Krankenhäusern, Diagnosekliniken und anderen Einrichtungen ärztlicher Heilbehandlung, Diagnostik, Befunderhebung, Einrichtungen zur Geburtshilfe sowie Einrichtungen zur vorübergehenden Aufnahme pflegebedürftiger Personen eng verbundenen Umsätze stets umsatzsteuerfrei, wenn die Einrichtungen von einer juristischen Person des öffentlichen Rechts betrieben werden. Bei anderen Organisationsformen sind bestimmte Voraussetzungen für die Umsatzsteuerbefreiung zu beachten (§ 67 AO). Der der Steuerbefreiung des § 4 Nr. 16 UStG zugrunde liegende Art. 13 Teil A Abs. 1 Buchst. b der 6. EG-Richtlinie setzt nämlich üblicherweise eine Einrichtung mit sozialer Zweckbestimmung ohne Gewinnerzielungsabsicht voraus.

Eng verbundene steuerfreie Umsätze

Eng verbundene Umsätze sind dadurch gekennzeichnet, dass sie für die Einrichtungen nach der Verkehrsauffassung typisch und unerlässlich sind und regelmäßig und allgemein beim laufenden Betrieb vorkommen. Es darf insoweit kein unmittelbarer Wettbewerb zu steuerpflichtigen Umsätzen anderer Unternehmer entstehen. Wäre eine vergleichbare Leistung nach § 4 Nr. 14 UStG steuerpflichtig, ist die Leistung auch nicht nach § 4 Nr. 16 UStG steuerfrei. Zu den eng verbundenen steuerfreien Umsätzen gehören z. B.

- die stationäre oder teilstationäre Aufnahme von Patienten, deren ärztliche und pflegerische Betreuung einschließlich der Lieferungen der zur Behandlung erforderlichen Medikamente,

- die Behandlung und Versorgung ambulanter Patienten; steuerpflichtig ist jedoch die entgeltliche Abgabe von Medikamenten an ambulante Patienten,
- die Lieferungen von Körperersatzstücken und orthopädischen Hilfsmitteln, soweit sie unmittelbar mit einer Heilbehandlung durch das Krankenhaus, durch die Diagnosekliniken usw. in Zusammenhang stehen,
- die Gewährung von Beherbergung, Beköstigung an das Personal und
- die Überlassung von Einrichtungen, z. B. Röntgenanlage, und die Gestellung von medizinischem Hilfspersonal an angestellte Ärzte für deren selbständige Tätigkeit.

Nicht engverbundene steuerpflichtige Umsätze

Nicht eng verbunden und daher steuerpflichtig sind solche Umsätze, die im Wesentlichen dazu bestimmt sein, den Einrichtungen zusätzliche Einnahmen durch Tätigkeiten zu verschaffen, die in unmittelbarem Wettbewerb zu steuerpflichtigen Umsätzen anderer Unternehmer stehen bzw. wenn die Umsätze nicht der Heilbehandlung dienen. Zu den steuerpflichtigen Umsätzen gehören z. B. die entgeltliche Abgabe von Speisen und Getränken an Besucher, zusätzliche Verpflegung von Patienten z. B. mit Getränken, die Vermietung von Telefonen, Fernsehgeräten an Patienten und/oder Dritte, der Verkauf von Medikamenten an Patienten während der ambulanten Patientenversorgung, die Sachmittelbenutzung durch Personal für private Zwecke, kurzfristige Parkplatzvermietung an Patienten, Besucher, Personal oder Dritte, die Leistungen der Zentralwäschereien und die Erstellung von Gutachten, soweit sie nicht für diagnostische oder therapeutische Zwecke erfolgen. Steuerfreiheit tritt ausnahmsweise ein, wenn die medizinische Betreuung eines Patienten im Vordergrund steht (z. B. Vorsorgeuntersuchungen, Gutachten für die persönlichen Voraussetzungen eines Patienten für eine medizinische Rehabilitation).

4.4.2 Ärzte

4.4.2.1 Buchführung und Jahresabschluss

Niedergelassene Ärzte üben i. d. R. eine freiberufliche Tätigkeit nach § 18 EStG aus. Nur in besonderen Ausnahmefällen, die noch erläutert werden, kann eine gewerbliche Tätigkeit vorliegen. Aufgrund der freiberuflichen Tätigkeit besteht für niedergelassene Ärzte grundsätzlich keine Buchführungspflicht. Sie haben das Wahlrecht, den Gewinn nach der vereinfachten Form der Einnahmen-Überschussrechnung nach § 4 Abs. 3 EStG oder durch Betriebsvermögensvergleich nach § 4 Abs. 1 EStG zu ermitteln. Bei der Einnahme-Überschussrechnung bestehen außer der Aufzeichnungspflicht der Betriebseinnahmen und Betriebsausgaben keine besonderen Aufzeichnungspflichten.

Wahlrechte für niedergelassene Ärzte

Der Unterschied zwischen den Gewinnermittlungsarten liegt darin, dass bei der Einnahmen-Überschussrechnung nur die tatsächlich zugeflossenen Einnahmen und die tatsächlich geleisteten Ausgaben berücksichtigt werden (sog. Zufluss- und Abflussprinzip). Demgegenüber beeinflussen beim Betriebsvermögensvergleich alle Veränderungen des Betriebsvermögens den Gewinn. So fließt z. B. die Restzahlung der KV für das IV. Quartal 2007 erst 2008 zu und wird somit bei der Einnahme-Überschussrechnung erst im Jahr 2008 berücksichtigt, obwohl sie wirtschaftlich zum Jahr 2007 gehört. Beim Betriebsvermögensvergleich ist hingegen im Jahr 2007 eine Forderung zu aktivieren, die das Betriebsvermögen und den Gewinn erhöht und ggf. bei zweifelhaften oder uneinbringlichen Forderungen abzuschreiben ist. Grundsätzlich werden bei der Einnahme-Überschussrechnung die Zahlungsein- und -ausgänge berücksichtigt, jedoch gibt es Ausnahmen vom Zufluss- und Abflussprinzip z. B. zur richtigen Zuordnung regelmäßig wiederkehrender Einnahmen und Ausgaben innerhalb von 10 Tagen beim Jahreswechsel. Für Anlagegüter, die der Abnutzung unterliegen, sind die Vorschriften über die Absetzung für Abnutzung (AfA) anzuwenden. Nicht der Abnutzung unterliegende Anlagegüter sind nicht bereits in vollem Umfang im Jahr der Zahlung abzugsfähig, sondern erst bei Veräußerung oder Entnahme des Anlagegutes. Veräußert ein Arzt seine Praxis, so wird im Augenblick der Veräußerung zur Gewinnermittlung durch Betriebsvermögensvergleich übergegangen.

Insgesamt ist die Einnahmen-Überschussrechnung nach § 4 Abs. 3 EStG eine einfache und zweckmäßige Art der Gewinnermittlung, die in der Praxis sehr häufig verwendet wird. Bei Betriebseinnahmen über 17.499 € ist bei der Erstellung der Steuererklärung der Vordruck „Einnahmenüberschussrechnung - Anlage EÜR“ zu verwenden.

4.4.2.2 Besteuerung Ertragsteuern

Einkommensteuerpflicht

Niedergelassene Ärzte üben ihre Tätigkeit weitgehend in einer Einzelpraxis bzw. in einer Berufsausübungsgemeinschaft in der Rechtsform einer Gesellschaft bürgerlichen Rechts oder einer Partnerschaftsgesellschaft aus. Dabei unterliegt der Gewinn aus der freiberuflichen Tätigkeit des Arztes der Einkommensteuer. Die Steuerbelastung ergibt sich nach dem individuell geltenden Einkommensteuersatz, der bei steigendem Einkommen zunimmt und im Jahr 2007 zwischen dem Eingangsteuersatz von 19 % und dem Spitzensteuersatz von 42 % ggf. zuzüglich sog. Reichensteuer von 3 % (wenn das zu versteuernde Einkommen bei Ledigen 250.000 € bzw. bei Verheirateten 500.000 € übersteigt) liegt. Zur Einkommensteuer kommt

Solidaritätszuschlag in Höhe von 5,5 % der festgesetzten Einkommensteuer sowie bei Zugehörigkeit zu einer Kirche Kirchensteuer in Höhe von ca. 8 % (abhängig vom Bundesland) dazu. Bei Personengesellschaften wie z. B. der Gesellschaft bürgerlichen Rechts oder der Partnerschaftsgesellschaft, besteht keine direkte Steuerpflicht der Gesellschaft, sondern die von einer Berufsausübungsgemeinschaft erzielten Einkünfte werden unmittelbar den an der Praxis beteiligten Ärzten nach Höhe ihrer Beteiligung zugerechnet und sind ebenfalls mit dem individuellen Einkommensteuersatz zuzüglich Solidaritätszuschlag und ggf. Kirchensteuer zu versteuern.

Körperschaft- und Gewerbesteuer bei MVZ

Wird die Tätigkeit des Arztes in einem Medizinischen Versorgungszentrum, das erst seit jüngerer Zeit als Organisationsform zugelassen ist, in der Rechtsform einer GmbH ausgeführt, so sind andere steuerliche Vorschriften zu beachten. Die GmbH unterliegt als Kapitalgesellschaft der Körperschaftsteuer und Gewerbesteuer. Bei einer Ausschüttung der Gewinne aus einem Medizinischen Versorgungszentrum an die beteiligten Ärzte unterliegen die Gewinne zusätzlich zur Körperschaft- und Gewerbesteuer auch der Einkommensteuer. Zur Vermeidung einer steuerlichen Doppelbelastung wird allerdings nach dem Teileinkünfteverfahren (§ 3 Nr. 40 EStG) nur 60 % des ausgeschütteten Gewinns zur Besteuerung herangezogen, während die anderen 40 % einkommensteuerfrei ist. Vorteil der Tätigkeit in einem Medizinischen Versorgungszentrum in der Rechtsform einer GmbH ist im Vergleich zu einer Einzel- oder Gemeinschaftspraxis die Möglichkeit der Haftungsbeschränkung.

Umqualifizierung in gewerbliche Einkünfte

Die selbständige Tätigkeit von Ärzten gehört nach § 18 EStG zur freiberuflichen Tätigkeit und unterliegt daher bislang nicht der Gewerbesteuer. Die Abgrenzung zwischen freiberuflicher und gewerblicher Tätigkeit hat insofern Bedeutung, dass bei gewerblicher neben freiberuflicher Tätigkeit nach der sog. „Abfärbetheorie“ freiberufliche Einkünfte in gewerbliche Einkünfte umqualifiziert werden können. Die „Abfärbewirkung“ kann allerdings vermieden werden, wenn z. B. die gewerbliche Tätigkeit einer ärztlichen Berufsausübungsgemeinschaft in einer zweiten Gesellschaft der gemeinschaftlich tätigen Ärzte ausgeübt wird.

Beispiel
Erhält ein Augenarzt Honorare für das Anpassen von Kontaktlinsen nach einer augenärztlichen Untersuchung, so handelt es sich um Einkünfte aus freiberuflicher Tätigkeit. Hingegen sind die Einkünfte aus dem Verkauf von Kontaktlinsen und Pflegemitteln gewerblich, da keine Ausübung der Heilkunde vorliegt. Die Abfärbewirkung der gewerblichen Einkünfte lässt sich vermeiden, indem der Handel mit Kontaktlinsen und Pflegemitteln in der Kontaktlinsengesellschaft ausgeübt wird, die von der freiberuflichen Berufsausübungsgemeinschaft von Fachärzten für Augenheilkunde getrennt ist.

4.4.2.3 Umsatzsteuer

Umsatzsteuerbefreiung für Heilberufe

Ein selbstständiger niedergelassener Arzt ist umsatzsteuerlich Unternehmer. Nach § 1 Abs. 1 UStG (Umsatzsteuergesetz) handelt es sich u. a. bei Lieferungen und sonstigen Leistungen, die ein Unternehmer im Inland gegen Entgelt im Rahmen seines Unternehmens ausführt um sog. steuerbare Leistungen. Steuerbare Leistungen können entweder steuerpflichtig oder insbesondere nach § 4 UStG steuerbefreit sein. Nach § 4 Nr. 14 UStG sind die Umsätze aus der Tätigkeit als Arzt und sonstiger Heilberufe (z. B. Heilpraktiker, Krankengymnasten, Hebammen) steuerfrei. Als Tätigkeit als Arzt wird die Ausübung der Heilkunde verstanden, dazu gehören Maßnahmen, die der Feststellung, Heilung oder Linderung von Krankheiten, Leiden oder Körperschäden beim Menschen dienen, sowie die vorbeugende Gesundheitspflege. Nicht zur Tätigkeit als Arzt i. S. d. § 4 Nr. 14 UStG gehören die schriftstellerische Tätigkeit z. B. in Fachzeitschriften, Vortrags- und Lehrtätigkeiten sowie die Lieferung von Hilfsmitteln (z. B. Kontaktlinsen), der Verkauf von Medikamenten oder die entgeltliche Nutzungsüberlassung von Großgeräten. Weiterhin sind ärztliche Leistungen steuerpflichtig, wenn kein therapeutisches Ziel im Vordergrund steht, wie z. B. Blutalkoholuntersuchungen zur Feststellung der Fahrtauglichkeit oder für gerichtliche Zwecke, Krematoriumsleichenschau und Obduktionen sowie plastische Chirurgie, die nicht medizinisch veranlasst ist.

> *Beispiel:*
> *Behandelt ein Arzt einen Patienten gegen Entgelt, so erbringt er damit eine sonstige Leistung gegen Entgelt. Es liegt ein steuerbarer Umsatz vor, der jedoch nicht steuerpflichtig ist, da dieser Umsatz nach § 4 Nr. 14 UStG steuerfrei ist.*

Umsatzsteuerbefreiung ist rechtsformunabhängig

Auf die Rechtsform des Unternehmers kommt es für die Steuerbefreiung nach § 4 Nr. 14 UStG nicht an. Sie kann somit sowohl von natürlichen Personen, Berufsausübungsgemeinschaften als auch von Unternehmen in der Rechtsform einer GmbH in Anspruch genommen werden. Somit erbringen z. B. medizinische Versorgungszentren rechtsformunabhängig steuerfreie ärztliche Leistungen i. S. d. § 4 Nr. 14 UStG. Die an einem medizinischen Versorgungszentrum selbstständig tätigen Ärzte erbringen ebenfalls steuerfreie Leistungen i. S. d. § 4 Nr. 14 UStG, auch wenn der Behandlungsvertrag zwischen dem Arzt und dem medizinischem Versorgungszentrum abgeschlossen wurde.

Vorsteuerabzug

Soweit der Arzt für seine steuerfreien Ausgangsumsätze Eingangsumsätze tätigt, erhält er hieraus keinen Vorsteuerabzug. Soweit jedoch die Eingangsumsätze auf steuerpflichtige Ausgangsumsätze entfallen, ist der Vorsteuerabzug unter den weiteren Voraussetzungen des § 15 UStG zulässig. Da viele Praxisgeräte, PC usw. für beide Tätigkeiten genutzt werden, muss ggf. eine Vorsteueraufteilung vorgenommen werden. Zu beachten ist bei Ärzten jedoch immer die Kleinunternehmerregelung. Die auf die o. g. steuerpflichtigen Umsätze entfallende Umsatzsteuer erhebt das Finanzamt nicht, wenn der Arzt ein Kleinunternehmer nach § 19 UStG ist. Kleinunternehmer ist ein Arzt, wenn er im Vorjahr steuerpflichtige Umsätze von weniger als 17.500 EUR erzielte und diese im laufenden Kalenderjahr voraussichtlich 50.000 EUR nicht übersteigen werden.

Literatur

Ellermann, N./Gietz, U. (2007):
Steuerrecht der Krankenhäuser – Ein Wegweiser für die Praxis, Stuttgart: Verlag W. Kohlhammer.

Graumann, G./Schmidt-Graumann, A. (2002):
Rechnungslegung und Finanzierung der Krankenhäuser – Leitfaden, Neuwied / Kriftel: Hermann Luchterhand Verlag.

Hentze, J./Kehres, E. (2005):
Buchführung und Jahresabschluss in Krankenhäusern – Methodische Einführung, 2. überarbeitete und aktualisierte Auflage, Stuttgart: Verlag W. Kohlhammer.

Knorr, K. E./Klassmann, R. (2004):
Die Besteuerung der Krankenhäuser, hrsg. von BDO, Deutsche Warentreuhand-Aktiengesellschaft, Düsseldorf.

Koch, J. (2007):
Buchhaltung und Bilanzierung in Krankenhaus und Pflege - Finanzbuchführung inklusive HGB und IFRS mit EDV, 4. neu bearbeitete und erweiterte Auflage, Berlin: Erich Schmidt Verlag.

Lang, H.-U./Burhoff, A. (2004):
Besteuerung der Ärzte, Zahnärzte und sonstiger Heilberufe mit Vertragsmustern und Arbeitshilfen, 5. Auflage, Herne/Berlin: Verlag Neue Wirtschafts-Briefe.

Müller, J. (2005):
Der Jahresabschluss im Krankenhaus – Leitfaden zur Aufstellung des Jahresabschlusses nach der KHBV und dem Krankenhausfinanzierungsrecht, in: Deutsches Krankenhausinstitut e.V. (Hrsg.), Schriftenreihe Wissenschaft und Praxis der Krankenhausökonomie, Band 5, 3. überarbeitete und aktualisierte Auflage, Düsseldorf.

Siegert, M./Saxler, G./Radermacher, D./von Knoch, M. (2007):
Unterschiede in der Besteuerung von Medizinischen Versorgungszentren und Arztpraxen, in: Das Gesundheitswesen, Jg. 69, Heft 5, S. 303-305.

5 Unternehmensführung und Organisation

Christoph Vauth, Hannover

Führung und Organisation sind die Kernaufgaben einer jeden Führungskraft. Das Problem dabei ist, dass genau diese Kompetenzen häufig wenig systematisch vermittelt werden – insbesondere im Gesundheitswesen. Denn Führung, Organisation, strategisches und operatives Management sind Disziplinen, die weder zum Ausbildungskanon der Medizin gehören, noch regelmäßiger Bestandteil der Führungskräfteentwicklung in Gesundheitsunternehmen sind. Deshalb soll in diesem Kapitel ein vertiefender Einblick in die verschiedenen Konzeptionen und Dimensionen von Führung, Organisation und Planung gegeben werden.

Der erste Abschnitt widmet sich der Mitarbeiterführung. Gerade im Gesundheitswesen mit ihren vielen Dienstleistungsunternehmen und dem hohen Personaleinsatz ist die optimale Führung der Mitarbeiter einer der wesentlichen Erfolgsfaktoren. Am Beispiel der Entwicklung im Krankenhaussektor soll aber auch deutlich gemacht werden, wie sich Führung und Führungspersönlichkeiten unter sich verändernden Rahmenbedingungen weiter entwickeln muss.

Anschließend werden in Kapitel 4.2 die verschiedenen Organisationsformen von innerhalb von Unternehmen vorgestellt. Während im Gesundheitswesen häufig noch streng hirarchisch geprägte Strukturen vorherrschen, existieren neue Ansätze, die auf flexible Strukturen je nach Anforderung setzen.

Im dritten Abschnitt sollen die Elemente des strategischen und operativen Controllings vorgestellt werden. Während häufig noch die Missinterpretation der Kontrolle mit Controlling gleichgesetzt wird, soll hier verdeutlicht werden, dass Controlling insbesondere die Funktion der optimalen Unternehmenssteuerung umfasst.

Im vierten und fünften Abschnitt werden die Aspekte des Change-Managements sowie der auch ethisch guten Unternehmensführung vorgestellt. Gerade die sich verändernden Rahmenbedingungen im Gesundheitswesen erfordern einen strukturierten und moderierten Anpassungsprozess, um die wesentlichen Ziele nicht aus dem Auge zu verlieren. Eine wesentliche Veränderung ist die zunehmende Wettbewerbsorietierung. Um auch unter dieser Bedingung die soziale Komponenten nicht in den Hintergrund treten zu lassen, ist eine ausgewogene Corporate Governance unabdingbar.

5.1 Personalmanagement und Führung in Gesundheitseinrichtungen unter veränderten Rahmenbedingungen

Guido Offermanns, Klagenfurt, und
Bernhard J. Güntert, Hall i.T.

5.1.1 Einleitung und Überblick

Im Folgenden wird ein Überblick über Personalmanagement und Mitarbeiterführung in Gesundheitseinrichtungen unter besonderer Berücksichtigung der professionellen Strukturen und Kulturen gegeben. Mitarbeiterinnen und Mitarbeiter sind, da Gesundheitsleistungen weitgehend personale Dienstleistungen sind, der zentrale Faktor bei der Leistungserstellung. Da sie auch den größten Kostenblock bilden, werden diese beiden Themen aus einer Managementperspektive zunehmend bedeutsam. Rechtliche Rahmenbedingungen, Marktanforderungen und Anreizsysteme unterliegen heute sehr raschen Veränderungsraten. Im Interesse der Patientinnen und Patienten müssen Unternehmen im Gesundheitswesen jedoch rasch auf sich verändernde Behandlungsmöglichkeiten, Betreuungskonzepte sowie interne und externe Rahmenbedingungen reagieren und ihre Strukturen und Prozesse und damit die Führung anpassen können. Dies stellt zusätzliche Anforderungen an das Personalmanagement in Gesundheitseinrichtungen, wird doch eine hohe Flexibilität der Prozesse und der Mitarbeiter sowie hohe Problemlösungskompetenz verlangt. Ziel dieses Kapitels ist es, die für die Praxis relevanten Umdenkungsprozesse beispielhaft herauszustellen. Dazu wird die derzeitige Situation im Krankenhaus anhand dreier Teilkapitel genauer analysiert.

Flexibilität und Problemlösungskompetenz

Im ersten Teil dieses Beitrags wird die Notwendigkeit der Neuorientierung des Personalmanagements im Krankenhaus beschrieben, verursacht durch veränderte Rahmenbedingungen und Rollenanforderungen unterschiedlicher Anspruchsgruppen an die Vorgesetzten. Der zweite Teil geht auf die Problematik der starken Professionalisierung im Krankenhaus und deren Auswirkung auf die Führung, Kommunikation und Zusammenarbeit ein, Dies wird am Beispiel der (Chef-)Ärzte exemplarisch belegt. Im dritten Teil werden unterschiedliche personale Führungsansätze dargestellt und mit Blick auf die konkreten Führungssituationen im Krankenhaus kritisch diskutiert.

Das Krankenhaus als Beispiel für Veränderungsprozesse

5.1.2 Allgemeine Bedeutung des Personals im Krankenhaus

Interaktiv und personenbezogen

Wenn Patienten (als Kunden) in Krankenhäuser eintreten, um Gesundheitsleistungen in Anspruch zu nehmen, treten sie nacheinander in Kontakt mit Verwaltungs-, Pflege-, ärztlichem und therapeutischem Personal. Die Erbringung von pflegerischen, medizinischen und therapeutischen Leistungen sind komplexe, dynamische und vernetzte Prozesse (Offermanns, 2007). Hauptgrund hierfür ist, dass Gesundheitsleistungen immer in Interaktion zwischen einem Patienten und einem oder mehreren Health Professionals erbracht werden. Krankenhausleistungen sind als „personenbezogene (oder personale) Dienstleistungen mit immateriellen Wirkungen" zu kategorisieren. Typisch dabei ist, dass die Patienten selbst bzw. deren Vertreter (zuweisende Ärzte) die Leistungen (Faktorkombination) nachfragen, die konkrete Leistungserstellung allerdings von den Health Professionals definiert wird und die Patienten selbst teils Produktionsfaktor (Humanfaktor) werden, teils aber auch Co-Produzent (vgl. Badura, 1993) sind.

Fehler sind oft irreversibel

Dadurch, dass die Dienstleistung erst in der Servicesituation ihre Form erhält, sind Schadensfälle meist nicht nur Fehler im Produktionsprozess, sondern oft Verhaltensfehler. Fehler werden im Behandlungsprozess im Krankenhaus oft irreversibel, d. h. Behandlungsfehler durch ärztliches oder pflegerisches Personal können schlimmstenfalls den Tod des Patienten zur Folge haben, also mit dem von beiden Seiten ungewollten „Abbruch" der Kundenbeziehung enden. Diese Darstellung des „worst-case" weist noch einmal auf die besondere Rolle aller Health Professionals und deren große Verantwortung bei der Leistungserstellung im Gegensatz zur industriellen Leistungsproduktion hin. Sicher geht hiermit auch eine verstärkte Belastungssituation in der Arbeit einher, die bereits vielfach nachgewiesen wurde (vgl. u. a. Them, 2006, Wolke, 2003, Boerner et al., 2005, Richter et al., 2005). Bereits seit einiger Zeit versucht man die Folgen dieser Risiken mittels Qualitäts- und Risikomanagement bereits vor der Entstehung zu beseitigen (Güntert, Offermanns, 2002).

5.1.2.1 Personal als entscheidender Faktor für Dienstleistungsqualität

Es ist inzwischen unumstritten, dass man das Krankenhaus als Unternehmen für Dienstleistungen im betriebswirtschaftlichen Sinne sehen kann. Diese Erkenntnis setzte sich allerdings bei den Health Professionals erst langsam durch. Dies deswegen, weil aus ihrer Perspektive im Krankenhaus vorwiegend gesundheitliche und nicht ökonomische Aspekte oder neue Managementkonzepte im Vordergrund standen.

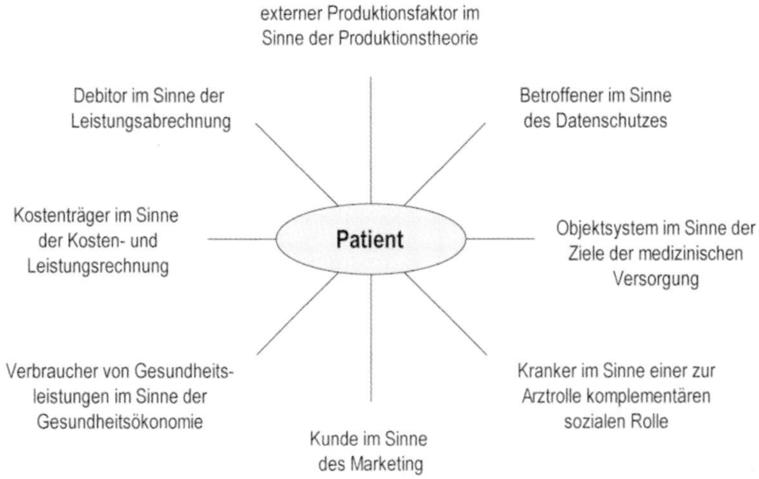

Abb. 5-1: Co-Produzenten von Gesundheitsleitungen – der Patient als multipler Rollenträger (nach Offermanns, 2005, S. 60)

Der Patient als Primärkunde

Patienten als Kunden bzw. deren Vertreter (z. B. Krankenkassen) partizipieren an den Leistungserstellungsprozessen des Krankenhauses als multipler Rollenträger (Offermanns, 2005, S. 60) (vgl. Abb. 5-1). Der Patient sollte mithin als Primärkunde im Mittelpunkt aller Betrachtungen stehen. Man spricht daher von einem humanfaktorzentrierten Produktionsprozess personenbezogener Dienstleistungen (vgl. auch die Ausführungen von Vauth in Kap. 3.1). Die Nachfrage nach Krankenhausleistungen ist abhängig von sachlichen, räumlichen und insbesondere zeitlichen Präferenzen der Patienten. Die Nachfrage ist nur in geringem Maße vom Produzenten beeinflussbar, am ehesten über die Breite und Tiefe des Angebots selbst. Es besteht die Möglichkeit von plötzlichen Nachfragespitzen, z. B. als Folge eines großen Unfalls, wo die bereitgestellten Notfallressourcen des Krankenhauses unzureichend sein können. Auf der anderen Seite besteht die Möglichkeit einer nicht ausgelasteten Ambulanz, d. h. die Personal- und Sachmittel verbleiben ungenutzt. Die Planbarkeit der Leistungsnachfrage ist bei Gesundheitseinrichtungen nur eingeschränkt möglich. Erfahrungszahlen und stochastische Modelle können einen Beitrag zur Ressourcenplanung leisten. Allerdings müssen Gesundheitsleistungen, z. B. lebensrettende Maßnahmen, in einem Notfall sofort und in ausreichendem Maße verfügbar sein.

Sozial- und Fachkompetenz

Das Krankenhauspersonal muss daher neben den fachlichen Fähigkeiten und der Bereitschaft, die Erwartungen der Patienten zu erfüllen, auch noch folgende soziale Fähigkeiten bzw. Eigenschaften besitzen, die in einem industriellen Produktionsprozess weniger gefordert sind. In einem personalen Dienstleistungsunternehmen wie dem Krankenhaus oder einer Betreuungseinrichtung sind sie jedoch sehr bedeutungsvoll (vgl. Bovermann 1997, S. 139):

- Kommunikationsfähigkeit: Das Personal im Krankenhaus muss in der Lage sein, einen persönlichen Kontakt mit dem Patienten zu knüpfen und diesen während des Krankenhausaufenthalts (und ggf. darüber hinaus) zu pflegen. Der Kommunikation zwischen Personal und Patienten in Form von Informationen, Dialog und Sprache kommt eine herausragende Bedeutung zu, um die Erwartungen, Befindlichkeiten bzw. den Hilfebedarf zu spezifizieren und eine dem Gesundheitsproblem angemessene interne und externe Abstimmung zu erzielen (vgl. auch Sisignano, 2001, S. 30).
- Einfühlungsvermögen: Da jeder Patient bestimmte Gewohnheiten und Erwartungen an den Krankenhausaufenthalt mitbringt und seine eigenen Vorstellungen von einer guten Behandlung und Betreuung besitzt, diese aber ggf. schlecht kommunizieren kann, muss das Krankenhauspersonal über entsprechende soziale Kompetenz (Menschenkenntnis) verfügen, um sich in die Situation des Patienten hineinversetzen zu können.
- Selbstbeherrschung: Health Professionals müssen viel Verständnis für die Eigenheiten und Probleme der Patienten haben, die sich in einer gesundheitlichen Ausnahmesituation befinden. Selbst in Extremsituationen dürfen sie sich – wegen ihrer Fürsorgepflicht und Verantwortung für die Patienten – nicht aus der Ruhe bringen lassen. Hier besteht das Problem unterschiedlicher Toleranz- und Belastungsgrenzen bei den Mitarbeitern (Schmidbauer, 1998).
- Improvisationsgabe und Problemlösungsfähigkeit: Patienten unterliegen bzgl. ihrer Integrationsfähigkeit und -bereitschaft im Behandlungs- und Betreuungsprozess, in Abhängigkeit von ihrer psychischen und physischen Verfassung, gewissen Schwankungen. Mitarbeiter müssen daher zur erforderlichen, situationsbezogenen Improvisation fähig sowie bereit und in der Lage sein, auf Eigenarten und individuelle Bedürfnisse des Patienten flexibel zu reagieren, aufgrund der Patientensituation und ihres Fachwissens Behandlungsstrategien festzulegen und organisationsbezogene Ressourcenentscheidungen zu treffen.

Auch wenn diese geforderten Fähigkeiten aus der Praxis betrachtet eher normativ wirken, geben sie doch die Richtung des Personalmanagements und der Personalentwicklung im Krankenhaus vor. Auch unterstreichen sie noch einmal die herausragende Rolle des Personals im Dienstleistungsunternehmen Krankenhaus.

5.1.2.2 Neue Steuerungsinstrumente erfordern Kooperation und Kommunikation des Personals

Mit der Deckelung von Budgets und der Einführung prospektiver, leistungsorientierter Finanzierungsmechanismen wie dem G-DRG-Modell, fanden immer mehr betriebswirtschaftliche Instrumente zur Prozessoptimierung und zum Kostenmanagement Eingang in das Krankenhausmanagement. Dies wurde von den Health Professionals sehr kritisch gesehen. Unter dem Zwang der Optimierung der Leistungserbringung wurden in jüngster Zeit neue Steuerungsinstrumente eingeführt, welche von Health Professionals mit entwickelt wurden. Zu erwähnen sind da vor allem Klinische Pfade, Standards und Leitlinien, Disease Management Programme oder Evidence Based Medicine. Diesen Instrumenten gemeinsam ist, dass die Leistungserstellung auf Evidenz basiert und dass sie eine enge interdisziplinäre Kooperation und Kommunikation innerhalb des Krankenhauses, zunehmend jedoch auch mit externen Partnern, zur Realisierung einer integrierten Versorgung erfordern (Offermanns, 2006).

Delegation schafft Qualität

In US-amerikanischen Krankenhäusern wurde der Nachweis erbracht, dass bereits eine Delegation von Verantwortung an interdisziplinäre Arbeitsgruppen zu verbesserten Behandlungsergebnissen führt, was an einer sinkenden Mortalitäts-, Komplikations- und Infektionsrate deutlich wird (West/Borrill, 2002, S. 1299). Besonders eindrücklich nachgewiesen wurden diese Zusammenhänge in sensiblen Bereichen wie dem Operationssaal oder der Intensivpflegestation. Auch konnte ein positiver Zusammenhang von interdisziplinärer Teamarbeit und erfolgreichen Initiativen zur Verbesserung der Patientenversorgung in Krankenhäusern nachgewiesen werden.

Strukturen sind stark von der Medizin geprägt

Diese Untersuchungen zeigen, dass es möglich ist, die Effektivität und Effizienz der Krankenhäuser, bezogen auf konkrete gesundheitliche Outcomes, durch den gezielten Einsatz von Techniken des Personalmanagements zu verbessern. Konkrete Maßnahmen, insbesondere in Phasen organisatorischen Wandels, sind hier bspw. Fort- und Weiterbildung, Mitarbeitergespräche mit Zielvereinbarungen, oder die Förderung von Teams und Teamarbeit. Diese Möglichkeiten zur Steigerung der Outcomes im Krankenhaus zeigen, wie dringlich ein professionelles Personalmanagement auch in deutschen Krankenhäusern wäre. Allerdings findet man heute noch kaum systematische Forschung auf diesem Gebiet. Die vor allem in öffentlichen Krankenhäusern noch immer stark von der Medizin dominierten Strukturen und Kulturen verhindern oft eine Übernahme moderner Instrumente des Personalmanagements. Die Beibehaltung des alten Hierarchie- und Regelgefüges (Professionen, Laufbahnmuster, Status, Ressourcen, Macht, konservatives Führungsverhalten mit den alten 3K: Kommandieren, Kontrollieren, Korrigieren) prägen die Situation im Krankenhaus noch immer.

Arbeitsgruppen und Hierarchien

In Bezug auf die geforderte Leistungserstellung in interdisziplinären Teams sind die strukturell festgelegten Verantwortlichkeiten und die unterschiedlichen, weitgehend an die einzelnen Professionen gebundenen Entscheidungs- und Handlungsrationalitäten als problematisch zu bezeichnen, da sie eine Zielharmonisierung erschweren (Güntert, 2002a; vgl. auch Abb. 5-4). Gemeinsame Entscheidungen über Behandlungs- und Betreuungsstrategien, z. B. die Einführung von für alle Professionen verbindlichen Klinischen Pfaden und damit über die Verwendung der knapper zur Verfügung stehenden Ressourcen, sind oft nur beschränkt möglich. Die Ergebnisse von interdisziplinären Arbeitsgruppen zu diesem oder ähnlichen Themen scheitern daher oft an der Umsetzung der erarbeiteten Ergebnisse an bestehenden professionellen Hierarchien (vgl. auch die Ausführungen von Vauth in Kap. 3.1).

Bis jetzt administrieren die Personalabteilungen den „Kostenfaktor Personal" und realisieren als auftragnehmender Dienstleister der obersten Führungsebenen Personalreduktionsprogramme. Personalarbeit wurde im Krankenhaus somit primär auf die Personalbedarfsermittlung sowie die Personalverwaltung reduziert (vgl. Schmidt-Rettig, 2002, S. 65 sowie die Ausführungen von Bleses in Kap. 3.3). Dagegen steht die Philosophie des Human Resources-Managements, welches das Personal nicht als Kostenfaktor wahrnimmt, sondern „Sinnschaffung", „Identifikation" und „Motivation" als entscheidende Erfolgsfaktoren begreift, die es zu aktivieren und zu pflegen gilt.

Personalmanagement statt Personalverwaltung

Neuausrichtung aufgrund von Wettbewerb um Mitarbeiter

Die Ist-Situation des Krankenhausbereichs erfordert eine völlige Neuausrichtung des Personalmanagements. Die Krankenhäuser stehen nicht nur in einem schärferen Wettbewerb um Patienten, sondern auch um qualifizierte Mitarbeiterinnen und Mitarbeiter. Diese Situation erfordert einerseits eine hohe Leistungsqualität in einem ausgeglichenen Kosten-Nutzen-Verhältnis, andererseits aber auch eine hohe Attraktivität als Arbeitsplatz. Die Gehaltssituation alleine dürfte dazu nicht ausreichen. Es bedarf vielmehr einer berufsübergreifenden Konzeption von Zielbildung, Problemlösung und Teamarbeit. Die Unterschiedlichkeit der Menschen im Krankenhaus muss anerkannt und deren Individualität allgemein unterstützt sowie der Wandel im Krankenhaus professionell begleitet werden. Der Weg hin zu einem modernen Dienstleistungsmanagement setzt die Einführung neuer Konzepte zur Personalführung quasi voraus. Einen Überblick über das alte und das notwendige neue Rollenverständnis im Personalmanagement zeigt Abb. 5-2:

Personalmanagement im Wandel

Altes Rollenverständnis	Neues Rollenverständnis
Verwaltung	**Management**
• reaktive Verwaltung des Personals • separierende und lediglich operative Teilsicht/keine Implementierungs- und Weiterentwicklungsaktivitäten • unreflektiertes Ausführen von Linienentscheidungen • Anbieter standardisierter Problemlösungen ohne Umsetzungshilfen • eindimensionale Fachkompetenz/mangelnde Akzeptanz der Personalfachkräfte • Personalfunktion als Managementfunktion nicht/unzureichend anerkannt	• aktive Mitgestaltung der Unternehmenspolitik • operative, strategische und normative Gesamtsicht des Unternehmens • gemeinsam mit der Linie erarbeitete Personalentscheide • Erarbeitung von individuellen Problemlösungen und aktive Begleitung der Umsetzungsprozesse • ganzheitliche Koordinations- und Beratungskompetenz • gleichberechtigte Integration der Managementfunktion in die Unternehmensführung
Bewahrung	**Veränderung/Wandel**
• passiv-reagierende Vollzugsfunktion • Erhaltung des Bestehenden und Bewährten • Regeltreue, starres Reagieren • Konfliktvermeidung • Misserfolgsvermeidung, Sicherheitsdenken, Kalkulierbarkeit • Starre Strukturen und Hierarchien	• aktive Interaktion mit anderen Unternehmensbereichen • Suche nach innovativen und kreativen Lösungen für Personalfragen • Flexibles Agieren, Improvisation • offenes Ansprechen von Konflikten • Risikobereitschaft, Umgehen mit Unsicherheit, Wandel als Chance • fließende Prozesse und Netzwerke
Distanz	**Nähe**
• Unnahbarkeit, Unzugänglichkeit • Hierarchiedenken, Statusbetonung • Taktik, Politik einsetzend • Misstrauensorganisation	• Einfühlung, Sensibilität für Bedürfnisse • Betonung der Gleichberechtigung, Partnerschaft • Offenheit, Fairness • Vertrauensorganisation
Kostenorientierung	**Entfaltungsorientierung**
• Mensch als Kostenfaktor/Mittel zum Zweck • primäre Orientierung an ökonomischer Zieldimension • das Ziel ist Kosteneinsparung • Ausüben von Druck, Blockierung von Potenzialen und Energien	• Mensch als Träger der Unternehmenspotenziale und Erfolgsfaktor • Ausgleich zwischen ökonomischer und sozialer Zieldimension • das Ziel ist Entfaltung • Erzeugung einer Sogwirkung, Freisetzung von potenziellen Energien

Abb. 5-2: Personalmanagement für Dienstleistungsorganisationen im Gesundheitswesen (Offermanns, 2005, S. 140; Oertig, 1995)

Lediglich vereinzelt kann man bereits neue Instrumente des Personalmanagements beobachten (vgl. Güntert, 2006, S. 313). Z. B. gibt es in Zusammenhang mit Qualitätsmanagement zahlreiche Befragungen zur Mitarbeiterzufriedenheit in der Krankenhauspraxis. Erfahrungen in der Praxis zeigen, dass Befragungen alleine nicht ausreichen, vielmehr müssen Führungskonzepte und Führungspraxis berufsgruppen- und hierarchieübergreifend entwickelt und mit Leben gefüllt werden. Dies zielt auf das Verhältnis der Mitarbeiter zu ihren direkten Vorgesetzten und schließt die Frage nach einem Führungsstil und Führungsverhalten in Krankenhäusern ein. Das Personalmanagement muss einen Schwerpunkt auf die Anpassung der vorhandenen an die veränderten fachlichen und überfachlichen Anforderungen legen.

Führung muss übergreifend gelebt werden.

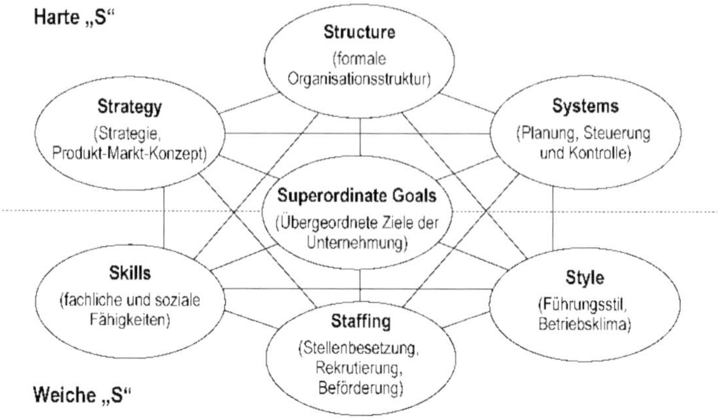

Abb. 5-3: Das 7-S Modell von McKinsey (nach Thommen, 2002, S. 178)

Dabei steht die Problemlösungs- und Methodenkompetenz in Verbindung mit der Fähigkeit, zielführend zu kommunizieren, im Mittelpunkt. Eine Entwicklung so genannter „Soft-Skills“ muss in Personalentwicklungskonzepten entsprechende Berücksichtigung finden (Güntert/Offermanns, 2001).

Aber auch Zielvereinbarungen, Mitarbeitergespräche, Assessment Center, Bewertungs- und Anreizsysteme, leistungsorientierte Vergütung, Führen im Entscheidungsprozess, Konferenztechnik, Führungstechniken usw. sowie Steuerung von Führungsverhalten sind Teil eines umfassenden Personalmanagements. Konstruktive Fehlerkultur, fallabschließende Verantwortung etc. sind vielfach noch nicht Bestandteil der Kultur der Organisation Krankenhaus. Die Bedeutung der weichen Faktoren im Personalmanagement, wie die Beeinflussung von Unternehmenskulturen, wird noch zu gering eingeschätzt, obwohl hier der Schlüssel zur erfolgreichen interdisziplinären Teamarbeit liegt.

Weiche Faktoren der Führung als Schlüssel zu erfolgreicher Teamarbeit

Durch die bereits vor mehr als 20 Jahren von Peters und Waterman ausgelöste Diskussion um die „weichen Faktoren“ des Managements wird verdeutlicht, dass die vermehrte Beschäftigung mit den Humanressourcen eine Schlüsselvariable jeder erfolgreichen strategischen Unternehmensführung darstellt. Ein erster Versuch zur Integration „weicher“ Faktoren wurde durch das „7S“-Schema (vgl. Abb. 5-3) von Peters und Waterman in die Diskussion gebracht. Erstmals wird dort auch den „weichen“ Faktoren von Personal, Führungsstil, Unternehmenskultur oder den fachlichen und sozialen Fähigkeiten der Mitarbeiter mehr Beachtung geschenkt.

Individuelle Lösungen

Zusammenfassend kann festgestellt werden, dass über die verstärkte Betrachtung und Befähigung der Humanressourcen die steigende Dynamik und der dadurch erzeugte Anpassungsdruck bewältigt werden sollen. Gefragt sind kompetente Mitarbeiter, welche die

Reaktionszeit auf Veränderungen reduzieren können. Um dies zu ermöglichen, wurde die Betrachtung der kulturellen Faktoren unumgänglich bzw. sie waren bereits längst überfällig. Die Vernetzung der weichen und harten „7S" unterstreicht die Notwendigkeit zur Gleichbehandlung und die Notwendigkeit zur Abstimmung untereinander, um die gesetzten Unternehmensziele erreichen zu können. Eine isolierte und einseitige Betrachtung der harten „S" führt nicht zur Zielerreichung. Allerdings gibt es nicht die Ideallösung, jede Organisation muss ihren individuellen „Fit", abhängig von ihrer eigenen Ausgangssituation, entwickeln. Das Modell hat einen starken internen Fokus und dient dazu, Schwachstellen im eigenen Unternehmen sowie deren Wechselwirkungen untereinander transparent zu machen (Thommen, 2002, S. 177).

Personalmanagement für alle Professionen

In der Einführung eines über alle Professionen integrierend wirkenden Personalmanagements, mit Fokus auf modernen Führungsinstrumenten zur Überwindung der professionsbezogenen Grenzen, liegt eine große Chance im Umgang mit den beschriebenen zukünftigen Herausforderungen. Einerseits könnten die Arbeitsbedingungen und die Zufriedenheit des Personals wesentlich gesteigert werden, andererseits würden die Outcomes der Patientenbehandlung verbessert (Güntert/Offermanns, 2002).

Die Erbringung von Gesundheitsdienstleistungen erfolgt jeweils abgestützt auf professionelle Standards, aber immer auch im spezifischen Kontext der jeweiligen Einrichtung. Organisationsstrukturen und Prozesse können die veränderten Leistungsanforderungen, die damit verbundene Teamarbeit und bereichsübergreifende Zusammenarbeit mit Blick auf abgestimmte Prozesse unterstützen oder auch erschweren. Die Erbringung von kundenorientierten Leistungen verlangt nach flexiblen Strukturen, welche für die Steuerungsaufgabe professions- und bereichsübergreifende Zusammenarbeit erlauben. Notwendig sind Organisationsformen mit einem Schwerpunkt auf Prozessen, orientiert am Kunden und Mitarbeiter statt einem Festhalten an alten Hierarchien. Um dies zu erreichen genügt es nicht, „nur" die fachlichen, kommunikativen und teambezogenen Kompetenzen der Mitarbeiter in einer Organisation zu fördern, sondern die Organisation als Ganzes flexibel und lernfähig zu gestalten.

Mitarbeiter gezielt weiter entwickeln

Neben die Organisationsentwicklung muss somit auch eine stetige Mitarbeiterentwicklung treten. Voraussetzung für eine Organisationsentwicklung, d.h. für die laufende, kritische Überprüfung und Anpassung der Strukturen und Prozesse an die neuen Anforderungen, ist die Förderung der Führungskompetenzen auf allen Führungsebenen durch geeignete Managementweiterbildungen. Gute Führungskompetenzen erlauben erst Veränderungen von unten nach oben und werden zu den erforderlichen Strukturanpassungen, d.h. den kundenbezogenen und mitarbeiterorientierten flexiblen Organisationsformen führen (vgl. Güntert, 2006a, S. 439).

Lernende Organisation

Die ständige, bewusste Auseinandersetzung mit der Umwelt, die Beeinflussung der Umwelt und die Anpassung der Organisation, wie sie aufgrund der heutigen raschen Umweltentwicklung von den Mitarbeitern gefordert werden muss, sind charakteristisch für „lernende Organisationen" (Kühnle, 1999). Diese gelten auch als Inkarnation kollektiver Personalentwicklung und stellen günstige Lernsituationen und „Lernkulturen" für individuelle Personalentwicklung dar. Mitarbeiter- und Organisationsentwicklung müssen sich ergänzen und sind sorgfältig aufeinander abzustimmen. Förderung der Mitarbeiter ohne organisatorische Konsequenzen, aber auch eine Organisationsentwicklung ohne entsprechende Mitarbeiterentwicklung ist nur wenig effektiv und wird zu Unzufriedenheiten führen. Ein Beispiel für veränderte Anforderungen an Führungskräfte, bedingt durch interne und externe Veränderungen, wird im nächsten Kapitel geliefert.

5.1.3 Veränderte Rollenanforderungen an Führungskräfte im Gesundheitswesen am Beispiel von Chefärzten

Die Zusammenarbeit zwischen Medizinern, Pflegenden und Verwaltungskräften gestaltet sich im Alltag oft schwierig, umso mehr, wenn es um Aspekte geht, die nicht unmittelbar mit der Patientenbetreuung zu tun haben. Die Gründe dafür sind vielfältig. Einerseits erschweren die Parallelhierarchien oft die Kooperation zwischen den Health Professionals, andererseits führen die aktuellen Professionalisierungsbestrebungen der Pflege und verschiedener Therapieberufe oft zu problematischen Abgrenzungen zur Medizin. Zudem haben die Träger der Krankenhäuser oft nochmals gänzlich andere Vorstellungen.

5.1.3.1 Unterschiedliche Rationalitäten in der Krankenhausführung

Krankenhaus als professionelle Organisation

Krankenhäuser sind so genannte professionelle Organisationen (vgl. Mintzberg, 1983). Typisch für Professionen ist, dass sie sich weitgehend nach außen orientieren, d. h. über ein eigenes professionelles Bezugssystem verfügen, welches u. a. die Karrierevoraussetzungen definiert, die Aus- und Weiterbildung sowie die Berufszulassung regelt und berufliche Standards festgelegt. Die Ziele, Probleme und Strukturen der eigenen Organisation nehmen bei Professionals oft nur eine nachgeordnete Position ein. Dies führt teilweise zu hoher Anerkennung im eigenen professionellen Bezugsrahmen, gleichzeitig aber zu großen Konflikten mit den anderen Professionen im Krankenhaus (Pflege, Verwaltung, Therapie) (Güntert/Offermanns, 2002a,

S. 149), den Organisationszielen und mit den Erwartungen der Träger und der Kunden (vgl. auch Glouberman/Mintzberg, 2001).

Integrierte statt separierte Perspektive

Um Krankenhäuser langfristig effektiv führen zu können, gilt es, Gemeinsamkeiten der verschiedenen Rationalitäten zu finden, darzustellen und die gemeinsame Basis ständig zu erweitern (vgl. Abb. 5-4).

Diese unterschiedlichen Rationalitäten können nach Luhmann auf in Gesellschaftssystemen unterschiedlich ausdifferenzierten binären Codes zurück geführt werden (Luhmann, 1997) und beeinflussen sowohl das Denken, wie auch die Sprache der verschiedenen Professionen und Bereiche. Dies bedeutet, dass sich an Stelle einer organisationsweiten hierarchischen Führung „eine neue Inszenierung des professionellen Selbstbildes“ (Baecker 2003, S. 285) ausdifferenziert.

Terminologien schaffen Missverständnisse

Die Profession stellt damit die notwendige Struktur für Koordination und Steuerung, wobei diese nur wenig Organisationsbezug aufweist. Aus den unterschiedlichen Terminologien entstehen häufig ebenfalls Missverständnisse, Widerstände und Konflikte. Beispiels-

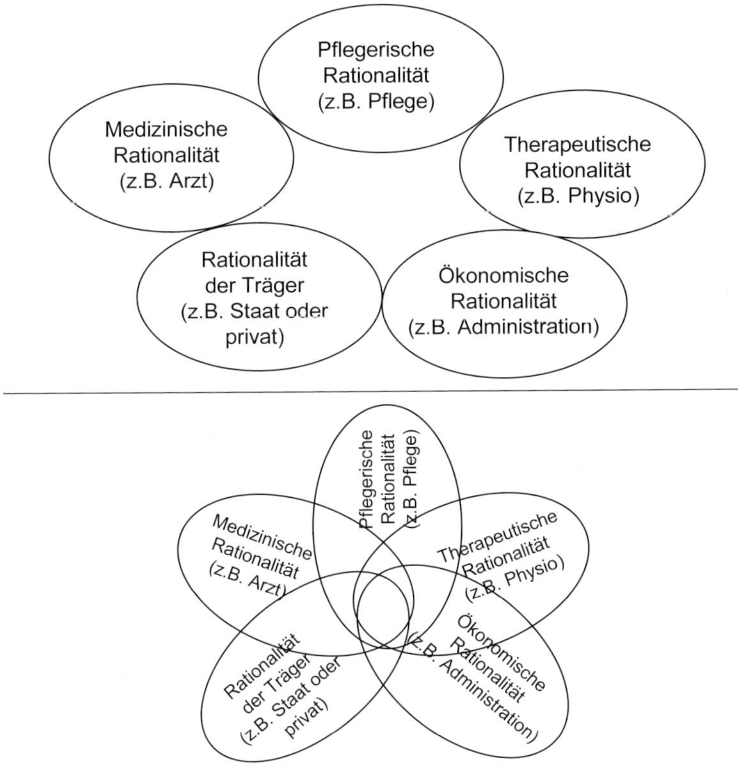

Abb. 5-4: Unterschiedliche Rationalitäten im Gesundheitswesen (nach Güntert 1996, und Glouberman/ Mintzberg 2001)

weise verstehen Ärzte dieselben Begriffe oft völlig anders als Gesundheitsökonomen und Manager. Beispiele zur Beschreibung der unterschiedlichen Perspektiven und Rationalitäten zwischen Health-Professional und Manager finden sich in Abb. 5-5.

Eine noch unpublizierte Untersuchung untersuchte mit Hilfe narrativer Interviews die individuellen und kollektiven Annahmen und Vorverständnisse zum Thema Führung bei je 15 Chefärzten und Verwaltungsdirektoren in unterschiedlich großen schweizerischen Krankenhäusern (Berchtold et al., 2007). Diese zeigt ebenfalls deutliche Unterschiede zwischen den beiden Professionen. Verwaltungsdirektoren sehen sich „zuständig und verantwortlich für das Krankenhaus in seinem politischen Umfeld und für seine Zukunft als Ganzes, und dies insbesondere aus einer wirtschaftlichen und strategischen Perspektive."(Berchtold et al. 2007, S. 4) Chefärzte sehen sich eher „zuständig und verantwortlich für das eigentliche Kerngeschäft des Krankenhauses, der qualifizierten Patientenbehandlung. Ihre Perspektive ist damit keine institutionelle, sondern eine fallbezogene und disziplinäre" (Berchtold et al. 2007, S. 5).

Konflikte zwischen den Berufsgruppen

Es darf deshalb nicht erstaunen, dass es zwischen Ärzten, Pflegenden, Therapeuten und Verwaltungsleitern in der täglichen Arbeit an Patienten, wenn man auf Kooperation und Kommunikation angewiesen wäre, immer wieder zu Konflikten kommt. Diese verringern einerseits die Leistungsqualität, andererseits belasten sie aber auch

Health Professional	Manager
Agiert selbst auf der operativen Ebene	Entscheidet für andere, schafft Arbeitsbedingungen
Sollte selbst über Wissen, Fähigkeit und Erfahrung verfügen, um konkrete Probleme in der Patientenversorgung zu lösen	Verfügt über abstraktes Wissen zur Arbeit am Patienten, ist bei der Lösung von konkreten Problemen von Dritten abhängig
Fühlt sich und ist auch faktisch verantwortlich für Einzelfälle	Hat die Verantwortung für das Ganze, Einzelfälle sind für ihn statistische Größen
Sucht nach der besten Lösung in jedem konkreten Einzelfall	Sucht nach Verbesserungsmöglichkeiten für die Organisation als Ganzes
Hat in kleinen organisatorischen Einheiten viel Einflussmöglichkeit und Macht	Einflussmöglichkeiten und Macht nehmen mit zunehmender Größe der Organisation zu
Konzentriert sich auf das Geschehen innerhalb der eigenen organisatorischen Einheit und nicht auf die Organisation als Ganzes	Konzentriert sich auf die Integration der verschiedenen Einheiten und der Organisation in der Umwelt

Abb. 5-5: Unterschiedliche Perspektiven und Rationalitäten bei Health Professionals und Managern (nach Güntert, 1996)

die Mitarbeiter. Konflikte müssen bisher entweder informell oder aber aufwändig über die Linienorganisation auf Ebene der Krankenausleitungen ausgetragen werden. Die oft vorgefundene Unverbundenheit der professionellen Organisationen (Parallelhierarchien) unterstützt die Generierung partieller selbstreferentieller Prozesse im Sinne einer Herausbildung eigener berufsständischer Systemlogiken (Stratmeyer, 2002, S. 115) noch zusätzlich.

Soziale und kommunikative Kompetenz

Aufgrund der verschiedenen professionellen Rationalitäten und Perspektiven und dem steigenden Zwang kosteneffektiv und qualitativ hoch stehende Leistungen zu erbringen, wird es zukünftig noch wichtiger werden, neben den Fachkompetenzen auch soziale und kommunikative Kompetenzen zu entwickeln. Dies gilt nicht nur in Bezug auf den Patienten und die interdisziplinäre Zusammenarbeit, sondern auch in Bezug auf die Organisation als Ganzes. Zunehmend beginnt sich daher bei Personalverantwortlichen die Einsicht durchzusetzen, dass die bisherigen Auswahlverfahren für Führungskräfte, primär aus der oben beschriebenen professionellen Perspektive, nicht genügen. Vermehrt werden nun auch bei der Selektion von leitenden Health Professionals Methoden von Assessment-Centern eingesetzt, um diese auf ihre kommunikativen, sozialen und Managementkompetenzen zu testen und so eine breitere Entscheidungsgrundlage zu schaffen (Lieb 2004).

Der langfristige Erfolg systematischer Führungsevaluation bei Ärzten und anderen Health Professionals wird sich noch bestätigen müssen. Eine wichtige Voraussetzung für den Erfolg ist allerdings auch die Akzeptanz derartiger Selektionsverfahren durch die Professionen selbst. Bisher standen die Mediziner solchen Auswahlverfahren eher skeptisch gegenüber. In der medizinischen Profession akzeptiert war, dass Karriere und Anerkennung nur über eine möglichst hohe fachliche Kompetenz zu erzielen ist (Fachkarriere). Eine Führungskarriere von Ärzten wurde von der eigenen Profession bisher abgelehnt, obwohl dies z. B. im Bereich der Pflege oder der Therapien schon seit Jahren gängige Praxis ist (Güntert, Offermanns 2002a, S. 158).

Ein weiterer Schwachpunkt im Krankenhaus ist, dass Personalmanagement und -führung häufig berufsgruppenbezogen erfolgt. Daraus entsteht eine Vielzahl von Führungskulturen, die im Krankenhaus gelebt werden, was die Ausrichtung der Mitarbeiterinteressen auf die Krankenhausziele nochmals erschwert. Eine Ursache hierfür ist, dass die ärztliche Profession keine eigentliche Führungsrolle ausdifferenziert, d. h. dass Chefärzte medizinisch aktiv sind und ihre Legitimation daraus beziehen (Berchtold et al. 2007, S. 43). Managementfunktionen werden daher im Nebenamt erfüllt. Da oft die Zeit nicht ausreicht, werden zentrale Personalmanagementaufgaben vernachlässigt. Die meisten Krankenhäuser verfügen zwar über eine Personalabteilung, doch liegt deren Aufgabe ausschließlich in der

Personalverwaltung. Personalmanagement als Aufgabe der obersten Managementebene kommt daher zu kurz. Dabei sind Mitarbeiterinnen und Mitarbeiter zentraler Faktor der Leistungserstellung im Krankenhaus und strategische Fragen des Personalmanagements entscheiden über die erfolgreiche Weiterentwicklung des Krankenhauses.

5.1.3.2 Neue Rollenanforderungen an Führungskräfte im Gesundheitswesen am Beispiel von Chefärzten

Durch die veränderten Rahmenbedingungen im Gesundheitswesen geraten die einzelnen Professionen unter starken Veränderungsdruck und müssen sich auch gegenüber Managementfragen offen zeigen. Sie bedingen sogar die Übernahme von Führungs- und Finanzverantwortung und damit neuer Rollen auf Klinik- und Abteilungsebene durch die Health Professionals (Güntert/Offermanns, 2002a).

Im besonderen Fokus steht spätestens seit der Einführung der DRGs die Rolle der Chefärzte, da diese wesentlich über Leistungsangebot, Prozesse der Leistungserstellung, Ressourcenausstattung und -verbrauch bestimmen. Die Ressourcen umfassen dabei auch das ärztliche Personal im Krankenhaus, welches bisher außer im eigenen professionellen Bezugsrahmen der Medizin kaum besondere Aufmerksamkeit durch die Chefärzte erfahren hat. Dies spiegelt sich in der Karriereplanung aufgrund von Abhängigkeiten, Ressourcensteuerungen über feste Stellenzuteilungen mit überwiegend starren Stellenplänen wider. Flexibilität und Freiräume sind oft auf ein Minimum eingeschränkt. Primär geht es darum, Vorteile für die eigene Abteilung zu erlangen und den Nutzen auf dieser Ebene zu optimieren. Die Auswirkungen auf das Krankenhaus als Ganzes werden nicht bedacht.

Fehlendes Personalmanagement bei Ärzten

Da sich die Führungslegitimation in der ärztlichen Profession noch immer aus der fachlich-professionellen Qualifikation ableitet (Berchtold et al. 2007, S. 39), findet man in dieser Berufsgruppe nur selten ein wirksames Personalmanagement. Führung wird als Ausbildungssituation verstanden und effektive Nachwuchsförderung gefährdet die eigene Position. Ein Wandel in der inter-professionellen Rollendefinition der Chefärzte kommt, obwohl sich die meisten der befragten Chefärzte deutlich von traditionellen autoritären Chefarzt-Vorstellungen abgrenzen (Berchtold et al., 2007, S. 51), nur langsam in Gang.

Zentrale Rolle des Chefarztes

Aufgrund der zentralen Position der Chefärzte in Bezug auf Leistungs- und Ressourcenentscheide, haben die anderen Professionen im Krankenhaus bedeutend geringere Chancen, maßgebliche Veränderungen in der Organisation kurz- bis mittelfristig durchzusetzen (Stratmeyer, 2002, S. 116). Aus diesem Grunde sollen im Folgenden die alten und zukünftigen Rollen der Chefärzte, als Schlüsselfunktion für die Umsetzung der neuen Steuerungsinstrumente, gegenübergestellt werden.

Im Gegensatz zu den Krankenhausmanagern, welche die Gesamtperspektive einnehmen und institutionelle Integration einerseits und die Systemintegration andererseits anstreben, verfolgen Chefärzte einen professionell begründeten Autonomieanspruch. Sie versuchen, ein „entwicklungsförderliches Umfeld, Freiräume zur professionellen Emanzipation …“ und eine Situation zu erreichen, in der sie „… die Weitervermittlung von Erfahrung und Wissenschaft betreiben und organisieren …“ können. (Berchtold et al., 2007, S. 41 f) Durch institutionelle und insbesondere ökonomische Entwicklungen im Umfeld und den daraus folgenden Steuerungsmaßnahmen sehen sie sich tendenziell eher bedroht.

Rollentheorie

Der Druck auf die Führungsposition Chefarzt nimmt immer mehr zu. Einen geeigneten Ansatz zur Analyse, Erklärung und Gestaltung dieser Managementposition bildet die Rollentheorie. Dieser Forschungsansatz wird in der Organisationssoziologie, der Sozialpsychologie und der Kulturanthropologie häufig angewendet. Unter einer Rolle wird ein Bündel von Erwartungen an den Inhaber einer Position verstanden. Rollen lassen sich somit generell aus Erwartungen ableiten. Die Position wird sowohl durch die von außen an die betrachtete Position gerichteten Rollen als auch aus den persönlichen Erwartungen des Positionsinhabers definiert. Hauptmerkmale des Rollenkonzeptes sind (Kieser/Kubicek, 1989, S. 394):

- Positionsgebundenheit, d. h. Rollen beziehen sich auf bestimmte Positionen. Sie charakterisieren somit weniger konkrete Menschen, sondern Positionsinhaber wie z. B. Chefärzte, und sind häufig unpersönlich.
- Strukturbezogenheit, d. h. Rollen sind relationale Konstrukte und fordern mindestens die Gegenpositionen der Rollensender und Rolleninhaber.
- Verhaltenssteuerung, d. h. es wird unterstellt, dass die Gesamtheit der Erwartungen das Verhalten von Individuen definiert und beeinflusst.
- Außenorientierung, d. h. dass das individuelle Verhalten weitgehend von den Forderungen positionsumgebender Anspruchsträger, Einflussfaktoren und organisatorischen Rahmenbedingungen abhängig ist.

Äußere Einflussfaktoren

Rollenbildende Erwartungen sind auf Werthaltungen und Normen rückführbar und drücken sich sowohl antizipatorisch (A wird so handeln) wie auch normativ (A sollte so handeln) aus. Die sozialpsychologische Variante legt zusätzlich großes Gewicht auf die Prozesse der Internalisierung und der Rollenperzeption durch den Positionsinhaber. Entscheidend für die jeweilige Rolle sind somit verschiedene Bezugsgruppen wie Vorgesetzte, Kollegen, Mitarbeiter sowie unternehmungsexterne Interaktionspartner, organisatorische Einflussfaktoren wie Regelungen, umliegende organisatorische Einheiten, die aufgabenrelevante Umwelt sowie der Individualbereich des Rollenträgers, d. h. die Persönlichkeitsfaktoren, welche die kognitive und die Verhaltensebene beeinflussen.

Gerade im Zusammenhang mit der Diskussion um die Rolle von Chefärzten und anderer Health Professionals ist zu beachten, dass der Individualbereich der Rollenträger stark durch das professionelle Bezugssystem überlagert wird (z. B. Karrierevoraussetzungen). Das professionelle Bezugssystem muss, wie oben erwähnt, nicht unbedingt mit dem Bezugsrahmen der Organisation Krankenhaus übereinstimmen (Kersting, 2001, S. 104).

Aufgrund einer schon älteren Untersuchung in der Schweiz (Ulrich et al., 1984) ergab sich folgendes Rollenverständnis für einen Chefarzt:

- guter Arzt und Spezialist im eigenen Fachbereich
- Lehrer/Ausbilder
- Forscher
- Vorgesetzter/Leiter der Klinik oder Abteilung, wobei häufig die Auffassung vertreten wird, dass Führung über die Vorbildwirkung genügend sei.

Rollenwahrnehmung

Diese Rangfolge spiegelte weitgehend auch die Prioritäten der Rollenwahrnehmung wider. Im Gegensatz etwa zu Vorgesetzten in mittleren und größeren Unternehmungen aus Industrie und Dienstleistungsbereichen verbringen die Chefärzte den weitaus größten Teil ihrer Arbeitszeit im Prozess der unmittelbaren Leistungserstellung (Behandlung der Patienten, Forschung, Lehre). Die Wahrnehmung der Führungsrollen beschränkte sich zeitlich auf einen in der Regel eher bescheidenen Rahmen. Immer häufiger stellen sich Rollensender wie etwa Krankenhausträger oder Krankenversicherer die Frage, ob die Chefärzte ihre Managementrolle überhaupt wahrnehmen. Zu bemerken ist dabei allerdings, dass sich die Rollenerwartungen an die Position der Chefärzte im Zuge der Auswirkungen der Gesundheitsreformen massiv verändert haben. Neue Anforderungen werden beispielsweise auf Träger-, Krankenhaus- und Abteilungsebene gestellt.

Erwartungen der Rollensender

Bezogen auf die Position des Chefarztes können viele Rollensender identifiziert werden, die ihre Erwartungen implizit oder explizit ausdrücken (vgl. Abb. 6). Patienten erwarten vom Chefarzt, dass er ein guter Arzt und ein Spezialist in seinem Fachbereich ist. Assistenzärzte erwarten vom Chefarzt ein Vorbild im medizinischen Bereich und einen guten Ausbilder. Die übrigen Mitarbeiterinnen und Mitarbeiter der Klinik erwarten einen guten Leiter der Abteilung auch oder insbesondere in Fragen der konkreten Organisation von Abläufen. Die Krankenversicherungen und die Krankenhausträger erwarten neben einem guten Arzt einen Leiter der Abteilung usw.

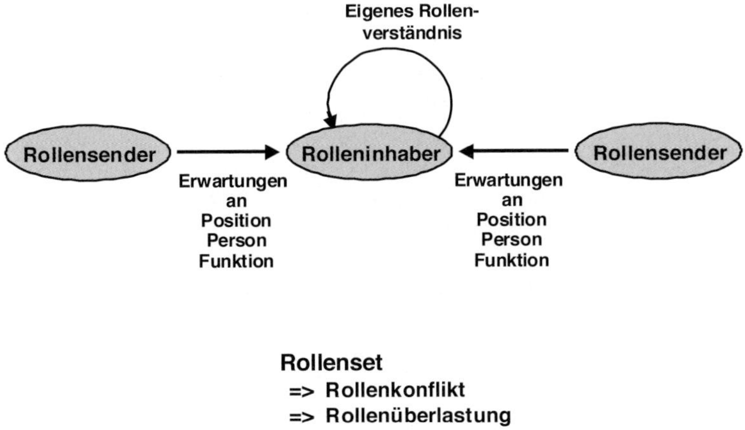

Abb. 5-6: Merkmale des Rollenkonzepts (nach Güntert, 1996)

Die oben erwähnte Rangfolge der Rollen ergibt sich somit aus dem ganzen Rollenset, nicht nur aus den eigenen Rollenerwartungen (vgl. Abb. 5-6) Neben diese Fülle von beruflichen Rollen treten immer auch noch mehrere private Rollen, die ebenfalls zu erfüllen sind.

Bedeutung der Rollensender ändert sich

Aufgrund der aktuellen Reformen im Gesundheitswesen hat sich die Bedeutung der einzelnen Rollensender und damit auch der verschiedenen Rollen verschoben. Krankenhausträger und Krankenhausverwaltungen aber auch Krankenversicherungen, Mitarbeiter und Öffentlichkeit haben gegenüber den Patienten und deren Angehörigen, aber auch gegenüber Assistenzärzten, Kollegen, Fachgesellschaften und den privaten Rollensendern an Einfluss gewonnen. Sie erwarten nicht mehr nur einen Arzt oder Vorbild, sondern einen Manager, der Kenntnisse von Managementinstrumenten und deren Einsatz hat, der unternehmerisch handelt, Qualitätssicherung und strategische Analyse durchführt und Entscheidungen trifft (Güntert, Offermanns 2002a, S. 155). Letztendlich findet eine Verschiebung der Rollen von der starken Professionsbezogenheit hin zu einer Managementbezogenheit statt. Insbesondere die Führungsrollen auf Krankenhausträger-, Krankenhausleitungs- und auf Abteilungsebene werden für den Chefarzt zunehmend bedeutsamer und haben sich gegenüber früher verändert.

Aber nicht nur die Managementrolle hat sich in den letzten Jahren verändert. Auch die Arztrolle selbst unterlag einem entscheidenden Wandel. Die vom Gesetzgeber geforderten Ansätze des Qualitäts- und Risikomanagements aber auch die Dokumentations- und Codierungsverpflichtungen verändern das Arbeitsfeld der Health Professionals entscheidend. Zukünftig noch bedeutsamer wird die Verarbeitung des gigantischen medizinischen Informationsflusses, sowohl vom Krankenhaus nach außen, als auch zwischen und innerhalb der

Fachabteilungen bzw. zwischen den handelnden Health Professionals (Kersting, 2001, S. 111). Entscheidend wirken sich jedoch neuere Steuerungsinstrumente wie Evidence Based Medicine (EBM), Guidelines und Standards oder Clinical Pathways (Offermanns, 2005, S. 239) auf die Arztrolle aus. Diesen Ansätzen ist gemeinsam, dass sie die bisherige große Fachautonomie der Ärzte einschränken, Evidenz erfordern, Diagnostik und Therapie standardisieren und damit den ärztlichen Entscheidungsspielraum im Interesse von Qualität und Patientensicherheit einschränken.

Anforderungen ändern sich

Auf der Leitungsebene des Krankenhauses werden andere Anforderungen an den Chefarzt gestellt, z. B. das Leistungsangebot bedarfsgerecht zu gestalten, Ressourcen wirtschaftlich zu optimieren, neben der Fach- auch die Finanz-, Organisations- und Führungsverantwortung zu übernehmen, die Integration der versäulten und funktional organisierten Organisationsstruktur in Richtung einer verstärkten Prozessorientierung zu verändern und die auf Trägerebene vereinbarte und festgelegte Strategie zu erreichen. Dabei ist die Fähigkeit gefragt, widerstreitende Gruppen- und Einzelinteressen zusammenzuführen, was hohe Management- und soziale Kompetenzen voraussetzt. Bei der Wahrnehmung dieser Führungsaufgaben stellt sich natürlich wiederum das Problem der Doppelfunktion des Chefarztes als Arzt und Abteilungsleiter bzw. der Dreifachfunktion als Arzt, Abteilungsleiter und als Vertreter der Ärzte in der obersten Führungsebene. Diese Konstruktion ist von vornherein anfällig für Rollenüberlastungen und Rollenkonflikte aufgrund berufsständisch überlagerter Partialinteressen. Grundsätzlich muss jedoch die Vertretung von Medizin und Pflege auf der obersten Führungsebene möglichst unabhängig erfolgen. Das Modell mit einem vom Kerngeschäft unabhängigen ärztlichen Direktor ist einem Rotationsprinzip vorzuziehen.

Ärztliche Qualifikation allein reicht nicht

Ärztliche Direktoren und Chefärzte sind heute somit mit Aufgaben konfrontiert, die eine zusätzliche Qualifikation jenseits der klinischen Medizin erforderlich machen. Mit dem Ziel die Management- und Führungskompetenz der Chefärzte zu stärken, müssen Personalentwicklungsprogramme für Ärzte verbunden mit einem abgestimmten und von der Profession akzeptierten Qualifikations- und Ausbildungsprogramm entwickelt werden (Schmidt-Rettig 2001, S. 74). Viele Ärzte sehen allerdings noch immer den Sinn solcher Entwicklungsmaßnahmen nicht ein, wurden sie während ihrer Karriere doch anders sozialisiert. Das traditionelle Rollenmuster als Arzt, Forscher, Lehrer oder Vorbild sowie die vorherrschenden hierarchischen Strukturen sind deshalb noch immer weit verbreitet. Oft wird dabei, angesichts der traditionellen klinisch-professionellen Sichtweise, die Ökonomie als ungeliebtes „Korsett" und die sich heute stark professionalisierende Pflege als unverständiges Übel ertragen (Kersting, 2001, S. 112).

Durch die zunehmend stärkere Rolle der Pflege wird nun jedoch vom Chefarzt starke Integrationskompetenz erwartet, um die Abteilung zielgerichtet im Sinne des Krankenhauses zu steuern. Weitere Anforderungen sind die Steuerung des operativen betrieblichen Geschehens, Entscheidungsfreudigkeit, Team- und Netzwerkfähigkeit sowie die Abkoppelung von traditionellen motivationalen Mechanismen, begründet auf alte Chefarztdienstverträge, die relative Autonomie gegenüber anderen Anspruchsgruppen garantierte. Dabei wird sich allerdings nur derjenige Chefarzt als Manager verstehen können, der persönlich auch tatsächlich die Möglichkeit hat, seine Abteilung im Rahmen von Budget- und sonstigen Vorgaben als Einheit zu führen. Dies ist letztendlich auch eine Anforderung an die verantwortlichen Ökonomen im Krankenhaus und deren Fähigkeit, geeignete Steuerungsinstrumente zur Verfügung zu stellen bzw. Steuerungsinformationen für den Chefarzt aufzubereiten. Dabei muss eine Maxime sein, dem Chefarzt nicht möglichst viele Daten aufzubereiten, sondern primär diese, die für seine Abteilung relevant sind und die er auch tatsächlich beeinflussen kann (Offermanns, 2005, S. 218). Grundsätzlich muss klar sein, dass die Position eines Chefarztes im Management keinesfalls die eines Aussteigers oder beruflich gescheiterten Klinikers ist. In keiner Berufsgruppe im Krankenhaus ist die Hinwendung zu nicht auf das eigentliche klinische Wirken bezogenen Tätigkeiten der Führung so umstritten, das Wirksamwerden jenseits der Tätigkeit am Einzelpatienten so wenig angesehen.

Relevante Informationen bereitstellen

5.1.3.3 Neue Managementrollen für Chefärzte

Die klassische Managementrolle selbst, welche mit der Position des Chefarztes verbunden sein muss, schließt neben den fachlich-ärztlichen Rollen ein ganzes Bündel von weiteren Teilrollen ein (Mintzberg, 2004, S. 81). Mintzberg hat in einer Studie über die Tätigkeit von Führungskräften insgesamt zehn Teilrollen definiert, die – will man langfristig in einer Führungsposition Erfolg haben – konsequent ausgefüllt werden müssen. Zu den Managementaufgaben gehören z. B. gewisse Repräsentationspflichten. Diese lassen sich teilweise delegieren, insgesamt aber nur beschränkt, da sie ganz klar mit der Position verbunden sind. Manager müssen im Weiteren eine gewisse Vorbildfunktion erfüllen, allerdings genügt dies als einziger Führungsansatz nicht. Chefärzte sollten überdies die Verbindung mit der Umwelt wahrnehmen und ein ganzes Netz von Kontakten pflegen. Hinzu kommen wichtige Informationsrollen. So wird erwartet, dass die Vorgesetzten über das aktuelle Geschehen und wichtige Neuerungen informiert sind, dass sie diese Informationen auch weitergeben und dass sie nach außen Ansprechpartner der Organisation sind. Bei den Entscheidungsrollen wird erwartet, dass Chefärzte wie Unternehmer Chancen für ihre Abteilungen suchen und nutzen, dass sie

Rollen des Chefarztes

Probleme und Konflikte lösen und so Schwächen eliminieren, dass sie intern die Ressourcen verteilen und dabei klar Position beziehen und dass sie nach innen und außen als Verhandlungsführer auftreten. Folgende Managementrollen des Chefarztes können identifiziert werden (Güntert/Offermanns, 2002a, S. 156):

1. Arztrollen
   - guter Arzt und Spezialist im Fachgebiet
   - Lehrer
   - Forscher
2. Repräsentationsrollen
   - Repräsentant
   - Vorgesetzter/Leiter/Vorbild
   - Verbindungsperson
3. Informationsrollen
   - Informations-Monitor
   - Informations-Verteiler
   - Sprecher
4. Unternehmerrollen
   - Unternehmer
   - Problemlöser
   - Verteiler von Ressourcen
   - Verhandlungsführer

Konflikte und Überlastungen

Betrachtet man nun dieses umfassende Rollenset, das an die Position der Chefärzte gebunden ist, so zeigt sich, dass es leicht zu Rollenkonflikten oder Rollenüberlastungen kommen kann (vgl. Abb. 5-6). Diese Rollenkonflikte können sehr verschiedener Art sein. Bezogen auf die Rollensender kann man zwischen Intersender- und Intrasender-Konflikten unterscheiden. Intersender-Konflikte entstehen dann, wenn unterschiedliche Sender Rollenerwartungen äußern. Als Intrasender-Konflikte können Situationen bezeichnet werden, die durch das Senden unterschiedlicher Rollen vom selben Erwartungsträger ausgehen (z. B. erwarten Krankenhausträger, dass der Chefarzt möglichst ärztlich tätig ist und gleichzeitig seine Abteilung wirtschaftlich führt, plant, budgetiert usw.). Rollenkonflikte können auch aufgrund unterschiedlicher und sich widersprechender Rollenerwartungen (Interrollen-Konflikte) entstehen. Sind diese gegensätzlich, kann sich der Positionsinhaber nicht richtig orientieren und sein Verhalten entsprechend anpassen (vgl. Abb. 5-7).

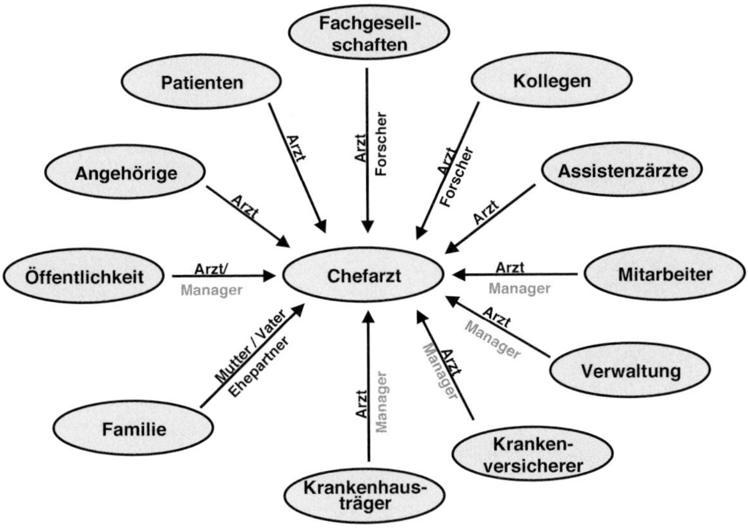

Abb. 5-7 Rollensender und ihre Erwartungen an den Chefarzt (Güntert, 1996)

Eine weitere Ursache für Rollenkonflikte sind die unterschiedlichen Erwartungen von Rollensendern und Rollenträgern. Diese haben heute im Gesundheitswesen eine recht große Bedeutung, verstehen sich doch Chefärzte aufgrund ihrer beruflichen Sozialisation berechtigterweise eher als Ärzte und weniger als Manager. Ein letzter wesentlicher Grund für Rollenkonflikte ergibt sich aus der Rollenüberlastung. Gerade Chefärzte laufen heute häufig Gefahr eine Rollenüberlastung zu erfahren, da sie sich von den traditionellen ärztlichen Rollen nicht lösen wollen und können, zusätzlich aber auch das ganze Set an Managementrollen übernehmen müssen (Güntert/Offermanns, 2002a, S. 156).

Klassische Arztrolle dominiert in der Wahrnehmung

Trotz der möglichen Probleme bei der Handhabung der Managementrollen verlieren die Chefärzte kaum an Ansehen, insbesondere wenn sie in ihrer Kerntätigkeit als Arzt erfolgreich sind. Untersuchungen haben gezeigt, dass Führungskräfte erst dann berufliches Ansehen verlieren, wenn sie Schwächen zeigen, in der ein folgenreiches Manko gesehen wird und von dem wesentliche Bereiche ihrer beruflichen Arbeit betroffen sind. Da die Managementfunktion von vielen Rollensendern aber noch immer wenig Priorität hat, werden Defizite in diesem Bereich als nebensächlich gesehen. Paradoxerweise lenken solche Eingeständnisse die Aufmerksamkeit von ernsteren Schwächen ab (Goffee/Jones, 2001, S. 55). Für die Rolle des Chefarztes trifft dies im besonderen Maße zu. Schwächen insbesondere in den Management-Rollen werden ihm meist vergeben. Viele Chefärzte geben diese Schwäche auch zu, was ihnen zusätzlichen Schutz einbringt, da sich die Ablehnung von Ökonomie oder den neuen

Management-Rollen mit dem Selbstverständnis vieler anderer Health Professionals trifft. Die Schwächen, die der Chefarzt z. B. in den Managementrollen offenbart, werden ihm also bereitwillig von den Rollensendern vergeben. Problematisch wird die Situation erst dann, wenn der Chefarzt Mängel in der Ausübung der traditionellen Rollenbilder zeigt.

Management ist eine wichtige Rolle des Chefarztes

Die ärztliche Profession wird zukünftig gezwungen sein, ein neues Rollenbewusstsein bezüglich Leitungspositionen zu finden. Managementaufgaben müssen als integrierter Bestandteil der chefärztlichen Tätigkeit anerkannt werden. Das Erlangen einer Führungsposition hat heute nur noch wenig mit einem fachlich-wissenschaftlichen Karriereschritt und beruflicher Ehre zu tun, sondern bedeutet eine neue Aufgabe, die viele medizinfremde Elemente enthält. Die wichtigsten Veränderungen müssen also auf kultureller Ebene stattfinden. Erst wenn sich der professionelle Bezugsrahmen an die neue Führungssituation angleicht, werden die Positionsinhaber ihr Verhalten entsprechend anpassen können und den geforderten aktiven Beitrag an die Leitung des Krankenhauses unter den heutigen Rahmenbedingungen leisten können. Falls die ärztliche Profession nicht bereit ist die neuen Management-Rollen zu akzeptieren, besteht eine Gefahr darin, dass die Steuerung des Krankenhauses gänzlich von Ökonomen übernommen wird. Durch die immer stärkere Betonung der ökonomischen Rationalität, insbesondere in den zurückliegenden Gesundheitsreformen, würden professionelle und soziale Überlegungen noch stärker in den Hintergrund gedrängt. Um auch diese Rationalitäten bei dem Management von Krankenhäusern zukünftig zu berücksichtigen, müssen alle Health Professionals und vor allem die ärztliche Profession, mit entsprechendem Nachholbedarf, Interesse an den neuen Management-Rollen und an der äußerst bedeutungsvollen Mitarbeiterführung zeigen (Güntert/Offermanns, 2002a, S. 159; Offermanns, 2005, S. 81).

5.1.4 Darstellung der verschiedenen Stränge der Führungstheorie: Von der universellen über die situative zur transformationalen Führung

Das Thema Führung ist eines der Kernthemen in der Betriebswirtschafts- und Managementlehre und gewinnt heute im Rahmen der betrieblichen Gesundheitsförderung (BGF) immer mehr an Bedeutung. Inhalte der betrieblichen Gesundheitsförderung sind nicht mehr nur Ernährungs- bzw. Sportmöglichkeiten und -verhalten der Mitarbeiter, sondern immer mehr auch die Vermeidung von psychischer und physischer Belastung durch die Führung. Auch andere Wissenschaften, wie z. B. die Psychologie und die Soziologie beschäftigen sich mit der Erforschung von Führungsphänomenen. Eine Systematisierung der einzelnen Führungsansätze fällt daher schwer. Im Folgenden sollen jedoch einige für die Praxis relevante Ansätze beschrieben werden. Generell kann man zwei grundlegende Konzeptfamilien unterscheiden, nämlich die universellen und situativen Führungstheorien.

5.1.4.1 Führungsstile und Führungsverhalten

Wofür steht Führung?

Im Rahmen von Verhaltenstheorien der Führung steht nicht die Frage im Mittelpunkt, wer ist ein Führer und aufgrund welcher Eigenschaften ist er Vorgesetzter, sondern vielmehr was tut eine Führungsperson und welcher Führungsstil, im Sinne eines zeitlich überdauernden und in Bezug auf bestimmte Situationen konsistenten Führungsverhalten von Vorgesetzten gegenüber Mitarbeitern, führt zum Erfolg? Die so genannten Eigenschaftsansätze der Führung liefern keine ausreichende Erklärung von Führungsphänomenen, auch wenn sie heute wieder intensiver diskutiert werden. Analysiert man in der Praxis unterschiedliche Führungskräfte, so weisen sie gänzlich unterschiedliche Persönlichkeitsprofile auf. Generelle Eigenschaften, die bspw. für die Auswahl von guten Führungskräften dienen könnten, sind daher nur sehr bedingt ableitbar.

Universell oder situativ?

Im Rahmen universeller Verhaltenstheorien wird davon ausgegangen, dass es einen optimalen Führungsstil gibt, der immer und überall zum Erfolg führt. Im Gegensatz dazu gehen situative Verhaltenstheorien davon aus, dass es diesen besten Weg der Führung nicht gibt. Situative Ansätze versuchen daher genau zu spezifizieren, unter welchen situativen Voraussetzungen (Art der Aufgabe, Kompetenzen der Mitarbeiter, Zusammensetzung der Gruppe, zeitlicher Rahmen usw.) welches Führungsverhalten angebracht ist und zum Erfolg führt (Steyrer, 1996, S. 211).

Ohio-Studien

Ende der 40er Jahre entwickelte ein interdisziplinäres Forscherteam an der Ohio State University ein Instrument zur empirischen Erfassung von Führungsverhalten. Man ging zunächst davon aus, dass sich erfolgreiches Führungsverhalten aus insgesamt neun Dimensionen zusammensetzt (z. B. Initiative, Repräsentation, Organisation, Domination, Anerkennung, Leistungsbetonung). Zu jeder dieser neun Dimensionen wurde eine Anzahl entsprechender Aussagen zum Führungsverhalten formuliert, wie z. B. „Er verlangt mehr, als wir zu leisten imstande sind“ oder „Er ist jederzeit zu sprechen“. Insgesamt wurden 150 derartiger Aussagen in einem Fragebogen zusammengefasst, der den ersten so genannten LBDQ (= Leader Behavior Description Questionnaire) bildete.

Dimensionen der Führung

Statistische Analysen zeigten jedoch, dass sich die erwarteten neun Führungsdimensionen empirisch nicht nachweisen lassen, sondern bloß deren vier:

- Consideration: freundschaftliches, vertrauensvolles, respektvolles und warmherziges Verhalten;
- Initiating Structure: Organisation und Definition von Beziehungen/Rollen, Schaffen einer Organisations- und Kommunikations- und Aufgabenstruktur;
- Production Emphasis: Aufgabenorientierung und Leistungsmotivation;
- Sensitivity bzw. Social Awareness: Sensibilität gegenüber sozialen Beziehungen und Gruppenproblemen.

Da die letzten beiden Faktoren nur einen sehr kleinen Anteil an Varianz erklärten und im Hinblick auf die darin zum Ausdruck kommenden Verhaltensweisen den ersten beiden Faktoren ähnlich waren, verzichtete man in weiterer Folge auf sie und kam zu zwei Hauptfaktoren:

- Initiating Structure = Aufgabenorientierung,
- Consideration = Mitarbeiterorientierung, die beide rund 83 % der Varianz erfolgreichen Führungsverhaltens erklären.

Zwei Hauptfaktoren

Die Inhalte dieser Hauptfaktoren lassen sich folgendermaßen beschreiben. „Initiating Structure" schließt Verhalten ein, bei dem der Vorgesetzte Gruppenaktivität und seine Beziehung zur Gruppe organisiert und definiert. Er definiert also die Rollen, deren Übernahme er von jedem Mitglied erwartet, weist Aufgaben zu, plant voraus, legt Werte der Arbeitsausführung fest und drängt auf Produktion. Diese Dimension scheint offenkundige Versuche, die Organisationsziele zu erreichen, zu betonen. Dem hingegen schließt „Consideration" Verhalten ein, das auf gegenseitiges Vertrauen, Achtung und eine gewisse Wärme und Enge der Beziehung zwischen dem Vorgesetzten und seinen Mitarbeitern bzw. seiner Gruppe hinweist. Das bedeutet nicht, dass diese Dimension oberflächliches Human-Relations-Verhalten von der Art des „Auf-die-Schulter-Klopfens", „beim Vornamen-Nennens", meint. Vielmehr geht es um ein tiefer gehendes Bemühen um die Bedürfnisse der Gruppenmitglieder und kooperative Verhaltensweisen wie etwa Mitbeteiligung der Untergebenen bei Entscheidungen oder Förderung der Kommunikation.

Unabhängige Kategorien

Eines der wichtigsten Ergebnisse der Ohio-Studien bestand nun darin, dass diese beiden Führungskategorien voneinander unabhängig sind. Eine Führungskraft kann danach sowohl eine hohe mitarbeiterorientierte Rücksichtnahme als auch eine hohe aufgabenorientierte Planungsinitiative an den Tag legen. Eine Zweiteilung der beiden Dimensionen in hohe und niedrige Ausprägungsgrade führte

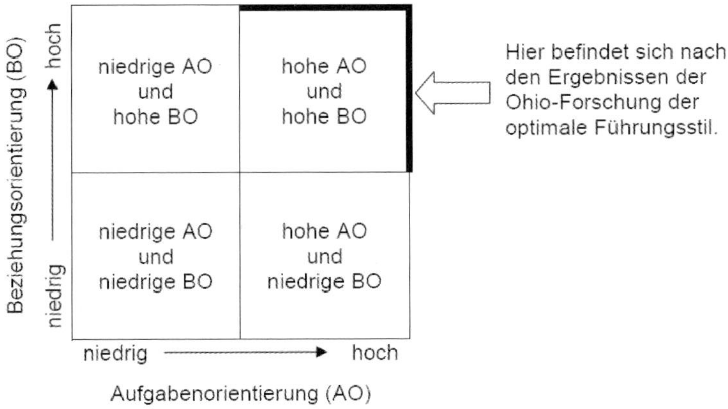

Abb. 5-8: Ohio-State-Leadership-Quadrant

schließlich zum so genannten Ohio-State-Leadership-Quadranten, wie er aus Abb. 5-8 hervorgeht.

Mitarbeiter- und Aufgabenorientierung

Fasst man die vielfältigen und teilweise widersprüchlichen Befunde über die Konsequenzen, die mit Mitarbeiter- und Aufgabenorientierung verbunden sind, zusammen, so zeigt sich, dass hohe Aufgabenorientierung tendenziell zu einer größeren Arbeitsleistung führt, als dies beim Vorliegen ausgeprägter Mitarbeiterorientierung der Fall ist. Mitarbeiterorientierung bringt hingegen eine größere Arbeitszufriedenheit, senkt Fehlzeiten und Fluktuation und hat in manchen Fällen positive Effekte auf die Leistung.

Die effektivsten Führer werden zumeist auf beiden Dimensionen hoch eingeschätzt. Generell als negativ einzuschätzen ist der autoritäre Führungsstil, der meist mit einer ausgeprägten Aufgabenorientierung, aber wenig Mitarbeiterorientierung verbunden ist und nur in besonderen Situationen effektiv ist. Als genereller Führungsstil in personalen Dienstleistungsorganisationen ist dieser, wie die Studien gezeigt haben, abzulehnen, kann jedoch in der Praxis häufig beobachtet werden. Grund dafür ist die komplexe Situation der Leistungserbringung, welche den Blick der Health Professionals auf die Patienten lenkt. Die Mitarbeiter werden dabei häufig als Arbeitsmittel ohne eigene Bedürfnisse und ohne Selbstwert vorausgesetzt. Diese Auffassung hatte im Gesundheitswesen lange Tradition, gefördert durch die kirchliche Tradition in der Pflege, der Diskussion um Berufung statt Beruf bei anderen Health Professionals, die stark hierarchischen Strukturen und die großen Abhängigkeiten bei der Karriereplanung.

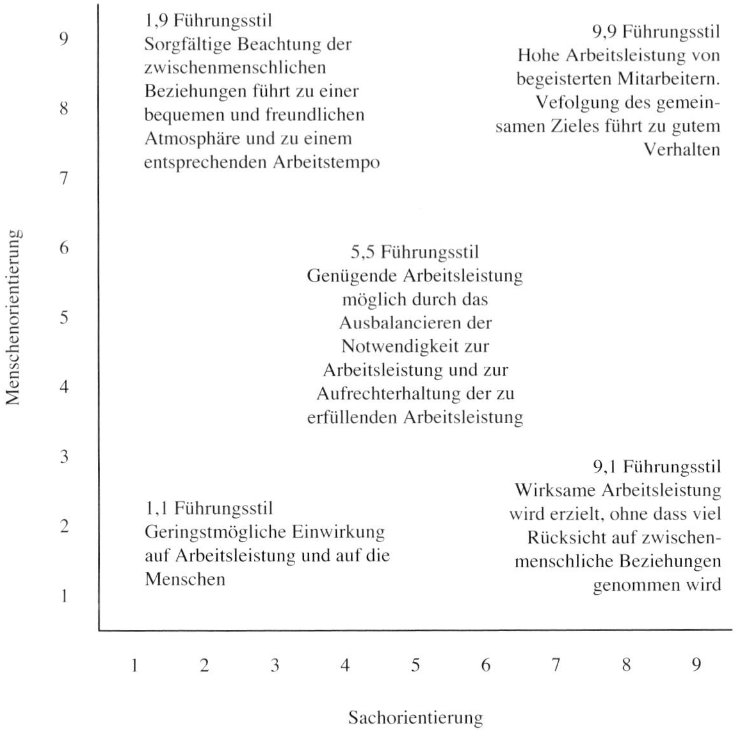

Abb. 5-9: Grid-Modell nach Blake und Mouton

5.1.4.2 Das Grid-Modell von Blake und Mouton

Die Zwei-Dimensionen-Theorie der Ohio-Schule diente in weiterer Folge als Grundlage für eine Vielzahl weiterer praxisorientierter Führungskonzepte. Deren bekanntestes ist wohl das Verhaltensgitter (daher „Grid-Modell“) nach Blake/Mouton. Sie tragen in den beiden Dimensionen ihres Modells eine neunstufige Skala auf, die verschiedene Grade der Sach- bzw. Aufgabenorientierung (Horizontale) und verschiedene Grade der Mitarbeiter-Orientierung (Vertikale) angibt. In Abb. 5-9 findet sich der Führungsstil-Grid mit seinen unterschiedlichen Aussagen.

Rein theoretisch ergeben sich daraus 81 unterschiedliche Führungsstile, die für die Analyse des individuellen Führungsverhaltens auch genutzt werden. Blake und Mouton beschränken sich jedoch auf fünf näher charakterisierte Führungsstile (Steyrer, 1996, S. 209):

- „9,1 Höchstausmaß an Sachorientierung (9), gepaart mit einem niedrigen Maß an Menschenorientierung (1). Ein von diesen Vorstellungen ausgehender Manager konzentriert sich auf ein Maximum an Ausstoß. Er setzt seine Macht und Autorität ein und gewinnt Kontrolle über seine Mitarbeiter, indem er ihnen diktiert, was sie zu tun haben und wie sie ihre Arbeit zu tun haben".

- „1,9 Hier ist eine niedrige Sachorientierung (1) mit einer hohen Menschenorientierung (9) gepaart. Bei diesem Führungsverhalten richtet sich das Hauptaugenmerk auf die Förderung positiver Gefühle unter Kollegen und Mitarbeiter, auch wenn dies auf Kosten der Ergebniserzielung geht".
- „1,1 Eine geringe Sach- und Menschenorientierung finden wir unter 1,1 in der linken unteren Ecke. (...) der 1,1 Manager tut gerade nur soviel, wie unbedingt erforderlich ist, um sich in der Organisation halten zu können".
- „5,5 Hier geht es um die Einstellung „Immer die goldene Mitte wählen" oder „Leben und leben lassen". Wer diese Einstellung hat, geht konform mit dem Status quo".
- „9,9 Hier verbindet sich eine hohe Sach- mit einer hohen Menschenorientierung. Das 9,9-Verhalten ist ein zielorientierter Themenansatz. Der Manager versucht, qualitativ und quantitativ hochwertige Ergebnisse durch Mitwirkung, Mitsprache, Mitverantwortung, durch gemeinschaftlichen Einsatz und gemeinschaftliche Konfliktlösung zu erreichen".

Kritik am Modell

Zusammenfassend kann zum Grid-Modell festgestellt werden, dass es einen „dezidiert normativen Charakter" aufweist, denn sowohl im Rahmen der theoretischen Ableitung als auch in dem am Konzept aufbauenden Führungstraining wird das 9,9 Führungsverhalten als der beste Führungsstil gepriesen, der in jedweder Führungssituation zum Erfolg führt („universelle" Führungstheorien). Allerdings wird neuerdings versucht, den universellen Charakter ihres Konzeptes abzuschwächen, indem zwischen Führungsstrategie und -taktik differenziert und von einem Haupt- und Ersatzstil gesprochen wird. Danach ist 9,9 eine Führungsstrategie, die sich in konkreten Situationen taktisch variieren lässt (bezogen auf Aufgabe und zu führende Mitarbeiter). Danach sollte also die Führungskraft im Allgemeinen eine 9,9-Strategie verfolgen, diese aber situationsadäquat anpassen.

5.1.4.3 Reifegrad der Mitarbeiter und Führungsverhalten nach Blanchard und Zigarmi

Erweiterung des Grid-Modells

Eine Weiterentwicklung des Führungsmodells von Blake und Mouton berücksichtigt bei der Wahl des Führungsstils den „Reifegrad" bzw. die „Entwicklungsstufe" des Mitarbeiters. Wiederum erfolgt eine Differenzierung nach den bekannten zwei Führungsdimensionen: dirigierendem (= Aufgabenorientierung) und sekundierendem (= Mitarbeiterorientierung) Verhalten. Aus Gründen der Einheitlichkeit sollen die klassischen Begriffe beibehalten werden, die folgendermaßen konkretisiert sind:

- Aufgabenorientiertes Verhalten bedeutet, „dass ich den anderen klar sage, was zu tun ist, wie es zu tun ist, wo es zu tun ist und wann es zu tun ist. Anschließend überwache ich gewissenhaft ihre Arbeit“.
- Mitarbeiterorientiertes Verhalten bedeutet, „dass ich den anderen zuhöre, sie in ihrem Bemühungen unterstütze und ermutige und dann ihre Beteiligung an Problemlösungs- und Entscheidungsprozessen fördere“.

Aus diesen zwei Dimensionen werden vier Führungsstile abgeleitet, die genauso wie im „Ohio-State-Leadership-Quadranten“ zueinander in Beziehung gesetzt werden:

dirigieren = hohe Aufgaben-, niedrige Mitarbeiterorientierung
trainieren = hohe Aufgaben-, hohe Mitarbeiterorientierung
sekundieren = niedrige Aufgaben-, hohe Mitarbeiterorientierung
delegieren = niedrige Aufgaben-, niedrige Mitarbeiterorientierung

Kompetenz und Engagement

Der jeweils passende Führungsstil wird nun in Abhängigkeit von der Entwicklungsstufe der Mitarbeiter variiert, wobei „Kompetenz“ und „Engagement“ Berücksichtigung finden. Die Kompetenz ergibt sich aus den Kenntnissen und Fertigkeiten, die jemand durch Ausbildung, Übung und Erfahrung erworben hat. Dem hingegen ist Engagement eine Kombination aus Selbstvertrauen und Motivation. Selbstvertrauen ist der Maßstab dafür, wie selbstsicher jemand ist – wie weit er oder sie das Gefühl hat, eine Aufgabe ohne Aufsicht gut ausführen zu können. Die Motivation eines Mitarbeiters setzt sich zusammen aus dem Interesse, das er an der Aufgabe hat und der Begeisterung, mit der er an die Aufgabe herangeht.

Blanchard und Zigarmi, als Entwickler des Modells, unterscheiden zwischen vier Entwicklungsstufen von Mitarbeitern, wie sie aus Abb. 5-10 hervorgehen.

Mitarbeitertypen und Führung

Mitarbeiter auf Stufe E 4 bzw. E 3 haben sowohl die Fertigkeiten als auch die Kenntnisse, die sie benötigen, um hohe Leistungen zu erbringen. Der E 4 Typus ist selbstsicher und selbstmotiviert, während der E 3 Typus das nicht ist. Auf Stufe E 3 ist daher zu untersuchen, ob es sich um ein Selbstvertrauens- oder um ein Motivationsproblem handelt. Dem E 1 und E 2 Typus fehlt es an Fertigkeiten und Erfahrungen, die nötig sind, um ohne Überwachung entsprechende Leistungen erbringen zu können. Der E 1 Typus ist motiviert, während der E 2 Typus das nicht ist. Das hohe Engagement des E 1

Hohe Kompetenz	Hohe Kompetenz	Einige Kompetenz	Wenig Kompetenz
Hohes Engagement	Schwankendes Engagement	Wenig Engagement	Hohes Engagement
E 4	E 3	E 2	E 1

Abb. 5-10: Entwicklungsstufen von Mitarbeitern in Beziehung von Kompetenz und Engagement

Entwicklungsstufe	Angemessener Führungsstil
E 1 Niedrige Kompetenz Hohes Engagement	S 1 DIRIGIEREN Strukturieren, kontrollieren und supervidieren = Aufgabenorientierung
E 2 Einige Kompetenz Wenig Engagement	S 2 TRAINIEREN Strukturieren, kontrollieren und supervidieren und anerkennen, zuhören und fördern = Aufgabenorientierung und Mitarbeiterorientierung
E 3 Hohe Kompetenz Schwankendes Engagement	S 3 SEKUNDIEREN Anerkennen, zuhören und fördern
E 4 Hohe Kompetenz Hohes Engagement	S 4 DELEGIEREN Die Verantwortung für die Routine-Entscheidung übertragen

Abb. 5-11: Kombination von Entwicklungsstufe und Führungsstil

Typus kann aus der Anfangsbegeisterung, etwas Neues zu lernen, erklärt werden. Während dann allmählich die Fertigkeiten der Mitarbeiter wachsen, sinkt in der zweiten Stufe gleichzeitig das Selbstvertrauen und damit die Motivation, und zwar nach dem Motto: „Je mehr ich weiß, desto klarer erkenne ich, dass ich nichts weiß".

Die plausible Kombination aus Entwicklungsstufen und den dazu angemessenen Führungsstilen findet sich in Abb. 5-11.

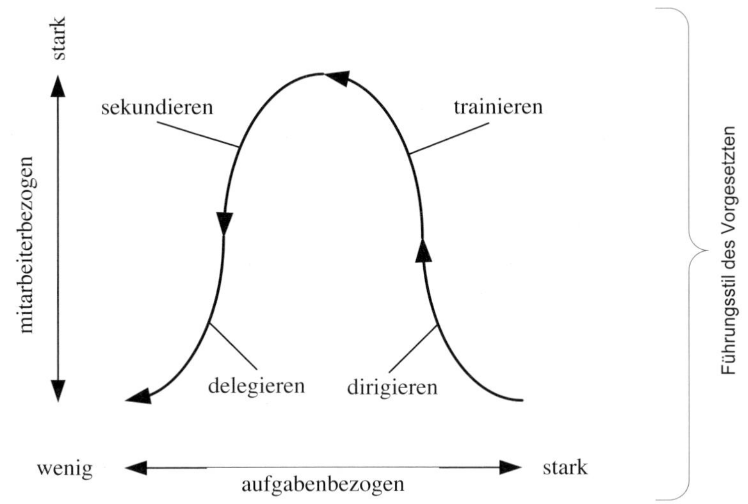

Abb. 5-12: Führungstheorie nach Blanchard/Zigarni (in Anlehnung an Steyrer, 1996)

Führung als Entwicklungsprozess

Bei steigendem Reifegrad des Mitarbeiters, so die zentrale Idee, ist die Aufgabenorientierung zu reduzieren und die Mitarbeiterorientierung auszubauen. Wenn der Reifegrad die letzte Stufe erlangt hat, sollen sowohl Aufgaben- als auch Mitarbeiterorientierung zurückgenommen werden. Das Ziel der Führung liegt darin, einen kontinuierlichen Entwicklungsprozess einzuleiten, an dessen Ende die Selbstständigkeit und -motivation des Mitarbeiters stehen. Treten dann erneut Engagement- bzw. Kompetenzprobleme auf, dann ist der Prozess von hinten wieder aufzurollen, indem zunächst mehr Hilfestellungen geboten werden und allmählich erneut die Direktivität gesteigert wird. Dieser kontinuierliche Förderungsprozess wird anhand einer Kurve veranschaulicht, wie in Abb. 5-12 dargestellt.

Kritik am Modell

Für das Modell von Blanchard und Zigarmi spricht vieles. Mitarbeiter sind wie Patienten sehr unterschiedliche Individuen, mit unterschiedlichen Qualifikationen, Kompetenzen, Erfahrungen und Motivationskurven und mit einem Selbstwert. Daher verlangen Sie nach einem situationsgerechten Führungsverhalten. Allerdings wird das Modell von Blanchard und Zigarmi der Arbeits- und Führungssituation im Gesundheitswesen nur bedingt gerecht. Einerseits fehlt der Patient mit seinen Bedürfnissen und Erwartungen im Modell völlig. Patienten werden höchstens in Bezug auf die Beurteilung der Mitarbeiterkompetenzen, insbesondere der Copingkompetenzen, berücksichtigt. Ob dies ausreicht, scheint angesichts der Forderung, dass Patienten die Rolle der Co-Produzenten einnehmen, etwas fraglich. Kompetenzen und Engagement müssen allerdings auch in Bezug auf die Mitarbeiter sehr differenziert beurteilt werden. Aufgrund der hoch stehenden und standardisierten Ausbildung der Health Professionals sind oft (theoretische) Kompetenzen, nicht aber die praktische Erfahrung vorhanden. Auch das Engagement ist differenziert anzusehen. Motivation alleine genügt nicht und übertriebenes Selbstvertrauen kann die Qualität der Leistung und das Leben der Patienten gefährden.

Besonderheiten des Gesundheitswesens

Reife Mitarbeiter im Gesundheitswesen verfügen über Fachkenntnisse, Erfahrung, Engagement und Motivation. Aufgrund der vielfältigen Aus- und Weiterbildungsaufgaben, die in Gesundheitseinrichtungen wahrgenommen werden müssen, finden wir eine große Zahl von meist jungen Mitarbeiterinnen und Mitarbeitern mit guten (theoretischen) Fachkenntnissen und hoher Motivation und Engagement, aber ohne Erfahrung. Diese Mitarbeiter bedürfen einer angepassten Begleitung durch die Vorgesetzten. Nur so kann verhindert werden, dass sie aufgrund der belastenden Tätigkeit und der oft schwierigen Arbeitsverhältnisse enttäuscht werden und in eine resignative Zufriedenheit verfallen. Diesen Zustand finden wir bei einer anderen großen Gruppe meist älterer Mitarbeiter (Them, 2006). Hier Motivation und Engagement wieder zu beleben ist ein äußerst schwieriger Prozess. Überhaupt nicht berücksichtigt im Modell ist der zeitliche Rahmen, der für die Leistungserbringung zur Verfügung steht. Bei großer zeitlicher Dringlichkeit ist ein dirigistisches und autoritäres Führungsverhalten durchaus angebracht und wird auch von „reifen" Mitarbeitern akzeptiert.

Gruppenprozesse bleiben unberücksichtigt

Eine weitere grundsätzliche Schwäche des Modells – welche allerdings nicht auf Führungssituationen im Gesundheitswesen beschränkt bleibt – ist die Tatsache, dass im Prinzip nur einzelne Mitarbeiter auf ihren Reifegrad analysiert werden, nicht ganze Mitarbeitergruppen. Da in immer mehr Gesundheitseinrichtungen die Leistungserbringung in (mehreren) professionellen Gruppen erfolgt, mit internen und gegenseitigen Kontrollmöglichkeiten durch Peers (gemeinsame Visiten, Rapporte, Patientenakte usw.) oder strukturierten Kontrollen durch Vorgesetzte oder Spezialisten (Chefarztvisite, Konsilien usw.), ist die Beurteilung des Reifegrades von Gruppen ungleich schwieriger. Erschwert wird dies noch durch die Tatsache, dass die Gruppenzusammensetzung im Krankenhaus täglich wechseln kann und somit Kompetenzen der Gruppe nur schwer beurteilbar sind und das Kooperations- und Kommunikationsverhalten aufgrund verschiedenster Faktoren rasch veränderbar ist. Auch werden im Modell von Blanchard und Zigarmi die Vorgesetzten selbst nicht analysiert, was aber angesichts der vielfältigen Rollen von Führungskräften im Gesundheitswesen und deren Rollenpräferenzen doch interessant wäre.

5.1.5 Schlussfolgerungen

Die Notwendigkeit eines neuen Personalmanagements im Krankenhaus konnte hinreichend begründet werden. Dies liegt nicht nur im Interesse des Patienten und an der Qualität der Krankenhausleistung, sondern auch im Interesse der Mitarbeiterinnen und Mitarbeiter und der Wirtschaftlichkeit. Mitarbeiter sind die zentrale Ressource für die Erbringung der personalen Gesundheitsleistungen und müssen entsprechend behandelt werden.

Reine Aufgabenorientierung schafft Unzufriedenheit

Angesichts der physischen und psychischen Leiden der Patienten treten ihre Bedürfnisse jedoch häufig in den Hintergrund. Dies manifestiert sich etwa im weit verbreiteten aufgabenorientierten Führungsstil. Auf Dauer entstehen daraus jedoch Belastungen und Unzufriedenheit, was zu erhöhter Arbeitsunfähigkeit, Demotivation, innerer Kündigung und zu Fluktuationen führen kann. Da übermäßige Fluktuationen nicht nur eine nicht unerhebliche finanzielle Belastung darstellen, das Image des Hauses verschlechtern und damit die Position auf dem Arbeitsmarkt und die Rekrutierungschancen reduzieren, sollten sie möglichst vermieden werden. Fluktuationen beeinflussen aber auch die ohnehin schon schwierige Situation der Arbeitsgruppen in Medizin, Pflege und Therapien. Die Verpflichtung,

Leistungen rund um die Uhr anzubieten, führt aufgrund der Dienstplanung zu immer neuen Gruppenzusammensetzungen. Personalfluktuationen verschärfen diese Situation noch, da neue Mitarbeiter nicht bekannt sind, man ihre Fähigkeiten nicht kennt und sie erst eingearbeitet werden müssen. Durch diese ständigen Gruppenbildungsprozesse sinkt die Leistungsfähigkeit der Arbeitsgruppe zumindest temporär (Frech, 1996). In diesen Phasen benötigen Gruppen viel Führung und binden Zeit der Vorgesetzten. Dies ist vor allem im ärztlichen Bereich ein Problem, da sich gerade dann der Arbeitsdruck erhöht und Vorgesetzte vermehrt direkt im Leistungserstellungsprozess eingebunden sind. Die Belastung von Vorgesetzten und Mitarbeitern nimmt in diesen Phasen zu und führt nicht selten zu physischen und psychischen Überlastungen. Diesen Mechanismen muss ein verantwortungsvolles Personalmanagement begegnen können.

Auswahl der Führungskraft ist entscheidend

Ein weiterer äußerst wichtiger Aspekt des Personalmanagements stellt die Auswahl von Führungskräften dar. Health Professionals sehen Führungsaufgaben z. T. als untergeordnet an. Im langfristigen Interesse der Gesundheitseinrichtungen liegt jedoch der Aufbau einer schlagkräftigen Führungsgruppe, welche über ausreichend Fach- und Führungskompetenz verfügt, um die anstehenden Managementaufgaben lösen zu können. Insbesondere im Bereich der ärztlichen Profession ist der Selektion von Führungskräften besonderes Augenmerk zu schenken. Viele potentielle Führungskräfte messen den Führungsfunktionen keine ausreichende Bedeutung zu und sind oft nach kurzer Zeit schon enttäuscht und fühlen sich von der „Administration“ erschlagen. Rückzug aus den Führungsfunktionen ist eine häufige Reaktion. Dies führt jedoch zwangsläufig zu einem Führungsdefizit oder aber zu Konflikten auf der nächst unteren Führungsebene. Dies wiederum führt bei Mitarbeiterinnen und Mitarbeitern oft zu Frustration, Belastung und Unzufriedenheit. Aber auch viele ärztliche Vorgesetzte sehen ihre Rollenerwartungen nicht erfüllt und sind mit der Führungssituation, der administrativen Aufgabe und der Notwendigkeit, sich intensiv mit Mitarbeitern auseinandersetzen zu müssen, unzufrieden. Dies ist für alle Beteiligten, die Gesundheitseinrichtung selbst, aber auch für die Patienten nicht befriedigend.

Situative Führung

Eine Anpassung des Führungsstils an die Besonderheiten der Arbeitssituation und der professionellen Mitarbeiter ist für den langfristigen Erfolg der Gesundheitseinrichtungen und damit für die Sicherstellung der Gesundheitsversorgung der Bevölkerung von entscheidender Bedeutung. Angesichts der hohen Professionalität der meisten Mitarbeiter kann häufig auf eine enge (fachbezogene) Führung verzichtet werden. Auch eine stark mitarbeiterbezogene Führung ist oft nicht notwendig, da Motivation und Engagement vorhanden sind. Wichtig wäre aber eine Übereinstimmung der Werte, Ziele und Strategien, damit die Gesundheitseinrichtung eine Identität nach innen und außen aufweist. Mit dem Ansatz der situativen Führung alleine ist dies nicht zu erreichen. Da bieten sich eher die Konzepte der transaktionalen und transformationalen Führung an (vgl. u. a. Bass/Avolio, 1990; Wunderer, 2001).

Transaktionale Führung

Bei der transaktionalen Führung sorgen sich die Vorgesetzten um eine Übereinstimmung der Erwartungen der Mitarbeiter mit ihrer Belohnung. Grundlage ist, dass Mitarbeiter selbständig arbeiten können und belohnt werden, wenn sie die gesteckten Ziele erreichen. Anerkennung, Feedback und ein individualisiertes Anreizsystem sollen die Zielerreichung fördern. Eine solche Situation wäre schon eine deutliche Verbesserung der Führungssituation gegenüber der heute gängigen Mitarbeiterführung in Gesundheitseinrichtungen.

Transformationale Führung

Die transformationale Führung geht darüber hinaus. Es wird versucht, Werte und Motive der Mitarbeiter, der Vorgesetzten und der Einrichtung auf einer höheren Ebene zu „transformieren" (Wunderer, 2001). Über persönliche Ausstrahlung der Vorgesetzten, Inspiration, geistige Anregung und individuelle Behandlung der Mitarbeiter kann diese Transformation erreicht werden. Vorgesetzte werden in diesem Kontext als Symbol für Erfolg und Leistung angesehen und vermitteln den Mitarbeitern das Gefühl, einer Berufung zu folgen. Dies entspricht z. B. häufig dem eigenen Führungsverständnis der Chefärzte. Weiter sollen die Vorgesetzten jedoch Visionen vermitteln, Mitarbeiter fordern, sich mit ihnen über Problemlösungsstrategien auseinander setzen, Probleme als Lernsituationen nutzen und damit auch gemeinsame Werte und Normen entwickeln. Die Vorgesetztenrolle wird dadurch nicht einfach, sondern erfordert eine ständige Auseinandersetzung, Kommunikation und Kooperation mit Mitarbeitern, unabhängig vom Reifegrad. Die Vorstellung dahinter ist, dass die gemeinsame Wertebasis eine „Delegation höherer Ordnung" ermöglicht, da Mitarbeiter zu „Mitunternehmern" werden.

Transformationale Führung schafft Zufriedenheit bei Mitarbeiterinnen und Mitarbeitern. Dies ist nicht nur im Interesse der Leistungsqualität und der Patientenorientierung, sondern ist auch mit Blick auf das betriebliche Gesundheitsmanagement von Bedeutung. Transformationale Führung erfordert allerdings Zeit und Engagement der Vorgesetzten für ihre Führungsaufgabe. Diese ist jedoch angesichts des großen wirtschaftlichen Druckes auf die Gesundheitseinrichtungen häufig zu wenig vorhanden.

Kritische Reflektion erforderlich

Ein kritisches Überdenken der Führungsrollen und -funktionen bei allen Health Professionals ist notwendig. Mit der transformationalen Führung kommt man den „reifen" Mitarbeitern entgegen, da sie selbständig und selbstverantwortlich bleiben, jedoch über gemeinsame Werte und Normen koordiniert werden. Dieser Führungsstil schafft nicht nur eine höhere Mitarbeiterzufriedenheit, über gemeinsame und akzeptierte Werte werden auch Unternehmensziele und Ziele im Interesse der Patienten verfolgt. Die Professionalisierung der verschiedenen Gesundheitsberufe schafft dazu auch gute Voraussetzungen, liegen doch Patientenbehandlung und Leistungsqualität im Interesse aller Health Professionals. Somit leistet die transformationale Führung nicht nur einen wichtigen Beitrag an die Attraktivität der Gesundheitseinrichtung für Patienten und Mitarbeiter, sondern auch an das betriebliche Gesundheitsmanagement der Gesundheitseinrichtungen.

Literatur

Badura, B. (1993):
Systemgestaltung im Gesundheitswesen, in: Badura, B.; Schott, T. (Hrsg.): System Krankenhaus: Arbeit, Technik, Patientenorientierung; Weinheim: Juventa Verlag, S. 28-40.

Baecker, D. (2003):
Organisation und Management; Frankfurt a.M.: Suhrkamp.

Bass, B.M.; Avolio, B.J. (1990):
Transformational Leadership Development. Manual for the Multifactor Leadership Questionnaire, Palo Alto.

Berchtold, P.; Endrissat, N.; Müller, W.R.; Schmitz, Chr. (2007):
Managing Professionals – Führung in Spitälern; College-M, Bern.

Boerner, S.; Dütschke, E.; Schwämmle, A. (2005):
Freiwillig mehr leisten? Organizational Citizienship Behavior im Krankenhaus – ein Vergleich zwischen Ärzten und Pflegekräften, In: Gesundheitswesen 67, 770-776.

Bovermann, A. (1997):
Dienstleistungsqualität durch Total Quality Management. Wiesbaden: Deutscher Universitätsverlag.

Frech, M. (1996):
Gruppen- und Teamarbeit in Gesundheitsorganisationen, In: Heimerl-Wagner, P.; Köck, C. M. (Hrsg.): Management in Gesundheitsorganisationen. Wien: Ueberreuter, S. 234-291.

Glouberman, S.; Mintzberg, H. (2001):
Managing the care of health and the cure of disease; Part 1, in: Health Care Management Review, Winter, S. 56-69.

Goffee, R.; Jones, G. (2001):
Warum sollte sich jemand gerade Sie zum Chef wünschen? In: Harvard Business Manager 23/6: 50-61.

Güntert, B. (1996):
Arzt oder Manager - Zur Managementrolle von Chefärzten, in: Klotz T., Engelmann U., Neubauer S. (Hrsg.): Das Krankenhaus im Wandel: Perspektiven in Gesundheitsmanagement und Krankenhausorganisation; Acron-Verlag, Berlin, S. 157-167.

Güntert, B.; Offermanns, G. (2001):
Der Wandel in der methodischen und fachlichen Kompetenz als Herausforderung an die Aus- und Weiterbildung. In: Alexander, A.; Rath, T. (Hrsg.): Krankenkassen im Wandel – Organisationsentwicklung als Herausforderung. Wiesbaden: Deutscher Universitäts-Verlag, 103-114.

Güntert, B.; Offermanns, G. (2002):
Qualitätsmanagement im Gesundheitswesen unter sich verändernden Rahmenbedingungen. In: Eiff, W. v.; Fenger, H. et al. (Hrsg.): Der Krankenhausmana-

ger: Praktisches Handbuch für Krankenhäuser und Einrichtungen des Gesundheitswesens; Ausgabe Januar, Abschnitt 16. Berlin, Heidelberg: Springer, 1-34.

Güntert, B.; Offermanns, G. (2002a):
Ärztliche Führung. Eine Frage der ökonomischen Kompetenz? In: Hildemann, K. D. (Hrsg.): Spannungsfeld Führung: Neue Konzepte in einem veränderten Sozialstaat. Leipzig: Evangelische Verlagsanstalt, 147-160.

Güntert, B. (2006):
Personalmanagement in der Integrierten Versorgung:, in: Busse R. et al. (Hrsg.): Management im Gesundheitswesen; Springer Verlag, Berlin, S. 313-320.

Güntert B. (2006a):
Change Management in der Integrierten Versorgung, in: Busse R. et al. (Hrsg.): Management im Gesundheitswesen; Springer Verlag, Berlin, S. 433-442.

Kersting, T. (2001):
Arzt im Krankenhausmanagement sowie direktorale versus kollegiale Abteilungsleitung. In: Eichhorn, S.; Schmidt-Rettig, B. (Hrsg.): Krankenhausmanagement – Zukünftige Struktur und Organisation der Krankenhausleitung. Stuttgart, New York: Schattauer, S. 104-114.

Kieser, A.; Kubicek, H. (1989):
Organisation. Berlin: de Gruyter.

Kühnle, S. (1999):
Konzept für eine lernende Healthcare-Organisation, Universität Bielefeld, Dissertation, http://bieson.ub.unibielefeld.de/volltexte/2003/133/.

Lieb, N. (2004):
Aufgaben, Anforderungen und Auswahl leitender Ärzte: Assessment Center als Beitrag zur Managemententwicklung im Krankenhaus. Kulmbach: Baumann.

Luhmann, N. (1997):
Die Gesellschaft der Gesellschaft. Frankfurt: Suhrkamp.

Mintzberg, H. (1983):
Structure in Fives – Designing Effective Organisations, Englwood-Cliffs, NJ,, Prentice-Hall.

Mintzberg, H. (2004):
Der Managerberuf: Dichtung und Wahrheit. In: Harvard Business Review 25/10: 72-89.

Oertig, M. (1995):
Dynamisches Personalmanagement. Kriftel, Neuwied: Luchterhand.

Offermanns, G. (2005):
Integriertes Personal-Controlling im Krankenhaus. Heidelberg: Verlag Integrierte Bildung.

Offermanns, G. (2006):
Die zukünftige Rolle der Health Professionals aus der Sicht der Betriebswirtschafts- und Managementlehre. In: Pundt (Hrsg.): Professionalisierung im Gesundheitswesen. Bern: Huber, 36-60.

Offermanns, G. (2007): Monetik statt Ethik im Gesundheitswesen – entscheidet Geld über Leben und Tod von Patienten? In: Kellermann, P. (Hrsg.): Die Geldgesellschaft und ihr Glaube – Ein interdisziplinärer Polylog. Wiesbaden: VS Verlag für Sozialwissenschaften, S. 41-56.

Peters, T. J.; Waterman, R. H. (1986):
In search of excellence: Lessons from America's best-run companies. New York: Harper & Row.

Richter, P.; Merkel, S.; Streit, B.; Haeslich, G.; Strakow, I.; Engel, S. (2005): Wie belastet sind Ärzte im Bereitschaftsdienst? Eine Belastungs-Beanspruchungs-Analyse bei sächsischen Krankenhausärzten.
In: www.arbeitsschutz-sachsen.de/publications/sachgebiete/index.stm.

Schmidbauer, W. (1998):
Die hilflosen Helfer. Über die seelische Problematik der helfenden Berufe. Hamburg: Rowohlt.

Schmidt-Rettig, B. (2001):
Insellösungen reichen nicht – Medizin Controlling muss Bestandteil eines integrativen Konzeptes sein. In: Krankenhaus Umschau, Heft 1: S. 39-43.

Schmidt-Rettig, B. (2002):
Anforderungen an das Personalmanagement im Krankenhaus. In: Arnold, M.; Klauber, J. (Hrsg.): Krankenhausreport 2001 – Schwerpunkt Personal. Stuttgart: Schattauer, S. 65-76.

Steyrer, J. (1996):
Prozesse der Führung in Gesundheitsorganisationen. In: Heimerl-Wagner, P.; Köck, C. M. (Hrsg.): Management in Gesundheitsorganisationen. Wien: Ueberreuter, S. 127-186.

Sisignano, A. (2001):
Kliniken müssen Dienstleister werden. In: Management und Training. Vol. 12: S. 28-31.

Stratmeyer, P. (2002):
Das patientenorientierte Krankenhaus. Weinheim: Juventa.

Them, K.H. (2006):
Berufsverbleib, Berufsausstieg bzw. Berufswiedereinstieg diplomierter Pflegepersonen in Österreich, Dissertation an der UMIT, Hall in Tirol.

Thommen, J.P. (2002):
Management und Organisation: Konzepte, Instrumente, Umsetzung. Zürich: Versus.

Ulrich, H.; Güntert, B.; Hofer, M. (1984):
Entwicklung eines umfassenden Managementsystems für Einrichtungen des Gesundheitswesens, Insitut für Betriebswirtschaft, St. Gallen.

West, M. A.; Borrill, C. (2002):
The link between management of employees and patient mortality in acute hospitals. In: International Journal of Human Resource Management, Vol. 13, Nr. 8: S. 1299-1310.

Wolke, R. (2001):
Controlling in Pflegeeinrichtungen : operatives Controlling für Pflegeleistungen in stationären Pflegeeinrichtungen. Lage: Jacobs.

Wunderer, R. (2001):
Führung und Zusammenarbeit, Kriftel, Neuwied: Luchterhand.

5.2 Organisationsformen für Gesundheitsunternehmen

Andrej Rasch, Bielefeld

5.2.1 Hintergrund

Wettbewerbsdruck

Die rasante Veränderung der Rahmenbedingungen im Gesundheitswesen, gekennzeichnet durch einen starken Wettbewerbsdruck und Überwindungsversuche professioneller und sektoraler Grenze, machen eine Diskussion über die Organisationsformen für Unternehmen der Gesundheitsbranche erforderlich. Vor allem durch den Gesetzgeber regulierte Rahmenbedingungen, die einer kontinuierlichen Veränderung unterworfen sind, zwingen die Akteure des Gesundheitswesens zu grundlegenden Anpassungen, die unter anderem auch die Organisationsformen betreffen können. Die Problematik einer effizienten und den Umweltbedingungen angepassten Organisation umfasst insbesondere den ambulanten und stationären Bereich der medizinischen Versorgung. Genannt seien an dieser Stelle die zahlreichen Gesundheitsreformen der letzten Jahre, z. B. Einführung von Diagnosis Related Groups (DRGs) im stationären Bereich oder der Förderung integrierter Versorgungsstrukturen.

Differenzierte Betrachtung

Bei der Betrachtung möglicher Organisationsformen müssen jedoch die typischen Akteure der Gesundheitsbranche differenziert betrachtet werden. Durch die zahlreichen spezifischen Bedingungen des Gesundheitswesens sowohl in der Art der erbringenden Leistung als auch in den Rahmenbedingungen des Handelns ergeben sich wichtige Besonderheiten auch für die Organisationsgestaltung der auf diesem Markt agierenden Unternehmen oder Institutionen. Die Zugehörigkeit einer wirtschaftlichen Einheit zur Gesundheitsbranche kann dabei angenommen werden, wenn deren primäre Leistungserbringung in einem unmittelbaren Zusammenhang mit dem Gesundheitswesen steht. Nach dieser Definition können zu den Organisationen der Gesundheitsbranche sowohl Leistungserbringer (ambulante Arztpraxen, Krankenhäuser, Rehabilitations- und Pflegeeinrichtungen, Universitätskliniken), als auch Kostenträger (gesetzliche und private Krankenkassen), Pharma- und Medizingerätehersteller, Verbände und Interessenvereinigungen hinzugezählt werden.

In den folgenden Unterabschnitten soll zunächst auf theoretische Konzepte der Organisationsformen eingegangen werden. Diese Grundlagen sind weitgehend allgemeingültig und sollen für den

Leser eine Basis für die Auseinandersetzung mit ausgewählten Beispielen der typischen Unternehmen der Gesundheitsbranche liefern.

5.2.2 Grundlagen der Organisationsformen

Unter einer Organisationsform wird im Kontext dieses Abschnittes die Gesamtheit aller strukturellen und rechtlichen Eigenschaften von Organisationen verstanden.

In diesem Zusammenhang lassen sich zunächst zwei Begriffe in Verbindung bringen: (1) Aufbauorganisation und (2) Ablauforganisation.

Aufbau-organisation

Mit der Aufbauorganisation ist in erster Linie der Zusammenhang zwischen einzelnen organisatorischen Einheiten und mit der organisatorischen Struktur assoziiert. Der Sinn der Aufbauorganisation ist es, ausgehend von der primären Funktionserfüllung (erwerbswirtschaftlich oder non-for-profit), eine Aufteilung der einzelnen Teilaufgaben so organisieren und zu gestalten, dass dadurch eine effiziente Arbeitsteilung der betrieblichen Prozesse gewährleistet ist. (vgl. Wöhe et al., 2000) Insbesondere geht es hierbei um die Schaffung von organisatorischen Einheiten und eine Aufgabenaufteilung auf der Meso-Ebene und Festlegung der hierarchischen Ordnung bezüglich der Weisungsbefugnisse.

Ablauf-organisation

Während also die Aufbauorganisation die hierarchischen Strukturen umfasst, werden unter der Ablauforganisation üblicherweise interne Abläufe und Prozesse in einzelnen wirtschaftlichen Einheiten verstanden. Für die gezielte Betrachtung der Organisationsformen wird daher der Schwerpunkt auf die vielfältigen Ausprägungen und Gestaltungsmöglichkeiten der Aufbauorganisationen gelegt.

Eine andere Art der Klassifizierung von Organisationsformen im Gesundheitswesen stellt die Betrachtung der jeweiligen Rechtsform dar. Die Wahl der jeweiligen Rechtsform ist eine fundamentale Entscheidung die sich nicht nur auf die innerbetriebliche Ausgestaltung auswirkt, sondern auch auf die Beziehung zwischen den einzelnen internen Bereichen und auf die externe Verbindung zu den außen stehenden Interessensgruppen. Eine ausführliche Beschreibung dieses wichtigen rechtlichen Organisationsaspekts wurde bereits im Kapitel 2.1 vorgenommen.

5.2.2.1 Aufgabenstrukturierung

Eine der wichtigsten Voraussetzung für die Notwendigkeit der Auseinandersetzung mit der Gestaltung von Organisationsformen bildet das für die Mehrheit aller Unternehmen allgemeingültige Prinzip der Arbeitsteilung. Die wohl einzige Ausnahme bilden die Unter-

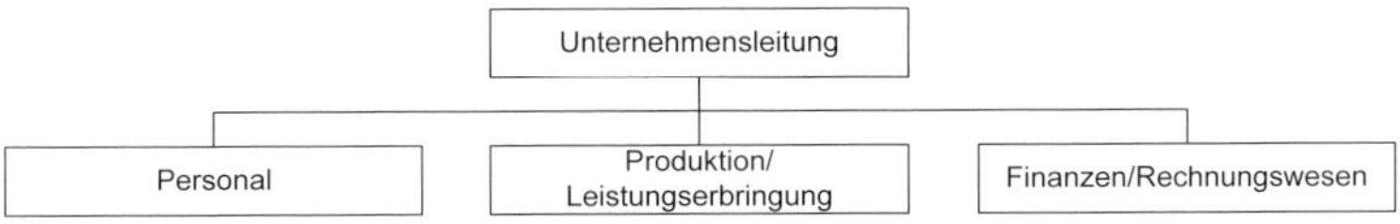

Abb. 5-13: Funktionale Organisation

nehmungen, die organisatorisch aus einer einzelnen Person bestehen. Mit steigender Anzahl an Personen innerhalb eines Unternehmens steigt auch der Grad der Arbeitsteilung und der damit nötigen Organisation. Die Gestaltung der Aufbau- und Ablauforganisation hängt hierbei in entscheidender Weise davon ab, wie die Primärorganisation im Sinn der Aufgabenstrukturierung im Unternehmen geregelt ist.

Die gängige Einteilung der Aufgabenstruktur bietet die Differenzierung in funktionale und divisionale Organisationsformen. Der in allen Wirtschaftsbereichen stark verbreitete funktionale Aufbau erfolgt in der Regel in der zweiten Hierarchieebene unter der Unternehmensleitung nach dem Verrichtungsprinzip, indem die hierarchisch untergeordneten Stellen je nach ausführender Tätigkeit zusammengefasst und einer oberen Instanz unterstellt werden. Die typischen Funktionsbereiche sind: Produktion, Beschaffung, Personal/Verwaltung, Finanzen/Rechnungswesen, Forschung und Entwicklung, etc. Je nach Art und Größe des Unternehmens können sich einzelne Bereiche in spezialisierte Unterabteilungen aufteilen. Für die Führung einzelner Bereiche kann eine funktionale Ressortaufteilung innerhalb der Unternehmensleitung sinnvoll sein.

Funktionale Organisation

Die funktionale Organisation kann in der Regel gerade für Unternehmen kleiner bis mittlerer Größe und einer homogenen Produktpalette (z. B. Krankenhäuser) eine weitgehend unkomplizierte und effiziente Organisationsform zu sein. Die Fokussierung auf einheitliche Aufgabenbereiche ermöglicht die nötige fachliche Spezialisierung der jeweiligen Bereiche und die damit realisierbare Ressourceneffizienz. Mit zunehmender Produktheterogenität und/oder insbesondere geographischen Ausdehnung der Geschäftstätigkeit kann jedoch die funktionale Organisationsform an die Grenzen ihrer Praktikabilität stoßen. (vgl. Bühner, 1999, S. 123 ff, sowie Schulte-Zurhausen, 2005, S. 207 ff.)

Divisionaler Organisationsaufbau

Beim divisionalen Organisationsaufbau werden die Bereiche nach Sparten oder Divisionen aufgeteilt. Die Zuordnung hierarchisch unterstellter Einheiten erfolgt nach dem Objektprinzip und kann daher Geschäftsbereiche zusammenfassen die z. B. für eine bestimmte Produktgruppe, für eine bestimmte Region oder Kundensegmente zuständig sind. Diese Aufteilung spielt insbesondere für größere Unternehmen mit einer heterogenen Produktpalette oder geografisch unterschiedlichen Märkten (z. B. Pharmaunternehmen) eine Rolle. Insbesondere für Unternehmen mit einer diversifizierten Unternehmensstruktur (heterogene Produkte und Märkte) erscheint ein solcher

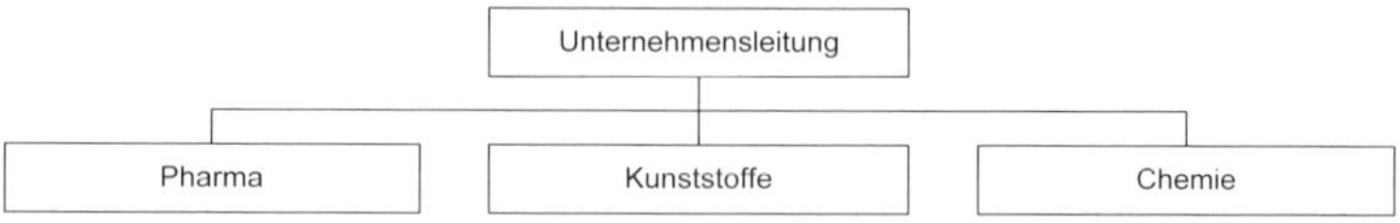

Abb. 5-14: Die divisionale Organisation

Organisationsaufbau als sinnvoll. Sind diese Voraussetzungen gegeben, so kann die divisionale Organisationsform eine effiziente und flexible Aufgabenstrukturierung gewährleisten. Damit wird die obere Unternehmensleitung entlastet und die einzelnen Geschäftsbereiche können marktrelevante Entscheidungen „vor Ort" treffen.

Organisatorischer Aufbau

Der organisatorische Aufbau kann sehr weitgehend gestaltet werden, so dass die einzelnen Geschäftsbereiche nicht nur über eine weitgehende wirtschaftliche Selbstständigkeit verfügen, sondern auch rechtlich selbstständige Unternehmen (Tochtergesellschaften) bilden. Die oberste Hierarchieebene bildet eine Holding-Organisation (Muttergesellschaft), die je nach Organisationsgestaltung sowohl für operative Geschäfte, als auch nur für grundsätzliche strategische Entscheidungen zuständig sein kann (vgl. Bühner, 1999, S. 123 ff.).

In der Praxis häufig Kombination der Ansätze

In der Praxis kann sich die gleichzeitige Anwendung der Elemente beider Konzepte als durchaus sinnvoll oder gar notwendig erweisen. So wird z. B. bei einem divisionalen Organisationsaufbau die nachstehende hierarchische Ebene oft nach dem funktionalen Prinzip aufgebaut. Die einzelnen Sparten weisen somit eigene untergeordnete Funktionseinheiten auf. Bei einem (in der zweiten Hierarchieebene) funktional gegliederten Unternehmen kann eine produkt- oder regionsbezogene Untergliederung eines Bereichs die nötige Trennung und Übersichtlichkeit schaffen.

5.2.2.2 Leitungsorganisation

Aus dem bereits angesprochenen Prinzip der Arbeitsteilung und einer quantitäts- und qualitätsbezogenen Organisationsproblematik ergibt sich auch die Notwendigkeit einer Leitungsorganisation. Unter der Leitungsorganisation wird hierbei die organisatorische Gestaltung der Gesamtstruktur aller Leitungsbeziehungen in einem Unternehmen definiert. (vgl. Schulte-Zurhausen, 2005, S. 207 ff.) In Bezug auf die Aufbauorganisation wird hier insbesondere der Schwerpunkt auf die hierarchische Form der Primärorganisation und gelegt. Durch die praktische Möglichkeit grafischer Darstellung der Leitungsstrukturierung in einem Unternehmen werden die hierarchischen Beziehungen oft auch in Form eines Organigramms dargestellt.

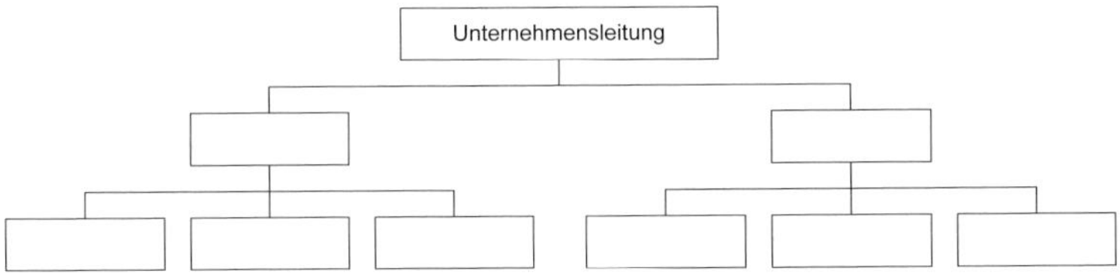

Abb. 5-15: Einliniensystem

Einlinien-System

Zu den grundlegenden Organisationsformen im Sinne einer Leitungsstrukturierung gehört die Unterscheidung in die Einlinien- und Mehrlinien-Systeme.

Weisungsbefugnis und Verantwortlichkeit

Das für das Einlinien-System gültige Prinzip der Einheit der Auftragserteilung bedeutet, dass jedes Mitglied einer Hierarchie einen bestimmten direkten Vorgesetzten hat. Die Weisungsbefugnisse und Verantwortlichkeiten sind von der obersten bis zur untersten Hierarchieebene klar geregelt. Diese Organisationsgestaltung hat spezische Vor- und Nachteile. Zu den Vorteilen gehören klare Dienstwege und Kompetenzen, größere und schnellere Durchsetzungsfähigkeit von Entscheidungen bei leichteren Kontrolle und Informiertheit von Vorgesetzten. (vgl. Kieser et al., 2003, S. 136-148) Zu den möglichen Nachteilen gehören ohne Zweifel die langen Dienstwege, Überlastungen und Überforderungen der Vorgesetzten durch eine quantitativ höhere Beanspruchung.

Mehrlinien-System

Bei einem Mehrlinien-System können die Hierarchiemitglieder mehrere Weisungsbefugte Vorgesetzte haben. Im Rahmen einer Mehrfachunterstellung liegt also die Leitungsfunktion bei mehreren höher stehenden Stellen, was die Hierarchietiefe einer Organisation reduzieren und nach dem Prinzip der kürzesten Wege vor allem die Informationsflüsse reduzieren soll. Problematisch ist hier insbesondere die fehlende eindeutige Zuständigkeitsaufteilung, die bei Überscheidungen der Interessen und Funktionen oberer Instanzen zu Kompetenzstreitigkeiten und erschwerter Nachverfolgung der Verantwor-

Mehrfachunterstellung

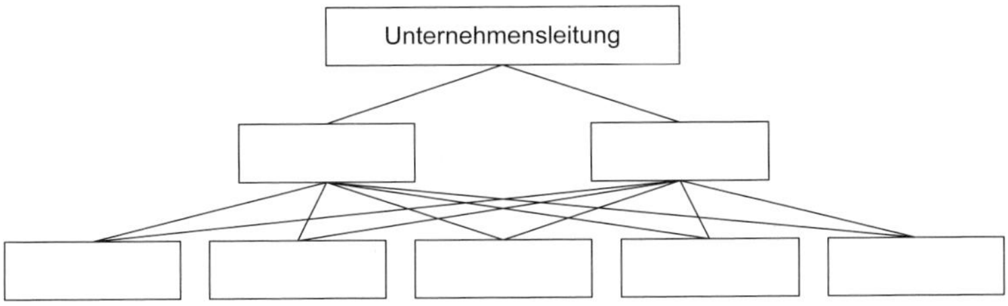

Abb. 5-16: Mehrlinien-System

tung führen kann.

In reiner Form kommen sowohl die Einlinien- als auch Mehrliniensysteme in der Regel nicht vor. Je nach Unternehmensgröße, Art der Aufgaben, Branche und Unternehmensgeschichte tendieren die Organisationen in eine oder die andere Richtung um eine effiziente Balance mit Vorteilen beider Organisationsformen zu erreichen. Dies gilt sicherlich auch für Unternehmen der Gesundheitsbranche, wo je nach Organisationstyp und Organisationsbereich die Elemente eines Einliniensystems oder Mehrliniensystems überwiegen.

Bei der Analyse von Organisationsformen im Sinne eines Leitungssystems sollte zusätzlich unterschieden werden, dass die Verknüpfungen innerhalb einer Hierarchie auch von der Art der Weisungsbefugnisse und Verantwortung abhängig sind. Zum einen kann es sich um eine disziplinarische Verantwortung gegenüber den hierarchisch höher stehenden Stellen im Rahmen der Aufgabenerfüllung handeln. Zum anderen ist diese Verknüpfung auch mit dem Empfang fachlicher Weisungsbefugnisse durch andere Stellen denkbar. Hierbei handelt es sich um die Berechtigung der oberen Stellen inhaltliche und fachliche Vorgaben zu formulieren.

Matrix-Organisation

Objekt- und Verrichtungsprinzip

Bei der Sonderform der Matrix-Organisation handelt es sich Weiterentwicklung der Mehrlinienorganisation mit einer Überlagerung der zwei oben beschriebenen Prinzipien der Aufgabenstrukturierung. Bei großen Unternehmen mit einer komplexen Aufbauorganisation wird hiermit versucht die Vorteile der Aufgabenstrukturierung nach dem Objektprinzip mit den des Verrichtungsprinzips zu verbinden. Im Vergleich zum eindimensionalen Einlinien- oder Mehrlinien-System handelt es sich hier um eine mehrdimensionale Organisationsform. Hierfür können verantwortliche Stellen sowohl für die Funktionsbereiche, als auch nach einzelnen Produktgruppen oder Regionen gebildet werden. Die Elemente des Mehrliniensystems werden hier

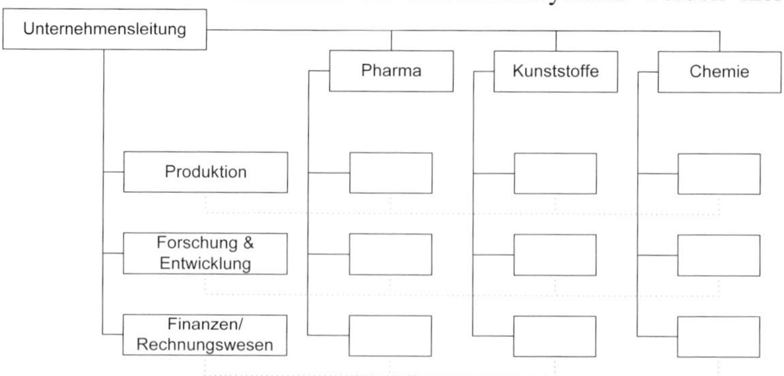

Abb. 5-17: Matrix Organisation

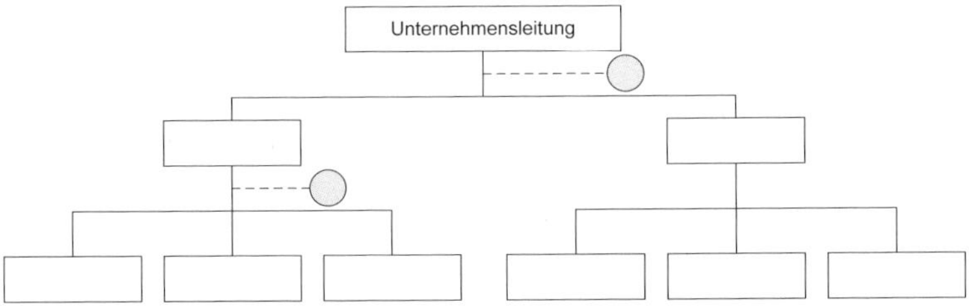

Abb. 5-18: Stabsstellen-Organisation

deutlich, da untergeordnete Stellen sowohl den Verantwortlichen der Funktionsbereiche, als auch den übergeordneten Stellen der divisionalen Bereiche unterstellt werden können. Hierbei müssen die Dimensionen der Matrix auch nicht vollkommen gleichberechtigt ausgestaltet werden, so dass eine Dimension die Rolle einer Primärorganisation übernimmt. (vgl. Bühner, 1999, S. 123 ff.) Auch die disziplinarischen und fachlichen Weisungsbefugnisse der oberen Instanzen können unterschiedlich festgelegt werden.

In der Praxis ist diese Organisationsausgestaltung vor allem bei sehr großen Unternehmen anzutreffen, wo z. B. eine zweidimensionale Aufteilung der Unternehmensbereiche nach Regionen oder Produktsegmenten sinnvoll erscheint. Die genaue Ausgestaltung des Organisationsaufbaus bietet dabei vielfältige Möglichkeiten und bleibt unternehmensspezifisch.

Stabstellen

Eine weitere Modifikation der üblichen Aufbauorganisation findet durch die Bildung von Stabstellen statt. Eine Ergänzung des Organisationssystems durch die Stäbe zu einem Stabliniensystem erfolgt vor allem zur Unterstützung der quantitativen und qualitativen Entscheidungskompetenz einzelner Hierarchiestellen, zur Koordination zwischen einzelnen Unternehmensbereichen oder anlassbezogen bzw. projektbezogen. (vgl. Bühner, 1999, S. 123 ff.)

Die Stäbe besitzen in der Regel keine Weisungsbefugnisse und nehmen daher innerhalb einer Hierarchie eine Sonderstellung ein. Die Ergänzung eines Organisationssystems durch Stäbe findet in Unternehmen zahlreicher Branchen statt und wird besonders bei Organisationen ab einer mittleren Größe besonders sinnvoll. Ein typisches Bespiel bilden die Stabstellen für das Qualitätsmanagement oder Controllingaufgaben in Krankenhäusern.

Elemente der Hierarchie

Integration der Mitarbeiter

Gerade wenn, wie in Dienstleistungsunternehmen üblich, der hauptsächliche Produktionsfaktor das Personal ist, muss dies auch in Überlegungen zur organisatorischen Gestaltung eine entscheidende Rolle spielen. Die Integration der Mitarbeiter ist von großer Bedeutung für den unternehmerischen Erfolg. Eine Gratwanderung ist

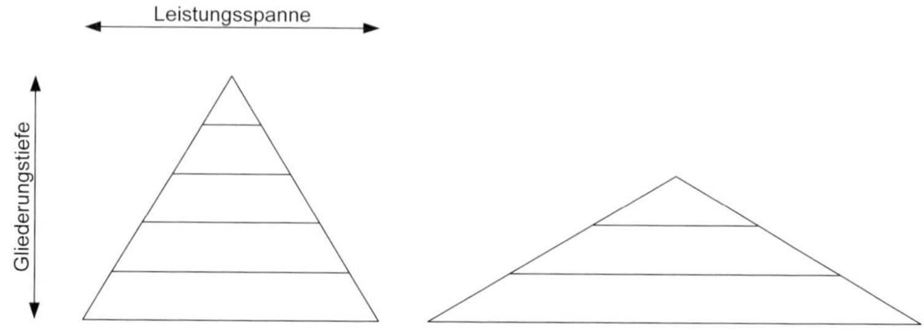

Abb. 5-19: Hierarchische Gliederungstiefe und Leitungsspanne

dabei, in welch starkem Maße Prozesse reguliert oder der freien Entscheidung von Mitarbeitern, bzw. Mitarbeitergruppen überlassen werden.

Leitungsspanne

Delegation im Sinne einer dauerhaften Übertragung der Entscheidungsbefugnisse und Rechte an untergeordnete Stellen findet in der hierarchischen Organisation statt. Die Organisationsform ist also auch mit der damit verbundenen Zentralisierung (geringe Übertragung der Entscheidungsbefugnisse) bzw. Dezentralisierung (hoher Grad an Delegation) verbunden. Wie bereits für die Grundformen der Organisationsgestaltung diskutiert wurde, wird es in der Praxis kaum Beispiele für eine ausschließliche Anwendung dieser Idealmodelle geben. Abhängig von der Organisation werden auch hier in einem System entweder die Elemente der Zentralisation oder der Dezentralisation überwiegen und sich gegenseitig ergänzen. Das optimale Verhältnis ist immer situationsabhängig. Im Allgemeinen wäre jedoch oft das folgende Prinzip sinnvoll: „So viel Zentralisierung wie nötig, so viel Dezentralisierung wie möglich."

Management-Barrieren

Wichtig ist in diesem Kontext auch das Verhältnis von Gliederungstiefe und Leitungsspanne einer organisatorischen Hierarchie. Als Gliederungstiefe wird hierbei die Anzahl der hierarchischen Ebenen verstanden. Die Leitungsspanne beschreibt hingegen die Anzahl der einen Instanz direkt untergeordneten Stellen. Die optimale organisatorische Ausgestaltung hängt hierbei von einer Vielzahl von Faktoren ab, wie z. B.:

- Gleichartigkeit der Aufgaben
- Komplexität
- Entscheidungsspielräume
- Führungsstil (vgl. Schmidt, 2000, S.128-140)

In Abb. 5-19 sind zwei unterschiedliche Gestaltungsmöglichkeiten einer hierarchischen Pyramide dargestellt. Je nach Rahmenbedingen kann die optimale Ausgestaltung einer Hierarchie (bei einer konstanten Anzahl an Mitarbeitern) steiler oder flacher ausfallen.

Aus einer anderen Perspektive betrachtet, kann eine Hierarchie mit stark ausgeprägten Zwischenebenen und einer Fokussierung auf eine bestimmte Art der Aufgabenstrukturierung zur Bildung von Barrieren führen. So genannte „Management-Barrieren" können zwischen den einzelnen Hierarchieebenen entstehen und gefährden in erster Linie den Informationsfluss in einer Organisation. „Funktionale Barrieren" können sich aus einer starken Konzentration der Aufgabenstrukturierung nach dem Verrichtungs- oder Objektprinzip resultieren. (vgl. Schmidt, 2000, S. 128-140)

Hierarchische Positionen

Die bisher betrachteten Organisationsformen gingen alle von einer hierarchischen Struktur mit einer einheitlichen Unternehmensleitung aus. Im Rahmen der Betrachtung von Organisationsformen sollte jedoch zusätzlich angemerkt werden, dass oberhalb (oder außerhalb) jeder organisationsinternen Hierarchie in der Regel die Anteilseigner bzw. die Unternehmensträger einer Unternehmung oder Einrichtung stehen. Im Krankenhausbereich spricht man z. B. typischerweise von der Trägerschaft (z. B. Kommune oder kirchliche Organisation). Wenn die Leitungsaufgaben des obersten Managements nicht durch die Besitzer und Träger selbst wahrgenommen werden, wie dies in einem Einzelunternehmen (z. B. Arztpraxis) oft der Fall ist, bedarf es einer Überwachung dieser Tätigkeit und somit der Interessen dieser Anspruchsgruppe. Die Unternehmensleitung obliegt also nicht vollständig einem einzigen Organ an der unternehmensinternen Hierarchiespitze, sondern wird teilweise mit anderen Organen geteilt. Für die meisten komplexeren Organisationen (Rechtsformen) sind neben der eigentlichen Unternehmensleitung daher weitere einflussbefugte Gremien vorgeschrieben. Zusätzlich kann dieses System auch durch fakultative Gremien (z. B. Beiräte) ergänzt werden. (vgl. von Werder A., 2005, S. 51-54)

Trennung von Leitung und Kontrolle

Eine wichtige Rolle für grundsätzliche Entscheidungen fällt hier der Versammlung der Unternehmensträger zu (z. B. Gesellschafterversammlung bei einer GmbH, Hauptversammlung bei einer AG), die das höchste Entscheidungsgremium einer Organisation bildet und durch das Stimmrechts der Gesellschafter deren Interessenwahrung sichern soll. Für die eigentliche Geschäftsführung ist hingegen ein Verwaltungsgremium (z. B. Geschäftsführung in einer GmbH, Vorstand in einer AG oder Stiftung) vorgesehen (vgl. von Werder A., 2005, S. 51-54). Üblich ist oft auch eine Zweiteilung des Verwaltungsgremiums in ein Leitungsorgan und ein Kontroll- bzw. Aufsichtsorgan. Das Leitungsorgan nimmt dabei die Aufgaben oberster Unternehmensführung wahr und wird je nach Organisationsform auch als Vorstand, Geschäftsführung oder Betriebsleitung bezeichnet. Das Kontrollgremium, in der Praxis auch als Aufsichtsrat (bei einer Aktiengesellschaft), Verwaltungsrat (Körperschaft des öffentlichen Rechts) oder Kuratorium (Stiftung) bezeichnet, überwacht die Geschäftstätigkeit des Leitungsorgans. (vgl. Greiling, 2000, S. 69-104)

5.2.3 Organisationsformen für ausgewählte Bereiche der Gesundheitsbranche

Die Vielfältigkeit der Organisationen im Gesundheitswesen und der damit verbundenen organisatorischen Ausgestaltungsmöglichkeiten ist enorm. Die Analyse der Organisationsformen für Unternehmen der Gesundheitsbranche sowie die Übertragung der theoretischen Erkenntnisse in die Praxis bedarf einer differenzierten Betrachtung einzelner Branchen und unternehmensinterner Besonderheiten.

Übertragung von Organisationsansätze

Die Übertragung klassischer betriebswirtschaftlicher Ansätze gestaltet sich wohl am einfachsten am Beispiel der Unternehmen der pharmazeutischen Industrie. Die Pharmaunternehmen können, trotz einiger marktbedingter Besonderheiten, angesichts ihrer Organisation weitgehend unproblematisch mit typischen Produktionsunternehmen anderer Wirtschaftszweige verglichen werden. Auch bei der Wahl der Rechtsform bietet sich für die Pharmaunternehmen in Deutschland die ganze Palette der gesetzlich erlaubten privatrechtlichen Formen an.

Besonderheiten beim Organisationsaufbau

Vor allem Erfordernisse zu Kooperationen und Vernetzungen in den stationären und ambulanten Bereichen sowie Veränderungen in der Krankenkassenlandschaft kennzeichnen seit Jahren den Wandel der Organisationsformen. In den folgenden Unterkapiteln soll daher besonders auf diese zwei wesentliche Bereiche des Gesundheitssektors eingegangen werden. Zusätzlich werden einige Besonderheiten des Organisationsaufbaus der gesetzlichen Krankenkassen verdeutlicht.

5.2.3.1 Organisationsformen im stationären Sektor

Einen bedeutenden Teil des Gesundheitswesens bildet nach wie vor der stationäre Bereich. Der Organisationsaufbau eines Krankenhauses ist dabei mit einigen spezifischen Merkmalen verbunden. Diese Besonderheiten betreffen die besondere Struktur der Trägerschaft, die organisatorische Ausgestaltung der Krankenhausleitung und der einzelnen organisatorischen Einheiten in der Klinik, wie z. B. Stationen. Somit erfordert die Analyse von Organisationsformen in Krankenhäusern eine Betrachtung von mehreren Ebenen.

Eine erste Unterscheidung der Krankenhäuser-Typen bietet die gesetzliche Definition nach § 108 SGB V. Demnach sind zugelassene Krankenhäuser solche die „nach den landesrechtlichen Vorschriften als Hochschulklinik anerkannt sind“, „in den Krankenhausplan eines Landes aufgenommen sind (Plankrankenhäuser)“ oder „einen Versorgungsvertrag mit den Landesverbänden der Krankenkassen und den Verbänden der Ersatzkassen abgeschlossen haben.“

Die Wahl der Rechtsform ist in jeder stationären Einrichtung entscheidend für den Grad der Entscheidungsautonomie bzw. Einwirkungsgrad des Trägers. Insbesondere bei rechtlich oder wirtschaftlich unselbständigen Krankenhäusern spielt die Intervention des Trägers bei wichtigeren Entscheidungen eine wichtige Rolle. Die Besonderheiten relevanter Rechtsformen wurden bereits im Kapitel 2.1 von Prenzler/Friedrich ausführlich dargestellt.

Trägerschaft

Eine große Rolle für alle Aspekte der Organisationsform eines Krankenhauses spielt die Trägerschaft, also die Institutionen oder Körperschaften die als Eigentümer fungieren. Die deutsche Krankenhauslandschaft ist geprägt durch drei unterschiedliche Typen der Träger und lässt sich demnach in öffentliche, freigemeinnützige und private Krankenhäuser unterscheiden. Die öffentlichen Träger sind in der Regel einzelne Gebietskörperschaften, wie Bund (Bundeswehrkrankenhaus), Bundesländer (Universitätsklinik) oder Gemeinden (Städtisches Krankenhaus). Die freigemeinnützigen Träger sind kirchliche (Diakonie, Caritas) oder sozial-humanitäre Einrichtungen (Deutsches Rotes Kreuz). Die privaten Krankenhäuser sind erwerbswirtschaftliche Einrichtungen, dessen Besitz mehrheitlich in privater Hand liegt.(vgl. Schär et al., 2007, S. 119-165)

Die aktuelle Aufteilung der Krankenhäuser nach Art der Trägerschaft (ohne Vorsorge- und Rehabilitationseinrichtungen) lag im Jahr 2005 bei 35 % für öffentliche Einrichtungen, 38 % für freigemeinnützige und 27 % für private Einrichtungen. Die Analyse der Bettenkapazität liefert einen Marktanteil von 52 % für öffentliche, 35 % für freigemeinnützige und 12,5 % für private Einrichtungen. (vgl. Statistisches Bundesamt, 2007) Diese verdeutlicht zudem, dass die öffentlichen Krankenhäuser im Vergleich zu anderen Einrichtungen eine überdurchschnittlich hohe Bettenkapazität aufweisen.

Tendenz zur privatrechtlichen Trägerschaft

Waren noch vor einigen Jahren öffentliche Träger dominierend, so vollzieht sich in den letzten Jahren eine Tendenz hin zu privaten Trägern. Insbesondere durch die Übernahme kommunaler Krankenhäuser in maroder wirtschaftlicher Lage, erzielten die privaten Träger beachtliche Sanierungserfolge. Eine Garantie für die bessere Wirtschaftlichkeit bietet eine private Trägerschaft jedoch nicht, so dass auch kommunale Krankenhäuser bei einer zeitgemäßen Unternehmensführung effizient und erfolgreich im Wettbewerb agieren können.

Typen der Trägerschaft

Bezüglich der Trägerorganisationen lassen sich zudem Tendenzen zur Bildung von Klinikkonzernen mit Holdingstrukturen ausmachen, unter deren Dach eine Reihe von Kliniken relativ selbständig arbeitet. Es handelt sich also um rechtlich selbständige Unternehmen, die jedoch der strategischen Planung des Konzerns unterliegen. Erwartet werden davon Synergieeffekte, wie sie z. B. im Rahmen der gemeinsamen Materialbeschaffung realisiert werden können, aber auch Effizienzsteigerungen durch eine gemeinsame strategische Planung.

Interne Organisationsstrukturen

Dreiteilung des Führungssystems

Die klassische Ausgestaltung der grundlegenden Organisationsstruktur bzw. des obersten Führungsorgans eines Krankenhauses in Deutschland besteht häufig noch immer aus einer Dreiteilung in einen ärztlichen, pflegerischen und kaufmännischen Bereich. Diese Funktionskreise umfassen also die im Krankenhaus üblichen berufsbezogenen Aufgaben und entsprechen einem typischen Organisationsaufbau nach dem funktionalen Prinzip.(vgl. Schär et al., 2007, S. 119-165) Die Führungsspitze setzt sich somit oft zusammen aus einem Ärztlichen Direktor, Pflegedirektor und einem kaufmännischen Leiter (Verwaltungsdirektor) zusammen. Die Krankenhausleitung (auch als Direktorium bezeichnet) nimmt die Aufgaben der obersten Leitungsebene wahr und ist für alle Vorgänge innerhalb eines Betriebs auch gegenüber den Trägern verantwortlich. Neben den bereichspezifischen Aufgabengebieten, müssen die Mitglieder des Direktoriums auch bereichübergreifende Entscheidungen treffen, was einen Konsens einzelner Mitglieder dieses Organs unterstellt.

Organisatorische Änderungen in der Führung

Vor allem die in den letzten Jahren häufigen Rechtsformwandlungen (in die Rechtsform einer GmbH oder gGmbH) waren häufig mit einer organisatorischen Veränderung der Krankenhausleitung verbunden. In solchen Fällen wird diese Aufgabe nicht mehr von einem typischen (dreiköpfigen) Direktorium, sondern von einem Geschäftsführer mit einem ärztlichen oder kaufmännischen beruflichen Hintergrund wahrgenommen wird. Dies soll vor allem die Flexibilität und Einheitlichkeit der Unternehmensführung sichern. Durch eine starke Position des Geschäftsführers und seine Entscheidungsbefugnisse wird auch die Durchsetzungsfähigkeit der Unternehmensleitung bei komplexen Situationen gestärkt.

Denkbar ist allerdings auch eine Ausgestaltung der obersten Hierarchieebene mit zwei gleichberechtigten Geschäftsführern mit jeweils einem kaufmännischen und einem ärztlichen Verantwortungsbereich. Diese organisatorische Lösung erfordert zwar einen dauerhaften Konsens, vermindert jedoch auch die dominante Stellung eines Bereiches. (vgl. Greiling, 2000: S.69-104; vgl. Preusker, 1999: S.34)

Formal sind die meisten Kliniken also funktional nach Berufsgruppen gegliedert. In den hierarchisch unter der Krankenhausleitung liegenden Einheiten (z. B. Stationen) kann die Organisation dann wiederum funktional (z. B. in der Funktionspflege) oder divisional (z. B. in der Bezugspflege) gestaltet werden. (vgl. Heimerl-Wagner, 1996: S.127 ff.) Bei der Leitungsorganisation sind dabei parallele und zumindest in Teilen autonome Hierarchien kennzeichnend, die z. B. im ärztlichen Bereich in mehrere Ebenen strukturiert sind.(vgl. Eckert et al., 2003: S.71-78) Für den Beobachter könnte so der Eindruck entstehen, die Berufsgruppen wären durch diese organisatorische Anordnung voneinander unabhängig. In der Realität fehlt jedoch oft die dem Einlinen-System typische strikte Unterstellung. So sind beispielsweise Pflegekräfte formal der Pflegedirektion/ Pflegedienstleitung unterstellt, erhalten jedoch auf der inhaltlichen Ebene Anweisungen von den Ärzten. Neben dem Vorteil, dass Anweisungen flexibler gegeben werden können, kann eine solche Organisation auch zu zahlreichen Konfliktsituationen führen. Trotz der offiziellen Dreiteilung der Funktionsbereiche wird dem Pflegedienst in der Realität somit nicht unbedingt die gleiche Gewichtung beigemessen wie dem ärztlichen Bereich. Zumindest für die Organisation des Pflegedienstes kann im Krankenhausbereich daher durchaus von einem Element des (inoffiziellen) Mehrliniensystem gesprochen werden.

Weisungskompetenz

Auch die Art der Weisungsbefugnisse kann innerhalb einer Krankenhaus-Organisation differenziert analysiert werden. So ist genau zwischen der disziplinarischen und der fachlichen (medizinischen) Weisungskompetenz oberer Organisationseinheiten gegenüber einzelnen Kliniken bzw. Chefärzten zu unterscheiden. Im Gegensatz zu der grundsätzlichen disziplinarischen Unterstellung, sind die jeweiligen Kliniken in ihrer medizinischen Fachkompetenz nicht dem ärztlichen Direktor oder Geschäftsführer unterstellt.

Hoher Koordinationsaufwand

Insgesamt bedingt dies einen hohen Koordinationsbedarf und Zusammenarbeit zwischen dem medizinischen, pflegerischen und verwaltungsbezogenen Personal. Formal wird das Leitungssystem im Krankenhaus jedoch meist eher als Einliniensystem mit Stabstellen

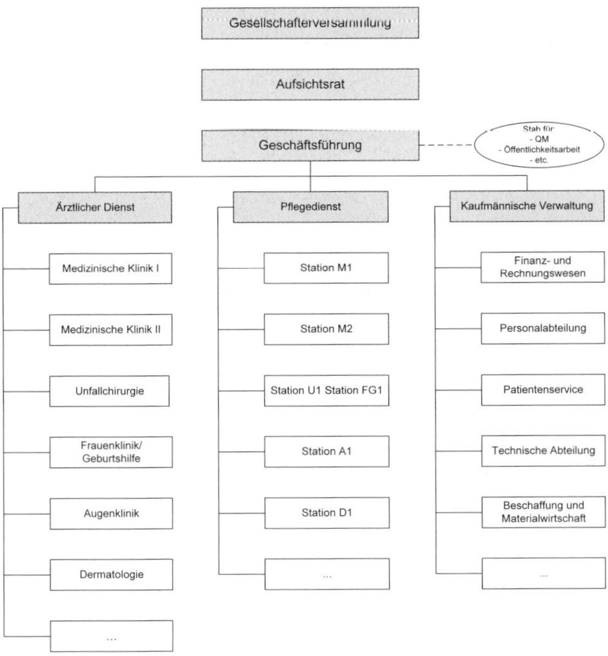

Abb. 5-20: Beispiel für ein KH-Organigramm

(z. B. Qualitätsmanagement) dargestellt. Abb. 5-20 zeigt einen möglichen Organisationsaufbau in einem Krankenhaus.

Die möglichen organisatorischen Probleme können vielerlei Ursachen haben: starre Organisationsstruktur und Verhaltensmuster, fehlende Transparenz, unzureichende Informationsflüsse, unklare Weisungsbefugnisse und Verantwortlichkeiten.(vgl. Laskewitz et al., 1997, S. 38-45) Die genaue Ausgestaltung der Organisationsform eines Krankenhauses hängt im Einzelfall vom jeweiligen Träger, Unternehmensgeschichte und dem obersten Leitungsorgan ab. Um Interessenkonflikte und Kompetenzstreitigkeiten zu vermeiden sollten also effiziente Organisationsstrukturen geschaffen werden, die die Aufgabenverteilung, Kompetenzen und Kooperationsmöglichkeiten klar definieren.

Reorganisation durch Zentrenbildung

Neue Organisationsformen im stationären Bereich

Besonders in großen Universitätskliniken war in den letzten Jahren eine Tendenz zur Reorganisation durch Zentrenbildung zu verzeichnen. Die klassische Fächerstruktur soll hierbei im Rahmen einer gezielten Prozessoptimierung durch horizontale Vernetzungen zwischen einzelnen Kliniken ergänzt oder ersetzt werden. Die grundsätzliche Voraussetzung für die Umstrukturierung einer bestehenden Organisationsform ist die Schaffung eines Mehrwertes. Dies mündet in zahlreichen Begründungen für die Zentrenbildung. So lässt sich die organisatorische Neustrukturierung und dessen öffentliche Ankündigung sowohl zu Werbungszwecken verwenden als auch aus medizinischer Sicht zur interdisziplinären Kompetenzbündelung und patientenorientierten Optimierung der Prozesse. Die letztere soll insbesondere zur Qualitätsverbesserung in der Versorgung führen. Nicht zuletzt soll auch eine Optimierung des Ressourceneinsatzes durch die gemeinsame Nutzung vorhandener Infrastruktur (Synergieeffekte) erzielt werden. (vgl. Klar et al., 2006, S. 218 sowie Schmitz et al., 2006, S. 230-235) Für eine effektive interdisziplinäre Zusammenarbeit werden die Zentren problemorientiert auf homogene Aufgabenbereiche (Organe oder Indikationen) ausgerichtet. (vgl. Gaede, 2006, S. 42)

Profit-Center

Eine weiter gehende Neustrukturierung besteht dann, wenn ein Zentrum administrativ eigenständig geführt wird. Diese neueren und teilweise umstrittenen Organisationseinheiten werden auch als s.g. Profit-Centern bezeichnet. Die Grundidee resultiert auch aus der tendenziell zunehmenden Verantwortungs- und Entscheidungsdelegation innerhalb der Hierarchien. Der dezentrale Organisationsaufbau ähnelt der divisonalen Struktur (Objektprinzip) und sieht entweder eine Trennung einzelner Fachabteilungen (Kliniken) nach einzelnen Profit-Centern oder eine Bündelung mehrerer Kliniken im Rahmen einer Zentrumsbildung zu einem Profit-Center vor. Damit sollen in erster Linie die operativen Leitungsaufgaben und Entscheidungen in die separaten Bereiche delegiert werden um damit mehr

Transparenz, Entscheidungsflexibilität und Effizienz zu erreichen. Die eigenständigen Profit-Center gewinnen dadurch einen hohen Grad an Selbstverantwortung für die Leistungserbringung und eigene Budgets. Die Krankenhausleitung würde sich auf grundsätzliche Aufgaben strategischen Charakters konzentrieren. Die Verantwortung über einen Profit-Center könnte einer eigenständigen Zentrumsleitung übertragen werden. Diese Form der Organisationsgestaltung setzt jedoch die Möglichkeit einer getrennten Betrachtung der Teilbereiche und eine genaue Zurechenbarkeit der externen und innerbetrieblichen Kosten und Erlösen im Rahmen einer umfangreichen internen Leistungsverrechnung (vgl. Greiling, 2000, S. 69-104 sowie Trill, 2000, S. 127-135).

Umstrukturierung durch Anwendung des Facility Managements

Eine weitere Organisationsentwicklung können die Krankenhäuser im Rahmen des Facility Managements (FM) erfahren. Beim Facilty Management handelt es sich um eine systematische Betrachtung und Optimierung aller kostenrelevanten Prozesse rund um Liegenschaften (z. B. Gebäudeverwaltung), Investitionsgüter (z. B. diagnostische Geräte, Sterilisation) oder auch Dienstleistung (z. B. Rechnungswesen, Hotelleistungen), die nicht zum Kerngeschäft des Krankenhauses gehört. Dabei kann die ursprüngliche Organisationsform durch eine komplette Umstrukturierung von Organisationseinheiten verändert werden. Denkbar ist hier sowohl eine interne organisatorische Neuordnung der relevanten Funktionsbereiche zu einer organisatorischen Einheit für Facility Management-Aufgaben, als auch eine organisatorische und rechtliche Ausgliederung eines Bereichs in eine neu geschaffene Tochtergesellschaft. Die Ausgliederung kann auch in Kooperation mit anderen Krankenhäusern oder externen FM-Anbietern erfolgen. Möglich ist allerdings auch ein komplettes Outsourcing der Aufgaben alter Organisationsbereiche an ein externes Unternehmen.

5.2.3.2 Organisationsformen im ambulanten Sektor

Funktionale und objektbezogene Organisation

Im Kontrast zu den großen und hochkomplexen Unternehmen des stationären Bereichs, sollten auch einige Besonderheiten für sehr kleine organisatorische Einheiten am Beispiel der Arztpraxen gezeigt werden. Bei Arztpraxen handelt es sich in der Regel um sehr kleine unternehmerische Einheiten, die auch als Praxisgemeinschaften keine hohe Mitarbeiterzahl aufweisen. Die Führungsrolle (mit allen damit verbundenen Weisungsbefugnissen) liegt oft bei nur einer Ärztin bzw. einem Arzt, die oder der, was die Unternehmensleitung betrifft, die alleinige Entscheidungsbefugnis besitzt. Obwohl die Praxisinhaberin die höchste hierarchische Stellung einnimmt, muss sie sowohl dispositive als auch ausführende Aufgaben übernehmen. Im Gegensatz zu der in größeren Unternehmen üblichen funktionalen und/oder divisionalen Strukturierung auf mehreren Ebenen und Abteilungen, kann für die Praxismitarbeiter einer Hierarchieebene eine

Aufgabenverteilung unterschiedlicher Art gleichzeitig gelten. Die einzelne Stelle kann sowohl funktional für die einzelnen Phasen des Behandlungsprozesses (z. B. Empfang, Diagnose oder Kontrolle) als auch objektbezogen für bestimmte Erkrankungsbereiche oder Patientengruppen verantwortlich sein. (vgl. Schlesinger, 2005, S. 51-63)

Aufbauorganisation erfolgt informal

Es liegen meist nur wenige schriftlich fixierte formale Regeln vor, aus denen verbindliche organisatorische Strukturen einer Arztpraxis ersichtlich sind (z. B. Organigramm, Stellenbeschreibungen). Die Aufbauorganisation wird auch mit einem „Beziehungseisberg" verglichen, da die Strukturierung zu einem wesentlichen Teil auf informalem und nicht sichtbarem Wege erfolgt. Die informalen Aspekte der Organisation betreffen vor allem solche Ausprägungen wie Praxiskultur, persönliche Beziehungen und Machtverteilung (vgl. Schlesinger, 2005). Informal umfasst eine Praxishierarchie in der Regel zwei oder maximal drei Ebenen, falls Auszubildende beschäftigt werden. Die zweite Hierarchieebene besteht in der Regel aus ärztlichen Fachangestellten. Hierbei können sowohl Elemente eines Einlinien- als auch eines Mehrliniensystems greifen, so dass die Auszubildende in der dritten Ebene ihre Anweisungen ausschließlich von Ärzten oder auch von Ärzten und Arzthelferinnen empfangen können. (vgl. Frodl, 1999, S. S.4-10) Auch eine Gemeinschaftspraxis mit zwei oder mehr Ärzten weist klare Elemente eines Mehrliniensystems aus.

MBO-Ä regelt die Berufsausübung

Die Betrachtung des ambulanten Sektors und der niedergelassenen Ärzte ist unter dem Aspekt der Gestaltung einer Organisationsform mit einigen spezifischen Besonderheiten verbunden. Diese resultieren sich zunächst aus der Musterberufsordnung für die deutschen Ärztinnen und Ärzte (MBO-Ä), die die Berufsausübung der Ärzte in Deutschland rechtlich regelt.

Grundsätzlich gilt für die Wahl der Rechtsform im ambulanten Bereich nach §18 (2) MBO-Ä, dass „Ärztinnen und Ärzte (..) ihren Beruf einzeln oder gemeinsam in allen für den Arztberuf zulässigen Gesellschaftsformen ausüben" dürfen. Eine übliche Arztpraxis mit

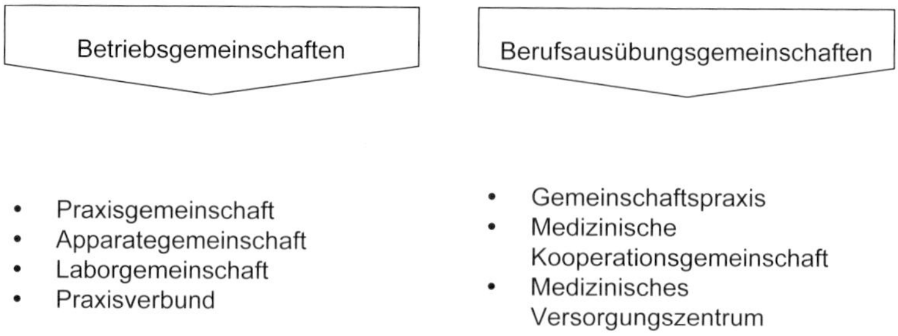

Abb. 5-21: Wichtige organisatorische Kooperationsformen im ambulanten Sektor

einem praktizierenden Arzt wird am häufigsten in der Rechtsform eines Einzelunternehmens geführt. Handelt es sich jedoch um eine Kooperation der Ärzte, so kommen insbesondere die Gesellschaft des bürgerlichen Rechts, die Partnergesellschaft oder neuerdings die GmbH als häufige Rechtsformen in Betracht (siehe hierzu auch Kapitel 2.1). (vgl. Kaiser, 2006: S.5-19)

Wie bereits erwähnt wurde, dürfen sich Ärztinnen und Ärzte nach §18 (1) MBO-Ä neben der üblichen Arztpraxis mit nur einem praktizierenden Mediziner auch „zu Berufsausübungsgemeinschaften, Organisationsgemeinschaften, Kooperationsgemeinschaften und Praxisverbünden zusammenschließen". Solche organisatorischen Kooperationen können oft sinnvoll sein um Einsparungen, Qualitätsverbesserungen und eine umfassende sowie fachübergreifende Leistungserbringung zu gewährleisten. Sobald es sich also um eine kooperative Versorgungsform zwischen einzelnen niedergelassenen Ärzten handelt, ist die Unterscheidung sinnvoll, ob es sich um eine Betriebsgemeinschaft (Praxis-, Apparategemeinschaft) oder um eine Berufsausübungsgemeinschaft (üblicherweise in der Form einer Gemeinschaftspraxis) handelt. (vgl. Gibis, 2006, S. 81-106, sowie Kaiser, 2006, S. 5-19) Die relevanten Organisationsformen für ärztliche Kooperation sind in der Abbildung 5-21 dargestellt.

Praxisgemeinschaft

Die Betriebsgemeinschaft kann auch als eine Organisationsgemeinschaft definiert werden und wird in der Regel zum Zwecke einer gemeinsamen Nutzung von Räumen oder Gerätschaften gebildet. Die am häufigsten gebrauchte Organisationsform dieser Kooperationsart ist die Praxisgemeinschaft. Die Praxisgemeinschaft bietet die Möglichkeit eines Zusammenschlusses mehrerer niedergelassener Ärzte und beschränkt sich auf die gemeinsame Inanspruchnahme der Praxisräumlichkeiten, Geräte und Mitarbeiter. Die ärztliche Tätigkeit im Sinne der eigentlichen Berufsausübung wird jedoch nicht gemeinschaftlich durchgeführt, so dass die Praxismitglieder auf eigene Patientenstämme eingeschränkt sind und damit auch keine Abrechnungsgemeinschaft bilden. Die Praxisgemeinschaft dient daher primär der Kostenoptimierung sowie einer effizienten Gestaltung der internen Prozesse. (vgl. Kaiser, 2006, S. 5-19)

Auch die Apparate- oder Laborgemeinschaft sind Sonderformen der Betriebsgemeinschaft. Die Kooperation beschränkt sich hierbei auf die gemeinsame Nutzung der medizinischen Geräte oder der Laboreinrichtung. Ähnlich der Praxisgemeinschaft werden diese Organisationsformen in erster Linie aus Kostengesichtspunkten betrieben um einen hohen Auslastungsgrad teuerer Geräte zu gewährleisten. (vgl. Kaiser, 2006, S. 5-19)

Organisatorische Kooperation

Eine weitere Sonderform der Organisationsgemeinschaft bildet der Praxisverbund. Laut §23 d (1) MBO-Ä dürfen „Ärztinnen und Ärzte (...) eine Kooperation verabreden (Praxisverbund), welche auf die Erfüllung eines durch gemeinsame oder gleichgerichtete Maßnahmen bestimmten Versorgungsauftrags oder auf eine andere Form der Zusammenarbeit zur Patientenversorgung, z. B. auf dem Felde der Qualitätssicherung oder Versorgungsbereitschaft, gerichtet ist."

Gemeinschaftspraxis

Eine Berufsausübungsgemeinschaft umfasst hingegen nicht nur eine gemeinsame Nutzung von Räumen oder Gerätschaften, sondern betrifft die auch die eigentliche ärztliche Berufsausübung. Die am häufigsten gebraucht Organisationsform bildet hier die Gemeinschaftspraxis. Hierbei handelt es sich um eine organisatorische und wirtschaftliche Einheit mit einem gemeinsamen Patientenstamm und einer gemeinsamen Abrechnung.

Nach §23b (1) MBO-Ä dürfen „Ärztinnen und Ärzte (..) sich auch mit selbständig tätigen und zur eigenverantwortlichen Berufsausübung befugten Berufsangehörigen anderer akademischer Heilberufe im Gesundheitswesen oder staatlicher Ausbildungsberufe im Gesundheitswesen sowie anderen Naturwissenschaftlerinnen und Naturwissenschaftlern und Angehörigen sozialpädagogischer Berufe - auch beschränkt auf einzelne Leistungen - zur kooperativen Berufsausübung zusammenschließen (medizinische Kooperationsgemeinschaft). Die Kooperation ist in der Form einer Partnerschaftsgesellschaft nach dem PartGG oder aufgrund eines schriftlichen Vertrages über die Bildung einer Kooperationsgemeinschaft in der Rechtsform einer Gesellschaft bürgerlichen Rechts oder einer juristischen Person des Privatrechts gem. § 23 a gestattet."

Das MVZ als noch junge Unternehmensform

Mit dem GKV-Modernisierungsgesetz (GMG) wurden ab dem Jahr 2004 als wichtige Neuerung im Bereich der vertragsärztlichen Versorgung rechtliche Rahmenbedingungen für Gründung und Betrieb von *Medizinischen Versorgungszentren (MVZ)* geschaffen. Wie bereits aus der Abbildung 5-21 ersichtlich ist, sind die MVZ den Berufsausübungsgemeinschaften zuzuordnen. Bei MVZ handelt es sich um eine neue organisatorische Kooperationsform zur ambulanten Behandlung der gesetzlich versicherten Patienten. Nach der gesetzlichen Definition im § 95 Abs. 1 S. 2 SGB V sind die MVZ „fachübergreifende ärztlich geleitete Einrichtungen, in denen Ärzte (...) als Angestellte oder Vertragsärzte tätig sind." Eine wichtige Voraussetzung ist also die fachübergreifende Ausgestaltung dieser Organisationsform und die ärztliche Leitung. Die Organisationsstruktur einzelner MVZ umfasst in den meisten Fällen entweder ausschließlich angestellte Ärzte oder eine Zusammenarbeit der Vertragsärzte mit angestellten Ärzten. In nahezu allen Fällen agieren Vertragsärzte und Krankenhäuser als Träger (siehe hierzu auch Kapitel 2.1). (vgl. Kassenärztliche Bundesvereinigung, 2007)

5.2.3.3 *Interne Organisationsstrukturen der gesetzlichen Krankenkassen*

Körperschaft des öffentl. Rechts

Für gesetzliche Krankenkassen als weitere Akteure des Gesundheitswesens gestaltet sich die Anwendung betriebliche Ansätze etwas komplizierter. In der Durchführung ihrer grundsätzlichen vom Staat zugewiesenen Aufgabe sind die Krankenkassen finanziell und organisatorisch prinzipiell selbstständig. Die Krankenkassen agieren per Gesetz in der Rechtsform einer Körperschaft des öffentlichen Rechts mit einer Selbstverwaltungsfunktion (§ 4 SGB V Abs. 1) und haben vor allem auf Grund ihrer historischer Entwicklung und zahlreicher gesetzlicher Regelungen einige Organisationsbesonderheiten.

Organe der Selbstverwaltung

Als Organe der Selbstverwaltung fungieren der ehrenamtlich besetzte Verwaltungsrat (Vertreterversammlung bei der Bundesknappschaft) und der hauptamtlich besetzte Vorstand. Einige wesentliche Vorschriften für die Organisation der gesetzlichen Krankenkassen sind im Sechsten Kapitel „Organisation der Krankenkassen" des SGB V festgehalten. Darin sind sowohl Regelungen für unterschiedliche Arten der Krankenkassen (Ortskrankenkassen, Betriebskrankenkassen, etc.) als auch übergreifender Art bezüglich der Satzung und Organe beschrieben. So hat z. B. laut § 197 SGB V der Verwaltungsrat:

1. die Satzung und sonstiges autonomes Recht zu beschließen,
1.a den Vorstand zu überwachen,
1.b alle Entscheidungen zu treffen, die für die Krankenkasse von grundsätzlicher Bedeutung sind,
2. den Haushaltsplan festzustellen,
3. über die Entlastung des Vorstands wegen der Jahresrechnung zu beschließen,
4. die Krankenkasse gegenüber dem Vorstand und dessen Mitgliedern zu vertreten,
5. über den Erwerb, die Veräußerung oder die Belastung von Grundstücken sowie über die Errichtung von Gebäuden zu beschließen und
6. über die Auflösung der Krankenkasse oder die freiwillige Vereinigung mit anderen Krankenkassen zu beschließen.

Zusätzlich kann der Verwaltungsrat sämtliche Geschäfts- und Verwaltungsunterlagen einsehen und prüfen, und soll zur Erfüllung seiner Aufgaben Fachausschüsse bilden.

Der Vorstand ist hingegen im Rahmen der eigentlichen Unternehmensführung für solche Aufgaben wie die Aufstellung des Haushaltsplans, die Abschließung der Verträge mit Leistungserbringern, die Unterrichtung des Verwaltungsrates, die Personalpolitik, etc. zuständig.

Ausgeprägte hierarchische Strukturen

Bezüglich der Leitungsorganisation tendieren die gesetzlichen Krankenkassen zu einer Einlinien-Organisationsform mit ausgeprägten hierarchischen Strukturen. Der grundsätzliche Organisationsaufbau einer Krankenkasse unterscheidet sich sehr stark je nach Art und Größe. Bei der Aufgabenstrukturierung überwiegen eher die Elemente einer funktionalen als einer divisonalen Organisation. In der zweiten Hierarchiestufe ist damit eher eine funktionale Anordnung der Aufgaben anzutreffen. Die denkbaren Bereiche sind z. B. Versichertenservice, Leistungsmanagement (ambulant, stationär) Finanzen und Rechnungswesen, Marketing und Vertrieb, Zentrale Dienste (Personal und IT), etc. Gerade im Bereich Versichertenservice sind bei größeren Krankenversicherungen mit zahlreichen Niederlassungen jedoch auch Organisationsstrukturen mit einem divisionalen Charakter denkbar. Eine sehr verbreitete Anwendung findet auch das Konzept der Stabstellen. Die Aufgaben der Stäbe umfassen in den Krankenkassen häufig solche Aufgaben wie: Revision, Datenschutz, Qualitätsmanagement, Kommunikation, etc.

Große Herausforderungen an die organisatorische (Neu) Gestaltung

Die Entwicklung der letzten Jahre zeigt eine klare Tendenz zur Verringerung der Anzahl der gesetzlichen Krankenkassen und den damit verbunden Fusionsprozess. In Verbindung mit der staatlich gewollten Förderung des Wettbewerbs setzt diese Entwicklung die Krankenkasse auch aus organisatorischer Sicht vor großen Herausforderungen. Die sich aus der geschichtlichen Entstehung der Gesetzlichen Krankenversicherung hervorgegangenen teils starren Organisationsstrukturen bedürfen oft einer Anpassung an die heutige Wettbewerbssituation. Die stattfindenden Fusionen können in vielen Fällen auch dazu genutzt werden, die Organisationsform einer neu entstandenen Krankenkasse zeitgemäß zu gestalten.

Literatur

Bühner, R. (1999):
Betriebswirtschaftliche Organisationslehre. 9. Auflage , S.123 ff. München, Wien, Oldenbourg. Oldenbourgs Lehr- und Handbücher der Wirtschafts- und Sozialwissenschaften.

Bundesärztekammer (2006):
Niederlassung und berufliche Kooperation - Neue Möglichkeiten - Hinweise und Erläuterungen zu §§ 17-19 und 23 a-d (Muster-) Berufsordnung (MBO). http://www.bundesaerztekammer.de/downloads/hinweise.pdf .

Buse, H.R. (2000):
Geeignete Rechtsformen für kommunale Krankenhäuser. (Band 15), S.45-73. Köln, Berlin, Bonn, München, Heymanns. Verwaltungswissenschaftliche Abandlungen.

Deutscher Bundestag (2003):
Drucksache 15/1525.

Eckert, H. und Krieger, W. (2003):
Auch Führen will gelernt sein - Führungsaufgaben in Organisationen des Gesundheitswesens. Journal Pharmakol.u.Ther. 12 (3), S.71-78.

Frodl, A. (1999):
Organisation in der Arztpraxis: Tips und Ratschläge für eine erfolgreiche Praxisführung. 2. Auflage , S.4-10. Stuttgart, Hippokrates.

Gaede, K. (2006):
Maximalversorger. Anleitung zur Zentrenbildung. KMA (09), S.42.

Gibis, B. (2006):
Leistungsmanagement in Arztpraxen und Arztnetzen. Buse, R., Schreyögg, J., and Gericke, C. Management im Gesundheitswesen. S.81-106. Heidelberg, Springer Medizin Verlag.

Greiling, D. (2000):
Rahmenbedingungen krankenhausbezogenen Unternehmensmanagement. Eichhorn, P., Seelos, H.-J., and Graf von der Schulenburg, J.-M. Krankenhausmanagement. S.69-104. München, Jena, Urban & Fischer Verlag.

Heimerl-Wagner, P. (1996):
Organisation in Gesundheitsinstitutionen. Heimerl-Wagner, P. and Köck, C. Management in Gesundheitsorganisationen: Strategien, Qualität, Wandel. S.127 ff. Wien, Ueberreuter.

Kaiser, S. (2006):
Die Ärzte-GmbH. S.5-19. Hamburg, Verlag Dr. Kovac. Medizinrecht in Forschung und Praxis, Band 6.

Kassenärztliche Bundesvereinigung (2007):
Entwicklung der Medizinischen Versorgungszentren zwischen 2004 -2007. http://www.kbv.de/koop/9173.html .

Kassenärztliche Bundesvereinigung (2006). Medizinische Versorgungszentren (MVZ). http://www.kbv.de/koop/8877.html .

Kieser, A. und Walgenbach, P. (2003):
Organisation. 4. Auflage , S.136-148. Stuttgart, Schäffer-Poeschel.

Klar, E. und Siewert, R. (2006):
Zentrenbildung in der gastrointestinalen Chirurgie. Chir Gastroenterol (22), S.218.

Laskewitz, E. und Klingenburg, F. (1997)
Organisations-entwicklung im Krankenhaus. zfo (1), S.38-45.

o.V. (2004).
Universitätsklinikum im Wandel. Reform der Universitätsklinika im bundesweiten Vergleich. Breitenbach, B. and Steudel, W.-I. I , S.3. UKH-Report.

Offermann, M. (2002).
Krankenhaus Barometer Herbstumfrage 2001. S.20-21. Deutsches Krankenhausinstitut e.V.

Preusker, K. (1999).
Kienbaum-Studie: Zukunftperspektiven im Klinik-Management, Rettung durch die GmbH. KMA (07), S.34.

Schär, W. und Reschke, J. (2007).
Das Krankenhaus als Betrieb. Haubrock, M. and Schär, W. Betriebswirtschaftlich und Management im Krankenhaus. 4. Auflage , S.119-165. Bern, Verlag Hans Huber.

Schlesinger, A. (2005).
Praxisorganisation. Riedel, R.-R., Hansis, M. L., Wehrmann, W., and Schlesinger, A. Wirtschaftlich erfolgreich in der Arztpraxis. Das Einmaleins der Betriebswirtschaft für Ärzte. S.51-63. Köln, Deutscher Ärzte-Verlag.

Schmidt G (2000).
Grundlagen der Aufbauorganisation. 4. Auflage (Band 5), S.128-140. Gießen, Dr. Götz Schmidt. Schriftenreihe "Organisation".

Schmitz, C., Quante, S., Debatin, J.F. (2006).
Moderne Klinikorganisation, warum Zentrenbildung? - das Beispiel Universitätsklinikum Hamburg-Eppendorf. Chir Gastroenterol (22), S.230-235.

Schulte-Zurhausen, M. (2005).
Organisation. 4. Auflage , S.207 ff. München, Vahlen.

Statistisches Bundesamt (2007).
Grunddaten der Krankenhäuser. Fachserie 12 Reihe 6.3.
Trill, R. (2000).
Krankenhaus-Management: Aktionsfelder und Erflgspotentiale. 2. Auflage , S.127-135. Neuwied, Kriftel, Luchterhand.
von Werder, A. (2005).
Führungsorganisation. S.51-54. Wiesbaden, Gabler.
Wigge, P. (2004).
Medizinische Versorgungszentren nach dem GMG. MedR (Heft 3), S.123-134.
Wöhe, G. und Döring, U. (2000).
Einführung in die Allgemeine Betriebswirtschaftlehre. 20. Auflage . München, Vahlen. Vahlens Handbücher der Wirtschafts- und Sozialwissenschaften.

5.3 Aspekte strategischen und operativen Controllings

Simone Krummaker, Hannover

5.3.1 Management und Controlling im Gesundheitswesen

Unternehmenssteuerung im Gesundheitswesen

Die Steuerung von Unternehmen im deutschen Gesundheitswesen findet weitgehend in einem sozialpolitisch motivierten ständig wandelnden Umfeld statt, zusätzlich unterliegen unternehmerische Entscheidungen engen politisch gesetzten Grenzen. So hat der Gesetzgeber in den letzten Jahrzehnten die Gestaltung des Gesundheitswesens als Daueraufgabe verstanden und eine Reihe von Reformen durchgesetzt, wie zuletzt das GKV-WSG. Das Management von Unternehmen im Gesundheitswesen steht daher vor der Herausforderung, Strategien, Prozesse und Mitarbeiter so aufzustellen, dass flexible Handlungsfähigkeit vor dem Hintergrund mehrerer unterschiedlicher Zukunftsszenarien gegeben ist (Krummaker/Mittendorf/Schulenburg et al.,2007, S. 7 und Busse/Schreyögg, 2006, S. 1-8).

Die gesetzlichen Krankenversicherungen stehen bei der Betrachtung von Unternehmen im Gesundheitswesen häufig besonders im Fokus, da sie als zentrale Institution mit der Abrechnung der Leistungen im deutschen Gesundheitswesen beauftragt sind. Unternehmerisches Handeln ist aber auch auf der Seite der Leistungserbringer, wie Ärzte oder Arztzentren, stationäre Einrichtungen usw. von Bedeutung, verbunden mit der Herausforderung sich den einerseits politischen Änderungen und den andererseits durch Verhaltensänderungen der Versicherten begründeten Änderungen anzupassen bzw. sich vorausschauend darauf einzustellen. Die zentrale Frage hierbei ist, inwieweit den externen Rahmenbedingungen proaktiv durch Erarbeitung eines strategischen Handlungsspielraums begegnet werden kann oder weitgehend reaktiv auf den Wandel des Umfelds gehandelt werden muss.

Gestaltung eines strategischen Handlungsspielraums

> Das Management eines Unternehmens hat die vorrangige Aufgabe, die Bedingungen im Unternehmen derart zu gestalten, dass eine langfristige Existenz sichergestellt ist und Erfolgspotenziale aufgebaut und gehoben werden.

Diese Aufgabe bezieht sich nicht nur auf das Management großer, strukturierter Unternehmen wie Krankenkassen sondern auch das

Management von Krankenhäusern, kleiner und mittlerer Unternehmen sowie größerer Praxen und Arztnetze im Gesundheitswesen. Controlling bietet dem Management dabei eine wichtige Grundlage zur effizienten Aufgabenerfüllung und Umsetzung der Unternehmensziele. Die theoretischen Controlling-Konzepte und empirischen Erkenntnisse stützen sich in der Regel auf Erkenntnisse aus großen Unternehmen. Im Gesundheitswesen ist allerdings eine Vielzahl von Unternehmen tätig, die eher dem Bereich der kleinen und mittleren Unternehmen oder vielfach zusätzlich den sogenannten Non-Profit Organisationen zuzuordnen sind. Dies und die Besonderheiten der Gesundheitsbranche sollten dazu führen, dass bestehende Controllingkonzepte nicht einfach übertragen werden, sondern den Belangen des jeweiligen Unternehmens oder Praxis angepasst werden, um damit zu einer erfolgreichen Unternehmenssteuerung beitragen (auch Schreyögg, 2006, S. 334).

Controlling ist grundlegend für Umsetzung der Unternehmensziele

Im Folgenden werden daher im Rahmen eines ersten Überblicks die Elemente eines Controlling skizziert.

5.3.2 Begriff und Funktionen von Controlling

Der Begriff Controlling leitet sich vom englischen to control ab, was mit beeinflussen, steuern, führen, lenken übersetzt werden kann.

Die unternehmerische Funktion eines Controlling ist um 1880 bei amerikanischen Eisenbahngesellschaften und 1892 bei General Electrics entstanden und erlangte seinen Durchbruch als notwendige Funktion in Unternehmen durch die Weltwirtschaftskrise, als sich zeigte, dass Planungsaspekte für ein erfolgreiches Bestehen unerlässlich sind. In Deutschland wurde Controlling durch Tochterfirmen amerikanischer Unternehmen eingeführt und schnell von deutschen Unternehmen aufgegriffen, wie beispielsweise bei Continental in den sechziger Jahren des letzten Jahrhunderts (Horváth, 2003, S. 23-25; Küpper, 2001, S. 1; Steinle, 2007, S. 7).

Der Controlling-Begriff selbst ist einen Wandel der Zeit unterworfen und hat sich von einer buchhaltungsorientierten zu einer vorausschauenden Grundhaltung entwickelt (Steinle, C. 2007a, S. 8-10). Besonders ist hervorzuheben, dass es sich bei Controlling um eine führungsunterstützende Funktion handelt. Das heißt, es unterstützt die Entscheidungen des Managements und die Aufgaben des Managements von Planung, Kontrolle, Organisation und Wandel. Heute werden zwei Hauptdenkrichtungen von Controllingkonzeptionen unterschieden.

Controlling ist Führungsunterstützung

Hahn/Hungenberg (2001) und Reichmann (2006) heben die Informationsfunktion und Ergebnissicherung des Controlling hervor, um die Entscheidungen der Führungskräfte durch Aufbereitung und

Bereitstellung von Informationen ergebnisorientiert auszurichten (Hahn/Hungenberg, 2007, und Reichmann, 2006).

Horváth und Küpper betonen eher den Aspekt der Koordination durch das Controlling und unterscheiden Planungs- und Kontrollsystem, Informationssystem, Personalführung und Organisation als Subsysteme der Unternehmung die durch Controlling koordiniert werden (Horváth, 2003 und Küpper, 2001).

Die unterschiedlichen Ansätze zeigen, dass es keine allgemeingültige Definition von Controlling gibt, einige Merkmale aber allen Grundausrichtungen gemeinsam sind, was sich vor allem auf die Führungsunterstützung als Grundcharakteristik bezieht. Die inhaltliche Ausrichtung dient aus strategischer Perspektive zur Erreichung der Unternehmensziele und aus operativer Perspektive der betriebswirtschaftlichen Ergebnisoptimierung.

Im Folgenden wird dem koordinationsorientierten Ansatz gefolgt, da dieser die Ergebnisorientierung mit einschließt.

Controlling bezeichnet somit ein Führungsunterstützungssystem, bei dem Planung, Kontrolle und Informationsversorgung im Hinblick auf die Unternehmensziele koordiniert werden.

5.3.2.1 Abgrenzung von Management und Controlling

Hier wird bereits deutlich, dass Management und Controlling in interdependenter Beziehung zueinander stehen. Allerdings kann beides dahingehend voneinander abgegrenzt werden, dass das Management verantwortlich ist für Ergebnisse und die leitenden Unternehmensziele und -strategien vorgibt, wohingegen das Controlling Ergebnistransparenz herstellt. Zusätzlich werden dem Controlling als Stabsfunktion i. d. R. keine unternehmerischen Entscheidungskompetenzen zugesprochen, sondern managementunterstützende und entscheidungsvorbereitende Aufgaben. Das Controlling selbst ist Managementaufgabe, der Controller liefert dabei Methoden und Informationen zur Erfüllung der Controllingaufgabe und steuert also nicht selbst (Horváth, 2003, S. 21-22 und 151).

5.3.2.2 Koordinationsfunktion

Koordination der Führungssysteme und innerhalb der untern. Teilsysteme

Die Führungsaufgaben beinhalten Planung, Kontrolle, Organisation, Personalführung und Changemanagement. Diese Teilsysteme müssen aufeinander abgestimmt und auf die Unternehmensziele ausgerichtet werden. Der Kern des Controlling besteht zunächst in der Koordination der Führungssysteme im Unternehmen. Die Koordinationsfunktion des Controlling richtet sich auf die Abstimmung von Planungs-, Kontroll- und Informationssystemen. Da die meisten Entscheidungen und Prozesse im Unternehmen dezentral verteilt sind, besteht die Notwendigkeit, diese auf gemeinsame Ziele auszurichten, was Aufgabe der Führung ist (Steinle, 2007a, S. 15 und Küpper, 2001, S. 13-15).

Darüber hinaus zählt auch die Koordination innerhalb der unternehmerischen Teilsysteme zur Koordinationsfunktion. Die Koordination des Führungsgesamtsystems stellt demnach die übergeordnete Kernfunktion von Controlling dar. Diese Aufgabe wird auch von keinem anderen System übernommen und weist Steuerungscharakter auf (Küpper, 2001, S. 17 und 21). Auch Horváth deutet mit den Elementen der systembildenden und -koppelnden Funktion auf die Koordination als zentrale Controllingfunktion hin.

Aus der Koordinationsfunktion lassen sich drei weitere wichtige Teilfunktionen ableiten:

- Anpassungs- und Innovationsfunktion
- Zielausrichtungsfunktion sowie
- Service- und Unterstützungsfunktion (Küpper, 2001, S. 17-18)

5.3.2.3 *Anpassungs- und Innovationsfunktion*

Herstellung von Flexibilität und Proaktivität

Unternehmerisches Handeln und Entscheiden ist mit der Übernahme von Risiken und Unsicherheit über die Konsequenzen dieser Entscheidungen verbunden. Zusätzlich verändern sich die Rahmenbedingungen von Unternehmen dynamisch. Daraus ergibt sich laufender Anpassungsbedarf des Unternehmens. Controlling hilft dabei das Unternehmen mit seiner Umwelt koordiniert abzustimmen, um die flexible Reaktions- und Anpassungsfähigkeit im Unternehmensumfeld aufrecht zu erhalten. Ein Unternehmen aber nicht nur reagieren sondern auch aktiv auf seine Umwelt einwirken. Die viel gepriesene zunehmende Dynamik der Umweltbedingungen auch im Gesundheitswesen führt zu einer steigenden Bedeutung dieser Funktion (Küpper, 2001, S. 18).

5.3.2.4 *Zielausrichtungsfunktion*

Ausrichtung an Unternehmenszielen

Das Controlling stellt mit der Koordination der Unternehmensführung sicher, dass die Unternehmensziele besser erreicht werden. Mit dieser Funktion kann erreicht werden, dass sich das Controlling und die durch das Controlling koordinierten Systeme an den Zielen des Unternehmens orientieren und somit alle Handlungen an diesen Zielen ausrichten (Küpper, 2001, S. 18-19).

5.3.2.5 *Servicefunktion*

Controller als Berater

Mit der Servicefunktion nimmt das Controlling seine beratende Stellung wahr, indem das Management bei seiner Führungsaufgabe durch Bereitstellung geeigneter Instrumente und Informationen unterstützt wird (Küpper, 2001, S. 19-20).

Der Controlling-Begriff bezieht sich aber nicht nur auf die dargestellten funktionalen sondern auch auf institutionale Aspekte. Neben einer inhaltlichen Beschreibung der Funktion der Tätigkeit oder des Prozesses werden auch die Stellen in der Organisation entsprechend bezeichnet. Die Organisation des Controlling in Unternehmen des Gesundheitswesens weist eine hohe Bandbreite auf. In größeren Unternehmen und Organisationen, wie Krankenkassen, Krankenhäuser oder Pharmaunternehmen, sind weitgehend eigene Controllingbereiche eingerichtet, die darüber hinaus auch teilweise dezentralisiert sein können, wie z. B. Zentrales Controlling, Personalcontrolling, Vertriebscontrolling, In kleinen und mittleren Organisationen werden häufig keine eigenen Stellen oder Abteilungen für das Controlling geschaffen sondern in vorhandene Funktionen integriert (Schreyögg, 2006, S. 335).

5.3.3 Inhalte und Aufgaben strategischen und operativen Controllings

5.3.3.1 Strategisches und operatives Controlling

Qualitative und zeitliche Abgrenzung strategischen und operativen Controllings

Strategisches und operatives Controlling unterscheiden sich zunächst in der zeitlichen Dimension. Wird dem strategischen Controlling ein sehr langfristiger Charakter zugesprochen, bezieht sich operatives Controlling vor allem auf Jahrespläne und mittelfristigen Zeithorizont. Beiden ist jedoch gemeinsam, dass es sich um zukunftorientierte Sichtweisen handelt. Die nachfolgende Abbildung verdeutlicht zudem, dass das operative Controlling auf das strategische aufbaut und der Umsetzung der dort entwickelten Ziele dient. Darüber hinaus gehen aus dem operativen Controlling wiederum Informa-

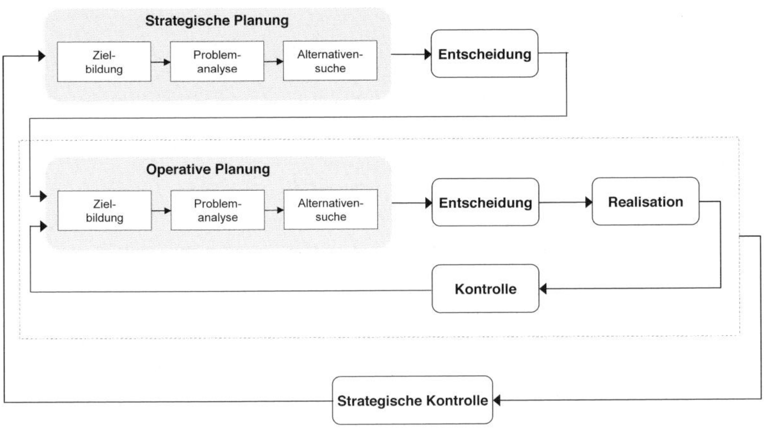

Abb. 5-22: Strategisches und operatives Controlling
(in Anlehnung an Lentz, 1998, S. 6.)

Strategisches Management	Operatives Management
Existenzsicherung	Ergebnissicherung
„Die richtigen Dinge tun"	„Die Dinge richtig tun"
Gesamtplan	Viele Teilpläne
Problemorientiert	Periodenorientiert
Ziel: Aufbau von Markterfolgspotenzialen	Ziel: Budgetierung und Realisierung des Periodenerfolgs
Vorgabe: Unternehmenspolitik	Vorgabe: Grund-/Teilstrategien, Leistungspotenziale, Ressourcen
Grob strukturierte Informationen über die zu erfassenden Größen	Feine/exakte Informationen über die betreffenden Größen
Langfristig	Kurz-/mittelfristig
Überwiegend qualitative Aspekte	Quantifizierung der strategischen Ziele
Aufgabe der Unternehmensleitung	Aufgabe der Bereich/sleitung
Bsp.: Festlegung der Geschäftsfelder, Produkte, Vertriebswege, Märkte	Planung, Kontrolle und Steuerung der Zielerreichung

Abb. 5-23: Strategisches und operatives Controlling (in Anlehnung an Küpper, 2001, S. 68, und Steinle, 2007b, S. 298.

tionen und Impulse für das strategische Controlling aus. Controlling läuft demnach in einem iterativen Regelkreis ab.

Operatives und strategisches Controlling

Weitere wichtige Unterscheidungen strategischen und operativen Controllings liegen in der inhaltlichen Ausrichtung. Das strategische Controlling hilft der Unternehmensleitung, Ziele zu entwickeln und zu finden, wohingegen das operative Controlling dafür steht, diese strategischen Ziele zu erreichen. Der strategische Ansatz steht demnach für eine eher qualitative und problemorientierte Sichtweise auf Ebene der Unternehmensleitung. Der Fokus des operativen Controlling bezieht sich auf quantifizierende, periodenorientierte Teilpläne auf Ebene von Bereichen und Abteilungen. Abb. 5-23 verdeutlicht die Abgrenzung auf einen Blick.

Vor dem Hintergrund der erläuterten Zielsetzungen und Funktionen lassen sich die Aufgaben eines strategischen und operativen Controllings hinsichtlich einer Unterstützung der Unternehmensführung konkretisieren. Grundvoraussetzung ist hierbei die unternehmensindividuelle Ausgestaltung des Planungs- und Kontrollsystems und die Schaffung eines aussagekräftigen Informationssystems

5.3.3.2 Strategische und operative Planung

Planung kann definiert werden als „... systematisches, zukunftsbezogenes Durchdenken und Festlegen von Zielen, Maßnahmen, Mitteln und Wegen zur zukünftigen Zielerreichung ..." (Wild, 1974, S. 13)

Planung ist eine der zentralen Aufgaben der Unternehmensführung. Das Controlling unterstützt diese bei der Planung und nimmt hierdurch die Koordination der Unternehmens- und Führungssubsysteme wahr (Horváth, 2003, S. 168-169). Einerseits hat das Controlling im Sinne

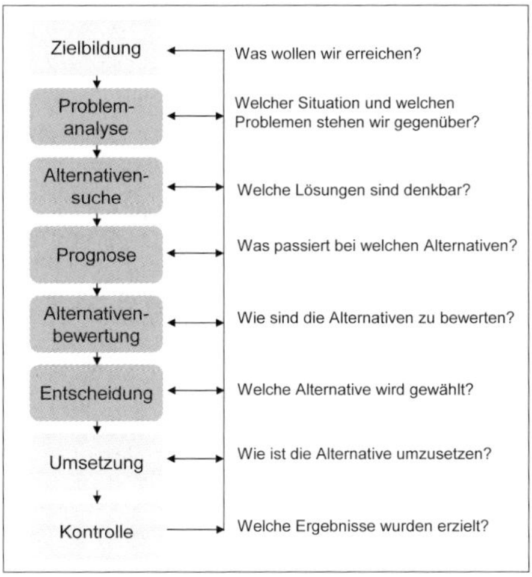
Zielbildung
Was wollen wir erreichen?
Problem-analyse
Welcher Situation und welchen Problemen stehen wir gegenüber?
Alternativen-suche
Welche Lösungen sind denkbar?
Prognose
Was passiert bei welchen Alternativen?
Alternativen-bewertung
Wie sind die Alternativen zu bewerten?
Entscheidung
Welche Alternative wird gewählt?
Umsetzung
Wie ist die Alternative umzusetzen?
Kontrolle
Welche Ergebnisse wurden erzielt?

Abb. 5-24: Planungsprozess
(in Anlehnung an Küpper, 2001, S. 63-65)

der systembildenden Sicht die Aufgabe ein strukturiertes Planungssystem aufzubauen, ständig anzupassen und weiterzuentwickeln. Andererseits nimmt dieses Planungssystem die systemkoppelnde Funktion wahr, da die Unternehmenssysteme aufeinander abgestimmt und auf die Unternehmensziele ausgerichtet werden.

Planung versucht demnach, das ökonomische Geschehen im Unternehmen einer zukunftsorientierten Gestaltung zu unterwerfen. Es handelt sich hierbei um eine geistige Vorwegnahme der Zukunft, die dem tatsächlichen Tathandeln vorgelagert ist. Das zentrale Ziel der Planung liegt in der Erfolgssicherung und Effizienzsteigerung, Risikoerkenntnis und -reduzierung, Flexibilitätserhöhung und Komplexitätsreduktion (Küpper, 2001, S. 63).

Der Planungsprozess findet als Problemlösungszyklus i. d. R. in folgenden Schritten statt, die in einem iterativen Prozess auch mehrfach durchlaufen werden können. Zielbildung, Umsetzung und Kontrolle gehören dabei nicht zum originären Planungsprozess. Ausgangspunkt jeglicher Planung im Unternehmen sind jedoch die Unternehmensziele, worauf aufbauend die interne und externe Unternehmenssituation analysiert wird. Hierauf aufbauend werden Handlungsalternativen generiert und jene ausgewählt, die dazu beitragen, die in den Unternehmenszielen formulierte langfristig erwünschte Position des Unternehmens zu erreichen. Die Umsetzung der Maßnahmen folgt auf die Planung.

Der Controller ist unterstützend am Zielbildungsprozess beteiligt, indem gemeinsam mit dem Top Management die Bereichsziele zu einem ganzheitlichen Zielsystem abgestimmt werden. Dieses Zielsystem ist Basis für den Unternehmensplanungsprozess, in dem

Strategien, operative Maßnahmen und Ressourcen zur Zielerreichung definiert und abgeleitet werden. Die inhaltliche Planung erfolgt durch die Führungskräfte, das Controlling ist für die Ausgestaltung des Planungssystems und die Plankoordination verantwortlich. Dabei ist auch auf die Abgestimmtheit mit den Unternehmenszielen zu achten.

Strategische Planung

Auch die strategische Planung orientiert sich als Strategieentwicklungsprozess an diesen Schritten. Steinle fasst die Schritte zusammen in a) strategische Analyse und Prognose, b) strategische Zielbildung, c) strategische Alternativensuche und Strategieauswahl sowie d) Implementationsvorbereitung (Steinle, 2007b, S. 271 ff).

Ausgewählte Methoden strategischer Planung

Ausgangspunkt strategischer Planung ist häufig eine Umwelt- und Unternehmensanalyse, um strategische Handlungspotenziale innerhalb und außerhalb des Unternehmens zu identifizieren und miteinander zu verknüpfen sowie kritische Erfolgsfaktoren abzuleiten und Risiken zu antizipieren. Ausgewählte Methoden strategischer Planung, die den Prozess unterstützen sind z. B. (Einen ausführlicheren Überblick gibt Steinle 2007b, S. 277)

- Stärken/Schwächen-Analyse,
- SWOT-Analyse,
- Lückenanalyse,
- Erfahrungskurven- und Lebenszyklusanalyse,
- Portfoliomethodik,
- strategische Suchfeldanalyse.

Beispiele für strategische Ziele von Krankenkassen

Neben den bereits in Kapitel 3.2 benannten Beispielen zur Absatzplanung benennt Gapp beispielhaft strategische Ziele für Krankenkassen, die sich beziehen auf

- Kosten: z. B. Leistungsausgaben senken, Verwaltungskosten im Vergleich zum GKV-Durchschnitt um x Prozentpunkte niedriger,
- Struktur und Prozesse: z. B. Fehlerquote bestimmter Prozesse senken, Anteil standardisierter Prozesse erhöhen,
- Mitarbeiter: z. B. Qualifikationsniveau der Mitarbeiter steigern, Mitarbeiterzufriedenheit erhöhen,
- Kunden und Service: z. B. Zunahme der Versichertenzahl, Erhöhung der Kundenzufriedenheit,
- Leistungen: z. B. Steigerung der DMP Teilnehmerraten, Entwicklung neuer Produkte (Gapp, 2007, S. 292. Weitere Beispiele für strategische Ziele im Rahmen einer Balanced Scorecard-Entwicklung für Krankenkassen nennen Brüggemann/Moos, 2005, S. 16-30)

Operative Planung

Operative Planung

Die im Rahmen der strategischen Planung entwickelten Ziele und Stoßrichtungen werden anhand der operativen Planung in detaillierte Prozesse und Teilpläne übersetzt. Während die strategische Planung zielsuchenden und zielbestimmenden Charakter aufweist, richtet sich die operative Planung auf die Umsetzung und Realisation der Ziele. Die qualitativ formulierten und langfristigen strategischen Ziele müssen in messbare und operationalisierbare Teilziele übersetzt werden. Dies findet i. d. R. anhand der jährlichen Unternehmensplanung statt und verdeutlicht so wiederum den systemkoppelnden Ansatz eines Controllings. Einerseits werden so strategische Ziele in einem Top-Down-Prozess bis in die kleinste Unternehmenseinheit heruntergebrochen und/oder gegenläufig als Bottom-Up-Verfahren miteinander verknüpft. Andererseits werden die einzelnen Unternehmensbereiche so planerisch verbunden und auf dieselben Ziele ausgerichtet.

Budgetierung stellt im Rahmen der operativen Planung ein koordinierendes Instrument dar, in dem hierüber die Unternehmenspläne in monetäre Größen übersetzt und einer Entscheidungseinheit (z. B. Kostenstelle oder Niederlassung) zugeordnet werden. Dieses Budget bildet den Rahmen für das Handeln in der nächsten Periode.

Ausgewählte Instrumente operativer Planung

Die operative Planung wird beispielsweise unterstützt durch

- Kosten-/Leistungs- und Finanzrechnung,
- Kennzahlen- und Informationssysteme,
- Szenario-Techniken und Trendextrapolationen,
- Break-Even- und Deckungsbeitragsrechungen
- etc (weitere Instrumente operativer Planung stellt Steinle, 2007b, S. 308 dar).

5.3.3.3 Steuerung sowie Strategische und operative Kontrolle

Kontrolle als Zwilling der Planung

Aufgrund von Diskontinuitäten und Veränderungen im Unternehmensumfeld ist es erforderlich, die der Planung zugrunde liegenden Annahmen und Prognosen sowie die Planrealisierung in gewissen Abständen zu überprüfen. Dies begründet die Notwendigkeit eines Kontrollsystems (Manegold/Steinle/Krummaker, 2007, S. 25). Kontrolle wird vielfach als „Zwilling" der Planung bezeichnet, da das Aufstellen von Plänen nur sinnvoll erscheint, wenn die Planrealisierung auch überwacht wird. Eine systematische Kontrolle des Geschäftsverlaufs ermöglicht es, Planabweichungen festzustellen, aber zusätzlich auch die Ursachen möglicher Planabweichungen zu identifizieren.

Controlling löst Steuerungsaktivitäten beim Management aus

Das Kontrollverständnis des Controlling geht über einen reinen Soll/Ist-Vergleich hinaus und ergänzt die Planung, indem es das Entscheiden und Handeln hinsichtlich der geplanten Maßnahmen und Budgets ausrichtet. Aufbauend auf einen Soll/Ist Vergleich, der den Planwerten die jeweils aktuellen Ist-Werte gegenüberstellt, werden die Ursachen für Abweichungen analysiert und Korrekturvorschläge erarbeitet. Das Controlling löst somit neue Entscheidungsprozesse für steuernde Aktivitäten beim Management aus, die der Zielerreichung dienen sollen. Zusätzlich können Prognosen über den erwarteten Geschäftsverlauf eventuelle zukünftige Abweichungen aufdecken. Der Kontrollaspekt des Controlling beinhaltet so auch einen Zukunftsaspekt.

Küpper betont insbesondere, dass „ … man unter einer Kontrolle einen systematischen informationsverarbeitenden Prozess verstehen, …“ (Küpper, 2001, S. 169) kann und dass der Zukunftsbezug von Kontrolle dann deutlicher wird, wenn ihr als zentraler Zweck die Informationsgewinnung für unternehmerische Entscheidungen zugeschrieben wird.

Aus der Kontrolle gehen Informationen für die Durchführung der Planung hervor. Hier wird der enge Zusammenhang von Planung und Kontrolle sehr deutlich (Küpper, 2001, S. 182).

Strategische Kontrolle

Strategische Kontrolle

Auch im Bereich der Kontrolle lassen sich die strategische und operative Ebene unterscheiden. Die strategische Kontrolle fokussiert dabei auf die Umsetzung der Strategien und strategischen Ziele des Unternehmens. Im Rahmen der Planfortschrittskontrolle wird anhand kritischer Meilensteine überwacht, ob die zur Strategierealisation geplanten Programme umgesetzt werden. Anhand der Prämissenkontrolle werden die der Strategie zugrundeliegenden kritischen Grundannahmen beobachtet, da sich diese mit wandelnden Umwelt- und Unternehmenssituationen auch verändern können und daher daraufhin überprüft werden sollten, ob sie noch zutreffen. Eine strategische Überwachung dient als eher ungerichtete Kontrolle dazu, durch kontinuierliche Beobachtung der Unternehmensumwelt und interner Faktoren bisher vernachlässigte oder unvorhergesehene Ereignisse zu entdecken, die Einfluss auf die gewählte Strategie haben könnten (Steinmann/Schreyögg, 2005, S. 279 ff). Neben quantitativen Größen spielen bei der strategischen Kontrolle auch qualitative Größen eine Rolle.

Operative Kontrolle

Operative Kontrolle

Zum Kern des operativen Kontrollinstrumentariums gehören der Soll/Ist-Vergleich und der Soll/Wird-Vergleich. Aufbauend auf den Vergleich der geplanten (Soll) Werte mit den tatsächlich eingetretenen Werten findet eine Abweichungsanalyse statt, um korrigierende Steuerungsmaßnahmen auszulösen. Diese schlagen sich wiederum in den Ist-Werten nieder. Diese operative Kontrolle ist vor allem vergangenheitsorientiert. Allerdings ermöglicht eine laufende Kontrolle und Information ein rechtzeitiges Eingreifen und das Entwickeln von Maßnahmen, die dafür sorgen, dass das in der Zukunft liegende Ziel doch noch erreicht werden kann. Werden die festgestellten Ist-Größen mit unverändertem Ressourceneinsatz bzw. mit entsprechenden Erfahrungswerten in die Zukunft fortgeschrieben, kann eine Wird-Größe prognostiziert werden. Darüber hinaus stehen mittlerweile eine Vielzahl von Methoden und Modelle zur Verfügung, die derartige Kontroll- und Steuerungsmechanismen unterstützen (Steinle, 2007b, S.318-325).

5.3.3.4 Information als Grundlage eines Controlling

Informationsversorgung als zentrale Aufgabe von Controlling

Die Informationsversorgung durch das Controlling ist grundlegend für die Planungs- Kontroll- und Steuerungsaufgaben der Führungskräfte. Die Versorgung des Managements mit den steuerungsrelevanten Informationen in strukturierter und komprimierter Form über die geeigneten Medien und zum richtigen Zeitpunkt ist die Kernaufgabe des Controlling (Horváth, 2003, S. 345). Ohne die entsprechenden Informationen kann das Management seine Aufgaben nicht wahrnehmen, mit der Informationsversorgung bei Planung, Kontrolle und Steuerung nimmt das Controlling seine führungsunterstützende Funktion wahr. Hieraus resultiert die Notwendigkeit eines bereichsübergreifenden Berichtswesens zur regelmäßigen Information der Geschäftsführung und Führungskräfte. Der Umfang eines solchen Berichtswesens sollte der Größe und Struktur des Unternehmens und den Informations- und Steuerungserfordernissen der Führungskräfte entsprechen.

In kleineren Unternehmen oder Praxen ist häufig intuitive Unternehmens- und Personalführung anzutreffen, zusätzlich findet die Informationsversorgung durch die Führungskraft bzw. den Unternehmer oder Arzt selbst statt. Um diese zu entlasten kann eine Überbrückung zwischen Informationsentstehung und -verwendung durch ein unternehmensindividuelles Berichtswesen geschaffen werden, das häufig zunächst auf dem Rechungswesen basiert und um planerische Aspekte erweitert werden sollte (Manegold/Steinle/Krummaker, 2007, S. 25-26).

Zu den grundlegenden Aufgaben im Rahmen der Informationsversorgung gehört neben der Bereitstellung von unternehmensinternen Daten über den Geschäftsverlauf auch die Beschaffung und Aufbereitung von Informationen über Trends, Entwicklungen und Diskontinuitäten im Markt- und Wettbewerbsumfeld. Die Fülle der verfügbaren Informationen und Daten, die einerseits für Planungs-, Kontroll- und Steuerungsprozesse erforderlich sind, die aber andererseits aber auch aus diesen Prozessen entstehen, sind in relevante Steuerungsinformationen zu transferieren. Das Controlling veranlasst so Steuerungsaktivitäten und -entscheidungen beim Management, sowohl auf strategischer als auch auf operativer Ebene.

5.3.4 Controlling in gesetzlichen Krankenkassen

Eingeschränkte Handlungsspielräume und Informationsasymmetrien

Das Gesundheitswesen als stark regulierte Branche schränkt die Handlungsspielräume der agierenden Unternehmen und Leistungsanbieter stark ein. Zusätzlich bestehen starke Informationsasymmetrien zwischen den Teilnehmern auf dem Gesundheitsmarkt, so dass der Informationsfunktion von Controlling im Sinne der systembildenden und -koppelnden Aufgabe besonderes Augenmerk zukommt (Hofmann, 1999, S. 79-81). Aufgrund der Rahmenbedingungen im Gesundheitswesen und der Tradition der Sozialverwaltung findet eine Übertragung bewährter Managementpraktiken in gesetzlichen Krankenkassen verzögert statt. Mittlerweile kann aber konstatiert werden, dass zumindest die großen Krankenkassen entsprechende Controllingsysteme adaptiert und implementiert haben und hieraus Vorteile generieren (Brüggemann/Moos, 2005, S. 4-5).

Strategische Erfolgsfaktoren

Die maßgeblichen strategischen Erfolgsfaktoren für Krankenkassen sind vor allem Produktivität, Marktanteil sowie die Qualität der Leistungen (Hofmann, J. K. 1999, S. 162). Als einer der wichtigsten Wettbewerbsfaktoren hat sich in den letzten Jahren der Beitragssatz herauskristallisiert. Bei weitgehend normierten Leistungen zielen diese Erfolgsfaktoren auf die Beeinflussung des Beitragssatzes ab um diesen als Differenzierungskriterium, neben wahrnehmbaren Serviceunterschieden, am Markt zu nutzen. Das übergeordnete strategische Ziel von Krankenkassen wird also vor allem durch Effizienz- und Produktivitätssteigerung dominiert, um möglichst niedrige Beiträge anbieten zu können. Dies bedeutet vor allem, Verwaltungskosten und Leistungsausgaben aktiv zu managen (Hofmann, 1999, S. 184-189).

Entsprechend kann eine Unternehmenssteuerung auf strategischer und operativer Ebene nicht mehr allein auf klassischen Kennzahlen aus dem Haushalt basieren, sondern es sind Kennzahlen der internen Prozesse und Leistungen ebenso wie solche der Leistungen der Versicherten erforderlich. Vor dem Hintergrund zunehmender Einführung marktwirtschaftlicher Elemente im Gesundheitswesen und damit eines gesteigerten Wettbewerbs für die Krankenkassen, wird die strategische Ausrichtung der Unternehmen zunehmend erfolgskritisch. Um Wettbewerbsvorteile zu entdecken, zu verfolgen und die Erfolgswirksamkeit der Strategien zu überprüfen ist ein entsprechendes Controllingsystem von Bedeutung (auch Brüggemann/Moos, 2005).

Controlling für Effizienz und Effektivtät

Die Krankenkassen in Deutschland sind mit einer gesellschaftlichen Aufgabe zur Versorgung der Bevölkerung mit einem Basiskrankenversicherungsschutz beauftragt, was einem direkten und unangepassten Transfer betriebswirtschaftlicher Strategien und Maßnahmen entgegensteht. Dennoch widerspricht diese gesellschaftliche Aufgabe keineswegs einem Einsatz solcher Instrumente, allerdings sind bestimmte Rahmenbedingungen zu berücksichtigen. Entsprechend sind seit längerem Maßnahmen zum Prozess- und Leistungscontrolling in Krankenkassen zu beobachten, darüber hinaus wird vielfach versucht, die Organisation effektiv und effizient zu gestalten, um so Einfluss auf die Höhe des Beitragssatzes zu nehmen (Krummaker/Mittendorf/Schulenburg et al. 2007).

Literatur

Brüggemann, F. / Moos, G. (2005):
Controlling in gesetzlichen Krankenkassen, Diskussionspapier, Wissenschaftlicher Beirat der Betrieblichen Krankenversicherung, Essen.

Busse, R. / Schreyögg, J. (2006):
Management im Gesundheitswesen – eine Einführung in Gebiet und Buch; in: Busse, Reinhard/Schreyögg, Jonas/Gericke, Christian (Hrsg.): Management im Gesundheitswesen, Heidelberg, S. 1-9.

Gapp, O. (2007):
Umsetzungserfahrungen gesetzlicher Krankenkassen mit der Balanced Scorecard: Ein Ergebnisbericht der Gründe, Vorgehensweise und Probleme, Zeitschrift für die gesamte Versicherungswissenschaft, Band 96, Nr. 3, S. 281-304.

Hahn, D. / Hungenberg, H. (2001): PuK – Wertorientierte Controllingkonzepte, 6., vollständig überarbeitete und erweiterte Auflage, Wiesbaden.

Hofmann, J. K. (1999):
Controlling in gesetzlichen Krankenversicherungen: ein Ansatz zur Steuerung von Problemen im Gesundheitswesen, Frankfurt am Main.

Horváth, P. (2003):
Controlling, 9., vollständig überarbeitete Auflage, München.

Krummaker, S. / Mittendorf, T. / Schulenburg, J.-M. Graf von der / Müller, L. / Stürmann, H. (2007):
Quo Vadis GKV? Zukünftige Entwicklungen des gesetzlichen Krankenversicherungsmarktes in Deutschland, Hannover.

Küpper, H.-U. (2001):
Controlling – Konzeption, Aufgaben und Instrumente, 3., überarbeitete und erweiterte Auflage, Stuttgart.

Lentz, W. (1999):
„Umsetzung und Kontrolle strategischer Pläne". In: Bericht über das 37. Betriebswirtschaftliche Seminar für Gartenbauberater: "Strategische Planung in Gartenbauunternehmen", 1999, S. 138-152, aid, Bonn, http://www.htw-dresden.de/~lentz/pdf/Berater1998.pdf [Stand 11.02.2008].

Manegold, D. / Steinle, C. / Krummaker, S, (2007):
Controlling in kleinen und mittleren Unternehmen: Konzept und Praxisempfehlungen, Saarbrücken.

Reichmann, T. (2006):
Controlling mit Kennzahlen und Managementtools. Die systemgestützte Controlling-Konzeption, 7., überarbeitete und erweiterte Aufl., München.

Schreyögg, J. (2006):
Informationsmanagement und Controlling im Gesundheitswesen – Einführung

und methodische Grundlagen; in: Busse, Reinhard/Schreyögg, Jonas/Gericke, Christian (Hrsg.): Management im Gesundheitswesen, Heidelberg, S. 334-336.

Steinle, C. (2007a):
Entwicklung, Ansätze und Grundverständnis des Controlling, in: Steinle, C. / Daum, A. (Hrsg.) (2007): Controlling: Kompendium für Ausbildung und Praxis, 4., überarbeitete Auflage, Stuttgart, S. 7-21.

Steinle, C. (2007b):
Grundlagen eines Ganzheitlichen Controlling, in: Steinle, C. / Daum, A. (Hrsg.) (2007): Controlling: Kompendium für Ausbildung und Praxis, 4., überarbeitete Auflage, Stuttgart, S. 267-358.

Steinmann, H. / Schreyögg, G. (2005):
Management. Grundlagen der Unternehmensführung, Konzepte – Funktionen - Fallstudien, 6. Aufl., Wiesbaden.

Wild, J. (1974):
Grundlagen der Unternehmensplanung, Reinbek.

5.4 Changemanagement auf dem Markt für Gesundheitsleistungen

Georg Rüter, Bielefeld

5.4.1 Vorbemerkung

Gesundheitssektor im ständigen Umbruch

Das Gesundheitswesen steht seit nunmehr drei Jahrzehnten im Mittelpunkt sozial- und wirtschaftspolitischer Diskussion. Umbruch, Neuorientierung und Paradigmenwechsel heißen die Schlagworte in der Tagespresse sowie in der Fachliteratur. In freiheitlichen Gesellschaften sind Veränderungen eigentlich ein Normalfall, resultieren sie doch aus dem wachsenden Wissen der Individuen und dessen Zusammenspiel in geordneten Gesellschaften, ferner aus geänderten Einstellungen, Bedürfnissen und Vorlieben. Deshalb ist es notwendig herauszuarbeiten, weshalb gerade im Gesundheitswesen und speziell im Krankenhausbereich der Veränderungsprozess einer Branche so viel Aufmerksamkeit, ja Aufregung verursacht. Im Nachfolgenden soll deshalb versucht werden, wesentliche Rahmenbedingungen für Veränderungsprozesse, Strukturen und Verhaltensweisen sowie Ergebnisse darzustellen:

5.4.2 Rahmenbedingungen

5.4.2.1 Ordnungspolitische Voraussetzungen

Die Überschrift des vorliegenden Beitrages enthält implizit die Aussage, dass es einen „Markt" für Gesundheitsleistungen gäbe. Bei näherer Betrachtung ist jedoch festzustellen, dass allenfalls Ansätze für Marktgeschehen seit einigen Jahre ausgemacht werden können, wenn man sich auf den Kernbereich der Gesundheitsleistungen, nämlich die Diagnostik und Therapie großer Krankheitsbilder - salopp gesprochen - das Volumengeschäft konzentriert. Selbstverständlich existiert seit Jahrzehnten ein sogenannter Nebenmarkt, der aber bisher allenfalls Randbereiche wie beispielsweise Schönheitsprodukte und Wellnessangebote beinhaltet. Dieser weist zwar gigantische Wachstumsraten auf, erreicht aber gemessen an der Wertschöpfung, der Zahl der Beschäftigten sowie des Umsatzes nur einen Bruchteil des eigentlichen Kerngeschäftes.

Sozialpolitik

Gesundheitsleistungen werden in Deutschland vielmehr seit mehr als 100 Jahren überwiegend durch die Sozialversicherung finanziert.

Fehlender Wettbewerb und fehlende Marktprozesse

Heute sind mehr als 90 % der Bevölkerung Mitglied in einer der gesetzlichen Krankenversicherungen (GKV). Hier bestimmten bis vor kurzem in keinster Weise wettbewerbliche Marktprozesse das Geschehen, sondern in erster Linie sozialrechtliche Bestimmungen, beispielsweise festgelegt im Sozialgesetzbuch sowie weitere einschlägige Vorschriften für die Gesetzliche Krankenversicherung. Marktprozesse waren gerade nicht erwünscht, da von einem generellen Marktversagen ausgegangen wurde, in dem der Patient eben nicht die Rolle eines Kunden und damit des Souveräns von Marktprozessen spielen sollte.

Angebotsregulierung

Gesundheit kein marktfähiges Gut

Die grundsätzliche Aussage der Sozialpolitik, dass es sich bei Gesundheitsleistungen nicht um marktfähige Güter, sondern vielmehr um Versorgungsleistungen handelt, wurde in der Gesundheitsbranche folgerichtig sekundiert mit umfangreichen Regulierungen des Angebotes in den einzelnen Sektoren. Stichwortartig sind hier zu nennen die staatliche Finanzierung von Krankenhausinvestitionen sowie die detaillierte Angebotsplanung für die einzelnen Fachdisziplinen durch die Landesministerien. Im niedergelassenen Sektor ist das öffentlich-rechtlich organisierte Kartell der Kassenärztlichen Vereinigungen mit Zwangsmitgliedschaften sowie umfassender sogenannter Bedarfsplanung in Zulassungsbezirken anzuführen. Im Arzneimittelbereich bestehen detaillierte Zulassungsregelungen für Apothekengeschäfte sowie präzise Preisvorschriften. Lediglich bei den Heil- und Hilfsmitteln besteht weitgehende Angebotsfreiheit, beispielsweise für Optiker und Hörgeräteakustiker.

Berufspolitik

Die branchenspezifische Regulierung des Marktangebotes findet ihren synchronisierten Niederschlag auch in der Berufsbildungspraxis: Die zahlreichen im Gesundheitswesen tätigen Berufsgruppen verfügen über ein relativ detailliertes Regulierungswerk für die Zulassung sowie die Durchführung der Ausbildung und die spätere Tätigkeit im konkreten Beruf. Beispielhaft sind zu erwähnen die strengen Begrenzungen der Zulassung zum Medizinstudium, die engen staatlichen Vorschriften für die Krankenpflegeausbildung und die geradezu ständische Organisation von Pharmazeuten.

Qualitätskontrolle

Hoher Regulierungsgrad

In wechselseitiger Beziehung zu den vorgenannten berufspolitischen Regulierungen stehen die filigranen Kontrollmechanismen für die Festlegung von Strukturqualitäten der Gesundheitsdienstleistungsangebote: Bezeichnenderweise beziehen diese sich kaum auf die Ergebnisqualität, sondern in erster Linie auf Struktur- und allenfalls noch auf Prozessqualitätselemente. So wird beispielsweise in zahlreichen Krankenhausgesetzen der Bundesländer die berufspolitische Zusammensetzung von Leitungsorganen (z. B. Betriebsleitung) gesetzlich vorgeschrieben. Auch die Besetzung mit Spezialisten, beispielsweise für Hygienefragen ist in einigen Bundesländern bis auf konkrete Stellenbemessungen konkretisiert gesetzlich festgeschrieben. Auch die Ausweisung spezieller Angebote für pflegerische oder ärztliche Leistungen ist sehr häufig an ganz konkrete Strukturvoraussetzungen, wie beispielsweise die Vorhaltung einer bestimmten Zahl von speziellen Fachärzten oder spezieller Pflegekräfte gebunden.

5.4.3 Technische Voraussetzungen

Unerschöpfliches Innovationspotenzial

Veränderungsprozesse auf der Angebotsseite eines Marktes beruhen ganz entscheidend auf dem jeweils vorhandenen menschlichen Wissen der beteiligten Akteure. Im Gesundheitswesen geht es demzufolge um medizinische Kompetenz sowie um technische Voraussetzungen. Die medizinische Wissenschaft gehört sicherlich zu denjenigen Disziplinen, die den rasantesten Fortschritt und die zugleich größte Wissensvermehrung feststellen darf. In den vergangenen fünf Jahrzehnten hat das medizinische Wissen stärker zugenommen als in den 500 Jahren zuvor. Die Folge ist eine fast unübersehbar gewordene Spezialisierung der einzelnen medizinischen Fachdisziplinen, die selbst erst in den vergangenen 100 Jahren entstanden sind, beispielsweise die Anästhesie, die Radiologie, die Gynäkologie, die Urologie etc. Ein Ende dieses atemberaubenden Fortschrittprozesses ist nicht erkennbar. Dabei spielt neben dem Forschungsobjekt, nämlich dem Menschen und seiner letztendlich nicht abschließend ergründbaren Komplexität als Geschöpf Gottes, sicherlich auch die Tatsache eine wesentliche Rolle, dass das Interesse der Menschen an der Heilung oder gar Vermeidung, zumindest aber Linderung von Krankheiten unendlich groß ist und bisweilen sogar Wunschvorstellungen nach vollständiger Gesundheit oder gar ewigem Leben hervorbringt.

Die in freiheitlichen Gesellschaften realisierte Kombination aus freier Willensbildung und Artikulation der Wirtschaftssubjekte führt in Verbindung mit schon lange über die Sicherung des Existenzminimums hinaus gehender Wirtschaftskraft dazu, dass in einem historisch unbekannten Ausmaß volkswirtschaftliche Ressourcen in die Erforschung, Diagnostik und Behandlung von Krankheiten fließen können. So nimmt es nicht wunder, dass der Anteil der Gesundheitsleistungen am Bruttosozialprodukt in wohlhabenden Volkswirtschaften dramatisch über dem relativen Anteil in weniger wohlhabenden

Volkswirtschaften geschweige denn in Entwicklungsländern liegt. Gesundheit ist aus der Sicht der Mikroökonomie demzufolge ein superiores Gut, also ein Produkt, das überproportional an Bedeutung gewinnt bei wachsenden Volkswirtschaften.

Voraussetzung für die vorgenannte Bereitstellung volkswirtschaftlicher Ressourcen zur Weiterentwicklung des medizinischen Wissens ist die naturwissenschaftlich technische Basis der Medizin. Neben der Kernkompetenz der medizinischen Wissenschaft sind hier insbesondere Komplementärtechniken zu erwähnen, wie beispielsweise die Pharmazie sowie die Medizintechnik im weitesten Sinne, welche von der Mikromechanik bis hin zur Mikroelektronik und Kommunikationstechnologie ein breit gefächertes Spektrum umfangreichster Technologien beinhaltet. Schlagwortartig und ohne jeden Anspruch auf Vollständigkeit sind hierzu nennen Diagnostikverfahren mittels Molekularbiologie, Magnetfeldtechniken, Röntgentechnologien in Kombination mit Kommunikationselektronik (Computertomographie), Therapietechniken wie beispielsweise Linearbeschleuniger, Pharmazeutika jedweder Darreichungs- und Indikationsform, Operationstechnologien, ob offen chirurgischer und minimalinvasiver Art, Endoskopie- und Dilatationstechniken, Narkosegase und Medikamente, Implantate und Ersatzkörperteile jedweder Art, Verbandsstoffe und Pflegehilfsmittel sowie diverse Mittel zur Verbesserung der Hygiene.

Ressourcenbegrenzung bisher kaum beachtet

Zusammenfassend ist somit festzustellen, dass einerseits ein geradezu unermessliches Potential für Veränderungsprozesse im Gesundheitswesen vorhanden ist, nämlich durch die letztendlich unbegrenzten Forschungsmöglichkeiten der medizinischen Wissenschaft, die Bereitschaft entwickelter Volkswirtschaften Ressourcen bereitzustellen und die hieraus resultierende Kreation innovativer Technologien zur Unterstützung der vorgenannten medizinischen Fortschrittsprozesse. Andererseits finden wir im Gesundheitswesen hochgradige Regulierungen vor, die ordnungstheoretisch eher in die Kategorie zentralverwaltungswirtschaftlicher Prozesse einzuordnen sind, welche sich bekanntlich als innovationsfeindlich, zumindest aber -hemmend erwiesen haben. Im Folgenden soll deshalb der Versuch gemacht werden, das Zusammenspiel dieser Rahmenbedingungen in den Marktprozessen des Gesundheitswesens zu beleuchten.

5.4.4 Marktprozesse

5.4.4.1 Marktstruktur

Eine Bestandsaufnahme der Angebotsstrukturen sowohl im Krankenhaussektor als auch im ambulanten Bereich zeigt sehr schnell, dass diese nicht Ergebnis von Marktprozessen respektive von Unternehmerverhalten sind, sondern vielmehr Ausfluss stattlicher Rahmensetzung bzw. sogar staatlicher Detailplanung. Im Heil- und Hilfsmittelbereich gilt dies auch für Apotheken. Umfangreiche Detailvorschriften sowie eine detaillierteste Niederlassungsplanung und Vergütungsregelung haben die Arztstrukturen im niedergelassenen Bereich geschaffen und über Jahrzehnte konserviert. Die Ikonisierung des freien Berufes von Ärzten und Apothekern durch die sogenannte Selbstverwaltung der Kassenärztlichen Vereinigungen sowie der Apothekenbetriebsordnung haben Kleinststrukturen geschützt und konserviert. Mittelgroße, geschweige denn große Unternehmen sind in diesem Markt praktisch nicht entstanden. Dabei waren Expansionsmöglichkeiten beispielsweise durch Eröffnung von Filialen und Beschäftigung von ärztlichen Mitarbeitern bis vor kurzem noch gänzlich unmöglich und wurden erst durch neuere Gesetzesänderungen in bescheidendem Umfang möglich.

Wettbewerbsfeindliche Krankenhausplanung

Der Krankenhaussektor wird seit 1972 durch die Bestimmungen des Krankenhausgesetzes (KHG) hochgradig reguliert: Die Bundesländer bestimmen mit ihrem Krankenhausplan die Standorte der Krankenhäuser und deren Angebotsstruktur sowie –größe. In einigen Bundesländern gab es sogar eine Detailplanung von Leistungen beispielsweise derjenigen für die sogenannte medizinisch-technische Großgeräte erforderlich waren oder die als besonders medizinisch komplex angesehen wurden. Mit einem solchen Krankenhausplan war die Marktstruktur praktisch festgeschrieben.

Geradezu ein typisches Kind der frühen 70iger Jahre, die geprägt waren durch die Euphorie staatlicher Allmachtsphantasien, ist die staatliche Investitionsförderung für die Krankenhäuser. Mittels der sogenannten dualen Finanzierung wurden die investiven Strukturen durch die Bundesländer finanziert, welche im vorgenannten Krankenhausplan als richtig und sinnvoll erachtet wurden. Konsequenterweise folgte aus diesem hoheitlichen Anspruch die Bevölkerung zu versorgen, auch die Verpflichtung für die Sozialversicherungen, die in diesen als richtig und wichtig erachteten Krankenhäusern produzierten Leistungen auch zu finanzieren, und zwar nach Maßgabe des jeweils einzelnen Krankenhauses; konkretisiert im sogenannten Selbstkostendeckungsprinzip, dessen wirtschaftsphilosophische Grundlagen weit in die Zeit vor der modernen Nationalökonomie zurückreichen.

5.4.4.2 Marktprozesse

Ordnungspolitische Instabilität

Wie oben dargelegt, üben ordnungspolitische Rahmenbedingungen sowie technische Voraussetzungen ganz entscheidenden Einfluss auf die Möglichkeiten zur Generierung von Marktprozessen aus. Das Gesundheitswesen steckt gewissermaßen in einem Spannungsfeld zwischen geradezu explodierenden technologischen Innovationsmöglichkeiten einerseits und scharfer häufig behördlicher Marktregulierung andererseits. Die gesetzgeberischen Aktivitäten während der drei vergangenen dreißig Jahren waren bedauerlicherweise sehr häufig primär auf sogenannte Kostendämpfung – präziser gesprochen Ausgabendämpfung für die Gesetzliche Krankenversicherung – ausgerichtet. Die wahrscheinlich dysfunktionalste Auswirkung dieser kurzfristig orientierten Kostendämpfungspolitik besteht darin, dass stabile ordnungspolitische Rahmenbedingungen für die handelnden Akteure allenfalls für einen Zeitraum von zwei bis drei Jahren erkennbar waren. Langfristig orientierte Unternehmenspolitik und damit die Kreation langer Marktphasen für Produktsegmente bzw. ganz konkrete Produkte waren damit nur unter erschwerten Bedingungen möglich.

Gleichwohl sollte die gesetzgeberische Hektik nicht darüber hinwegtäuschen, dass sowohl die Medizintechnologie bedingten angebotsseitigen Faktoren als auch die säkularen nachfrageseitigen Trends aufgrund der demographischen Entwicklung insbesondere in der Bundesrepublik Deutschland mittel- und langfristig ein großes Veränderungspotential für das Gesundheitswesen erwarten lassen. In euphorischen Wachstumstheorien wird bisweilen auch vom fünften Kondratieff-Zyklus gesprochen, der aus Sicht des Verfassers jedoch als zweifelhafte Theoriegrundlage zu bewerten ist.

Vielmehr besteht die ganz konkrete Aussicht, dass angesichts zunehmender Desillusionierung bezüglich staatlicher Gestaltungsspielräume auch die Wirtschafts- und Gesundheitspolitik einen durchaus marktwirtschaftlicheren Kurs einschlägt und die gesetzlichen Voraussetzungen für die Entstehung von Innovations- und Veränderungsprozessen im Gesundheitswesen schafft. Anders gewendet: Nicht der Wille des Gesetzgebers ist entscheidend, sondern der fundamentale „Datenkranz" von Kosumentenwünschen und Angebotsmöglichkeiten.

5.4.5 Unternehmer und Mitarbeitertypen

Gesundheitswesen bislang kein Feld für Pionierunternehmen

Märkte werden von Menschen gemacht, wobei die Interdependenz zwischen Rahmenbedingungen und Unternehmertypen von ganz entscheidender Bedeutung ist. Die Markttheorie kennt die grobe Unterscheidung zwischen Schumpeterschen Pionierunternehmern, den findigen Kirrznerschen Unternehmertypen, den Imitatoren sowie den Schlafmützen-Konkurrenten. Die relative Bedeutung einzelner Unternehmertypen hängt dabei in erster Linie von den ordnungspolitischen Rahmenbedingungen sowie den Marktphasen bzw. Reifegraden ab.

Hochgradig regulierte Märkte ziehen kaum innovative Typen an, da diese letztendlich gar kein Betätigungsfeld haben. Der klassische

Schumpeter-Unternehmer, der die schöpferische Zerstörung umsetzt ist im System der Krankenhausplanung schlichtweg unmöglich, da eine Krankenhausplanung sui generis nicht funktionieren kann, wenn sich die Beteiligten nicht an die Notwendigkeit der Einhaltung von Planvorgaben halten und die Planbehörde letztendlich entsprechende Sanktionen durchsetzen muss, weil ansonsten der Plan selbst gefährdet wäre. Somit konnte im Gesundheitswesen kaum erwartet werden, dass innovative Unternehmertypen das Marktgeschehen prägen; zumindest bis vor einigen Jahren nicht.

Wie in allen Branchen folgt hieraus, dass auch die Mitarbeiterinnen und Mitarbeiter sämtlicher Führungsebenen tendenziell weniger innovationsfreundlich sind; anders gewendet: Der Gesundheitsmarkt attrahierte bislang eher auf Sicherheit bedachte Mitarbeitertypen, die entsprechende Kulturen generierten und pflegten. Die für die Stabilität eines Systems besonders produktive Mischung aus konservativen und innovativen Elementen muss sich im Gesundheitswesen in den kommenden Jahren erst herausstellen.

5.4.6 Marktverhalten

Ökonomie erhält erstmals Priorität

Das Gesundheitswesen hat zweifellos in den vergangenen Jahren bzw. Jahrzehnten ganz erhebliche Veränderungen vollzogen. Fundamentale Neuerungen in Diagnostik und Technik wurden ebenso implementiert wie massive Angebotsausweitungen mit entsprechenden Beschäftigungsmöglichkeiten. So beeindruckend diese Change-Prozesse zweifellos waren und sind, so gestalteten sie sich insoweit einseitig als sie mit einer fortlaufenden Ausweitung des volkswirtschaftlichen Ressourcen-Verbrauchs einhergingen. Prozessinnovationen mit dem Ziel eines verminderten Ressourceneinsatzes fanden allenfalls in marginaler Größenordnung statt. Konkret: Die Akteure des Gesundheitswesens waren in erster Linie ärztliche Führungskräfte sowie der pharmazeutisch-medizinproduktetechnische Bereich, der bis in die 80iger Jahre des 20. Jahrhunderts hinein durchweg auch von naturwissenschaftlich-pharmakologischen Fachleuten geprägt wurde. Diese konnten ihre Anstrengungen auf die Generierung neuer Technologien konzentrieren ohne dabei limitierende Faktoren begrenzter volkswirtschaftlicher Ressourcen im Auge behalten zu müssen.

5.4.7 Implikationen für die Unternehmensführung

Organisations-veränderung durch Wettbewerb

Überspitzt kann konstatiert werden, dass bis in die 90iger Jahre hinein von einem Marktverhalten in der Gesundheitsbranche nur sehr begrenzt gesprochen werden konnte. Dies lag neben den gesetzlichen Voraussetzungen nicht zuletzt an der grundsätzlichen Einstellung der maßgeblichen Akteure, nämlich der Ärzte und der Pharmazeuten, dass es sich bei vielen Gesundheitsdienstleistungen um nicht marktfähige Produkte handele, deren Angebotsdarreichung auf anderen nicht marktlichen Prozessen vollzogen werden müsse. Dies gilt auch für den Krankenhausbereich, dessen Eigentümerstruktur fast vollständig durch öffentlich-rechtliche Körperschaften, also Länder und Kommunen, sowie Kirchengemeinden geprägt war. Abgesehen von Ordensgemeinschaften, deren Krankenhausträgeraufgaben durchweg auf einer sehr langen und deutlich in die Zeit vor Entstehung von sozialversicherungs- und steuerfinazierten Gesundheitssystem zurückgeht, spielten Privatunternehmer bis in die Mitte der 90iger Jahre so gut wir keine Rolle. Dies änderte sich mit dem Wandel des Gesundheitswesens hin zu marktwirtschaftlichen Strukturen.

5.4.7.1 Information

Aus den obigen Ausführungen dürfte hervorgegangen sein, dass das Gesundheitswesen in den vergangenen Jahrzehnten strukturell und vor allem personell wenig prädestiniert war, einen „aggressiven" Change-Management-Prozess durchzuführen. Veränderungsprozesse bewegten sich durchweg in Richtung Expansion, Personalstandserhöhungen und Ausgabenerhöhung. Diese Leistung des Gesundheitswesens soll damit nicht klein geredet werden; aus der betrieblichen Praxis wissen wir jedoch, dass Ressourcenverminderung bzw. der routinierte Umgang mit begrenzten Ressourcen die „unbequemere" Führungsaufgabe im Unternehmen darstellt.

Informations-defizite

Am Anfang dieser Change-Management-Aufgabe muss somit die Information über die Faktenlagen im Gesundheitswesen stehen. Die aufgeregten öffentlichen Diskussionen und noch mehr die internen Auseinandersetzungen in den einschlägigen Fachkreisen des Gesundheitswesen suggerieren immer wieder, dass es im Gesundheitswesen um die Verminderung der eingesetzten Ressourcen ginge. Wer einmal auf Fachtagungen zu Gast ist oder auch nur Unterricht bei Auszubildenden oder Medizinstudenten durchführt, stellt fest, dass eine tief verwurzelte Einbildung vorherrscht, dem Gesundheitswesen würden seit Jahren Ressourcen entzogen.

Die faktische Lage ist eine völlig andere: Während das Bruttosozialprodukt, also die gesamtwirtschaftliche Leistung, von 154,8 Mrd. € in Jahr 1960 auf 2.247,4 Mrd. € im Jahr 2005 , mithin auf das

Vierzehnfache wuchs, stiegen die Ausgaben der gesetzlichen und privaten Krankenversicherungen für die Krankenhausbehandlung von 725 Mio. € auf 54,5 Mrd. €, also auf den 75fachen (!) Wert.

Zahl der Ärzte auf Rekordniveau

Die Zahl der Beschäftigten im Krankenhaussektor stieg in diesem Zeitraum deutlich an: Im Pflegedienst wurden im Jahr 1960 112.000 Mitarbeiter beschäftigt, im Jahr 2005 bei ca. 309.000 Mitarbeiter (gerechnet in Vollzeitkräften), also um 175 %. Noch größere Steigerungsraten hatte der Arztberuf zu verzeichnen: Im Jahr 1960 arbeiteten 30.767 Ärzte in deutschen Krankenhäusern, 1980 72.540, 1990 96.203 und im Jahr 2005 136.956; dies entspricht einem Zuwachs von 345 %. Einschließlich des ambulanten, niedergelassenen Bereiches kümmerten sich in Deutschland im Jahr 1960 71.871 Ärzte um die Patienten, zwanzig Jahre später 127.241, 1990 210.376 und im Jahr 2005 281.309.

Auch in dem Zeitraum, in dem die sogenannte Kostendämpfungspolitik Platz gegriffen hat, also seit Ende der achtziger Jahre und verschärft seit Beginn des 21. Jahrhunderts, ist die vorgenannte Entwicklung der Ausgabenexpansion zu keinem Zeitpunkt unterbrochen worden, wenn man einmal von geringfügigen Vorzieh- und Nachlaufeffekten spezieller gesetzlicher Maßnahmen absieht. Die Pro-Kopf-Ausgaben für Gesundheit stiegen beispielsweise von 2.271 € im Jahr 1995 über 2.559 in 1999 auf 3.005 € im Jahr 2003 und ereichten damit einen historischen Höchststand. Auch international darf sich das deutsche Gesundheitswesen zu den materiell am besten ausgestatteten zählen; kaum ein westliches Industrieland wendet absolut gesehen sowie in Relation zum Bruttosozialprodukt mehr für das Gesundheitswesen auf als Deutschland; von Schwellenländern in Osteuropa oder in anderen Kontinenten überhaupt nicht zu reden.

Neben dieser Information über die tatsächliche, nicht die gefühlte Realität der Entwicklung von Vergangenheit und Gegenwart ist es für die Implementierung von Change-Prozessen wohl ebenso unerlässlich einen Ausblick auf die Zukunft zu tätigen: Nur so wird den Beteiligten deutlich gemacht, dass das Gesundheitswesen einerseits geradezu fantastische Expansionsmöglichkeiten beinhaltet, nämlich angebotsseitig durch weiteren medizinischen und technischen Fortschritt; nachfrageseitig durch die demographische Entwicklung sowie die grundsätzlich positive Bereitschaft der Bevölkerung einen wachsenden Anteil des Bruttosozialproduktes respektive des Volkswohlstandes zu Gunsten der Gesundheitspflege bzw. –wiederherstellung einsetzen zu können.

Andererseits muss den Beteiligten aber auch klar gemacht werden, dass die Praxis der Vergangenheit, nämlich Veränderungsprozesse stets ohne wirklich limitierende Funktion der begrenzten Ressourcen umzusetzen, nicht perpetuiert werden kann und dass deshalb die Anstrengungen dieser Branche auch auf einen effizienteren Ressourceneinsatz gerichtet sein müssen.

Veränderungsprozess unausweichlich

Hier scheint ein wesentlicher Schlüsselfaktor für die erfolgreiche Implementierung von Changeprozessen zu liegen: Die Mentalität zahlreiche Akteure des Gesundheitswesens muss dahingehend geändert werden, Changeprozesse genauso wie begrenzte Ressourcen und die daraus resultierende Notwendigkeit des ökonomischen Umgangs hiermit als „Normalfall" anzusehen. Die Denkblockade und bisweilen geradezu depressive Grundstimmung, insbesondere von Lobbyisten des Gesundheitswesens wirkt sich – nicht zuletzt auf Nachwuchskräfte – äußerst dysfunktional auf die Fähigkeit und Bereitschaft des Gesundheitswesens zum Wandlungsprozess aus.

5.4.8 Aktionsparameter

Unternehmerische bzw. betriebliche Aktivitäten von Unternehmen und deren Mitarbeitern drücken sich im Einsatz so genannter Aktionsparameter aus, das sind Stellgrößen und Handlungsfelder, die dem Weiterkommen respektive der Stabilität eines Unternehmens dienen. Diese sollen nachfolgend holzschnittartig kurz beleuchtet werden:

Preis

Dieser wohl schlichteste Parameter wird an den Anfang gestellt, da er am häufigsten der Mittelpunkt des öffentlichen Interesses sowie der politischen und verbandlichen Aktivitäten steht. Stichwortartig sei verwiesen auf die Änderung des ärztlichen Vergütungssystems von der Einzelvergütung hin zur floatenden Punktbewertung bis hin zu angestrebten Festpreisvergütung. Fakt ist, dass der Aktionsparameter Preis fast vollständig dem unternehmerischen Gestaltungsspielraum entzogen ist. Im weiteren sei auf die Ausführungen von Greiner in Kap. 4.1 ab Seite 267 verwiesen.

Produkt

Wie bereits erwähnt, besteht nach wie vor eine Landeskrankenhausplanung, die letztendlich zumindest im groben die Produktauswahl für die Unternehmen beschränkt, wenn nicht sogar verbietet. In der Systematik des DRG-Systems liegt die Redundanz einer derartigen Angebotsplanung durch Landesbehörden begründet. Es ist somit absehbar, dass bei entsprechenden ordnungspolitischen Weichenstellungen durch die Bundesländer die diesbezügliche Freiheit der Krankenhäuser zunehmen wird und entsprechende Veränderungsprozesse begonnen werden können.

Investitionen

Voraussetzung für die Kreation und Implementierung von Dienstleistungsprodukten bilden in der heutigen technisierten Medizinwelt

Investitionen in Infrastruktur, Gebäude und Medizintechnik. Auch diese war bekanntlich aufgrund der KHG-Bestimmungen bisher überwiegend staatlich geordnet. Lediglich in einem begrenzten Maße konnten Unternehmen durch pauschale Investitionsförderung oder aber durch Eigenmittelinvestitionen sowie durch Spendenfinanzierung eigene Akzente setzen; allerdings immer unter Beachtung des Krankenhausplanes. Insbesondere Krankenhäuser, die sich nicht an die akzentuierten Planvorstellungen des Landes hielten, konnten durchaus in eine missliche Lage geraten, wenn ihre Mitbewerber durch entsprechende Investitionsmittelzusagen des Landes protegiert oder sogar aktiv gefördert wurden. Dann konnten die Refinanzierungskosten von selbst getätigten Investitionen sogar zur wirtschaftlichen Bedrohung führen, zumal die Refinanzierungskosten im bisherigen System der Selbstkostendeckung nicht erstattungsfähig waren. Anders gewendet: Gerade initiative häufig auch innovative Investitionen von Unternehmen konnten sich nicht positiv, sondern negativ auf die Unternehmensentwicklung auswirken, mit der Folge, dass diese im Regelfall unterblieben.

Angesichts der maroden öffentlichen Haushalte hat bei zahlreichen Landesministerien ein Umdenkprozess eingesetzt, der eine stärkere Eigenverantwortlichkeit und damit Initiativfähigkeit der Krankenhausunternehmen ermöglichen wird. So werden beispielsweise in Nordrhein-Westfalen seit 01.01.2008 die pauschalen Fördermittel für Krankenhausinvestitionen ausschließlich leistungsorientiert zugewiesen und nicht mehr an Strukturkomponenten des Krankenhauses wie beispielsweise Bettenzahl oder Fachabteilungsgrößen orientiert. Betriebswirtschaftlich wäre damit ein Weg in die Monistik eingeschlagen, auch wenn dieser in der volkswirtschaftlichen Buchhaltung so noch nicht gegeben wäre.

Ein ebenso wichtiger Schritt ist demzufolge die völlige Abschaffung der staatlichen Einzelförderung, die wie bereits oben erwähnt, der unternehmerischen Initiative eher abträglich denn zuträglich ist. Auch hierfür bestehen mit dem NRW-Vorstoß bundepolitische realistische Chancen, so dass die Unternehmen gut beraten sind, sich hierauf schon jetzt vorzubereiten. Ein wirklich durchdachter, sorgfältiger Umgang mit Investitionskapital wird letztendlich nur dann realisiert werden, wenn die Investoren dar zur Verfügung stehende Kapital entweder selbst erwirtschaftet haben oder aber entsprechende Kredite zurückzahlen müssen; mithin einen return-on-investment realisieren.

Produktionsprozess

Neuorganisation der Leistungserstellung

Wenig Beachtung fand in den vergangenen Jahren auch die Gestaltung des Produktionsprozesses von Dienstleistungen für das Gesundheitswesen. Die strikte Regulierung, die einseitige Anbieterorientierung und die gestaltende Willensbildung durch ärztliche

Fachleute verhinderten über Jahrzehnte, dass die Gestaltung des Produktionsprozesses bei Diagnostik und Behandlung von Patienten grundlegend hinterfragt wurde. Die ordinariengeführte, häufig sogar in Pavillons untergebrachte Universitätsmedizin förderte demgegenüber vielmehr ein partikularistisches Organisationssystem, das in erster Linie auf Unabhängigkeit und Bereichsegoismen konzentriert war.

Sekundiert wurden diese Strukturen durch äußerst ausgeprägte berufsständische Attitüden bei praktisch allen Berufsgruppen. Streng achteten diese Berufsgruppen auf Einhaltung von Zuständigkeiten und Abgrenzung. In den Krankenhausvorschriften der Bundesländer fanden sich bis vor kurzem sogar entsprechende gesetzliche Vorschriften, beispielsweise für die Gestaltung einer Krankenhausführung, die aus einem Vertreter des ärztlichen, des pflegerischen und des Verwaltungsdienstes gebildet werden musste. Radikale Neuorganisationsgedanken wurden auf diese Weise häufig im Keim erstickt.

Eine wesentliche Rolle spielten hierbei die vorgenannten Regelungen der Investitionsmittelbereitstellung, die nämlich der Systematik der Bereitstellung von Kapital – das nichts anderes ist als die volkswirtschaftliche „Verlängerung" des Produktionsprozesses – insoweit aufhebt, als einzelwirtschaftliche Opportunität in geradezu diametrale Beziehung zur volkswirtschaftlichen Rationalität gebracht wurde.

Wenig Beachtung fand deshalb die Fokussierung von Produktionsprozessen im Hinblick auf einen sparsameren Ressourceneinsatz. Da die oben erläuterten volkswirtschaftlichen Rahmenbedingungen im Zweifel eine Ausweitung desselben ermöglichten. Dieser sparsamere Ressourceneinsatz wurde demzufolge weder nach innen (Personaleinsatz) noch nach außen (Einkaufspolitik, Produktengenieering und Lieferantendruck) offensiv umgesetzt. In der nüchternen Analyse von Re-Engenieering-Prozessen zum Zwecke eines sparsameren Produktionsprozesses stellt ebenso ein profundes Handlungsfeld für Changemanagement-Prozesse dar, die allenfalls am Beginn ihres Entwicklungsprozesses stehen.

Qualität

Bislang massive Qualitätsunterschiede

Auch die Qualität des Behandlungsprozesses unterlag im Gesundheitswesen bisher ganz überwiegend behördlichen Regulierungsprozessen: Gesundheitsämter, Bezirksregierungen, Organe der Selbstverwaltung waren federführend für die Überwachung von Mindeststandards der Krankenbehandlung.

In einem marktwirtschaftlich organisierten System wird sich dies dramatisch ändern, wie bereits zahlreiche Aktivitäten zeigen. Mittels Internetplattformen gelingt es immer mehr Kunden, also Patienten und deren Agenten (Angehörige, Informationsdienste, Ärzte, Krankenkassen), sich einen Überblick über die Angebotsvielfalt und –qualität zu verschaffen.

Administratives Hilfsmittel auf dem Wege zu größerer Transparenz und Konsumentensouveränität bilden dabei sowohl gesetzliche als auch freiwillige Maßnahmen. Die gesetzlich vorgeschriebene Veröffentlichung von strukturierten Qualitätsberichten seit dem Jahr 2005 gehört hierzu ebenso wie die mittlerweile flächendeckend anzutreffende Zertifizierung von Krankenhäusern entweder nach international erprobten Industrienormen (z. B. EFQM, DIN-ISO Norm) oder nach branchenspezifischen Sonderlösungen (KTQ, ProCum-Cert). Im Weiteren sei auf die Ausführungen von Möller in Kap. 1.1 ab Seite 241verwiesen.

Die branchenspezifischen Qualitätsverbesserungsverfahren müssen insoweit kritisch hinterfragt werden, ob sie ausreichend in der Lage sind, bisherige Dankprozesse und Traditionen aufzubrechen und die unverzichtbare grundsätzliche Überprüfung von Qualitätssicherungsprozessen und Kundenorientierung herbeizuführen. KTQ und ProCumCert Zertifizierungsverfahren und deren Entwicklung während der vergangenen Jahre sind durch eine ausgeprägte Betonung von so genannten Besonderheiten des Gesundheitswesens bzw. des Krankenhausbereiches gekennzeichnet. Die Möglichkeit eigene unternehmensspezifische Qualitätsmaßstäbe zu setzen, sind für die dieses Zertifizierungsverfahren anwendenden Krankenhäuser somit nur begrenzt. Hieraus folgt wiederum, dass das Veränderungspotential bei stringenter Durchsetzung krankenhausspezifischer Zertifizierungsverfahren auch eine Limitierung erfährt.

In jedem Fall wird die Herausforderung für Qualitätssicherung und –verbesserung unendlich groß sein. Allein die empirische Ausgangslage mit stark differierenden Qualitätskennziffern, beispielsweise ausgewählten nicht unerheblichen Komplikationsraten bei ausgewählten Krankenhausbehandlungen ist Beleg für entsprechend profunde Betätigungsfelder.

Die in freiheitlichen Systemen feststellbare höchste Form der Qualitätssicherung ist die Generierung und vor allem Kontinuierung einer Marke. Marken haben sich in den vergangenen gut 100 Jahren der Wirtschaftsgeschichte als volkswirtschaftliches Vehikel zur Senkung von Transaktions- und insbesondere von Informationskosten für die Verbraucher erwiesen. Marken stellen gewissermaßen die kompaktierte Information bezüglich der Erwartungen eines Kunden an ein bestimmtes Produkt dar. Sie sind in höchstem Maße variabel bezüglich der Spezifizierung und des Qualitätsniveaus des hiermit verbunden Produktes. Eine Marke muss demzufolge nicht zwingend im Hochpreissegment angesiedelt werden, sondern hat sich gerade bei der massenhaften Verbreitung von qualitätsgesicherten Produkten als das beste Vehikel zur Stabilisierung von Produktqualitäten und damit auch Produktmärkten erwiesen. Auch für das Unternehmen und seine Beschäftigten bietet die Marke ein gewisses Maß an Sicherheit, hat sie sich doch als überdurchschnittlich robust gegenüber konjunkturellen und preislichen Schwankungen erwiesen.

Voraussetzung für die Markenbildung ist jedoch eine klare Qualitäts- und Produktstrategie sowie eine lückenlose Erfüllung sämtlicher Kriterien der Markensicherung; diese reichen von der besagten Qualität über eine strenge Informations- und Kommunikationskultur gegenüber dem Kunden, eine klare Produktphilosophie bis hin zum Corporate Design.

Vorbild Markenbildung

Zweifellos bestehen hier gigantische Potentiale im Gesundheitswesen, das bisher so gut wie keine Markenbildung kennt. Erste Ansätze von privaten Krankenhausketten sowie kirchlichen Unternehmensgruppen sind erkennbar. Letztere haben den ganz schlichten Vorteil, dass sie bereits über eine Unternehmensphilosophie, nämlich die christliche Nächstenliebe und –hilfe verfügen, die eine entscheidende Voraussetzung für Markenartikulation bildet.

Werbung

Im Gesundheitswesen galt Werbung bislang als Schmuddelkind, zumal dieser Sektor sich für etwas Besonderes hielt und sich ungern mit Waschmitteln oder anderen Konsumartikeln vergleichen ließ. Die entsprechenden standesrechtlichen Vorschriften taten ihr übriges die diesbezügliche Trägheit der Unternehmen sicherzustellen. Professionelle Werbung mit ihrer Fähigkeit emotional anzusprechen und auf diesem Wege Informationen herüberzubringen, hat sich bekanntlich in freiheitlichen Gesellschaften als unverzichtbare Mittel zur Hebung der Konsumentensouveränität und zur Intensivierung des Wettbewerbs erwiesen. Umso erfreulicher ist es, dass die diesbezüglichen Vorbehalte der unterschiedlichen Berufsgruppen im Gesundheitswesen sukzessive abgenommen hat und mittlerweile einem unverkrampfteren Umgang mit diesem unternehmerischen Aktionsparameter gewichen ist. Adäquate Formen der Werbung – egal ob sie im Kleidchen des Patienteninformationssystems oder der wissenschaftlichen Fachkongresse daherkommen – werden ein breites Betätigungsfeld für Gesundheitsunternehmen darstellen.

5.4.9 Unternehmens- und Mitarbeiterführung

In den vorgenannten Kapiteln wurden die Rahmenbedingungen, die Ausgangslage und die Handlungsfelder für Changemanagementprozesse dargestellt. Umgesetzt werden müssen selbige letztendlich ganz konkret in den Unternehmen von den Führungskräften in Zusammenarbeit mit den Mitarbeitern.

Nur Unternehmen, die bereit sind zum Wandel werden Changemanagementprozesse erfolgreich umsetzen können. Hierzu gehört die oben genannte Information über Notwendigkeit und Vorteilhaftigkeit von Veränderungsprozessen. Ebenso unerlässlich ist die Akquisition geeigneter Mitarbeiter, wobei bekanntlich die Treppe von oben gekehrt wird. Dies bedeutet im Umkehrschluss auch, dass Mitarbeiter – gleich welcher Hierarchiestufen – angehalten werden müssen, mehr denn bisher organisatorisch und mental Veränderungsprozesse zu unterstützen bzw. diese durchzuführen.

In diesem Zusammenhang stellen Zertifizierungs- und Qualitätssicherungsprozesse eine hervorragende Plattform für Changemanagementprozesse dar: Kontinuierlicher Verbesserungsprozess (KVP), ursprünglich eine Idee aus der japanischen und europäischen Automobilindustrie ist heute bekanntlich Bestandteil der Zertifizierungsnorm nach DIN ISO 9001:2000. Diese hat sich als äußerst hilfreich bei der Evaluierung und auch kritischen Hinterfragung von Struktur- und Prozessorganisationen von Unternehmen und damit auch Krankenhäusern erwiesen. Sehr häufig wirkte sie als Katalysator oder Hebel für das Aufbrechen bisheriger hierarchisch geprägter traditioneller Strukturen.

Wirklich konsequente Personalpolitik beinhaltet demzufolge auch die Trennung von denjenigen Mitarbeitern, die sich als veränderungsresistent erwiesen haben. Auch bei diesen Prozessen wird in der Regel die Treppe von oben gekehrt. Interessant ist dabei festzustellen, dass Krankenhäuser und hier insbesondere der ärztliche Beruf sich als besonders hierarchisch geprägt erwiesen haben und dass personelle Veränderungen inden höheren Hierarchie-Etagen sehr häufig mit der Notwendigkeit weiterer Veränderungen in nachfolgenden Hierarchie-Ebenen einhergehen.

5.4.10 Zusammenfassung

Hohes Veränderungspotenzial

Changemanagement findet auf dem Markt für Gesundheitsleistungen mit hoher Wahrscheinlichkeit in den kommenden Jahren ein extrem großes Betätigungsfeld: Demographisch bedingte massiv ansteigende Nachfragepotentiale treffen auf technologisch noch nicht annähernd zu Ende erforschte Möglichkeiten und generieren somit ein schier unerschöpfliches Erweiterungs- und Veränderungspotential. Aufgrund der jahrzehntelangen engen Regulierungen fand die Veränderung im Gesundheitswesen überwiegend einseitige Kanalisierungen, so dass mit sukzessiver Deregulierung zahlreiche neue Aktionsparameter für die handelnden Akteure eröffnet werden.

Die Beschreibung Wachstumsmarkt Gesundheitswesen ist insoweit einseitig formuliert als sie lediglich auf Vergrößerung einer Branche gerichtet ist, nicht jedoch die ebenso wichtigen Aspekte der Ressourceneinsatzveränderung außer acht lässt. Letzterer Aspekt könnte angesichts der wuchtigen Nachfrage und Technologie-Potentiale eine Bedeutung erlangen, die bislang unbekannt war.

Die Konzentration der Phantasie und des Wissens der handelnden Akteure im Gesundheitswesen auf die Optimierung der Ressourcen-Einsatzes mithin auf einen sparsameren Umgang mit denselben erfordert zunächst einmal einen grundlegenden Mentalitätswandel. Die Abkehr vom Dünkel der Unvergleichbarkeit der Gesundheitsbranche mit „normalen“ Dienstleistungs- oder Industrieproduktionsprozessen ist ebenso unabdingbar, wie das Infragestellen bisheriger finanzieller Akkommodierungen. Zwar ist das Gesundheitswesen sui generis kaum von der Verlagerung von Arbeitsplätzen bedroht, sollte aber sich nicht der Illusion hingeben, dass Auslandseinflüsse überhaupt keine Relevanz für die künftigen Veränderungsprozesse ausüben.

In jedem Fall bietet das Gesundheitswesen für initiative Pionierunternehmer und ihre Mitarbeiterinnen und Mitarbeiter ein profundes und unter Beachtung der vorgenannten Implikationen auch zukunftssicheres Betätigungs- und Berufsfeld.

Literaturhinweise

Aken, H. von / Hiddemann, W. / Steinau, H.U. (2007):
Schlechte Zeiten für gute Medizin, Frankfurter Allgemeine Zeitung, Ausgabe vom 16.05.2007.

Arnold, M. / Paffrath, D. (1993):
Krankenhausreport, Stuttgart-Jena.

Arnold, M. / Litsch, M. / Schwartz, F.W. (1999):
Krankenhausreport 1999, Stuttgart-New York.

Arnold,M. /Klauber, J. / Schellschmidt, H. (2002):
Krankenhausreport 2002, Stuttgart-New York

Bläsing, J. (Hrsg.) (2000):
Die lernende Organisation, Ulm.

Eucken, W. (1965):
Grundlagen der Nationalökonomie, 6. Auflage, Berlin New York.

Eucken, W. (1955):
Kapitaltheoretische Untersuchungen, 2. Auflage, Tübingen.

Fest, J. (1993):
Die schwierige Freiheit. Berlin.

Gebert, D. / Rosenstiel, L. von (1981):
Organisationspsychologie . Stuttgart, Berlin, Köln, Mainz.

Giehl, H. / Oberender, P. (Hrsg.) (1995):
Gesundheitswesen zwischen Rationalisierung und Rationierung, Bayreuth.

Hayek, F. A. von (1969):
Freiburger Studien, Tübingen.

Hayek, F. A. von (1983):
Die Verfassung der Freiheit, 2. Auflage, Tübingen.

Hensel, K.P. (1979):
Einführung in die Theorie der Zentralverwaltungswirtschaft, 3. Auflage, Stuttgart, New York.

Heuß, E. (1965):
Allgemeine Markttheorie, Tübingen, Berlin.

Münnich, F.E. / Oberender, P. (Hrsg.) (1987):
Der Pharmamarkt vor dem Umbruch? Stuttgart, New York.
Münnich, F. / Oettle, K. (Hrsg.) (1984):
Ökonomie des technischen Fortschritts in der Medizin. Gerlingen.
Oberender, P. (Hrsg.) (1988):
Neurorientierung im Gesundheitswesen, Bayreuth.
Oberender, P. (Hrsg.) (1990):
Umbruch und Neuorientierung im Gesundheitswesen, Bayreuth.
Oberender, P. (Hrsg.) (1985):
Gesundheitswesen im Wandel, Bartdorf.
Oberender, P. / Hebborn, A. / Zerth, J. (2006):
Wachstumsmarkt Gesundheit, 2. Auflage, Stuttgart.
Oberender, P. / Gäfgen, G. (Hrsg.) (1988):
Technologischer Wandel im Gesundheitswesen, Baden-Baden.
Oberender, P. / Rüter, G. (1988):
Gefahren für Innovationen im Arzneimittelbereich: Eine ordnungspolitische Analyse, Baden-Baden.
Oberender, P. (1987):
Marktdynamik und internationaler Handel, Tübingen.
Popper, K.R. (1985):
Alles Leben ist Problem lösen, 3. Auflage, München.
Rüter, G. (2000):
Notwendige Veränderungen aus der Sicht der Unternehmensleitungen in Krämer, W. / Gabriel, K. / Zöller, N. (Hrsg.): Neoliberalismus als Leitbild für kirchliche Innovationsprozesse, Münster, Hamburg, London.
Schallenberg, P. (2002):
Ethik und Rationierung in: Aufderheide, D. / Dobrowski, M. (Hrsg.) Gesundheit, Ethik, Ökonomie. Berlin.
Soltwedel, R. (1986):
Die Regulierungspotentiale in der Bundesrepublik, Tübingen.
Sommer, J. (1999):
Gesundheitssystem zwischen Plan und Markt, Stuttgart.

5.5 Corporate Governance

Ute Lohse, Hannover

5.5.1 Einführung

Auch die Unternehmen im Gesundheitswesen sind von der Diskussion um Missmanagement und Korruption in Unternehmen – beispielhaft seien hier Pharmaunternehmen und Krankenhausorganisationen angeführt – betroffen. Das Vertrauen in die Selbststeuerung und -kontrolle der Unternehmen erscheint insbesondere aufgrund der starken intransparenten Verflechtungen zwischen Unternehmensführung, Aufsichtsrat sowie Beratungs- und Prüfungsgesellschaften erschüttert. Somit ist aus Sicht der Anteilseigner, Investoren, Kreditgeber, Mitarbeiter und Öffentlichkeit die Existenz und Nutzung eines effizienten Steuerungs- und Führungssystems erforderlich, denn zur Sicherung der langfristigen und erfolgreichen Unternehmensexistenz ist eine verantwortliche und transparente Leitung und Überwachung der Unternehmenstätigkeit aus Sicht aller Stakeholder (Eigenkapitalgeber, Manager, Mitarbeiter, Lieferanten, Kunden und Öffentlichkeit etc.) erforderlich.

Verantwortung in der unternehmerischen Tätigkei

Die verantwortliche unternehmerische Tätigkeit wird in Deutschland unter dem englischsprachigen Begriff Corporate Responsibility als Oberbegriff geführt, womit die folgenden drei Themenbereiche subsumiert sind: Corporate Governance (innere Unternehmensführung), Corporate Social Responsibility (Schnittstelle zur Unternehmensumwelt) sowie Corporate Citizenship (Schnittstelle zum gesellschaftlichen Engagement). Generell ist eine nachhaltige unternehmerische Tätigkeit nur durch Einhaltung von Standards und Verhaltenskodizes möglich und beinhaltet gleichzeitig die Akzeptanz von Verantwortlichkeit und Verlässlichkeit (vgl. Bassen/Jastram/Meyer, 2005).

Als rechtliche Konsequenzen zur Verbesserung der Unternehmensführung und -überwachung wurden auf nationaler und internationaler Ebene verschiedene Gesetzesinitiativen umgesetzt: Für Deutschland seien hier exemplarisch das Kontroll- und Transparenzgesetz (KonTraG) sowie das Transparenz- und Publizitätsgesetz (TransPuG) genannt. Auf internationaler Ebene gewinnt der Sarbanes Oxley-Act an Bedeutung und die europaweite Anwendung der Rechnungslegungsstandards IFRS seit 01.01.2005 unterstützt einheitliche internationale Bewertungs- und Ausweisgrundsätze.

Generell ist zu konstatieren, dass die Aufgaben und Tätigkeitsbereiche der Unternehmensorgane (Vorstand und Aufsichtsrat) vielfältiger und komplexer geworden sind aufgrund der veränderten Rahmenbedingungen und der zunehmenden Dynamik innerhalb und außerhalb der Branche. Weiterhin ist eine zunehmende Verschärfung von Haftungsregelungen zu konstatieren. Eine alleinige ex post-Beurteilung der Unternehmenstätigkeiten ist somit für eine erfolgreiche Unternehmensführung nicht mehr ausreichend, sondern es besteht die Anforderung an eine verantwortungsbewußte und auf langfristige Wertsteigerung ausgerichtete Führung, Steuerung und Kontrolle der Unternehmen.

Im Rahmen des Kapitels 5.5 werden daher die Bedeutung, Ausgestaltung und Umsetzung von Corporate Governance in Unternehmen erörtert und abschließend kritisch diskutiert.

5.5.2 Grundlagen der Corporate Governance

Trennung von Eigentum und Management

Unter dem Themenkomplex Corporate Governance werden mehrere auf die Trennung von Eigentum und Management zurückgehende Problemfelder subsumiert, deren Spektren von der Struktur der Eigentums- und Kapitalverhältnisse, der Zusammensetzung der Gremien zur Leitung und Kontrolle in Unternehmen bis zur Organisation der Unternehmensführung und dem Wettbewerb auf den Märkten reichen. Je nach Schwerpunktsetzung existieren in der Literatur verschiedene Definitionen von Corporate Governance (beispielhaft Rohr/Wahl, 2004, S. 545). Im Rahmen dieses Kapitels wird folgende Abgrenzung verwendet:

Corporate Governance umfasst die transparente Ausgestaltung von Leitung und Kontrolle des Unternehmens durch Methoden und Instrumente. Ziel ist die Sicherstellung des Interessenausgleichs zwischen den verschiedenen Stakeholdern im Sinne einer verantwortungsvollen und nachhaltigen Unternehmensführung.

Als Ursprung der Corporate Governance-Diskussion wird in der Literatur häufig die grundlegende Veröffentlichung ‚The Modern Corporation and Private Property' von Adolf A. Berle und Gardiner C. Means aus dem Jahre 1932 angeführt. Doch konstatierte bereits Adam Smith im Jahre 1776, dass aus der Trennung von Eigentum und Management Anreizprobleme resultieren (Smith, 1776, S. 741). Je geringer der Anteilsbesitz eines Investors ist, desto geringer sind für ihn in der Regel die aus der Überwachung resultierenden Vorteile. Dementsprechend können in zunehmenden Maße Entscheidungen im Interesse der Manager getroffen und die Interessen der Eigentümer vernachlässigt werden.

Bis heute ist eine vielfältige Anzahl an Schriften erschienen, die die Probleme aus Trennung von Eigentum und Kontrolle diskutieren. Die Berle/Means-Hypothese bildet die Grundlage der Neuen Institutionenökonomik (Berrar, 2001, S. 30). Die wichtigste Modellerweiterung im Vergleich zur Neoklassik liegt in der Annahme asymmetrischer Informationen zwischen den Marktteilnehmern und der Einführung von Kosten, die durch den Tauschvorgang verursacht werden. Als die drei entscheidenden Teilströme innerhalb der Neuen Institutionenökonomik sind an dieser Stelle die Transaktionskostentheorie, die Prinzipal Agenten-Theorie und die Property Rights-Theorie zu nennen, die aber im Rahmen dieses Kapitels nicht näher diskutiert werden (beispielhaft Bischof, 2002, S. 153).

Die Corporate Governance-Grundsätze sind insbesondere bei der Rechtsform der Aktiengesellschaft entscheidend, da hier die Trennung von Eigentum und Verfügungsmacht in Unternehmen sowie die in der Regel vorherrschende asymmetrische Informationsverteilung zwischen den einzelnen Stakeholdern besonders prägnant sind. Weiterhin existiert die Möglichkeit, aufgrund von Informationsvorteilen und Handlungsspielräumen einzelner Stakeholder, die persönlichen Interessen in den Vordergrund zu stellen. Ziele der Corporate Governance sind somit die zielgerichtete effektive und effiziente Führung und Überwachung von Unternehmen durch Festlegung und Implementierung von Kompetenzregelungen und Anreizen sowie die Einführung von transparenten Überwachungsprozessen.

Deutscher Corporate Governance Kodex

In Deutschland sind diese Bestrebungen im Jahre 2002 in Form des Deutschen Corporate Governance Kodex erstmalig verabschiedet worden (Regierungskommission Deutscher Corporate Governance Kodex (2007)). Wenngleich in Deutschland nur Unternehmen in der Rechtsform der Aktiengesellschaft von diesen Regelungen betroffen sind, sollten und werden diese Empfehlungen auch auf Unternehmen sonstiger Rechtsformen übertragen, da aufgrund der öffentlichen Diskussion eine so genannte Ausstrahlungswirkung Anwendung finden sollte. Der Kodex selbst umfasst sowohl die Wiedergabe gesetzlicher Vorschriften (Aktiengesetz, Transparenz- und Publizitätsgesetz) als auch die Darlegung von Empfehlungen sowie Anregungen für eine gute und verantwortungsvolle Unternehmensführung.

Im Rahmen des Deutschen Corporate Governance Kodex (vgl. § 161 AktG) wird die Stärkung des Aufsichtsrats und die verbindliche Abgabe einer Entsprechenserklärung zu diesem Kodex durch Vorstand und Aufsichtsrat bzw. die notwendige Erläuterung bei Ablehnung einzelner Kodex-Empfehlungen (‚comply oder explain') festgelegt. Die Aufgaben und Zuständigkeiten der einzelnen Organe (Vorstand, Aufsichtsrat) und Institutionen (z. B. Abschlussprüfer) werden in den einzelnen Abschnitten des Kodex behandelt. Im Folgenden werden daher die wesentlichsten Aufgaben und Verantwortlichkeiten von Unternehmensführung und Aufsichtsrat erläutert.

5.5.3 Aufgaben und Verantwortlichkeiten der Unternehmensorgane

Im Einklang mit der Neuen Institutionenökonomik fokussieren die meisten amerikanischen Corporate Governance-Literaturquellen die Frage, wie sichergestellt werden kann, dass die Manager die Interessen der Eigentümer verfolgen. Diese ‚Shareholder-Orientierung' wird vor allem in den USA und in Großbritannien gelebt. Demgegenüber werden beim ‚Stakeholder-Ansatz', der vor allem im westlichen Kontinentaleuropa und Japan vertreten wird, die Interessen aller am Unternehmen beteiligten Anspruchsgruppen (Stakeholder) berücksichtigt.

Durch die Trennung von Eigentum und Verfügungsgewalt ergibt sich die Notwendigkeit, Leitungs- und Kontrollstrukturen zu etablieren, die eine erfolgreiche Unternehmensführung sichern. Beispielhaft sei hier die Kontrolle durch die Aktionäre, Banken, Unternehmensführung und Aufsichtsrat, aber auch durch die Abschlussprüfer genannt. Demgegenüber erfolgt die externe Kontrolle durch die Märkte an sich oder auch durch gesetzliche Regulierung.

Leitungs- und Kontrollfunktion der Organe

Im Folgenden werden exemplarisch die Leitungs- und Kontrollfunktionen der Unternehmensführung und des Aufsichtsrats näher analysiert und diskutiert: Die adäquate fachliche Besetzung von Unternehmensführung und Aufsichtsrat und deren gute Zusammenarbeit sind essentiell für die erfolgreiche Corporate Governance von Unternehmen. Die Trennung zwischen der Überwachungs- (Aufsichtsrat) und Managementinstanz (Unternehmensführung) ist charakteristisch für das deutsche Recht (‚duales Prinzip'). Diese Separation weist formal den Vorteil der Unabhängigkeit der Kontrollinstanz auf, was aber einen gewissen Informationsnachteil mit sich bringt, weil der Aufsichtsrat nicht in gleichem Maß in den Informationsfluss eingebunden ist, wie z. B. im monistischen Board-System der angloamerikanischen Länder. Gleichzeitig existieren aber vielfältige Interessenkonflikte bei der Besetzung von Vorständen und Aufsichtsräten innerhalb des Konzerns mit seinen Tochtergesellschaften bzw. auch innerhalb der Branche.

Verantwortung des Vorstands

Nach dem deutschen Aktiengesetz ist der Vorstand für die Leitung des Unternehmens verantwortlich (vgl. § 76 Abs. 1 AktG. Für GmbHs ist entsprechend die Geschäftsführung gemeint.). Zu den gesetzlich festgelegten Teilaufgaben zählen Unternehmensplanung, Unternehmensorganisation und -kontrolle sowie die Festlegung von Unternehmenspolitik und Strategie.

Aufgaben	Wesentliche Einzelaspekte
Definition und Kommunikation der Unternehmensstrategie	■ Skizzierung der zum Ziel gesetzten finanziellen Ergebnisse, nichtfinanziellen Werttreiber und Annahmen ■ Kommunikation der Strategie bei allen Beteiligten
Finanzierung der Strategie	■ Aufstellung des jährlichen Budgets ■ Festlegung des langfristigen Finanzplans
Personalführung und -entwicklung	■ Ausrichtung aller Aktivitäten auf die Prioritäten ■ Motivation der Mitarbeiter
Steuerung der Strategieumsetzung	■ Regelmäßige Überprüfung und Diskussion der Strategieumsetzung ■ Gegensteuerung bei Abweichungen
Sicherstellung der Einhaltung	■ Überwachung und Überprüfung der Geschäftsrisiken bzw. des Risikomanagementsystems ■ Sicherstellung der Berichterstattung und Transparenz

Abb. 5-25: Aufgaben der Unternehmensführung

Heutzutage sind für eine effektive und effiziente Unternehmensführung Instrumente zur Früherkennung von Ereignissen und Trends, die eine Gefährdung des Unternehmensbestands darstellen, erforderlich. Hierzu ist nach § 91 Abs. 2 AktG die Einrichtung eines wirksamen Risikofrüherkennungs- und Überwachungssystems durch den Vorstand notwendig.

Die Abb. 5-25 stellt die einzelnen Aufgaben der Unternehmensführung übersichtsartig dar.

Demgegenüber ist der Aufsichtsrat das gesetzlich in der Unternehmensverfassung verankerte Überwachungsorgan der Unternehmensführung einer Aktiengesellschaft (vgl. § 111 Abs. 1 AktG). Dieser sollte durch ein standardisiertes und transparentes Instrumentarium in die Lage versetzt werden, sich einen Überblick über die zukünftige Unternehmensentwicklung in einem gleichzeitig angemessenen zeitlichen Umfang zu verschaffen (Lohse, 2002, S. 223).

Überwachung durch den Aufsichtsrat

Diese Überwachungseffizienz ist neben den fachlichen und persönlichen Voraussetzungen der Mandatsträger von einem sinnvoll und umfassend ausgestalteten Kontroll- und Überwachungsinstrumentarium abhängig. Die zentrale Aufgabe des Aufsichtsrats ist dabei die Überwachung der Unternehmenstätigkeit (§111 Abs. 1 AktG). Diese umfasst sowohl die Kontrolle abgeschlossener Geschäftsvorfälle (ex post) als auch die zukunftsorientierte Kontrolle im Sinne einer ex ante-Überwachung zur Vermeidung von Fehlentscheidungen. Um diese Pflichten erfüllen zu können, ist der Aufsichtsrat auf eine hinreichende Informationsversorgung angewiesen. Eine wesentliche Grundlage hierfür stellen die Berichte des Vorstandes an den Aufsichtsrat nach § 90 AktG dar. Abb. 5-26 stellt die wichtigsten Verantwortungsbereiche des Aufsichtsrats übersichtsartig dar.

Aufgaben	Wesentliche Einzelaspekte
Genehmigung und Überwachung der Strategie	■ Genehmigung der von der Unternehmensführung festgelegten Unternehmensstrategie ■ Überwachung der Durchführung sowie der Ergebnisse der Strategie unter Beachtung der zentralen Wert- und Risikotreiber des Geschäfts
Genehmigung der wichtigsten finanziellen Entscheidungen	■ Genehmigung der jährlichen operationalisierten Rahmenpläne und Investitionsbudgets ■ Bewilligung von großen Investitionen oder Veräußerungen
Wählen und Bewerten der Geschäftsführungsmitglieder	■ Bestellung der Unternehmensführung ■ Bewertung der Leistungen und Genehmigung der Vergütung
Beratung und Unterstützung der Unternehmensführung	■ Beratung aufgrund spezifischen Wissen und langjähriger Erfahrungen
Sicherstellung der Einhaltung	■ Überwachung und Überprüfung der Geschäftsrisiken bzw. des Risikomanagementsystems ■ Sicherstellung der Berichterstattung und Transparenz

Abb. 5-26: Aufgaben des Aufsichtsrats

Weiterhin gehört zu den vorrangigen Aufgaben des Aufsichtsrats die Bestellung und Abberufung von Vorstandsmitgliedern (§ 111 AktG). Das Überwachungsverfahren ist in den §§ 109 bis 112 AktG geregelt. Gleichzeitig umfasst die Überwachungsaufgabe des Aufsichtsrats auch die Beratung des Vorstands bei allgemeinen Fragen der Leitung und Steuerung des Unternehmens im Sinne einer vorbeugenden Überwachung. Die kritische Begleitung und Kontrolle der Unternehmensführung soll helfen, Fehlentscheidungen zu vermeiden, gravierende Managementmängel rechtzeitig aufzudecken und die Unternehmensführung zu einer wirtschaftlich rationalen und sorgfältigen Aufgabenerfüllung anzuhalten (Scheffler, 2003, S. 103). Die Überwachungsberichte für den Aufsichtsrat sollen die relevanten Daten zur Geschäftsentwicklung und zur Unternehmenslage enthalten und dem Aufsichtsrat eine zukunftsorientierte und präventive Kontrolle der Unternehmensführung ermöglichen.

Aktuell liegt der Deutsche Kodex in der Fassung vom 14. Juni 2007 vor. Die letzten Ergänzungen und Erweiterungen des Kodex betrafen insbesondere die Abfindungsregelungen für Vorstandsmitglieder sowie Nominierungsvorschriften für den Aufsichtsrat. Weiterhin wurde die Compliance präzisiert: Im Rahmen dieser Thematik zu verstehen als das Einhalten und Überwachen von Gesetzen, Verordnungen und Richtlinien sowie von vertraglichen Verpflichtungen und freiwillig eingegangenen Selbstverpflichtungen durch Vorstände, Aufsichtsräte bzw. Prüfungsausschuss im Sinne von Prävention und Transparenz.

5.5.4 Umsetzung der Corporate Governance im Gesundheitswesen

Aufgrund der sich verändernden Markt- und Wettbewerbsbedingungen im Gesundheitswesen stellt sich auch für diese Unternehmen die

Herausforderung der Stärkung der Wettbewerbsfähigkeit. Sowohl die Pharmaunternehmen als auch die Krankenhausorganisationen sind als Teil unserer Gesellschaft aufgefordert, Verantwortung für ihr Handeln zu übernehmen und damit steht die gesellschaftliche Verantwortung im Spannungsfeld zwischen Ökonomie und Ethik. Insbesondere im Gesundheitswesen müssen die Interessen aller Stakeholder berücksichtigt werden und nicht nur die Gewinnerzielung im Mittelpunkt unternehmerischen Handelns stehen. Diese Implementierung der gesellschaftlichen Verantwortung in eine verantwortungsvolle Unternehmensführung - einer sogenannten ‚good Corporate Governance' - ist daher insbesondere für Unternehmen im Gesundheitswesen wichtig. Denn sowohl bei der Herstellung sowie Distribution von Medikamenten und anderen medizintechnischen Produkten als auch bei der Dienstleistung selbst in Form von Versorgung und Pflege der Patienten ist die Verletzung von Sorgfaltspflichten mit der Gefahr einer unmittelbaren gesundheitliche Gefährdung auszuschließen bzw. zu minimieren. Die Unternehmensreputation ist entscheidend für den unternehmerischen Erfolg und kann schnell gefährdet werden – beispielhaft seien hier Arzneimittelskandale in Deutschland bzw. weltweit angeführt.

Gesellschaftliche Verantwortung

Das Berlin Center of Corporate Governance (BCCG, 2007) führt im Auftrag der Regierungskommission regelmäßig eine empirische Studie zur Akzeptanz der Regelungen des DCGK in der Praxis durch. Im Rahmen dieser Studie werden die an der Frankfurter Wertpapierbörse notierten Gesellschaften (DAX-100) hinsichtlich ihrer derzeitigen und geplanten zukünftigen Entsprechung bzw. Ablehnung der Empfehlungen und Anregungen des Kodexes befragt.

Empirische Erhebung

Neben der Finanz- bzw. Dienstleistungsbranche sowie Maschinen- und Fahrzeugbau antworten auch Unternehmen des Gesundheitswesens (Pharmaunternehmen, Kliniken etc.). Zusammenfassend sind aufgrund dieser Erhebung folgende drei Trends abzuleiten: Generell ist ein hohes Akzeptanzniveau der Kodexbestimmungen in den Unternehmen festzustellen. Weiterhin steigt die Akzeptanz mit der Unternehmensgröße, d. h. die Kodexzustimmung ist bei den DAX-Unternehmen höher als beispielhaft bei den Unternehmen des General Standard. Letztlich ist zu konstatieren, dass die Unternehmen auch die Weiterentwicklungen des Corporate Governance Kodexes aufnehmen, in die Praxis umsetzen und nach kurzer Anpassungszeit akzeptieren. Nach fünf Jahren seiner Verabschiedung hat sich somit der Deutsche Corporate Governance Kodex in der Wirtschaft weitestgehend etabliert.

Beispielhaft seien an dieser Stelle das Pharmaunternehmen Bayer und der Gesundheitskonzern Fresenius genannt: Im Bayer-Konzern ist die Steuerung von Chancen und Risiken ein integraler Bestandteil der Unternehmensführung und ein wirksames Risikomanagement ein bedeutender Erfolgsfaktor zur nachhaltigen Sicherung des Unternehmenswerts. Nähere Informationen sind im z. B. im Corporate-Governance-Bericht des Unternehmens Bayer zu finden

Auch der Gesundheitskonzern Fresenius SE (seit 2007 in der Rechsform SE) hat den überwiegenden Teil der im Kodex enthaltenen Vorgaben, Empfehlungen und Anregungen umgesetzt. Auch hier finden sich Erläuterungen im Corporate Governance-Bericht des Unternehmens.

5.5.5 Kritische Würdigung und Ausblick

Transparenz der Prozesse zur Steuerung und Überwachung

Zusammenfassend ist festzuhalten, dass die Corporate Governance-Grundsätze sich vor allem mit der Unternehmensführung, -leitung und -kontrolle durch die verschiedenen Organe sowie den anderen Stakeholdern auseinandersetzen. Um die Informationsasymmetrien abzubauen und die Ausnutzung von Eigeninteressen der beteiligten Personenkreise zu verhindern, ist eine einheitliche und konsistente Darstellung der klar strukturierten Steuerungs- und Überwachungsprozesse im Unternehmen notwendig. Somit ist die Kommunikation mit und die Transparenz für alle Stakeholder entscheidend für einen langfristigen Unternehmenserfolg. Dabei setzt eine erfolgreiche Unternehmensführung geeignete Konzepte zur Planung, Steuerung und Kontrolle des betrieblichen Handelns voraus. Die umfassende und aktuelle Informationsversorgung aller Entscheidungsträger ist die Grundlage für eine effektive und effiziente Steuerung und Überwachung aller Tätigkeiten (Lohse, 2001, S. 26ff.).

Das Strategische Management bzw. das Controlling nutzt oft einzelne ausgewählte betriebswirtschaftliche Kennzahlen bzw. Kennzahlensysteme. In der Praxis ist häufig festzustellen, dass unternehmerische Entscheidungen lediglich auf rein finanziellen Betrachtungen beruhen. Hierbei ist zu berücksichtigen, dass sich Fehlentwicklungen, wenn überhaupt, erst mit einiger Zeitverzögerung anhand der finanziellen Kennzahlen feststellen lassen. Des Weiteren spiegeln diese vergangenheitsbezogenen Kennzahlen zwar die Ergebnisse wider, ermöglichen aber nur eingeschränkte Aussagen über deren Ursachen. Darüber hinaus ist insbesondere im Dienstleistungssektor, speziell im Gesundheitswesen, eine Einbeziehung der immateriellen qualitativen Größen aus Sicht der Stakeholder (z. B. Behandlungs- und Lebensqualität) von großer Bedeutung - insbesondere auch unter dem Aspekt der Rationierung von Gesundheitsleistungen.

Zunehmende Verantwortung der Unternehmensorgane

Die Verantwortung der Unternehmensorgane steigt kontinuierlich, aber nicht die Zeit, über die deren Mitglieder zur Aufgabenerfüllung verfügen. Daher existiert ein hoher Bedarf an Methoden und Instrumenten, um den Bedarf an aktuellen, hochqualitativen und zuverlässigen Informationen decken zu können. Im Rahmen dessen sei die Balanced Scorecard angeführt als ganzheitlichen Managementansatz zur Informationsversorgung, Kommunikation, sowie transparenten und wertorientierten Unternehmensführung. Durch die Konzentration auf die tatsächlich relevanten Steuerungsgrößen wird die Komplexität der Entscheidungsprozesse reduziert und eine transparente Leitungs- und Kontrollfunktion ermöglicht (Barenberg/Lohse, 2005).

Ein ganzheitliches und zukunftsfähiges Managementsystem unterstützt die Antizipation der Umweltveränderungen und die Etablierung der Corporate Governance im Unternehmen. Diese Vorgehensweise und dieses Werteverständnis sind für die Sicherung einer erfolgreichen und nachhaltigen Unternehmensführung auch für Unternehmen im Gesundheitswesen notwendig.

Literaturhinweise

Barenberg, S. / Lohse, U. (2005):
Ganzheitlicher strategiefokussierter Managementansatz für Finanzdienstleistungsunternehmen: Relevanz und Aspekte der Einführung, in: Zeitschrift für die gesamte Versicherungswissenschaft, Jg. 94, Nr. 3, S. 391-422.

Bassen, A. / Jastram, S. / Meyer, K. (2005):
Corporate Social Responsibility. Eine Begriffserläuterung, in: Zeitschrift für Wirtschafts- und Unternehmensethik, Jg. 6, Heft 2, S. 231-236.

Berlin Center of Corporate Governance (BCCG) (2007):
URL: http://www.bccg.tu-berlin.de/.

Berrar, C. (2001):
Die Entwicklung der Corporate Governance in Deutschland im internationalem Vergleich, Wirtschaftsrecht und Wirtschaftspolitik, Band 174, Baden-Baden.

Bischof, J. (2002):
Die Balanced Scorecard als Instrument einer modernen Controlling-Konzeption: Beurteilung und Gestaltungsempfehlungen auf der Basis des Stakeholder-Ansatzes, in: Schriftenreihe für Controlling und Unternehmensführung, Edition österreichisches Controller-Institut, Wiesbaden.

Früh, H.-G. (1999):
Die Rolle der Banken in der Corporate Governance: Erklärungsansatz der neuen Institutionenökonomik, Bank- und finanzwirtschaftliche Studien, Band 291, Bern, Stuttgart, Wien.

Lohse, B. (2002): Risikomanagement in Dienstleistungsunternehmen - ein integratives Modell unter Berücksichtigung des KonTraG, Hannoveraner Reihe, Band 17, Karlsruhe.

Lohse, U. (2001):
Business Excellence in Versicherungsunternehmen, Hannoveraner Reihe, Band 13, Karlsruhe.

Regierungskommission Deutscher Corporate Governance Kodex (2007):
Deutscher Corporate Governance Kodex.
URL:http://www.corporate-governance-code.de/.

Rohr, M. / Wahl, S. von (2004):
Corporate Governance aus unternehmerischer Sicht – eine kritische Bestandsaufnahme, in: Controlling, Jg. 16, Nr. 10, S. 545-549.

Scheffler, E. (1995):
Die Überwachungsaufgabe der Geschäftsführung, in: Scheffler, E. (Hrsg.), Corporate Governance, Schriften zur Unternehmensführung, Band 56, Wiesbaden, S. 79-100.

Scheffler, E. (2003):
Controlling als Bindeglied zwischen Vorstand und Aufsichtsrat, in: Freidank, C.-C. / Meyer, E. (Hrsg.), Controlling-Konzepte: Neue Strategien und Werkzeuge für die Unternehmenspraxis, 6. vollständig überarb. und erw. Aufl., Wiesbaden, S. 97-115.

Smith, A. (1976):
An Inquiry into the Nature and Causes of the Wealth of Nations, Vol. 2, Oxford.

6 Internationale Einordnung und Ausblick

Wolfgang Greiner, Bielefeld

Gesundheitssysteme sind internatonal einerseits sehr verschiedenartig, was die Form ihrer Finanzierung und die Organisation der Leistungserbringung angeht. Andererseits werden auch im Gesundheitsbereich innovative Ideen, die sich andernorts als erfolgreich erwiesen haben, nach und nach auch international übernommen, wie z. B. das Managed Care-Konzept aus den USA. Diese Entwicklungen sind häufig Ausdruck von internationalen Trends wie z. B. einer stärkeren Wettbewerbsorientierung, die sich in der Regel in veränderten Honorierungsmethoden wie dem DRG System niederschlagen. Für Deutschland und Österreich ist zudem die Harmonisierung im Rahmen der Europäischen Union auch für die Gesundheitsmärkte von wachsender Bedeutung, was zunächst überrascht, denn die Sozialversicherungssysteme der Mitgliedsländer sind ausdrücklich als Ausnahmebereiche der EU-Harmonisierung vorgesehen gewesen.

Im folgenden, abschließenden Hauptabschnitt dieses Lehrbuches sollen diese Trends detaillierter beschrieben werden. Dazu gehört auch, dass weltweit die Gesundheitsberufe sich immer weiter ausdifferenzieren, einzelne Tätigkeitsfelder wechseln (beispielsweise von der ärztlichen Profession zum pflegerischen Bereich) und diese Professionalisierung der Handelnden mit einer stärkeren Akademisierung der Ausbildung einher geht. Dabei ist zudem eine stärkere Betonung betriebswirtschaftlicher Kenntnisse feststellbar.

Für die Führung von Betrieben im Gesundheitsbereich werden diese Trends zukünftig eine immer größere Bedeutung haben. Die rechtliche Harmonisierung im Rahmen der EU ist in ihren direkten alltäglichen Auswirkungen für die Betriebe dagegen vielfach noch weniger evident, wird aber beispielsweise bei den Krankenkassen in ihrer Wandlung zu nicht mehr gemeinsam und einheitlich agierenden Wettbewerbsteilnehmern erhebliche Bedeutung erlangen (z. B. bei der Einzelkassen-bezogenen Ausschreibung von Krankenhausleistungen). Die Professionalisierung der Gesundheitsberufe schließlich erfordert ein anderes Personal- und Weiterbildungsmanagement sowie ein differenzierteres Honorierungssystem als dies in den vergangenen Jahrzehnten üblich war. Diese betriebswirtschaftlichen Herausforderungen sollen nun abschließend eingehender erörtert werden.

6.1 Schematisierungen der Gesundheitssysteme und Beispiele für Übertragungen

Christoph Schwarzbach

6.1.1 Typisierung von Gesundheitssystemen

Ziel dieses Kapitels ist es, dem Leser nahe zu bringen, dass die Entwicklung des deutschen Gesundheitssystems von internationalen Erfahrungen profitieren kann und auch von internationalen Entwicklungen beeinflusst wird. Dazu wird eingangs eine vereinfachte Systematisierung der Gesundheitssysteme vorgestellt anhand dessen im weiteren Verlauf Beispiele für die Möglichkeiten der Übertragung einzelner Reformen, Regularien und/oder Ordnungsprinzipien von einem Gesundheitssystem auf das andere präsentiert werden.

Die Schematisierung und Typisierung von Gesundheitssystemen ist der folgenden Darstellung zu entnehmen, die die relevanten Marktseiten sowie Marktteilnehmer und die Beziehungen darstellt.

Die Nachfragerseite stellt die Bevölkerung und damit die Patienten dar. Auf der Anbieterseite finden sich die Leistungserbringer, d. h. Ärzte, Apotheker, Krankenhäuser, pharmazeutische Unternehmen usw. Die verwaltende dritte Partei können beispielsweise Versiche-

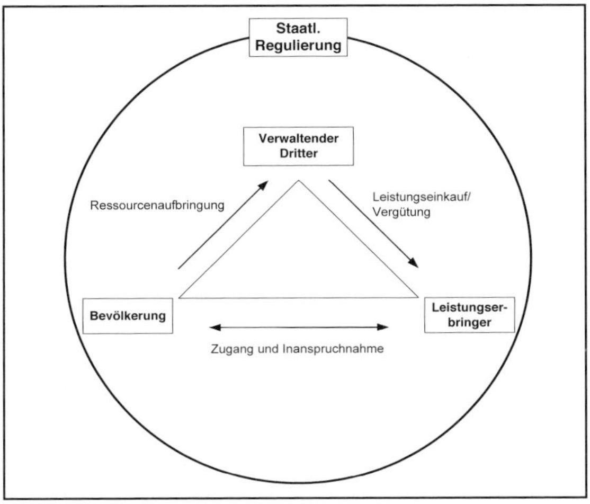

Abb. 6-1: Marktseiten im Gesundheitssystem

rungen oder auch staatliche Institutionen sein. Die Marktseiten stehen in einer Dreiecksbeziehung zueinander. Die jeweiligen Verhältnisse der drei Marktseiten zueinander werden durch die regulatorischen Rahmenbedingungen des Gesetzgebers bestimmt.

6.1.1.1 Marktwirtschaftliche Ordnung (Markt-Modell)

Dezentrale Befriedigung der Präferenzen

Im Markt-Modell mit umfassender privater Finanzierung der Gesundheitsausgaben (out-of-pocket, Selbstzahlung) erfolgt die Bereitstellung von Gesundheitsleistungen weitgehend auf privatwirtschaftlicher Basis mit relativ wenigen staatlichen Eingriffen, Restriktionen und Kontrollen. Die verwaltende dritte Partei entfällt im reinen Marktmodell, so dass nur die Patienten und Leistungserbringer direkt miteinander in Beziehung treten. Unter idealtypischen Bedingungen stellt das Marktmodell eine zu demokratischen Grundüberzeugungen kompatible Möglichkeit dar, um dezentral individuelle Präferenzen selbst regulierend zu koordinieren. Dadurch wird ein gesellschaftliches Optimum erreicht. Ein Marktversagen ergibt sich aus den zahlreichen Marktunvollkommenheiten im Gesundheitswesen, vor allem Informationsasymmetrien und Informationslücken, Dringlichkeit der Bedürfnisse z. B. in Notfällen, unbekannte Risiken sowie Minderschätzung zukünftiger Bedürfnisse. Ein Abbau der Marktunvollkommenheiten ist nur partiell möglich. Das Marktmodell wird hier dennoch als Referenzsystem herangezogen, da erstens ein Großteil der Volkswirtschaften marktwirtschaftlich ausgerichtet ist und zweitens Gesundheitssysteme bei Systemversagen (z. B. in Folge von Unterfinanzierung oder Korruption) häufig in eine ungeregelte marktwirtschaftliche Steuerung zurückfallen.

Als Beispiele für ein Markt-Modell im Gesundheitssystem, wenngleich nicht in seiner Reinform, können die USA und die Schweiz genannt werden (Schulenburg/Greiner, 2007).

6.1.1.2 Private Krankenversicherung (PKV-Modell)

Risikoadäquate Prämien

Eine private Krankenversicherung dient der finanziellen Absicherung des individuellen Krankheitsrisikos. Der Vertragsabschluss ist grundsätzlich freiwillig und folgt der marktwirtschaftlichen Ordnung. Der Versicherte bezahlt eine risikoadäquate Prämie. Vertragsbeziehungen bestehen nur zwischen der PKV und den Versicherungsnehmern sowie den Versicherungsnehmern und den Leistungsanbietern, aber nicht zwischen der Versicherung und den Leistungserbringern. Die Abgeltung folgt dem Prinzip der Kostenerstattung. Der Leistungsumfang im Krankheitsfall ist in den Bedingungen des Versicherungsvertrags festgelegt. Es können unterschiedliche Leistungskataloge bis hin zur substitutiven Vollversicherung Bestandteil eines Versicherungsvertrags sein.

6.1.1.3 Beveridge-Modell (NHS-Modell)

Unter dem Eindruck der Politik des New Deal in den USA und der politischen Ereignisse des Zweiten Weltkrieges entstand die Idee einer geschlossenen, lückenlosen sozialen Sicherung der Bevölkerung. Dieser Gedanke ist besonders klar in dem 1942 von William Beveridge dem britischen Parlament überreichten Sozialplan (Social Insurance and Allied Services) formuliert. Grundgedanke der Systematisierung der Sicherungspolitik war, durch eine umfassende Sozialgesetzgebung einen ausreichenden Schutz für alle Mitglieder der Gesellschaft (Staatsbürger) zu gewährleisten und ein Mindesteinkommen zu garantieren. Der Begriff „social security" aus dem angelsächsischen Sprachraum wurde auch ins Französische (securité sociale) und ins Deutsche, zuerst als „Soziale Sicherheit", später treffender als „Soziale Sicherung" übernommen.

Absicherung durch den Staat

Im Beveridge-Modell eines Nationalen Gesundheitsdienstes haben alle Bürger Anspruch auf eine Absicherung im Krankheitsfall, unabhängig davon, welche Gegenleistung sie erbracht haben. Der Nationale Gesundheitsdienst wird daher vor allem durch allgemeine Steuern von den Bürgern finanziert. Gleichzeitig erfolgt auch häufig die Produktion und Bereitstellung von Leistungen staatlicherseits, indem die Leistungserbringer, wie beispielsweise Ärzte, Krankenschwestern und Apotheker, in einem Beschäftigungsverhältnis zum Staat als Arbeitergeber stehen. Damit übernimmt der Staat die Aufgaben des „verwaltenden Dritten" und die der Leistungserbringer. Daher wird dieses NHS-Modell oft als Gegenstück des Marktmodells gesehen. Unter diesem Regime kann die Leistungsgewährung nur nach dem Sachleistungsprinzip erfolgen. Dem Beveridge-Konzept liegt jedoch eine grundsätzlich wirtschaftsliberale Ausrichtung zugrunde, die bisweilen zu wenig beachtet wird. Die Länder Mittel- und Osteuropas haben ihre Wurzeln hingegen in einem staatlichen Gesundheitssystems des Semashko-Typs (N. A. Semashko war der erste Gesundheitsminister der Sowjetunion) mit vollständiger staatlicher Lenkung, Finanzierung und Organisation.

Als Beispiele für das Beveridge-Modell seien das Vereinigte Königreich und Schweden genannt.

6.1.1.4 Bismarck-Modell (GKV-Modell)

Versicherungspflicht

In der Gesetzlichen Krankenversicherung (synonym für das Bismarck-Modell) sind die Versicherungsnehmer Pflichtmitglieder einer gesetzlichen Krankenkasse, die ihrerseits einem Kontrahierungszwang unterliegen. Auf der Versicherungsseite besteht nur in geringem Umfang eine Konkurrenzsituation zwischen den Kassen.

Zusätzlich sind meist Ausgleichssysteme installiert, die versuchen, die durch den Kontraktionszwang entstandenen Ungleichheiten zwischen den Kassen zu beheben. In Deutschland erfolgte dies mit Hilfe des Risikostrukturausgleichs (RSA). Alle Versicherten haben Anspruch auf die gleichen Leistungen, deren Umfang in einem Quasi-Leistungskatalog festgelegt ist. Darüber hinausgehende Leistungen können Krankenkassen im geringen Umfang in Form von Satzungsleistungen anbieten oder die Versicherten selbst z. B. durch private Zusatzversicherungen einkaufen. Die Krankenkassen als „verwaltende dritte Partei" haben die Möglichkeit mit den Leistungsanbietern kassenindividuelle Preise zu verhandeln. Die Versicherungsbeiträge werden weitgehend arbeitseinkommensabhängig von Arbeitnehmern und/oder Arbeitgebern bezahlt und an die Gesetzlichen Krankenkassen entrichtet. Die Gesundheitsleistungen werden vorwiegend privat unter staatlicher Aufsicht produziert und bereitgestellt. Die Patienten haben freie Wahl unter den Anbietern. Die Leistungsgewährung erfolgt vorwiegend durch Sachleistungen.

Dieses System findet z. B. in Deutschland, Österreich, Frankreich und den Niederlanden Anwendung.

6.1.2 Beispiele für den Transfer aus anderen Systemen

Im folgenden Teil sollen, auf obiger Systematisierung basierend, einige Beispiel für Reformen bzw. Reformoptionen in Deutschland vorgestellt werden, bei denen Erfahrungen anderer Systeme Lehren einflossen bzw. einfließen können. Ziel einer Reform ist dabei immer eine Veränderung des Verhaltens der Beteiligten.

Die Gliederung dieses Unterkapitels orientiert sich dabei an den Beziehungen des oben beschriebenen Dreiecks. Es werden also Beispiele präsentiert, die die Beziehung „verwaltender Dritter" - Bevölkerung, „verwaltender Dritter" - Leistungserbringer bzw. Bevölkerung–Leistungserbringer betreffen. Abschließend werden noch Beispiele für Veränderungen innerhalb der Gruppe der Leistungserbringer dargestellt. Veränderungen für diese Beziehungspaare bzw. innerhalb einer Gruppe haben in einem komplexen Gesundheitssystem auch Auswirkungen auf die anderen Beteiligten.

6.1.2.1 Verwaltender Dritter – Bevölkerung

Wahltarife

Elemente des PKV-Marktes

Bei den, durch das GKV-WSG ermöglichten Wahltarifen (§ 53 SGB V) werden Elemente des PKV Modells und damit des Marktmodells auch für das GKV-Modell möglich und teilweise sogar verpflichtend. Damit stellen die Wahltarife eine Modifizierung der Beziehung zwischen dem "vermittelnden Dritten", in diesem Fall der gesetzlichen Krankenversicherung, und den Versicherten dar. Ziel der Einführung der Wahltarife ist es, mittels Veränderung der Nachfrageverhaltens der Versicherte den Wettbewerb zwischen Krankenkassen, Ärzten und Apotheken zu fördern und eine bessere Behandlungsqualität zu erreichen. Außerdem sollen Wahltarife zur Effizienzsteigerung im Gesundheitssystem beitragen.

Aus Sicht der Krankenkassen existieren obligatorische und fakultative Tarife. Für die Versicherten ist die Wahl eines Tarifes generell freiwillig, aber die Mehrzahl der Tarife unterliegt bei Abschluss einer (teils gesetzlichen) Mindestbindungsfrist.

Pflichttarife

Die fünf Pflichttarife sind: Tarife zur hausarztzentrierten Versorgung, integrierten Versorgung, strukturierte Behandlungsprogramme für chronisch Kranke, Modellvorhaben sowie Tarife zur besonderen ambulanten ärztlichen Versorgung. Ab dem 01.01.09 muss außerdem ein Krankengeldtarif angeboten werden. Im Gegenzug für die Teilnahme der Versicherten kann die Krankenkasse entweder eine Prämienzahlung oder eine Zuzahlungsermäßigung offerieren.

optionale Tarife

Die optionalen Tarife für die Krankenkassen lehnen sich stark an dem Angebot der Privaten Krankenversicherungen an. Auf diese Weise soll der Wettbewerb zwischen Privaten und Gesetzlichen Krankenversicherungen intensiviert werden. Folgende Tarife dürfen die Gesetzlichen Krankenkassen anbieten: Tarife mit Selbstbehalt, für Nichtinanspruchnahme von Leistungen, mit Kostenerstattung und für Arzneimittel besonderer Therapierichtungen. Um adverse Selektion zu vermeiden, gilt nach Abschluss für die Versicherten eine gesetzliche Mindestbindung von drei Jahren. Da die Tarife für Arzneimittel besonderer Therapierichtungen eine Leistungsausweitung bedeuten, können die Kassen eine zusätzliche Prämie erheben. Bei den anderen freiwilligen Tarifen können, analog zu den Tarifen der Privaten Krankenversicherung, Prämienrückzahlungen in Aussicht gestellt werden.

6.1.2.2 Verwaltender Dritter - Leistungserbringer

Managed-Care-Organisationen

Health Maintenance Organization

Viele Gesundheitssysteme haben die Tendenz, dass deren Leistungsbereiche in Bezug auf Arbeitsgebiete, Zuständigkeiten und Kompetenzen segmentiert sind. Beispiele hierfür sind die Trennung von stationärer und ambulanter Versorgung oder auch die Existenz einer Pflege- und einer Krankenversicherung in Deutschland. Daraus ergibt sich eine suboptimale Versorgung mit Zuständigkeits-, Informations- und Übergangsproblemen, die z. B. zu Doppeluntersuchungen führen können. Viele Gesundheitsreformenmaßnahmen zielen daher auf eine Integration von aneinandergrenzenden Leistungsbereichen in umfassendere Einheit ab, um die genannten negative Effekte zu vermeiden bzw. zu internalisieren. Bei einem Zusammengehen eines „verwaltenden Dritten“ und Leistungserbringern begegnen sich professionell Tätige, was zunächst keine direkten (allerdings indirekte) Auswirkungen auf den Konsumenten bzw. die Bevölkerung hat.

Managed Care

Das klassisches Beispiel dafür sind Managed-Care-Organisationen (MCO)- auch Health Maintenance Organizations (HMO) genannt. Die Definition von MCO ist dabei nicht eindeutig. MCO vereinen die Funktion der Versicherung und der Leistungserbringung, indem sie aus einer Hand Versicherungsschutz und medizinische Versorgung bereitstellen.

Vor allem im Marktmodell und hier insbesondere in den USA haben sich eine ganze Reihe sehr unterschiedlicher Organisationsformen entwickelt, die sich vor allem dahingehend unterscheiden, wie die vertraglichen Beziehungen zwischen Leistungsanbietern und Kostenträgern gestaltet sind. Einerseits schränken die Verträge die ärztliche Entscheidungsfreiheit der Leistungsanbieter ein und beteiligen zumindest einige Leistungsanbieter am finanziellen Risiko der Kosten der Gesundheitsversorgung mittels einer Honorierung mit pauschalen Vorausvergütungen (capitation, salary, mixed reimbursement). Anderseits sind damit auch Gesundheitseinrichtungen gemeint, die bestimmte Steuerungsinstrumente, wie z. B. das Gatekeeping mit eingeschränkter Arztwahlfreiheit einsetzen.

HMO

Als Eigentümer von HMO treten meist Versicherungsunternehmen auf. Es können aber ebenfalls Ärztenetzwerke, Krankenhäuser, Pharmafirmen oder ein Arbeitgeber Gründer einer HMO sein. Die Leistungserbringer sind dabei entweder Angestellte der HMO (Staff Modell) oder sie sind vertraglich eng an diese gebunden (Group Modell). Beim Staff Modell wird die medizinische Gesundheitsversorgung in HMO-eigenen Einrichtungen über angestellte Leistungserbringer sichergestellt. Andere Leistungserbringer sind meist von der Teilnahme ausgeschlossen. Beim Group Model schließt die HMO einen Versorgungsvertrag mit einer größeren Ärztegruppe, Praxisgemeinschaft oder Gruppenpraxis und bezahlt dafür eine pauschale Vergütung. Je nach Intensität der Integration der Vertragspartner der HMO kann es sich auch um ein Network Modell (mehrere Verträge mit einem Netzwerk mehrerer kleiner Ärztegruppen und Einzelpraxen) oder ein Direct Contract Modell (direkter Vertragsschluss mit dem jeweiligen Leistungserbringer) handeln. Weiterhin existieren Open Access HMO, die keinen Arzt als Gatekeeper beschäftigen. Weitere mögliche Organisationsformen für MCO sind u. a. die Exclusive Provider Organization (EPO), Point-of-Service-Organization (POS), die in den USA stark vertretene Preferred Provider Organization (PPO) oder verschiedene Formen integrierter Leistungserbringerstrukturen (Integrated Delivery Systems, IDS).

Integrierte Versorgung

In Deutschland wird diese Zusammenarbeit von Leistungserbringer und Versicherer u. a. durch das Konzept der integrierten Versorgung aufgenommen. In § 140a Abs. 1 SGB V wird integrierte Versorgung als „... eine verschiedene Leistungssektoren übergreifende

Versorgung der Versicherten oder eine interdiziplinär-fachübergreifende Versorgung…“ bezeichnet. Die Vernetzung der Leistungserbringer kann horizontal (Anbieter einer Versorgungsstufe kooperieren) oder vertikal („…das geordnete und standardisierte Zusammenwirken aller Behandlungsinstitutionen, die einen Patienten in einer Zeitperiode oder im Zeitablauf behandeln…“) (Schulenburg, J.-M. Graf von der/Mittendorf, T./Volmer, T. (2005)) erfolgen. Ziele der integrierten Versorgung sind Kostensenkung sowie Effizienz- und Qualitätserhöhung. Durch die vernetzte Behandlung sollen z. B. Mehrfachuntersuchungen vermieden und Behandlungspfade optimiert werden. Die Verträge zwischen den Krankenkassen und den Leistungserbringern sind bei der Bundesgeschäftsstelle Qualitätssicherung GmbH zu registrieren.

MCO in der Schweiz

Für ein europäisches Beispiel für MCO ist ein Blick in die Schweiz hilfreich, wo schon 1990 die ersten Einrichtungen gegründet wurden. Inzwischen sind die Grenzen insbesondere zwischen MCO und Hausarztmodellen etwas verschwommen. Die Marktanteile dieser Versorgungsform sind allerdings bei großen kantonalen Schwankungen ein wenig enttäuschend, obgleich eine wirtschaftlichere Patientenversorgung ohne Qualitätseinbußen erreichbar ist (Sachverständigenrat zur Begutachtung der Entwicklung im Gesundheitswesen (2007)). Die Attraktivität dieses Modells wird durch verschiedene Faktoren für die Versicherten, die Leistungserbringer und die Versicherer gemindert.

Ausgehend vom Schweizer Modell, empfiehlt der Sachverständigenrat zur Begutachtung der Entwicklung im Gesundheitswesen für die deutsche Reform folgende Maßnahmen:

a) Zur Vermeidung von Imageproblemen durch die Betonung der preiswerten Versorgung, sollte stattdessen die Versorgungsqualität betont und eine (gegen Aufpreis) freie Arztwahl ermöglicht werden.
b) Durch die Subventionierung der stationären Versorgung in der Schweiz, können die MCO ihren Kostenvorteil, der durch die vermehrte ambulante Versorgung entsteht, nicht in voller Höhe ausnutzen. Daraus resultiert die Empfehlung an den deutschen Gesetzgeber für unverzerrte Preise zu sorgen.
c) Durch einen funktionierenden und ausreichenden morbiditätsorientierten Risikostrukturausgleich wird es für die Versicherer attraktiver Kunden durch gute Versorgungsqualität zu gewinnen, statt die Gewinne durch eine Risikoselektion zu maximieren.
d) Der Kontrahierungszwang für die Krankenkassen mit den zugelassenen Leistungserbringern erschwert den Schweizer Versicherern die Akquisition einer ausreichenden Zahl und vor allem guter Leistungserbringer für die Managed-Care-

Verträge. Dieser Mangel ist allerdings in Deutschland durch die Anschubfinanzierung für die integrierte Versorgung schon weniger stark vorhanden.

e) Weiterhin fordert der Sachverständigenrat den Angebotszwang für derartige Modelle, der den Versicherungen durch die Wahltarife auferlegt ist, aufzuheben, da damit deren Verhandlungsposition gegenüber den Leistungserbringern geschwächt wird.

Hoher Marktanteil der MCO in den USA

In den USA existiert, wie beschrieben, eine Vielzahl verschiedener MCO, die zusammen einen sehr hohen Marktanteil auf sich vereinen. Langjährige Erfahrungen auf diesem Markt kondensiert der Sachverständigenrat, mit dem Hinweis auf eine schwierige Übertragbarkeit der US-amerikanischen Erfahrungen, auf folgende Empfehlungen für Deutschland:

- Bei vertikalen Behandlungsverläufen sollten die Netze überschaubar bleiben und die Verträge durch überprüfbare Ausschreibung zustande kommen. In diese vertikalen Netze sollten alle notwendigen Behandlungsebenen integriert sein.
- Weiterhin sollten sich die Netze verschiedener Krankenkassen so wenig wie möglich überschneiden, um eine Monopolbildung auf Seiten der Leistungserbringer zu verhindern. Zum schnelleren Aufbau der Integrierten Versorgung werden daher Exklusivverträge oder Meistbegünstigungsklauseln der Versicherer mit den Leistungserbringern empfohlen.
- Wettbewerbsbeschränkendes Verhalten einer Marktseite sollte sanktionierbar sein. Das heißt, dass z. B. auch für Krankenkassen das Wettbewerbs- und Kartellrecht Anwendung finden sollte.

Rabattverträge zwischen Krankenkassen und pharmazeutischen Unternehmen

Direkte Verträge zwischen Kassen und Herstellern

Die Rabattverträge nach § 130a Abs. 8 SGB V stellen ein weiteres Beispiel für eine engere Verknüpfung von Leistungsanbietern und verwaltenden Dritten (in diesem Fall den Krankenkassen) dar. In den USA sind solche Verträge auch schon seit den 1990er Jahren bekannt. Durch das Gesetz zur Stärkung des Wettbewerbs in der gesetzlichen Krankenversicherung (GKV-WSG) sind die Möglichkeiten und die Anreize für solche Verträge weiter ausgebaut worden. So können die Krankenkassen die Zuzahlungen für Arzneimittel bestimmter Hersteller reduzieren oder abschaffen und Verschreibungen von Medikamenten dieser Hersteller sind bei Ärzten von der Bonus-Malus-Regelung ausgenommen. Apotheken sollen Arzneimittel mit bestehender Vereinbarung nach § 130a Abs. 8 SGB V bei der Vergabe bevorzugen. Hat ein Arzt ein Arzneimittel nur unter seiner

Wirkstoffbezeichnung verordnet oder die Ersetzung des Arzneimittels durch ein wirkstoffgleiches Arzneimittel nicht ausgeschlossen (Aut-Idem-Regelung), hat der Apotheker ein nach § 130a Abs. 8 SGB V rabattiertes Arzneimittel zu wählen. Durch diese Änderungen des GKV-WSG erhalten die Krankenkassen Einfluss auf den Arzneimittelabsatz, wodurch die Hersteller großes Interesse daran haben, Rabattverträge abzuschließen.

Position der Kassen gestärkt

Die gestärkte Position soll es den Krankenkassen ermöglichen, Rabatte der Hersteller zu erwirken ohne die Qualität der Versorgung zu reduzieren. Dabei können nicht nur einzelne Präparate, sondern auch ganze Gruppen von Präparaten in die Verträge einbezogen werden. Diese Vereinbarungen enthalten außerdem nicht immer nur monetäre Rabatte für Krankenkassen. Es sind auch Mehrwertverträge möglich, in denen die pharmazeutischen Hersteller zusätzliche Dienstleistungen wie z. B. Patienten- und Ärzteschulungen oder Labortests übernehmen. Weitere Formen sind so genannte risk-sharing-Verträge bei denen der Pharmahersteller einen Teil der Risiken der behandelten Patienten übernimmt und somit zum Teil auch die Wirkung seiner Medikamente garantiert.

Höhere Planungssicherheit bei den Herstellern

Die Hersteller haben durch diese Verträge die Möglichkeit, die abgesetzte Menge bei höherer Planungssicherheit zu steigern. Außerdem nutzen Hersteller von Originalpräparaten die Verträge, um nach Ablauf des Patentschutzes, der Konkurrenz durch Generika zu begegnen. Dies kann dabei ohne eine Senkung des deutschen Listenpreises erfolgen, der wiederum als wichtiger Referenzpreis für ausländische Märkte dient. Vorteilhaft ist weiterhin, dass eine Umstellung der Patienten auf ein anderes Präparat dadurch entfallen kann. Rabattverträge sind auch dazu geeignet, eine schnellere Marktdurchdringung bei der Markteinführung von Präparaten zu erreichen.

Sonderstellung der gesetzlichen Krankenkassen im Rahmen des Wettbewerbs- und Kartellrechts

Größere Freiheiten bei den Kassen

Wie die obigen Beispiele zeigen, wurden den gesetzlichen Krankenkassen u. a. durch das GKV-WSG größere Freiheiten eingeräumt, beispielsweise bei der Vertragsgestaltung mit den Leistungserbringern und auch mit den Versicherten. Insgesamt soll auf diese Weise, wie der Name des GKV-WSG schon ausdrückt, der Wettbewerb gestärkt werden. Andererseits gibt es im § 69 SGB V seit dem 01.01.2000 eine Regelung zum Wettbewerbsrecht der Krankenkassen nachdem die §§ 90 bis 94 SGB V durch das Vierte Kapitel SGB V und die §§ 63 ff. SGB V, welche die Rechtsbeziehungen der Krankenkassen untereinander und zu den Leistungserbringern (und damit auch zu betroffenen Dritten), abschließend regeln. Damit gelten für diese Beziehungen nur die beschränkten Regelungen des BGB und die des SGB. Dieser Widerspruch zwischen anzuwendendem Recht und den Ausweitung von Wettbewerbsmöglichkeiten lässt Forderungen nach einer Anwendbarkeit des Kartell- und Wettbewerbsrecht auch auf die gesetzlichen Krankenkassen aufkommen. Für die Anwendung des Kartell- und Wettbewerbsrechts wäre es nach § 1 GWB erforderlich die gesetzlichen Krankenkassen als Unternehmen einzuordnen, obwohl sie ja Körperschaften des öffentlichen Rechts und damit Teil des Staatsaufbaus sind und soziale Ziele ohne Gewinnabsicht verfolgen. Trotzdem wird die Unternehmenseigenschaft mittlerweile überwiegend bejaht. Insgesamt hat das GKV-WSG die Sachlage noch etwas verkompliziert, da es in dem erwähnten § 69 SGB V einen neuen Satz 2 eingefügt hat, wonach die §§ 19 bis 21 GWB (mit einigen Ausnahmen) entsprechend anzuwenden sind. Dies ermöglicht nun eine teilweise Sanktionierung eines Missbrauchs von Marktmacht durch die gesetzlichen Krankenkassen, verhindert aber die Entstehung der marktbeherrschenden Stellung nicht. Ein Beispiel für die Anwendbarkeit des GWB durch die Änderung des § 69 SGB V sind oben beschriebene Rabattverträge mit pharmazeutischen Unternehmen.

6.1.2.3 Bevölkerung – Leistungserbringer

Konsumentenwerbung der pharmazeutischen Unternehmen

In den USA weit verbreitet

Konsumentenwerbung für verschreibungspflichtige Arzneien richtet sich direkt vom Hersteller an den Patienten, obwohl letzterer nicht ohne eine Verschreibung des Arztes Zugang zu diesen Präparaten erhält. In Deutschland ist daher Werbung für verschreibungspflichtige Arzneimittel auch nur in Fachkreisen erlaubt (§ 10 Abs. 1 HWG). Im Vergleich dazu sind im eher marktwirtschaftlich orientierten Gesundheitssystem der USA drei Arten von Konsumentenwerbung für verschreibungspflichtige Medikamente zulässig:

a) Produktinformationen: Diese Werbung erwähnt den Namen des Medikaments, seine Sicherheit und Wirksamkeit. Wirksamkeit und Risiken sollten dabei in einem ausgeglichenen Verhältnis dargestellt werden. Diese Informationen müssen wissenschaftlich basiert sein. Druckanzeigen enthalten eine kurze Zusammenfassung der Vorteile und Risiken. Bei Radio- und Fernsehanzeigen müssen die „wichtigsten" Risiken genannt werden und eine geeignete Möglichkeit zur weiteren öffentlich verfügbaren Information vorgestellt werden (z. B. kostenlose Hotlines, Internetadressen usw.).
b) Erinnerungsanzeigen: Diese umfassen nur den Namen und evtl. Preis und Menge des Medikaments. Informationen beispielsweise zur Wirksamkeit, Sicherheit und Risiken werden nicht benannt.
c) Beratende Anzeigen: Dabei wird der Konsument über eine Krankheit oder einen Zustand und die Existenz einer Behand-

lungsmöglichkeit informiert. Ein spezifisches Medikament und Risiken werden dabei nicht erwähnt.

FDA als Aufsichtsbehörde

Es ist die Aufgabe der U.S. Food and Drug Administration die Einhaltung dieser Regeln zu kontrollieren, wozu sie allerdings nur über geringe Möglichkeiten verfügt. Es existieren Hinweise, dass durch diese direkt an den Konsumenten gerichtete Werbung der Verbrauch verschreibungspflichtiger Medikamente und damit verbunden die Kosten für das Gesundheitssystem stark gestiegen sind. Auch die Übermedikation und die geringen Anforderungen an die Werbung werden stark kritisiert. Andererseits wird argumentiert, dass durch diese Werbung Gesundheitsinformationen, z. B. über Volkskrankheiten, an die allgemeine Öffentlichkeit transferiert werden und damit die Patienten an Entscheidungen zu ihrer Gesundheit mitwirken können. Gleichzeitig würde die Werbung als Erinnerung für die Patienten dienen und somit die Compliance (patientenseitige Einhaltung der Arztanweisung) verbessern. Eine weitere Einschränkung der Rechte der Herstellerfirmen ist ebenfalls umstritten.

Zukünftig ist wohl eher eine Ausweitung der Werbung, z. B. bei gesellschaftlichen Großereignissen zu erwarten. Insgesamt liegt die Vermutung nahe, dass die Pharmawerbung noch professioneller und der traditionellen Vermarktung immer ähnlicher werden wird. Die Kampagnen selbst und die Erfahrungen mit ihnen können dann, bei Wegfall der Regulierung, auf andere Länder übertragen werden.

6.1.2.4 Veränderungen bei den Leistungserbringern

Apotheken Fremd- und Mehrbesitzverbot

Intensivierung des Kassenwettbewerbs in Deutschland

Auch die Beziehungen innerhalb der einzelnen Gruppen werden sich zukünftig verändern. So wurden beispielsweise durch das GKV-WSK Übernahmen von Krankenkassen durch andere erleichtert (siehe z. B. § 171a SGB V zu kassenartenübergreifende Vereinigung von Krankenkassen), was eine Intensivierung des Wettbewerbs und Effizienzsteigerungen bewirken soll. Auch bei den Leistungserbringern gibt es viele Ansatzpunkte für eine Ausweitung des Wettbewerbs, oft verbunden mit einer Konzentration des Marktes. Schon seit geraumer Zeit wird das Fremd- und Mehrbesitzverbot für Apotheken diskutiert. Generell wird erwartet, dass der Europäische Gerichtshof frühestens im Jahr 2008 über die Konformität des in Deutschland geltenden Fremd- und Mehrbesitzverbotes mit Europäischem Recht entscheiden wird. Bei Wegfall dieser Verbote ist, abhängig vom verbleibenden regulatorischen Rahmen, mit einer schnellen Intensivierung des Wettbewerbs und damit verbunden mit einer Marktkonzentration zu rechnen.

Bei alleiniger Abschaffung des Fremd- und Mehrbesitzverbotes und gleichzeitiger Beibehaltung der aktuellen Preis- und Krankenversicherungsregulierung wäre z. B. eine deutliche Steigerung der

Anzahl der Apotheken zu erwarten. Einzelhändlern, die bereits Erfahrung mit dem Betrieb eines Filialsystems haben, wäre es möglich, ihre Erfahrungen im Management und auch ihr vorhandenes Kapital zu nutzen, um eine Vielzahl neuer Filialen zu eröffnen oder um bestehende Apotheken zu übernehmen. Konzerne werden diese Möglichkeit aber nur nutzen, wenn sie die Apotheken in ihre bestehenden Filialnetze integrieren können. Die Stärke des Anstiegs hängt davon ab, ob gleichzeitig weitere Deregulierungen, z. B. für den Betrieb einer Apotheke, erfolgen und wie hoch die Gewinnerwartungen der neuen Marktteilnehmer sind. Zusätzlich spielt die regionale Verteilung der Apotheken eine Rolle. Insbesondere profitable Apotheken in städtischen Zentren müssten mit einer Wettbewerbsverschärfung rechnen. Durch die zusätzliche Konkurrenz würden für bestehende Apotheken wahrscheinlich höhere Verkaufspreise erzielt. Wenn sowohl das Fremd- und Mehrbesitzverbot als auch die Preis- und Krankenversicherungsregulierung liberalisiert würden, wäre ein Eintritt neuer Marktteilnehmer zu erwarten, die durch den Preiswettbewerb ein Mittel zur Anwerbung von Kunden hätten. Diese neuen Marktteilnehmer würden sich vermutlich aus Einzelhandels- und ausländischen Apothekenketten rekrutieren, die dann ihre bewährten Konzepte auf den Apothekenmarkt übertragen würden.

Deregulierung schafft Wettbewerb im Apothekenmarkt

In den vergangenen Jahren wurde häufig über den Vertrieb von Arzneimitteln über Versandapotheken berichtet. Eine endgültige gerichtliche Prüfung der Zulässigkeit dieses Vertriebswegs steht allerdings noch aus. Die bekannteste Versandapotheke in Deutschland ist Doc Morris. Da der Hauptsitz des Unternehmens in den Niederlanden ist, kann Doc Morris viele deutsche Preise erheblich unterbieten. Versandapotheken haben die Möglichkeit durch eine große Absatzmenge u. a. bei Logistik, Personal und Einkauf Skalen- und Spezialisierungsvorteile zu erzielen, die sie anschließend teilweise auch an die Kunden weiterreichen können. Dies trifft sowohl auf reine Versandapotheken als auch auf das Versandzusatzgeschäft einer bestehenden Ladenapotheke zu. Allerdings sind für eine ausreichend große Versandapotheke hohe Anfangsinvestitionen notwendig, die dann später wieder erwirtschaftet werden müssen. Dies wird dadurch erschwert, dass z. B. das Internet die Markttransparenz gerade unter den Versandapotheken mit ihren standardisierten Produkten erhöht, was die Erzielung hoher Margen verhindert. Ein Nachteil für die Kunden ist, dass durch die für den Versand notwendige Zeit die Bedienung eines akuten Medikamentenbedarfs fast unmöglich ist. Damit sprechen Versandapotheken Kunden an, die ihren Arzneimittelverbrauch planen können (z. B. chronisch Kranke) und die den Versandkauf bevorzugen. Durch die hohe Apothekendichte in Deutschland, haben die Kunden meist auch eine Ladenapotheke in ihrer Nähe, die durch Beratung und meist sofortiger Produktbereitstellung einen höheren Nutzen stiftet. Als internationales

Beispiel kann die USA dienen, wo es trotz großer ländlichen Gebiete und stärkerer Preissensibilität der Kunden (u. a. durch Anreize bzw. Fehlen einer Krankenversicherung und insgesamt höhere Preise) nur für Marktanteil von maximal 15 % für Versandapotheken reicht. Schätzungen zufolge hatte diese Vertriebsform in Deutschland im Jahr 2007 einen Marktanteil von 4 % bis maximal 8 %.

Flexibilisierung der Leistungserbringung

Integration der nicht-ärztlichen Berufe erforderlich

Eine weitere Quelle für Veränderungen innerhalb der Gruppe der Leistungserbringer ist die Neuordnung der Zusammenarbeit der Professionen für eine bessere und effizientere medizinische Versorgung der Bevölkerung, die nicht nur der Sachverständigenrat zur Begutachtung der Entwicklung im Gesundheitswesen in seinem Gutachten aus dem Jahr 2007 fordert. In dem Gutachten wird vor allem die mangelnde Integration von nicht-ärztlichen Berufen, wie z. B. Pflegeberufen, in die Behandlungspraxis kritisiert. Als internationales Beispiel für ein Modell wird dabei Advanced Nursing Practice vorgestellt. Dieser Begriff umfasst eine Vielzahl von Aufgaben in der Pflegepraxis, die von akademischen Pflegekräften ausgeführt werden. Durch diese Qualifikation kann den Mitarbeitern in der Pflege ein größerer Aufgabenbereich mit weitgehender Eigenverantwortung übertragen werden. Neben der Diagnosestellung sind diese Pflegekräfte u. a. auch qualifiziert, Verschreibungen und Überweisungen auszustellen, womit sie Ärzte entlasten. In den USA sind seit einigen Jahrzehnten Nurse Practitioner bekannt, die anfangs unter ärztlicher Aufsicht arbeiteten, inzwischen aber unabhängig tätig sind. Weitere Länder in denen Nurse Practitioner tätig sind, sind Kanada, die Niederlande, Belgien, Großbritannien sowie die Länder Skandinaviens.

Weiterhin kann unter der Flexibilisierung der Leistungserbringung auch eine effektivere und effizientere Zusammenarbeit des stationären und des ambulanten Sektors subsumiert werden. Beispiele wie der deutsche Gesetzgeber diese Flexibilisierung ermöglicht, sind die Regelungen des Vertragsarztrechtsänderunggesetzes, die Zulassung von Medizinischen Versorgungszentren (MVZ) und die Entwicklung der Integrierten Versorgung. So liberalisiert das Vertragsarztrechtsänderungsgesetzes die Beschäftigungsmöglichkeiten von Ärzten, was z. B. die gleichzeitige Tätigkeit eines niedergelassenen Arztes in einer Praxis als auch in einer stationären Einrichtung, sowohl als angestellter Arzt, als auch in anderen Kooperationsformen ermöglicht. Medizinische MVZ hingegen sind fachübergreifend tätige, ärztlich geleitete Einrichtungen, die auch (unter Beteiligung) von Krankenhäusern gegründet werden können. Auf diesem Weg können Krankenhäuser an der ambulanten Patientenversorgung teilnehmen und dadurch auch den Bereich der vor- und nachstationären Behandlung besser steuern. Ziel ist es durch die fachübergreifende

Zusammenarbeit eine Kompetenzbündelung und eine Versorgung aus einer Hand zu erreichen. Mit der Änderung von § 95 Abs. 1 SGB V durch das GKV-Modernisierungsgesetz wurde ab 01.01.2004 diese Art der Patientenversorgung für Deutschland ermöglicht. Ihren Ursprung hat das System des MVZ in den Polikliniken der DDR, die dort die ambulante Versorgung sicherstellten. Dies geschah wiederum nach sowjetischem Vorbild. Die Existenz der MVZ im vereinigten Deutschland war laut Einigungsvertrag nur bis Ende 1995 garantiert. Zwischenzeitlich war gesetzlich nur ein Bestandsschutz existierender Einrichtungen garantiert, bevor im Jahr 2002 die Einführung von MVZ dauerhaft beschlossen wurde. In den alten Bundesländern existierte dieses Konzept im Zusammenhang mit medizinischen Hochschulen. Inzwischen sind in allen Bundesländern MVZ zu finden.

6.1.3 Fazit und Ausblick

In der Praxis verringern sich die Systemunterschiede

Die theoretisch vorhandenen Unterschiede zwischen den einzelnen Systemen in ihrer Reinform sind in der Realität weit weniger stark ausgeprägt. Es findet sogar eine Annäherung der verschiedenen Systeme durch vielfältige Adaption von Ideen anderer Strukturen statt. Dies trifft insbesondere auf einzelne Teilbereiche zu. Einige Beispiele für diese Entwicklung im Bezug auf das deutsche Gesundheitssystem wurden in diesem Kapitel beschrieben bzw. einige mögliche Entwicklungen aufgezeigt. Diese Annäherung ist kein ausschließlich deutsches Phänomen. Auch andere Staaten übernehmen und adaptieren funktionierende Regelungen aus anderen Systemen, wie z. B. die internen Märkte im britischen Beveridge-System oder die anhaltende Diskussion über eine Pflichtversicherung im US-amerikanischen Marktsystem zeigen. Bedingt durch die demographische Entwicklung wird in den westlich geprägten Nationen zukünftig der Bedarf an qualitativ guter medizinischer Versorgung zunehmen. Auf der Finanzierungsseite wird damit notwendiger Weise die Kosten-Effektivität der Versorgung stärker in den Blickpunkt der Betrachtung rücken und somit auch die Suche nach veränderten und besseren Strukturen erforderlich machen. Dabei sind für nationale Neuerungen natürlich immer auch internationale Erfahrungen eine eingehende Prüfung wert, da sie wichtige Rückschlüsse ermöglichen und auch Fehlentwicklungen vermeiden können.

Literaturhinweise

Amelung, V. E./Amelung, A./Domdey, A./Janus, K./Kraut, C./Wagner, C. (2007): Managed Care: Neue Wege im Gesundheitsmanagement Mit 17 Fallstudien aus den USA, Großbritannien und Deutschland, 4., überarbeitete und aktualisierte Auflage, Wiesbaden: Betriebswirtschaftlicher Verlag Dr. Th. Galber, GWV Fachverlage GmbH, 2007, ISBN: 978-3-8349-9371-7

Liessem, V./Steinmeyer, Heinz-Dietrich/Laer, Carlo v. (2007): Die Anwendbarkeit von Wettbewerbs- und Kartellrecht auf gesetzliche Krankenkassen, Wissenschaftlicher Beirat der Betrieblichen Krankenversicherung

Sachverständigenrat zur Begutachtung der Entwicklung im Gesundheitswesen (2007): Kooperation und Verantwortung - Voraussetzungen einer zielorientierten Gesundheitsversorgung; Gutachten 2007.

Schulenburg, J.-M. Graf v. d./Mittendorf, T./Vollmer, T. et. al. (2005): Praktisches Lexikon der Gesundheitsökonomie, 2.Auflage, Unterschleißheim.

Schulenburg, J.-M. Graf v. d./Greiner, W. (2007): Gesundheitsökonomik, 2. Auflage, Tübingen: Mohr-Siebeck.

6.2 Professionalisierung

Wilma Pohl, Wolfenbüttel

6.2.1 Abgrenzung

Markt- und Wettbewerbsbedingungen von Unternehmen haben sich in den letzten Jahren verändert. Besonders betroffen hiervon ist das Gesundheitswesen. Die Veränderung rechtlicher Rahmenbedingungen, gesellschaftlicher technischer soziodemografischer Faktoren löste in den vergangenen zwei Jahrzehnten erhebliche Anpassungsprozesse und strukturelle Veränderungen aus. Damit einhergehen im Gesundheitswesen, wie in anderen Branchen auch, Diskussionen um die Professionalisierung, Professionalität, Professionalitätstheorien und um professionelles Handeln.

Begriff der Professionalisierung

Es stellt sich daher die Frage, was unter Professionalisierung und Professionalität zu verstehen ist und woran dies festgemacht wird. Warum ist gerade im Gesundheitswesen Professionalität erforderlich? Welche Instrumente können eingesetzt werden? Welche Wirkungen hat eine Professionalisierung? Ziel ist es, zu analysieren, warum im Gesundheitswesen Professionalität und Professionalisierung erforderlich sind, welche Instrumente einsetzbar sind und welche Wirkungen mit einer Professionalisierung verbunden sind (zur Entwicklung des Begriffes Professionalisierung Hesse, 1968 und Büchter / Hendrich, 1996, S. 17 ff. sowie Kaiser, 2005, S. 18). Die Wirkungen sollen am Beispiel einer komplexen Organisation, wie dem Krankenhaus, dargestellt werden.

> Unter Professionalisierung wird allgemein ein Prozess oder Vorgang verstanden, der zu einer Profession führt bzw. „das Beheimatet-sein in einer Profession." (Schmid, 2002, S. 209 f).

Sozialhistorischen und angloamerikanischen Traditionen folgend werden bestimmte Berufe als „Profession" bezeichnet. Zu ihnen zählen nach allgemeinem Verständnis Ärzte, Rechtsanwälte, Geistliche und gegebenenfalls auch Architekten und Ingenieure (Müller, 1988, S. 133 und Dewe, 2006, S. 24). Fragen, die sich in diesem Zusammenhang stellen sind, wann ein Beruf eine Profession ist, ob Berufe professionalisierbar und professionalisierungsbedürftig sind (Dewe, 2006, S. 25).

Die Vielschichtigkeit des Themenkomplexes zeigt sich sowohl in der theoretischen Diskussion als auch in sehr differenzierten empirischen Betrachtungsweisen in der u. a. Berufsgruppen danach streben, als Profession Anerkennung zu finden (Beispiele in jüngster Zeit sind Professionalisierungsbestrebungen in der Pflege, Physiotherapie und Sozialen Arbeit. Vgl. Pundt, J., 2006, S. 9).

Den Professionalisierungsstatus zuerkannt zu bekommen, steht heute nicht mehr im Vordergrund der neueren Professionalisierungsdiskussion (Dewe, 2006, S. 24 ff. und Kälble, 2006, S. 217 ff). Professionalisierung bedeutet dabei nicht automatisch Akademisierung. Ausbildung auf Hochschulniveau ist vielfach eine Voraussetzung für Weiterentwicklungen in Richtung Professionalität (so auch Kälble, 2006, S. 219). Theoretische Auseinandersetzungen befassen sich mit indikatorischen, funktionalistischen und machttheoretischen Erklärungsansätzen, revidierten Professionalisierungstheorien (ausführlich hierzu vgl. Dewe, 2006, S. 26 ff), deskriptiven und theoretisch analytischen Untersuchungen (zur theoretischen Entwicklung des Begriffes vgl. insbesondere Büchter / Hendrich, 1996, S. 17 ff).

Abgrenzung Professionen und Professionalisierung

Zur Abgrenzung von Professionen und Professionalisierung werden diverse Kriterien und Merkmalsausprägungen herangezogen, u. a. die Erbringung von „zentralwertbezogene(n) Leistungen für die Gesellschaft" (Dewe, 2006, S. 24 und auch Kaiser, 2005, S. 33) im Sinne eines Dienstes für die Allgemeinheit, „Autonomie gegenüber Klienten und Organisationen" (Kaiser, 2005, S. 33) sowie Existenz einer universellen Wissensbasis" (Kaiser, 2005, S. 33). Weitere Merkmale sind u. a. die Zugehörigkeit zu einem Berufsverband mit Selbstverwaltung, berufsständische Ideen, die Bindung von Personen im Beruf an Verhaltensmaßstäben, z. B. ethischen Regeln, eine wissenschaftliche bzw. theoretisch fundierte Ausbildung und das Bestehen von Prüfungen (u. a. Büchter / Hendrich, 1996, S. 18 ff). Ferner verfügen die Berufsangehörigen über eine „persönliche und sachliche Entscheidungs- und Gestaltungsfreiheit." (Büchter / Hendrich, 1996, S. 19 ff). Diese Merkmale werden insgesamt kritisch diskutiert (zur Diskussion Dewe, 2006, S. 24 ff. und Pundt, 2006, S. 8 f).

Die Problematik einer einheitlichen Abgrenzung zeigt sich auch am Begriff Professionalität. Nach Pundt umfasst die Professionalität sowohl Wissen als auch Können. Dies beinhaltet, dass Personen effektiv handeln, also „das Richtige" tun, und effizient handeln, „es richtig" tun (Pundt, 2006, S. 11).

Im Folgenden wird der Focus auf Professionalität und Professionalisierung gelegt. Professionalität setzt sich zusammen aus fachlicher Kompetenz, sozialer Kompetenz und Selbststeuerungskompetenz. Den Ausführungen wird eine Abgrenzung von Mohr zu Grunde gelegt.

> Unter Professionalisierung wird hier verstanden, ein „Zustand in der Berufsausübung, der durch eine Einheit aus Denken, Fühlen und Verhalten mit entsprechender Beziehungsgestaltung geprägt ist." (Mohr, 2006, S. 1).

Professionalität in diesem Sinne verlangt u. a. Vorstellungen über Menschenbilder und Persönlichkeit, über die Grundlagen der Beziehungsgestaltung, Kommunikation, über Rollen- und Kontextkompetenz und einen Systembezug (u. a. Mohr, 2006, S. 1 f. und Schmid, 2002, S. 209 f).

Anzumerken ist an dieser Stelle, dass die so verstandene Professionalität mit der Fähigkeit zur Reflexion verknüpft ist und eine ethische Dimension als Handlungsbasis braucht. Es geht mithin auch darum, breit angelegte Kenntnisse, Fähigkeiten situationsgerecht kontextbezogen einsetzen zu können. Professionalität wird hier daher nicht statisch verstanden sondern als veränderliche Größe. Professionalisierung ist ein fortlaufender Prozess, der zu Professionalitätsfortschritten führt (so auch Kälble, 2006, S. 219). Professionalität in diesem Sinn geht davon aus, dass Menschen sich entwickeln können, in der Lage sind zu denken und psychisch zu wachsen.

Nachdem in diesem Abschnitt zunächst eine Abgrenzung vorgenommen wurde, soll im folgenden Abschnitt kurz an einigen Beispielen dargestellt werden, wie und in welchen Handlungsfeldern im Gesundheitswesen Professionalisierung diskutiert wird. Ferner stellt sich die Frage, warum gerade die hier vorgenommene Abgrenzung für das Gesundheitswesen zweckmäßig ist.

6.2.2 Handlungsfelder und Bedarf im Gesundheitswesen

Eine wissenschaftliche Orientierung bzw. Akademisierung wird intensiv diskutiert in den Pflegeberufen (nähere Einzelheiten hierzu vgl. Kaiser, 2005, S. 64 ff. und Bollinger / Gerlach / Grewe, 2006, S. 76 ff). Reformen im Gesundheitswesen und gestiegene praktische Anforderungen führen auch in den therapeutischen Gesundheitsberufen und Gesundheitsdienstleistungen zu Professionalisierungsbestrebungen, wie im Bereich Ergotherapie, Physiotherapie, Logopädie (vgl. Walkenhorst, 2006, S. 106 ff), bei Arzthelfern/innen (Thill, 2006, S. 175 ff) und in der Augenoptik. Professionalisierungsbestrebungen sind ebenso zu finden im Bereich sozialer Arbeit (vgl. Mühlum, 2006, S. 93 ff). Anzumerken ist an dieser Stelle, dass eine Akademisierung und wissenschaftliche Orientierung nicht zwangsläufig mit einem Zuwachs an Professionalität verbunden ist.

Sichtweisen von Professionalisierung

Vielfach wird gefordert, dass sich Health Professionals (Ärzte, Pflegekräfte, Therapeuten) betriebswirtschaftliches Wissen und Managementkenntnisse aneignen sollen. Professionalisierung wird in diesem Zusammenhang auch im Sinne einer Übernahme von ökonomischer und betriebswirtschaftlicher Verantwortung durch Health Professionals gesehen (vgl. Offermanns, 2006, S. 36 ff).

Sowohl auf Grund politischer Forderungen nach fachlich und institutionell übergreifenden Versorgungsangeboten (Versorgungsmanagement und integrierte Versorgungsformen) als auch auf Grund der Intransparenz des Gesundheitsmarktes stellt sich die Frage, ob speziell „professionell" ausgebildete Experten für Gesundheitskommunikation gebraucht werden (vgl. Schnabel, 2006, S. 134 ff. und Pohl, 2005, S. 199). Gesundheitskommunikation wird hier als Handlungsfeld zur Professionalisierung des Gesundheitswesens betrachtet. Tendenzen einer Professionalisierung werden beispielsweise in den letzten Jahren im Bereich der Gesundheitsförderung festgestellt, ein weiteres Handlungsfeld für Professionalisierungsfragen im Gesundheitswesen (Göpel, 2006, S. 159 ff). Aufgrund von veränderten Herausforderungen in der Arbeitswelt kann Professionalisierung u. U. auch einen Beitrag leisten zur betrieblichen Gesundheits- und Arbeitsschutzpolitik, um Burn out, psychische Störungen usw. zu vermeiden.

Darüber hinaus stellt sich die Frage, warum die zuvor vorgenommene Abgrenzung für das Gesundheitswesen von Bedeutung ist. Die Veränderungen in den Krankenhäusern können dabei beispielhaft für das gesamte Gesundheitswesen betrachtet werden.

Gründe für Professionalisierung

Krankenhäuser befinden sich aufgrund vielfacher Veränderungen in einem Wandlungsprozess. Veränderungen gibt es bei den gesetzlichen Rahmenbedingungen, wie Einführung der DRGs, der Planung und Finanzierung, sowie auf Grund gesellschaftlicher Bedingungen, wie technischer Fortschritt und demographische Faktoren (Schmidt, / Möller, 2007, S. 3 ff). Die bislang vorhandene Segmentierung innerhalb der Krankenhäuser nach Berufsgruppen, Fachdisziplinen und eine Abschottung der einzelnen Versorgungsbereiche im Gesundheitswesen wird den Veränderungen nicht mehr gerecht (Schrappe, M., 2007, S. 180 ff). In diesem Zusammenhang diskutierte der Sachverständigenrat die Frage, inwieweit einzelne Berufsgruppen, z. B. Ärzte, Aufgabengebiete an andere Berufsgruppen abgeben, bzw. sich Berufsgruppen auf Aufgabengebiete spezialisieren. Derartige Maßnahmen haben auch weitreichende ökonomische Konsequenzen, z. B. wenn Tätigkeiten von Ärzten zu Pflegekräften verlagert werden. Damit entstehen auch Fragen leistungsgerechter Entlohnung von Gruppen, die Aufgaben übernehmen. Es geht dabei um Diversifizierung, Spezialisierung, Substitution und Delegation von Tätigkeitsinhalten (Sachverständigenrat, 2007, S. 90 ff). An Krankenhäuser wird die Anforderung gestellt, die Dienstleistungen im Strukturwandel professionell, effektiv und effizient unter neuen Wettbewerbsbedingungen orientiert am Patienten zu erbringen.

Diese neuen Anforderungen lösen beispielsweise in Krankenhäusern auf Grund der systemimmanenten Dynamik höhere Widerstände bei Führungskräften und Mitarbeitern aus als in anderen Branchen. Kennzeichnend für Krankenhäuser ist vielfach ein tayloristischer Organisationansatz mit strenger Hierarchie und funktionaler Arbeitsteilung verbunden teilweise mit einer Vernachlässigung der Patientenorientierung. Die traditionell gewachsenen Krankenhausstrukturen weisen vielfach noch eine klassische triale Organisationsstruktur auf, mit einer Berufsgruppenorientierung (in der Regel in die Bereiche Ärzte, Pflege und Verwaltung), Aufgabenorientierung und Merkmale einer Expertenorganisation (Schrappe, 2007, S. 180 ff).

Diese Faktoren führen innerbetrieblich zu einem erheblichen Konfliktpotential, insbesondere an den Schnittstellen. Ein weiterer Grund, der die Notwendigkeit einer Professionalisierung zeigt, ist die angstauslösende Dynamik in Krankenhäusern aber auch in anderen Gesundheitseinrichtungen, wie Pflegeeinrichtungen. Das Gesundheitswesen ist ferner ein Sektor mit hohen Belastungen und psychosozialen Belastungen. Ärzte, Pflegekräfte und Therapeuten werden täglich mit existentieller Bedrohung, mit Patienten die Angst vor Operationen und Diagnosen haben sowie mit dem Sterben von Menschen konfrontiert. Die betroffenen Personenkreise müssen in der Regel damit verbundene eigene Ängste zurückstellen und verdrängen. Vielfach sind in den Gesundheitseinrichtungen keine adäquaten Gesprächsrunden vorhanden, in der diese Problematik angesprochen werden kann. Degenhardt spricht in diesem Zusammenhang von einer „angstverursachenden institutionellen Dynamik“ (Degenhardt, 2000, S. 226).

Vor diesem Hintergrund bieten organisatorisch stabile Strukturen, die Zugehörigkeit zu eine festen Team, die Pflege von Patienten mit ähnlichen Erkrankungen eine gewisse Sicherheit und wirken angstvermindernd. Infolge der Strukturveränderungen im Gesundheitswesen und die Einführung fallpauschalierter Vergütungen werden gerade jene Strukturen verändert die augenscheinlich Sicherheit bieten. Feste Zuordnungen von Abteilungen lösen sich auf, Team- und Abteilungszusammensetzungen ändern sich rasch, von Mitarbeitern und Führungskräften wird mehr Flexibilität erwartet. Diese Veränderungsprozesse lösen jedoch bei Führungskräften und Mitarbeitern aufgrund der angstverursachenden institutionellen Dynamik eher Widerstände, Ärger und Trauer aus.

Anforderungen an Professionalität

Darüber hinaus steigen u. a. infolge zunehmender Arbeitsgruppen- und Projektarbeit die Anforderungen an eine Flexibilität in unterschiedlichen Rollen. Ärzte, Therapeuten, Pflegende sind gegenüber Patienten in einem bestimmten Kontext, gegenüber der Verwaltung, dem Chefarzt oder als Mitarbeiter in Arbeitsgruppen wiederum in einem anderen Kontext.

Die beschriebenen Veränderungen erfordern dabei andere Kommunikationsmuster und Verhaltensweisen sowie ein neues Rollenverständnis von Führungskräften und Mitarbeitern. Es sind Lernprozesse auf den Ebenen Individuum, Gruppe und Organisation (z. B. eine Entwicklung zur Lernenden Organisation) notwendig. Um komplexen Situationen gewachsen zu sein, sind auf individueller

Ebene Fähigkeiten weiterzuentwickeln, insbesondere Fähigkeiten zur Reflexion der eigenen Verhaltensweisen. Auch die vom Sachverständigenrat diskutierte Verlagerung von Aufgaben erfordert eine Weiterbildung der Berufsgruppen in Richtung der Verbesserung der Selbststeuerungskompetenz, denn in der Regel ist mit der Übernahme der Aufgaben auch eine höhere Verantwortung verbunden.

Auf der Gruppenebene ist ein gemeinsames Lernen in Teams, die Weiterentwicklung von Teams erforderlich. Damit wird gleichzeitig die Grundlage für Prozessmanagement und Klinische Behandlungspfade geschaffen. Ferner ist ein respektvoller Umgang miteinander übergreifend über Berufsgruppen und Institutionen zu erlernen.

Dies erfordert eine kontinuierliche Weiterentwicklung von Führungskräften und Mitarbeitern, kontinuierliche Personalentwicklung, wofür in der Regel in Krankenhäusern bislang kaum Konzepte und Umsetzungsstrategien vorliegen. Damit unterschiedliche Berufsgruppen effektiv und effizient miteinander arbeiten können und angstauslösende Dynamiken verändert werden, ist eine Professionalisierung wie oben beschrieben erforderlich, die eine Persönlichkeitsentwicklung, Grundlagen der Beziehungsgestaltung, Kommunikation, Rollen- und Kontextkompetenz beinhaltet. Professionalisierung im Gesundheitswesen fordert also eine Vermittlung psychosozialer Kompetenzen und Fähigkeiten, damit unterschiedliche Berufsgruppen effektiv und outputorientiert, also patientenorientiert miteinander arbeiten können. Von Bedeutung wird dabei zukünftig die berufsgruppenübergreifende Professionalität sein.

Bedarf Professionalisierung

Professionelle Persönlichkeitsentwicklung kann darüber hinaus Stress und psychische Belastungen senken sowie Mitarbeiterzufriedenheit und Motivation steigern. Durch eine Führungsausbildung und Professionalisierung der Führung kann die Attraktivität der Arbeitsplätze im Gesundheitswesen verbessert werden und sich abzeichnende Personalengpässe (z. B. durch die Abwanderung von Ärzten) lassen sich beheben. Auch Delegation und Spezialisierung können u. U. Abwanderungstendenzen reduzieren (vgl. Evans / Hilbert, 2006, S. 201 ff).

Derartige Weiterqualifizierungen und Professionalisierungen sind vielfach eingebunden in umfangreichere Unternehmensberatungs- und Organisationsentwicklungsprojekte.

Nach dem in diesem Abschnitt Handlungsfelder und Bedarf einer Professionalisierung im Gesundheitswesen aufgezeigt wurden, geht der folgende Abschnitt auf ausgewählte Instrumente zur Professionalisierung ein.

6.2.3 Instrumente

Wie im vorigen Abschnitt dargestellt wurde, sind zur Verbesserung der Professionalität interne und externe Instrumente einzusetzen (vgl. u. a. Mohr, 2000, S. 17 ff.), die insbesondere psychosoziale Kompetenzen und Fähigkeiten erhöhen. Zu den internen Maßnahmen zählen betriebsinterne Fortbildungsmaßnahmen. Fraglich ist, ob derartige Maßnahmen effektiv sind im Sinne einer Verbesserung der Professionalität. Feldanalysen und Felderfahrungen sprechen dafür, dass betriebsinterne Fortbildungen institutionelle Abwehrmechanismen erhöhen. Becker-Kontio ist an dieser Stelle zuzustimmen, die eine institutionelle Abwehr in Krankenhäusern mit Ängsten vor Kontrollverlust, traditionellen historisch gewachsenen Machtstrukturen und Rückzugsmöglichkeiten auf naturwissenschaftlicher Ebene z. B. bei Ärzten begründet. Auch die im vorigen Abschnitt aufgeführten Besonderheiten der Organisation Krankenhäuser wie Berufsgruppenorientierung, Expertenorganisation und angstauslösende Dynamik sind hier zu nennen (Becker-Kontio, 2004, S. 149 ff).

Einen Kernbereich zur Professionalisierung stellt die externe Beratung dar. Dies bedeutet, dass Gesundheitseinrichtungen professionell ausgebildete unabhängige Experten für bestimmte Fragestellungen in der Einrichtung einsetzen. Beratung ist eine „kommunikativ vermittelte Dienstleistung … mit einem berufseigenen Handlungsansatz.“ (Hagehülsmann / Hagehülsmann / Anderegg, 2007, S. 12.)

Beratung als Maßnahme

Beratung ist dabei nicht als homogenes Gut zu verstehen, Ausrichtung und Verständnis von Beratung sind abhängig vom Beratungsfeld, dem Beratungskernbereich, der Klientenbeziehung und insbesondere dem Kontrakt (Vertrag zwischen Berater/in und Klient/in).

Beratung ist in der Regel eine „situationsspezifische Hilfe durch einen Experten“, (Hagenmeyer, 2004, S. 54) bei der die Klienten (also Ratsuchenden) in komplexen Situationen ihre Handlungsmöglichkeiten und -fähigkeiten verbessern können. Beratung leistet dabei eine Hilfe zur Selbsthilfe, eigene Kräfte zur Problemlösung werden gestärkt. Gefördert werden zudem die Handlungskompetenz, die eigenen Ressourcen und die Autonomie, bewusst selbstverantwortlich eigene Entscheidungen zu fällen. Dies leistet gleichzeitig einen Beitrag zur Lösung von Konflikten.

Abzugrenzen davon sind Begriffe wie Unternehmensberatung und Organisationsentwicklung. Im Rahmen einer solchen Dienstleistung werden in der Regel zusätzlich ökonomische und betriebswirtschaftliche Ziele verfolgt (Heuermann / Hermann, 2003, S. 12).

Walger unterscheidet vier idealtypische Grundformen der Unternehmensberatung: Gutachterliche Beratungstätigkeit, Expertenberatung, Organisationsentwicklung und Systemische Beratung. Im Rahmen einer gutachterlichen Beratungstätigkeit fungiert der Berater als neutraler Sachverständiger, der fehlende Informationen beschafft, Sachverhalte analysiert, wissenschaftliche Erkenntnisse transferiert, Alternativen aufzeigt, sich jedoch nicht an der Umsetzung beteiligt (Walger, 1995, S. 2 ff). Die Organisation wird hierbei als Mittel zur Zielerreichung gesehen. Eine andere Sichtweise liegt der Expertenberatung zu Grunde. Gemeinsam mit den Führungskräften der Klienten werden Leistungen für komplexe Probleme entwickelt und gemeinsam mit den Führungskräften im Unternehmen eingeführt. Die Organisation wird dabei verstanden als „offenes sozio-tecnnisches, zielgerichtetes System" (Walger, 1995, S. 5).

Organisationsentwicklung als Maßnahme

Im Beratungskonzept der Organisationsentwicklung versteht sich der Berater als „Experte für Initiierung von Lernen" (Walger, 1995, S. 8) und als Begleiter eines Entwicklungsprozesses. Der Berater regt die Klienten zur Reflexion und Auseinandersetzung an, er vollzieht jedoch nicht die Veränderung. Im Rahmen einer systemischen Beratung versucht der Berater als Beobachter zweiter Ordnung bestehende Wahrnehmungsmuster und Erklärungsmuster zu irritieren und damit die Selbstreflexion der Organisation zu unterstützen.

Eine gutachterliche Beratung, Expertenberatung oder ausschließlich betriebswirtschaftlich ökonomische Beratung kann im Gesundheitswesen zwar ggf. das Managementwissen in einzelnen Berufsgruppen erhöhen und eine ökonomische Ausrichtung stärken, leistet aber keinen Beitrag zur Professionalisierung. Grundsätzlich sind im Gesundheitswesen integrative Beratungskonzepte vorzuziehen, die sowohl Managementkompetenz aufbauen als auch die Professionalität stärken.

Organisationsentwicklung und systemische Beratung können hingegen einen Beitrag zur Professionalisierung leisten. Zu berücksichtigen ist jedoch, dass auch der Einsatz von Beratungsleistungen im Gesundheitswesen unter Nutzen-Kosten-Erwägungen gesehen werden muss. Kostenintensive langfristige Maßnahmen werden dabei im Gesundheitswesen tendenziell weniger eingesetzt. Im Folgenden soll daher der Schwerpunkt auf Beratungskonzepte gelegt werden die erfolgsversprechend zur Professionalisierung und unter Kostenaspekten flexibel einsetzbar sind. Jedoch ist auch hierbei der Aspekt der Nachhaltigkeit der Maßnahme zu beachten.

Nach Einführung des Psychotherapeutengesetzes 1998/1999 wurden die Bereiche Beratung und Therapie voneinander abgegrenzt (vgl. hierzu und im Folgenden Hagehülsmann / Hagehülsmann / Anderegg, 2007, S. 18 f). Demnach ist Therapie auf Heilung ausgereichtet. Die Heilbehandlung bezweckt eine Aussöhnung mit der eigenen Persönlichkeit, ein Überwinden von eigenen Einschränkungen und Verletzungen aus der persönlichen Lebensgeschichte. Leiden soll gelindert und Ressourcen zur Lebensbewältigung sollen aufgebaut werden.

Beratung hingegen soll die Handlungsfähigkeit und Handlungskompetenz verbessern und bezieht sich in der Regel auf alltägliche berufsbezogene Aufgaben und Problembereiche. Die Handlungsmöglichkeiten und das Verhaltensrepertoire sollen erweitert werden, denn nicht immer ist eine Lösung möglich.

Umsetzung von Maßnahmen zur Professionalisierung

Eine Beratung setzt klare Verträge zwischen Berater und Klienten voraus. Hierin zeigt sich, dass Berater und Klient eine gemeinsame Verantwortung für den Beratungsprozess haben und die Beziehung zwischen Berater/in und Klient eine gleichwertige Beziehung ist und kein Über- bzw. Unterordnungsverhältnis. Da es im Gesundheitswesen bei der Verbesserung der Professionalität um Persönlichkeitsentwicklung, Reflexion und Beziehungsgestaltung geht, ist diese Gleichwertigkeit von besonderer Bedeutung. Daher ist im Gesundheitswesen eine externe Beratung vorzuziehen. Bei betriebsinternen Professionalisierungsmaßnahmen liegen in der Regel Abhängigkeitsverhältnisse im Sinne von Unter- Überordnungsverhältnissen vor, bei persönlichkeitsorientierten Weiterbildungen ist dann ein hinreichender Schutz der Persönlichkeit nicht gewährleistet.

Aus transaktionsanalytischer Sichtweise sind Voraussetzungen für eine Beratung Schutz (protection), Erlaubnis (permission) und Kompetenz (potency). Schutz bedeutet Vertraulichkeit bezüglich von Informationen. Ferner muss der Berater Konsequenzen von Lösungen für den Klienten bedenken. Der Klient wird motiviert selbständig zu denken, damit wird auch die Erlaubnis vermittelt, neue Verhaltensweisen auszuprobieren. Ferner muss der Berater über eine

Coaching	← →	Supervision
Kürzer	**Dauer**	Länger
Reduzierung der Komplexität auf einzelne Probleme	**Reflexionsebene**	Komplexer
Findend verhaltensorientiert	**Intention**	Suchend reflexiv
Verhaltensoptionen	**Perspektiven**	Kontext erweiternd
Kurzfristig, Lösung von Problemen	**Ziel**	Langfristige berufliche Entwicklung
Dialogisch leitend	**Beziehung**	Dialogisch begleitend
Bewältigung von Aufgabenstellungen und Impulsbedürfnis	**Gründe**	Berufliche Entwicklung und Verbesserung

Abb. 6-2: Unterschied Coaching – Supervision
(in Anlehnung an Sell / Sell / Hemp, 2004, S. 10, sowie Greif, 2002, S. 15).

entsprechende Vertrauenswürdigkeit, ein Verantwortungsbewusstsein und Fachkompetenz also über „Professionalität" verfügen. Dabei kann die Professionalität des Beraters eine Vorbildfunktion für den Klienten haben.

Beratung kann in Form von Coaching, Supervision und kollegialer Beratung durchgeführt werden. Es handelt sich dabei um arbeitsplatznahe und praxisorientierte Professionalisierungsmaßnehmen. Die Abgrenzung zwischen Supervision und Coaching ist nicht einheitlich und teilweise fließend. „Supervision ist ein Beratungskonzept, in dem verschiedene Beratungs- und Reflexionsmethoden eine Verbesserung des beruflichen Handelns ermöglichen sollen." (Sell / Sell / Hemp, 2004, S. 4 und S. 15 ff.; Pühl, 2000, S. 15 ff) „Coaching ist ein Beratungskonzept bei dem Einzelpersonen, Teams, Projektgruppen bzw. das ganze Unternehmen gezielte Unterstützung zur optimalen Erfüllung von Aufgabenstellungen erhalten." (Sell / Sell / Hemp, 2004, S. 8) Abb. 6-2 zeigt die Unterschiede zwischen Coaching und Supervision.

Grundsätzlich ist Supervision eine praxisbezogene Weiterbildungsform zur Entwicklung des beruflichen Könnens und Unterstützung von Lernprozessen (vgl. Belardi, 2000, S. 275 ff) und somit auch ein Instrument zur Personalentwicklung. Beide Formen lassen sich einsetzen bei Veränderungen des Arbeitsfeldes, dies ist im Gesundheitswesen derzeit der Fall, bei Krisen im Arbeitsumfeld sowie bei Veränderungen der Unternehmensstrategie. Im Gesundheitswesen ändert sich die strategische Ausrichtung der Einrichtungen durch eine stärkere betriebswirtschaftliche Orientierung und einen zunehmenden Wettbewerb im Markt.

Beiträge zur Professionalisierung

Mit beiden Instrumenten kann das eigene Verhalten in bestimmten Situationen reflektiert werden. Im Gesundheitswesen ist, wie oben beschrieben wurde, insbesondere eine Professionalisierung in der berufsgruppenübergreifenden Zusammenarbeit, in Richtung effektiver Führung und eine Erweiterung der persönlichen Kompetenzen in Veränderungsprozessen notwendig. Dies gilt auch für die Delegation von Aufgaben an andere Berufsfelder. Das berufliche und persönliche Können und die Selbststeuerungskompetenz sollen professionalisiert und weiterentwickelt werden. Hierfür bieten Supervision und Coaching den geeigneten Rahmen, in dem die Praxis, also das konkrete Handeln zum Thema gemacht wird und Handlungsalternativen entwickelt werden können. Ferner werden Umfeld und Umstände der Arbeit, also der Kontext, thematisiert und einbezogen.

Des Weiteren lassen sich im Prozess der Beratung Situationen, Sichtweisen, Auswirkungen über Modelle analysieren und mögliche Lösungen können besprochen werden. In Supervisionen kann auch die Reflexion von Persönlichkeitsthemen und –strukturen Gegenstand des Prozesses sein, um berufsbezogene Fähigkeiten zu verbessern.

Da auch Weiterbildungen und Professionalisierungsmaßnahmen durch externe Beratung in den letzten Jahren stärker unter Nutzen-Kosten-Aspekten gesehen werden und ein Kosten-Erfolgsdruck besteht, hat sich das Instrument der „Kollegialen Beratung“ zur Unterstützung und prozessbegleitenden Professionalisierung von Führungskräften etabliert.

Hierarchisch gleichgestellte Führungskräfte treffen sich regelmäßig in Lerngruppen. Nach der Einführung dieser Methode durch externe Berater führen diese Gruppen selbständig Beratungstage auf kollegialer Ebene durch. Treten Schwierigkeiten oder ein sonstiger Bedarf auf, erfolgt eine punktuelle Begleitung durch den externen professionellen Berater, der dann an einem der Beratungstage teilnimmt (Schulze / Lohkamp, 2005, S. 256 f.).

Konzepte zur Professionalisierung

Um Ärzte, Stationsleiter und Führungskräfte im Gesundheitswesen in Richtung Führungs- Leitungskompetenz, Teamarbeit, Gesprächsführung, Management von Veränderungsprozessen zu professionalisieren, lassen sich Modelle und Konzepte der Transaktionsanalyse. Die Transaktionsanalyse ist eine „Theorie der menschlichen Persönlichkeit“, sie leistet einen Beitrag zum Wachstum und zur Veränderung von Menschen. Eingesetzt wird die Transaktionsanalyse in den Bereichen Organisation, Beratung, Pädagogik und Psychotherapie in der Beratung (vgl. Stewart / Joines, 1997, S. 23 ff). Die klaren Konzepte der Transaktionsanalyse sind für die Teilnehmer hilfreich bei der Selbstreflexion. Als Beispiel ist das Stroke-Konzept (vgl. Stewart / Joines, 1997, S. 116 ff) zu nennen. Führungskräfte erkennen daran, dass die geleistete Arbeit aber auch die Mitarbeiter selbst als Person Anerkennung und Wertschätzung brauchen. Sie lernen ebenso angemessen Kritik zu üben, beispielsweise an einer ausgeführten Arbeit, ohne die Person abzuwerten.

Führungskräfte tendieren vielfach entsprechend dem Konzept der Symbiose (vgl. Stewart / Joines, 1997, S. 280 ff) dazu, dem Bedürfnis der Mitarbeiter nach Unterstützung zu stark nachzugeben (Beispiele sind Rückdelegationen). Die Führungskräfte handeln dabei überverantwortlich und behindern bei den Mitarbeitern die Entwicklung eigener Lösungen. Letztendlich stellt dies keine Hilfe dar, denn die Fähigkeiten der Mitarbeiter zur Problemlösung werden damit abgewertet und langfristig eher geschwächt.

Grundsätzlich ist vor dem Einsatz von Instrumenten zur Professionalisierung eine Diagnose der Organisationskultur erforderlich. Die Organisationskultur zeigt sich in typischen Verhaltensgewohnheiten der Organisationsmitglieder, in typischen Wertvorstellungen und Glaubenssätzen (Balling, 2005, S. 234 ff. und Mohr, 2000, S. 49 ff). In Einrichtungen des Gesundheitswesens ist unter anderem auch die historische Entwicklung und Trägerstruktur bei Krankenhäusern (öffentlich-rechtlich, freigemeinnützig, privat) von Bedeutung. Erst auf Basis einer solchen Diagnose und Bildung von Hypothesen kann dann eine Beratungsplanung und die Planung von Interventionen erfolgen.

Diagnostik und Intervention

Als Interventionen werden im Rahmen einer Beratung Handlungen des Beraters gegenüber dem Klienten bezeichnet, mit dem auf Basis eines bestimmten Konzeptes das Verhalten des Klienten, einer Gruppe oder Organisation konfrontiert wird. Interventionen „stören" bisherige Denk- und Verhaltensweisen, lösen Irritationen und Reflexionsprozesse aus, was dann die Erarbeitung neuer Lösungen ermöglicht. Daher setzen Interventionen und damit verbundene Konfrontationen klare Verträge zwischen Berater und Klienten voraus.

Zur Professionalisierung können sich die Interventionen auf die einzelne Person beziehen, um u. a. Fähigkeiten und Fertigkeiten zu entwickeln (z. B. ein Umgang mit Fehlern), um eigene Ressourcen zu entfalten und persönliche Grenzen und Möglichkeiten zu erkennen oder um soziale Kompetenzen, Teamfähigkeit sowie persönliche Aspekte zu verbessern (z. B. Kritikfähigkeit, die Fähigkeit Lob und Wertschätzung anzunehmen) (vgl. Sell / Sell / Hemp, 2004, S. 39). Interventionen lassen sich ferner prozessorientiert oder inhaltsorientiert fokussieren auf das Team u. a. bezüglich der ständigen oder partiellen Zusammenarbeit, der Vertragsbasis, der Aufgabenerfüllung und Kooperation, der Zielorientierung und Störungsbewältigung. Systemisch orientierte Interventionen in Gruppen können sich beziehen auf das Zusammenspiel unterschiedlicher Organisationseinheiten und Berufsgruppen (z. B. Stationen im Krankenhaus), auf die Unternehmensziele, die Feedbackkultur usw.

An der Institutionsstruktur orientierte Interventionen zielen u. a. ab auf die Intergruppenkommunikation, also die stationsübergreifende Kommunikation im Krankenhaus oder die Organisation der Informationsflüsse, also wie wird eine Informationstransparenz für Mitarbeiter und Führungskräfte hergestellt.

Nach dem in diesem Abschnitt ausgewählte Instrumente zur Professionalisierung vorgestellt wurden, geht der folgende Abschnitt auf die Wirkungen einer Professionalisierung ein.

6.2.4 Wirkungen

Die eingesetzten Instrumente und Interventionen setzen wie oben beschrieben eine Diagnose und Professionalität des Beraters voraus. Zu vermeiden sind „harmful interventions". Solche Interventionen sind wirkungslos und lösungsresistent, verhindern eine Professionalisierung und verstärken u. U. destruktive Verhaltensweisen (Hagehülsmann / Hagehülsmann / Anderegg, 2007, S. 19).

Wirkungsmechanismen und -muster

Je nachdem auf welcher Ebene der Fokus der Beratung gelegt wird, lassen sich Wirkungen auf der Ebene und im Bereich Führung, Prozesse, Struktur, Kultur und letztlich auf der Ebene Strategie/Ziele erzielen. Zu berücksichtigen ist, dass Professionalität bei Führungskräften und Mitarbeitern im Sinne einer effektiveren Zusammenarbeit und Kommunikation sowie veränderte Verhaltensweisen auch maßgeblich die ökonomische Effizienz beeinflusst. Wirkungen sollen im Folgenden am Beispiel einer Professionalisierung und Weiterbildung von Führungskräften auf der mittleren Führungsebene (als Beispiel sind zu nennen Oberärzte, Stationsärzte, Stationsleiter Pflege und Abteilungsleiter im administrativen Bereich) in einem Krankenhaus aufgezeigt werden.

Durch das Einbringen von Praxisbeispielen und Praxissituationen lernen die Führungskräfte Probleme zu analysieren und sie erkennen systemisch auf welcher Ebene (Ziele, Prozesse, Struktur, Kultur) das Problem angesiedelt ist. Vielfach fühlen sich Führungskräfte im Gesundheitswesen schuldig, in dem Fragen auftreten wie "was haben wir falsch gemacht, warum müssen wir uns ändern." Die Frage kann auch darauf hindeuten, dass der Informationsfluss im Krankenhaus gestört ist und die Führungskräfte über die Veränderung der Rahmenbedingungen zu wenig informiert wurden. Hier zeigt sich, dass ein erster Schritt im Gesundheitswesen darin besteht Veränderungen zu akzeptieren, Trauerarbeit zu leisten. Es geht um den Abschied von alten Krankenhausstrukturen und Arbeitsbedingungen, die Sicherheit boten, z. B. jahrelange Zusammenarbeit im gleichen Team auf der gleichen Station. Die Trauerarbeit braucht Zeit und Raum im Gesundheitswesen. Erst dann entstehen Energien für neue Aktivitäten und Eigeninitiative für Veränderungsprozesse.

Führungskräfte reflektieren durch Beratung ihre Rolle als Führungskraft, erkennen die eigenen Grenzen und Möglichkeiten und erlauben sich, eigene Probleme und Entwicklungsbedürfnisse anzusprechen. Die Führungskräfte lernen sich untereinander auf einer anderen Ebene kennen, damit verbessert sich die abteilungsübergreifende Abstimmung und Koordination. Sie lernen über Probleme und Konflikte „miteinander" anstatt „übereinander" zu sprechen. Unterschiedliche Berufsgruppen gewinnen mehr Klarheit über ihre eigene Rolle und die Gemeinsamkeit mit anderen. Dies wiederum ermöglicht die Aufstellung von Grundregeln für eine gemeinsame Kommunikation sowie den respektvollen Umgang miteinander ohne Abwertung.

Ergebnisse der Professionalisierung

Eine zunehmende Professionalität löst Gefühle der Handlungssicherheit im beruflichen Alltag aus, und kann damit Überforderung oder Unterforderung verhindern und Burn-out und Krankheit vorbeugen. Auf der Prozessebene verbessert sich die Zusammenarbeit. Führungskräfte erarbeiten sich Verhaltensalternativen für schwierige Führungssituationen. Sie gewinnen mehr Rollenklarheit in der

Kommunikation und der Aufgabenerfüllung. Sie können dem Personal den Mitarbeitern mehr Wertschätzung und Orientierung geben, was wiederum Motivation und Arbeitsqualität auf der Personalebene verbessert. Durch Beratung können auf der strukturellen Ebene immer wiederkehrende interne organisatorische strukturelle Fragen (hierzu zählen auch bspw. Veränderungen des Organigramms, Abteilungs- und Stationszusammenlegungen, Einführung von Kurzzeitliegerstationen, Einführung Integrierter Versorgung, Organisation medizinischer Versorgungszentren) sichtbar und mit den übergeordneten Führungskräften besprochen werden. Eine zunehmende Professionalisierung führt zu mehr Flexibilität und fördert die Bereitschaft zu strukturellen Veränderungen.

Auf der Kulturebene kann eine Reflexion über den Umgang mit unterschiedlichen Berufsgruppen, der Unternehmensphilosophie, den kreativen Potenzialen des Systems die Effektivität und Effizienz der Zusammenarbeit fördern und insbesondere die Qualität der Patientenversorgung verbessern. Zudem steigt die Fähigkeit, mit unstrukturierten Situationen und Veränderungen von außen umzugehen. Dies trägt auch zu einer Ausbalancierung der Bedürfnisse des Personals und der Bedürfnisse der Organisation bei.

Auf der Ziel- und Strategieebene kann dies zu einer besseren Anpassung von Zielen und Strategien führen. Führungskräfte und Mitarbeiter gehen bei Veränderungen nicht mehr in Widerstand und Konfrontation. Langfristig kann sich eine lernende Organisation etablieren.

Zusammenfassend lässt sich festhalten: Die extern ausgelösten Veränderungen in Einrichtungen des Gesundheitswesens, insbesondere in Krankenhäusern, erfordern Lernprozesse auf den Ebenen Individuum, Gruppe und Organisation. Es ist eine Professionalisierung erforderlich, die psychosoziale Kompetenzen und Fähigkeiten fördert, also die Persönlichkeitsentwicklung, die Beziehungsgestaltung, Rollen- und Kontextkompetenz.

Vorzuziehen ist im Gesundheitswesen externe Beratung. Organisationsentwicklung und systemische Beratung können Beiträge leisten. Zur Professionalisierung, bieten sich insbesondere Coaching, Supervision und Kollegiale Beratung und Konzepte der Transaktionsanalyse an. Grundsätzlich ist zuvor eine Diagnose- und Beratungsplanung erforderlich, damit durch die Beratung effektive Wirkungen erzielt werden. Wirkungen lassen sich auf der Ebene Strategie und Ziele, Führung, Prozess, Struktur und Kultur erzielen.

Die so verstandene Professionalisierung leistet damit auch einen Beitrag zu einer stärker wettbewerbsorientierten Gestaltung des Gesundheitswesens. Von der Professionalität im Gesundheitswesen profitiert letztendlich der Standort Deutschland im Rahmen einer möglichen Harmonisierung des Gesundheitswesens.

Literatur

Balling, R. (2005):
Diagnose von Organisationskulturen. In: Zeitschrift für Transaktionsanalyse, Heft 4, S. 234-253.

Becker-Kontio, M. u. a. (Hrsg.) (2004):
Supervision und Organisationsberatung im Krankenhaus. Weinheim u. a., Juventa Verlag.

Becker-Kontio, M. (2004):
Bericht der Projektgruppe „Supervision im Gesundheitswesen" in der Deutschen Gesellschaft für Supervision e. V.. In: Becker-Kontio, M. u. a. (Hrsg.). Supervision und Organisationsberatung im Krankenhaus. Weinheim u. a., Juventa Verlag, S. 145-152.

Belardi, N. (2000):
Zur geschichtlichen Entwicklung: Von der Supervision zur Organisationsberatung. In: Pühl, H. (Hrsg.) (2000). Handbuch der Supervision 2. 2. überarb. Aufl., Berlin, Ed. Marhold, Wissenschaftsverlag Spiess, S. 275-285.

Bollinger, H., Gerlach, A., Grewe, A. (2006):
Die Professionalisierung der Pflege zwischen Traum und Wirklichkeit, In: Pundt, J. (Hrsg.). Professionalisierung im Gesundheitswesen. Positionen – Potenziale – Perspektiven. 1. Auflage, Bern, Verlag Hans Huber, S. 76-92.

Büchter, K., Hendrich, W. (1996):
Professionalisierung in der betrieblichen Weiterbildung. München u. a., Hampp Verlag.

Degenhardt, C. (2000):
Möglichkeiten und Grenzen der Supervision im Allgemeinkrankenhaus. In: Pühl, H. (Hrsg.). Handbuch der Supervision 2. 2. überarb. Aufl., Berlin, Ed. Marhold, Wissenschaftsverlag Spiess, S. 221-233.

Dewe, B. (2006):
Professionsverständnisse – eine berufssoziologische Betrachtung. In: Pundt, J. (Hrsg.). Professionalisierung im Gesundheitswesen. Positionen – Potenziale – Perspektiven, 1. Auflage, Bern, Verlag Hans Huber, S. 23-35.

Evans, M., Hilbert, J. (2006):
Die Gestaltung von Arbeit und Qualifizierung: Schlüsselherausforderung und Achillesferse für die Zukunft der Gesundheitswirtschaft,In: Pundt, J. (Hrsg.). Professionalisierung im Gesundheitswesen. Positionen – Potenziale – Perspektiven, 1. Auflage, Bern, Verlag Hans Huber, S. 193-212.

Gieseke, W. u. a.. (1988):
Professionalität und Professionalisierung. Bad Heibrunn, Klinkhardt.

Göpel, E. (2006):
Professionalisierung der Gesundheitsförderung und mögliche Konsequenzen für die Aus- und Weiterbildung der Gesundheitsberufe. In: Pundt, J. (Hrsg.). Professionalisierung im Gesundheitswesen. Positionen – Potenziale – Perspektiven, 1. Auflage, Bern, Verlag Hans Huber, S. 159-174.

Greif, S. (2002):
Vorwort. In: Rauen, C. (Hrsg.) (2002). Handbuch Coaching. 2. überarb. und erw. Aufl., Göttingen u. a., Hogrefe Verlag, S. 11-17.

Hagehülsmann, H. (Hrsg.) (2007):
Beratung zu professionellem Wachstum. Paderborn, Junfermann Verlag.

Hagehülsmann, H., Hagehülsmann, U., Anderegg, H. (2007):
Transaktionsanalytische Beratung: Theorie, Methode und Praxis. In: Hagehülsmann, H. (Hrsg.). Beratung zu professionellem Wachstum. Paderborn, Junfermann Verlag, S. 11-95.

Hagenmeyer, U. (2004):
Integre Unternehmensberatung. Bern u. a., Haupt Verlag.

Hesse, H. A. (1968):
Berufe im Wandel. Diss. Stuttgart, Enke Verlag.

Heuermann, R., Hermann, F. (2003):
Unternehmensberatung. München, Verlag Franz Vahlen.

Kälble, K. (2006):
Gesundheitsberufe unter Modernisierungsdruck – Akademisierung, Professionalisierung und neue Entwicklungen durch Studienreform und Bologna-Prozess, in: Pundt, J. (Hrsg.). Professionalisierung im Gesundheitswesen. Positionen – Potenziale – Perspektiven, 1. Auflage, Bern, Verlag Hans Huber, S. 213-233.

Kaiser, K. (2005):
Beiträge der Weiterbildung zur Professionalisierung der Pflege. Frankfurt, Mabuse-Verlag.

Klauber, J., Robra, B.-P., Schellschmidt, H. (Hrsg.) (2007):
Krankenhaus-Report 2006. Stuttgart, Schattauer Verlag.

Mohr, G. (2000):
Lebendige Unternehmen führen. Frankfurt, Verlag Frankfurter Allgemeine Buch

Mohr, G. (2006):
Transaktionsanalytisches Coaching. Internet: www.mohr-coaching.de, Zugriffsdatum: 30.07.2007, S. 1-14.

Mühlum, A. (2006):
Sozialarbeit im Gesundheitswesen oder Gesundheitsarbeit im Sozialwesen? Professionalisierung Sozialer Arbeit auf schwierigem Terrain. In: Pundt, J. (Hrsg.). Professionalisierung im Gesundheitswesen. Positionen – Potenziale – Perspektiven, 1. Auflage, Bern, Verlag Hans Huber, S. 93-105.

Müller, C. W. (1988):
Wie Helfen ein Beruf wurde.... In: Gieseke, W. u. a.. Professionalität und Professionalisierung. Bad Heibrunn, Klinkhardt, S. 133-155.

Offermanns, G. (2006):
Die zukünftige Rolle der Health Professionals aus Sicht der Betriebswirtschafts- und Managementlehre. In: Pundt, J. (Hrsg.). Professionalisierung im Gesundheitswesen. Positionen – Potenziale – Perspektiven, 1. Auflage, Bern, Verlag Hans Huber, S. 36-60.

Pohl, W. (2005):
Markttransparenz im Bereich ergänzender medizinischer Verfahren. Ärztezeitschrift für Naturheilverfahren und Regulationsmedizin, Heft 4, S. 198-208.

Pühl, H. (Hrsg.) (2000):
Handbuch der Supervision 2. 2. überarb. Aufl., Berlin, Ed. Marhold, Wissenschaftsverlag Spiess.

Pundt, J. (2006):
Professionalisierung im Gesundheitswesen – Einstimmung in das Thema, in: Pundt, J. (Hrsg.). Professionalisierung im Gesundheitswesen. Positionen – Potenziale – Perspektiven, 1. Auflage, Bern, Verlag Hans Huber, S. 7-20.

Rauen, C. (Hrsg.) (2002):
Handbuch Coaching. 2. überarb. und erw. Aufl., Göttingen u. a., Hogrefe Verlag.

Sachverständigenrat zur Begutachtung der Entwicklun im Gesundheitswesen, Wille, E. u. a., Kooperation und Verantwortung – Voraussetzungen einer zielorientierten Gesundheitsversorgung, Gutachten 2007, Bonn 2007.

Schmid, B. (2002):
Professionelle Begegnung und Persönlichkeitsentwicklung im Beruf – eine systemische Sicht. Zeitschrift für Systemische Therapie und Beratung, Heft 4, S. 209-220.

Schmidt, C., Möller, J. (2007):
Katalysatoren des Wandels. In: Klauber, J., Robra, B.-P., Schellschmidt, H. (Hrsg.). Krankenhaus-Report 2006. Stuttgart, Schattauer Verlag, S. 3-19.

Schnabel, P.-E. (2006):
Gesundheitskommunikation auf dem Weg zum Beruf?, In: Pundt, J. (Hrsg.).

Professionalisierung im Gesundheitswesen. Positionen – Potenziale – Perspektiven, 1. Auflage, Bern, Verlag Hans Huber, S. 127-145.
Schrappe, M. (2007):
Wandel der Berufsbilder im Krankenhaus: neues Umfeld, neue Aufgaben. In: Klauber, J., Robra, B.-P., Schellschmidt, H. (Hrsg.). Krankenhaus-Report 2006. Stuttgart, Schattauer Verlag, S. 177-186.
Schulze, H. S., Lohkamp, L. (2005):
Kollegiale Beratung – Unterstützung von Führungskräften. In: Zeitschrift für Transaktionsanalyse, Heft 4, S. 254-268.
Sell, M., Sell, U., Hemp, H.-W. (2004):
Kompendium Supervision und Coaching. Hannover.
Stewart, I., Joines, V. (1997):
Die Transaktionsanalyse.7. Aufl., Freiburg u. a., Herder Verlag.
Thill, K.-D. (2006):
Praxismanagement – Gegenwart und Zukunft des Berufsbildes der Arzthelferin, In: Pundt, J. (Hrsg.), Professionalisierung im Gesundheitswesen. Positionen – Potenziale – Perspektiven, 1. Auflage, Bern, Verlag Hans Huber, S. 175-190.
Walger, G. (Hrsg.) (1995):
Formen der Unternehmensberatung. Köln, Verlag Dr. Otto Schmidt.
Walger, G. (1995):
Idealtypen der Unternehmensberatung. In: Walger, G. (Hrsg.). Formen der Unternehmensberatung. Köln, Verlag Dr. Otto Schmidt, S. 1-18.
Walkenhorst, U. (2006):
Ergotherapie, Physiotherapie und Logopädie auf dem Weg zur Professionalisierung. In: Pundt, J. (Hrsg.). Professionalisierung im Gesundheitswesen. Positionen – Potenziale – Perspektiven, 1. Auflage, Bern, Verlag Hans Huber, S. 106-123.

6.3 EU-Harmonisierung im Gesundheitswesen?

Der Wandel der Umwelt der betrieblichen Organisationen im Gesundheitswesen

Frank Schulz-Nieswandt, Köln
Remi Maier-Rigaud, Köln

6.3.1 Die betriebswirtschaftstheoretische Perspektive: Interaktion von Organisationen und ihren Umwelten

Wandelnde Umwelten

Der Beitrag skizziert die sich wandelnden Umwelten betrieblicher Organisationen im bundesdeutschen Gesundheitswesen. Dabei konzentriert sich die Analyse auf das sozialrechtliche Dreiecksgeschehen zwischen den öffentlich-rechtlichen Kassen der gesetzlichen Krankenversicherung (GKV), den Versicherten als Akteure innerhalb von Haushaltsbetrieben und den Leistungsanbietern. Diese können sich in öffentlichen, privaten und freien (gemeinwirtschaftlichen) Trägerschaften befinden. Somit kommen sowohl For-profit- als auch Non-for-profit-Zielsetzungen zur Wirkung. Insgesamt handelt es sich unternehmenspolitisch jedoch angesichts der Einbindung in das öffentlich-rechtliche und sozialrechtliche Leistungsgeschehen Stakeholder-orientiert nur um unterschiedliche Akzentuierungen der Formalziele angesichts der Dominanz der Sachziele.

Die sich wandelnden Umwelten der betrieblichen Organisationen sind vorwiegend rechtliche Regimeentwicklungen. In der vorliegenden Analyse stehen die Verflechtungen zwischen Europarecht und nationalem Sozialrecht im Vordergrund. Hinsichtlich der Frage der ökonomischen Steuerungslogiken transportieren diese sich wandelnden rechtlichen Umwelten vor allem Tendenzen der Marktöffnung und der Wettbewerbsorientierung.

Transaktionalistische Perspektive

Die hier nun interessierende Frage ist die nach den Interaktionen (Transaktionalismus) zwischen Umwelt und Organisation (demonstriert am Beispiel der Organisationen der Behindertenhilfe zwischen Europarecht, neuer Steuerung und Empowerment: Schulz-Nieswandt, 2007b). Die transaktionalistische Perspektive ist in breiten Theorieströmungen innerhalb der Organisationsforschung dominant. Wie reagieren Organisationen als nicht-triviale Maschinen auf veränderte Umwelten? Wie absorbieren und verarbeiten Organisationen strategisch und letztlich auch mit Blick auf ihre internen Ablaufprozesse und unter Berücksichtigung der eigenen Ressourcenaufstellung systemisch diese exogenen Wirkkräfte? Das leitet zu der hier vertretenden Haupthypothese der Analyse über.

6.3.2 Die zentrale Hypothese

Die Formulierung der zentralen Hypothese bedarf einer kurzen und dichten institutionenbezogenen Herleitung. Das deutsche Gesundheitswesen hat ein spezifisches „Konzessionswesen" (der Begriff bleibt europarechtlich durchaus strittig) ausgebildet. Dieses ist im sozialrechtlichen Dreiecksverhältnisses zwischen Versicherten, Kassen und Anbietern angesichts der Dominanz des Sachleistungsprinzips ein abgeschottetes Planungssystem. Der Sicherstellungsauftrag liegt gemäß Sozialgesetzbuch (SGB) V im Rahmen der raumbezogenen Niederlassungsplanung der ambulanten Vertragsärzte bei den Kassenärztlichen Vereinigungen (KVen). Vertragsärzte sind nur die berufsständisch zugelassenen Ärzte. Der Sicherstellungsauftrag im stationären Sektor der Krankenhäuser ist gemäß Krankenhausfinanzierungsgesetz (KHG) in bundeslandspezifische Formen der Krankenhausbedarfsplanung im Zusammenhang mit der dualen Finanzierung (betriebliche Kosten über die DRGs, Investitionsförderung durch die Bundesländer) eingebunden. Alle Plankrankenhäuser sind auch Vertragskrankenhäuser. Das entsprechende Kündigungsrecht ist sehr restriktiv.

Sicherstellungsauftrag

Solange dieses System nicht aufbricht, ist das europäische Wettbewerbsrecht, insbesondere das Beihilfe- und Vergaberecht weitgehend irrelevant (Sormani-Bastian, 2007). Eine „Europäisierung" (Knil/Winkler, 2006), d. h. eine Rückwirkung des Europarechts auf das nationale Recht und auf das daraus resultierende nationale Leistungsgeschehen reduziert sich daher zunächst auf die Folgen der Freizügigkeit der Versicherten im Rahmen des Unionsbürgerrechts, das Binnenmarkt-bezogen vor allem als Grundfreiheit der grenzüberschreitenden Inanspruchnahme medizinischer Leistungen wirksam wird. Es wird später zu skizzieren sein, was dies konkreter für die betrieblichen Organisationen im Gesundheitswesen bedeutet. Eine brisante strategische Öffnung von Handlungsoptionen für die betrieblichen Organisationen kristallisiert sich europarechtlich erst dann, wenn der Sicherstellungsauftrag auf die Einzelkassen im Wettbewerb übergeht und ein System selektiven Kontrahierens („Einkaufsmodell") implementiert wird. Dann stellt sich die Frage der Freizügigkeit der Dienstleistungen im Binnenmarkt systematisch neu. Es geht dann etwa um die Frage der grenzüberschreitenden, diskriminierungsfreien Vertragsbildung im ambulanten und stationären Bereich der Gesundheitsversorgung. Und genau dieser Trend zum selektiven Kontrahieren lässt sich in Deutschland beobachten. Käme es zu einer Änderung in Richtung auf ein solidarisch finan-

Europäisches Wettbewerbsrecht

Freizügigkeit der Dienstleistungen im Binnenmarkt

ziertes System der wettbewerblichen Steuerung durch die Kassen in Verbindung mit regulativen Landesaufsichtsbehörden, dann käme die deutsche Praxis der Programmatik der Europäischen Kommission eines „europäischen Sozialmodells“ strukturell sehr nahe: Der nationale Wohlfahrtsstaat setzt im Rahmen seiner Gewährleistungsstaatlichkeit (Franzius, 2006) Ziele, aber die Erstellung der Dienstleistungen ist marktoffen und wettbewerblich organisiert. Es käme zu regulierten Quasi-Märkten, etwa in Form von Ausschreibungsregimen. Die Sektoren der sozialen Dienstleistungen zögen damit den Trendentwicklungen in den Sektoren der wirtschaftlichen Daseinsvorsorge (Dienstleistungen von allgemeinem wirtschaftlichen Interesse) gleich (GÖW, 2007). Die Freizügigkeit der Dienstleistungen führt zu diskriminierungsfreien, binnenmarktweiten Vertragsbildungen. Die sozialen, hier gesundheitsbezogenen Dienstleistungsmärkte europäisieren sich. Bis dahin ergeben sich strategische Handlungsoptionen für Leistungsanbieter weitgehend nur durch grenzüberschreitende Einzelvertragsaktivitäten gemäß § 140e SGB V.

Europäisierung gesundheitsbezogener Dienstleistungsmärkte

6.3.3 Europäische Integration und nationale Institutionenlandschaften

Der Abbruch der Ratifizierungsprozesse des Vertrages über eine europäische Verfassung hat die latente Krise der Europäischen Union aufgedeckt (Schulz-Nieswandt, 2007a). Europa wird von den Bürgern kritisch wahrgenommen. Zentralismus und Bürokratismus sind die Kategorien, mit denen die Vertiefung und Erweiterung der Europäischen Union vielfach interpretiert wird. Entsprechend wird ein Verlust nationaler Souveränität konstatiert. Europa würde dergestalt über die geschichtlich gewachsenen Institutionenlandschaften, über kulturelle Gepflogenheiten, überhaupt über die Vielfalt der gesellschaftlichen Verhältnisse hinweg fegen. Aus deutscher Sicht wird in Politik wie Rechtswissenschaft vielfach der Schutz der eigenen Verfassung betont. Zu verweisen ist etwa auf die heftige Kontroverse um die grundgesetzlich verbürgte Freiheit zur kommunalen Selbstverwaltung und des kommunalen Wirtschaftens (GÖW, 2007). So ist im vorliegenden Sachzusammenhang zu betonen, dass die Zukunft öffentlicher (kommunaler) Krankenhäuser europarechtlich, d. h., wettbewerbs-, beihilfe- und vergaberechtlich noch offen ist. Insbesondere Föderalismusfeindlichkeit wird der EU konstatiert.

Zentralismus- und Bürokratismus-Kritik

Das Thema der Harmonisierung der sozialpolitischen Systeme reiht sich hier kontrovers ein. Zunächst könnte die Rechtslage gemäß Art. 152 EGV i. V. m. Art. 137 EGV eindeutig sein: Fragen der Gesundheitssystementwicklung sind autonome nationale Kompetenzangelegenheiten. Aber an der Realität der Grundfreiheiten des Binnenmarktes kommt die Rechts(praxis)entwicklung dennoch nicht

Nationale Kompetenzen und Binnenmarkterfordernisse

vorbei. Kommt es im Zusammenhang mit den Binnenmarkterfordernissen über einen Wettbewerb der Systeme zu einer Angleichung? Wie ist diese Angleichung zu charakterisieren? Kommt es zu partiellen Anpassungen? Bildet sich gar ein einheitlicher Typus des Sozialstaates oder, im vorliegenden Sachzusammenhang, zumindest ein einheitliches Gesundheitssystem (Schulte, 2005) heraus? Kommt es also zu einem exogenen, hier europarechtlich und europapolitisch induzierten Gestaltwandel der sozialen Sicherungssysteme?

Was bedeutet das alles für die wirtschaftliche Betätigung der sachzielorientierten Unternehmen im Gesundheitswesen? Wie entwickelt sich die räumliche Mobilität von Dienstleistungsanbietern im Binnenmarkt angesichts der derzeitig noch hochgradig abgeschotteten Zulassungs- und Bedarfsplanung im Verbund von Sachleistungs- und Vertragswesen? Der Beitrag wird einige Dimensionen, Aspekte und Perspektiven betrieblicher Organisationen im Gesundheitswesen im Lichte der sich wandelnden rechtlichen Umwelten aufschlüsseln und darlegen.

Endogene Kräfte

Es darf jedoch zugleich betont werden, dass, jenseits des Europarechts (das GATS wird nachfolgend nicht aufgegriffen), auch intranationale, also endogene Kräfte auf Marktöffnung und Wettbewerbssteuerung im Sozialsektor seit langer Zeit hinwirken. So wird das EU-Recht oftmals erst dadurch relevant, dass der Sozialsektor selbst zum auslösenden Grund für die Relevanz des supranationalen Rechts wird. Das wird später am Beispiel der Veränderungen des deutschen Konzessionswesens im SGB V (Sormani-Bastian, 2007) gezeigt.

6.3.4 Harmonisierung sozialstaatlicher Politik?

Was meint Harmonisierung? Diese Frage bezieht sich (morphologisch) auf die Eigenschaftsstruktur eines Gegenstandes. Erst im Vergleich von mindestens zwei oder mehreren Gegenständen kann dargelegt werden, wann sich diese Gegenstände in Bezug auf die zur „Gestalt“ verdichteten Eigenschaftskataloge als harmonisiert verstehen lassen. Was (sektoral und rechtsmateriell) soll genau harmonisiert werden? Ist es die Art der (anreizökonomisch, aber auch verteilungspolitisch relevanten) Finanzierung? Ist es die Art der Ressourcensteuerung (Allokationsregime)? Ist es die Art der Leistungserstellung? Ist es das Management der Produktqualität?

6.3.4.1 Gegenstandsbestimmungen

Gegenstand der europäischen Harmonisierungsdebatte ist der Sozialstaat bzw. das Spektrum von Sozialstaatstypen innerhalb des Geltungsbereiches des europäischen Rechtsgefüges (EGV, EUV). Damit verknüpft sich eng die Frage nach der Entwicklung einer eigenständigen europäischen Sozialpolitik (Vahlpahl, 2007; Thalacker, 2006; umfassend dazu Huber/Maucher/Sak, 2007).

Das rechtliche und politische Steuerungsinstrumentarium der EU ist hierbei in der ganzen Breite wirksam: Relevant sind die (rechtsdogmatisch umstrittenen) Mitteilungen der Kommission, Grün- und Weißbücher, die mit Konsultationsprozessen in den Mitgliedstaaten verbunden sind und die in der Regel Richtlinien vorbereiten sowie Verordnungen. Hinzukommt noch die besondere Rolle des EuGH, der oftmals rechtsschöpferisch wirkt.

In einem komplizierten institutionellen Mehr-Ebenen-System (Bernhard, 2005), auf das später nochmals zurückzukommen sein wird, nimmt die EU so Einfluss auf die nationalen Entwicklungen. Betroffen sind zunehmend auch die sozialpolitische Praxis, ihre Rechtsgrundlagen und die nationalen Reformtrends. Sozialstaaten bzw. Typen von Sozialstaaten umfassen jedoch wiederum verschiedene Sozialpolitik-Felder. Eines davon ist nun die Gesundheitspolitik, die selbst wiederum zerlegt werden kann in

Harmonisierung der Gesundheitspolitik

a) eine arbeitsweltbezogene, auf Gesundheitsförderung abstellende, präventive wie auch arbeitsschutzorientierte Politik (Teil der „Arbeitspolitik“: „labour protection policy“)
ba) sowie in einen „Public health“-Bereich, der im Schnittbereich zur Verbraucherschutzproblematik zu sehen ist („health policy“), einerseits (vgl. Schulz-Nieswandt & Maier-Rigaud, 2008; Kment, 2007)
und bb) in den Bereich der gesundheitsbezogenen und krankenversorgungsorientierten Dienstleistungsmärkte („health care policy“) andererseits.

Was heißt hier Harmonisierung? Die Frage muss im Lichte der systematischen Zugangsweise zur Sozialpolitik geklärt werden, wonach als konstitutive Frage der Sozialpolitikforschung (gerade in komparativer Sicht) die Problematik anzusehen ist: „Wer bekommt was, wie und warum?“ Welche gegenstandskonstitutive Dimension dieser Grammatik der Funktionsweise von Sozialstaaten wird harmonisiert?

6.3.4.2 Tendenzen sozialer Vergrundrechtlichung

In Bezug auf den Begründungsdiskurs („Warum“) könnte die Tendenz zur sozialen Vergrundrechtlichung angeführt werden. Normative Grundlage ist die Grundrechtscharta von Nizza aus dem Jahre 2000 (Winner, 2005; Pester, 2006). Gerade im Lichte der Unionsbürgerschaft wird – neben der Wirtschafts- und der Staatsbürgerschaft – der Sozialbürgerstatus deutlich. Und hier zeichnet sich eine Betonung der freien Zugangschancen zu den Sozialschutzsystemen und zu den sozialen Dienstleistungen als soziales Grundrecht ab. Dabei kristallisieren sich ferner einerseits Schnittflächen zur Zielsystematik der Offene Methode der Koordinierung (OMK) heraus, andererseits auch

Grundrechtscharta von Nizza

Sozialbürgerstatus

deutlich konturierte Schnittflächen zur Problematik der Dienstleistungen von allgemeinem (wirtschaftlichem) Interesse (DA[W]I). Darauf wird gleich noch vertiefend einzugehen sein.

6.3.4.3 Harmonisierung oder Konvergenz?

Dimensionen der Harmonisierung

Für das Verständnis von Harmonisierung ist diese Perspektivität des Fragens hoch relevant. Denn die Frage nach der Gewährleistung der freien Zugangschancen zieht Folgefragen nach sich. Müssen die Dimensionen „Was“ und „Wie“ ebenfalls angepasst werden? Müssen die Mitgliedstaaten ihre europarechtlichen Verpflichtungen auch durch Anpassungen des materiellen Umfangs der sozialstaatlichen, hier gesundheitspolitischen Leistungen nachkommen? Müssen demnach z. B. Leistungskataloge im sozialen Versicherungsbereich harmonisiert werden? Oder werden nur Mindeststandards zu gewährleisten sein? Das wäre dann von einem Konvergenzbegriff konzeptionell gedeckt, der richtliniengestützt nur solche Mindeststandards, auf die sich alle Mitgliedstaaten qua Mitgliederstatus der Gemeinschaft verpflichten müssten, umfasst. Eine Konvergenzpolitik würde dergestalt einen ruinösen Sozialstandardwettbewerb zwar nicht grundsätzlich verhindern, wohl aber begrenzen können und Differenzierungen „nach oben“ zulassen. Die auf den Mindeststandards aufbauenden Leistungsniveaus hängen mitunter von den vorherrschenden Diskurspositionen ab, ob Sozialpolitik primär als volkswirtschaftliche Belastung oder als Voraussetzung effizienter und nachhaltiger wirtschaftlicher Entwicklung gesehen wird. Für beide Positionen bestehen theoretische Begründungsmuster. Integrierte Betrachtungen sind ebenso im Diskurs vertreten.

Setzt eine Harmonisierung der Dimension „Freier Zugang“ eine harmonisierungsorientierte nationalstaatliche Anpassung in den Modalitäten, den institutionellen und ablaufprozessuralen Arten und Weisen der Leistungserstellung und –inanspruchnahme im Gesundheitswesen voraus, so zieht dies eine komplexe, an die Identität der historisch gewachsenen Systeme sozialer Sicherung reichende Veränderung nach sich.

6.3.4.4 Harmonisierung als „Gestalt-affine“ Entwicklung

Setzen wir demnach unser Verständnis von Harmonisierung ab von einem Konvergenzprinzip, wonach nur gewisse vergleichbare/gleichwertige Mindeststandards europaweit gewährleistet werden müssen. Damit wird ein Verständnis von Harmonisierung deutlich, das auf eine „Gestalt-affine“ Entwicklung der nationalen Systeme hindeutet: Harmonisierung bedeutet dann grammatisch, dass die Systeme in der gleichen Weise „gestrickt“ sein müssen. Unter Grammatik verstehen wir ein Regelwerk, das die Systeme steuert. Eine grammatische Harmonisierung der Gesundheitssysteme umfasst daher alle drei Dimensionen der Semiotik: die Syntaktik (struktureller Aufbau des Systems), die Semantik (Bedeutungsgehalte bzw. Inhalte) und die Pragmatik (die Handlungsabläufe). Eine semiotisch verstandene Harmonisierung würde demnach eine Institutionenangleichung, eine leistungsrechtliche Angleichung und eine Angleichung der Ablaufprozesse umfassen. Die betrieblichen Organisationen bewegen sich in der handlungsräumlichen Verschachtelung dieser drei Dimensionen.

Herausbildung eines einheitlichen europäischen Gesundheitssystems

Streng durchdacht hätten wir es mit einem Prozess der Herausbildung eines einheitlichen europäischen Sozialstaatstypus bzw., sektoral disaggregiert, mit der Herausbildung eines einheitlichen europäischen Gesundheitssystems zu tun. Es liegt nahe, diese Perspektive historisch für keine auch nur mittelfristig realistische Entwicklung zu betrachten. Dennoch wird augenblicklich von der EU-Kommission (Zheng, 2007) ein Diskurs eines europäischen Sozialmodells, als Ergänzung zum Kernprojekt des Binnenmarktes, vorangetrieben (Pester, 2006). Unter einem europäischen Sozialmodell wird mit Blick vor allem auf die Dienstleistungsmärkte eine Marktöffnung und Wettbewerbsorientierung in der Erstellung sozialer Dienstleistungen verstanden, wobei dem Staat die Gewährleistungsfunktion zukommt. Darauf wird weiter unten noch näher einzugehen sein.

Daher vertreten wir die Auffassung, dass die Systeme auch dann als harmonisiert gelten können, wenn sie der gleichen Logik der normativen Konstruktion folgen (z. B. grundrechtlich verbürgt und steuerfinanziert sind) und institutionell und prozessual einer gleichen Ablauflogik folgen (z. B. marktorientierte und wettbewerbsgesteuerte Erstellung sozialer Dienstleistungen, etwa im Rahmen obligatorischer Ausschreibungsregime des gewährleistenden Staates). Harmonisierung kommt hierbei die Bedeutung zu, dass die Sozialsysteme nunmehr weder vertikal (Kompatibilität des nationalen und des europäischen Rechts im Mehr-Ebenen-Systems) noch horizontal (Faktormobilität zwischen den Mitgliedsstaaten) dem Anti-Diskriminierungsgeboten der EU widersprechen.

Systemwettbewerb

Auf der Ebene der Typenlehre von Sozialstaatssystemen wird diese Harmonisierungsdebatte unter dem Titel des Systemwettbewerbs geführt. Ist der Beveridgetypus dem Bismarcktypus überlegen? Stellen der angelsächsische Typus und der skandinavische Typus äquifunktionale Lösungen gegenüber dem inferioren Sozialversicherungstypus kern-kontinentaleuropäischer Art dar? Kommt es zur Harmonisierung zugunsten steuerfinanzierter Systeme? Kommt es, rückt man etwa das Kriterium der De-Kommodifizierung in das Zentrum der Analyse, zur Harmonisierung in Richtung auf Mindestsicherungssysteme?

Nun wissen wir aus den kritischen Forschungen der letzten Jahre, dass der Erkenntnisgewinn hochaggregierter systemischer Sozialstaatstypendebatten begrenzt ist. Die Diskussionen haben sich, trotz aller Querverschachtelungen, immer mehr auf einzelne Policy-Feld-Betrachtungen verlagert. Gerade die OMK legt diese sektorale Betrachtung nahe.

6.3.5 Die OMK: schleichende Harmonisierung?

Wie sind Benchmarking-orientiert einzelne Leistungsfelder des Sozialstaates, hier nun das Gesundheitswesen (allerdings in einem sinnvollen Schnittbereich zur Langzeitpflege im Alter, damit auch die [geriatrische] Rehabilitation sowie komplementäre soziale Dienstleistungen umfassend), zu evaluieren, um Reformempfehlungen abzuleiten?

Zur Offenen Methode der Koodinierung (OMK) liegt ein breites internationales Schrifttum vor (Bernhard, 2005; Zheng, 2007, S. 269 ff.). Die Einschätzungen über Sinn und Wirkungsweise gehen mitunter weit auseinander. Hier soll nur eine sehr kurze Anmerkung vorgenommen werden, da mögliche Auswirkungen bislang kaum nachgewiesen sind und analytisch ohnehin längerfristige Zeithorizonte der Beobachtung und Evaluation erforderlich sind.

Schleichende Harmonisierungspolitik

In der Tat kann man das softe Instrument einer im Peer-Review-Verfahren umgesetzte Strategie der OMK als schleichende Harmonisierungspolitik verstehen (Schulz-Nieswandt & Maier-Rigaud, 2005): Wozu sollte man nach Best- oder Good-practice-Ländern schauen, wenn man unter Lernen dann nicht auch die Anpassung an diese erfolgreichen Vergleichsbeispiele verstehen würde? Und da die Zielorientierung der OMK a) die Zugangschancen, b) die Produkt- bzw. Ergebnisqualität und c) die Nachhaltigkeit der Finanzierung umfasst, ist in der Tat die gesamte Logik der nationalen Strickmuster betroffen: „Wer bekommt was, wie und warum?“

6.3.6 Koordinierendes Arbeits- und Sozialrecht

Anpassungen nationaler Rechtspraxis ergaben sich schon sehr früh aus den Funktionserfordernissen des europäischen Binnenmarktes. Der Binnenmarkt ist ein freier Marktallokationsraum, der die rechtlich als Grundfreiheiten definierten Freizügigkeiten der Personen (Eichhorst, 2000), des Kapitals, der Güter und der Dienstleistungen voraussetzt. Der Binnenmarkt muss ein diskriminierungsfreier Raum sein. Alle tarifären und nicht-tarifären (Handels)Hemmnisse müssen beseitigt werden. Insofern stellen diese Funktionsimperative des Binnenmarktes und die Tendenzen zur Vergrundrechtlichung im Rahmen der Unionsbürgerschaft Korrelate in dem sich vertiefenden Prozess der europäischen Integration dar. Die gleichzeitige Erweiterung wirft jedoch durch die dadurch erwirkte Steigerung der Heterogenität erhebliche Spannungen auf. Die (auch für das Schicksal der Europäischen Verfassung nicht unbedeutende) Kontroverse um die Dienstleistungsrichtlinie (Albath & Giesler, 2006) hat gezeigt, wie mit dem wirtschaftlichen Entwicklungsgefälle und den nicht unbeträchtlichen kulturellen Unterschieden im erweiterten Europa nationale (oder auch grenzregionale) Identitätsängste verbunden sind.

Koordinierendes europäisches Recht wurde im Bereich des Sozialstaates immer dort und dann notwendig, wo ansonsten Arbeitnehmerdiskriminierungen wirksam geworden wären. So ist auf den grenzüberschreitenden Export von Sozialversicherungsanwartschaften (Altersrente) zu verweisen. Die neuere EuGH-Rechtsprechung hat vor allem auch das Gesundheitswesen betroffen und deutlich die Freizügigkeiten des Patienten (Dietrich, 2003) gebahnt. Die grenzüberschreitende Inanspruchnahme von Gesundheitsleistungen (nicht nur im Urlaubsfall) muss grundsätzlich gewährleistet sein. Das SGB XI musste sich hier ebenso anpassen wie das SGB V (vgl. vor allem die Reform durch das GMG). Auf diesen Sachzusammenhang ist weiter unten wieder zurückzukommen (Abschnitt 6.3.9).

Arbeitnehmerdiskriminierungen

Anbieterseitiges Korrelat dieser Patientenfreizügigkeit ist das strategische Management der Leistungserbringer und der Kostenträger. Hier zeichnen sich Veränderungsprozesse im Zusammenhang mit der Grundfreiheit der Dienstleistungen ab (vgl. vertiefend ebenfalls in Abschnitt 6.3.9). Dies wird Konsequenzen haben für das Kontraktmanagement innerhalb der deutschen Tradition des sozialrechtlichen Dreiecksverhältnisses (zwischen Versicherten, Kassen und Leistungsanbieter) und letztendlich auch die Steuerungslogik (Konzessionsmodell; Marktöffnung und Wettbewerbsorientierung) – als Neuordnung der Beziehungen zwischen öffentlichen und privaten Akteuren (Schulz-Nieswandt, 2007) – betreffen. Darauf wird nunmehr einzugehen sein.

Patientenfreizügigkeit

6.3.7 Binnenmarktlogik und Ordnung der Dienstleistungsmärkte

Es zeichnet sich immer stärker ab, dass die EU-Kommission, flankiert durch einschlägige Rechtsprechungen des EuGH, unter dem Titel eines europäischen Sozialmodells eine Neuordnung des Verhältnisses zwischen öffentlichen und privaten Akteuren binnenmarktorientiert anstrebt. Der Sozialsektor wird tendenziell dem europäischen Wettbewerbsrecht, insbesondere dem Beihilfe- und Vergaberecht unterworfen. Das erzwingt vor allem markt- und wettbewerbsorientierte Veränderungen der freigemeinwirtschaftlichen Träger (als Akteure eines Dritten Sektors zwischen Markt und Staat), die im Gebiet der Gesundheits- und Sozialleistungen in Deutschland eine wesentliche Rolle spielen. Was bedeutet das nun insgesamt?

Sozialmodell

Gewährleistungsstaat

Der Staat soll sich nur als Gewährleistungsstaat definieren. Die Produktion der Dienstleistungen soll jedoch den Privaten überlassen bleiben. Im Schnittbereich zu Public-Private-Partnership-Debatten (Schulz-Nieswandt, 2007) besteht die Kernidee dieses europäischen Sozialmodells daher in der Idee eines „wohlfahrtsstaatlichen Kontraktmanagements". Der Sozialstaat setzt sich Ziele, analog etwa zur OMK: freie Zugangschancen, hohe Produktqualität und fiskalische Nachhaltigkeit der Sicherungssysteme. In diesem Sinne erkennt die EU zentrale existenzielle, in der Regel infrastrukturartige Güter (der „Daseinsvorsorge" (Boysen & Neukirchen, 2007 sowie Rosner, 2006) des Bürgers, definiert als Dienstleistungen von allgemeinem Interesse (DAI), an. Die Möglichkeiten der wohlfahrtsstaatlichen Zielsetzung sind hierbei nicht zu unterschätzen. Gewährleistung des freien Zugangs zu den Sozialschutzsystemen und zu den Dienstleistungen muss nicht heißen (wozu die EU-Kommission tendenziell neigt), diese Zieldimension auf verbraucherpolitisch relevante niedrige („wohlfahrtsoptimale") Preise zu beschränken. Umfassende Solidarfinanzierungssysteme sind im Rahmen eines marktorientierten Erstellungssystems durchaus denkbar. Auch Fragen räumlicher Allokation können Gegenstand der Gewährleistungsstaatlichkeit sein. Entscheidend ist nur, dass die Produktion diskriminierungsfrei den Privaten überlassen bleibt. In Deutschland wäre damit ein Wettbewerb privater und freier Träger anvisiert. Die öffentliche Leistungserstellungsrolle würde sich auf den Fall eines radikalen Marktversagens reduzieren. Das wäre vor allem der Fall, wenn erst gar kein Markt entstehen würde. Und wo nur ein einziger Anbieter am Markt tätig ist (etwa im Fall natürlicher Monopole), fragt es sich, ob ein öffentliches Monopol nicht durch ein, dann allerdings reguliertes privates Monopol zu ersetzen wäre.

Wettbewerb privater und freier Träger

Monopole

Marktbezug der DAI

Dieser Wettbewerb der privaten und freier Träger um die Erledigung von öffentlichen Aufgaben (hier die bedarfsgerechte Versorgung der Bevölkerung mit sozialen und gesundheitsbezogenen Dienstleistungen) verdeutlicht, dass die EU unter DAI grundsätzlich DAWI versteht: Dienstleistungen von allgemeinem wirtschaftlichen Interesse. Die Wirtschaftlichkeit dieser Dienstleistungen von allgemeinem Interesse resultiert aus dem Marktbezug. Wenn auf der Anbieterseite Konkurrenz (Potenzial der Konkurrentenklage) besteht, dann sind Dienstleistungen prinzipiell ökonomischer Art. Gemäß des funktionellen Unternehmensbegriffs der EU interessieren nicht Unternehmenskulturen (z. B. freigemeinwirtschaftliche Non-profit-Orientierung, Sachzieldominanz oder komplexe Stakeholder-Orientierungen), auch nicht bestimmte Rechtsformen (z. B. Steuerfreigemeinnützigkeit), sondern allein der Marktbezug. Und hier steht nach wie vor auch die Freigemeinnützigkeit im Steuerrecht unter Anpassungsbedarf (vgl. z. B. Eicker, 2004 sowie Hippel, 2006 mit Blick auf grenzüberschreitende Tätigkeiten; Nowak, 2007 mit Blick auf das Abgabenrecht im Fall freigemeinnütziger Krankenhäuser).

Liegt dieser Marktbezug vor, dann sind die Dienstleistungen von allgemeinem Interesse im Sinne des europäischen Wettbewerbs-, insbesondere Beihilfe- und Vergaberechts zu gestalten. Das bedeutet infolge der einschlägigen Rechtsentwicklung ein Zwang zur wettbewerblichen Marktöffnung, vor allem in Form von Wettbewerbssurrogaten. Im Zentrum der Entwicklung steht der Zwang zum obligatorischen Ausschreibungsregime. Geregelt über *de minimus*-Prinzipien eröffnet sich hier ein EU-weiter Markt der Dienstleistungsanbieter. Genau das wird die Zukunft der Gesundheitssysteme in der EU prägen. U. U. kann auch ein Betrauungsakt als Wettbewerbssurrogat gewählt werden. Hierbei (Deuster, 2007) müssen strenge Vorgaben der EuGH-Rechtsprechung eingehalten werden. Dies betrifft die Transparenz, vor allem aber auch die Beachtung von Benchmarking-Erfordernissen.

de minimus-Prinzip

Betrauungsakt

Augenblicklich (April 2008) ist noch offen, womit seitens der EU zu rechnen ist. Ausgeschlossen ist wohl eine allgemeine sektorbezogene Ausnahmeregelung. Unklar ist jedoch, ob es zu einer Rahmenrichtlinie oder zu einer sektoriellen Richtlinie kommt. Auch ist die Debatte um die Dienstleistungsrichtlinie, die den Sozial- und Gesundheitssektor heraus genommen hat, noch nicht abgeschlossen. Fragen ergeben sich ferner im Schnittbereich zur Arbeitnehmerentsendegesetzgebung.

Das deutsche Konzessionswesen (Sormani-Bastian, 2007) im hier relevanten Sozialrecht hat bislang die Rückwirkungen des EU-Rechts auf die Steuerungslogik der Dienstleistungsmärkte noch in Grenzen gehalten. Das ist die Variante einer schwachen Reformulierung der eingangs dargelegten Haupthypothese. Das praktizierte Konzessionswesen unterscheidet sich je nachdem, ob es im Geltungsbereich des SGB V oder SGB XI liegt. Im Geltungsbereich des SGB V liegt ein marktschließendes Konzessionsmodell vor, das die Zulassung über die berufsständische Niederlassungsplanung modelliert. Im Geltungsbereich des SGB XI liegt ein marktöffnendes Konzessionsmodell. Es gibt keine regionale Niederlassungsplanung, welches etwa als bevölkerungsbezogenes Bedarfsplanungssystem arbeiten würde. Die Konzession basiert auf dem Kontrahierungszwang der Pflegekassen, ohne dass damit Mengenverhandlungen verbunden wären. Das Konzessionswesen ist in der ambulanten Altenpflege gemäß SGB XI also deutlicher wettbewerbsorientiert und daher anders ausgeformt als im berufsständischen Zulassungswesen (der ambulanten Vertragsärzte) des SGB V, das weitgehenden Planungscharakter (im Rahmen des staatsmittelbaren Sektors in Selbstverwaltung) hat.

Konzessionen/ Lizenzen (SGB V und XI)

Mit dem selektiven Kontraktwesen von Einzelkassen im Wettbewerb, wie es sich verstärkt im Rahmen des § 140a-d SGB V im Bereich der Integrationsversorgung abzeichnet, kann sich durchaus die rechtliche Auffassung Raum schaffen, obligatorische Ausschrei-

Obligatorische Ausschreibungswettbewerbsregime

bungswettbewerbsregime durchzusetzen. Damit wäre der Sicherstellungsauftrag der Kassen marktorientiert ausgerichtet. Das entspricht dem deutschen Reformmodell der „solidarischen Wettbewerbsordnung“. Dieses Modell sieht den Sicherstellungsauftrag allein auf der Seite der Kassen angesiedelt; die KVen wären abgeschafft. Im Rahmen einer monistischen Finanzierung würden sich die Länder aus der Krankenhausbedarfsplanung und dualen Finanzierung zurückziehen, damit auch die Auflösung der Grenzen zwischen ambulanter und stationärer Medizin zum Gegenstand des Kontraktmanagements der Kassen werden kann. Das System des selektiven Kontrahierens würde der Aufsicht einer Landesregulierungsbehörde unterworfen.

Mit diesem Modell käme die Entwicklung des deutschen Gesundheitswesens sehr dem europäischen Sozialmodell nahe. Die Solidarfinanzierung selbst würde sich dadurch nicht unbedingt in Frage stellen. In der abgestuft-kumulativen Beweisführung des EuGH führt das ganze institutionelle Setting der GKV (Versicherungspflicht, Einbezug von ca. 90 % der Bevölkerung, Umverteilungsintensität), letztendlich insbesondere der Risikostrukturausgleich (RSA) dazu, das GKV-System nicht als Markt-Wettbewerb auf der Grundlage eines funktionellen Unternehmensbegriffs zu verstehen. Wettbewerbsrechtlich und –politisch zwingt daher nichts unbedingt zu einer Abschaffung des Systems der GKV. Wohl muss aber auf dieser Basis das Leistungsgeschehen marktgeöffnet und wettbewerblich ausgerichtet sein. Tendenziell ist diese Orientierung der deutschen Rechtspraxis im Sozialsektor ohnehin nicht fremd. Wohl aber wird das Ausschreibungs- und Betrauungswesen zukünftig strenger nach europarechtlichen Vorgaben zu praktizieren sein. Hier liegt im Kern der Zwang zur EU-Rechts-Kompatibilität nationaler Sozialrechtspraxis begründet.

Marktgeöffnetes Leistungsgeschehen

6.3.8 Harmonisierung und die institutionelle Architektur Europas

Die Policy-Trends sind als in das institutionellen Setting der Europäischen Union eingebettet zu betrachten. Die hier relevante Frage ist daher, ob die politisch-institutionelle Architektur so einzuschätzen ist, dass dadurch ein Trend zur Hamonisierung bestärkt wird. Oder anders formuliert: Ist die Architektur des politischen Systems der EU auf eine Zentralisierung und somit Supranationalisierung der Kompetenzen angelegt?

EU als Mehr-Ebenen-System

Die EU wird als Mehr-Ebenen-System definiert. Dabei ist es innerhalb der Rechtswissenschaft, aber auch im Schnittbereich zur Politikwissenschaft kontrovers, wie die EU institutionenarchitektonisch einzuschätzen ist. Ist die EU in völkerrechtlicher Tradition ein horizontales Netzwerk von nationalen, souveränen Vertragspartnern?

Oder hat die EU bereits, staatsrechtlich gesehen, einen eigenen (vertikalen) Herrschaftscharakter entfaltet und haben die Mitgliedsstaaten somit erhebliche Souveränitätsverluste zu verzeichnen? Diese Fragen sind eng verbunden mit der nach der Kompetenzverteilung zwischen EU und Mitgliedsstaaten in den verschiedenen Rechtsbereichen bzw. Policy-Feldern.

Subsidiaritätsprinzip

Lange Zeit ist diese Debatte im Lichte des Subsidiaritätsprinzips des Art. 5b EGV (Amsterdamer Fassung) diskutiert worden. Aber bereits dieser Artikel betont die Kompatibilität nationaler Rechts- und Politikpraxis mit den Zielen des europäischen Vertragsgefüges. Die oben skizzierte Debatte um die DA(W)I hat bereits gezeigt, dass die nationale Souveränität im Lichte der vertraglichen Verpflichtungen dazu führt, dass die nationale Praxis eine hinreichende EU-Rechts-Kompatibilität aufweisen muss.

Geteilte Sozialpolitikkompetenz

Zentral bleibt also festzuhalten: Nicht die Zielsetzungen, aber die Modalitäten von Dienstleistungserstellung müssen mit dem Binnenmarkt vereinbar sein. Insofern überrascht es nicht, dass die These vertreten werden kann, die Sozialpolitik sei längst schon (schleichend) in die Situation einer geteilten Kompetenz hinein gewachsen. Der Entwurf eines Vertrages über eine Europäische Verfassung hätte diesen Status einer geteilten Sozialpolitikkompetenz sogar explizit festgehalten (Schulz-Nieswandt, 2007a).

Wie die Ausführungen nahe gelegt haben, ist hierbei aber nicht vereinfachend von einer Zentralisierung und somit Supranationalisierung zu sprechen. Die vertikale Politikverschachtelung im Mehr-Ebenen-System resultiert aus der Notwendigkeit, angesichts der ökonomischen, aber auch sozialen Integration nationale Anpassungsbedarfe zu definieren und umzusetzen. Daraus resultiert keine schlichte Harmonisierung der Sozialpolitik und auch kein einheitlicher EU-Sozialstaatstypus. Jedenfalls nicht in einem mittleren historischen Zeithorizont. Aber allein mit Blick auf die Binnenmarktkompatibilität sind die Anpassungsbedarfe nicht unbedeutend und weisen eine konvergente Entwicklung in den Ablaufmechanismen der Gewährleistung und der Leistungserstellungsweise sozialer Dienstleistungen auf.

EU als hybrides Gebilde

Architektonisch ist daher die EU als ein hybrides Gebilde aus horizontalen und vertikalen Achsen, aus völkerrechtlicher Vertragspraxis und herrschaftlicher Staatscharakteristik zu verstehen (Theorem der EU als „Verfassungsvertragsverbund"). Die EU-Wirklichkeit ist in der Sozialpolitik weit davon entfernt, dass die Politik in Brüssel gemacht wird. Aber keine nationale Politik kommt an der Prüfung ihrer EU-Rechts-Kompatibilität vorbei. Der deutsche Staatsbürger ist zugleich Unionsbürger. Und die deutsche Politik kommt an ihrer europäischen Dimension nicht vorbei, will und soll sie ja auch nicht. Wenn man Europa will, muss man sich auch europäisch verhalten.

6.3.9 Schlußfolgerungen und Perspektiven aus betrieblicher Sicht

In den Abschnitten 6.3.3 bis 6.3.8 wurden die veränderten, vor allem europarechtlich induzierten Rahmenbedingungen für das deutsche Gesundheitswesen skizziert. Es ist jetzt zu skizzieren, welche Folgen für die betrieblichen Organisationen zu erkennen sind. Die Betrachtung schließt an die Haupthypothese in Abschnitt 6.3.2 an.

Wie eingangs bereits fixiert, ist die ganze Entwicklungsdynamik im Kontext des sozialrechtlichen Dreiecksverhältnisses zu betrachten. Die Debatte konzentrierte sich daher bislang vor allem auf die Frage der Freizügigkeitsrechte des Versicherten sowie auf die Situation der öffentlich-rechtlichen Krankenversicherungen des GKV-Systems mit Blick auf die Zukunft des Sachleistungsprinzips im Binnenmarkt (Udsching & Harich, 2006). Die Frage der strategischen Optionen der Anbieter kommt erst in Folge der als Haupthypothese vorgestellten Entwicklung in den Vordergrund der Betrachtung, wenn sich die Sicherstellungspraxis auf die Einzelkassen im Wettbewerb verlagert. Denn mit einem System des selektiven Kontrahierens fällt das ganze berufsständische Zulassungswesen sowie die hoheitliche Krankenhausbedarfsplanung (auch die duale Finanzierung müßte dann in konsequenter Weise einer Monistik durch die Kassen weichen) fort.

Sicherstellung durch Wettbewerb

6.3.9.1 *Die Freizügigkeit der Versicherten*

Seit den bekannten Leitentscheidungen Kohll und Decker aus dem Jahre 1998 (Udsching/Harich, 2006) hat sich diese Rechtsprechung bestätigt und differenziert. Die Frage der geradezu grundrechtlich verbürgten Grundfreiheit auf grenzüberschreitende Inanspruchnahme medizinischer Leistungen ist prinzipiell eindeutig geklärt.

Dynamik der Rechtsprechung

In der Folge waren aber zentrale Fragen zu klären: die Gebundenheit an den Leistungskatalog des Herkunftslandes (was vom EuGH bestätigt wurde), die Frage der Höhe der Kostenerstattung (gemäß Herkunfts- oder gemäß Zielland, was vom EuGH zugunsten des Herkunftslandes entschieden worden ist), die Frage der Vorab-Genehmigungspflichtigkeit durch die Kassen des Herkunftslandes.

Unterschieden wird durch die Rechtsprechung des EuGH allerdings zwischen ambulanten und stationären Leistungen. Ökonomisch ist dies umstritten. Denn das zentrale Argument, es ginge um die Planbarkeit von Kapazitäten, gilt wohl, wenn es gilt, sowohl für die ambulante wie die stationäre Versorgung. Aber der bundesdeutsche Gesetzgeber hat durch die Reform des SGB V durch das GMG das Zustimmungserfordernis allein auf den Fall der Krankenhausbehandlung fixiert und folgt somit mit dem § 13 Abs. 4, 5 SGB V dieser

EuGH-Rechtsprechung. Hintergrund für diese EuGH-Rechtsprechung war die Gefahr der erheblichen finanziellen Gleichgewichtsstörung nationaler Gesundheitssysteme. Genau dieses finanzielle Gleichgewicht ist jedoch ein schwerwiegendes Allgemeininteresse. Probleme ergeben sich im Fall nationaler Praxis einer (kopf)pauschalen Vergütung von ärztlichen Leistungen (Udsching & Harich, 2006, S. 804 f.), da es bei Kostenerstattung (zum inländischen Erstattungssatz) zu Doppelzahlungen der Kassen kommen kann. Die Kostenerstattungen für EU-Auslandsbehandlungen müßten entsprechend im Rahmen der Gesamtvergütungsverhandlungen berücksichtigt werden.

Problem der Anbieterdiskriminierung

Dennoch bleibt das Problem der europaweiten Anbieterdiskriminierung durch die national abgeschotteten Mechanismen der Niederlassungs- und Krankenhausbedarfsplanung. Grenzüberschreitende Ausdehnungen des Vertrags- und somit des Sachleistungsprinzips sind mit dem § 140e SGB V möglich. Der Aspekt der bislang begrenzten Masse der Patientenmigrationen ist rechtlich irrelevant. Das Europarecht kann insgesamt so ausgelegt werden, dass nationale Anpassungen infolge der Binnenmarktgrundfreiheiten selbstverständlich als notwendig erachtet werden (Dettling, 2006 mit Bezug auf Art. 152 EGV) und nicht unbedingt die nationale Souveränität beeinträchtigen. Das Problem bleibt angesichts der Einheit von Sachleistungs- und Vertragssystem eine Frage der Angebotssteuerung.

6.3.9.2 *Das Sachleistungsprinzip und die Freizügigkeit der Dienstleistungen*

Begründung für Wartelisten

In der Rechtsprechung entzündete sich die Frage insbesondere im Fall der Angebotsverknappung als Instrument der Kostensteuerung, womit in der Regel Wartelisten verbunden sind. Nimmt ein Versicherter angesichts einer bestehenden Warteliste (im Fall der Krankenhausbehandlung) die Auslandsbehandlung wahr, so, folgt man der EuGH-Rechtssprechung (Udsching/Harich, 2006, S. 809), bleibt diese Praxis bei der Kasse genehmigungspflichtig, ist aber von dieser nicht ablehnungsfähig, wenn die Warteliste rein wirtschaftlich begründet ist. Die Warteliste muss auch medizinisch unbedenklich sein. Zwar ist die EuGH-Kompetenz für die Gesundheitssystementwicklung in der einschlägigen Literatur heftig umstritten (Dettling, 2006); aber das implizite ethische Leitbild ist bemerkenswert: Demnach ist Kostenerstattung von grenzüberschreitender Krankenhausbehandlung in Ländern mit stark budgetierten Gesundheitssystemen dann nicht zulässig, wenn sich die Wartezeiten nur wirtschaftlich begründen. Der Stand des medizinisch-technischen Fortschritts, die Beurteilung des klinischen Zustandes des Betroffenen, seiner Vorgeschichte, seiner voraussichtlichen Entwicklung, seiner Schmerzzustände etc. sind zu berücksichtigen. Es geht demnach um die Berücksichtigung

Gemeinschaftsweite Mindestniveaus

„internationaler Standards des medizinisch Vertretbaren“ (Dettling, 2006, S. 521). Damit untergräbt der EuGH allerdings die mit Art. 152 Abs. 5 Satz 1 EGV ausformulierte Autonomie der Mitgliedstaaten in Fragen der Gesundheitssystementwicklung. Nach Art. 152 Abs. 5 Satz 1 EGV hat die EU hier keine Kompetenz. Es entspricht aber der Tendenz zur geteilten Kompetenz, daß sich nationale Rechts- und Rechtspraxisanpassungen aus Binnenmarktimperativen heraus zwingend ergeben. So stellt sich hier die Frage, ob sich durch diese EuGH-Praxis im Kern die Schaffung gemeinschaftsweiter Mindestniveaus bei der Krankenhausversorgung und somit eine gewisse Harmonisierung des Leistungsumfangs der Krankenversorgung ergeben. Dies alles trotz des Harmonisierungsverbotes gemäß Art. 137 Abs. 2 lit. a EGV sowie Art. 137 Abs. 4 EGV.

6.3.9.3 Strategische Fragen der Anbieter

Das Thema „Ausländische Patienten für deutsche Krankenhäuser gewinnen“ (Braun, 2004) kennzeichnet im stationären Sektor die dynamische Debatte um die Eröffnung neuer Geschäfts- und somit Erlösfelder. Im Lichte der vorliegenden Fragestellung ist jedoch zunächst nach den Möglichkeiten bzw. Grenzen im Rahmen des zunehmend verschachtelten EU-Rechts und nationalen Sozialrechts zu fragen. Denn angesichts der Investitionsförderung durch die Länder und angesichts der Mengenverhandlungen mit den Kassen auf der Basis der DRF-Finanzierung stellt sich natürlich die Frage der klaren Zurechnung von inländischer Solidarfinanzierung und Kapazitätsnutzung durch EU-weite „Patientenmobilität“. Auch auf die oben angeführte Doppelzahlungen für den eigenen Versichertenkreis (Gesamtvergütungen an Anbieter und die Summe aller Kostenerstattungen an EU-Auslandsanbieter bei Mobilität des eigenen Versichertenkreises) ist zu erinnern. Die Debatte über mögliche konkrete Lösungen innerhalb des korporatistischen Systems steht hier eher noch am Anfang.

Grenzüberschreitende Einzelverträge

Breiter ist die Debatte im Bereich der ambulanten ärztlichen Behandlung in Europa (Junge, 2007). Zulassung, Bedarfsplanung und Vergütung sind auf die nationale Bevölkerung zugeschnitten: „grenzüberschreitende Sachverhalte müssen somit außerhalb des kollektivvertraglichen Rahmens abgewickelt werden“ (Fahlbusch, 2006). Basis einer systematischen Lösung wären grenzüberschreitende Einzelverträge gemäß § 140e SGB V. Hier eröffnet sich das ganze strategische Feld, das theoretisch unter Rückgriff auf die evolutions- und transaktionskostenökonomische Analyse (Hartweg, 2007) aber noch am Anfang steht.

Modalitäten der Dienstleistungserstellung

Eine Fülle von Fragen- und Problemkreise bleiben aber damit ungeklärt. Dazu gehört die Realisierung einer Dienstleistungsrichtlinie, die das Verhältnis zu den Gesundheits- und Sozialdienstleistungen insgesamt klärt. Nationale Allgemeininteressen sind hier gegen Diskriminierungs- und Beschränkungsverbote des Europarechts abzuwägen. Umstritten war vor allem das Herkunftslandprinzips in der Dienstleistungsrichtlinie (Albath/Giesler, 2006), die in diesem Punkt dann auch geändert worden ist. Es geht im Kontext der bisherigen Ausführungen genau um die Frage der Gewährleistungsstaatlichkeit marktoffener und wettbewerbsorientierter Dienstleistungserstellung. Denn es wurde ja argumentiert, die nationale Souveränität wurde hinsichtlich der Zielsetzung nationaler Versorgungsstandards nicht berührt; nur die Modalitäten der Dienstleistungserstellung müssten binnenmarktkompatibel angepasst werden. Soll man aber auf die Qualität der Herkunftslandstimmungen innerhalb der EU schlicht vertrauen und EU-Auslandsanbieter gegenüber Inlandsanbietern nicht nur nicht diskriminieren, sondern überhaupt alles unterlassen, was EU-ausländische Anbieter vom Inlandsgeschäft abhält, so geht genau diese teleologische Freiheit des Gewährleistungsstaates verloren.

Literatur

Albath, L. & Giesler, M. (2006):
Das Herkunftslandprinzip in der Dienstleistungsrichtlinie – eine Kodifizierung der Rechtsprechung? Europäische Zeitschrift für Wirtschaftsrecht 17 (2), S. 38-42.

Bernhard, St. (2005):
Sozialpolitik im europäischen Mehrebenensystem. Berlin: wvb.

Boysen, S. & Neukirchen, M. (2007):
Europäisches Beihilferecht und mitgliedstaatliche Daseinsvorsorge. Baden-Baden: Nomos.

Braun, G. E. (Hrsg.) (2004):
Ausländische Patienten für deutsche Krankenhäuser gewinnen. Neuwied: Luchterhand (in Wolters Kluwer Deutschland).

Dettling, H.-U. (2006):
Ethisches Leitbild und EuGH-Kompetenz für die Gesundheitssysteme? Europäische Zeitschrift für Wirtschaftsrecht 17 (17), S. 519-524.

Deuster, J. (2007):
Ausgleichszahlungen für Dienstleistungen von allgemeinem wirtschaftlichen Interesse. Berlin: LIT.

Dietrich, V. (2003):
Auswirkungen einer europaweiten Wahlfreiheit bei Gesundheitsdienstleistungen. Aachen: Shaker.

Eichhorst, W. (2000):
Europäische Sozialpolitik zwischen nationaler Autonomie und Marktfreiheit. Frankfurt am Main-New York: Campus.

Eicker, K. (2004):
Grenzüberschreitende gemeinnützige Tätigkeit. Frankfurt am Main: Lang.

Fahlbusch, K. (2006):
Ambulante ärztliche Behandlung in Europa. Baden-Baden: Nomos.

Franzius, C. (2006):
Die europäische Dimension des Gewährleistungsstaates. Der Staat 42 (4), S. 547-581.

GÖW (Hrsg.) (2007):
Ausschreibung oder Direktvergabe öffentlicher Dienstleistungen – Plädoyer für ein Wahlrecht der Gebietskörperschaften. Stellungnahme des Wissenschaftlichen Beirates der Gesellschaft für öffentliche Wirtschaft. Berlin: GÖW

Hartweg, H.-R. (2007):
Die Entwicklung der integrierten Versorgung in Deutschland. LIT: Berlin.

Hippel, Th. v. (2006):
Zukunft des deutschen Gemeinnützigkeitsrechts nach der „Stauffer“-Entscheidung des EuGH. Europäische Zeitschrift für Wirtschaftsrecht 17 (20), S. 614-618.

Huber, M., Maucher, M. & Sak, B. (20078:
Study on Social and Health Services of General Interest in the European Union. Final Synthesis Report, Prepared for DG Employment, Social Affairs and Equal Opportunities der Europäischen Kommission. Wien (erscheint demnächst).

Junge, K. (2007):
Recht auf Teilnahme an der vertragsärztlichen Versorgung. Baden-Baden: Nomos.

Kment, M. (2007):
Die europäische Gesundheitspolitik und ihre Funktion als Querschnittsaufgabe – Eine Untersuchung des Art. 152 Abs. 1 UAbs. 1 EGV. Europarecht 42 (2), S. 275-285.

Knill, Chr. & Winkler, D. (2006):
Staatlichkeit und Europäisierung: Zur Abgrenzung und Systematisierung eines interdisziplinären Konzepts. Der Staat 42 (2), S. 215-244.

Nowak, I. (2007):
Freigemeinnützige Krankenhäuser in Deutschland unter besonderer Berücksichtigung ihrer abgabenrechtlichen Privilegierung. Hamburg: Kovac.

Pester, N. (2006):
Die soziale Verfassung Europas. Wien: Passagen.

Rosner, Chr. (2006):
Staatliche Ausgleichszahlungen für gemeinwirtschaftliche Verpflichtungen im Spannungsfeld zwischen Wettbewerb und Daseinsvorsorge. Frankfurt am Main: Lang.

Schulte, B. (2005):
Europäische Vorgaben für die nationalen Gesundheitssysteme - Ziele und Instrumente. G + G Wissenschaft (4), S. 15-25.

Schulz-Nieswandt, F. (2007):
Public-Private-Partnership im Sozialsektor. Sozialer Fortschritt 56 (3), S. 51-56.

Schulz-Nieswandt, F. (2007a):
Der Vertrag über eine Europäische Verfassung. In Sozialer Fortschritt 56 (5), S. 113-116.

Schulz-Nieswandt, F. (2007b):
Behindertenhilfe im Wandel. Zwischen Europarecht, neuer Steuerung und Empowerment. Berlin: LIT.

Schulz-Nieswandt, F. & Maier-Rigaud, R. (2005):
Dienstleistungen von allgemeinem Interesse, die Offene Methode der Koordinierung und die EU-Verfassung. Sozialer Fortschritt 54 (5/6), S. 136-142.

Schulz-Nieswandt, F. & Maier-Rigaud, R. (2008):
Gesundheits- und Verbraucherpolitik. In Weidenfeld, W. & Wessels, W. (Hrsg.). Jahrbuch der Europäischen Integration 2007. Baden-Baden: Nomos, S. 145-148.

Sormani-Bastian, L. (2007):
Vergaberecht und Sozialrecht. Unter besonderer Berücksichtigung des Leistungserbringerrechts im SGB V (Gesetzliche Krankenversicherung). Frankfurt am Main: Lang.

Thalacker, P. (2006):
Ein Sozialmodell für Europa? Die EU-Sozialpolitik und das Europäische Sozialmodell im Kontext der EU-Erweiterung. Berlin: Logos.
Udsching, P. & Harich, B. M. (2006):
Die Zukunft des Sachleistungsprinzips im Binnenmarkt. Europarecht 41 (6), S. 794-813.
Vahlpahl, T. (2007):
Europäische Sozialpolitik.Wiesbaden: DUV.
Wenzl, Chr. (2007):
Das Örtlichkeitsprinzip im europäischen Binnenmarkt. Baden-Baden: Nomos.
Winner, T. (2005):
Die Europäische Grundrechtscharta und ihre soziale Dimension. Frankfurt am Main: Lang.
Zheng, Ch. (2007):
Die Rolle der Europäischen Kommission und Sozialpartner im sozialpolitischen Integrationsprozess. Baden-Baden: Nomos.

Sachregister